新世紀全國高等中醫藥院校七年制規劃教材

U0308169

中醫古漢語基礎

主　編　邵冠勇（山東中醫藥大學）

副主編　施觀芬（山東中醫藥大學）

　　　　孫文鐘（上海中醫藥大學）

　　　　宋書功（北京中醫藥大學）

編　委　（以姓氏筆畫爲序）

　　　　何　敏（南京中醫藥大學）

　　　　吳松泉（成都中醫藥大學）

　　　　林　楠（福建中醫學院）

　　　　孫中堂（天津中醫學院）

　　　　徐光星（浙江中醫學院）

　　　　傅海燕（遼寧中醫學院）

　　　　賈延利（山東中醫藥大學）

　　　　趙桂新（黑龍江中醫藥大學）

　　　　魏飛躍（湖南中醫學院）

主　審　錢超塵　段逸山

中國中醫藥出版社·北京

圖書在版編目（CIP）數據

中醫古漢語基礎 / 邵冠勇主編 .—北京：中國中醫藥出版社，2005.1（2020.10 重印）
新世紀全國高等中醫藥院校七年制規劃教材
ISBN 978-7-80156-570-9

Ⅰ.中...　Ⅱ.邵...　Ⅲ. 醫古文—中醫學院—教材　Ⅳ. R2-53

中國版本圖書館 CIP 數據核字（2004）第 065809 號

中國中醫藥出版社出版

發行者：中國中醫藥出版社
　　　　（北京經濟技術開發區科創十三街 31 號院二區 8 號樓　電話：64405750　郵編：100176
　　　　（郵購聯系電話：64405750）
印刷者：山東百潤本色印刷有限公司印刷
經銷者：各地新华书店经销
開　本：850×1168毫米　16 開
字　數：1000 千字
印　張：45.75
版　次：2005 年 1 月第 1 版
印　次：2020 年 10 月第 7 次印刷
書　號：ISBN 978-7-80156-570-9
定　價：115.00 元
如有質量問題，請與出版社出版部調換。（010 64405510）
HTTP：//WWW.CPTCM.COM

全國高等中醫藥專業教材建設
專家指導委員會

前　言

　　"新世紀全國高等中醫藥院校七年制規劃教材"，是高等中醫藥院校成立七年制以來第一版規劃教材，是依據教育部《關于"十五"期間普通高等教育教材建設與改革的意見》精神，在教育部、國家中醫藥管理局宏觀指導下，由全國中醫藥高等教育學會主辦，全國設有七年制的高等中醫藥院校為主聯合編寫。第一批規劃教材計 18 種，均為七年制各專業（各培養方向）必修的主干課程。包括：《中醫古漢語基礎》《中醫哲學基礎》《中醫基礎理論》《中醫診斷學》《中醫醫家學說及學術思想史》《臨床中藥學》《方劑學》《中醫內科學》《中醫外科學》《中醫婦科學》《中醫兒科學》《中醫骨傷科學》《針灸學》《內經學》《傷寒論》《溫病學》《金匱要略》《中醫養生康復學》。

　　本套規劃教材系統總結了中醫藥七年制教育和教材建設的經驗，根據七年制教學和學生素質特點，在吸取歷版五年制教材成功經驗的基礎上，立足改革，更新觀念，勇于探索，在繼承傳統理論基礎上，擇優吸收現代研究成果，拓寬思路，開闊視野；在注重"三基"教育的同時，注意啓迪學生的思維；在"寬基礎"的基本原則下，注意實踐能力的培養。

　　本規劃教材采用了"政府指導，學會主辦，院校聯辦，出版社協辦"的運作機制。教育部和國家中醫藥管理局有關部門、有關領導始終關注、關心本規劃教材，及時予以指導；全國高等中醫藥專業教材建設專家指導委員會予以全程指導和質量監控，從教材規劃、主編遴選、教學大綱和編寫大綱審定、教材質量的最后審查，都進行了嚴肅認真的工作，嚴格把關，確保教材高質量，為培養新世紀中醫藥高級人才、為培養新一代名醫奠定堅實的基礎。

　　需要特別提出的是全國各高等中醫藥院校，尤其是設立七年制的中醫藥院校，在本規劃教材編寫中積極支持、積極參與，起到了主體作用；中國中醫藥出版社積極協辦，從編校、設計、印裝質量方面嚴格要求、注重質量，使本教材出版質量得以保證。各高等中醫藥院校和中國中醫藥出版社還在經費方面予以支持，為教材編寫提供了保障。在此一并致謝！

　　由于編寫中醫藥七年制教材尚屬首次，本規劃教材又在繼承的基礎上進行了一定力度的改革與創新，所以在探索的過程中難免有不足之處，甚或錯漏之處，敬請各教學單位、各位教學人員在使用中發現問題及時提出，以便我們及時修改，不斷提高質量。謹此致以衷心感謝！

全國中醫藥高等教育學會
全國高等中醫藥教材建設研究會
2004 年 6 月

說　明

　　《中醫古漢語基礎》是高等中醫藥院校七年制中醫專業的一門基礎課。七年制本碩連讀要求學生"具有必要而廣泛的自然科學、人文社會科學知識"，具有"能順利閱讀中醫古典醫籍"的能力，"重視文理科學基礎課程的教學和文理科學素質培養"。根據這些精神，量體裁衣，編寫了《中醫古漢語基礎》這部教材。

　　七年制中醫專業的業務培養目標是高層次中醫專門人才。孫思邈《大醫習業》中說：凡欲爲大醫，必須熟讀《素問》、《甲乙經》、張仲景《傷寒雜病論》、王叔和《脈經》等醫學典籍之外，"又須涉獵群書。何者？若不讀五經，不知有仁義之道；不讀三史，不知有古今之事；不讀諸子，睹事則不能默而識之；不讀內經（指佛經），則不知有慈悲喜舍之德；不讀老莊，不能任真體運，則吉凶拘忌，觸途而生。至於五行休王、七耀天文，並須探賾。若能具而學之，則於醫道無所滯礙，盡善盡美矣"。中醫學是從燦爛的中國古代文化的土壤中產生的。不瞭解這些古代文化背景，便不能很好地理解中醫學。要瞭解這些古代文化背景，就必須博覽古代典籍，這就要求必須打好古漢語這個基礎。

　　本教材以古代文選爲主，以古漢語通論、常用詞、練習爲輔。共選範文五十篇，分十個單元，每個單元包括文選五篇、通論兩個、常用詞一百個、練習一個。第一單元選自《論語》、《大學》、《中庸》、《孟子》等，這些屬《四書》，是古代的啓蒙讀物，對後世影響很大；第二單元選自《左傳》、《國語》、《戰國策》等，這些都是史傳散文，是古人歎爲觀止的典範文章；第三、第四單元選自《老子》、《管子》、《墨子》、《孫子》、《公孫龍子》、《莊子》、《列子》、《荀子》、《韓非子》、《呂氏春秋》等，這些都是先秦諸子的文章，反映了中國古代百家爭鳴的各派哲學思想，對歷代人都有過很大的啓迪；第五單元選自《周易》、《尚書》、《周禮》、《禮記》等，這些屬於《五經》，是中國文化的源頭。以上都是普通古文，遵循由"傳"到"經"，由淺入深的原則排列先後。多是先秦古文，不求從古至今全面介紹歷代文學名著。因爲古漢語作爲一種書面語言就是以先秦兩漢的古文作基礎而形成的。這些雖然多是並未言及醫學，但是其所反映的古代人文歷史背景與各派哲學思想，都是中醫理論產生土壤。第六單元選自《詩經》、《楚辭》、唐詩、宋詞、元曲，這些都是韻文，旨在介紹古代詩歌，也是提高文化素養的一個方面。
第七單元選的是歷代醫家傳記，第八單元選的是醫書序言，第九、第十單元選的
是醫論和《內經》原文。這些是醫學方面的古文，大都是歷版《醫古文》教材的
傳統篇目。古漢語通論二十個，講授文字、音韻、訓詁、語法、詞義、修辭、句
讀、今譯、目錄版本校勘、詩詞曲格律、工具書、古代文化常識等方面的知識，
旨在幫助學生將所得古漢語感性知識上升到理性認識，又可以反過來以理論指導
閱讀實踐。另有常用詞、練習，都是爲復習鞏固所學內容而設的。

　　學習古漢語的基本方法就是多讀，多積累古漢語的感性知識。建議精講多
練，練就是實踐，主要是閱讀古文原文。本教材全部使用繁體字，其意也在於爲
學生學習古漢語營造一種氛圍，所以每課之後都附有原文閱讀材料。一些較長課
文也可課堂上講一部分，餘下的課下去讀。培養學生讀書自學的習慣，不要總是
依賴老師一字一句地講解。

　　使用這本教材，因爲是本碩連讀，學時以 144 左右爲宜。

　　在編寫過程中，我們吸收了許多先賢時彥及諸家《古代漢語》、《醫古文》的
研究成果，恕不一一具名。缺點錯誤，在所難免，敬希賢達，批評指正。

編委會

2004 年 8 月

目　錄

一、

論語二十章

子曰[1]："君子食無求飽[2]，居無求安[3]，敏於事而慎於言[4]，就有道而正焉[5]，可謂好學也已。"（《學而》[6]）

子貢曰[7]："貧而無諂[8]，富而無驕[9]，何如？"子曰："可也，未若貧而樂[10]，富而好禮者也。"子貢曰："《詩》云'如切如磋，如琢如磨'[11]，其斯之謂與[12]？"子曰："賜也，始可與言《詩》已矣，告諸往而知來者[13]。"（《學而》）

子曰："吾十有五而志於學[14]，三十而立[15]，四十而不惑[16]，五十而知天命，六十而耳順[17]，七十而從心所欲，不踰矩[18]。"（《爲政》）

子謂子貢曰："女與回也孰愈[19]？"對曰："賜也何敢望回?回也聞一以知十，賜也聞一以知二。"子曰："弗如也，吾與女[20]，弗如

---

[1] 子：古人稱老師曰子。此指孔子。

[2] 君子：道德高尚的人。朱熹"人不知而不慍，不亦君子乎"注："君子，成德之名。"

[3] 安：舒適。

[4] 敏：疾，敏捷。孔安國曰："敏，疾也。"

[5] 就：靠近。　有道：孔安國曰："有道德者。"　　正：匡正，端正。

[6] 學而：篇名。古人取篇首正文二三字作篇名。本篇頭二字爲"子曰"不能與其他篇區別，故取第三四字"學而"爲名。

[7] 子貢：孔子弟子，姓端沐，名賜，字子貢，衛國人。

[8] 諂（chǎn 産）：逢迎巴結。朱熹注："諂，卑屈也。"　貧：乏財曰貧。貧則氣餒，故多諂。

[9] 驕：驕傲。朱熹注："驕，矜肆也。"　富：多財曰富。財大氣粗，故多驕。

[10] 貧而樂：鄭玄注："樂，謂志於道不以貧爲憂苦。"

[11] 詩云：《詩經》說。引詩見《詩·淇奧》。雕琢骨曰切，雕琢象牙曰磋，雕琢玉曰琢，雕琢石曰磨。引詩明志，言相砥礪以增長學問。

[12] "其斯"句：大概是說的這個道理。其，語氣副詞。與，同"歟"，語氣助詞。斯之謂，即"謂斯"，說的這個。賓語前置。斯，此。

[13] 諸：之。　往：指孔子已言者，謂"貧而樂，富而好禮"。來：指孔子未言者，謂"切磋琢磨"。

[14] 有：通"又"。　志：立志，心之所之謂之志。

[15] 立：指"立於禮"，以礼立身。

[16] 不惑：不疑惑。于事物之所當然皆無所疑，故不惑。《子罕篇》與《憲問篇》均有"知者不惑"之言。

[17] 耳順：鄭玄曰："聞其言而知其微旨也。"

[18] 矩：用來爲方的工具，引申爲法度之義。馬融曰："矩，法也。從心所欲，無非法者。"

[19] 女：通"汝"，你。　回：顏回，孔子最得意的學生，名回，字子淵，魯國人。　愈：朱熹注："勝也。"又《廣雅·釋言》："愈，賢也。"

[20] 與（yù 愈）：贊同，同意。

也。"（《公冶長》）

顏淵季路侍[1]。子曰："盍各言爾志。[2]"子路曰："願車馬衣輕裘與朋友共[3]，敝之而無憾[4]。"顏淵曰："願無伐善，無施勞[5]。"子曰："願聞子之志。"子曰："老者安之[6]，朋友信之[7]，少者懷之[8]。"（《公冶長》）

子曰："質勝文則野[9]，文勝質則史[10]。文質彬彬[11]，然後君子。"（《雍也》）

子曰："君子博學於文[12]，約之以禮[13]，亦可以弗畔矣夫[14]！"（《雍也》）

子曰："德之不脩，學之不講[15]，聞義不能徙[16]，不善不能改，是吾憂也。"（《述而》）

子曰："飯疏食飲水[17]，曲肱而枕之[18]，樂亦在其中矣。不義而富且貴，於我如浮雲。"（《述而》）

曾子曰[19]："士不可以不弘毅[20]，任重而道遠。仁以爲己任[21]，不亦重乎？死而後已[22]，不亦遠乎？"（《泰伯》）

---

[1] 顏淵：卽顏回。　季路：孔子弟子仲由，字子路。卞（山東泗水縣）人。　侍：伺候，卑者候于尊者之側曰侍。

[2] 盍（hé 何）："何不"的合音。

[3] 裘：皮衣。"輕"字衍文，當删。見阮元《論語註疏校勘記》。

[4] "敝之"句：把它用壞了也不感到遺憾。敝，壞。

[5] "無伐善"兩句：不誇耀能耐，不誇張功勞。伐，誇耀。施，誇張。朱熹注："伐，誇也。善，謂有能。施，亦張大之意。勞，謂有功。"

[6] 老者安之：老者讓他安養。朱熹注："老者養之以安。"

[7] 朋友信之：朋友讓他信任。朱熹注："朋友與之以信。"

[8] 少者懷之：青少年讓他懷念。朱熹注："少者懷之以恩。"

[9] 質：樸實。　文：文彩。　野：粗野。

[10] 史：如文縐縐的史官一樣。朱熹注："史掌文書，多聞習事，而誠或不足也。"

[11] 彬彬：猶班班，物相雜而適均之貌。言文質相稱。

[12] 文：典籍。

[13] 禮：禮節。

[14] 畔：同"叛"。　夫（fú 扶）：語氣詞。

[15] 講：講習，研究。

[16] 徙（xǐ 洗）：遷移。此指靠近義，做到義。

[17] 飯：吃。　疏食：菜食。劉寶楠《論語正義》："疏爲菜之通名。"　水：指生水。

[18] 曲：蜷曲，使……彎曲。　肱（gōng 工）：手臂。

[19] 曾子：孔子弟子，名參（shēn 身），字子輿，南武城（故城在山東費縣西南九十里）人。

[20] 士：指讀書人。　弘毅：弘，寬廣。毅，堅韌。朱熹注："非弘不能任其重，非毅無以致其遠。"

[21] "仁以"句：卽"以仁爲己任。"介詞"以"的賓語"仁"前置。

[22] 已：停止。

　　食不厭精[1]，膾不厭細[2]。食饐而餲[3]，魚餒而肉敗[4]，不食。色惡，不食。臭惡，不食。失飪[5]，不食。不時[6]，不食。割不正，不食。不得其醬，不食。肉雖多，不使勝食氣[7]。唯酒無量，不及亂[8]。沽酒、市脯[9]，不食。不撤薑食，不多食。祭於公，不宿肉[10]。祭肉不出三日。出三日，不食之矣。食不言，寢不語。（《鄉黨》）

　　子路、曾晳、冉有、公西華侍坐[11]。子曰："以吾一日長乎爾，毋吾以也[12]。居則曰[13]：'不吾知也[14]！'如或知爾[15]，則何以哉？"子路率爾而對曰[16]："千乘之國[17]，攝乎大國之間[18]，加之以師旅[19]，因之以饑饉[20]；由也爲之，比及三年[21]，可使有勇，且知方也[22]。"夫子哂之[23]。"求！爾何如？"對曰："方六七十[24]，如五六十[25]，求也爲之，比及三年，可使足民。如其禮樂[26]，以俟君子[27]。""赤！爾何如？"對曰：

1　食：飯，米飯。　　不厭：言以此爲善。

2　膾（kuài 快）：切細的肉。

3　饐（yì 意）而餲（ài 愛）：飲食經久而變味。饐餲，孔穎達曰："臭，味變。"

4　餒（něi）：魚腐爛。劉寶楠注："魚敗曰餒。"　　敗：肉腐爛。

5　失飪（rèn 認）：烹飪不當。飪，烹飪。鄭玄曰："熟也。"

6　不時：不是適宜的季節。如五穀不成，果實未熟之時。

7　食氣（sì xì 嗣戲）：五穀飯食。氣，同"餼"，芻米。

8　亂：神志昏亂，指酒醉。

9　脯（fǔ 輔）：熟肉乾。

10　不宿肉：不使肉過夜。

11　曾晳（xī 西）：孔子的弟子，名點，曾參的父親。　　冉有：孔子弟子，名求，字子有，曾爲季氏宰。
　　公西華：孔子弟子，姓公西，名赤，字子華。　　侍坐：陪坐在孔子身邊。

12　"以吾"兩句：言不要因爲我的年紀比你們大一點，[你們就在我面前說話受拘束]，不要這樣啊。爾，你，你們。

13　居：平居，平日。

14　不吾知：不知吾。知，瞭解。

15　或：有人，不定指代詞。

16　率爾：輕率急忙貌。

17　千乘（shéng 胜）之國：擁有一千輛兵車的國家。乘，兵車單位量詞。

18　攝：夾。

19　加：加上。　　師旅：指侵略軍隊。

20　因：仍。謂連年。　　饑饉：泛指荒年。《爾雅·釋天》："穀不熟爲饑。蔬不熟爲饉。"

21　比及：等到。

22　方：禮法，道義。鄭玄注："方，禮法也。"

23　哂（shěn 沈）之：笑他。哂，笑。

24　方六七十：六七十里之平方。

25　如：或者。

26　如：若，至于。

27　俟：等待。

"非曰能之，願學焉。宗廟之事[1]，如會同[2]，端章甫[3]，願爲小相焉[4]。"
"點！爾何如？"鼓瑟希[5]，鏗爾[6]，舍瑟而作[7]，對曰："異乎二三子之撰[8]。"子曰："何傷乎？亦各言其志也。"曰："莫春者[9]，春服既成，冠者五六人[10]，童子六七人[11]，浴乎沂[12]，風乎舞雩[13]，詠而歸[14]。"夫子喟然歎曰："吾與點也[15]！"三子者出，曾皙後。曾皙曰："夫三子者之言何如[16]？"子曰："亦各言其志也已矣[17]。"曰："夫子何哂由也？"曰："爲國以禮，其言不讓，是故哂之。""唯求則非邦也與[18]？""安見方六七十如五六十而非邦也者？""唯赤則非邦也與？""宗廟會同，非諸侯而何？赤也爲之小，誰能爲之大？"（《先進》）

　　子路曰："衛君待子而爲政[19]，子將奚先[20]？"子曰："必也正名乎[21]！"子路曰："有是哉？子之迂也[22]！奚其正[23]？"子曰："野哉[24]，由也！君子於其所不知，蓋闕如也[25]。名不正，則言不順；言不順，則事不成；事不成，則禮樂不興[26]；禮樂不興，則刑罰不中[27]；刑罰不

---

[1] 宗廟之事：諸侯祭祀祖先的事。
[2] 會：諸侯會盟。　同：諸侯共同朝見天子。
[3] 端：古代禮服的名稱。　章甫：古代禮帽的名稱。
[4] 相（xiàng 像）：祭祀、會盟時，主持贊禮和司儀的人。
[5] 希：同"稀"，指瑟聲稀疏。朱熹注："希，間歇也。"一說：希，靜。
[6] 鏗（kēng 坑）爾：鏗然。指投瑟之聲。鏗，象聲詞。
[7] 舍瑟而作：放下瑟站起來。　舍，同"捨"，放下。作，站起。
[8] 撰：具，具有。
[9] 莫春：指夏曆三月份。莫，同"暮"。
[10] 冠者：成年人。古代貴族子弟到二十歲，須行冠禮，表示成年。
[11] 童子：未冠的少年。
[12] 沂（yí 移）：水名，在今山東曲阜縣南。
[13] 風：乘涼。用作動詞。　舞雩（yú 魚）：古時求雨的壇，在今山東曲阜。
[14] 詠：歌詠。
[15] 與（yù 遇）：贊許，同意。
[16] 夫：指示代詞。
[17] 已矣：罷了。
[18] 唯：句首語氣助詞。　邦：國。
[19] 衛君：指衛出公輒。
[20] 奚先：先做什麼？奚，何。
[21] 正名：正百事之名。端正名分，使名實相副。
[22] "有是"句：你竟迂到了這種程度。主謂倒裝句。"子之迂也"是主語，"有是哉"是謂語。
[23] 其：句中語氣詞，加強反問語氣。
[24] 野：謂不通事理。孔安國曰："野，猶不達。"
[25] 蓋：句首語氣詞，有"大概"之意。　闕如：缺而不論，存疑。闕，同"缺"。如，詞尾。
[26] 禮樂：指教化。　興：盛。
[27] 中（zhòng 重）：得當。

中，則民無所錯手足[1]。故君子名之必可言也，言之必可行也。君子於其言，無所苟而已矣[2]！"（《子路》）

子曰："其身正[3]，不令而行[4]；其身不正，雖令不從。"（《子路》）

子貢問曰："有一言而可以終身行之者乎[5]？"子曰："其恕乎[6]。己所不欲，勿施於人。"（《衛靈公》）

孔子曰："益者三友，損者三友。友直，友諒[7]，友多聞，益矣。友便辟[8]，友善柔[9]，友便佞[10]，損矣。"（《季氏》）

孔子曰："君子有三戒：少之時，血氣未定，戒之在色；及其壯也，血氣方剛，戒之在鬭；及其老也，血氣既衰，戒之在得[11]。"（《季氏》）

楚狂接輿[12]，歌而過孔子曰："鳳兮[13]！鳳兮！何德之衰？往者不可諫，來者猶可追[14]。已而！已而！今之從政者殆而！"孔子下，欲與之言。趨而辟之[15]，不得與之言。（《微子》）

長沮桀溺耦而耕[16]。孔子過之，使子路問津焉[17]。長沮曰："夫執輿者爲誰[18]？"子路曰："爲孔丘。"曰："是魯孔丘與[19]？"曰："是也。"曰："是知津矣！"問於桀溺。桀溺曰："子爲誰？"曰："爲仲由。"曰："是魯孔丘之徒與[20]？"對曰："然。"曰："滔滔者，

---

[1] 錯：通"措"，放置。《四書五經》本作"措"。

[2] 苟：苟且，馬馬虎虎。

[3] 正：端正。

[4] 令：下命令。

[5] 一言：一個字。

[6] 恕：推己及人曰恕。《說文長箋》："如心爲恕。會意。"下句"己所不欲，勿施于人"就是對"恕"的解釋。

[7] 諒：誠實。

[8] 便（pián 駢）辟：謂習於威儀而不直。便，習熟。

[9] 善柔：謂擅長阿諛奉承而不誠實。

[10] 便（pián 駢）佞（nìng 宁）：謂習於花言巧語而無聞見之實。

[11] 得：貪得。

[12] 楚狂接輿：邢昺疏："接輿，楚人，姓陸，名通，字接輿也。昭王時政令無常，乃被髮佯狂不仕。時人謂之楚狂也。"一說：曹之升《四書摭餘說》："《論語》所記隱士皆以其事名之。門者謂之晨門，杖者謂之丈人，津者謂之沮、溺，接孔子之輿者，謂之接輿，非名亦非字也。"

[13] 鳳：鳳凰。喻孔子。

[14] 可追：來得及，趕得上。

[15] 辟：同"避"，躲避。

[16] 長沮桀溺：兩隱士名。　耦（ǒu 偶）而耕：兩人合耕。鄭玄曰："耜廣五寸，二耜爲耦。"

[17] 津：渡口。

[18] 執輿者：執轡（pèi 配。韁繩）的人。　丘：原字缺筆，避孔子諱。下同。

[19] 與：同"歟"，語氣詞。

[20] 徒：徒弟。

天下皆是也，而誰以易之？且而與其從辟人之士也[1]，豈若從辟世之士哉？”耰而不輟[2]。子路行以告。夫子憮然[3]，曰：“鳥獸不可與同羣[4]！吾非斯人之徒與而誰與？天下有道，丘不與易也。”（《微子》）

子路從而後，遇丈人[5]，以杖荷蓧[6]。子路問曰：“子見夫子乎？”丈人曰：“四體不勤[7]，五穀不分，孰爲夫子！”植其杖而芸[8]。子路拱而立[9]。止子路宿[10]，殺雞爲黍而食之[11]，見其二子焉。明日，子路行以告。子曰：“隱者也。”使子路反見之。至則行矣。子路曰：“不仕無義。長幼之節，不可廢也；君臣之義，如之何其廢之？欲絜其身而亂大倫[12]！君子之仕也，行其義也。道之不行，已知之矣！”（《微子》）

【題解】 本文選自《論語》，據《十三經註疏》本。《論語》是孔門弟子所記孔子和諸弟子的善言。爲儒家經典之一。《漢書·藝文志》曰：“《論語》者，孔子應答弟子、時人，及弟子相與言而接聞於夫子之語也。當時弟子各有所記。夫子既卒，門人相與輯而論篹，故謂之《論語》。漢興，有齊、魯之說，傳齊論者，昌邑中尉王吉（字子陽）、少府宋畸、御史大夫貢禹、尚書令五鹿充宗、膠東庸生，唯王陽名家。傳魯論者，常山都尉龔奮、長信少府夏侯勝、丞相韋賢、魯扶卿、前將軍蕭望之、安昌侯張禹，皆名家。張氏最後而行於世。”後又從孔子舊宅壁中發現古文《論語》，遂有魯、齊、古三種版本。爲《論語》作注解者有漢代博士孔安國據古論所作《論語訓解》、東漢包咸與周氏就張氏所傳魯論而作的《論語章句》、漢末大司農鄭玄就魯論篇章考之齊論和古論而作的《論語注》，至魏朝司空陳羣、太常王肅、博士周生烈都作有《論語義說》，何晏等集前人所注作《論語集解》，宋朝邢昺作《論語註疏》，朱熹作《論語章句集注》，清朝劉寶楠作《論語正義》。

《論語》一書內容廣泛，孔子的政治主張、教育原則、倫理觀念、品德修養，無所不有。這裏主要選其有關學習和品德修養者。

---

[1] 而：爾，你。　辟：同“避”。
[2] 耰（yōu 優）：覆蓋種子。　輟（chuò 齪）：停止。
[3] 憮（wǔ 舞）然：失意貌。
[4] 羣：“群”的異體字。
[5] 丈人：老人。
[6] 荷（hè 賀）：扛。　蓧（diào 掉）：古代除草工具。
[7] 四體：四肢。　勤：勞。
[8] 植：立，倚。　芸：同“耘”，鋤草。
[9] 拱：拱手。表敬意。
[10] 止：留。
[11] 爲黍：做黃米飯。　食（sì 四）：拿東西給人吃。
[12] 絜：同“潔”，清潔。《四書五經》本作“潔”。

【閱讀】

孔 子 世 家

孔子生魯昌平鄉陬邑[1]其先宋人也曰孔防叔防叔生伯夏伯夏生叔梁紇紇與顏氏女野合而生孔子[2]禱於尼丘得孔子魯襄公二十二年而孔子生生而首上圩頂[3]故因名丘云字仲尼姓孔氏

孔子貧且賤及長嘗爲季氏史料量平嘗爲司職吏而畜蕃息由是爲司空已而去魯斥乎齊逐乎宋衛困於陳蔡之閒於是反魯孔子長九尺有六寸人皆謂之長人而異之魯復善待由是反魯

景公問政孔子孔子曰君君臣臣父父子子景公曰善哉信如君不君臣不臣父不父子不子雖有粟吾豈得而食諸他日又復問政於孔子孔子曰政在節財景公說將欲以尼谿田封孔子晏嬰進曰夫儒者滑稽而不可軌法倨傲自順不可以爲下崇喪遂哀破産厚葬不可以爲俗游說乞貸不可以爲國自大賢之息周室既衰禮樂缺有閒今孔子盛容飾繁登降之禮趨詳之節累世不能殫其學當年不能究其禮君欲用之以移齊俗非所以先細民也後景公敬見孔子不問其禮異日景公止孔子曰奉子以季氏吾不能以季孟之閒待之齊大夫欲害孔子孔子聞之景公曰吾老矣弗能用也孔子遂行反乎魯

其後定公以孔子爲中都宰一年四方皆則之由中都宰爲司空由司空爲大司寇

昭王將以書社地七百里封孔子[4]楚令尹子西曰王之使使諸侯有如子貢者乎曰無有王之輔相有如顏回者乎曰無有王之將率有如子路者乎曰無有王之官尹有如宰予者乎曰無有且楚之祖封於周號爲子男五十里今孔丘述三五之法明周召之業王若用之則楚安得世世堂堂方數千里乎夫文王在豐武王在鎬百里之君卒王天下今孔丘得據土壤賢弟子爲佐非楚之福也昭王乃止

孔子去魯凡十四歲而反乎魯孔子以詩書禮樂教弟子蓋三千焉身通六藝者七十有二人如顏濁鄒之徒[5]頗受業者甚衆

孔子病子貢請見孔子方負杖逍遙於門曰賜汝來何其晚也孔子因歎歌曰太山壞乎梁柱摧乎哲人萎乎因以涕[6]下謂子貢曰天下無道久矣莫能宗予夏人殯於東階周人於西階殷人兩柱閒昨暮予夢坐奠兩柱之閒予始殷人也後七日卒孔子年七十三以魯哀公十六年四月己丑卒[7]（摘自《史記·孔子世家》）

---

[1] 陬（zōu 鄒）邑：今山東鄒城。
[2] 野合：指不合禮儀。《孔子家語》云："梁紇老而徵在少，非當壯室初笄之禮，故云野合。"
[3] 圩頂：頭頂中低而四旁高。
[4] 書社：唐司馬貞《索隱》云："古者二十五家爲里。里則各立社。則書社者。書其社之人名於籍。"
[5] 顏濁鄒：非七十二人數。
[6] 涕：淚。
[7] 卒：去世。

論語十則朱熹注

曾子曰。吾日三省吾身。爲人謀而不忠乎。與朋友交而不信乎。傳不習乎。 省悉井反。爲去聲。傳平聲。○曾子。孔子弟子。名參。字子輿。盡己之謂忠。以實之謂信。傳。謂受之於師。習。謂熟之于己。曾子以此三者日省其身。有則改之。無則加勉。其自治誠切如此。可謂得爲學之本矣。而三者之序。則又以忠信爲傳習之本也。(《學而》)

子曰。人而無信。不知其可也。大車無輗。小車無軏。其何以行之哉。輗五兮反。軏音月。○大車。謂平地任載之車。輗。轅端橫木。縛軛以駕牛者。小車。謂田車兵車乘車。軏。轅端上曲。鉤衡以駕馬者。車無此二者。則不可以行。人而無信。亦猶是也。(《爲政》)

或曰。雍也仁而不佞。雍。孔子弟子。姓冉。字仲弓。佞。口才也。仲弓爲人重厚簡默。而時人以佞爲賢。故美其優於德。而病其短於才也。子曰。焉用佞。禦人以口給。屢憎於人。不知其仁。焉用佞。焉於虔反。○禦。當也。猶應答也。給。辯也。憎。惡也。言何用佞乎。佞人所以應答人者。但以口取辯。而無情實。徒多人所憎惡爾。我雖未知仲弓之仁。然其不佞。乃所以爲賢。不足以爲病也。再言焉用佞。所以深曉之。(《公冶長》)

伯牛有疾。子問之。自牖執其手。曰。亡之。命矣夫。斯人也。而有斯疾也。斯人也。而有斯疾也。夫音扶。○伯牛。孔子弟子。姓冉。名耕。有疾。先儒以爲癩也。牖。南牖也。禮。病者居北牖下。君視之。則遷于南牖下。使君得以南面視己。時伯牛家以此禮尊孔子。孔子不敢當。故不入其室。而自牖執其手。蓋與之永訣也。命。謂天命。言此人不應有此疾。而今乃有之。是乃天之所命也。然則非其不能謹疾而有以致之。亦可見矣。(《雍也》)

子曰。知者樂水。仁者樂山。知者動。仁者靜。知者樂。仁者壽。知。去聲。樂。上二字並五教反。下一字音洛。○樂。喜好也。知者達於事理。而周流無滯。有似於水。故樂水。仁者安於義理。而厚重不遷。有似於山。故樂山。動靜以體言。樂壽以效言也。動而不括故樂。靜而有常故壽。(《雍也》)

顏淵喟然歎曰。仰之彌高。鑽之彌堅。瞻之在前。忽焉在後。喟苦味反。鑽祖官反。○喟。歎聲。仰彌高。不可及。鑽彌堅。不可入。在前在後。恍惚不可爲象。此顏淵深知夫子之道無窮盡。無方體。而嘆之也。夫子循循然善誘人。博我以文。約我以禮。循循。有次序貌。誘。引進也。博文約禮。教之序也。言夫子道雖高妙。而教人有序也。侯氏曰。博我以文。致知格物也。約我以禮。克己複禮也。程子曰。此顏子稱聖人最切當處。聖人教人。唯此二事而已。欲罷不能。既竭吾才。如有所立卓爾。雖欲從之。末由也已。卓。立貌。末。無也。此顏子自言其學之所至也。蓋悅之深。而力之盡。所見益親而又無所其力也。(《子罕》)

子曰。三軍可奪帥也。匹夫不可奪志也。侯氏曰。三軍之勇在人。匹夫之志在己。故帥可奪而志不可奪。如可奪。則亦不足謂之志矣。(《子罕》)

子曰。古之學者爲己。今之學者爲人。爲。去聲。○程子曰。爲己。欲得之於己也。爲人。欲見知於人也。古之學者爲己。其終至於成物。今之學者爲人。其終至于喪己。愚按聖賢論學者用心得失之際。其說多矣。然未有如此言之切而要者。於此明辨而日省之。則庶乎其不昧於所從矣。(《憲問》)

孔子曰。君子有九思。視思明。聽思聰。色思溫。貌思恭。言思忠。事思敬。疑思問。忿思難。見得思義。難去聲。○視無所蔽。則明無不見。聽無所壅。則聰無不聞。色。見于面者。貌。

舉身而言。思問。則疑不蓄。思難。則忿必懲。思義。則得不苟。(《季氏》)

子曰。由也。女聞六言六蔽矣乎。對曰。未也。女。音汝。下同。蔽。遮掩也。居。吾語女。語去聲。○禮。君子問更端。則起而對。故孔子諭子路。使還坐而告之。好仁不好學。其蔽也愚。好知不好學。其蔽也蕩。好信不好學。其蔽也賊。好直不好學。其蔽也絞。好勇不好學。其蔽也亂。好剛不好學。其蔽也狂。好。知。並去聲。六言皆美德。然徒好之而不學以明其理。則各有所蔽。愚。若可陷可罔之類。蕩。謂窮高極廣而無所止。賊。謂傷害於物。勇者。剛之發。剛者。勇之體。狂。躁率也。范氏曰。子路勇於爲善。其失之者。未能好學以明之也。故告之以此。曰勇。曰剛。曰信。曰直。又皆所以救其偏也。(《陽貨》)

二、

大 學

　　大學之道[1]，在明明德[2]，在親民[3]，在止於至善[4]。知止而後有定[5]，定而後能靜[6]，靜而後能安[7]，安而後能慮[8]，慮而後能得[9]。物有本末，事有終始。知所先後，則近道矣[10]。古之欲明明德於天下者，先治其國。欲治其國者，先齊其家。欲齊其家者，先脩其身。欲脩其身者，先正其心。欲正其心者，先誠其意[11]。欲誠其意者，先致其知。致知在格物[12]。物格而後知至，知至而後意誠，意誠而後心正，心正而後身脩，身脩而後家齊，家齊而後國治，國治而後天下平。自天子以至於庶人，壹是皆以脩身爲本[13]，其本亂而末治者否矣。其所厚者薄，而其所薄者厚，未之有也[14]。

　　所謂誠其意者，毋自欺也[15]。如惡惡臭[16]，如好好色[17]，此之謂自

---

[1] 大學之道：大學的道理。道，道理，原則。古代八歲入小學，而教之以灑掃、應對、進退之節，禮樂、射禦、書數之文；十五歲入大學，而教之以窮理、正心、修己、治人之道。故宋代程氏稱《大學》一篇爲"初學入德之門"。

[2] 明明德：發揚至德。明，用作動詞。明德，猶"至德"。鄭玄注："謂明顯其至德也。"孔穎達疏："章明己之光明之德。謂身有明德而更章顯之。"朱熹注："明，明之也。明德者，人之所得乎天，而虛靈不昧，以具衆理而應萬事者也。"

[3] 親民：親愛於民。孔穎达疏："亲爱於民。"一說：使民自新。程頤曰："親，當作'新'。"新，用作動詞，謂革其舊。

[4] 止於至善：達到最完善的境界。鄭玄注："止，猶自處也。"孔穎達疏："止處于至善之行。"朱熹注："止者，必至于是不遷之意。至善，則事理當然之極也。"

[5] 定：堅定不移。

[6] 靜：靜心養性。

[7] 安：安然不亂。

[8] 慮：思慮周到。因思而慕遠謂之慮。

[9] 得：謂得其宜。鄭玄注："得，謂得事之宜也。"

[10] 道：指大學的原則。朱熹《論語》"就有道"注："凡言道者，皆謂事物當然之理，人之所共由者也。"

[11] 誠：誠實，真誠。

[12] "致知"句：謂欲推極我的知識，在于窮至事物的道理。成語"格物致知"即源于此。朱熹注："致，推極也。知，猶識也。格，至也。物，猶事也。"

[13] 壹是：專一於此。鄭玄注："壹是，專行是也。"一說：一切。朱熹注："壹是，一切也。"

[14] 未之有：未有之。賓語前置。

[15] 毋：不要。

[16] 如惡（wù 物）惡（è 噩）臭：如同厭惡惡劣的氣味。前"惡"，厭惡。後"惡"，惡劣。臭，氣味。

[17] 如好（hào 浩）好（hǎo 郝）色：如同喜好美好之色。前"好"，愛好。後"好"，美好。

謙[1]。故君子必愼其獨也[2]。小人閒居爲不善[3]，無所不至，見君子而後厭然[4]，揜其不善而著其善[5]。人之視己，如見其肺肝然，則何益矣！此謂誠於中，形於外，故君子必愼其獨也。曾子曰："十目所視，十手所指，其嚴乎！"富潤屋，德潤身，心廣體胖[6]，故君子必誠其意。

　　所謂脩身在正其心者，身有所忿懥[7]，則不得其正；有所恐懼，則不得其正；有所好樂，則不得其正；有所憂患，則不得其正。心不在焉，視而不見，聽而不聞，食而不知其味。此謂脩身在正其心。

　　所謂齊家在脩其身者，人之其所親愛而辟焉[8]，之其所賤惡而辟焉[9]，之其所畏敬而辟焉，之其所哀矜而辟焉[10]，之其所敖惰而辟焉[11]。故好而知其惡，惡而知其美者，天下鮮矣[12]。故諺有之曰："人莫知其子之惡，莫知其苗之碩[13]。"此謂身不脩不可以齊其家。

　　所謂治國必先齊其家者，其家不可教而能教人者，無之。故君子不出家而成教於國。孝者，所以事君也；弟者[14]，所以事長也；慈者，所以使衆也。《康誥》曰："如保赤子[15]。"心誠求之，雖不中，不遠矣。未有學養子而後嫁者也。一家仁，一國興仁；一家讓[16]，一國興讓；一人貪戾[17]，一國作亂。其機如此。此謂一言僨事[18]，一人定國。堯舜率天下以仁[19]，而民從之。桀紂率天下以暴[20]，而民從之。其所令

---

[1] 謙·（qiè）：通"慊"，滿足，愜意。
[2] 獨：獨處。
[3] 小人：對君子而言。指缺乏道德修養的人。　閒居：獨處。
[4] 厭（yǎn 掩）然：閉藏貌。厭，通"黶"。
[5] 揜：通"掩"。掩蓋。
[6] 胖（pán 盤）：舒坦。
[7] 身：當作"心"。朱熹注："程子曰：'身有'之'身'，當作'心'。"　忿懥（zhì 志）：忿怒。
[8] 之：猶"於"，對於。　辟：同"僻"，偏頗不正。
[9] 賤惡：看不起人家和厭惡人家。
[10] 哀矜：可憐人和恩恤人。
[11] 敖惰：驕傲懶惰。
[12] 鮮：少。
[13] 碩：大，好。
[14] 弟：同"悌"，敬愛兄長。
[15] 康誥：《尚書》篇名。　赤子：初生的嬰兒。
[16] 讓：禮讓。
[17] 貪戾：貪婪暴戾。
[18] 僨（fèn 奮）：覆敗，敗壞。
[19] 率：率領。《四書五經》本作"帥"。下同。
[20] 暴：橫暴。

反其所好，而民不從。是故君子有諸己而後求諸人[1]，無諸己而後非諸人。所藏乎身不恕而能喻諸人者，未之有也。故治國在齊其家。《詩》云[2]：“桃之夭夭[3]，其葉蓁蓁[4]。之子于歸[5]，宜其家人[6]。”宜其家人，而後可以教國人。《詩》云[7]：“宜兄宜弟。”宜兄宜弟，而後可以教國人。《詩》云[8]：“其儀不忒[9]，正是四國。”其爲父子兄弟足法而後民法之也。此謂治國在齊其家。

所謂平天下在治其國者，上老老而民興孝[10]，上長長而民興弟[11]，上恤孤而民不倍[12]。是以君子有絜矩之道也[13]。所惡於上毋以使下，所惡於下毋以事上；所惡於前毋以先後，所惡於後毋以從前；所惡於右毋以交於左，所惡於左毋以交於右。此之謂絜矩之道。《詩》云[14]：“樂只君子[15]，民之父母。”民之所好，好之；民之所惡，惡之。此之謂民之父母。《詩》云[16]：“節彼南山[17]，維石巖巖[18]。赫赫師尹[19]，民具爾瞻[20]。”有國者不可以不愼，辟則爲天下僇矣[21]。《詩》云[22]：“殷之未喪師[23]，克配上帝[24]。儀監于殷[25]，峻

---

[1] 諸：之於。兼詞。

[2] 詩：指《詩·桃夭》。

[3] 夭夭：桃花美好貌。

[4] 蓁蓁（zhēn zhēn 真真）：桃葉茂盛貌。

[5] 之子：此人。之，此。子，男女的通稱。歸：出嫁。女子出嫁曰歸。

[6] 宜：適宜。

[7] 詩：指《詩·蓼蕭》。

[8] 詩：指《詩·鳴鳩》。

[9] 忒：差。

[10] 老老：尊敬老人。前一個“老”字用作動詞，尊敬。

[11] 長長：敬重兄長。前一個“長”字用作動詞，敬重。　弟：同“悌”，順從於兄長。

[12] 恤孤：撫育孤兒。幼而無父曰孤。　　倍：通“背”，反叛。

[13] 絜矩：標準，準則。朱熹注：“絜，度也。”矩，畫方的工具。

[14] 詩：指《詩·南山有台》。

[15] 只（zhǐ 紙）：語氣助詞。

[16] 詩：指《詩·節南山》。

[17] 節：通“截”。截然，山高峻貌。

[18] 巖巖（yán yán 研研）：山石堆積貌。

[19] 赫赫：顯耀盛大貌。　　師尹：太師尹氏的簡稱。太師，周王朝執政的大臣之一。尹氏，周王朝貴族之一，姓尹。

[20] 民具爾瞻：人民都在看着你。具，通“俱”，都。

[21] 辟：同“僻”，偏私。　僇：同“戮”。

[22] 詩：指《詩·文王之什》。

[23] 未喪師：指殷代政治較好的時代，尚能得到民衆的擁護。　　師：民衆。

[24] 克：能。

[25] 儀監于殷：應以殷朝作爲鑒戒。儀，通“宜”。《詩》作“宜”。監，通“鑒”，鑒戒。

命不易[1]。”道得眾則得國，失眾則失國，是故君子先慎乎德。有德此有人，有人此有土，有土此有財，有財此有用。德者，本也；財者，末也。外本內末，爭民施奪，是故財聚則民散，財散則民聚。是故言悖而出者亦悖而入[2]，貨悖而入者亦悖而出。《康誥》曰：“惟命不于常[3]。”道善則得之，不善則失之矣。《楚書》曰[4]：“楚國無以爲寶，惟善以爲寶。”舅犯曰[5]：“亡人無以爲寶[6]，仁親以爲寶。”《秦誓》曰[7]：“若有一个臣，斷斷兮無他技[8]，其心休休焉[9]，其如有容焉[10]。人之有技，若己有之；人之彥聖[11]，其心好之，不啻若自其口出[12]，寔能容之[13]，以能保我子孫黎民，尚亦有利哉[14]。人之有技，媢嫉以惡之[15]。人之彥聖，而違之俾不通[16]，寔不能容，以不能保我子孫黎民，亦曰殆哉。”唯仁人，放流之，迸諸四夷[17]，不與同中國[18]。此謂唯仁人爲能愛人，能惡人。見賢而不能舉，舉而不能先[19]，命也[20]。見不善而不能退，退而不能遠[21]，過也。好人之所惡，惡人之所好，是謂拂人之性[22]，菑必逮夫身[23]。是故君子有大道，必忠信以得之，驕泰以失之[24]。

---

[1] 峻：大。　　不易：猶言難保。

[2] 悖：悖逆。

[3] “惟命”句：天命是無常的。惟，語氣助詞。不于常，無常，并不常佑一家一姓。

[4] 楚書：指《國語·楚語》。引文見本書《王孫圉論楚寶》。

[5] 舅犯：晉文公的舅舅狐偃，字子犯。

[6] 亡人：晉文公因內亂出亡在外十九年，舅犯亦隨晉文公出亡，故稱亡人。

[7] 秦誓：《尚書》篇名。

[8] 斷斷：誠篤專一貌。　　技：技能，本領。

[9] 休休：安閒自得貌。

[10] 容：寬容。

[11] 彥聖：才彥賢聖。彥，美士。聖，通明。

[12] 不啻（chì 赤）：不異，不止。

[13] 寔：同“實”，實在。　　容容：寬容於民眾。

[14] 尚：庶幾，差不多。

[15] 媢嫉（mào jí 冒疾）：嫉妒。朱熹曰：“媢，忌也。”

[16] 違：違反，違背。　　俾：使。

[17] 迸：通“屏”，驅除。　　夷：少數民族。

[18] 中國：中原地區。

[19] 先：早用。用作動詞。

[20] 命：鄭玄曰：“當作‘慢’。”

[21] 遠：遠離。用作動詞。

[22] 拂：逆，違反。

[23] 菑：通“災”。　　夫：句中語氣詞。

[24] 驕泰：驕慢，奢侈。韋昭《國語》注：“泰，侈也。”

生財有大道，生之者衆，食之者寡，爲之者疾[1]，用之者舒，則財恆足矣。仁者以財發身，不仁者以身發財。未有上好仁，而下不好義者也，未有好義其事不終者也，未有府庫財非其財者也。孟獻子曰[2]："畜馬乘，不察於雞豚[3]。伐冰之家[4]，不畜牛羊。百乘之家[5]，不畜聚斂之臣，與其有聚斂之臣，寧有盜臣。"此謂國不以利爲利，以義爲利也。長國家而務財用者，必自小人矣[6]。彼爲善之，小人之使爲國家，菑害並至。雖有善者，亦無如之何矣。此謂國不以利爲利，以義爲利也。

【題解】 本文選自《禮記》。據《十三經註疏》本。《禮記》是儒家禮學文獻資料文集。《漢書·藝文志》記載漢時有131篇，漢代戴德從中選了85篇教學生，稱之爲《大戴記》，今存40篇。他的侄子戴聖選了49篇，比較簡要，稱之爲《小戴記》，即今之《禮記》。《禮記》的作者，班固自注說："七十子後學者所記也。"故最初應是孔門弟子及後學者，經世代相傳授，至戴聖始成書。戴聖，梁郡（今河南商丘）人，漢宣帝時做過博士（掌古今史事待問和書籍典守的官）、九江太守，爲漢初魯人高堂生的五傳弟子，師承後倉。《禮記》的重要注本有東漢鄭玄《禮記注》、唐代孔穎達《禮記正義》、宋代朱熹《大學章句集解》、《中庸章句集解》、陳澔《禮記集說》、清代朱彬《禮記訓纂》、清代孫希旦《禮記集解》。

《大學》是《禮記》中的一篇，傳說爲曾參及其弟子所作，宋以後把它列爲《四書》之一。文中提出了三個綱領（明明德、親民、止於至善）和八個條目（格物、致知、誠意、正心、修身、齊家、治國、平天下）作爲統治階級個人修身養性的政治典範。這裏節選其中一部分。

【閱讀】

大　同[7]

昔者仲尼與於蜡賓[8]，事畢，出遊於觀之上[9]，喟然而嘆。仲尼之嘆，蓋嘆魯也。言偃在

---

[1] 疾：快。
[2] 孟獻子：仲孫氏，名蔑，魯國大夫。
[3] "畜馬"句：蓄養四匹馬拉車的人，就不應看重養雞養豬的財利。乘，古時一車四馬。豚（tún 屯），小豬。
[4] 伐冰之家：指伐冰祭祀的貴族豪門。
[5] 百乘之家：指卿大夫有封邑之家。
[6] 自：由。
[7] 大同：這是《禮記·禮運》篇中的一段，題目爲編者所加。
[8] 與（yù 玉）：參與。　蜡（zhà 炸）：古代國君於年終舉行的祭祀。　賓：陪祭。
[9] 觀（guàn 貫）：宗廟門外兩旁的樓臺式建築，又稱闕。

側，曰："君子何嘆？"孔子曰："大道之行也，與三代之英，丘未之逮也[1]，而有志焉。大道之行也，天下爲公，選賢與能[2]，講信脩睦。故人不獨親其親，不獨子其子；使老有所終，壯有所用，幼有所長，矜寡孤獨廢疾者皆有所養[3]；男有分，女有歸。貨，惡其棄於地也[4]，不必藏於己。力，惡其不出於身也，不必爲己。是故謀閉而不興[5]，盜竊亂賊而不作。故外戶而不閉[6]，是謂大同[7]。今大道旣隱，天下爲家，各親其親，各子其子，貨、力爲己；大人世及以爲禮[8]，城郭溝池以爲固，禮義以爲紀，以正君臣，以篤父子，以睦兄弟，以和夫婦，以設制度，以立田里，以賢勇知[9]，以功爲己。故謀用是作，而兵由此起。禹、湯、文、武、成王、周公，由此其選也。此六君子者，未有不謹於禮者也，以著其義，以考其信[10]，著有過，刑仁講讓[11]，示民有常。如有不由此者，在埶者去，衆以爲殃。是謂小康[12]。"言偃復問曰："如此乎禮之急也？"孔子曰："夫禮，先王以承天之道，以治人之情，故失之者死，得之者生。《詩》曰：'相鼠有體[13]，人而無禮。人而無禮，胡不遄死[14]！'是故夫禮，必本於天，殽於地，列於鬼神，達於喪、祭、射、禦、冠、昏、朝、聘，故聖人以禮示之，故天下國家可得而正也。"（選自《禮記·禮運》）

---

[1] 未之逮：卽未逮之。賓語前置。逮，及，趕上。

[2] 與：通"舉"。

[3] 矜：老而無妻。　寡：老而無夫。孤：幼而無父。獨：老而無子。

[4] 惡：厭惡。　棄於地：隨便拋棄浪費。

[5] 謀：指奸詐之心。　興：起，生。

[6] 外戶：外門。一說門向外開。　閉：關閉。

[7] 大同：謂天下同享太平。實際上是對原始共產社會的理想化。鄭玄曰："同，猶和也，平也。"孔穎達曰："率土皆然，故曰大同。"

[8] 大人：指天子諸侯。　世：父子相傳爲世。　及：兄弟相傳爲及。

[9] 賢勇知：以勇知爲賢。賢，意動用法。

[10] 考：成全。鄭玄曰："考，成也。"

[11] 刑：法則。鄭玄曰："刑，猶則也。"

[12] 小康：小安。次於大同。

[13] 相：看。鄭玄注："相，視也。"

[14] 遄（chuán 船）：快速。鄭玄注："遄，疾也。"

三、

中　庸

天命之謂性[1]，率性之謂道[2]，脩道之謂教[3]。道也者，不可須臾離也；可離，非道也。是故君子戒慎乎其所不睹[4]，恐懼乎其所不聞[5]。莫見乎隱[6]，莫顯乎微[7]。故君子慎其獨也[8]。喜、怒、哀、樂之未發，謂之中。發而皆中節[9]，謂之和。中也者[10]，天下之大本也。和也者[11]，天下之達道也。致中和，天地位焉[12]，萬物育焉。

仲尼曰[13]："君子中庸，小人反中庸。君子之中庸也，君子而時中；小人之中庸也[14]，小人而無忌憚也[15]。"

子曰："中庸其至矣乎？民鮮能久矣[16]！"

子曰："道之不行也[17]，我知之矣。知者過之[18]，愚者不及也。道之不明也，我知之矣。賢者過之，不肖者不及也[19]。人莫不飲食也，鮮能知味也。"

子曰："道其不行矣夫！"

---

[1] "天命"句：天地自然賦予人生，這就是天命。人既生便有自然本性，這就是性。

[2] "率性"句：遵循天性而行動就是"道"。率，朱熹曰："率，循也。"道，朱熹曰："道，猶路也。"

[3] "脩道"句：按照"道"培養完善自己的人格就是教。脩，言用禮樂刑罰規範其言行。朱熹曰："脩，品節之也。"

[4] 戒慎：警戒，謹慎。

[5] 恐懼：擔心。

[6] 見：同"現"。　　隱：幽隱。朱熹曰："隱，暗也。"

[7] 微：幽微。朱熹曰："微，暗也。"

[8] 獨：獨處。

[9] 中（zhòng 重）節：合乎節度。

[10] 中：不偏不倚。朱熹曰："無所偏倚，故謂之中。"

[11] 和：不相違背。朱熹曰："無所乖戾，故謂之和。"

[12] 位：謂安其位。用作動詞。

[13] 仲尼：孔子，名丘，字仲尼。諱其名，故稱字。

[14] "小人"句：王肅本作"小人之反中庸"，義長，當從。

[15] 忌憚：顧忌和畏懼。

[16] 鮮（xiǎn 顯）：少。

[17] 道：中庸之道。

[18] 知者：聰明人。知，同"智"。

[19] 不肖者：品格低下的人。

子曰："舜其大知也與[1]？舜好問而好察邇言[2]，隱惡而揚善，執其兩端，用其中於民，其斯以爲舜乎？"

子曰："人皆曰予知。驅而納諸罟擭陷阱之中[3]，而莫之知辟也[4]。人皆曰予知，擇乎中庸而不能期月守也[5]。"

子曰："回之爲人也[6]，擇乎中庸，得一善則拳拳服膺而弗失之矣[7]。"

子曰："天下國家可均也，爵祿可辭也，白刃可蹈也，中庸不可能也。"

子路問強。子曰："南方之強與？北方之強與？抑而強與[8]？寬柔以教，不報無道，南方之強也，君子居之。衽金革[9]，死而不厭，北方之強也，而強者居之。故君子和而不流[10]，強哉矯[11]！中立而不倚[12]，強哉矯！國有道，不變塞焉[13]，強哉矯！國無道，至死不變，強哉矯！"

子曰："素隱行怪[14]，後世有述焉，吾弗爲之也。君子遵道而行，半塗而廢，吾弗能已矣。君子依乎中庸，遯世不見知而不悔[15]，唯聖者能之。"

哀公問政[16]。子曰："文武之政，布在方策[17]。其人存，則其政舉；其人亡，則其政息。人道敏政[18]，地道敏樹[19]。"夫政也者，蒲盧也[20]。

---

[1] 舜：姚姓，有虞氏，名重華，史稱虞舜。傳說中的五帝之一。　其：大概。　與：同"歟"。
[2] 邇言：朱熹曰："邇言，淺近之言。"
[3] 罟：捕魚鳥的網。　擭（huò 或）：裝有機關的捕獸木籠。
[4] 辟：同"避"，躲避。
[5] 期（jī 基）月：滿一個月。
[6] 回：顏回，字淵。孔子弟子。
[7] 一善：一條符合中庸之善事。　拳拳：忠實奉行貌。　服膺：心中不忘。膺，胸。
[8] 抑：連詞，表選擇。　而：你。　與：同"歟"。
[9] 衽金革：以兵戈甲冑當枕席。朱熹曰："衽，席也。金，戈兵之屬。革，甲冑之屬。"
[10] 和而不流：面和卻不隨波逐流。
[11] 強哉矯：矯矯強者！多麼堅強矯健啊！朱熹曰："矯，強貌。"
[12] 不倚：不偏不倚。朱熹曰："倚，偏著也。"
[13] 不變塞：仕途通達時不改變其未達時之節操。塞，未通達。
[14] 素隱行怪：《漢書》作"索隱行怪"，當從。"素""索"形似而誤。　顏師古注："索隱，求索隱暗之事，而行怪迂之道。"
[15] 遯（dùn 盾）世：避世。遯，"遁"的異體字。孔穎達疏："遯，本又作'遁'。"
[16] 哀公：魯國國君，姓姬，名蔣。在位二十七年（公元前494—466年）。"哀"是諡號。
[17] 布在方策：記在木板簡冊上。布，陳列。朱熹曰："方，版也。策，簡也。"
[18] 敏政：努力治理政事。鄭玄注："敏，猶勉也。"
[19] 樹：種植。
[20] 蒲盧：蘆葦。

故爲政在人[1]，取人以身[2]，脩身以道，脩道以仁。仁者，人也，親親爲大[3]。義者，冝也[4]，尊賢爲大。親親之殺[5]，尊賢之等，禮所生也。在下位，不獲乎上，民不可得而治矣[6]。故君子，不可以不脩身。思脩身，不可以不事親。思事親，不可以不知人。思知人，不可以不知天[7]。天下之達道五[8]，所以行之者三，曰：君臣也、父子也、夫婦也、昆弟也、朋友之交也。五者，天下之達道也。知、仁、勇三者[9]，天下之達德也[10]。所以行之者一也[11]。或生而知之，或學而知之，或困而知之，及其知之，一也[12]。或安而行之，或利而行之，或勉強而行之，及其成功，一也。子曰："好學近乎知，力行近乎仁，知恥近乎勇。"知斯三者，則知所以脩身。知所以脩身，則知所以治人。知所以治人，則知所以治天下國家矣。凡爲天下國家有九經[13]：曰脩身也，尊賢也，親親也，敬大臣也，體羣臣也[14]，子庶民也[15]，來百工也[16]，柔遠人也，懷諸侯也[17]。脩身則道立，尊賢則不惑，親親則諸父昆弟不怨，敬大臣則不眩[18]，體羣臣則士之報禮重，子庶民則百姓勸，來百工則財用足，柔遠人則四方歸之，懷諸侯則天下畏之。齊明盛服[19]，非禮不動，所以脩身也；去讒遠色[20]，賤貨而貴德[21]，所以勸賢也[22]；

---

[1] 人：指賢臣。
[2] 身：指君主自身。
[3] 親親：親愛其父母。前"親"用作動詞，"親愛"。
[4] 義者冝也：所謂義，就是宜。分別事理，各有所宜。冝，"宜"的異體字，適宜。
[5] 殺（shài 曬）：差，減。
[6] "在下位"句：鄭玄曰："此句在下，誤重在此。"
[7] 天：指自然規律。
[8] 達道：可通行的道理。　朱熹注："達道者，天下古今所共由之路，卽《書》所謂'五典'，《孟子》所謂'父子有親、君臣有義、夫婦有別、長幼有序、朋友有信'是也。"
[9] 知：同"智"，智慧。　　　仁：仁愛。勇：勇敢。
[10] 達德：可通行的美德。
[11] 一：一條。朱熹注："一，則誠而已矣。"是說所以行之者，就是靠一個"誠"字。
[12] 一：相同。
[13] 爲：治理。　九經：九條原則。
[14] 羣："群"的異體字。
[15] 子庶民：愛民如子。子，意動用法。庶民，百姓。
[16] 來：招徠。
[17] 懷：使動用法，使……歸附。
[18] 眩：惑，迷惑。
[19] 齊明盛服：齋戒嚴整，衣冠整齊。齊，通"齋"。
[20] 去讒遠色：屏除奸佞小人，遠離笑臉媚人者。讒，說人壞話。
[21] 賤貨貴德：輕賤財貨，尊崇道德。賤、貴，用作動詞。
[22] 勸：勸勉。

尊其位，重其祿，同其好惡，所以勸親親也；官盛任使，所以勸大臣也；忠信重祿，所以勸士也；時使薄斂，所以勸百姓也；日省月試，旣稟稱事[1]，所以勸百工也；送往迎來，嘉善而矜不能，所以柔遠人也；繼絕世，舉廢國，治亂持危，朝聘以時[2]，厚往而薄來[3]，所以懷諸侯也。凡爲天下國家有九經，所以行之者一也。凡事，豫則立[4]，不豫則廢。言前定，則不跲[5]。事前定，則不困。行前定，則不疚[6]。道前定，則不窮。在下位不獲乎上，民不可得而治矣。獲乎上有道，不信乎朋友，不獲乎上矣。信乎朋友有道，不順乎親，不信乎朋友矣。順乎親有道，反諸身不誠，不順乎親矣。誠身有道，不明乎善，不誠乎身矣。誠者，天之道也。誠之者，人之道也。誠者，不勉而中[7]，不思而得，從容中道[8]，聖人也。誠之者，擇善而固執之者也。博學之，審問之，愼思之，明辨之，篤行之[9]。有弗學，學之弗能，弗措也[10]。有弗問，問之弗知，弗措也。有弗思，思之弗得，弗措也。有弗辨，辨之弗明，弗措也。有弗行，行之弗篤[11]，弗措也。人一能之，己百之。人十能之，己千之。果能此道矣，雖愚必明，雖柔必強。

【題解】　本文選自《禮記》，據《四書五經》本。漢代鄭玄及唐代孔穎達認爲作者是孔子的孫子子思。子思，孔鯉之子，名伋，魯國人。戰國初哲學家。後世尊爲"述聖"。相傳曾受業于曾子。他把儒家的道德觀念"誠"說成是根本原則，以"中庸"爲其學說的核心。《漢書·藝文志》著錄《子思》二十二篇，已佚。現存《禮記》中的《中庸》、《表記》、《坊記》相傳是子思所著。《中庸》是儒家的經典之一，朱熹撰章句，將其與《大學》、《論語》、《孟子》合編在一起，稱之爲《四書》。

　　《中庸》的內容，在於闡述中正不變之道。不偏叫中，不變叫庸。儒家把中庸作爲道德的最高標準。這裏節選其中部分。

---

[1] 旣（xì 戲）稟稱事：付給的糧食與其付出的勞動相稱。 旣稟，倉廩中的米穀。旣，通"餼"。稟，通"廩"。

[2] 朝聘以時：朝見聘問各有定時。朱熹曰："朝，謂諸侯見於天子。聘，謂諸侯使大夫來獻。"

[3] "厚往"句：贈送豐厚而納貢微薄。

[4] 豫則立：有預先的計劃就成功。朱熹注："豫，素定也。"

[5] 跲（jiá 夾）：窒礙。朱熹注："跲，躓也。"

[6] 疚（jiù 臼）：病。朱熹曰："疚，病也。"

[7] 不勉而中：不用勉強就合於道。中，指合於道。

[8] 中：符合。

[9] 篤行：踏踏實實地實踐。

[10] 弗措：不罷休。措，放置，搁置。

[11] 弗篤：不够扎實。

【閱讀】

人　情[1]

　　故聖人耐[2]以天下爲一家，以中國爲一人者[3]，非意之也，必知其情，辟於其義[4]，明於其利，達於其患，然後能爲之。何謂人情？喜、怒、哀、懼、愛、惡、欲，七者弗學而能。何謂人義？父慈，子孝，兄良，弟弟[5]，夫義，婦聽，長惠，幼順，君仁，臣忠，十者謂之人義。講信脩睦，謂之人利。爭奪相殺，謂之人患。故聖人之所以治人七情，脩十義，講信脩睦，尚辭讓，去爭奪，舍禮何以治之[6]？飲食男女，人之大欲存焉。死亡貧苦，人之大惡存焉。故欲惡者，心之大端也。人藏其心，不可測度也。美惡皆在其心，不見其色也，欲一以窮之，舍禮何以哉？故人者，其天地之德、陰陽之交[7]、鬼神之會、五行之秀氣也。故天秉陽，垂日星，地秉陰，竅於山川[8]，播五行於四時，和而後月生也。是以三五而盈，三五而闕。五行之動，叠相竭也[9]。五行、四時、十二月，還相爲本也。五聲、六律、十二管，還相爲宮也。五味、六和、十二食，還相爲質也。五色、六章、十二衣，還相爲質也。故人者，天地之心也，五行之端也，食味、別聲、被色而生者也。故聖人作，則必以天地爲本，以陰陽爲端，以四時爲柄，以日星爲紀，月以爲量[10]，鬼神以爲徒，五行以爲質，禮義以爲器[11]，人情以爲田[12]，四靈以爲畜。以天地爲本，故物可舉也。以陰陽爲端，故情可睹也。以四時爲柄，故事可勸也。以日星爲紀，故事可列也。月以爲量，故功有藝也。鬼神以爲徒，故事可守也。五行以爲質，故事可復也。禮義以爲器，故事行有考也。人情以爲田，故人以爲奧也。四靈以爲畜，故飲食有由也。何謂四靈？麟、鳳、龜、龍，謂之四靈。故龍以爲畜，故魚鮪不淰[13]；鳳以爲畜，故鳥不獝[14]；麟以爲畜，故獸不狘[15]；龜以爲畜，故人情不失。（摘自《禮記・禮運》。）

---

[1] 人情：節選自《禮記・禮運》。題目爲編者所加。

[2] 耐：能。鄭玄注：“耐，通‘能’。”

[3] 中國：猶天下。

[4] 辟（bì 必）：開闢。鄭玄注：“辟，開也。”陳澔注：“開闢其十義之途。”

[5] 弟弟：弟敬愛兄長。後“弟”字通“悌”，敬愛。

[6] 舍：“捨”的異體字。

[7] 陰：“陰”之異體字。

[8] 竅：開竅。鄭玄注：“竅，孔也。”

[9] “五行”句：五行運轉，更相爲終始。竭，盡，終。

[10] 量：分。鄭玄注：“量，猶分也。”孔疏：“量，猶分限也。天之運行每三十日爲一月，而聖人制教亦隨人之才分，是法月爲教之限量也。”

[11] 器：器用。

[12] “人情”句：把人情作爲可耕作的田地。

[13] 鮪（wěi 尾）：大魚。　淰（shěn 嬸）：驚走。鄭玄注：“淰，閃也。”孔穎達疏：“淰，水中驚走也。”

[14] 獝：通“喬”。驚飛，驚恐。孔穎達疏：“喬，驚飛貌。”《釋文》：“喬字又作獝。”

[15] 狘（xuè 靴）：驚跑。

四、

許 行 章

　　有爲神農之言者許行[1]，自楚之滕[2]，踵門而告文公曰[3]：“遠方之人，聞君行仁政，願受一廛而爲氓[4]。”文公與之處[5]。其徒數十人，皆衣褐[6]，捆屨織席以爲食[7]。陳良之徒陳相[8]，與其弟辛，負耒耜而自宋之滕[9]，曰：“聞君行聖人之政。是亦聖人也，願爲聖人氓。”陳相見許行而大悅，盡棄其學而學焉。

　　陳相見孟子，道許行之言曰：“滕君，則誠賢君也；雖然[10]，未聞道也[11]。賢者與民並耕而食，饔飧而治[12]。今也滕有倉廩府庫[13]，則是厲民而以自養也[14]，惡得賢？”孟子曰：“許子必種粟而後食乎？”曰：“然。”“許子必織布然後衣乎？”曰：“否。許子衣褐。”“許子冠乎[15]？”曰：“冠。”曰：“奚冠[16]？”曰：“冠素[17]。”曰：“自

---

[1] 爲：研究。　神農之言：神農的學說。神農，即炎帝，傳說中三皇之一，因相傳是他開始教人民耕種的，故稱神農。言，學說。　許行：先秦農家學派的代表人物，提出一種政治理論，認爲惟有農耕是最重要的事情，國君與百姓應當“並耕而食”，天下就會不治而治。

[2] 滕：小國名，在今山東滕州。

[3] 踵門：登門。朱熹注：“踵門，足至門也。”踵，脚跟。文公：滕文公，戰國時滕國國君，很尊重孟子，根據孟子的主張，曾經在政治制度上，部分推行了古制井田制。

[4] 廛（chán 纏）：農夫的住宅。朱熹注：“廛，民所居也。”　氓（méng 萌）：流民。段玉裁《説文》注：“自他歸往之民則謂之氓，故字從民亡。”

[5] 與：給。　處：住所。這裏指“廛”。

[6] 衣（yì 易）：穿。用作動詞。　褐：一種粗布。朱熹注：“褐，毛布，賤者之服也。”

[7] 捆屨（jù 具）：編織草鞋。《玉篇》：“捆，織也。”　以爲食：以此爲生。

[8] 陳良：楚國儒者。

[9] 耒耜（lěi sì 壘四）：古代的翻地農具。唐陸龜蒙《耒耜經》：“耒耜，農書之言也。民之習通謂之犁。”朱熹注：“耜，所以起土。耒，其柄也。”

[10] 雖然：雖然這樣。

[11] 道：指許行所認爲的古聖賢治國之道。

[12] 饔（yōng 擁）飧（sūn 孫）：用作動詞，指自己做飯。朱熹注：“饔飧，熟食也。朝曰饔，夕曰飧。”

[13] 倉廩：糧倉。　府庫：放幣帛的地方。

[14] 厲（lì 力）民：勞民，使民困苦。王肅注：“厲，病也。”　自養：供養自己。

[15] 冠：戴帽子。用作動詞。

[16] 奚冠：戴什麼帽子。奚，何。

[17] 素：未染色的絲織品，用以做帽子。

織之與？”曰：“否，以粟易之。”曰：“許子奚爲不自織[1]？”曰：“害於耕[2]。”曰：“許子以釜甑爨[3]，以鐵耕乎[4]？”曰：“然。”“自爲之與？”曰：“否，以粟易之。”“以粟易械器者[5]，不爲厲陶冶[6]；陶冶亦以械器易粟者，豈爲厲農夫哉？且許子何不爲陶冶，舍皆取諸其宮中而用之[7]？何爲紛紛然與百工交易[8]？何許子之不憚煩[9]？”曰：“百工之事固不可耕且爲也。”“然則治天下獨可耕且爲與[10]？有大人之事[11]，有小人之事[12]。且一人之身而百工之所爲備[13]，如必自爲而後用之，是率天下而路也[14]。故曰：或勞心，或勞力。勞心者治人，勞力者治於人[15]；治於人者食人[16]，治人者食於人：天下之通義也[17]。當堯之時[18]，天下猶未平[19]，洪水橫流，氾濫於天下[20]。草木暢茂，禽獸繁殖，五穀不登[21]，禽獸偪人[22]。獸蹄鳥迹之道，交於中國[23]。堯獨憂之，舉舜而敷治焉[24]。舜使益掌火[25]，益烈山澤而焚之[26]，禽獸逃匿。禹疏九河[27]，瀹

---

[1] 奚爲：爲什麼。
[2] 害於耕：對耕種有妨害。
[3] 釜（fǔ 斧）：鍋。　甑（zèng 憎）：瓦制蒸食物的炊具。　爨（cuàn 竄）：炊，燒火做飯。
[4] 鐵：指鐵制的犁鑱、犁壁。
[5] 械器：指釜甑農具等器具。
[6] 陶冶：制陶器的陶人和制金屬器具的冶工。
[7] 宮：家。《爾雅·釋宮》：“古者貴賤同稱宮，秦漢以來惟王者所居稱宮焉。”
[8] 紛紛然：忙忙碌碌的樣子。　　百工：各種行業。
[9] 不憚煩：不怕麻煩。
[10] 獨：單單，偏偏。
[11] 大人：指統治者。
[12] 小人：指勞動人民。
[13] “一人之身”句：一個人的生活日用品，是各行各業的人的勞動才能替他準備齊全的。
[14] 率：率領。　　路：通“露”，羸，疲勞。《方言》：“露，敗也。”
[15] 治於人：被人治。於，表被動關係。
[16] 食（sì 四）：指供養。
[17] 通義：一般的道理。
[18] 堯：與下文的舜、禹等，是傳說中原始公社末期部落聯盟首領，儒家把他們說成是理想的聖君。
[19] 平：平定。指治理好。
[20] 氾：“泛”的異體字。
[21] 登：成熟。
[22] 偪：同“逼”，威脅。
[23] 交：交錯。　中國：指中原一帶。
[24] 敷治：布政。朱熹注：“敷，布也。”
[25] 益：舜之臣。　掌：主管。
[26] 烈：燒。用作動詞。朱熹注：“烈，熾也。”
[27] 九河：禹在黃河下游開鑿的九條支流，即徒駭、太史、馬頰、覆釜、胡蘇、簡、潔、鈎盤、鬲津等。

濟漯而注諸海[1]，決汝漢[2]，排淮泗[3]，而注之江[4]；然後中國可得而食也。當是時也，禹八年於外，三過其門而不入，雖欲耕，得乎？后稷教民稼穡[5]，樹藝五穀[6]，五穀熟而民人育。人之有道也，飽食煖衣[7]，逸居而無教，則近於禽獸。聖人有憂之[8]，使契爲司徒[9]，教以人倫；父子有親，君臣有義，夫婦有別，長幼有敘，朋友有信。放勳曰[10]：‘勞之來之[11]，匡之直之[12]，輔之翼之[13]，使自得之[14]，又從而振德之[15]。’聖人之憂民如此，而暇耕乎？

　　“堯以不得舜爲己憂，舜以不得禹、皋陶爲己憂[16]。夫以百畝之不易爲己憂者[17]，農夫也。分人以財謂之惠，教人以善謂之忠，爲天下得人者謂之仁。是故以天下與人易，爲天下得人難。孔子曰：‘大哉，堯之爲君[18]！惟天爲大，唯堯則之[19]，蕩蕩乎[20]，民無能名焉[21]！君哉，舜也[22]！巍巍乎[23]，有天下而不與焉[24]！’堯舜之治天下，豈無所用其心哉？亦不用於耕耳。

---

[1] 瀹（yuè 月）濟（jǐ 幾）漯（tà 踏）：瀹，疏通。濟、漯，都是水名，故道都在今山東省境內。
注：流入。　諸：之於。兼詞。

[2] 決：打開缺口，導引水流。　　汝：水名，源出河南，東流入淮河。　　漢：漢水。源出陝西，至湖北漢口入長江。

[3] 淮：淮河。　　　泗：泗水。源出山東，至江蘇與淮河匯合。

[4] 江：長江。依朱熹說，汝漢淮泗四水，只有漢水流入長江，此處有記述的錯誤。

[5] 后稷：名棄，堯時農師，爲周的始祖。

[6] 樹藝：種植。

[7] 煖：“暖”的異體字。

[8] 聖人：指堯。　　有：通“又”。

[9] 契（xiè 謝）：堯的臣子，商的始祖。　　　司徒：官名，掌管土地人民等事。

[10] 放勳：堯的號。

[11] 勞：使……勤勞。　　來（lài 賴）：使……歸順。

[12] 匡：正，矯正。　　直：使……正直。

[13] 輔：輔佐。　　翼：輔翼，幫助。用作動詞。

[14] 使自得之：使人人各得其所。

[15] 振德之：救濟他們，施之以恩惠。振，通“賑”。德，施恩惠。用作動詞。

[16] 皋陶（yáo 搖）：舜的司法官。

[17] 夫：句首語氣詞。　　易：治理。朱熹注：“易，治也。”

[18] “大哉”句：堯作爲一個君主真偉大啊！此爲主謂倒裝句。

[19] 則：效法。用作動詞。朱熹注：“則，法也。”

[20] 蕩蕩：廣大遼闊貌。

[21] 名：說出，用言語形容。用作動詞。

[22] 君哉舜：舜是真正的君主。此爲主謂倒裝句。

[23] 巍巍：高大貌。

[24] 不與：朱熹注：“不與，猶言不相關，言其不以位爲樂也。”

　　"吾聞用夏變夷者[1]，未聞變於夷者也[2]。陳良，楚産也[3]，悅周公、仲尼之道[4]，北學於中國；北方之學者，未能或之先也[5]。彼所謂豪傑之士也。子之兄弟事之數十年[6]，師死而遂倍之[7]。昔者，孔子沒[8]，三年之外，門人治任將歸[9]，入揖於子貢，相嚮而哭[10]，皆失聲，然後歸。子貢反[11]，築室於場[12]，獨居三年，然後歸。他日，子夏、子張、子游[13]，以有若似聖人[14]，欲以所事孔子事之，強曾子[15]。曾子曰：'不可。江漢以濯之[16]，秋陽以暴之[17]，皜皜乎不可尚已[18]！'今也，南蠻鴃舌之人[19]，非先王之道；子倍子之師而學之，亦異於曾子矣。吾聞出於幽谷，遷于喬木者[20]，未聞下喬木而入于幽谷者。魯頌曰[21]：'戎狄是膺[22]，荊舒是懲[23]。'周公方且膺之[24]，子是之學[25]，亦爲不善變矣。

---

[1] 夏：指中原各國。　　變夷：使夷同化。夷，四方邊遠地區的部族。
[2] 變於夷：被夷同化。於，表被動關係。
[3] 楚産：出生在楚國。當時楚國文化与中原有不同，孟子斥之爲夷。
[4] 周公：姬姓，名旦，周武王之弟，曾助武王滅商，武王死後，成王年幼，又幫成王攝政，是儒家推崇的人物。　　仲尼：孔丘的字。
[5] "未能"句：沒有誰能超過他。先，超過。用作動詞。
[6] 事：侍奉。
[7] 倍：通"背"。
[8] 沒：同"歿"，死亡。
[9] 治任：收拾行李。朱熹注："任，擔子。"指行李。
[10] 相嚮：面對面。嚮，同"向"。
[11] 反：同"返"。
[12] 場：墓前壇場，供祭祀。
[13] 子夏：孔子弟子，姓卜名商，字子夏。　　子張：孔子弟子，姓顓孫名師，字子張。　　子遊：孔子弟子，姓言名偃，字子遊。
[14] 有若：孔子弟子，姓有名若。據《禮記·檀弓》所記，有若的言論象孔子。《史記·仲尼弟子列傳》謂其狀貌象孔子。
[15] 強（qiǎng 搶）：勉強。
[16] 濯：洗滌。
[17] 暴：同"曝"，曬。
[18] 皜皜：潔白。朱熹注："皜皜，潔白貌。"　　尚：通"上"，勝過。
[19] 南蠻：指楚人。　鴃（jué 決）舌：說話聲難聽。鴃，伯勞鳥。
[20] "出於"二句：語出《詩·伐木》，是講鳥做巢，常常是從幽谷遷移到喬木上去。比喻人都是往高處走。幽谷，深谷。喬木，高木。
[21] 魯頌：指《詩·閟宮》。
[22] 戎狄是膺：抵擋戎狄。賓語前置。朱熹注："膺，擊也。"
[23] 荊舒是懲：懲戒荊舒。賓語前置。荊，國名，旣楚。舒，南方的小國，靠近楚。懲，責罰。
[24] 方且：將要。
[25] 子是之學：你卻學習他們。賓語前置。

"從許子之道，則市賈不貳[1]，國中無僞[2]；雖使五尺之童適市[3]，莫之或欺[4]。布帛長短同，則賈相若[5]；麻縷絲絮輕重同，則賈相若；五穀多寡同，則賈相若；屨大小同，則賈相若。"曰："夫物之不齊，物之情也；或相倍蓰[6]，或相什百[7]，或相千萬。子比而同之[8]，是亂天下也。巨屨小屨同賈，人豈爲之哉？從許子之道，相率而爲僞者也[9]，惡能治國家？"

【題解】 本文選自《孟子·滕文公上》，據《十三經注疏》本。《漢書·藝文志》記載："《孟子》十一篇。"（包括《孟子》外書四篇——《性善辨》、《文說》、《孝經》、《爲政》），今存七篇。作者孟子（前 372—前 289），名軻，字子輿，魯國鄒（今山東鄒城）人，受業於孔子之孫子思之門人。爲戰國中期儒家學派的大思想家，也是傑出的散文家。他繼承孔子的政治思想體系，是繼孔子之後儒家思孟學派的代表人物。孟子主張人性本善，建立了"仁政"思想體系。和孔子一樣，他也曾到許多諸侯國家宣揚他的學說，但是當時許多國家（如秦、楚、魏、齊）都實行富國強兵的法家和兵家的政策，他的學說沒有得到采納。《孟子》一書在宋以前只列于諸子，宋代始列于經部。南宋朱熹又把它編入《四書》，孟子名聲大噪。明清又把《四書》、《五經》做爲科舉考試的必考科目，將儒家學說稱之爲孔孟之道。至此，孟子在儒學界的地位，與孔子並重。《孟子》一書不僅是研究孟子和儒家學派的重要資料，而且還保存了關于楊朱、許行、告子等其他學派的資料。《孟子》重要的注本有《十三經注疏》本（東漢趙岐注，宋孫奭疏）、宋朱熹的《四書集注》本、清焦循的《孟子正義》。

《許行章》是《孟子·滕文公上》中的一章，本章中孟子批駁了農家的代表人物許行的"君民並耕"的主張，極力維護儒家學說的地位，並批評陳相不該背叛自己的老師，棄儒學農，是"不善變"。孟子並著重從社會分工的角度批駁了許行，提出了"勞心者治人，勞力者治於人"是天下通義。孟子這一說法在當時有一定的合理因素，但同時也暴露了他鄙視體力勞動的思想傾向。

---

[1] 賈：同"價"
[2] 國：都城。
[3] 五尺：相當於現在三市尺多。周制一尺，當今市尺七寸。
[4] 莫之或欺：沒有人欺騙他。之，代詞，作"欺"的前置賓語。或，句中語氣詞。
[5] 相若：相像，相同。
[6] 蓰（xǐ 洗）：五倍。
[7] 什百：十倍百倍。什，通"十"。
[8] 比：平列。 同：等同。
[9] 相率：互相沿襲，互相效法。

【閱讀】

孟 子 列 傳

　　孟軻騶[1]人也受業子思之門人道既通游事齊宣王宣王不能用適梁梁惠王不果[2]所言則見以爲迂遠而闊[3]於事情當是之時秦用商君富國彊兵楚魏用吳起戰勝弱敵齊威王宣王用孫子田忌之徒而諸侯東面朝齊天下方務於合從連衡以攻伐爲賢而孟軻乃述唐虞三代之德是以所如者不合退而與萬章之徒序詩書述仲尼之意作孟子七篇(摘自《史記・孟子荀卿列傳》)

予豈好辯哉

　　公都子曰[4]。外人皆稱夫子好辯。敢問何也。孟子曰。予豈好辯哉。予不得已也。天下之生久矣[5]。一治一亂。當堯之時。水逆行。氾濫于中國。蛇龍居之。民無所定。下者爲巢[6]。上者爲營窟。書曰[7]。洚水警余。洚水者洪水也。使禹治之。禹掘地而注之海。驅蛇龍而放之菹。水由地中行。江淮河漢是也。險阻既遠。鳥獸之害人者消。然後人得平土而居之。堯舜既沒。聖人之道衰。暴君代作。壞宮室以爲汙池。民無所安息。棄田以爲園囿。使民不得衣食。邪說暴行又作。園囿汙池沛澤多而禽獸至。及紂之身[8]。天下又大亂。周公相武王[9]。誅紂伐奄。三年討其君。驅飛廉於海隅而戮之[10]。滅國者五十。驅虎豹犀象而遠之。天下大悅。書曰[11]。丕顯哉文王謨[12]。丕承哉武王烈[13]。佑啓我後人。咸以正無缺。世衰道微。邪說暴行有[14]作。臣弒[15]其君者有之。子弒其父者有之。孔子懼。作春秋。春秋。天子之事也。是故孔子曰。知我者。其惟春秋乎。罪我者。其惟春秋乎[16]。聖王不作。諸侯放恣。處士橫議。楊

---

[1] 騶：通"鄒"，山東鄒城。
[2] 果：信。《廣雅・釋詁》："果，信也。"
[3] 闊：不切實際。
[4] 公都子：孟子弟子。
[5] 生：生民。
[6] 下：低下之地。下句"上"謂高地。
[7] 書：指《尚書・大禹謨》。
[8] 紂：商紂王，商代末代暴君。
[9] 周公：周朝开国之臣。　　武王：周武王，周朝開國之君。
[10] 飛廉：紂之幸臣。
[11] 書：指《尚書・君牙》。
[12] 丕：大。　顯：明。　謨：謀。
[13] 承：繼承。　烈：光大。
[14] 有：通"又"。
[15] 弒：封建時代稱臣殺君、子殺父爲弒。
[16] 罪：指責。用作動詞。

朱墨翟[1]之言盈天下。天下之言。不歸楊則歸墨。楊氏爲我。是無君也。墨氏兼愛。是無父也。無父無君。是禽獸也。公明儀曰。庖有肥肉。廄有肥馬。民有飢色。野有餓莩[2]。此率獸而食人也。楊墨之道不息。孔子之道不著。是邪說誣[3]民。充塞仁義也。仁義充塞。則率獸食人。人將相食。吾爲此懼。閑[4]先聖之道。距[5]楊墨。放[6]淫辭。邪說者不得作。作於其心，害於其事。作於其事。害於其政。聖人復起。不易吾言矣。昔者禹抑洪水而天下平。周公兼夷狄驅猛獸而百姓寧。孔子成春秋而亂臣賊子懼。詩云。戎狄是膺。荊舒是懲。則莫我敢承[7]。無父無君是周公所膺[8]也。我亦欲正人心。息邪說。距詖[9]行。放淫辭。以承三聖者。豈好辯哉。予不得已也。能言距楊墨者。聖人之徒也。　（選自《孟子·滕文公下》）

---

[1] 楊朱：字子居，又稱楊子、陽子、陽生，衛人，戰國初期哲學家。其學說主爲我、重生、貴己，與墨子兼愛思想相對。　墨翟：名翟，魯人，戰國初期思想家，墨家學派創始人。宣傳兼愛、非攻的思想。

[2] 莩（piǎo 瞟）：通"殍"，餓死者屍體。

[3] 誣：欺騙。

[4] 閑：捍衛。朱熹注："閑，衛也。"

[5] 距：通"拒"，抗拒，反對。

[6] 放：放逐，反對。朱熹注："放，驅而遠之也。"

[7] 莫我敢承：沒有人敢於抗拒我。我，前置賓語。承，抵禦。

[8] 膺：懲罰。

[9] 詖（bì 必）：偏頗，不正。

五、

曾子天圓

　　單居離問於曾子曰[1]："天圓而地方者，誠有之乎？"曾子曰："離，而聞之云乎？"單居離曰："弟子不察，此以敢問也。"曾子曰："天之所生上首，地之所生下首[2]。上首之謂圓，下首之謂方[3]。如誠天圓而地方，則是四角之不揜也[4]。且來，吾語汝。參嘗聞之夫子曰：天道曰圓，地道曰方[5]。方曰幽而圓曰明[6]。明者，吐氣者也[7]，是故外景[8]；幽者，含氣者也，是故內景[9]。故火日外景，而金水內景[10]。吐氣者施而含氣者化[11]，是以陽施而陰化也。陽之精氣曰神，陰之精氣曰靈。神靈者，品物之本也[12]，而禮樂仁義之祖也[13]，而善否治亂所興作也[14]。陰陽之氣各靜其所，則靜矣[15]；偏則風[16]，俱則靁[17]，交則電[18]，亂則霧[19]，和

---

[1] 單居離：曾子的弟子。

[2] "天之所生"二句：盧辯注："人首員足方，因繫之天地。"

[3] "上首"二句：盧辯注："因謂天地爲方圓也。《周髀》曰：'方屬地，圓屬天，天圓地方也。'《淮南子》曰：'天之員不中規，地之方不中矩。'《白虎通》曰：'天，鎮也，其道曰圓；地，諦也，其道曰方。'一曰：圓謂水也。"清代王聘珍注："《爾雅》曰：'首，始也。'天地交而萬物生，天氣下降，生自上始，地氣上騰，生自下始。"

[4] 揜（yǎn 演）："掩"之異體字，遮蓋。《方言》："揜，藏也。"

[5] "天道"二句：盧辯注："道曰方圓耳，非形也。"

[6] "方曰幽"句：盧辯注："方者陰義，圓者陽理，故以名天地也。"

[7] 吐：出。王聘珍注："吐，猶出也。"

[8] 外景：盧辯注："景，古以爲影字。外景者，陽道施也。"王聘珍注："外景者，光在外。《說文》：'景，光也。'"

[9] 內景：盧辯注："內景者，陰道含藏也。"王聘珍注："內景者，光在內。"

[10] "火日"二句：王聘珍注："離爲火爲日，以二陽而周乎一陰之外，故光在外。兌爲金，以二陽而說於一陰之內，坎爲水，以一陽而陷於二陰之中，故光在內。"謂火於八卦爲"離"卦，二陽中一陰。金於八卦爲"兌"卦，水於八卦爲"坎"卦。都是陽在內。

[11] "吐氣"二句：王聘珍注："施，予也。化，生也。"

[12] 品：眾多。《說文》："品，眾庶也。"

[13] 祖：《爾雅》："祖，始也。"

[14] 善否（pǐ 痞）：善惡。

[15] 靜：《毛詩傳》曰："靜，安也。"

[16] 偏則風：王聘珍注："偏，不正也。陰入於陽，旋而無形，爲風也。"

[17] 俱則靁：王聘珍注："俱，皆也。陽爲陰伏，相薄而有聲，爲雷。"靁，"雷"之異體字。

[18] 交則電：《說文》："電，陰陽激耀也。"盧辯注："自仲春至仲秋，陰陽交泰，故雷電也。"

[19] 亂則霧：《爾雅》："地氣發，天不應，曰霧。"《釋名》："霧，冒也，氣蒙亂覆冒於物也。"

則雨[1]。陽氣勝則散爲雨露，陰氣勝則凝爲霜雪[2]。陽之專氣爲雹，陰之專氣爲霰[3]。霰雹者，一氣之化也。毛蟲[4]，毛而後生；羽蟲[5]，羽而後生。毛羽之蟲，陽氣之所生也。介蟲[6]，介而後生；鱗蟲[7]，鱗而後生。介鱗之蟲，陰氣之所生也。唯人爲倮匈而後生[8]，陰陽之精也。毛蟲之精者曰麟，羽蟲之精者曰鳳，介蟲之精者曰龜，鱗蟲之精者曰龍，倮蟲之精者曰聖人。龍非風不舉[9]，龜非火不兆[10]。此皆陰陽之際也[11]，茲四者所以役於聖人也。是故聖人爲天地主[12]，爲山川主，爲鬼神主[13]，爲宗廟主。聖人慎守日月之數，以察星辰之行，以序四時之順逆，謂之麻[14]；截十二管，以宗八音之上下清濁[15]，謂之律也[16]。律居陰而治陽，麻居陽而治陰，律麻迭相治也[17]，其閒不容髮。聖人立五禮以爲民望[18]，制五衰以別親疏[19]，和五聲之樂以導民氣[20]，合五味之調以察民情[21]，正五色之位，成五穀之名，序五牲之先後貴賤[22]。諸侯之祭

---

[1] 和則雨：盧辯注："偏則風，和則雨，此謂一時之氣也。至若春多雨，則時所宜也。"王注："陰畜陽極則和，故水從雲下也。"

[2] "陽氣勝"二句：王注："勝，克也。散，布也。凝，結也。陽主散，陰主凝。《說文》云：'雨，水從雲下也。露，潤澤也。霜，喪也，成物者。雪，凝雨，說物者。'"

[3] "陽之專氣"二句：盧辯注："陽氣在雨，溫煖如湯，陰氣薄之，不相入，轉而爲雹。陰氣在雨，凝滯爲雪，陽氣薄之，不相入，散而爲霰。故《春秋谷梁說》曰：'雹者，陰脅陽之象；霰者，陽脅陰之符也。'"

[4] 毛蟲：帶毛的獸類。鄭玄《周禮》注："毛蟲，貂狐貒貉之屬。"

[5] 羽蟲：帶羽毛的鳥類。鄭玄注："羽蟲，翟雉之屬。"

[6] 介蟲：帶甲殼的動物。鄭玄注："介蟲，龜鼈之屬。"

[7] 鱗蟲：魚類。

[8] 倮匈：既裸胸。盧辯注："倮匈，謂無毛羽與鱗介也。"倮，"裸"的異體字。匈，同"胸"。

[9] 舉：飛動。

[10] 兆：呈現裂紋。《說文》："兆，灼龜坼也。"

[11] 際：會。盧辯注："龜龍爲陰，風火爲陽，陰陽之會也。"

[12] 主：主持祭祀。

[13] 鬼神：王聘珍注："鬼神，謂四方百物也。"

[14] 麻："曆"的異體字。盧辯注："審十二月分數於昏旦，定辰宿之中見與伏，以驗時節之僭否。"

[15] 宗：王聘珍注："宗，主也。"

[16] 律：十二律。指六陽律與六陰呂。《漢書·律曆志》："黃帝使令倫自大夏之西，昆侖之陰，取竹之竅厚均者，斷兩節間而吹之，以爲黃鐘之宮。制十二筒，以聽鳳凰之鳴，以比黃鐘之宮，是爲律本。"

[17] 迭：更迭。

[18] 五禮：古代指吉禮、凶禮、賓禮、軍禮、嘉禮五種禮制。

[19] 五衰(cuī 崔)：即五服。舊時的喪服制度，以親疏爲差等，有斬衰、齊衰、大功、小功、緦麻五種名稱。

[20] 五聲：指宮、商、角、徵、羽五音。《禮記·樂記》："宮爲君，商爲臣，角爲民，徵爲事，羽爲物。"導：宣導。

[21] 五味：指酸、苦、辛、咸、甘五味。《周禮·醫師章》："春多酸，夏多苦，秋多辛，冬多鹹，調以滑甘。"調：和。

[22] 五牲：牛、羊、豕、犬、鷄。

牛，曰太牢[1]；大夫之祭牲羊，曰少牢[2]；士之祭牲特豕[3]，曰饋食[4]；無祿者稷饋。稷饋者無尸[5]，無尸者厭也[6]。宗廟曰芻豢[7]，山川曰犧牷[8]，割列禳瘞[9]，是有五牲。此之謂品物之本，禮樂之祖，善否治亂之所由興作也。

【題解】 本文選自《大戴禮記》，據《四部叢刊》縮印明嘉趣堂本，校以中華書局《十三經清人注疏叢書》王聘珍《大戴禮記解詁》本。作者戴德，字延君，梁（今河南商丘）人，西漢元帝時期人，生卒年不詳，西漢今文禮學"大戴學"的開創者。任信都王（劉器）太傅。與兄子戴聖同學于后倉。曾選集古代各種有關禮儀的論述，編成《大戴禮記》85篇，今存40篇。

《大戴禮記》是研究上古社會情況，特別是儒家思想的重要資料。給《大戴禮記》作注者有北周盧辯的《大戴禮記》注本、清代孔廣森的《大戴禮記補注》、王聘珍的《大戴禮記解詁》。

《曾子天圓》是《大戴禮記》中的一篇。篇名因首句問話而得，並無實際意義。文中闡述了自然界天地陰陽、風、雨、雷、電、霧和地上毛、羽、介、鱗、倮五種動物的產生，指出聖人正是總結了自然規律而制定了曆、律，設立五禮、五衰、五聲、五味、五牲等制度，這是善惡治亂之根本。李約瑟《中國科學技術史》稱這篇是中國古代自然主義思想的樣本，并稱曾參的學說是"畢達哥拉斯式"的象數學。

【閱讀】

武王踐阼

武王踐阼三日召士大夫而問焉曰惡[10]有藏之約行之行萬世可以為子孫恆者乎諸大夫對曰

---

[1] 太牢：古代諸侯祭祀時，專用牛一牲的稱太牢。

[2] 少牢：古代大夫祭祀時，用豕、羊的稱少牢。

[3] 特：只。　　豕：豬。

[4] 饋食：用熟食祭祀。鄭玄注《儀禮》云："祭祀自熟始，曰饋食。饋食者，食道也。"

[5] 尸：鄭玄注《士虞禮》云："尸，主也。"

[6] 厭：鄭玄注："厭，厭飫神也。"

[7] 芻豢：盧辯注："牛羊曰芻，犬豕曰豢。"

[8] 犧牷：盧辯注："色純曰犧，體完曰牷。"

[9] 割列禳瘞（yì 易）：古代四種祭祀方式。盧辯注："割，割牲也。列，膞（pì 屁）辜。禳，面禳。瘞，埋也。"王聘珍注："割牲者，以血祭祭社稷。列膞辜者，祭四方百物。面禳者，先鄭注《雞人職》云：'面禳，四面禳也。'祭山林曰埋。"

[10] 惡（wū 巫）：何。

未得聞也然後召師尚父¹而問焉曰黃帝顓頊之道存乎意亦忽不可得見與師尚父曰在丹書王欲
聞之則齊²矣三日王端冕³師尚父亦端冕奉書而入負⁴屏而立王下堂南面而立師尚父曰先王之道
不北面王行西折而南東面而立師尚父西面道書之言曰敬勝怠者吉怠勝敬者滅義勝欲者從欲勝
義者凶凡事不彊⁵則枉弗敬則不正枉者滅廢敬者萬世藏之約行之行可以爲子孫恆者此言之謂
也且臣聞之以仁得之以仁守之其量百世以不仁得之以仁守之其量十世以不仁得之以不仁守之
必及其世王聞書之言惕若恐懼退而爲戒書於席之四端爲銘⁶焉於机爲銘焉於鑑⁷爲銘焉於盥盤⁸
爲銘焉於楹⁹爲銘焉於杖爲銘焉於帶爲銘焉於履屨爲銘焉於觴豆爲銘焉於户爲銘焉於牖爲銘
焉於劍爲銘焉於弓爲銘焉於矛爲銘焉席前左端之銘曰安樂必敬前右端之銘曰無行可悔後左端
之銘曰一反一側亦不可以忘後右端之銘曰所監不遠視邇¹⁰所代机之銘曰皇皇惟敬口生呢¹¹口
戕口¹²鑑之銘曰見爾前慮爾後盥盤之銘曰與其溺於人也寧溺於淵溺於淵猶可游也溺於人不可
救也楹之銘曰毋曰胡¹³殘其禍將然毋曰胡害其禍將大毋曰胡傷其禍將長杖之銘曰惡乎危於忿
疐惡乎失道於嗜慾惡乎相忘於富貴帶之銘曰火滅脩容慎戒必恭恭則壽屨履之銘曰慎之勞勞則
富觴豆之銘曰食自杖食自杖戒之憍¹⁴憍則逃户之銘曰夫名難得而易失無懃¹⁵弗志而曰我知之
乎無懃弗及而曰我杖之乎擾阻以泥之若風將至必先搖搖雖有聖人不能爲謀也牖之銘曰隨天之
時以地之財敬祀皇天敬以先時劍之銘曰帶之以爲服動必行德行德則興倍德則崩弓之銘曰屈伸
之義廢興之行無忘自過矛之銘曰造矛造矛少閒弗忍終身之羞予一人所聞以戒後世子孫（選自
《大戴禮記》）

---

1 師尚父：本姓姜，名尚，字子牙。釣于渭濱，遇周文王，文王大悅，曰："太公望之久矣！"因號太公望，
以爲太師，又稱師尚父。因其祖先封于呂，又以呂爲姓，稱呂尚、呂望。佐文王、武王滅商建周，封于齊，
世稱姜太公。鄭玄注："師，太師。尚父，呂望也，尊稱焉。"

2 齊：通"齋"，齋戒。

3 端冕：衮冕。衮衣和冕，是古代帝王及上公的朝服。

4 負：背。

5 彊："強"的異體字。

6 銘：銘文，寫刻以銘記不忘的文字。鄭玄注："銘，謂書之刻之，以識事者也。"

7 鑑：鏡子。

8 盥（guàn 冠）盤：洗臉盆。

9 楹：屋柱。

10 邇：近。

11 呢（gòu 垢）：同"詬"，耻辱。王聘珍注："呢，謂詬病羞辱也。"

12 口戕口：謂出言傷人，人亦傷之。戕，害。

13 胡：何。

14 憍：驕傲。王聘珍注："憍，恣也。"

15 懃（qín 琴）：《廣雅》云："懃，賴也。"

通論一、工具書

工欲善其事，必先利其器。看書、做學問，少不了要利用工具書。所謂工具書，是指廣泛收集某一範圍的知識資料並按一定的方式加以編排而供人查檢的圖書。它具有解釋疑難、指示門徑、提供線索、搜集資料、輔助自學的作用。有了工具書，好比登山有了向導，渡河有了舟橋，學習、研究、工作時可收到事半功倍的效果。

漢語工具書的編排方法主要有：部首編排法、筆畫編排法、音序（包括聲韻、漢語拼音、注音字母等）編排法、主題分類編排法等。

工具書涉及的內容相當豐富，範圍相當廣泛，學習時不僅要掌握相關知識，更重要的是學會正確、熟練地使用工具書，具備實際操作、解決問題的能力。下面着重介紹工具書的類別以及一些常用而重要的字典辭書。

(一)工具書的類別

常有人在遇到需查考的問題時，不知道該使用哪些工具書；也有人到了圖書館，在琳琅滿目的工具書面前彷徨遊移，束手無策。出現這種情況是不足爲奇的。就中醫古漢語而言，它是一門邊緣學科，除了中醫藥專業工具書，還必須大量用到文史哲工具書，而這些工具書名目繁多，要得心應手地使用，確實不太容易。所以，要學會善於使用工具書，知道遇到什麼樣的問題，該到哪一類工具書裏去尋找答案，首先要對各類工具書的特點有所瞭解。

工具書的種類很多，通常分爲書目、索引、文摘、字典、詞典、年鑒、手冊、年表、圖錄、政書、類書、百科全書、叢書等。分別介紹如下。

1. 書目

書目是圖書目錄的簡稱，或稱目錄。它是一種旨在介紹圖書基本情況的工具書，內容是記錄圖書名稱、作者、卷冊、版本、定價，間或敘及學術源流、書籍流傳、內容評價和收藏情況等。它可以指導閱讀門徑，提供研究資料綫索，誠如清人王鳴盛所言："目錄之學，學中第一要緊事。必從此問途，方能得其門而入。"（《十七史商榷》）讀者以目求書，十分方便，同時亦能"辨章學術，考鏡源流"，作用十分顯著。

我國最早的目錄學著作，當屬西漢末劉向、劉歆父子的《別錄》、《七略》，但原書早已亡佚。現存最早的目錄書是東漢班固的《漢書·藝文志》。此後，歷代史書也撰有《藝文志》或《經籍志》，稱爲史志目錄。如《隋書·經籍志》、《宋史·藝文志》等。另外，還有不少官方或私家修撰的目錄學著作。官修書目如北宋王堯臣等《崇文總目》、明代楊士奇《文淵閣書目》、清代于敏中等《天祿琳琅書目》等。私藏書目如南宋晁公武《郡齋讀書志》、陳振孫《直齋書錄解題》、明代祁承爜《澹生堂藏書目》、清代錢曾《述古堂書目》等。古代最大的一部目錄學專著，則是《四庫全書總目》，由清代乾隆年間永瑢、紀昀主編。可以說，我國在清代乾隆年間以前的歷代重要著作，基本都被收錄於此。查找現存古籍的主要工具書是《中國叢書綜錄》和《中國古籍善本書目》。有此二書，傳世古書的極大部分即可查到。以上均爲綜合性書目，其中皆載有部分醫學書目。

關於中醫的專科性書目，據史料記載，早在宋代已有《醫經目錄》、《大宋本草目》兩書，但均已亡佚。現存最早的中醫目錄專著是明代殷仲春的《醫藏書目》，又名《醫藏目錄》。清代有曹禾的《醫學讀書志》、凌奐的《醫學薪傳》等。民國期間則有裘慶元的《三三醫書書目提要》及《珍本醫書集成總目》、曹炳章的《中國醫學大成總目提要》、陳存仁的《皇漢醫學叢書總目》等。解放後，我國相繼出版了一大批中醫目錄學專著。其中較爲著名的有丁福保等編的《四部總錄・醫藥編》、中國中醫研究院和北京圖書館合編的《中醫圖書聯合目錄》、郭靄春主編的《中國分省醫籍考》、嚴世芸主編的《中國醫籍通考》、薛清錄主編的《全國中醫圖書聯合目錄》、裘沛然主編的《中國醫籍大辭典》等。此外，日本江戶末期醫學考證學派的學者也編撰了一些有價值的醫學書目，如丹波元胤的《中國醫籍考》、岡西爲人的《宋以前醫籍考》等。

2. 索引

索引，又稱通檢、備檢、引得(index)。它是將書報中的資料編爲條目，或加注釋，記明出處頁數，按一定的方法排列，以備檢索的一種工具。條目一般按各種事物名稱(如字、詞、句、人名、書名、篇名、刊名、內容主題名等)分別摘錄，編成後或附在一書之後，或單獨編輯成冊。索引具有便於查檢，揭示事物比較深入、全面、明細等優點，能給使用者提供廣泛、迅速的指導。

按其取材，索引可分爲書籍索引和報刊索引兩大類。前者如葉聖陶主編的《十三經索引》。這是我國較早的一部大型索引工具書，具有開創性的意義。承其後者，一些文史古籍的索引也仿照此例，如《莊子引得》、《論衡通檢》等。後者如《全國報刊索引》，彙編了中央和全國各地出版的報紙、雜誌所載文章的篇目，內容豐富，按月出版。

專門查閱中醫藥文獻的索引，按內容也可分爲古醫籍索引和中醫藥期刊索引兩類。前者如任應秋主編的《黃帝內經章句索引》、李今庸的《黃帝內經索引》、顧植山主編的《中醫經典索引》等。此外，龍伯堅的《〈黃帝內經〉和有關三書篇目考》，實際上也是一部不同古醫籍中同源經文對照的索引。後者主要有《醫學史論文資料索引》(公元 1903—1978 年)、《國內期刊中醫藥資料索引》(公元 1950—1980 年)、《醫學期刊中醫文獻分類目錄索引》(後改爲《國內期刊中醫論文分類目錄》，1984 年起按月編輯)等。此外，還有專題性的論文資料索引，如《中文醫史論文索引》、《中藥研究資料索引》、《骨科文獻資料索引》等。

近年來，由於電子計算機的運用和普及，索引等工具書的出版有很大的發展。如李曉光等編的《史記索引》等，都是完全利用電腦進行的古籍通檢。而各醫藥資訊研究機構和醫藥院校所研製的醫學專題資料庫和中醫藥古籍文獻資料庫，也已經誕生，並在爲廣大用戶服務。這是工具書應用史上的一次革命，這些資料庫就是當今時代新型的索引工具書。隨着科學技術的飛速發展，電子計算機檢索系統等新手段將更加深入廣泛地應用於中醫藥研究，從而大大促進中醫藥事業的進步。

3. 文摘

文摘是論文的摘要，其目的是將論文的主要論點簡明扼要地摘錄出來，供讀者披閱。利用文摘可以縮短閱讀時間，迅速瞭解學科發展的新動向。文摘按其摘要的方法可分爲純介紹性文摘、評介性文摘等類。出版形式則可分爲期刊形式、書籍形式、卡片形式等。目前出版發行的較爲著名的文摘類期刊，有政經類的《新華文摘》，每期皆有論文摘要。有關中醫藥學術的文摘有《中國醫學文摘——中醫》、《國外醫學》中醫中藥分冊、《新醫學文摘》中醫分冊等。有關語言文字學的文摘有中國人民大學書報資料中心出版的語言學文摘卡片等。

4. 字典詞典

字典和詞典的體例是有區別的，但兩者並沒有嚴格的界限，所以合併爲一類。概括而言，它們是解釋字、詞的音、形、義及其用法，間或敘及源流的工具書。在所有的工具書中，字典詞典與人們的關係最密切，是看書學習、閱讀古籍、研究學問的不可缺少的工具。我國古代沒有字典、詞典之名，那時把解釋字、詞的書叫作字書，舊的四部分類法中附屬於"經部·小學類"。自清初敕編《康熙字典》，始有字典的專稱，詞典或辭典則更是後起的名詞。所以說，字典和詞典可包括古代的《說文解字》、《爾雅》和《廣韻》之屬，也包括近現代的《辭源》、《辭海》、《中華大字典》、《漢語大詞典》之類，同時還包括《中醫大辭典》、《中藥大辭典》等專科性詞典。

5. 年鑒

年鑒是一種按年度出版的連續性工具書，它以彙集一年內的各種大事，收錄一年內的重要文獻和統計資料爲主要目的。年鑒資料密集，能夠及時反映全國各個領域的發展情況。年鑒按性質可分爲兩類：一類是綜合性的，如《中國百科年鑒》；一類是專科性的，如《中國衛生年鑒》、《中國中醫藥年鑒》(原名《中醫年鑒》)、《中國醫學科學年鑒》、《中國藥學年鑒》等。

6. 手冊

手冊又稱指南、要覽、須知、大全等，是彙集某一方面經常需要查閱的文獻資料或專業知識，以便隨時翻檢的工具書。手冊具有主題明確、內容豐富、類例分明、資料具體、敍述簡練、攜帶方便等特點，並且往往附有圖表資料，所以很受人們的歡迎。手冊可分爲兩大類：一類是常識性的，這在元代就有了，如陰時夫的《居家必備》，清代有石天基的《萬寶全書》，都是供查檢日常生活常識用的。一類是專門性的，集中彙集某一學科或某一方面的專門知識，如各種醫學專科手冊，中醫藥方面常用的有《中醫方劑臨床手冊》、《中醫兒科臨床手冊》、《針灸治療手冊》等。

7. 表譜

表譜是按年代順序以表格形式編制的查考時間或大事的工具書。一般來說，包括年表、曆表、大事記及其它歷史表譜。年表主要用於查考歷史年代和查閱歷史大事，曆表主要用於查考和換算不同曆法的年、月、日。其他歷史表譜，如史譜、人物表譜、職官表、地理沿革表等，則是歷史科學的輔助工具。

我國早在周代就有史官記載帝王年代和事迹的牒記，是爲年表的雛形。西漢司馬遷著《史記》，利用《周譜》旁行斜上法創制了各種年表，其體例已比較完備。關於曆表，史載晉代杜預所編的《春秋長曆》，對史日的考定，亦已略有頭緒。其他歷史表譜也起源於古代的譜牒，而效法《史記》成例，逐步演變而成。現較爲常用的年表、曆表有：《中國歷史紀年表》、《中國歷史大事紀年》、《中西回史日曆》、《兩千年中西曆對照表》等。其他表譜則有：《歷代人物年里碑傳綜表》、《中國歷代年譜總錄》、《歷代職官表》、《歷代地理沿革表》、《中國目錄學年表》等。醫學及自然科學年表主要有《中國醫史年表》、《中華人民共和國醫藥大事記》、《中國古代科學技術大事記》等。當然，表的種類還有很多，廣泛運用於各種專業學科，如數學有對數表，化學有元素表，藥學有常用藥物配伍禁忌表等等。

8. 圖錄

圖錄也稱圖譜。這類工具書的表現形式主要不是通過文字敍述，而是用圖形、譜系把複雜的事物直觀地表現出來，使讀者一目了然。圖錄的種類很多，包括地圖、歷史圖譜、文物和人物圖錄等。如有《中國歷史地圖集》之類的地圖，也有《簡明中國歷史圖冊》之類的歷史圖錄，還有《中國歷史參考圖譜》之類的文物圖譜及《歷代人物像贊》之類的人物圖譜。圖錄在醫學上有廣泛的運用。我國早在漢代就已產生《神農本草例圖》，此後，針灸圖、導引圖、舌診圖、脈形圖、臟腑圖、骨胳圖等不斷出現。至今，醫用圖譜已成爲臨床、教學的重要輔助工具，較爲常用的有《中國本草圖鑒》、《舌苔圖譜》、《經穴斷面解剖圖解》等。

9. 政書

政書是關於古代典章制度的工具書。它彙集歷代或某一朝代政治、經濟、軍事、文化制度方面的資料，分門別類，系統地論述各種制度的因革損益，兼有制度史、文化史、學術史的性質。從體例上看，政書可分爲通記歷代典章制度的"十通"體系，專記一代典章制度的"會要"類政書，以及會要的別體、編例以職官爲綱的"會典"類政書。

政書對於一般人來說比較陌生，但在深入學習中醫古漢語、研究古代醫學文獻時，經常會遇到諸如天文地理、宗法禮俗、職官制度、科舉教育、文史藝術、風俗人情、生物器具等問題，這時就需要政書了。如要瞭解歷代制度的沿革，主要可查"十通"。"十通"是三通典、三通志、四通考等十種書的合稱，其中最著名的是三部書，即唐代杜佑的《通典》、宋代鄭樵的《通志》、元代馬端臨的《文獻通考》。清代加入官修的《續通典》、《清通典》、《續通志》、《清通志》、《續文獻通考》、《清文獻通考》，稱爲九通。1935 年商務印書館再加入劉錦藻《清續文獻通考》，遂成十通。要查考一代制度，可利用"會要"、"會典"。從《春秋會要》至《明會要》，以及《元典章》和明清兩代的會典，有十幾種之多，材料極爲豐富，遠較各史志書爲詳。

10. 類書

類書是輯錄古書中各門類或某一門類的資料，分類編排，以便尋檢、徵引的工具書。類書的作用主要是：一、考察史料。類書內容極爲豐富，凡天文地理、文史名物、典章制度、風土人情兼收並蓄，所集資料源流並重，因此可以當作百科辭典來查用。二、查證辭藻。類書所錄成語典故、詩賦文篇、名詞解釋，當時是供學作詩文之用，現在則可供查考。三、校勘古書。類書所輯文獻，有一些與現存文獻文字上有出入，可作爲校勘古書的憑資。四、搜輯佚文。類書保存了很多古代文獻，從中可搜輯出不少佚文。

類書始於三國魏時《皇覽》，今已亡佚。現存著名的有：唐代虞世南編《北堂書鈔》、歐陽詢等編《藝文類聚》、徐堅等編《初學記》，宋代李昉等編《太平廣記》、《太平御覽》、王欽若等編《冊府元龜》，明代解縉等編《永樂大典》（殘卷），清代陳夢雷等編《古今圖書集成》、張玉書等編《佩文韻府》、張廷玉等編《駢字類編》等。《永樂大典》曾是歷史上最大的類書，現存殘卷不到原書的二十分之一。《古今圖書集成》因此成爲現存最大的類書。醫學類書中，比較通行的有《古今圖書集成・醫部全錄》、明・張介賓編《類經》、宋・王懷隱等編《太平聖惠方》、宋・趙佶主編《聖濟總錄》、明・朱橚等編《普濟方》、明・江瓘等編《名醫類案》、清・魏之琇編《續名醫類案》等。國外學者編寫的中國古代醫學類書主要有日本丹波康賴《醫心方》、朝鮮金禮蒙《醫方類聚》、許浚《東醫寶鑒》等。

10. 百科全書

百科全書是以辭典形式編排的大型參考書。它搜集社會科學和自然科學各科專門術語、重要名詞（人名、物名、地名、事件名稱等），分列條目，加以詳細的敍述和說明，並附有參考書目。其名稱源出於古希臘文，意爲“全面教育”。百科全書按其所收詞目的範圍可分爲兩種：一爲綜合性百科全書。這種百科全書是“一切知識門類廣泛的概述性著作”。我國正在編纂具有中國特色的大型百科全書《中國大百科全書》，其中不少卷冊已陸續出版。最新的《大辭海》，也是具有百科全書性質的特大型綜合性辭典，其“醫藥科學卷”業已問世。二爲專業性百科全書。這種百科全書只收一個或幾個學科的詞目，但較一般專科辭典遠爲詳備。如醫學百科全書，就是注重於反映醫學各分支學科重要內容和最新成就的專業參考。《中國醫學百科全書》是建國以來規模最大的醫藥衛生工具書，大部分已出版。

11. 叢書

人們習慣上把叢書也稱作工具書，儘管它的體例有別於通常意義上的工具書。叢書是在一個總名稱下，若干種單獨著作的彙編。它的名目很多，有叢刊、叢刻、彙刻、合刻、叢編等名稱。叢書的價值，主要是對於古籍的流傳和保存作出了重要的貢獻。歷代編輯的叢書，幾乎把各科重要的學術著作全部收入，爲後人從事學術研究提供了極大的方便。

叢書按其所收的內容，可分爲兩大類：一爲綜合性叢書，二爲專門性叢書。我國的叢書產生很早，一般認爲綜合性叢書創始於南宋俞鼎孫、俞經合輯的《儒學警語》，而最早刻印的是七十二年後南宋左圭輯《百川學海》，專門性叢書則恐怕要首推“六經”，先秦時即已形成。古代最大的一部叢書爲《四庫全書》，編成於清代乾隆年間。近人編印、較爲常用的叢書有：張元濟輯《四部叢刊》、中華書局編《四部備要》、王雲五總編《萬有文庫》、商務印書館編《叢書集成初編》等。醫學類的古代叢書中，比較重要的有元・杜思敬編《濟生拔萃》、明・王肯堂輯《古今醫統正脈全書》、清・吳謙主編《醫宗金鑒》，近人編輯的有裘慶元《珍本醫書集成》、曹炳章《中國醫學大成》、陳存仁《皇漢醫學叢書》等。

（二）怎樣查檢字典辭書

在使用工具書時，需要從以下幾方面加以審辨：首先是它的內容、性質、用途以及編輯者與成書時代，其次是它的編寫體例和查檢方法，要仔細閱讀書中的序跋、凡例、附錄等。現就如何查閱各種語文類字典辭書及一部分中醫類字典辭書作簡要介紹。

1. **查字**

（1）文言常用字可查《新華字典》、《古漢語常用字字典》或新《辭海》、新《辭源》等。若要瞭解冷僻字的讀音和釋義，常用字的古義或特殊義，一般字典辭書裏又找不到，可以查《康熙字典》、《中華大字典》或《漢語大字典》等。

《康熙字典》　清代張玉書等奉詔編撰，康熙五十五年(1716年)成書。全書收字 47035 個，另有重復的古體字 1995 個。體例仿明代梅膺祚《字彙》、張自烈《正字通》，沿用其 214 個部首，以子丑寅卯等十二地支標分十二集，每集又分上中下三卷。卷首列總目、等韻、檢字、辨似等；卷末有備考、補遺，收遺漏和無可考證的字。注釋體例採用先注音後釋義。每字之下，首先列《唐韻》、《廣韻》、《集韻》、《韻會》、《正韻》等書的反切，然後加注直音。其次解釋字義，一般是先引《說文解字》說明本義，再引典籍原文及其註疏來解釋各個義項。再次是重文、別體、俗體、訛體，附列於後。

《康熙字典》的長處是載古文以溯其字源，列俗體以著其變遷，特別是收字多，一般字典查不到的冷僻字、異體字，在這裏大多能查到。因此，儘管這部字典雜揉羅列，疏漏和錯誤甚多，但對於閱讀古書，仍不失爲一本有用的工具書。現在發行的《康熙字典》(中華書局影印本)，附有清代王引之《字典考證》，糾正錯誤達 2588 條之多，今人王力糾正其讀音錯誤 5000 條左右（見《王力文集》第十三冊），使用時可參考。

《中華大字典》　歐陽溥存等編，1915 年中華書局出版。該字典收單字 48000 餘，比《康熙字典》增加 1000 多字，大多是近代方言字和當時科學上用的新字。它在編排體例及釋義方式上，較之《康熙字典》均有某些改進，又吸收了西方字典的長處，可說是以新面貌出現於我國字典史上。書仍按 214 部首排列，但增設了總頁碼。注音主要用《集韻》，每個音只用一個反切，又加注直音，並標明本字的韻部。字義分條列舉，大致先列本義，次及引申、假借。引證簡明，均標注書篇名。兼收籀、古、省、或、俗、訛諸體，並一一辨明。根據前人研究成果，糾正《康熙字典》引例錯誤 2000 餘條。值得一提的是，《中華大字典》引古典醫著多例，這增加了它在研究中醫文獻方面的價值。如"炅"字，該字典中就引了《素問·舉痛論》"得炅則痛立止"爲例。現在的《辭海》"炅"字義項之二同樣引用該條書證，並附王冰注"炅，熱也"。該書的不足主要是釋義上缺乏概括性；又沿用錯誤的舊說，未加校正。

《漢語大字典》　徐中舒主編，湖北辭書出版社、四川辭書出版社 1986 至 1990 年出版，共 8 冊。現有縮印本 1 冊。這是一部以解釋漢字的形、音、義爲主要任務的大型語文工具書，共計收列單字 54678 個。每個字的條目包括：字頭、解形、注音、釋義、引證。該書集古今字書之大成，在繼承前人成果的基礎上，注意吸收今人新的研究成果，力求歷史地、準確地反映漢字形音義的發展。在字形方面，於楷書單字條目下收列能反映該字形體演變關係的甲骨文、金文、小篆和隸書形體，並簡要說明其結構演變。在字音方面，除注出現代讀音，並收列中古反切，標注上古韻部。在字義方面，着重收列常用字的常用義，也考釋其冷僻義、特殊義以及生僻字的義項，還適當收錄複音詞中的詞素義。書末附錄"上古音字表"等 11 個表，也非常有用。

（2）爲瞭解漢字的形體演變和考究字原，可以查《說文解字》等。

《說文解字》　簡稱《說文》，東漢許慎撰。正文 14 卷，又敘目 1 卷。收字 9353 個，又重文 1163 個。首創部首編排法,按文字形體及偏旁構造,分列 540 部。其部首先後排列原則是始"一"終"亥","據形系聯";部中字之排列原則是"方以類聚,物以群分,同條牽屬,共理相貫"。字體以小篆爲主,有古文、籀文等異體,則列爲重文。字頭之下的解釋,大抵先釋義,再說形體構造,後注讀音,依據"六書"解說文字。其常用的解說術語有:以"某聲"、"讀若某"表示讀音;以"從某"、"從某某"表示意義。此外,《說文解字》還廣泛引例作證,其中有關於文字寫法的,有關於意義解釋的,也有關於讀音的。引證的來源和範圍非常廣泛,包括古文、籀文、經書、古語、方言、俗語、通人(包括先秦諸子)之說、秘書、碑碣等。

《說文解字》是我國第一部系統分析字形和考究字源的字書,也是世界最古的字書之一。它的價值是巨大的,主要表現在:一、《說文解字》集漢以前文字之大成,收字基本上反映了當時的字彙面貌,並保存了小篆的寫法系統。二、《說文》每一個字一般只解釋本義,由於它保存了大量古義,才便於我們今天研究古代文獻;通過本義,還可以掌握詞的派生關係,瞭解詞義的孳乳和演變。三、《說文》爲百科詞目作了描寫和說明,保存了古代從草木蟲魚鳥獸到天文、地理、時令、名物、典章制度等方面的豐富知識資料。四、《說文》第一個確立"六書"的文字學理論體系,並用以說明漢字的構造,從形體分析中解釋字義和讀音。五、《說文》創立了部首,漢字開始有了系統的分類、排列和檢索的方法,對後世字典的部首有重大影響。

《說文解字》問世以來,專門研究者不下百家。現在通行的《說文解字》,爲宋初徐鉉的校定本,世稱"大徐本",現有中華書局 1963 年影印本。他的弟弟徐鍇著《說文解字繫傳》,通稱"小徐本",爲現存最早的《說文》注本。二徐都把原書的 15 卷各分上下,爲 30 卷。清代學者研究《說文》的成就最大,其中最著名的是段玉裁的《說文解字注》、桂馥的《說文義證》、王筠的《說文釋例》和《說文句讀》、朱駿聲的《說文通訓定聲》等。初學之人,以看段氏《說文解字注》爲宜。其書考訂二徐本的是非,整理《說文》文字,校正訛脫,闡述體例,解釋術語,發揮義釋,提出新說,特別是注意揭示字義的源流演變,是《說文》研究中影響最大的著作。此外,近人丁福保編的《說文解字詁林》將以往研究《說文》的諸家著作和其他著述中論及《說文》的材料彙集於一書,便於研究者檢索。

(3)古籍中存在大量的通假字、古今字,這是閱讀和整理古醫籍的一大困難。爲解決這個問題,當一般字典查不到時,可查閱《漢語大字典》附表③"通假字表",或查找專門的字典。

《通假大字典》 張桁等主編,黑龍江人民出版社 1993 年出版。該書收錄古書中約 3000 個通假字予以彙釋。所收字目均有通假義,並有古書例證。無通假義者概不收錄。字書、韻書中無古書例證的通假字,一般也不予收錄。對於一部分古今字,人們習慣上認爲有通假關係的,則予以收錄。編排體例以通假字爲字頭,本字列於字頭之下,字目按傳統的 214 部首歸部排列。附部首、漢語拼音兩種索引,查找方便。

《古漢語通用字字典》 楊金鼎主編,福建人民出版社 1988 年出版。該書搜集上自先秦兩漢(包括新出土的竹簡、帛書),下至清代、近代有關文獻資料,收錄 4000 多個通假字、古今字(書中統稱爲通用字)進行彙釋。每字注音釋義,義項先注明通"某",然後解釋,並舉書證例句,按時代先後排列。按部首編排,以筆畫檢字。書末附"部首表"等 3 表。

此外，該類字典還有《古字通假會要》（高亨纂著，董治安整理，齊魯書社 1989 年版）、《古漢語通假字字典》（馬天祥等主編，陝西人民出版社 1993 年版）、《中醫古籍通假字古今字例釋》（方文輝編，科學普及出版社廣州分社 1982 年版）、《中醫藥通假字字典》（李戎編著，上海科學技術文獻出版社 2001 年版）等。

（4）古醫籍，尤其是六朝、唐、宋、金、元時期的醫籍中存在大量的異體字、俗體字、訛別字，這是中醫古文獻與其他古典文獻的不同之處。要想辨識這些字，可查閱《漢語大字典》附表④"異體字表"，或查找專門的字典。

《干祿字書》　唐代顏元孫編，紫禁城出版社 1990 年影印明拓本。該書專爲當時官吏書寫公文時辨別字體而作。收錄 500 多組當時已通行的俗體字，按平、上、去、入四聲隸字，又以 206 部分韻編排。每字一般分爲俗、通、正三體，有助於辨識字體和書寫規範的建立，對後世研究古今字及俗字具有一定的參考價值。

《龍龕手鏡》　遼代釋行均編，中華書局 1985 年影印高麗本。該書是遼代幽州僧人行均爲研讀佛經而編撰的一部字書，輯錄了六朝至唐五代時期寫本經卷及其它書籍中大量的俗字、異體。書凡 4 卷，分 240 部，部首的先後及各部之字均按四聲順序排列。收字 26430 個，注文 163170 餘字。每字下詳列正體、俗體、古體、今字及或體，並作簡略的音義注釋。此書對於閱讀研究敦煌醫學卷子、唐代前後寫本醫書具有重要的參考價值。

《異體字字典》　李圃主編，學林出版社 1997 年出版。該字典取材上自商代甲骨文著錄，下迄當代大型字書，凡 151 種。全書共立字頭（正體）近萬，選收異體字形 5 萬左右。字頭按《說文》字序排列，異體字依時代順序排列。每字頭上有國語羅馬字母注音，下有漢語拼音注音。所收異體字均標明出處。附筆畫檢索。

2. 查語詞

(1) 爲解釋古籍中的複音詞和詞組，可查閱《辭源》、《辭海》、《漢語大詞典》等。

《辭源》　我國第一部較大型、結合書證、注重溯源的詞源詞典。有新舊之別。舊《辭源》由陸爾奎等主編，1915 年商務印書館初版。從 1979 年起陸續出版修訂本，至 1983 年出齊四冊，为新《辭源》。新《辭源》確定爲閱讀古籍用的工具書，它刪去了原書中的現代社會科學、自然科學和應用技術的全部詞目，收詞限於古典文史範圍，時間止於鴉片戰爭（1840年）。共收單字 13000 多個，詞目 10 萬多條，除了一般語詞之外，還包括成語、典故、典章制度、天文、地理、人名、物名、書名、音樂、技藝、醫卜星相以及花草樹木、鳥獸蟲魚等多方面的材料。新《辭源》首創新體例，單字下用漢語拼音、注音字母、《廣韻》及其它韻書的反切與聲紐三種方法標音；有幾個讀音的，分別注音。凡見於《說文》的，先引《說文》解釋；多義的字詞，解釋一般以本義、引申義、假借義爲序。書證按時代先後排列，並一一標注時代、作者、書名、篇目和卷次，以便查考。字體仍用繁體字，按《康熙字典》的部首檢字，書後附四角號碼索引及單字漢語拼音索引。

《辭海》　這是繼《辭源》而出的第二部綜合性大詞典。亦有新舊之別。舊《辭海》由舒新城等主編，中華書局 1936 年初版。新《辭海》先後由陳望道、夏征農主編，1979 年起先後面世。共收單字 16534 個，詞目 12 萬餘條，包括成語、典故、人物、著作、歷史事件、古今地名、團體組織，以及各學科的名詞術語等，類似一部小型的百科全書。一般讀者需要質疑問難，在書中多可得到解決。全書的編制是以單字帶詞目，單字按經過改革調整的 250 個部首分部排列，用漢語拼音字母注音，標明聲調(輕聲不標)，比較冷僻的加注直音。詞目列字頭之下，依字數順序排列，同字數的以第二字筆畫多少爲序；釋義以介紹基本知識爲主，簡明扼要，並注意到材料和觀點的統一。字體爲簡化字，字形以《印刷通用漢字字形表》爲准。書前有筆畫查字表，書末有漢語拼音索引，查檢十分方便。

《辭源》、《辭海》(均指新版)的作用不盡相同，所以兩書對某些共有詞條的解釋也有詳略之分。如"少陽厥逆，機關不利"(《素問·厥論》)中"機關"一詞，《辭源》在第三義項中釋爲"人體的器官"，並指出此處系"腰項之屬"，而《辭海》則沒有這一義項。又如"疝"(音shān)字，"瘕疾"義兩書皆有，而"疝"釋爲"阽"(此時音diàn)，《辭海》收了這一義項，《辭源》卻未收。因此，讀者可根據不同需要分別選用兩書，或參照查閱。

《漢語大詞典》　羅竹風主編，上海辭書出版社 1990 至 1994 年出版。這是一部大型的、歷史性的漢語語文詞典。全書 12 卷，另有附錄、索引 1 卷。共收詞目 37 萬餘條，約 5000 萬字。該詞典的編輯方針是"古今兼收，源流並重"，就一般語詞的歷史演變過程，加以全面闡述。單字以有文獻例證者爲限，沒有例證的僻字、死字一般不收。專科詞只收已進入一般語詞範圍內的，以與其他專科詞書相區別。所收條目分爲單字條目與多字條目。單字條目按 200 個部首歸部，多字條目按"以字帶詞"的原則列於單字條目之下。所用字形除個別字外，均採用《印刷通用漢字字形表》規定的字形。由於這部詞典的歷史性質，故繁體字與簡化字並用，正體字與異體字並用，單字條目則全部用繁體字。單字條目字頭下依次標注現代音與古音，現代音用漢語拼音字母標注，古音用《廣韻》等反切標注。每卷有《部首檢字表》、《難檢字表》。附錄有《中國歷代度制演變測算簡表》等 7 表，並附有《單字筆畫索引》、《單字漢語拼音索引》。

《中文大辭典》　林尹等主編，臺灣省華崗出版有限公司 1973 年出版。這也是一部源流並舉、重視歷史演變的大型詞典。共 40 冊，前 38 冊是正文，後 2 冊爲索引。收單字約 5 萬，詞目 371230 條，約 5000 萬字。按 214 部部首編排，繁體字印行，文言文釋義，注音用反切、注音字母、羅馬字母。該辭典所收詞彙詳盡，引用文獻材料豐富，注重漢字源流及形、音、義的變化，並列有歷代文人學者的書法、古體字等，故對研習古籍有較大的檢索、參考價值。

(2)爲獲取歷代關於經典文字、古籍詞彙的訓詁材料，可以查《爾雅》、《方言》、《釋名》、《廣雅》、《經籍籑詁》等。

《爾雅》　我國最早的一部詞典，也是第一部訓詁書。作者已不可考，大約是漢初學者綴輯周漢諸書舊文，遞相增益而成。全書共十九篇，前三篇釋詁、釋言、釋訓，所收爲一般詞語，多以今言釋古語，以通語釋方言。其餘十六篇是釋親、釋宮、釋器、釋樂、釋天、釋地、釋丘、釋山、釋水、釋草、釋木、釋蟲、釋魚、釋鳥、釋獸、釋畜，是關於各種名物的解釋。《爾雅》解釋詞語的方式主要是同義互訓，即將古書中的同義詞分別歸併爲各條，每條用一個通用詞作解釋。其餘的方式還有標明義界及聲訓。《爾雅》彙集了秦漢及其以前的大量詞語和訓詁資料，並包含了各方面的廣博知識，對研讀古代文獻很有助益。但因年代久遠，此書不易讀懂，須參考後人注疏。著名的注疏有晉代郭璞注，北宋邢昺疏，清代邵晉涵《爾雅正義》和郝懿行《爾雅義疏》。今人徐朝華《爾雅今注》(南開大學出版社 1987 年版)，頗便披閱查檢。

《方言》 西漢揚雄撰。這是世界上第一部地理語言學專著。書的體例仿《爾雅》，也是按意義分類編排分條解釋。全書共 675 條，收詞 2300 多個，每條一般分爲兩部分，前爲雅詁，後爲方言。雅詁來自古籍，方言來自調查。《方言》是以個人力量進行全國性方言詞彙調查的一本書，作者經二十七年，始得撰成。從書中可瞭解漢代語言分佈情況，是研究古代詞彙的重要材料。後人爲其作注的，有晉代郭璞《方言注》。清代戴震《方言疏證》、錢繹《方言箋疏》對於此書有整理、闡發之功。現代有《方言校箋及通檢》，今人周祖謨校箋，吳曉鈴編通檢，是集大成的“定本”。

《釋名》 東漢劉熙撰。此書是解釋詞義的專著，又是一部語源學詞典，收錄先秦兩漢詞語 1502 條。體例仿《爾雅》，而專用聲訓，以音同、音近的字訓釋詞義，推究事物所以命名的由來，其中雖有穿鑿附會之處，但對於考查秦漢間詞彙面貌，探求語源，辨證古音和古義，很有參考價值。《釋名》至清代始有注本，較重要的有畢沅《釋名疏證》、王先謙《釋名疏證補》及《釋名疏證補附》等。

《廣雅》 三國時魏國張揖撰。此書篇目次序悉依《爾雅》，博采漢儒箋注及當時字書，大大增廣《爾雅》未備之內容，故名《廣雅》。全書共收條目 2345 個，是研究古代詞彙和訓詁的重要資料。清代王念孫窮十年功力，撰成《廣雅疏證》，訂訛補缺，審音求義，具有很高的學術價值。

《經籍籑詁》 清代阮元主編。該書爲訓詁學專著，凡 106 卷，按平水韻分部，每韻一卷。取材相當豐富，唐以前經史、諸子、楚辭、文選以及字書、韻書中的傳注訓解，無不收錄。所收爲單字，但注釋也包括了一部分複詞。釋義先列本訓，後列轉訓。初稿（正集）之外，還有補遺。此書可以說是漢唐諸家關於文字訓詁的總匯，對閱讀古籍、研究古代漢語是很有用的。現有世界書局 1936 年影印本。

(3) 爲解釋成語典故、諺語、歇後語、方言等，可以查各類特種詞語詞典。

語言詞彙是來源不同的多種語彙成分的匯合體。特種詞語詞典就是以某一語彙成分爲解釋對象的詞典，它包括成語詞典、諺語詞典、歇後語詞典、方言詞典等。一般的成語典故等查《辭源》、《辭海》、《漢語大詞典》就行。要作深入瞭解或遇到比較冷僻的，則可查閱各種專門的特種詞語詞典。

《漢語成語大辭典》 朱祖延主編，河南人民出版社 1985 年出版。共收成語 17000 條，除常見形式的成語及其變體外，還包括少數古今常用的熟語和諺語。對於和主條目在含義上或結構上有密切關係的條目，予以相對的集中和合併，形成大小不等的條目群，以利於對成語的理解和運用。書中條目按漢語拼音字母順序排列，有音序索引、筆畫索引、四角號碼索引等多種尋檢方法。

《中國成語大辭典》 王濤等編纂，上海辭書出版社 1986 年出版。從歷代文獻中收錄古今漢語成語 18000 條，予以注音釋義。釋義程式：先釋字、詞，再串講成語的字面意義或本義，然後說明成語的用法或引申、比喻義。每條成語援引書證 1～3 例，輔助說明成語的含義、用法及源流演變，爲讀者提供成語結構形式、語義內容、源流用例等衆多信息，是一部較大的綜合參考性的成語工具書。按漢語拼音字母順序排列，書前有“詞目首字拼音索引”，後附"詞目筆畫索引"。

《古書典故辭典》　杭州大學中文系《古書典故辭典》編寫組編著,江西人民出版社 1984 年出版。收集先秦至明清的經史子集各類古書中的成語典故 5400 餘條。每個條目先釋義,再注明來歷出處,有的還引用典例句。對出典引文中的疑難字句,也作了必要的注音釋義或串講。條目按筆畫筆順次序編排。

查成語典故時要注意其變體及活用情況,例如"車薪杯水"是"杯水車薪"的倒寫,"駒隙"系"白駒過隙"的省文,"一齊之傅幾何? 衆楚之咻易亂"則通常緊縮爲"一傅衆咻"。凡此種種情況,一般需要恢復成語的常用形式才能查閱到。

《新方言》　章炳麟著。收在《章氏叢書》內,有浙江圖書館 1917 年校刊本。全書收方言 800 條,按內容分爲《釋詞》、《釋言》、《釋親屬》等 11 篇。附《嶺外三州話》一篇,考釋惠州、嘉應州、潮州客家話詞語。書中據聲韻轉變規律,從時間與地域二者着眼,以古語證今語,以今語通古語,說明古今方言詞的變化,頗有研究價值。

《通俗編》附**《直語補證》**　《通俗編》,清代翟灝編。該書收錄俗語、方言、成語、語詞 5000 多條,按內容分天文、地理、時序、倫常等 38 類,條目下徵引衆說,考證出處,頗有參考價值。清代梁同書補其所遺,彙爲《直語補證》,錄詞語 400 餘條。現有商務印書館 1958 年彙編本,增索引,按詞頭四角號碼排列,查找方便。

《恒言錄》附**《恒言廣證》**　《恒言錄》,清代錢大昕撰,張鑒、阮常生補注。該書收恒言(即常言,日常口頭用語)800 餘條,分爲吉祥、人身、交際、毀譽等 19 類,備考其源流,對漢語詞彙學的研究頗有價值。《恒言廣證》,清代陳鱣著,對《恒言錄》又有所補充。現有商務印書館 1958 年彙印本,增編四角號碼索引,便於查檢。

《古謠諺》　清代杜文瀾輯,有中華書局 1958 年點校排印本。該書收編清以前古書中的歌謠、諺語及一些格言、成語、典故等,採錄範圍較廣,是一部古代謠諺彙集。全書分經、史、子、集,以時代爲序排列,每條擬有標題,注明出處,並引錄原書上下文,以便理解。書後附明代楊慎《古今風謠》、《古今諺》、清代曾廷枚《古諺聞談》及《謠諺集說》等文。

《中國諺語資料》　中國民間文學研究會資料室主編,上海文藝出版社 1961 年出版。收諺語 45814 條,另有歇後語 3805 條。收集範圍包括一般諺語及農諺,還有少數民族語言中的諺語,有些條目後還注明流行地區。但此書是資料性的,僅供研究之用。

此外,還有北京大學中國語言文學系語言學教研室編的《漢語方言詞彙》、《漢語方言字彙》,前者收詞 905 個,後者收字 2700 多個;無錫師範學校《漢語諺語詞典》編寫組編的《漢語諺語詞典》,收諺語 2393 條;歐陽若修編的《歇後語小詞典》,收歇後語 2000 多條。

(4)爲解釋聯綿詞,可查考《辭通》、《辭通續編》、《聯綿字典》等。

古代使用字詞,有聲同、聲近相假借和義同通用的原則,所以一個詞往往存在許多不同的寫法。如"五彩繽紛"的"繽紛",即有"繽翻"、"翩幡"、"邠盼"等異文;而"倜儻"、"俶儻"、"跌蕩"、"倜蕩"等也是一個詞。遇到這類聯綿詞,要想搞清它們的關係,辨明其異文、轉義等,必須向比較專門的字書請教。《辭通》、《辭通續編》和《聯綿字典》就是爲了適應這方面的需要而編撰的。

《辭通》　近人朱起鳳編,上下二冊,開明書店 1934 年出版。全書收古籍中雙音詞語

40000 餘條，按平水韻分部編次。基本上以常見詞列在最前，注明讀音和意義；把和這個詞意義相同而形體相異的詞附於其後，每詞列舉例證，注明書名和篇名；有的還加按語，指出同音異形、音近假借、義同通用、形近而訛等項。如"猶豫"一詞，在去聲御韻。除解釋外，還列有猶預、猶與、尤豫、由豫、優與、由與、容與、猶予等十餘個同義異文詞，並一一注明出處，引用書證。現有上海古籍出版社 1982 年重印本。卷首有"辭通檢韻"，按韻查詞尾；卷末附"辭通索引"，按四角號碼查詞頭，又附"筆畫索引"，按筆畫查四角號碼。

《辭通續編》　吳文祺主編，上海古籍出版社 1991 年出版。該書完全依照《辭通》的編寫宗旨和編寫體例，着重收錄歷代古籍中的聯綿詞、疊音詞及一些複音詞，按平水韻分部，以經、史、子、集爲序，並在《辭通》基礎上，作了補正糾訛的工作。書前有"檢韻"（韻目檢索），書後有"四角號碼索引"及"筆畫檢字表"。

《聯綿字典》　近人符定一編，商務印書館 1943 年出版。全書共 10 冊，另索引 1 冊。該書性質與《辭通》相似而有異曲同工之妙。着重收錄古書中的雙聲、疊韻、重疊的聯綿詞，還包括大量的一般雙音複詞和虛詞。書以詞目上字爲准，按部首排列；同部首字，再按筆畫數順序排列。每個詞的上下字，都依大徐本《說文》反切標音；《說文》沒有的，取隋唐韻書補之。釋義一般都引用古書的舊注；一詞多義的，分條注釋。書證引自經史子集，上起三代，下終六朝；六朝以後，只參考註疏經解。引例之後，有的加按語，把字詞的轉語、異文以及本字、借字、正字、俗字、今字、古字等聯繫起來，分別辨析。中華書局 1953 年再版，1983 年重印。

（5）爲解釋虛詞，可查閱有關專書。其中最有影響的有《助字辨略》、《經傳釋詞》、《詞詮》、《古書虛字集釋》、《詩詞曲語詞彙釋》等。

《助字辨略》　清代劉淇著，五卷。該書從先秦至宋元的經傳、諸子、史書、詩詞、小說中搜集虛字（單音虛詞）476 個，兼收複音虛詞 530 個，分 30 類，用正訓、反訓、通訓、借訓、互訓、轉訓等六種方法進行解釋，釋義明確，徵引豐富，爲漢語虛詞的研究奠定了基礎。該書依韻排列，新版附筆畫索引。有中華書局 1954 年重印校注本。

《經傳釋詞》　清代王引之著，十卷。該書取材以經傳爲主，諸子和其他書籍爲輔，時代限於周秦兩漢。收虛詞 160 個，按古聲母順序排列。對各詞先說用法，再引例證，追溯原始，明其演變。在解釋虛詞的特殊用法方面，成績超越前人。但取材範圍狹隘，收詞太少，補充該書者有清代孫經世的《經傳釋詞補》、《經傳釋詞再補》，清代吳昌瑩的《經詞衍釋》。1956 年中華書局有合刊本《經傳釋詞》（附補及再補）。岳麓書社 1984 年出版校點本，天頭處刊佈語言學家黃侃、楊樹達的批語。

《詞詮》　近人楊樹達著，商務印書館 1928 年初版。該書收錄古書中常用虛詞約 530 個，首別其詞類，次說明其義訓，終舉例以明之。在運用現代語言學方法，闡明古漢語虛詞用法方面，很有成績。收字按注音字母順序排列，卷首有注音字母和部首兩種目錄，中華書局 1979 年再版時書末增附拼音字母索引。

《古書虛字集釋》　近人裴學海著，商務印書館 1934 年初版。該書主要收錄先秦兩漢古書中前人闡釋不完備的虛詞 293 個，逐字辨析，補充以前諸家的遺漏、不足之處，或糾正其錯誤。書仿《經傳釋詞》編次，用三十六字母排列詞目，重印時也未增編輔助檢索方法，查找不便。

《詩詞曲語辭匯釋》 近人張相著，中華書局 1953 年初版。古典詩詞曲中有不少當時易曉而後人難明的口頭詞語。這類口頭詞語，特別是其中的虛詞，過去稱爲"語辭"，舊有的字典辭書往往未加收錄、解釋，詩詞注家也多略而不論。該書彙集了唐宋金元明以來流行於詩詞劇曲中的特殊語辭 537 個，附目 600 多，分條 800 有餘，以詩證詩、詞證詞、曲證曲，或彼此互證，詳徵博引，溯其流變而釋其意義與用法。書後附"語辭筆畫索引"。

此外，呂叔湘的《文言虛字》、楊伯峻的《古漢語虛詞》、韓崢嶸的《古漢語虛詞手冊》、何樂士等的《古代漢語虛詞通釋》等，均可供查考之用。近年來，還出版了一些專門研究複音虛詞的著作。如洪成玉編著的《古漢語複音虛詞和固定結構》、楚永安編著的《文言複式虛詞》等，對於學習古漢語虛詞也有一定的參考價值。

3. 查中醫藥專門詞語

中醫藥專門詞語，在《辭源》、《辭海》等綜合性工具書中也收錄一部分，但篇幅有限，數量不多，因此還必須使用專門性工具書。中醫藥字典辭書就是一種專科類工具書，其目的主要是收集中醫藥學方面的名詞術語，加以注音釋義，供學習和研究中醫藥之用。我國最早以字典命名的中醫藥專用字典，是清代王廷鈺所編的《醫林字典》(1886 年)。此書爲《正誼醫書》稿本之一，因未刊行，所以實際影響不大。本世紀二十年代以來，曾編纂出版過不少中醫藥字典辭書，下面介紹經常使用的、與文史知識關係較密切的幾種。

(1) 爲瞭解古醫籍字、詞，可查《簡明中醫字典》、《中醫字典》、《中國醫籍字典》、《中醫經典字典》等。

《簡明中醫字典》 楊華森等編，貴州人民出版社 1985 年出版。從百餘種古醫籍中收集生僻字、詞及具有特殊音義的常用字、詞共 4000 多個，進行注音釋義，並佐以書證。書後附"古今度量衡標準參照表"等。

《中醫字典》 河南中醫學院編，河南科學技術出版社 1988 年出版。從歷代古醫籍中收集單字(含異體字)3771 個，大多爲古醫籍中的常見字，少量爲難、僻字，酌收常用疊音詞。每個字條包括字頭、注音、義項、書證、注釋、譯文。

《中國醫籍字典》 金壽山主編，江西科學技術出版社 1989 年出版。從歷代古醫籍、古字書、古經書中收集有關醫學單字、某些藥物的古稱和別名，以及古醫籍中的部分常用虛詞和中醫專門詞語，共計 6100 多條。每條字目均注音、釋義、列舉書證。詞語則附列於單字義項之後。

《中醫經典字典》 劉世昌編著，重慶出版社 1990 年出版。從《素問》、《靈樞》、《難經》、《神農本草經》、《傷寒論》、《金匱要略》等六部中醫經典著作中收集常用字及疑難字近3000 個，兼收若干複音詞及專業術語，予以注音釋義。

(2) 爲知曉中醫藥名詞術語，可查《中醫名詞術語選釋》、《簡明中醫辭典》、《中醫詞釋》、《中國醫學大辭典》、《中醫大詞典》、《中國藥學大辭典》、《中藥大辭典》等。

《中醫名詞術語選釋》 中國中醫研究院、廣州中醫學院合編，人民衛生出版社 1973年出版。本書爲中醫常用小型工具書，共收中醫常用名詞術語 4285 條(不包括人名、藥名、方名和穴名)，分"陰陽五行"、"臟象"、"經絡腧穴"等 12 類。書後附"中醫常用字"、

"中醫書簡目"及其它圖表。

《簡明中醫辭典》 《中醫辭典》編輯委員會編，人民衛生出版社 1979 年出版。該書是《中醫大辭典》的簡編，是中醫常用的中型工具書之一。全書共收中醫基礎、臨床、針灸、中藥、方劑、人物、文獻等詞目共 12176 條。其中正詞 8103 條，附詞(包括別名、又名及衍生詞等)4073 條。詞目以歷代中醫文獻中通用的醫學名詞爲主，同時選收了少量現代中醫發展過程中出現的新名詞及中西醫結合的醫學詞彙。以詞目首字筆畫順序編排。書末附"古今度量衡比較"。

《中醫詞釋》 徐元貞等編，河南科學技術出版社 1983 年出版。共收集中醫基礎、臨床、人物、文獻、氣功、運氣及與中醫有關的天文、歷法、樂律等方面正詞、詞組近萬條。針灸、中藥、方劑等方面的詞目未收。選詞重點是清代以前古醫籍中常見者，兼收若干現代已通用的中醫新詞目。以筆畫順序編排。書末附"歷代度量衡折算表"。

《中國醫學大辭典》 謝觀等編，商務印書館 1921 年初版，1959 年、1995 年重印。這是中國第一部具有現代工具書意義的綜合性中醫辭典。該書自謂"名目不下七萬"，實不足此數。全書包括病名、藥名、方名、身體、醫家、醫書、醫學等七大類，取材相當廣泛。如醫書類共收古醫書（包括日本、朝鮮古醫籍）2000 多種，均標明書名、卷數、作者、年代及內容提要等。故雖然其中觀點較陳舊，但資料相當豐富，仍具有一定的參考價值。原書用筆畫查檢法，重印時於書末附四角號碼索引。

《中醫大辭典》 《中醫大辭典》編輯委員會編，人民衛生出版社出版。這是一部供醫療、教學和科研工作者使用的大型綜合性中醫藥工具書。全書選收各類中醫詞目共 48000 餘條。1980 年起以試行本形式分爲《基礎理論》、《醫史文獻》、《中藥》、《方劑》、《內科》、《婦科兒科》、《外科骨傷科五官科》、《針灸推拿氣功養生》8 個分冊陸續出版，至 1987 年出齊。各分冊既保持相對的獨立性和完整性，又有相互間的聯繫與交叉。各分冊均按詞目首字的筆畫順序編排，皆附有筆畫及漢語拼音兩種索引。後經李經緯、鄧鐵濤等主編，在原 8 大分冊的基礎上進行全面修訂，於 1995 年合爲一冊出版。合編本總詞目 36300 餘條，總字數達 450 萬字，插圖 140 幅。比較全面地反映了中醫藥體系的內涵和中醫藥發展的歷史繼承性，同時又客觀反映了當代中醫藥學的面貌和中西醫結合的現狀，是目前比較權威的中醫藥大型綜合性辭典。正文前有筆畫檢字表和以詞條首字筆畫筆順次序編排的詞條目錄。

《中國藥學大辭典》 陳存義等編纂，世界書局 1935 年出版，人民衛生出版社 1956 年重新修訂出版。從中國歷代醫藥文獻中收錄各種藥物，對常用藥品詮釋頗詳，首先說明命名的意義，次述處方名稱，並列舉古籍中的別名和外文名稱，依次闡明產地、形態、種植、性質、效能、成分、主治、用量及歷代記述考證等。原書錯誤不少，1956 年重版時，修訂近 1000 處。用筆畫查檢法。

《中藥大辭典》 江蘇新醫學院（現南京中醫藥大學）編，上海科學技術出版社 1977 年出版。該書是自《中國藥學大辭典》以來的第一部大型中藥專業辭典。共收錄中藥 5767 味，以每味中藥的正名爲辭目，下列異名、基原（藥用部分）、原植（動、礦）物、栽培（飼養）、採集、制法、藥材、成分、藥理、炮製、性味、歸經、功用主治、用法與用量、宜忌、選方、臨床報道、各家論述及備考等項，收羅甚爲詳備。全書按辭目首字筆畫順序編排，分上、下二冊，另有附編一冊，附錄"中藥名稱索引"等8表。

（3）爲研究醫經詞句，可查《内經詞典》、《黄帝内經詞典》、《實用内經詞句辭典》、《傷寒論辭典》等。

《内經詞典》 張登本等主編，人民衛生出版 1990 年出版。利用《黄帝内經》電腦資料庫，收錄《内經》原文所用全部 2286 個單字、5560 個詞語，以此爲條目，按部首編排。條目分字、詞二級，每個條目組成包括字目字頻、讀音音韻（包括現代音、中古音、上古音）、詞目詞頻、釋義義項、漢唐及清儒文史訓詁書證、《内經》語證、《内經》注家書證。有的條目還羅列歷代重要注家的不同見解，以供參考。義項排列以本義、引申義（包括語境義）、假借義、校勘義爲序。正文前有按部首編排的"内經詞典字目"，書末附"拼音檢字表"及《素問》、《靈樞經》篇目。

《黄帝内經詞典》 郭靄春主編，天津科學技術出版社 1991 年出版。該書以人民衛生出版社 1963 年版《素問》、《靈樞經》爲版本依據，收錄其中全部單字和詞語，共計單字 2747 個（包括繁體字、異體字 608 個），詞條 7178 條（其中單音詞 2139 條、複音詞 4979 條）。注音釋義悉以《内經》中出現的音義爲限。釋義力求簡明扼要，以切合原書具體語境的涵義爲准；一詞多義，予以分項說明；每一義項後酌情援引原書例證一至數條；有訛、衍、倒、脫者，加列校勘項，標注篇名。正文前有"單字筆畫索引"、"單字音序索引"、"詞目檢索表"，書末附錄"黄帝内經書目彙考"、"黄帝内經論文索引"，以供閱讀者參考。

《實用内經詞句辭典》 凌耀星主編，上海中醫藥大學出版社 1994 年出版。該書以顧從德刊本《黄帝内經素問》、趙府居敬堂本《靈樞經》爲藍本，選錄其中與醫學有關的名詞術語、詞組及較常用的句子近 4000 條作爲條目，予以解釋。每一條目均有釋義、出處或語境，難字加注音。條目文字有爭議者，酌引校勘文字供參考。歷代注家對一詞有不同解釋者，擇要列出。凡徵引注家意見，皆出書名或作者名。條目按筆畫排列，正文前有"漢語拼音索引"、"起首字檢索表"及"目錄"，以供查檢。

《傷寒論辭典》 劉渡舟主編，解放軍出版社 1988 年出版。該書是一部集注體專書辭典。以《傷寒論》的全部文字和名詞術語爲研究對象，收錄一般語詞和專門名詞術語共 2274 條，其中單字詞目 1035 條，多字詞目 1239 條。每條詞目下設使用次數、注音、釋義、例證、各家論述等項。釋義按專書辭典要求，只收《傷寒論》用過的義項。虛詞的釋義先注明詞性。各家論述均引用原著，引文標明作者、書名、卷數（或篇名）。詞目按筆畫順序編排。正文前有筆畫目錄。書末附漢語拼音索引，另附"方劑類詞目索引"、"藥物類詞目索引"、"歷代傷寒論書目"及"辭典引書目錄"，以供參考。

（4）爲瞭解歷史上的中醫人物，可查《中國醫學人名志》、《中醫人物詞典》、《中醫人名辭典》、《中國歷代醫家傳錄》等。

《中國醫學人名志》 陳邦賢等編撰，人民衛生出版社 1956 年初版，1983 年重版。從歷代有關文獻中輯錄上古、周、秦、兩漢、三國、兩晉、南北朝、隋、唐、五代、宋、遼、金、元、明、清各朝醫學名家 2600 多人，從姓氏、年代、別號、籍貫、住所、師傳、履歷、職官、事迹、著作等方面予以簡介。對所錄人名儘量依據原文，標明出處，以備查考。以人名姓氏筆畫順序編排。

《中醫人物詞典》　李經緯主編，上海辭書出版社 1988 年出版。該書選收與中醫有關的古今歷史人物共 6200 餘人，上自遠古，下迄近、現代，包括臺港澳地區著名醫家以及在醫學史上有貢獻的少數民族醫家。釋文以淺近文言表述，介紹人物的生卒年（朝代）、字、號、別名、籍貫、履歷、學術思想及醫學成就、著作、授徒門生、習醫親屬等。條目按人名筆畫順序編排，畫數相同的按起筆筆形—丨丿、一分先後。正文前有"詞目表"，書末附"人名、字、號、別名及師徒、後裔索引"、"中醫書名索引"。

《中醫人名辭典》　李雲主編，國際文化出版公司 1988 年出版。該書以陳邦賢《中國醫學人名志》爲基礎，從正史、稗史、人物傳記、筆記、書目、地方誌、醫史專著、古醫書中，收錄古今中醫人物共 10500 餘名，重點是清代以前醫家，現代名醫只收已故者。以淺近文言行文，介紹醫家姓名、生卒年、字、號、時代、籍貫、簡歷、著述、師承關係等。每一條目後均注明資料出處，以便讀者查考。凡女醫家均在姓名後注明"女"字。條目按筆畫順序編排。正文前有"姓氏首字索引"和"目錄"，書末附"別名索引"（別名包括字、號、別號、綽號）。

《中國歷代醫家傳錄》（上、中、下三冊）　何時希編著，人民衛生出版社 1991 年出版。從正史、通志、類書、辭書、醫書、傳記、地方誌、外國有關書籍等 3000 多種圖書中，收錄自上古至清末民初之間二萬多位醫家，介紹其生活年代、師承脈絡、業之所精、突出醫迹、道德操行等。所錄醫家之多，收集資料之豐，爲前所未有。按姓氏首字筆畫數編排。正文前有"首字檢索"及"目錄"，書末附"歷代醫家師承傳受表"、"歷代醫書存目"、"醫家別名齋號表"及"引用書目"。

此外，歷史人物還可查閱《中國人名大辭典》（臧勵龢等編，上海商務印書館 1921 年初版，1958 年新印。上海古籍書店 1980 年影印）、《中國人名大詞典》（歷史人物卷）（廖蓋隆等主編，上海辭書出版社 1990 年初版）。別名室號（包括古醫籍中的人物）則可查閱《古今人物別名索引》（陳德雲編，廣州嶺南大學 1936 年印行。上海書店、長春市古籍書店 1982 年分別重新影印）、《室名別號索引》（陳乃乾編，丁寧等補編，中華書局 1957 年初版，1982 年第二版）。

通論二、句　讀

（一）何謂句讀

　　句讀（dòu 逗），即我們現在所說的斷句。《公羊傳·定公元年》："主人習其讀而問其傳。"這是句讀之"讀"的由來。漢時"讀"爲動詞，"句讀"，即句子停頓。在先秦兩漢之世，文章斷句用的符號有兩種：一種是用鈎"乚"號。《說文》："乚，鈎識也。"段玉裁注："鈎識者，用鈎表識其處也。褚先生補《滑稽傳》：'東方朔上書，凡用三千奏牘。人主從上方讀之，止，輒乙其處，二月乃盡。'此非甲乙字，乃正乚字也。"1975 年湖北省雲夢縣睡虎地秦代墓葬出土的竹簡上還可見到這種斷句符號。句，就是"鈎"的意思。《說文》："句，曲也。"段玉裁注："凡章句之句，亦取稽留可鈎乙之意。"一種是用讀"、"號。《說文》："、，有所絕止，、而識之也。"所謂"止""稽留""絕止"，就是停頓的意思。後世斷句或用點"、"，或用圈"。"，謂之圈點。一般只用一種符號，有時兩者兼用，則停頓短者用"、"號，停頓長者用"。"號。這是現代新式標點出現之前所用的符號。

　　"句讀"是閱讀古文的一項基本功。古書中很少使用斷句符號，因此，在古代，讀書遇到的第一個問題，就是先要給文章斷句，因爲斷句準確是正確理解文義的第一步。所以《禮記·學記》中說"一年視離經辨志"，"離經"就是給經文斷句的意思。東漢鄭玄說："離經，斷句絕也；辨志，謂別其心意所趨向也。"唐代孔穎達說："離經，謂離析經理，使章句斷絕也。"句讀是讀通文獻的起步。唐代李匡乂《資暇錄》："學問多少觀點書。"意爲句讀能力的大小是學問深淺的標誌。楊樹達《古書句讀釋例·敘論》說："句讀之事，視之若甚淺，而實則頗難。《後漢書·班昭傳》：'《漢書》始出，多未能讀者，馬融伏於閣下，從昭受讀。'何休《公羊傳序》云：'講誦師言，至於百萬，猶有不解，時加醲嘲辭，援引他經，失其句讀，以無爲有，甚可閔笑者，而不可勝記也。'觀此二事，句讀之不易，可以推知矣。"可見句讀之事不是一件簡單的小事。

　　給古文斷句的正誤，直接關係到對文章意義的理解正確與否。在這一方面，既有因斷句不同而產生歧義的民間趣聞笑話，也有嚴肅性的文字記載因斷句不一致而出現的千古聚訟難決的懸案。對於我們閱讀和理解古代文獻來說，不論是一般的普通古文，還是中醫藥方面的專業文獻，都要力求做到正確地斷句和理解文義。如果是涉及到中醫診斷、治療、用藥等方面的內容，理解和應用的對錯，其重要性更是可想而知。當然，我們現在所能見到的古書，有不少是加了標點的，尤其是 20 世紀 80 年代以後，國內各方面的專家學者整理出版了大量各方面的古籍文獻，加上了現代的標點符號，爲我們學習和利用古書提供了很大便利。但是毋庸諱言，在目前出版的數量龐大的整理以後的各類古籍中，在質量和水平上良莠不齊，紕謬難免，而且，如果我們想要看一下古籍原著的第一手資料，"句讀"仍然是一個必不可少的環節。因此，培養我們自己給古書斷句以及辨析標點錯誤的能力，仍然是一項非常重要的基本功。

（二）句讀的一般方法

給古代的白文斷句，其實並沒有固定不變的三種或五種或若干種方法，其靈活性是很大的，所以，學生在培養這方面的能力，做具體練習的時候，大可不必只是拘泥於書中介紹的這些方法，完全可以憑借自己在廣泛閱讀、反復多次地訓練的基礎上，來培養和提高自己在斷句方面的能力和水平。但總體而言，有三個方面的知識素養還是比較重要的，一是要具備古代漢語的基本知識和技能，二是綜合文化知識的積累，三是要具有相關的專業知識。具體到中醫專業的學生來說，當然就要具有中醫方面的專業知識以及中醫古籍常用和慣用的術語。具備了以上三方面的知識和能力之後，其次就是要多讀、多練。沒有哪一種單一的方法就可以使句讀百分之百地準確無誤，只有在多讀、勤練的基礎上使自己的綜合運用能力提高了，才能熟而生巧，也就可以左右逢源，應變自如。孟子所說的匠人"能與人規矩，不能使人巧"，也就是強調要在自己的實際訓練操作過程中去體會、去領悟，方可漸臻精妙。所以歸根結底，句讀能力的增強，最重要的還是要靠自己的勤學多練。

下面介紹幾種句讀的常用方法，權且作爲引路，供學生借鑑。

1. 仔細閱讀原文　反復探求文義

一段或一篇沒有標點的白文，通過仔細反復地閱讀，能夠對其中的句子、段落以至於全篇文章所表述的意思明白多少，直接關係着爲這段（篇）文字標點準確率的高低。有些文義相對比較艱深的古文，閱讀一兩遍有時理解不了多少，這就需要在反復閱讀的過程中仔細地分析探求，注意每一個字的詞義，並且要展開思路，尤其對一詞多義以及漢字的通假現象展開聯想，不要拘泥，這樣就能理出更多的理解思路，然後選取最佳（可能也是最準確）者，確定下來。

請看下面一段文字：

> 使聖人預知微能使良醫得蚤從事則疾可已身可活也人之所病病疾多而醫之所病病道少故病有六不治驕恣不論於理一不治也輕身重財二不治也衣食不能適三不治也陰陽並藏氣不定四不治也形羸不能服藥五不治也信巫不信醫六不治也有此一者則重難治也

這是司馬遷《史記·扁鵲倉公列傳》中的一段文字。仔細品讀這段文字，如果把以下的問題搞清楚了，句讀的準確性就會提高，否則，就容易給句讀帶來障礙。文中"蚤"是"早"的通假，如果沒有考慮到這兩個字的通假現象，就有可能使文義的理解和句讀出現錯誤。"疾可已"的"已"字在詞義上有"停止"的意思，再結合句子"疾可已"，則"已"字的詞義可引申爲"痊愈"。實際上"疾可已"與"身可活"可以看做是對文結構，這樣分析理解，句讀也就不容易出錯了。下面兩個"病"字的連續出現，也容易給句讀帶來麻煩，這個"病"字在句中做動詞，是"擔心"、"憂慮"的意思，如果把握住"病"字一詞多義並分析判斷出其在句子中的確切詞義，則句讀不易出錯。再往下的文中有"故病有六不治"一句，而且後面分別出現了從"一"到"六"的數字，這就等於給句讀做了提示。在"陰陽並藏氣不定"句中，涉及到中醫專業內容的表述，"並"有"偏並"、"偏聚"的意思，"陰陽並"指"陰陽、氣血偏並、紊亂而失去協調、平衡"的意思。"藏氣"的"藏"在這裏是"臟"的古字。明白了上述的這些情況，再給這段文字斷句，也就不會感到困難了。此段文字的正確標點應該是這樣的：

使聖人預知微，能使良醫得蚤從事，則疾可已，身可活也。人之所病，病疾多；而醫之所病，病道少。故病有六不治：驕恣不論於理，一不治也；輕身重財，二不治也；衣食不能適，三不治也；陰陽並，藏氣不定，四不治也；形羸不能服藥，五不治也；信巫不信醫，六不治也。有此一者，則重難治也。

再看下面的句子：

知不知上不知知病夫惟病病是以不病聖人不病以其病病是以不病

這是老子《道德經》中的一段，文字雖然不多，但句讀和理解都有一定的難度。這裏我們不做分析，請同學們自己試着練習一下。

2. 依憑虛詞

古代漢語的特點之一，就是在行文中使用大量的文言虛詞。不論是在句首、句中還是句末，虛詞幾乎可以說是無處不在。虛詞的大量使用，對於初學古文的讀者來說是一大障礙，但是，如果一旦掌握了相當數量的文言虛詞的特點和用法之後，也就反過來能給我們斷句的時候提供不少的便利。比如在語氣助詞中，句首語氣助詞必須是在一句話的前面，像"夫"、"若夫"、"蓋"、"粵"、"維"、"夷"、"伊"之類。句末語氣詞則肯定是放在句子的末尾，像"也"、"矣"、"乎"、"耳"、"尔"、"耶（邪）"、"哉"、"兮"、"歟"之類。嘆詞則是單獨出現，一般不與其前後的句子發生結構上的聯繫，常用的像"噫"、"吁"、"噫嘻"、"嗚呼（烏乎）"、"嗟夫"、"嗟乎"之類。其他如各種代詞、副詞、介詞、連詞等，其數量雖然很多，但一般而言，絕大多數虛詞的用法、特點和意義也還都是有規律可循的，這樣，我們就可以利用衆多的文言虛詞來給斷句提供綫索。請看下面這段文字：

齊宣王問曰齊桓晉文之事可得聞乎孟子對曰仲尼之徒無道桓文之事者是以後世無傳焉臣未之聞也無以則王乎曰德何如則可以王矣曰保民而王莫之能禦也曰若寡人

者可以保民乎哉曰可曰何由知吾可也曰臣聞之胡齕曰王坐於堂上有牽牛而過堂下者
王見之曰牛何之對曰將以釁鐘王曰舍之吾不忍其觳觫若無罪而就死地對曰然則廢釁
鐘與曰何可廢也以羊易之不識有諸曰有之曰是心足以王矣百姓皆以王爲愛也臣固知
王之不忍也

這是《孟子·梁惠王上》當中的一段文字。在這段 180 多字的文句中，"之"字使
用了 12 次，"也"字使用了 6 次，此外還有"者"、"乎"、"焉"、"矣"、
"哉"、"與（歟）"、"諸"等，熟悉了這些虛詞的用法和意義，就能夠比較容易地
加以斷句了。當然，這是一段二人對話的文字內容，"曰"字的出現頻率極高，也爲斷
句提供了綫索。這段文字的正確標點應該是：

齊宣王問曰："齊桓晉文之事，可得聞乎？"孟子對曰："仲尼之徒，無道桓
文之事者，是以後世無傳焉，臣未之聞也。無以，則王乎？"曰："德何如則可以
王矣？"曰："保民而王，莫之能禦也。"曰："若寡人者，可以保民乎哉？"
曰："可。"曰："何由知吾可也？"曰："臣聞之胡齕曰：'王坐於堂上，有牽
牛而過堂下者，王見之曰：牛何之？對曰：將以釁鐘。王曰：舍之！吾不忍其觳
觫，若無罪而就死地。對曰：然則廢釁鐘與？曰：何可廢也？以羊易之。'不識有
諸？"曰："有之。"曰："是心足以王矣。百姓皆以王爲愛也，臣固知王之不忍
也。"

需要注意的是，在古代漢語中有些字，既可以做實詞用，也可以做虛詞用，或者是
一個字（詞）可以做多種虛詞來使用，在文句中的不同情況下行使了多種語法職能，表
達了不同的意思，這些情況既需要在理解文義時仔細辨別，也需要在斷句時做出恰當准
確的判斷。如"之"字，它可以做第三人稱代詞，可以做指示代詞，可以做動詞，爲
"到……去"的意思，可以做結構助詞，可以做語氣助詞。做語氣助詞的時候，它起到
補足音節或表示一個語音停頓的作用。做結構助詞時，又有不同的功能，第一可以放在
定語和中心詞之間，做爲定語的標志，相當於現代漢語的"的"；第二可以放在前置的
賓語和動詞謂語之間，做爲賓語前置的標志；第三可以放在主語和謂語之間，起着取消
句子的獨立性的作用。像上述各種不同的用法和意義，"之"字在句中的位置是不一樣
的，這就需要在句讀時給予辨析和判斷。此外，像"若"、"諸"、"焉"、"盍"、
"惡"等，也都具有這種一詞多義、多用的特點，需要在句讀時加以注意。
我們可以看一看下面的這段文字：

楊朱之友曰季梁季梁得疾七日大漸其子環而泣之請醫季梁謂楊朱曰吾子不肖如
此之甚汝奚不爲我歌以曉之楊朱歌曰天其弗識人胡能覺匪祐自天弗孽由人我乎汝乎
其弗知乎醫乎巫乎其知之乎其子弗曉終謁三醫一曰矯氏二曰俞氏三曰盧氏診其所疾
矯氏謂季梁曰汝寒溫不節虛實失度病由飢飽色欲精慮煩散非天非鬼雖漸可攻也季梁

曰衆醫也巫屝之俞氏曰汝始則胎氣不足乳湩有餘病非一朝一夕之故其所由來漸矣弗
可已也季梁曰良醫也且食之盧氏曰汝疾不由天亦不由人亦不由鬼稟生受形既有制之
者矣亦有知之者矣藥石其如汝何季梁曰神醫也重貺遣之俄而季梁之疾自瘳

上面是《列子·力命》篇中的一段，這段文字内容在虛詞及實詞的使用及變化上形
式比較多樣，同學們可以自己做一下練習。

3．注意辨別句式特點

古人寫文章，常有對偶或排比的句子格式，如果文章體裁是騈體文，那麼對偶句就
更爲必用的，幾乎全篇的主要文句都用騈偶格式構成。對偶又叫"對仗"，這樣的句式
是用一組（兩句）字數相等，遣詞組句方法相同或者相似，甚至在對應位置上的詞其詞
性也完全一致的前後兩句話組成上下文。這樣，如果前一句或後一句的標點正確了，與
之相對應的另一句的標點也就隨之而判斷出來。排比句是用一系列（至少三句）在句法
結構上相同或相近的句子組成一段文字。這樣如果首先發現了少量的排比句，那麼其後
面或前面連續出現的排比句（如果還有的話）的標點也就容易判斷出來了。
請看下面一段文字：

研夫孟荀所述理懿而辭雅管晏屬篇事覈而言練列禦寇之書氣偉而采奇鄒子之說
心奢而辭壯墨翟隨巢意顯而語質尸佼尉繚術通而文鈍鶡冠緜緜巫發深言鬼谷眇眇每
環奧義情辨以澤文子擅其能辭約而精尹文得其要慎到析密理之巧韓非著博喻之富呂
氏鑒遠而體周淮南汎採而文麗斯則得百氏之華采而辭氣文之大略也

這是劉勰《文心雕龍·諸子》中的一段。乍一看這段文字，有可能會覺得文義渺
茫，不知所云。但如果對中國的傳統文化知識有比較豐富的積累，就會發現文中有很多
的人名、書名。再細心地分析一下其句式特點，就會發現這段文字是用騈偶的形式構成
的，除開頭的"研夫"二字和末尾的一句總結語"斯則得百氏之華采，而辭氣文之大略
也"外，其餘都是兩兩相對的對偶句。實際上這是劉勰對諸子百家及其傳書的一個總體
評價，文中提到了孟子、荀子、管子、晏子、列禦寇、鄒衍、墨翟、隨巢、尸佼、尉
繚、鶡冠子、鬼谷子、文子、尹文子、慎到、韓非、《呂氏春秋》、《淮南子》這些人
名和書名。其句讀應該是這樣的：

研夫孟、荀所述，理懿而辭雅；管、晏屬篇，事覈而言練。列禦寇之書，氣偉
而采奇；鄒子之說，心奢而辭壯。墨翟、隨巢，意顯而語質；尸佼、尉繚，術通而
文鈍。鶡冠緜緜，巫發深言；鬼谷眇眇，每環奧義。情辨以澤，文子擅其能；辭約
而精，尹文得其要。慎到析密理之巧，韓非著博喻之富。呂氏鑒遠而體周，淮南汎
採而文麗。斯則得百氏之華采，而辭氣文之大略也。

再看下面兩段文字：

　　　遙襟甫暢逸興遄飛爽籟發而清風生纖歌凝而白雲遏睢園綠竹氣凌彭澤之樽鄴水朱華光照臨川之筆四美具二難並窮睇眄於中天極娛遊於暇日天高地迥覺宇宙之無窮興盡悲來識盈虛之有數望長安於日下指吳會於雲間地勢極而南溟深天柱高而北辰遠關山難越誰悲失路之人萍水相逢盡是他鄉之客懷帝閽而不見奉宣室以何年嗟乎時運不齊命途多舛馮唐易老李廣難逢屈賈誼於長沙非無聖主竄梁鴻於海曲豈乏明時

　　　嗟呼金液徒聞玉版空在三醫之謁誰是神手一藥之誤每欲噬臍凤披古籍仰企前修李元忠研習積年高若訥兼通諸部慨此事之難知覺而方之非是昌陽豨苓欲反韓公之論楮實薑豆恨乏廷紹之才因思合歡蠲忿萱草忘憂博物者詎必應病投藥艾柱灸額瓜蒂歍鼻知名者何曾診脈處湯是以慕元化之術傳神膏於漢季不復避韓皐之諱嫌膏硬於天寒今夫懾於勢者必不能盡其意狃於習者亦無以得於心是以郭玉治病多在貧賤元素處方自爲家法

　　上面第一則是王勃《滕王閣序》中的一段，第二則是清代醫家吳師機《理瀹駢文》中的一段。這兩段短文都是用駢體文的形式寫成的，而且有一個共同的特點，就是都用了很多的典故，第一則的典故主要是文史方面的，第二則的典故多與中醫藥的專業內容相關。用典多的文章往往既難理解文義，又難以斷句，而我們可以憑借其在句子結構方面的駢偶特點理出斷句的線索。

　　排比句在古代的文章裏也很常見，其形式的變化更多一些，可以是短句的排比，可以是長句的排比，也可以是段落之間的排比。請看下面的文字：

　　　今夫五藏之有疾也譬猶刺也猶污也猶結也猶閉也刺雖久猶可拔也污雖久猶可雪也結雖久猶可解也閉雖久猶可決也或言久疾之不可取者非其說也夫善用針者取其疾也猶拔刺也猶雪污也猶解結也猶決閉也疾雖久猶可畢也言不可治者未得其術也

　　這是《靈樞經·九針十二原》中的一段，用比喻的方法論述疾病的形成和治療。整段文字用了一系列短句的排比構成，斷句並不困難。
　　再看下面一段：

　　　黃帝神農越人仲景之書文詞古奧搜羅廣遠非淵博通達之人不可學也凡病之傳變在於頃刻真偽一時難辨一或執滯生死立判非虛懷靈變之人不可學也病名以千計病症以萬計臟腑經絡內服外治方藥之書數年不能竟其說非勤讀善記之人不可學也又內經以後支分派別人自爲師不無偏駁更有怪辟之論鄙俚之說紛陳錯立淆惑百端一或誤信終身不返非精鑒確識之人不可學也故爲此道者必具過人之資通人之識又能屏去俗事專心數年更得師之傳授方能與古聖人之心潛通默契今之學醫者與前數端事事相反以

通儒畢世不能工之事乃以全無文理之人欲頃刻而能之宜道之所以日喪而枉死者遍天下也

這是清代醫家徐大椿《醫學源流論・醫非人人可學說》中的一段，此段文字的前面大約三分之二的内容使用了四個比較長的大排比句，像這種一系列長排比句的文章，我們在斷句時，一定要注意從整體上分析和把握其篇章結構以及句式特點，否則，如果只是着眼於局部的短小句子，就有可能失掉全局，使全文的斷句支離破碎，出現錯誤，此段文字的正確標點如下：

黄帝、神農、越人、仲景之書，文詞古奥，搜羅廣遠，非淵博通達之人，不可學也；凡病之傳變，在於頃刻，真僞一時難辨，一或執滯，生死立判，非虚懷靈變之人，不可學也；病名以千計，病症以萬計，臟腑經絡，内服外治，方藥之書，數年不能竟其說，非勤讀善記之人，不可學也；又《内經》以後，支分派別，人自爲師，不無偏駁，更有怪辟之論，鄙俚之說，紛陳錯立，淆惑百端，一或誤信，終身不返，非精鑒確識之人，不可學也。故爲此道者，必具過人之資，通人之識，又能屏去俗事，專心數年，更得師之傳授，方能與古聖人之心潛通默契。今之學醫者，與前數端事事相反，以通儒畢世不能工之事，乃以全無文理之人欲頃刻而能之，宜道之所以日喪，而枉死者遍天下也。

4. 借助韻腳

古代除了寫詩、作詞要講究押韻之外，有些文章也以韻文的形式寫成。這些韻文，有的是全文押韻，有的是在行文中部分地使用韻文的形式。在韻部的使用上，有的是一段文字使用一個韻部，也就是平常所說的“一韻到底”。也有的使用兩個以上的韻部，也就是所謂“換韻”。只不過一般文章的押韻不像詩詞押韻那麼嚴謹。另外，有些中醫藥古籍，爲了便於閱讀誦記，也採用押韻的歌訣形式寫成。押韻的具體格式，有首句押韻的，有首句不押韻的，其後的句子一般都是隔一句一押韻。在押韻的句子的字數上，有短句，也有長句，一般每一句的字數都相等，但也有字數長短不齊的。不管怎樣，只要我們在斷句時發現行文是以韻文的形式寫成的，就可以憑借韻腳做爲斷句的線索，一般是不會出錯的。請看下面的幾段文字：

太虚寥廓肇基化元萬物資始五運終天布氣真靈總統坤元九星懸朗七曜周旋曰陰曰陽曰柔曰剛幽顯既位寒暑弛張生生化化品物咸章

這是《黄帝内經素問・天元紀大論》中的一段。

是以支伯以幽疾距唐李老寄迹於西鄰顏氏安陋以成名原思娛道於至貧榮期以三樂感尼父黔婁定謚於布衾干木偃息以存魏荆萊志邁於江岑君平因著以道著四浩潛德

於洛濱鄭真躬耕以致譽幼安發令乎今人皆持難奪之節執不廻之意遭拔俗之主全彼人之志故有獨定之計者不借謀於眾人守不動之安者不假慮於群賓故能棄外親之華通內道之真去顯顯之明路入昧昧之埃塵宛轉萬情之形表排託虛寂以寄身居無事之宅交釋利之人輕若鴻毛重若泥沈損之不得測之愈深真吾徒之師表余迫疾而不能及者也

這是《晉書·皇甫謐傳》中記載皇甫謐所撰《釋勸論》的一段。

荒花本利水非醋不能通綠豆本解毒帶殼不見功草果消膨效連殼反脹胸黑豆生利水遠志苗毒逢蒲黃生通血熟補血運通地榆醫血藥連梢不住紅陳皮專理氣留白補胃中附子救陰證生用走皮風草烏解風痹生用使人蒙

這是《藥性賦·炮製藥歌》中的一段。

陰證初起如粟大不紅不腫疙瘩僵木硬不痛不焮熱瘡根平大黯無光七朝之後不潰腐陷軟無膿結空倉瘡上生衣如脫甲孔中結子似含芳紫黑膿稀多臭穢若見七惡定知亡須知此屬純陰證雖有岐黃命不長

這是《醫宗金鑒·外科心法要訣·癰疽陰證歌》裏的一段。

上面的四段短文中，第一則都是四字句，屬首句不押韻，然後隔一句一押韻的，前後用了兩個韻部，前半部分的韻腳分別是"元"、"天"、"元"、"旋"。後半部分是首句押韻的，韻腳分別是"陽"、"剛"、"張"、"章"。

第二則每句的字數長短不甚一致，首句不押韻，全文只用了一個韻部，但中間夾了幾句不押韻的散文，然後繼續用韻文，隔一句一押韻，前半部分的韻腳是"鄰"、"貧"、"衾"、"岑"、"濱"、"人"。後半部分的韻腳是"人"、"賓"、"真"、"塵"、"身"、"人"、"沈（沉）"、"深"。

第三則全部是五字句，首句不押韻，然後隔一句一押韻，而且一韻到底，其韻腳分別是"通"、"功"、"胸"、"逢"、"通"、"紅"、"中"、"風"、"蒙"。

第四則全部是七字句，首句不押韻，然後隔一句一押韻，也是一韻到底，其韻腳分別是"僵"、"光"、"倉"、"芳"、"亡"、"長"。

像上面這些用押韻的文句寫成的文章，不論其文句的長短，只要通過辨析和前後比較之後發現其爲韻文，就可以循着其用韻的特點進行斷句。

(三)誤讀舉例及分析

在我們自己進行句讀的實際訓練的時候，如果上述我們所談到的內容都注意到了，而且具備了比較豐富的相關知識，能力水平也達到了一定的程度，那麼在斷句的時候就會較少地出現錯誤，或者完全正確。如果相反，那麼句讀的錯誤也就在所難免了。爲了提高我們斷句的能力，增長見識，下面舉出一些錯誤的斷句情況，和大家一起分析。

1．醫扁鵲見秦武王，武王示之病，扁鵲請除左右曰：君之病在耳之前，目之下，除之未必已也。將使耳不聽，目不明。君以告左右，扁鵲怒而投其石曰：君與知之者謀之，而與不知者敗之，使此知秦國之政也，則君一舉而亡國矣。

這是《醫部全錄》中的一個例子。這裏有一個關鍵句子，就是"扁鵲請除左右曰"，當斷作"扁鵲請除。左右曰"。由於此處當斷而未斷，遂使通篇文章内容大變。"除"下高誘注："除，治也。" "扁鵲請除"，即扁鵲請求爲之治療。下面"君之病"云云等言不能治療的言論，乃"左右"之人爲阻撓武王治療所說，並非扁鵲所說。由於斷句錯誤，本來是扁鵲積極要求治療，變成了扁鵲避開左右之人對武王說："君之病在耳之前，目之下，除之未必已也。將使耳不聽，目不明。"且由於此處誤斷成扁鵲所說，下文原本是"君以告扁鵲"，由於無法圓通，於是便武斷改作"君以告左右"，遂使古代文獻面目全非。

這段文字的正確斷句應當如下：

醫扁鵲見秦武王，武王示之病，扁鵲請除。左右曰："君之病在耳之前，目之下，除之未必已也。將使耳不聽，目不明。"君以告扁鵲，扁鵲怒而投其石曰："君與知之者謀之，而與不知者敗之，使此知秦國之政也，則君一舉而亡國矣。"

2．龍者，鱗蟲之長王，符言其形有九，似頭，似駝角，似鹿眼，似兔耳，似牛項，似蛇腹，似蜃鱗，似鯉爪，似鷹掌，似虎是也。

這是《本草綱目》中描述"龍"的形態特徵的一段文字。上面的斷句錯誤非常之多，首先是"王"字後不應斷開，而應在"長"字後斷開。這個錯誤是由文史知識不夠豐富所導致的，實際上，"王符"是個人名，當然不能隔斷，他是東漢時期著有《潛夫論》一書的學者。在原文"九"字之後的一系列錯誤斷句，其失誤之處可以說主要是由粗心和草率所造成。如果斷完之後再回過頭來細讀一兩遍，就會發現在下面一連串的句子中存在着明顯的結構上的毛病，這些小句子都缺少主語成分，僅"似頭"一句就應考慮到什麼"似頭"，似"什麼頭"，這都是明顯的語病。再者，像"似鯉爪"一句，如果"鯉"是鯉魚的意思，那麼"鯉魚"居然會長出"爪"來，那簡直就是令人啼笑皆非的笑話了。這段文字的正確標點應該是：

龍者，鱗蟲之長。王符言其形有九似：頭似駝，角似鹿，眼似兔，耳似牛，項似蛇，腹似蜃，鱗似鯉，爪似鷹，掌似虎是也。

3．所謂邦無道危，行言孫學士固不求人，知人又何能知學士也？

　　這是《宋以前醫籍考》中的幾句話。其標點錯誤的主要原因也是因爲文史知識的積累較少造成的。文中“邦無道，危行言孫”，語出《論語・憲問》，原文作“邦有道，危言危行；邦無道，危行言孫”。句中“危”是正直、直率的意思，“孫”爲“遜”之借字，“危行言孫”意爲“行爲要正直，言論要謙遜卑順”。“學士”指宋代醫家許叔微，《四庫全書提要・子部・醫家類》謂許叔微“紹興二年進士，醫家謂之許學士”。文中引用《論語》“危行言孫”一句，是稱讚許叔微“言語謙和而行爲正直”的意思。下文當斷作“不求人知”，所以“人又何能知學士也”。那麼，此段的正確標點應該是：

　　　　所謂“邦無道，危行言孫”，學士固不求人知，人又何能知學士也？

　　對這一則的句讀分析，我們是否可以體會到，給古文斷句，有時並不是那麼單純的，需要具備盡可能豐富的相關知識，而眾多知識的積累，並不是短時間內就能做到的。古人做學問重視“真積力久”、“厚積薄發”，以及古人勸學所說的“書到用時方恨少，事非經過不知難”，都是告誡我們做學問需要日積月累，扎扎實實，才可在關鍵時刻見出真正的功力。

　　4．陶節庵曰：去實熱，用大黃，無枳實。不通溫經，用附子，無乾薑。不熱發表，用麻黃，無蔥白。不發吐痰，用瓜蒂，無淡豉，不涌。

　　這是《醫方集解・大承氣湯》中的一段，是中醫藥原著的一段文字，具有較強的專業性。文中涉及了較多的藥物名稱以及治病用藥的方法，可能也正是因爲對中醫藥知識懂得太少，以至於出現了與原意大相徑庭的錯誤斷句。其正確的標點應該是：

　　　　陶節庵曰：去實熱用大黃，無枳實不通。溫經用附子，無乾薑不熱。發表用麻黃，無蔥白不發。吐痰用瓜蒂，無淡豉不涌。

　　這段文字本來是論述四種治病方法的用藥配伍情況的，其原意是說：治療裏實熱證要用大黃爲主藥，並需配以枳實，才能更好地發揮通泄裏熱的作用。治療經絡寒邪要用附子爲主藥，並需配以乾薑，才能更好地發揮溫經散寒的作用。發散表邪要用麻黃爲主藥，並需配以蔥白，才能更好地發揮解表散邪作用。用吐法排痰要以瓜蒂爲主藥，並需配以淡豆豉，才能使催吐排痰的效果更佳。原文不僅精當地論述了四種治病方法的用藥配伍，而且文句的格式還使用了比較工整的對舉結構。本來是很精彩的一段，卻因爲不瞭解中醫藥的專業知識，以至於在斷句中弄得面目全非。由此也可見出，具備相關學科的專業知識，對句讀的正誤是十分重要的。

5.受論語、孟子於王內翰，從之受春秋於馮內翰，叔獻宅有隙地，建書院延待，儒士或不給者，盡周之，泰和中歲，饑民多流亡，君極力賑捄，全活者甚衆。

　　這是硯堅《東垣老人傳》中的一段。這一段的標點錯誤的原因主要是兩個方面，一個是官職名稱"內翰"以及古人對人名的稱謂方式，另一個是朝代年號"泰和"。"內翰"是"翰林"的別稱，而古人對於人名的稱謂，有一種方式是在其姓氏之後先稱其官職，然後再指出其名字，所以本段文字中"王內翰"之後應連讀，至"從之"後斷開。同樣的情況，"馮內翰"之後連讀，至"叔獻"後斷開。文中指出的兩個人的實際姓名分別是"王從之"和"馮叔獻"，而"內翰"是他們的職務名稱。因爲不瞭解"內翰"的意思，以及古人對人名稱謂的一些習慣用法，就造成了前面的斷句錯誤。第二種情況，"泰和"實際上是金代金章宗完顏璟的一個年號，"泰和中"即"泰和年間"的意思，所以應該在"中"字後斷開，"歲"與其後的"饑"連讀，這樣，文義才更加清晰。以上因爲對"內翰"、"泰和"這些歷史知識不瞭解，也就進一步連帶出現了其他的標點錯誤。此段文字的正確標點應該是：

　　　　受《論語》、《孟子》于王內翰從之，受《春秋》於馮內翰叔獻。宅有隙地，建書院，延待儒士。或不給者，盡周之。泰和中，歲饑，民多流亡，君極力賑捄，全活者甚衆。

　　6.大抵疼痛實，瀉癢麻虛補，體重節痛，而俞居心下痞滿，而井主心脹咽痛，針太沖而必除脾冷，胃疼瀉公孫而立愈，胸滿腹痛，刺內關脅痛肋疼，刺飛虎筋攣骨痛，而補魂門體熱，勞嗽而瀉，魄戶頭風頭痛，刺申脈與金門，眼癢眼疼瀉光，明於地，五瀉陰郄，止盜汗，治小兒骨蒸，刺偏歷利小，便醫大人，水蠱中風，環跳而宜，刺虛損，天樞而可取。

　　這是竇漢卿《標幽賦》中一段針灸專業性極強的文字。其斷句的難點，在於文中出現了太多的穴位名稱和針灸專用名詞，如果對針灸和穴位的專用名詞瞭解太少，斷句時就很可能出錯。其中的"俞"和"井"，是針灸專用名詞"五俞穴"中的兩個概念，分別指"俞穴"和"井穴"。其次，文中出現了"太沖"、"公孫"、"內關"、"飛虎"、"魂門"、"魄戶"、"申脈"、"金門"、"光明"、"地五（會）"、"陰郄"、"偏歷"、"環跳"、"天樞"等穴位名稱。實際上，這是一段針灸治療方面的敍述性內容，而且，文句格式採用了對偶結構，另外，此段文字還是韻文，這從此篇文章的名稱《標幽賦》中的"賦"字即應引起注意。其正確的標點應該是：

　　　　大抵疼痛實瀉，癢麻虛補。體重節痛而俞居，心下痞滿而井主。心脹、咽痛，針太沖而必除；脾冷胃疼，瀉公孫而立愈。胸滿、腹痛刺內關，脅痛肋疼刺飛虎。筋攣、骨痛而補魂門，體熱、勞嗽而瀉魄戶。頭風、頭痛，刺申脈與金門；眼癢、眼疼，瀉光明於地五。瀉陰郄，止盜汗，治小兒骨蒸；刺偏歷，利小便，醫大人水蠱。中風，環跳而宜刺；虛損，天樞而可取。

7．經言見其色而不得其脈，反得相勝之脈者，即死，得相生之脈者病，即自己色之與脈，當參相應。

這是《難經集注》中的一段。屬於中醫診斷學方面的內容，是論述望診與切診之間相互關係的，並涉及到五行之間的相生與相尅（勝）。根據中醫的基本理論，在面部望診時將面部的顏色變化分爲青、赤、黃、白、黑五種，分別與五行中的木、火、土、金、水相對應。在脈診方面有與五臟相對應的五種脈象，而且五臟也與五行分別具有相互對應的關係。五行之間又有相生與相尅的兩種基本情況。這樣，望診方面的五種顏色和脈診方面與五臟相應的五種脈象，就通過五行產生了相互之間的聯繫。總體而言，如果病人表現出來的顏色變化與脈象之間在五行上屬於相生的關係，那麼在診斷上預示病情的後果良好。如果是相尅（勝）的關係，那就預示着病情發展的後果嚴重、危險甚至死亡。可能正是因爲對中醫診斷的這些基本原理不太清楚，於是也就導致了像前面這樣的標點錯誤。此段文字的正確標點應該是：

《經》言"見其色而不得其脈，反得相勝之脈者，即死。得相生之脈者，病即自已"。色之與脈，當參相應。

這樣斷句，我們就可以很清楚地理解原文爲我們傳達了三個方面的意思，一是"色脈相勝（尅）"者，疾病加重甚至死亡。二是"色脈相生"者，疾病痊愈。最後提示我們，色診與脈診應該互相參考驗證。

以上舉出的這些句讀錯誤的例子，有的是在已經正式出版的書中確實存在的錯誤，也有的是編者設計的，目的在於通過對這些句讀錯誤情況的分析，起到觸類旁通、舉一反三的作用，進而提高學習者在句讀方面的能力水平。

常 用 詞 (一)

安 ①安靜，安定。《說文》："安，靜也。"《大學》："定而後能靜，靜而後能安。"《繫辭》："是故君子安而不忘危。"《虛實》："安能動之。"②平安，與"危"相對。《秋水》："言察乎安危，寧於禍福。"③安逸，舒適。《論語二十章》："子曰：'君子食無求飽，居無求安。'"④安心。《修身》："身勞而心安，爲之。"⑤疑問代詞。何，哪裏。《天瑞》："則天地安從生？"⑥什麼。《禮記·檀弓》："泰山其頹，則吾將安仰？"⑦怎麼。《天瑞》："故死於是者，安知不生於彼？"

邦 ①封國，諸侯的封地。《說文》："邦，國也。"《洪範》："而邦其昌。"《論語二十章》："唯求則非邦也與？"②封。《書·蔡仲之命》："叔卒，乃命諸王邦之蔡。"③邦畿：古代指直屬於天子的疆域。《玄鳥》："邦畿千里，維民所止。"④泛指一定區域，地區。張華《博物志》："負海之邦，交趾之土。"

敝 ①壞，破舊。《說文》："敝，帗也。一曰敗衣。"《論語二十章》："敝之而無憾。"②疲，困敗。《左傳·襄公九年》："以敝楚人。"③棄。《禮記·郊特牲》："冠而敝之可也。"④謙稱。《史記·吳王濞列傳》："敝國雖狹，地方三千里。"

辟 ①法。《說文》："辟，法也。"《詩·板》："無自立辟。"②天子，國君。《洪範》："惟辟作福，惟辟作威，惟辟玉食"《詩·文王有聲》："皇王維辟。"③徵召。《華佗傳》："太尉黃琬辟。"④同"避"，躲避。《論語二十章》："趨而辟之。"《莊辛說楚襄王》："臣請辟於趙。"⑤屏除，排除。《荀子·成相》："禹有功，抑下鴻，辟除民害逐共工。"⑥（pì）同"闢"，開。《晉靈公不君》："晨往，則寢門辟矣。"《人情》："辟於其義。"⑦同"僻"，偏頗。《大學》："人之所親愛而辟焉。"⑧通"譬"，比如。《丹溪翁傳》："辟如滴水之器，必上竅通而下竅之水出焉。"⑨通"襞"，衣裙皺褶，引申爲聚集。《素問·生氣通天論》："陽氣者，煩勞而張，精絕，辟積於夏，使人煎厥。"⑩駁斥。《類經序》："業已辟之。"

布 ①織物。《說文》："布，枲織也。"《許行》："許子必織布而後衣乎？"②陳列，記錄。《中庸》："布在方策。"③發佈，頒佈。《孫子列傳》："約束既布。"④古代貨幣。《詩·氓》："抱布貿絲。"

策 ①馬鞭。《說文》："策，馬箠也。"賈誼《過秦論》："振長策而御宇內。"②用來運算的籌策。《系辭上》："乾之策二百一十有六。"③運算。《虛實》："故策之而知得失之計。"④計策，謀略。《病家兩要說》："精切者已算無遺策。"⑤竹簡，書策。《中庸》："布在方策。"⑥帝王發佈的文書，有制策、試策、進策等。《漢書藝文志序》："建藏書之策。"《針灸大成·穴有奇正策》："執事發策，而以針灸之數法奇穴下詢承學。"⑦木柵。《莊子·達生》："祝宗人玄端以臨牢策。"

諂 ①巴結，奉承。《說文》："諂，諛也。"《論語二十章》："貧而無諂，富而不驕。"

②陷。《修身》："諂諛我者，吾賊也。"又曰："以不善先人者謂之諂，以不善和人者謂之諛。"楊倞注："諂之言陷也，謂以佞言陷之。"

朝 ①（zhāo）早晨。《說文》："朝，旦也。"《爾雅·釋詁》："朝，早也。"《晉侯有疾》："朝以聽政。"②日，天。《臨證指南·醫案·暑》："連朝驟熱，必有暑氣內侵。"③（cháo）朝見。《五蠹》："割地而朝者三十有六國。"《中庸》："朝聘以時。"④上朝。《晉靈公不君》："盛服將朝。"⑤朝廷，官府廳堂。《晉靈公不君》："使婦人載以過朝。"⑥朝代。汪廷珍《溫病條辨敘》："我朝治洽學明，明賢輩出。"

乘 ①覆，加其上。《說文》："乘，覆也。"《秋燥論》："一乘金氣，忽焉改容。"②駕車，乘坐。《論語·衛靈公》："乘殷之輅。"《繫辭上》："負且乘，致寇至。"③（shèng）車輛。一車四馬爲一乘。《論語二十章》："千乘之國。"④四。《孟子·離婁下》："發乘矢而後反。"

蟲 ①昆蟲。《說文》："蟲，有足謂之蟲，無足謂之豸。"②毛羽介鱗倮等有生之物的統稱。《曾子天圓》："毛蟲之精者曰麟，羽蟲之精者曰鳳，介蟲之精者曰龜，鱗蟲之精者曰龍，倮蟲之精者曰聖人。"③（tóng 彤）蟲蟲：熱氣熏蒸貌。《詩·雲漢》："旱既大甚，蘊隆蟲蟲。"

磋 ① 雕琢磨治。《論語二十章》："子貢曰：《詩》云'如切如磋，如琢如磨'，其斯之謂與？"毛傳："治骨曰切，象曰磋，玉曰琢，石曰磨。"②磋商。《管子·弟子職》："相切相磋，各長其儀。"

措 ①放置。《說文》："措，置也。"《論語二十則》："刑罰不中，則民無所措手足。"②施與，施行。《系辭上》："舉而措之天下之民，謂之事業。"③處置。《傷寒論序》："委付凡醫，恣其所措。"④棄置。《中庸》："有弗學，學之弗能不措也。"《汗吐下三法該盡治病詮》："刑措而不用。"⑤行動舉止。《靈樞·通天》："舉措不顧是非。"

達 ①行不相遇。《說文》："達，行不相遇也。"②暢通，通達。《大同》"達於喪、祭、射、禦、冠、昏、朝、聘。"③通行的。《中庸》："天下之達道五。"④通曉，通達。《人情》："達於其患。"⑤曠達。王勃《滕王閣序》："達人知命。"⑥顯達，仕途亨通。《孟子·盡心上》："窮則獨善其身，達則兼善天下。"⑦夾室。《禮記·內則》："天子之閣，左達五，右達五。"

道 ①道路。《說文》："道，所行道也。一達謂之道。"《華佗傳》："向來道邊有賣餅家。"②人當遵行的自然規律。《老子六章》："道可道，非常道。"《中庸》："率性之爲道。"注："道，猶道路也。"③道理，原則。《大學》："大學之道。"《疏五過論》："爲工而不知道。"④方法，途徑。《扁鵲傳》："醫之所病，病道少。"⑤言，說。《大學》："道善則得之，不善則失之矣。"《大醫精誠》："道說是非，議論人物。"⑥行。《荀子·議兵》："必道吾所明，無道吾所疑。"⑦治。《論語二十章》："道千乘之國。"⑧量詞，條。《局方發揮》："新舊所錄中風之方凡十道。"⑨通"導"，引導。《楚辭·離騷》："乘騏驥以馳騁兮，來吾道夫先路。"

弟 ①次第。《說文》："弟，韋束之次第也。"《呂氏春秋·原亂》："亂必有弟。"②弟弟。《兼愛》："弟自愛不愛兄。"③同"悌"，敬順兄長。《大學》："弟者，所以事兄長也。"④弟子。《溫病條辨敘》:"父以授子,師以傳弟。"⑤但,只。《史記·吳起列傳》:"君弟重射,臣能令君勝。"

伐 ①征伐。《說文》:"伐,擊也。從人持戈。一曰敗也。"《尚書·武成》:"武王伐殷。"②誇耀。《繫辭上》:"勞而不伐。"《論語二十章》:"願無伐善,無施勞。"③功勞。《左傳·莊公二十八年》:"且旌君伐。"④砍伐。《詩·伐檀》:"砍砍伐檀兮。"⑤傷害,損壞。《素問·四氣調神大論》:"逆其根則伐其本,壞其真矣。"

飯 ①吃。《說文》:"飯,食也。"《論語二十章》:"飯疏食飲水。"《莊辛說楚襄王》:"飯封禄之粟。"②食物。《禮記·曲禮》:"共飯不澤手。"③給人吃飯,喂。《史記·淮陰侯列傳》:"有一母見信飢,飯信。"甯戚《飯牛歌》:"從昏飯牛薄夜半。"④大拇指本節。《儀禮·士喪禮》:"自飯持之。"鄭玄注:"飯,大擘指本也。"

放 ①流放。《說文》:"放,逐也。"《書·舜典》:"放驩兜於崇山。"②驅除。《予豈好辯哉》:"放淫辭。"③放縱,放任。《馬蹄》:"一而不黨,命曰天放。"《予豈好辯哉》:"諸侯放恣,處士横議。"④(fǎng)通"仿",仿效,仿照。《醫師章》:"君子之食恒放焉。"《法儀》:"不巧者雖不能中,放依以從事,猶逾己。"

風 ①空氣流動曰風。《說文》:"風,八風也。"《曾子天圓》:"偏則風。"②教化。《書·說命》:"四海之內,咸仰朕德,時乃風。"孔氏傳:"風,教也。"③風俗。《荀子·樂論》:"移風易俗。"④風謠。如"國風""古風"。⑤風範,風度。蘇軾《送水丘秀才敘》:"頭骨礒然,有古丈夫風。"⑥乘涼。《論語二十章》:"風乎舞雩,詠而歸。"⑦中醫病因六淫之一。《晉侯有疾》:"風淫末疾。"⑧通"諷"。諷喻。《漢書藝文志序》:"大儒孫卿及楚臣屈原離讒憂國,皆作賦以風。"⑨病名,中風。《許胤宗傳》:"時柳太后病風不言。"

夫 ①成年男子。《說文》:"夫,丈夫也。"《論語十則》:"匹夫不可奪志也。"②女子的配偶,丈夫。《檀弓》:"昔者吾舅死於虎,吾夫又死焉,今吾子又死焉。"③指從事某種體力勞動的人。《晉靈公不君》:"宰夫胹熊蹯不熟,殺之。"④一夫所耕之田。《周礼·小司徒》:"九夫为井。" ⑤(fú)代詞,彼,那。《論語二十章》:"夫執輿者爲誰?"《莊辛說楚襄王》:"不知夫公子王孫,左挾彈,右攝丸。"⑥語氣詞,用於句首。《莊辛說楚襄王》:"夫蜻蛉其小者也,黃雀因是以。"用於句末。《論語二十章》:"亦可以弗畔矣夫!"

拂 ①擊。《說文》:"拂,過擊也。"元稹《說劍詩》:"劍拂佞臣首。"②掠過。《楚辭·大招》:"長袂拂面。" ③撣,拂拭。《離騷》:"折若木以拂日兮。"《丹溪翁傳》:"則拂衣而起。" ④逆,違反。《大學》:"是謂拂人之性,菑必逮夫身。"《保傅》:"無拂於鄉俗。"⑤(bì)通"弼",矯正。《孟子·告子下》:"入則無法家拂士。"

苟 ①草名。《說文》:"苟,艸也。"《急就篇》:"苟,草名。"②苟且。《論語二十章》:"君子於其言,無所苟而已矣。"③姑且,暫且。諸葛亮《出師表》:"苟全性命於亂世。"④如果,假如。《四時》:"五政苟時。"《孟子·告子上》:"苟得其養,無物不長。"

歸 ①女子出嫁。《說文》:"歸,女嫁也。"《詩·東山》:"之子于歸,皇駁其馬。"《大同》:"男有分,女有歸。"②返回。《論語二十章》:"風乎舞雩,詠而歸。"《許行章》:"門人治任將歸。"③歸還。《五蠹》:"故智士退處巖穴,歸禄不受。"④歸屬。《予豈好辯哉》:"天下之言,不歸楊則歸墨。"⑤歸附,趨向。《荀子·王霸》:"興天下同利,除天下同害，天下歸之。"⑥歸宿。《繫辭》："天下同歸而殊塗。"《天瑞》："天地不得不壞，則會歸於壞。"⑦（kuì）通"饋"。饋贈。《論語·陽貨》："歸孔子豚。"《晉侯有疾》："厚其禮而歸之。"

果 ①果實。《說文》："果，木實也。"《四時》："五穀百果乃登。"②信，相信。《孟子列傳》："適梁，梁惠王不果所言。"③決斷。《論語·子路》："行必果。"④終究。《諸家得失策》："其果何者而爲之原歟？"⑤如果，果真。《中庸》："果能此道也。"⑥果然。《莊辛說楚襄王》："秦果舉鄢郢巫上蔡陳之地。"⑦通"裹"，眼胞。《靈樞·師傳》："目下果大，其膽乃橫。"

荷 ①（hé）荷叶。《說文》："荷，芙蕖葉。"②又通指荷花。《离骚》："製芰荷以爲衣兮。"③（hè）扛，擔。《論語二十章》："以杖荷蓧。"

惠 ①仁愛。《說文》："惠，仁也。"《人情》："長惠，幼順。"《五蠹》："而高慈惠之行"②恩惠。《子產論政寬猛》："惠此中國。"《許行章》："分人以財謂之惠。"③諡名。《諡法》："柔質慈民曰惠，愛民好與曰惠。"《孟子列傳》："梁惠王不果所言。"④通"慧"，智慧，聰明。《左傳·成公十八年》："周子有兄而無惠，不能辨其菽麥。"⑤狡黠。《三國志·蜀志·董允傳》："皓便辟佞惠。"

饑 ①荒年。《說文》："穀不孰爲饑。"《論語二十章》："因之以饑饉。"《檀弓》："齊大饑，黔敖爲食於路。"②通"飢"，飢餓。杜甫《自京赴奉先縣詠懷五百字》："庶往共饑渴。"

竭 ①舉，豎起。《說文》："竭，負舉也。"②枯竭，乾涸。《國語·周語》："昔伊洛竭而夏亡。"《修身》："厭其源，開其瀆，江河可竭。"③盡。《論語十則》："既竭吾才。"《齊侯疥痁》："言於晉國，竭情無私。"④終。《人情》："五行之動，疊相竭也。"

津 ①渡口。《說文》："津，水渡也。"《論語二十章》："使子路問津焉。"②津梁：桥梁。《四時》："正津梁。"③崖。《呂覽·求人》："日出九津。"高誘注："津，崖也。"④潤澤。《周禮·大司徒》："其民黑而津。"⑤津液。《素問·調經論》："人有精氣津液。"王冰注："汗出腠理是謂津，液之滲於空竅，留而不行者爲液也。"

饉 ①饑荒。《說文》："蔬不孰爲饉。"《論語二十章》："因之以饑饉。"②通"殣"。餓死的人。《文選·王命論》："夫餓饉流隸，飢寒道路。"李善注："饉，或爲殣。苟悅曰：'道瘦謂之殣也。'"

經 ①織物的經線，與"緯"相對。《說文》："經，織從絲也。"②南北爲經，東西爲緯。《靈樞·衛氣行》："子午爲經，卯酉爲緯。"③常道。《四時》："四時者，陰陽之大經也。"④經典。《漢書藝文志序》："詔光祿大夫劉向校經傳諸子詩賦。"⑤經脈。《靈樞·本輸》："凡刺之道，必通十二經絡之所終始。"⑥經營，治理。《大醫精誠》："醫人不得恃己所長，專心經略財物。"⑦經過，經歷。《史記·大宛列傳》："經匈奴，匈奴得之。"⑧月經。《醫案三則》："于某與通經藥。"

居 ①居處。《說文》作"凥"，曰："凥，處也。"按：後借"居"爲之。②住處。《晉靈公不君》："問其名居，不告而退。"③居住。《晉侯有疾》："居於曠林，不相能也。"④坐下。《論語二十章》："居！吾語汝。"⑤平日。《論語二十章》："居則曰：'不吾知也。'"

⑥佔據。《傷寒論序》："傷寒十居其七。"⑦積蓄。《天瑞》："沒其先居之財。"《宋清傳》："居善藥。"⑧停，經過。《扁鵲傳》："居二日半，簡子寤。"⑨（jī）語助詞。《莊子·齊物論》："何居乎？"

矩 ①爲方之具，猶今之曲尺。本作"巨"。《說文》："巨，規巨也。"《法儀》："百工爲方以矩。"②法度。《論語二十章》："七十而從心所欲，不踰矩。"③夏脈之象。《素問·陰陽應象大論》："觀權衡規矩而知病所主。"《素問·脈要精微論》："以春應中規，夏應中矩，秋應中衡，冬應中權。"

距 ①雄雞蹠後突出的尖銳物。《說文》："距，雞距也。"《漢書·五行志上》："雌雞化爲雄，毛衣變化而不鳴，不將，無距。"②到，抵達。《史記·蘇秦列傳》："不至四五日而距國都矣。"③距闉：積土爲山，以距敵城，觀其虛實。《謀攻》："距闉，又三月而後已。"④通"拒"，抗拒。《予豈好辯哉》："距楊墨，放淫詞。"

懼 ①恐懼。《說文》："懼，恐也。"《論語·子罕》："勇者不懼。"《人情》："何謂人情？喜、怒、哀、懼、愛、惡、欲，七者弗學而能。"②憂慮。《予豈好辯哉》："孔子懼，作春秋。"

克 ①肩。《說文》："克，肩也。"②能。《晉靈公不君》："鮮克有終。"《大學》："克配上帝。"③戰勝。《禮記·禮器》："我戰則克。"④能治。《洪範》："二曰剛克。"⑤卜兆的一種。《洪範》："曰克。"孔氏傳："兆相交錯。"

闊 ①疏，遠。《說文》："闊，疏也。"②寬廣。杜甫《旅夜書懷》："星垂平野闊。"③迂闊，不切實。《孟子列傳》："適梁，梁惠王不果所言，則見以爲迂遠而闊於事情。"④契闊：勞苦。《自京赴奉先縣詠懷五百字》："白首甘契闊"

來 ①小麥。《說文》："來，周所受瑞麥來麰。"《詩·思文》："貽我來牟。"②到來。《論語·學而》："有朋自遠方來，不亦樂乎？"③慰勞，撫其至曰來。《孟子·滕文公上》："勞之來之。"④未來。《論語二十章》："往者不可諫，來者猶可追。"⑤乃。《楚辭·離騷》："雖信美而無禮兮，來違棄而改求。"⑥句末語氣詞。《孟子·離婁》："盍歸乎來！"

禮 ①祭神致福的禮儀。《說文》："禮，履也。所以事神只致福也。"②禮節儀式。《論語二十章》："約之以禮。"③尊敬，禮貌。《論語二十章》："富而好禮者也。"④禮物。《晉侯有疾》："厚其禮而歸之。"⑤禮之經典。《孔子世家》："孔子以《詩》《書》《禮》《樂》教弟子。"

量 ①（liáng）衡量多少。《說文》："量，秤輕重也。"《高祖還鄉》："還酒債偷量了豆幾斛。"②度量，估量。《四時》："量民資以畜聚。"《離騷》："不量鑿以正枘兮。"③（liàng）分量。《人情》："月以爲量。"④限量。《鄉黨》："唯酒無量。"

烈 ①火勢猛。《說文》："烈，火猛也。"②燒。《許行》："益烈山澤而焚之。"③猛烈。《書·舜典》："烈風雷雨弗迷。"④光明，顯赫。《予豈好辯哉》："丕哉承武王烈。"⑤嚴厲。《淮南子·齊俗訓》："若是嚴主烈君。"

旅 ①軍隊編制單位。《說文》："旅，軍之五百人爲旅。"《左傳·哀公元年》："夏少康有田一成，有眾一旅。"《謀攻》："全旅爲上，破旅次之。"②軍隊。《論語二十章》："加之以師旅。"③客居。《史記·陳杞世家》："羈旅之臣。"④祭山。《論语·八佾》："季氏旅於泰山。"

亂 ①不太平，與"治"相對。《說文》："亂，不治也。"《兼愛》："雖至大夫之相亂家。"《曾子天圓》："善否治亂之所由興作也。"②紊亂，雜亂。《迹府》："疾名實之散亂。"《馬蹄》："五色不亂，孰爲文采？"③擾亂。《五蠹》："儒以文亂法。"④昏亂。《修身》："事亂君而通。"⑤惑亂，酒醉。《論語二十章》："唯酒無量，不及亂。"⑥樂曲最後一章。《離騷》："亂曰：已矣哉！"

敏 ①疾，敏捷。《說文》："敏，疾也。"《論語二十章》："敏於事而慎於言。"②聰慧。《論語·顏淵》："回雖不敏，請事斯語。"③勤勉，努力。《中庸》："人道敏政，地道敏樹。"④才能。《國語·齊語》："暴其發膚，盡其四支之敏，以從事於田野。"韋昭注："敏，猶材也。"

明 ①光明。《說文》："明，照也。"②白晝。《左傳·昭元年》："明淫心疾。"③顯明。《大學》："明明德。"（前一明字）④通明。《大學》："明明德。"（後一明字）⑤明白。《人情》："明於其利。"⑥視力。《孟子·梁惠王上》："明足以察秋毫之末。"⑦英明，聖明。《四時》："故天曰信明。"《五蠹》："故明主用其力，不聽其言。"⑧潔。《中庸》："齊明盛服。"⑨朝代名。

磨 ①磨治。《論語二十章》："子貢曰：《詩》云'如切如磋，如琢如磨'，其斯之謂與？"②磨擦。《論語·陽貨》："不曰堅乎，磨而不磷。"③切磋。《法言·學行》："學以治之，思以精之，朋友以磨之。"④磨難。白居易《春晚詠懷贈皇甫朗之》："多中更被情牽引，少處兼遭病折磨。"⑤磨滅。《後漢書·南匈奴傳論》："失得之源，百事不磨也。"

佞 ①巧于諂諛。《說文》："佞，巧讇高材也。"②有口才，能說善道。《論語十則》："或曰：雍也仁而不佞。子曰：焉用佞？禦人以口給，屢憎於人，不知其仁。焉用佞？"《論語二十章》："友便辟，友善柔，友便佞，損矣。"③不佞：猶"不才"，自謙之辭。《左傳·成公十三年》："寡人不佞。"

胖 ①（pàn）牲之半體。《廣雅·釋骨》："胖，半也。"《儀禮·少牢饋食禮》："司馬升羊右胖。"②肉片。《周禮·腊人》："凡祭祀共豆脯、薦脯、膴、胖、凡腊物。"鄭玄注："胖之言，片也，析肉意也。"③（pán 盤）舒坦。《大學》："心廣體胖。"④（pàng）肥大。

朋 ①同"鳳"。《說文》："朋，古文鳳，象形。鳳飛群鳥從以萬數，故以爲朋黨字。"②朋友，同門曰朋。《論語二十章》："朋友信之。"③群，成群。《山海經·北山經》："群居而朋飛。"④朋黨。《洪範》："凡厥庶民，無有淫朋。"孔氏傳："無淫過朋黨之惡。"⑤齊，同。《後漢書·李固杜喬傳贊》："朋心合力。"⑥倫比。《詩·椒聊》："碩大無朋。"

貧 ①貧窮，乏財曰貧。《說文》："貧，財分少也。"《論語二十章》："貧而無諂，富而無驕，何如？"②自稱謙詞。如道士稱"貧道"，僧人稱"貧僧"。

聘 ①徵詢。《說文》："聘，訪也。"②諸侯間使者通好。《中庸》："朝聘以時。"《晉侯有疾》："鄭伯使公孫僑如晉聘。"③聘請。《孟子·萬章上》："湯使人以幣聘之。"④婚禮中的聘禮。《禮記·內則》："聘，則爲妻。"

窮 ①極，盡。《說文》："窮，極也。"《四時》："窮則反，終則始。"《人情》："欲一以窮之。"②終。杜甫《自京赴奉先縣詠懷五百字》："窮年憂黎元，歎息腸內熱。" ③窮究，詳究。林億等《內經素問序》："乃與岐伯上窮天紀，下極地理。" ④困厄。《中庸》："道前定，則不窮。"⑤貧乏。《修身》："士君子不爲貧窮怠乎道。"

　　勸 ①勉勵。《說文》："勸，勉也。"《兼愛》："惡得不禁惡而勸愛。"《中庸》："所以勸賢也。"②努力。《中庸》："子庶民則百姓勸。"③勸告，規勸。

　　柔 ①使木曲直。《說文》："柔，木曲直也。"②初生草木，柔嫩。《老子六章》："萬物草木之生也柔脆。"③柔軟，柔弱。《中庸》："雖柔必強。"④柔和，柔順。《四時》："然則柔風甘雨乃至。"⑤安撫，懷柔。《中庸》："柔遠人則四方歸之。"

　　如 ①從隨。《說文》："如，從隨也。"②好象，相似。《論語二十章》"如切如磋，如琢如磨。"③及，比得上。《論語二十章》："弗如也，吾與女，弗如也。"④如果。《論語二十章》："如或知爾，則何以哉？"⑤或者。《論語二十章》："如五六十。"⑥若，至於。《論語二十章》："如其禮樂，以俟君子。"⑦往，到……去。《晉侯夢大厲》："如廁。"⑧詞尾。然。《論語二十章》："君子於其所不知，蓋闕如也。"

　　殺 ①殺戮。《說文》："殺，戮也。"《論語二十則》："殺雞爲黍而食之。"②收。《五行》："所以待天地之殺斂也。"③銷蝕。《醫師章》："劑殺之齊。" ④（shài）減，差等。《人情》："親親之殺，尊賢之等。"⑤（sà）顏色暗淡。《史記·扁鵲倉公列傳》："傷脾之色也，望之殺然黃。"

　　哂 ①笑。《論語二十章》："夫子哂之。" ②譏笑。《景岳全書·論治》："其有最可哂者，則每以不寒不熱，兼補兼瀉之劑，確然投之。"

　　省 ①（xǐng 醒）視，察看。《說文》："省，視也。"②明白。《列子·楊朱》："實僞之辨，如此其省也。"③知覺，醒。《局方發揮》："卒中不省。"④反省。《論語十則》"吾日三省吾身。" ⑤考校。《中庸》："日省月試。"⑥（shěng 眚）宮禁，官署名。《靈樞敘》："其書送秘書省國子監。"⑦減省，節省。《晉侯有疾》："四姬有省猶可。"

　　施 ①旗貌。《說文》："施，旗旖施也。" ②施行，實行。《荀子·天論》："有齊而無畸，則政令不施。"③施加。《大學》："爭民施奪。"④推行。《論語二十章》："己所不欲，勿施於人。"⑤誇張。《論語二十章》："願無伐善，無施勞。"⑥大尺。《管子·地員》："夫管仲之匡天下也，其施七尺。"注："施，大尺之名也。共長七尺。"⑦（yì 易）蔓延。《詩經·東山》："果蠃之實，亦施于宇。"

　　師 ①軍隊編制單位。《說文》："師，二千五百人爲師。" ②軍隊。《論語二十章》："加之以師旅。"《用藥如用兵論》："所以老其師" ③人衆。《大學》："殷之未喪師。"④老師。《許行章》："師死而遂倍之。"⑤效法。《孟子·離婁上》："莫若師文王。"⑥官名。《醫師章》："醫師掌醫之政令。"

　　史 ①史官，記事的人。《說文》："史，記事者也。"《左傳·宣公二年》："董狐，古之良史也。"②言詞浮華。《論語二十章》："文勝質則史。"③史書。《論語·衛靈公》："吾猶見史之闕文。"

· 　　**士** ①事。《說文》："士，事也。"②男子之美稱。《詩·摽有梅》："求我庶士，迨其吉兮！"③貴族之最低一級。《曾子天圓》："士之祭牲特豕。"④讀書人。士農工商四民之一。

《論語二十章》："士不可以不弘毅，任重而道遠。"⑤士兵。《楚辭·國殤》："矢交墜兮士爭先。"⑥通"仕"，作官。《論語二十則》："不士無義。"⑦通"事"，從事，用作動詞。《詩·東山》："制彼裳衣，勿士行枚。"

侍 ①承。《說文》："侍，承也。"②服侍，陪從於尊長之側。《論語二十章》："顏淵季路侍。"

試 ①用，使用。《說文》："試，用也。"《禮記·樂記》："兵革不試，五刑不用。"②考校，考試。《中庸》："日省月試。"③嘗試。《易·無妄》："無妄之藥，不可試也。"④試驗。《孫子列傳》："可以小試勒兵乎？"⑤試着。《儵忽與渾沌》："嘗試鑿之。"

恕 ①仁爱，能推己及人。《說文》："恕，仁也。"《說文長箋》："如心爲恕。會意。"《論語二十章》："子曰：'其恕乎。己所不欲，勿施於人。'"②寬恕，寬容。《離騷》："羌內恕已以量人兮，各興心而嫉妒。"《戰國策·趙策四》："竊自恕，而恐太后玉體之有所郄也。"

帥 ①佩巾。《說文》："帥，佩巾也。"②軍中主將，統帥。《論語二十則》："三軍可奪帥也，匹夫不可奪志也。"③統治。《大學》："堯舜帥天下以仁，而民從之。"④引導，帶頭。《論語·顏淵》："子帥以正，孰敢不正？"⑤遵循。《禮記·王制》："命鄉簡不帥教者以告。"⑥通"率"，率領。《國策·趙策》："知伯帥趙韓魏而伐范中行氏。"《楚辭·離騷》："飄風屯其相離兮，帥雲霓而來御。"

素 ①白色生帛。《說文》："素，白致繒也。"《許行章》："冠素。"②原本素質。《老子》："見素抱樸。"《馬蹄》："素樸而民性得矣。"③空，有德而無位。《與薛壽魚書》："素位而行學"④向來。《傷寒論序》："餘宗族素多。"《迹府》："素聞先生高誼。"⑤原來。《汗吐下三法該盡治病詮》："夫病之一物，非人身素有之也。"⑥平素。《不失人情論》："有素所相知，苟且圖功。"⑦書名，《素問》的簡稱。《類經序》："今之業醫者，亦置《靈》《素》於罔聞。"

泰 ①滑利。《說文》："泰，滑也。"②通達。《周易·序卦》："泰，通也。"③平安。《易·說卦》："履而泰，然後安。"④寬裕舒泰。《論語·子路》："泰而不驕。"⑤過甚，過分。《老子》："是以聖人去甚去奢去泰。"⑥奢侈。《大學》："驕泰以失之。"⑦極，最。《莊子·天地》："泰初有無。"

同 ①合會。《說文》："同，合會也。"②諸侯同朝天子曰同。《論語二十章》："宗廟會同，非諸侯而何？"③相同。《許行章》："布帛長短同，則賈相若。"《晉侯有疾》："內官不及同姓。"④同一。《論語二十章》："鳥獸不可與同羣！"⑤阿比。《齊侯疥痁》："據亦同也，焉得爲和？"《論語·子路》："君子和而不同，小人同而不和。"⑥大同：理想的太平世界。《大同》："故外戶而不閉，是謂大同。"

往 ①前去，與"來"相對。《說文》："往，之也。"《中庸》："厚往而薄來，所以懷諸侯也。"②過去。《論語二十章》："往者不可諫，來者猶可追。"③行。《系辭》："慎斯術也以往。其無所失矣。"④借喻死。《左傳·僖公九年》："送往事居。"杜預注："往，死者；居，生者。"⑤（wàng）歸向。《史記·孔子世家贊》："雖不能至，然心嚮往之。"

唯 ①（wěi）應答聲。《說文》："唯，諾也。"《論語·述而》："曾子曰：'唯。'"

②（wéi）獨，只有。《論語》："唯我與爾有是夫。"③因爲。《楚辭·離騷》："指九天以爲正也，夫唯靈脩之故也。"④句首語氣助詞。《論語二十章》："唯求則非邦也與。"⑤猶"雖"。《墨子·尚同》："唯毋欲我同，不可得也。"

謂 ①說，用於評論人物。《說文》："謂，報也。"《墨子之齊》："日者曰：'我謂先生不可以北！'"《論語二十章》："可謂好學也已。"②對……說。《檀弓》："公謂侍者曰："如我死，則必毋廢斯爵也。"③說的。《論語二十章》："子貢曰：《詩》云：'如切如磋，如琢如磨。'其斯之謂與？"《老子六章》："此兩者同出而異名，同謂之玄。"④叫做，稱爲。《四時》："使能之謂明，聽信之謂聖。"《繫辭上》："一陰一陽之謂道。"

憮 ①愛。《說文》："憮，愛也。"②憮然：失意貌。《論語二十章》："夫子憮然，曰：鳥獸不可與同羣！吾非斯人之徒與而誰與？"朱熹注："憮然，猶悵然，惜其不喻己意也。"③通"嫵"，媚好貌。《漢書·張敞傳》："又爲婦畫眉，長安中傳張京兆眉憮。"

徙 ①遷移。《說文》："徙，移也。"《論語二十章》："聞義而不能徙。"②避。《廣雅·釋詁》："徙，避也。"③取。《國語·吳語》："徙其大舟。"

先 ①前進。《說文》："先，前進也。"②首先。《論語二十章》："子將奚先？"《迹府》："此先教而後師之也。"③祖先。《孔子世家》："其先宋人也。"《東垣老人傳》："其先世居真定。"④稱已故者。《齊侯疥痁》："豐於先君有加矣。"⑤先聘。《莊子·秋水》："楚王使二大夫往先焉。"⑥超過。《天瑞》："物莫先焉。"《許行章》："未能或之先也。"⑦先行。《五蠹》："身執耒臿以爲民先。"⑧倡導，首唱。《修身》："以善先人者謂之教。"又曰："以不善先人者謂之諂。"⑨優先。《老子六章》："是以聖人後其身而身先。"

鮮 ①（xiān）魚。《說文》："鮮，魚也。"《老子》："治大国若烹小鮮。"②新鮮。徐靈胎《慎疾芻言·論製劑》："古之醫者，皆自采鮮藥。"③（xiǎn）少。《晉靈公不君》："靡不有初，鮮克有終。"《中庸》："民鮮能久矣。"

閑 ①柵欄。《說文》："閑，闌也。"②捍衛。《予豈好辯哉》："閑聖人之道。"③防閑。《說苑·雜言》："故曰君子不可不嚴也，小人不可不閑也。"④通"閒"，閒暇。李紳《古風》："四海無閑田，農夫猶餓死。"⑤熟習。《修身》："多見曰閑。"注："閑，習也。"

相 ①（xiàng）視，觀察。《說文》："相，省視也。"《大同》："相鼠有體，人而無禮。"《汗下吐三法該盡治病詮》："各相其病之所宜而用之。"②贊禮者。《論語二十章》："願爲小相焉。"③輔助，輔佐。《洪範》："相協厥居。"《晉靈公不君》："主相晉國，於今八年。"④丞相，宰相。《孔子世家》："王之輔相有如顏回者乎？"《華佗傳》："沛相陳珪舉孝廉。"⑤面相。《史記·李將軍列傳》："豈吾相不當侯邪？"⑥農曆七月的別稱。《爾雅·釋天》："七月爲相。"⑦（xiāng）相互。《老子六章》："音聲相和。"袁枚《徐靈胎先生傳》："此陰陽相搏證也。"⑧指代動作對象。《傷寒論序》："相對斯須，便處湯藥。"⑨遞相，相繼。《齊侯疥痁》："遲速本末以相及。"⑩比較，相差。《許行章》："或相倍蓰，或相什百，或相千萬。"

脩 ①乾肉。《說文》："脩，脯也。"《禮記·內則》："牛脩、鹿脯。"②善，美。《離騷》："恐脩名之不立。"③修好。《人情》："講信脩睦。"④建立。《人情》："脩十義。"⑤修訂。《晉侯有疾》："夕以脩令。"⑥修養。《大學》："欲脩其身者，先正其心。"⑦修長。《離騷》：“路曼曼其脩遠兮。”⑧研習。《論語二十章》：“德之不脩。” ⑨修治。《莊辛說楚襄王》：“不知夫射者方將脩其碆盧，治其矰繳。”⑩賢者。《離騷》：“謇吾法夫前脩兮。”

眩 ①眩晕。《說文》：“眩，目無常主也。”《扁鵲傳》：“目眩然而不瞚。”②迷惑。《中庸》：“敬大臣則不眩。”

言 ①說話。《說文》：“言，直言曰言，論難曰語。”《論語二十章》：“食不言，寢不語。”②言語，話。《檀弓》：“有子之言似夫子。”③學說，理論。《許行章》：“有爲神農之言者。” ④字。《論語二十則》：“有一言而可以終身行之者乎？”⑤動詞前綴。《左传僖公九年》：“言歸於好。”

野 ①郊外。《說文》：“野，郊外也。” ②田野。《予豈好辯哉》：“民有飢色。野有餓莩。”《天瑞》：“見榮啟期行乎郕之野。” ③粗野。《論語二十章》：“質勝文則野。”④不通達。《論語二十章》：“野哉，由也！”⑤民間，與“朝”相對。《漢書藝文志序》：“禮失而求諸野。”⑥未經人工馴化培植的動植物。《本草綱目·麥門冬》：“麥門冬，古人唯用野生者。”

夷 ①少數民族。《說文》：“夷，平也。从大从弓。東方之人也。”泛指邊遠地區。《王孫圉論楚寶》“楚雖蠻夷，不能寶也。”《許行章》：“吾聞用夏變夷者，未聞變於夷者也。”②平坦。《堯典》：“厥民夷，鳥獸毛毨。”《莊子·胠篋》：“夫川竭而谷虛，丘夷而淵深。”③傷。《周易·序卦》：“夷者，傷也。”④滅族。《漢書·李廣傳》：“大臣亡罪夷滅者數十家。”⑤倨傲。《荀子·修身》：“不由禮則夷固僻違。”

抑 ①按捺。《說文》：“抑，按也。”②遏止。《予豈好辯哉》：“昔者禹抑洪水而天下平。”③壓抑。《離騷》：“屈心而抑志兮，忍尤而攘詬。”④克制。《養生論》：“識厚味之害性，故棄而弗顧，非貪而後抑也。”⑤連詞。表轉折。《晉侯疾病》：“抑此二者，不及君身。”⑥連詞。表選擇。《中庸》：“南方之強與？北方之強與？抑而強與？” ⑦語氣助詞。《良方自序》：“抑又取之有早晚。”

膺 ①胸。《說文》：“膺，胸也。”《晉侯夢大厲》：“搏膺而踊。”《中庸》：“拳拳服膺。”②抵擋。《許行》：“戎狄是膺。”又曰：“無父無君，是周公所膺也。”④接受。《後漢書·班固傳》：“膺萬國之貢珍。”

友 ①朋友，同志爲友。《說文》：“友，同志爲友。”《論語二十章》：“益者三友，損者三友。”②親近。《關雎》：“窈窕淑女，琴瑟友之。”③兄弟相親曰友。《詩·六月》：“張仲孝友。”注：“善父母曰孝，善兄弟曰友。”④結交。《論語·學而》：“無友不如己者。”《丹溪翁傳》：“非其友不友。”

牖 ①窗，朝南的窗戶。《說文》：“牖，穿壁以木爲交窗也……牖所以見日。”《老子》：“鑿戶牖以爲室。”《論語十則》：“自牖執其手。”②通“誘”，誘導。魏源《客懷》：“幸遇廣成子，牖我先天方。”

踰 ①越過，跨越。《說文》：“踰，越也。”②超越，超過。《論語二十章》：“七十而從心所欲，不踰矩。”《素問·陰陽脈解》：“踰垣上屋。”③通“遙”，遠。《後漢書·馮衍傳》：“陟隴山以踰望兮，眇然覽於八荒。”

語 ①談話，談論。《說文》："語，論也。"《論語二十章》："食不言，寢不語。" ②話語，言論。《五蠹》："無先王之語，以吏爲師。" ③諺語，俗語。《莊辛説楚襄王》："臣聞鄙語曰：'見兔而顧犬，未爲晚也。'" ④語言。《孟子·滕文公下》："有楚大夫於此，欲其子之齊語也。" ⑤（yù）告訴。《論語二十章》："居！吾語汝。"《扁鵲列傳》："閒與語曰。"

豫 ①大象。《說文》："豫，象之大者。" ②悅樂，安適。《洪範》："曰豫，恒燠若。" 孔氏傳："君行逸豫，則常燠順之。" ③厭煩。《莊子·應帝王》："何問之不豫也。" ④猶豫不定。《離騷》："心猶豫而狐疑兮。" ⑤通"預"，預備，預謀。《中庸》："凡事，豫則立，不豫則廢。"

則 ①介畫物之差等。《說文》："則，等畫物也。"段注："等畫物者，定其差等而各爲介畫也。今俗云科則是也。介畫之，故從刀。引申之爲法則，假借之爲語詞。" ②法則。《書·五子之歌》："有典有則。"《局方發揮》："必於是取則焉。" ③依照，效法。《師傳》："則而行之。"《許行章》："惟天爲大，惟堯則之。" ④就。《素問·四氣調神大論》："從陰陽則生，逆之則死。"《孟子·告子上》："思則得之，不思則不得也。" ⑤量詞。猶"條"。《瘟病條辨·中焦篇六九》："聊列數則，以備規矩。"

賊 ①敗。《說文》："賊，敗也。" ②害傷。《論語十則》："其蔽也賊。"《法儀》："而不欲人之相惡相賊也。" ③害良傷義曰賊。《荀子·修身》："害良曰賊。"《兼愛》："雖至天下之爲盜賊者亦然。" ④行刺，暗殺。《晉靈公不君》："使鉏麑賊之。" ⑤害人者，盜賊。《晉靈公不君》："反不討賊。"《大同》："盜竊亂賊而不作。"

振 ①舉起。《說文》："振，舉救也。"賈誼《過秦論》："振長策而御宇內。" ②救。《許行章》："又從而振得之。" ③振動，抖動。《漁父》："新沐者必彈冠，新浴者必振衣。" ④奮起。《禮記·月令》："東風解凍，蟄蟲始振。" ⑤正。《管子·小問》："以振其淫。" ⑥怒。《素問·氣交變大論》："其變振發。"

質 ①抵押，以物或人作保證。《說文》："質，以物相贅也。"《戰國策·燕策》："燕太子丹質於秦。" ②本質，實質。《天瑞》："太素者，質之始也。"《荀子·勸學》："其質非不美也。" ③樸實，質樸。《論語二十章》："質勝文則野。" ④質地。《本草綱目·白花蛇》："黑質白花。" ⑤對質，驗證。《中庸》："質諸鬼神而無疑。" ⑥質問。揚雄《太玄經·玄數》："爰質其所疑。" ⑦箭靶。《周禮·司裘》鄭玄注："四寸曰質。"

衆 ①衆多。《說文》："衆，多也。"《國語·周語》："人三爲衆。"《史記·五帝本紀》："衆功皆興。" ②百姓。《大學》："慈者，所以使衆也。" ③普通的，一般的。《列子·力命》："衆醫也，亟屏之。"

琢 ①雕琢。《說文》："琢，治玉也。" 《論語二十章》："子貢曰：《詩》云'如切如磋，如琢如磨'，其斯之謂與？" ②修飾。王安石《憶昨詩示諸外弟》："刻章琢句獻天子，釣取薄祿歡庭闈。"

子 ①地支首位。《說文》："子，十一月陽气動，萬物滋，人以爲偁。"段玉裁注："《律書》：子者，滋也。" ②子女。《倉公傳》："生子不生男，緩急無可使者。" ③男女通稱。《大學》："之子于歸。" ④對男子的尊稱。《許行章》："許子必種粟而後食乎？" ⑤古人稱老師曰子。《論語二十章》："子曰：'三軍可奪帥也，匹夫不可奪志也。'" ⑥四等爵位。《孔子世家》：“且楚之祖，封於周，號爲子男，五十里。”

祖 ①宗廟。《說文》：“祖，始廟也。”《周禮·考工記》：“左祖右社。”鄭玄注：“祖，宗廟。”②祖先。《孔子世家》：“且楚之祖，封於周，號爲子男，五十里。”③祖父。《爾雅·釋親》：“祖，父之父也。”④本，始。《曾子天圓》：“神靈者，品物之本也，而禮樂仁義之祖也。”⑤效法。《廣雅·釋詁》：“祖，法也。”《羣經古方論》：“秦越人祖述《黃帝内經》。”⑥祭路神。《左传·昭公七年》：“公将往，梦襄公祖。”杜预注：“祖，祭道神。”⑦餞別。《儀禮·既夕禮》：“有司請祖期。”

罪 ①魚網。《說文》：“罪，捕魚竹網。”②犯法。《墨子·經說上》：“罪，犯禁也。”③罪過。《孟子·公孫醜下》：“此寡人之罪也。”④懲處，處罰。《五蠹》：“以其犯禁也，罪之。”⑤指責，怪罪。《予豈好辯哉》：“罪我者，其惟春秋乎？”

作 ①起來。《說文》：“作，起也。”《論語二十章》：“舍瑟而作。”②興起，產生。《老子六章》：“萬物作焉而不辭。”③出現。《予豈好辯哉》：“聖王不作，諸侯放恣。”④製作，造。《天論》：“天作高山。”⑤撰寫，著述。《予豈好辯哉》：“孔子懼，作春秋。”⑥生。《洪範》：“潤下作鹹。”⑦則，就。《洪範》：“從作乂。”

練 習（一）

一、單項選擇

1．"許子冠乎"中"冠"字 　　　　　　　　　　　　　　　　　　（　）
A．名詞用如動詞法　B．名詞作狀語　C．名詞的使動用法　D．名詞的意動用法

2．"民無能名焉"中"名"字 　　　　　　　　　　　　　　　　　　（　）
A．名詞用如動詞　B．名詞作狀語　C．名詞的使動用法　D．名詞的意動用法

3．"罪我者，其唯春秋乎"中"罪"字 　　　　　　　　　　　　　　（　）
A．名詞用如動詞　B．名詞作狀語　C．名詞的使動用法　D．名詞的意動用法

4．"不獨子其子"中前一個"子"字 　　　　　　　　　　　　　　　（　）
A．名詞用如動詞　B．名詞作狀語　C．名詞的使動用法　D．名詞的意動用法

5．"勞之來之"中"來"字 　　　　　　　　　　　　　　　　　　　（　）
A．名詞用如動詞　B．動詞用如名詞　C．動詞的使動用法　D．動詞的爲動用法

6．"明明德"中前一個"明"字 　　　　　　　　　　　　　　　　　（　）
A．形容詞用如名詞　B．形容詞用如動詞　C．形容詞的使動用法　D．形容詞的意動用法

7．"上老老而民興孝"中第一個"老"字 　　　　　　　　　　　　　（　）
A．形容詞用如名詞　B．形容詞用如動詞　C．形容詞的使動用法　D．形容詞的意動用法

8．"老者安之"中"安"字 　　　　　　　　　　　　　　　　　　　（　）
A．形容詞用如名詞　B．形容詞用如動詞　C．形容詞的使動用法　D．形容詞的意動用法

9．"各親其親，各子其子"中前一個"親"字 　　　　　　　　　　　（　）
A．形容詞用如名詞　B．形容詞用如動詞　C．形容詞的使動用法　D．形容詞的意動用法

10．"以賢勇知"中"賢"字 　　　　　　　　　　　　　　　　　　（　）
A．形容詞用如名詞　B．形容詞用如動詞　C．形容詞的使動用法　D．形容詞的意動用法

11．"戎狄是膺"的句法特點是 　　　　　　　　　　　　　　　　　（　）
A．主謂倒裝　B．賓語前置　　C．介賓前置　　D．定語後置

12．"北方之學者，未能或之先也"的句法特點是 　　　　　　　　　（　）
A．主謂倒裝　B．賓語前置　　C．介賓前置　　D．定語後置

13．"則莫我敢承"的句法特點是 　　　　　　　　　　　　　　　　（　）
A．主謂倒裝　B．賓語前置　　C．介賓前置　　D．定語後置

14．"未之有也"的句法特點是 　　　　　　　　　　　　　　　　　（　）
A．主謂倒裝　B．賓語前置　　C．介賓前置　　D．定語後置

15．"大道之行也，與三代之英，丘未之逮也"的句法特點是 　　　　（　）
A．主謂倒裝　B．賓語前置　　C．介賓前置　　D．定語後置

16. "許子奚爲不自織"的句法特點是 　　　　　　　　　(　)
    A. 主謂倒裝　　　B. 賓語前置　　　C. 介賓前置　　　D. 定語後置
17. "君哉，舜也"的句法特點是 　　　　　　　　　　　(　)
    A. 主謂倒裝　　　B. 賓語前置　　　C. 介賓前置　　　D. 定語後置
18. "大哉，堯之爲君"的句法特點是 　　　　　　　　　(　)
    A. 主謂倒裝　　　B. 賓語前置　　　C. 介賓前置　　　D. 定語後置
19. "荆舒是懲"的句法特點是 　　　　　　　　　　　　(　)
    A. 主謂倒裝　　　B. 賓語前置　　　C. 介賓前置　　　D. 定語後置
20. "大人世及以爲禮"的句法特點是 　　　　　　　　(　)
    A. 主謂倒裝　　　B. 賓語前置　　　C. 介賓前置　　　D. 定語後置

二、多項選擇

1. "蟲"字的詞義解釋正確的有 　　　　　　　　　　(　　)
   A. 毛蟲之精者曰麟。(《曾子天圓》)　　　　蟲：指獸類。
   B. 羽蟲之精者曰鳳。(《曾子天圓》)　　　　蟲：指鳥類。
   C. 介蟲之精者曰龜。(《曾子天圓》)　　　　蟲：指龜鼈之類。
   D. 鱗蟲之精者曰龍。(《曾子天圓》)　　　　蟲：指魚類。
   E. 倮蟲之精者曰聖人。(《曾子天圓》)　　　蟲：指人類。

2. "施"字的詞義解釋正確的有 　　　　　　　　　　(　　)
   A. 有齊而無畸，則政令不施。(《荀子·天論》)　　施：施行；實行。
   B. 願無伐善，無施勞。(《公冶長》)　　　　　　施：表白。
   C. 己所不欲，勿施於人。(《衛靈公》)　　　　　施：施行。
   D. 爭民施奪。(《大學》)　　　　　　　　　　　施：相互。
   E. 吐氣者使而含氣者化，是以陽施而陰化也。(《曾子天圓》)　施：施加。

3. 含有古今字的句子有 　　　　　　　　　　　　　(　　)
   A. 其禍將然。(《曾子天圓》)
   B. 選賢與能。(《大同》)
   C. 知者樂水，仁者樂山。(《雍也》)
   D. 故好而知其惡。(《大學》)
   E. 兄良，弟弟……(《人情》)

4. 含有古今字的句子有 　　　　　　　　　　　　　(　　)
   A. 趨而辟之。(《微子》)
   B. 莫春者，春服既成。(《先進》)
   C. 昔者，孔子没。(《許行章》)
   D. 秋陽以暴之。(《許行章》)
   E. 從許子之道，則市賈不貳，國中無僞。(《許行章》)

5. 含有通假字的句子有 　　　　　　　　　　　　　(　　)
   A. 以吾一日長乎爾。(《先進》)

B.師死而遂倍之。(《許行章》)

C.邪說暴行有作。(《予豈好辯哉》)

D.女與回也孰愈？(《公冶長》)

E.吾弗爲之也。(《中庸》)

6.　含有通假字的句子有　　　　　　　　　　　　　　(　　　　　　　)

A.鼓瑟希。(《先進》)

B.一家仁，一國興仁。(《大學》)

C.或相什百，或相千萬。(《許行章》)

D.皜皜乎不可尚已！(《許行章》)

E.道其不行矣夫！(《中庸》)

7.　含有異體字的句子有　　　　　　　　　　　　　　(　　　　　　　)

A.凡事不彊則枉。(《武王踐阼》)

B.是謂拂人之性，菑必逮夫身。(《大學》)

C.仲尼之歎，蓋歎魯也。(《大同》)

D.俱則靁，交則電。(《曾子天圓》)

E.體羣臣也。(《中庸》)

8.　含有異體字的句子有　　　　　　　　　　　　　　(　　　　　　　)

A.飽食煖衣。(《許行章》)

B.何爲四靈。(《人情》)

C.心不在焉。(《大學》)

D.飲食男女，人之大欲存焉。(《大學》)

E.宐其家人。(《大學》)

9.　句中"惡"字注音正確的有　　　　　　　　　　　(　　　　　　)

A.色惡，不食。(《鄉黨》)　　　　　　　　惡(è)

B.人莫知其子之惡。(《大學》)　　　　　　惡(wù)

C.惡乎相忘。(《武王踐阼》)　　　　　　　惡(wū)

D.此謂唯仁人爲能愛人，能惡人。(《大學》)　惡(wù)

E.如惡惡臭。(後一惡字)(《大學》)　　　　惡(ě)

10.　表被動關係的句子有　　　　　　　　　　　　　(　　　　　　)

A.見賢而不能舉。(《大學》)

B.勞力者治於人。(《許行章》)

C.兔不可複得，而身爲宋國笑。(《五蠹》)

D.吾聞用夏變夷者，未聞變於夷者也。(《許行章》)

E.治人者食於人。(《許行章》)

三、詞義辨析

1.子

①之子於歸。(《大學》)

②子曰："三軍可奪帥也，匹夫不可奪志也。"（《子罕》）

2．殺

①親親之殺，尊賢之等。（《中庸》）

②爭奪相殺，謂之人患。（《人情》）

3．中

①中立而不倚，強哉矯。（《中庸》）

②從容中道，聖人也。（《中庸》）

4．居

①居則曰："不吾知也。"（《先進》）

②居！吾語汝。（《陽貨》）

5．量

①月以爲量。（《人情》）

②唯酒無量。（《鄉黨》）

6．放

①距楊墨，放淫辭。（《滕文公下》）

②諸侯放恣，處士橫議。（《滕文公下》）

7．舉

①龍非風不舉。（《曾子天圓》）

②其人存，則其政舉。（《中庸》）

8．食

①治於人者食人。（《許行章》）

②食不厭精。（《鄉黨》）

9．則

①惟天爲大，惟堯則之。（《許行章》）

②先生之方能若是，則太子可生也。（《扁鵲傳》）

10．師

①殷之未喪師。（《大學》）

②加之以師旅。（《先進》）

四、今譯

1．子曰："吾十有五而志于學，三十而立，四十而不惑，五十而知天命，六十而耳順，七十而從心所欲，不踰矩。"（《爲政》）

2．孔子曰："益者三友，損者三友。友直，友諒，友多聞，益矣。友便辟，友善柔，友便佞，損矣。"（《季氏》）

3．大學之道，在明明德，在親民，在止於至善。（《大學》）

4．所謂平天下在治其國者，上老老而民興孝，上長長而民興弟，上恤孤而民不倍。是以君子有絜矩之道也。（《大學》）

5．子曰："素隱行怪，後世有述焉，吾弗爲之也。君子遵道而行，半塗而廢，吾弗能已

矣。君子依乎中庸，遯世不見知而不悔，唯聖者能之。”（《中庸》）

6．凡爲天下國家有九經：曰脩身也，尊賢也，親親也，敬大臣也，體羣臣也，子庶民也，來百工也，柔遠人也，懷諸侯也。（《中庸》）

7．孔子曰：“大哉，堯之爲君！惟天爲大，唯堯則之，蕩蕩乎，民無能名焉！君哉，舜也！巍巍乎，有天下而不與焉！”（《许行章》）

8．“吾聞用夏變夷者，未聞變於夷者也。陳良，楚產也，悅周公、仲尼之道，北學於中國；北方之學者，未能或之先也。（《许行章》）

9．毛蟲之精者曰麟，羽蟲之精者曰鳳，介蟲之精者曰龜，鱗蟲之精者曰龍，倮蟲之精者曰聖人。（《曾子天圓》）

10．龍非風不舉，龜非火不兆。此皆陰陽之際也，兹四者所以役於聖人也。（《曾子天圓》）

五、簡答

1．什麼是工具書？它的作用是什麼？

2．工具書的編排方法最常見的有哪幾種？

3．簡述“依憑虛詞”在句讀方法上的運用。

4．簡述“判別句式特點”在句讀方法上的運用。

六、填空

1．我國最早的字典是_____，最早的詞典是_____。

2．我國現存最早的目錄文獻是_____代_____所撰的_____。

3．我國現存最大的中醫類書是_____代_____等人編撰的_____。

4．我國工具書用“字典”的專稱自_____始，而迄今收字最多的字典是_____。

5．《經傳釋詞》的著者是_____，《詞詮》的著者是_____，這兩部書都是查檢古漢語_____的專著。

6．“句讀”的“讀”，讀音爲_____。

7．古代把文句斷開最常用的符號有_____和_____兩個。

8．《禮記·學記》“一年視離經辨志”，句中“離經”的意思是_____，“辨志”的意思是_____。

9．给古文断句，有三个方面的知识是比较重要的。它们分别是_____、_____、_____。

10．一般来说，给古文断句可以归纳为四种常用方法，它们分别是_____、_____、_____、_____。

七、閲讀

齊桓晋文之事章

齊宣王問曰。齊桓晋文之事。可得聞乎。孟子對曰。仲尼之徒。無道桓文之事者。是以後世無傳焉。臣未之聞也。無以。則王乎。曰。德何如。則可以王矣。曰。保民而王。莫之能禦也。曰。若寡人者。可以保民乎哉。曰。可。曰。何由知吾可也。曰。臣聞之胡齕曰。王坐於堂上。有牽牛而過堂下者。王見之。曰。牛何之。對曰。將以釁鐘。王曰。舍之。吾不忍其觳觫。若無罪而就死地。對曰。然則廢釁鐘與。曰。何可廢也。以羊易之。不識有諸。曰。有之。曰。是心足以王矣。百姓皆以王爲愛。臣固知王之不忍也。王曰。然。誠有百姓者。齊國雖褊小。吾何愛一牛。即不忍其觳觫。若無罪而就死地。故以羊易之也。曰。王無異於百姓之以王爲愛也。以小易大。彼惡知之。王若隱其無罪而就死地。則牛羊何擇焉。王笑曰。是誠何心哉。我非愛其財而易之以羊也。宜乎百姓之謂我愛也。曰。無傷也。是乃仁術也。見牛未見羊也。君子之于禽獸也。見其生。不忍見其死。聞其聲。不忍食其肉。是以君子遠庖廚也。王說。曰。詩云。他人有心。予忖度之。夫子之謂也。夫我乃行之。反而求之。不得吾心。夫子言之。於我心有戚戚焉。此心之所以合於王者。何也。曰。有復於王者曰。吾力足以舉百鈞。而不足以舉一羽。明足以察秋毫之末。而不見輿薪。則王許之乎。曰。否。今恩足以及禽獸。而功不至於百姓者。獨何與。然則一羽之不舉。爲不用力焉。輿薪之不見。爲不用明焉。百姓之不見保。爲不用恩焉。故王之不王。不爲也。非不能也。曰。不爲者與不能者之形。何以異。曰。挾太山以超北海。語人曰。我不能。是誠不能也。爲長者折枝。語人曰。我不能。是不爲也。非不能也。故王之不王。非挾太山以超北海之類也。王之不王。是折枝之類也。老吾老。以及人之老。幼吾幼。以及人之幼。天下可運於掌。詩云。刑于寡妻。至于兄弟。以御于家邦。言舉斯心加諸彼而已。　故推恩足以保四海。不推恩無以保妻子。古之人所以大過人者。無他焉。善推其所爲而已矣。今恩足以及禽獸。而功不至于百姓者。獨何與。權。然後知輕重。度。然後知長短。物皆然。心爲甚。王請度之。抑王興甲兵。危士臣。構怨於諸侯。然後快於心與。王曰。否。吾何快於是。將以求吾所大欲也。曰。王之所大欲。可得聞與。王笑而不言。曰。爲肥甘不足以口與？輕煖不足於體與。抑爲采色不足視於目與。聲音不足聽於耳與。便嬖不足使令於前與。王之諸臣。皆足以供之。而王豈爲是哉。否。吾不爲是也。曰。然則王之所大欲可知已。欲辟土地。朝秦楚。莅中國。而撫四夷也。以若所爲。求若所欲。猶緣木而求魚也。王曰。若是其甚與。曰。殆有甚焉。緣木求魚。雖不得魚。無後災。以若所爲。求若所欲。盡心力而爲之。後必有災。曰。可得聞與。曰。鄒人與楚人戰。則王以爲孰勝。曰。楚人勝。曰。然則小固不可以敵大。寡固不可以敵衆。弱固不可以敵強。海內之地。方千里者九。齊集有其一。以一服八。何以异於鄒敵楚哉。蓋亦反其本矣。今王發政施仁。使天下仕者皆欲立於王之朝。耕者皆欲耕於王之野。商賈皆欲藏於王之市。行旅皆欲出於王之塗。天下之欲疾其君者。皆欲赴愬於王。其若是。孰能禦之。王曰。吾惛。不能進於是矣。願夫子輔吾志。明以教我。我雖不敏。請嘗試之。曰。無恆産而有恆心者。惟士爲能。若民。則無恆産。因無恆心。苟無恆心。放辟。邪侈。無不爲已。及陷於罪。然後從而刑之。是罔民也。焉有仁人在位。罔民而可爲也。是故。明君制民之産。必使仰足以事父母。俯足以畜妻子。樂歲終身飽。凶年免於死亡。然後驅而之善。故民之從之也輕。今也。制民之産。仰不足以事父母。俯不足以畜妻子。樂歲終身苦。凶年不免於死亡。此惟救死而恐不贍。奚暇治禮義哉。王欲行之。則盍反其本矣。五畝之宅。樹之以桑。五十者可以衣帛矣。雞豚狗彘之畜。無失其時。七十者可以食肉矣。百畝之田。勿奪其時。八口之家可以無饑矣。謹庠序之教。申之以孝悌之義。頒白者不負戴於道路矣。老者衣帛食肉。黎民不饑不寒。然而不王者。未之有也。（選自《孟子·梁惠王上》）

要求：

1. 指出文中含有特殊句法的句子。
2. 指出文中含有詞類活用的句子。
3. 指出文中含有古今字的句子。
4. 指出文中含有異體字的句子。
5. 概括本文的的主旨。
6. 孟子在本文中提出的"保民而王"的根本措施是什麼？體現了孟子的什麼思想？

六、

晉靈公不君

　　晉靈公不君[1]。厚斂以彫牆[2]，從臺上彈人[3]，而觀其辟丸也[4]。宰夫胹熊蹯不熟[5]，殺之，寘諸畚[6]，使婦人載以過朝[7]。趙盾、士季見其手[8]，問其故，而患之。將諫，士季曰："諫而不入，則莫之繼也。會請先[9]，不入，則子繼之。"三進及溜[10]，而後視之。曰："吾知所過矣，將改之。"稽首而對曰[11]："人誰無過？過而能改，善莫大焉。《詩》曰：'靡不有初，鮮克有終[12]。'夫如是，則能補過者鮮矣。君能有終，則社稷之固也[13]，豈惟羣臣賴之[14]。又曰：'袞職有闕，惟仲山甫補之[15]。'能補過也。君能補過，袞不廢矣。"

　　猶不改。宣子驟諫[16]。公患之，使鉏麑賊之[17]。晨往，寢門闢矣[18]。盛服將朝[19]，尚早，坐而假寐[20]。麑退，歎而言曰："不忘恭敬，民之

----

[1] 晉靈公：名夷皋(公元前620—前607年在位)，晉襄公之子，文公之孫，是歷史上有名的暴君。　君：像國君。用作動詞。
[2] 斂：賦斂。　彫：畫。指用彩畫裝飾。
[3] 彈人：用彈子射人。
[4] 辟：同"避"，躲避。　丸：彈子。
[5] 宰夫：廚子，主國君之饍食。　胹(ér 而)：烹煮，燉。　熊蹯(fán 煩)：熊掌。
[6] 寘(zhì 至)：放置。　畚(běn 本)：用樹條或竹篾編織的盛物器具。
[7] 婦人：指宮女。　載：用車裝。　過朝：經過朝廷。
[8] 趙盾：晉國正卿，諡號宣子。　士季：名會，晉國大夫。
[9] 先：此謂先諫。
[10] 三進：指進門、入庭、上階。　溜：屋檐滴水處。
[11] 稽(qǐ 起)首：古時一種拜禮，叩頭至地，是九拜中最恭敬的。
[12] "靡不"二句：引自《詩·蕩》。鮮，少。克，能。
[13] 社稷：國家。社，土神。稷，穀神。古代君主都祭社稷，後用"社稷"代表國家。
[14] 羣："群"的異體字。
[15] "袞(gǔn 滾)職"二句：引自《詩·烝民》。大意是說周宣王有沒盡職的地方，只有仲山甫來彌補。袞職，古代指帝王的職事。亦借指帝王。袞，古代帝王穿的繪有卷龍的龍袍。闕，通"缺"，過失。仲山甫，周宣王卿士，輔佐宣王中興。
[16] 驟：屢次，多次。
[17] 鉏麑(chú ní 除泥)：晉國力士。　賊：殺害。
[18] 寢門：臥室的門。　闢：開。
[19] 盛服：謂服飾齊整。表示嚴肅端莊。
[20] 假寐：不脫衣冠小睡。

主也。賊民之主，不忠；弃君之命，不信。有一於此，不如死也。"
觸槐而死。

秋九月，晉侯飲趙盾酒[1]，伏甲將攻之[2]。其右提彌明知之[3]，趨登
曰[4]："臣侍君宴。過三爵[5]，非禮也。"遂扶以下，公嗾夫獒焉[6]。明搏
而殺之。盾曰："弃人用犬，雖猛何爲！"鬬且出[7]。提彌明死之。

初，宣子田於首山[8]，舍于翳桑[9]，見靈輒餓[10]，問其病，曰："不
食三日矣。"食之[11]，舍其半。問之，曰："宦三年矣[12]，未知母之存否，
今近焉，請以遺之[13]。"使盡之[14]，而爲之簞食與肉[15]，寘諸橐以與之[16]。
既而與爲公介[17]，倒戟以禦公徒[18]，而免之[19]。問何故，對曰："翳桑之
餓人也。"問其名居[20]，不告而退，遂自亡也[21]。

乙丑[22]，趙穿攻靈公於桃園[23]。宣子未出山而復[24]。大史書曰[25]："趙

---

[1] 飲（yìn 印）：使……喝。使動用法。
[2] 甲：鎧甲。此指穿鎧甲的武士。
[3] 右：車右，又稱驂乘，古制一車乘三人，尊者在左，御者在中，驂乘居右。但君王或戰爭時的主帥居中，御者在左，車右都是勇力之士。　　提彌明：人名，趙盾的車右。
[4] 趨：快步走。
[5] 爵：古代飲酒器。
[6] 嗾（sǒu 叟）：指使狗時口中所發的聲音。　　夫：指示代詞，那個。　　獒（áo 熬）：猛犬。《爾雅》："犬四尺爲獒。"
[7] 鬬："鬥"的異體字。
[8] 田：打獵，此義後寫作"畋"。　　首山：又名首陽山。在今山西永濟縣南。
[9] 舍："舍"之異體字。　　翳桑：地名。
[10] 靈輒：人名。
[11] 食（sì 四）：使……吃。
[12] 宦：做貴族的奴僕。
[13] 遺（wèi 爲）：給予。
[14] 盡：吃盡。用作動詞。
[15] 簞（dān 單）：盛飯用的竹筐。
[16] 橐：口袋。
[17] 既而：不久。　　與：參加。　　介：甲。指甲士。
[18] "倒戟"句：把兵器掉轉過來抵禦晉靈公手下的人。
[19] 免之：使之免，使趙盾免於難。
[20] 名居：姓名和住處。
[21] 自亡：指趙盾逃亡。
[22] 乙丑：宣公二年九月二十六日。
[23] 趙穿：晉臣，趙盾的同族。　　攻：攻擊。或作"弒"。　　桃園：靈公的園囿。
[24] 山：晉國界內之山。　　復：返回。
[25] 大（tài 太）史：即"太史"，官名，專管記載國家大事。這裏指晉太史董狐。　　書：寫，指記事。

盾弒其君[1]。"以示於朝。宣子曰:"不然。"對曰:"子爲正卿[2],亡不越竟[3],反不討賊[4],非子而誰?"宣子曰:"烏呼[5]!'我之懷矣,自詒伊慼[6]',其我之謂矣!"孔子曰:"董狐,古之良史也,書法不隱[7]。趙宣子,古之良大夫也,爲法受惡[8]。惜也,越竟乃免。[9]"

【題解】 本文節選自《春秋左傳正義》,據《十三經註疏》本。《漢書·藝文志》曰:"古之王者世有史官,君舉必書,所以慎言行,昭法式也。左史記言,右史記事,事爲《春秋》,言爲《尚書》,帝王靡不同之。周室既微,載籍殘缺,仲尼思存前聖之業……以魯周公之國,禮文備物,史官有法,故與左丘明觀其史記,據行事,仍人道,因興以立功,就敗以成罰,假日月以定曆數,藉朝聘以正禮樂。有所褒諱貶損,不可書見,口授弟子,弟子退而異言。丘明恐弟子各安其意,以失其真,故論本事而作傳,明夫子不以空言說經也。"此言《春秋左氏傳》之成書。《春秋左氏傳》,或稱《左氏春秋》,簡稱《左傳》,是我國第一部敍事詳細的編年史,其作者是魯國左丘明。與《公羊傳》、《穀梁傳》合稱"春秋三傳"。全書以魯國紀年爲綱,記載了由魯隱公元年(公元前722年)至魯哀公二十七年(公元前468年)間魯國和各國的歷史事實,較真實地反映了春秋時代各國的政治、經濟、軍事和文化等方面的事件,是研究中國古代社會的很有價值的歷史文獻。其中也有迷信鬼神、占卜等內容。《左傳》在文學上和語言上成就很大,長於描繪戰爭,善於鋪敍辭令,爲後代歷史著作和敍事散文樹立了典範。爲《左傳》作注解者漢代較多,但大都散失,現存晉代杜預之注最古,另有唐孔穎達正義、陸德明釋文,均編入《十三經註疏》。清代有劉文淇的《春秋左氏傳舊註疏證》。

本文選自《左傳·宣公二年》,記載的是公元前607年晉國發生的宮廷政變的起因和經過,形象地描寫了晉靈公的殘暴,也描寫了趙盾等人的敢於直諫,忠於職守,揭示了春秋時期宗法倫理觀念的瓦解,生動地反映了奴隸主階級的沒落和新興地主階級興起的歷史發展趨勢。

---

[1] 弒(shì 是):古代卑幼殺死尊長叫弒。多指臣子殺死君主,子女殺死父母。靈公雖爲趙穿所殺,但史官認爲趙盾應負責任,有弒君之罪。

[2] 正卿:上卿。春秋時諸侯國的最高執政大臣,權力僅次於國君。

[3] 竟:同"境",邊境。

[4] 反:同"返"。 賊:大逆不道之人,此指趙穿。

[5] 烏:同"嗚"。

[6] "我之"二句:似引自《詩·雄雉》,今本《詩經》"伊慼"作"伊阻"。大意是說由於我懷念祖國,反而給自己招來憂患。懷,眷戀。詒(yí 遺),遺留。《毛詩詁訓傳》:"詒,遺。"伊,代詞,那。慼,憂患。

[7] 隱:隱諱。

[8] 惡:指惡名。

[9] "越竟"句:依孔子之意,董狐堅持史臣書法,趙盾無罪因書法而得惡名,越境則君臣之義絕,就可以免受惡名了。這反映了孔子的正統觀念。

【閱讀】

子產論政寬猛

　　鄭子產有疾[1]，謂子大叔曰[2]："我死，子必爲政。唯有德者能以寬服民，其次莫如猛。夫火烈，民望而畏之，故鮮死焉；水懦弱，民狎而翫之[3]，則多死焉，故寬難[4]。"疾數月而卒。大叔爲政，不忍猛而寬。鄭國多盜，取人於萑苻之澤[5]。大叔悔之，曰："吾早從夫子，不及此。"興徒兵以攻萑苻之盜[6]，盡殺之。盜少止。仲尼曰："善哉！政寬則民慢[7]，慢則糾之以猛。猛則民殘，殘則施之以寬。寬以濟猛，猛以濟寬，政是以和。《詩》曰：'民亦勞止，汔可小康。惠此中國，以綏四方[8]。'施之以寬也。'毋從詭隨，以謹無良；式遏寇虐，慘不畏明[9]。'糾之以猛也。'柔遠能邇，以定我王[10]。'平之以和也。又曰：'不競不絿，不剛不柔，布政優優，百祿是道[11]。'和之至也。"及子產卒，仲尼聞之，出涕曰："古之遺愛也。"（選自《左傳·昭公二十年》）

---

[1] 子產：公孫僑，字子產，春秋时政治家，鄭國貴族。鄭簡公十二年爲卿，二十三年執政，實行改革。

[2] 子大叔：鄭臣。

[3] 狎：杜預注："狎，輕也。" 翫："玩"之異體字，戲弄。

[4] 寬難：杜預注："難以治"。

[5] "取人"句：在萑苻澤中劫取行人。杜預注："萑苻（huán fú 桓服），澤名。於澤中劫人。" 一說：聚人馬於萑苻之澤。王引之《經義述聞》謂"取"讀爲"聚"。人，指盜。

[6] 徒兵：步兵。

[7] 慢：輕忽。

[8] "民亦"四句：引自《詩·民勞》。止，句末語助詞。汔，鄭玄注："汔，幾也。"庶幾，差不多。小康，小安，小息。中國，《毛傳》："中國，京師也。"綏，安。

[9] "毋從"四句：引自《詩·民勞》。從，毛詩作"縱"。詭隨，朱熹集傳："詭隨，不顧是非而妄隨人也。"謹，嚴謹，嚴防。式，楊伯峻《春秋左傳注》："式，助動詞，應也。"慘（cǎn 燦），《毛詩》作"憯"，曾，竟然。副詞。此句謂寇虐不畏明法者，則應遏止之。

[10] "柔遠"二句：引自《詩·民勞》。情柔遠方，優撫近地。謂安撫籠絡遠近之人而使歸附。柔，安。能，善。

[11] "不競"四句：引自《詩·長發》。競，強。絿，《毛傳》："絿，急也。"一說絿，緩也。優優，寬裕之貌。百祿，各種福祿。道，《毛傳》："道，聚也。"古之遺愛，謂子產之仁愛，有古人之遺風。

七、

晉侯有疾

晉侯有疾[1]，鄭伯使公孫僑如晉聘[2]，且問疾。叔向問焉[3]，曰："寡君之疾病，卜人曰'實沈、臺駘爲祟[4]'，史莫之知[5]。敢問此何神也[6]？"子産曰："昔高辛氏有二子[7]，伯曰閼伯[8]，季曰實沈[9]，居於曠林[10]，不相能也[11]，日尋干戈[12]，以相征討。后帝不臧[13]，遷閼伯于商丘[14]，主辰[15]，商人是因[16]，故辰爲商星。遷實沈于大夏[17]，主參[18]，唐人是因[19]，以服事夏、商[20]。其季世曰唐叔虞[21]。當武王邑姜方震大叔[22]，夢帝謂己[23]：'余命而子曰虞[24]，將與之唐[25]，屬諸參，而蕃育其子

---

[1] 晉侯：晉平公姬彪（公元前557—前532年在位），是個荒淫無度生活糜爛的昏君。
[2] 鄭伯：鄭簡公，在位三十六年。　公孫僑：字子産，春秋時政治家，鄭國貴族。　如：往，去。　聘：天子與諸侯或諸侯互相間訪問。
[3] 叔向：姓羊舌，名肸（xī 兮），晉國大夫。
[4] 卜人：占卜人。　實沈：人名。　臺駘：人名。
[5] 史莫之知：史官没人知道他們。
[6] 敢：猶冒昧。謙詞。
[7] 高辛氏：卽帝嚳，古帝王。
[8] 伯：兄弟中排行最長者。　閼（è 厄)伯：高辛氏長子。
[9] 季：兄弟姊妹排行最小者。
[10] 曠林：地名。
[11] 相能：彼此親善和睦。
[12] 尋：杜預注"尋，用也。"　干戈：干和戈是古代常用武器，用作兵器的通稱。
[13] "后帝"句：堯以爲不善。杜預注："后帝，堯也。臧，善也。"
[14] 商丘：地名。宋都，今河南商丘市。
[15] 主辰：主管辰宿的祭祀。辰，指二十八宿之心宿。又稱大火。杜預注："辰，大火也。"卽以辰星定時節。
[16] 因：遵循。
[17] 大夏：杜預注："大夏，卽今太原市。"
[18] 主參(shēn 申)：主管參宿的祭祀。參，星名，二十八宿之一，有星七顆，西方稱爲獵戶座。
[19] 唐人：古唐國之人。
[20] 服事：盡臣道。
[21] 季世：末代。　唐叔虞：此唐叔虞乃唐國末代之君，服事殷商者。
[22] 武王：卽周武王，西周王朝的創立者，姓姬，名發。繼承文王遺志，滅商立周，建都鎬京。　邑姜：周武王之妻。　震：通"娠"。懷孕。杜預注："懷胎爲震。"
[23] 己：指邑姜。
[24] 命：命名。　而：同"爾"，你。
[25] 唐：唐國。今山西太原市。

孫¹。' 及生，有文在其手曰'虞'²，遂以命之。及成王滅唐，而封大叔焉³，故參爲晉星⁴。由是觀之，則實沈參神也。昔金天氏有裔子曰昧⁵，爲玄冥師⁶，生允格、臺駘。臺駘能業其官⁷，宣汾、洮⁸，障大澤⁹，以處大原¹⁰。帝用嘉之¹¹，封諸汾川¹²。沈、姒、蓐、黃¹³，實守其祀¹⁴。今晉主汾而滅之矣¹⁵。由是觀之，則臺駘汾神也。抑此二者，不及君身。山川之神，則水旱癘疫之災¹⁶，於是乎禜之¹⁷。日月星辰之神¹⁸，則雪霜風雨之不時¹⁹，於是乎禜之。若君身，則亦出入、飲食、哀樂之事也²⁰。山川、星辰之神又何爲焉？僑聞之：君子有四時，朝以聽政²¹，畫以訪問，夕以脩令²²，夜以安身。於是乎節宣其氣，勿使有所壅閉湫底，以露其體²³。茲心不爽²⁴，而昏亂百度²⁵。今無乃壹之²⁶，則

---

¹ 蕃育：繁衍。

² 文：字。

³ 大叔：卽唐叔虞，成王同母弟。

⁴ 晉星：卽晉國的星辰。

⁵ 金天氏：古帝少昊的稱號。　裔子：後代子嗣。杜預注："裔，遠也，玄孫之後曰裔。"

⁶ 玄冥：杜預注："玄冥，水官。昧爲水官之長。"

⁷ 業：繼承。楊伯峻注："謂能繼其事業也。"

⁸ "宣汾"句：杜預注："宣，猶通也。汾、洮，二水名。"汾，卽汾河。源出山西省寧武縣管涔山，至河津縣西入黃河。洮，水名。在今山西省聞喜縣東南。

⁹ "障大澤"句：障，築堤防。大澤，大湖沼，大藪澤。

¹⁰ 大原：指汾水流域高平之地，使人民安居之。

¹¹ "帝用"句：顓頊帝因此而表彰他。帝，杜預注指顓頊。用，因此。

¹² 汾川：卽汾水流域。

¹³ "沈姒"句：杜預注："四國，臺駘之後。"此四國都在晉國境內。

¹⁴ 實：充實。　祀：祭祀。

¹⁵ 主汾：主管汾水流域。

¹⁶ 癘疫：流行時疫。

¹⁷ 禜（yíng 迎）：古代禳災之祭。束草而祭，求山川鬼神，去禍降福。

¹⁸ "日月"句：杜預注："星辰之神，若實沈者。"

¹⁹ 不時：不按時。

²⁰ 出入：孔穎達注指逸勞。

²¹ 聽政：坐朝處理政務。

²² 脩：通"修"。修令謂確定政令。

²³ "勿使"二句：意謂勿使血氣積聚壅塞不通，而使身體羸弱。湫（jiǎo 佼）底：積滯不暢。杜預注："湫，集也；底，滯也。"露，羸。使……瘦弱。

²⁴ 爽：杜預注："爽，明也。"

²⁵ 昏："昏"的異體字。　百度：各種事物之節度。

²⁶ 無乃：莫非。《助字辨略》："無乃，疑辭也。"　壹之：四時一律。杜預注："同四時也。"

生疾矣。僑又聞之：內官不及同姓，其生不殖[1]。美先盡矣，則相生疾[2]。君子是以惡之。故《志》曰[3]：'買妾不知其姓，則卜之。'違此二者，古之所慎也。男女辨姓，禮之大司也[4]。今君內實有四姬焉[5]，其無乃是也乎？若由是二者，弗可爲也已。四姬有省猶可[6]，無則必生疾矣。"叔向曰："善哉，肸未之聞也[7]。此皆然矣。"晉侯聞子産之言，曰："博物君子也。"重賄之[8]。

晉侯求醫於秦，秦伯使醫和視之[9]。曰："疾不可爲也。是謂近女室，疾如蠱[10]。非鬼非食，惑以喪志。良臣將死，天命不祐[11]。"公曰："女不可近乎？"對曰："節之[12]。先王之樂[13]，所以節百事也，故有五節[14]，遲速本末以相及[15]，中聲以降[16]，五降之後[17]，不容彈矣。於是有煩手淫聲[18]，慆堙心耳[19]，乃忘平和[20]，君子弗聽也。物亦如之[21]，至於煩，乃舍也已，無以生疾。君子之近琴瑟[22]，以儀節也[23]，非以慆心

[1] "內官"二句：謂國君之姬妾不能娶同姓者，否則不長久。內官，國君之姬妾。殖，繁盛。杜預注："殖，長也。"《禮記·大傳》："百世而昏姻不通者，周道也。"又《晉語》有："同姓不婚，惡不殖也。"
[2] "美先"二句：杜預注："同姓之相與先美矣，美極則盡，盡則生疾。"
[3] 志：古書。
[4] 大司：猶言大事。司，杜預注："司，主也。"
[5] 四姬：指國君娶有四個姬姓女子。
[6] "四姬"句：杜預注："據異姓，去同姓，故言省。"
[7] 肸（xī 西）未之聞：我沒有聽說過。賓語前置。肸，叔向之名。自稱其名，表謙稱。
[8] 重賄：贈送厚禮。
[9] 秦伯：秦景公（公元前 576—前 537 年在位）。 醫和：秦國醫生。
[10] "是謂"兩句：孔穎達云："女在房室，故以室言之。是謂近女室，說此病之由，由近女室爲此病也。"段玉裁斷作"是謂近女室，如蠱。"王念孫謂"室"乃"生"之誤，當斷作"是謂近女，生疾如蠱。"女與蠱爲韵，下文食、志爲韵。蠱，惑疾。指心志沈迷惑亂的疾病。
[11] "良臣"兩句：謂良臣不匡救君過，故將死而不爲天所佑。良臣，指當時晉國大夫趙孟。
[12] 節：節制。
[13] 先王：前代君王。
[14] 五節：指宮、商、角、徵、羽五聲之節奏。杜預注："五聲之節。"
[15] "遲速"句：謂五聲或快或慢，自本至末遞相連及。
[16] "中聲"句：謂調和而得中和之聲，然後降于無聲。中聲，指和諧的樂音。
[17] 五降：五聲皆降。
[18] 煩手：指奏樂的手法繁複混亂。 淫聲：不正之聲。
[19] "慆堙（tāo yīn 滔音）"句：使心淫亂，使耳充塞。慆，淫。堙，塞。均使動用法。
[20] 平和：平正和諧。
[21] "物亦"句：百事也是如此。杜預注："言百事皆如樂，不可失節。"
[22] 琴瑟：古代樂器，琴和瑟。此指音樂。
[23] 儀節：用音樂之節規範人的生活節律。儀，端正，規範。用作動詞。《莊子·天下篇》："《樂》以道和。"《史記·太史公自序》："《樂》所以立，故長於和。"班固云："以音律爲節。"都是說作爲六藝之一的樂教，是用來培養人的和諧品質的，不是用來惑亂人心的。

也。天有六氣[1]，降生五味，發爲五色[2]，徵爲五聲[3]。淫生六疾。六氣曰陰、陽、風、雨、晦、明也。分爲四時[4]，序爲五節[5]，過則爲菑[6]。陰淫寒疾，陽淫熱疾，風淫末疾[7]，雨淫腹疾[8]，晦淫惑疾[9]，明淫心疾[10]。女，陽物而晦時[11]，淫則生內熱惑蠱之疾[12]。今君不節不時[13]，能無及此乎？"出，告趙孟[14]。趙孟曰："誰當良臣？"對曰："主是謂矣[15]。主相晉國[16]，於今八年，晉國無亂，諸侯無闕，可謂良矣。和聞之：國之大臣，榮其寵禄[17]，任其大節[18]；有菑禍興，而無改焉，必受其咎。今君至於淫以生疾，將不能圖恤社稷[19]，禍孰大焉？主不能禦[20]，吾是以云也。"趙孟曰："何謂蠱？"對曰："淫溺惑亂之所生也。於文[21]，皿蟲爲蠱[22]。穀之飛亦爲蠱[23]。在《周易》，女惑男，風落山，謂之蠱☰[24]。皆同物也。"趙孟曰："良醫也。"厚其禮而歸之。

---

[1] 六氣：指下文的陰、陽、風、雨、晦、明。

[2] 發：現，表現。

[3] 徵：證明，證驗。

[4] 四時：孔穎達以爲春夏秋冬。一說：指一日之朝晝夕夜。

[5] 序：按次序排列。 五節：杜預謂五行之節。一說：似應爲五聲之節。

[6] 菑："灾"的異體字。

[7] 末疾：四肢疾患。杜預注："末，四支也。"

[8] 腹疾：腸胃疾病。

[9] 晦：夜晚。

[10] 明：白晝。 心疾：心勞疲憊的疾病。

[11] "陽物"句：謂女子性熱，屬陽，其時在夜，屬陰。杜預注："女常隨男，故言陽物。家道常在夜，故言晦時。"蘇軾《東坡志林·論醫和語》："女爲蠱惑，世之知者衆；其爲陽物而內熱，雖良醫未之言也。五勞七傷，皆熱中而蒸，晦淫者不爲蠱則中風，皆熱中之所生也。"

[12] 內熱：指由于淫欲過度而致傷耗腎陰，陰虛則相火妄動而生此病。

[13] 不時：近女不分晦明。

[14] 趙孟：卽趙武，亦稱趙文子。趙盾之孫，趙朔之子，爲趙氏後嗣，晉大夫。

[15] 主是謂：謂主，說的是主君。賓語前置。主，稱趙孟。主、主君，都是對大夫之稱。《左傳·昭公二十九年》："齊侯使高張來唁公，稱主君。子家子曰：齊卑君矣！"杜預注："比公于大夫。"

[16] 相：輔佐。

[17] 寵禄：恩寵與利禄。

[18] 大節：關係國家安危存亡之大事。

[19] 圖恤：圖謀體恤。

[20] 禦：禁止。

[21] 文：字。

[22] "皿蟲"句："蠱"是一個會意字。"皿"字上邊加一"蟲"字，便是"蠱"字。杜預注："皿，器也。器受蟲害者爲蠱。"

[23] "穀之飛"句：穀物久積則變爲飛蟲，也是曰蠱。

[24] "女惑男"三句：杜預注："巽下艮上，蠱。巽爲長女，爲風；艮爲少男，爲山。少男而說長女，非匹，故惑。山木得風而落。"

【題解】 本文選自《左傳·昭公元年》，據《十三經註疏》本。文中首先通過子產的大段論述，駁斥了晉平公患病，是由鬼神作祟的錯誤認識。主張國君應有規律的生活方式，方能避免疾病。又通過醫和診疾、論病，揭露了統治階級荒淫縱欲的腐朽生活，并記載了"六氣致疾"的病因學說，闡明人與自然的關係，強調要節制情欲，注重養生，反映出祖國醫學的理論水平。當然也顯露出當時人們思想認識的局限。

【閱讀】

晉侯夢大厲

晉侯[1]夢大厲[2]被[3]髮及地搏[4]膺而踊曰殺余孫不義余得請於帝[5]矣壞大門[6]及寢門[7]而入公懼入於室[8]又壞戶[9]公覺[10]召桑田巫[11]巫言如夢公曰何如曰不食新[12]矣公疾病[13]求醫于秦秦伯[14]使醫緩[15]爲之未至公夢疾爲二豎子[16]曰彼良醫也懼傷我焉逃之其一曰居肓[17]之上膏[18]之下若我何醫至曰疾不可爲也在肓之上膏之下攻之不可[19]達之不及[20]藥不至焉不可爲也公曰良醫也厚爲之禮而歸之六月[21]丙午[22]晉侯欲麥使甸人[23]獻麥饋人[24]爲之召桑田巫示而殺之

---

1 晉侯：晉景公姬獳（公元前599—前581年在位），是個昏庸國君，聽信讒言，殺害大夫趙同和趙括。
2 厲：惡鬼。此指趙氏祖先。
3 被：通"披"，披散。
4 搏：擊打。
5 得請於帝：請求天帝，得以允許報仇。
6 大門：宮門。
7 寢門：寢宮之門。
8 室：寢宮之內室。
9 戶：單扇門。
10 覺（jié 決）：睡醒。此指驚醒。
11 桑田巫：桑田地方之巫者。桑田，屬晉國，今河南靈寶縣。巫，巫師。
12 新：指新收穫的麥子。
13 病：病重。
14 秦伯：秦桓公（公元前603—前577年在位）。
15 醫緩：秦國醫生。
16 豎子：兒童。後人稱疾病爲"二豎"本此。
17 肓：膈膜。杜預注："肓，鬲也。"
18 膏：杜預以爲心下爲膏。孔穎達疏："此膏，謂連心脂膏也。"
19 攻：指用灸法治療。
20 達：指用針法治療。
21 六月：夏曆四月。杜預注："周六月，今四月，麥始熟。"
22 丙午：丙午日，即初七。記日干支。
23 甸人：管諸侯田藉之官。諸侯有藉田百畝，甸人主管藉田，并供給野物。
24 饋人：爲諸侯主持飲食之官。

將食張[1]如[2]廁陷而卒小臣[3]有晨夢負公以登天及日中[4]負晉侯出諸[5]廁遂以爲殉[6](選自《左傳·成公十年》)

---

[1] 張：通"脹"。杜預注："張，腹滿也。"
[2] 如：往，到……去。
[3] 小臣：宦官。宮內服侍之臣。
[4] 日中：正午。
[5] 諸：之於。兼詞。
[6] 殉：陪葬。

八、
齊侯疥痁

　　齊侯疥[1]，遂痁[2]，期而不瘳[3]。諸侯之賓問疾者多在。梁丘據與裔款言於公曰[4]："吾事鬼神豐，於先君有加矣[5]。今君疾病，爲諸侯憂，是祝史之罪也[6]。諸侯不知，其謂我不敬，君盍誅於祝固、史嚚以辭賓[7]？"公說[8]，告晏子。晏子曰[9]："日宋之盟[10]，屈建問范會之德於趙武[11]。趙武曰：'夫子之家事治[12]，言於晉國，竭情無私[13]。其祝史祭祀，陳信不愧[14]；其家事無猜，其祝史不祈[15]。'建以語康王[16]。康王曰：'神人無怨，宜夫子之光輔五君[17]，以爲諸侯主也。'"公曰："據與款謂寡人能事鬼神[18]，故欲誅於祝史，子稱是語[19]，何故？"對曰："若有德之君，外內不廢[20]，上下無怨[21]，動無違事[22]，其祝史薦信[23]，無愧

---

[1]　齊侯：齊景公（公元前 547 年—前 490 年在位），姓姜，名杵臼。　　疥：通"痎"，二日一發之瘧疾。
[2]　痁（shān 山）：瘧疾，有熱無寒之瘧疾。
[3]　期（jī 基）：一周年。　　瘳（chōu 抽）：病癒。
[4]　梁丘據：景公寵倖之大夫。　　裔款：景公寵倖之臣。款，"款"的異體字。
[5]　加：超過。
[6]　祝史：祝與史皆祭祀之官。
[7]　固：祝名固。　　嚚（yín 淫）：史名嚚。杜預注："欲殺嚚固以辭謝來問疾之賓。"
[8]　說：同"悅"。
[9]　晏子：晏嬰（公元前？—公元前 500 年），字平仲，齊國大夫。
[10]　日：往日。　　宋：宋國。
[11]　屈建：楚臣。　　范會：即士會，晉臣。　　趙武：晉臣。
[12]　治：安定，安好。
[13]　竭情：坦陳心中所想。竭，盡。
[14]　陳：陳述。
[15]　"其家"二句：杜預注："家無猜疑之事，故祝史無求於鬼神。"
[16]　康王：楚康王。
[17]　宜：猶當然，無怪。表示事情本當如此。　　光輔：多方面地輔佐。　　五君：指范會所輔晉國五代國君。范會晉文公時任戎右，襄公、靈公時任大夫，成公時爲卿，景公時爲大傅。
[18]　事：敬奉。
[19]　"子稱"句：你說的這些話。
[20]　不廢：無荒廢之事。
[21]　"上下"句：孔穎達疏云："此猶如《孝經》'上下無怨'也，言人臣及民上下無相怨耳。"
[22]　違事：違禮之事。
[23]　薦信：陳述實情。薦，進。此謂進言。

心矣。是以鬼神用饗[1]，國受其福，祝史與焉[2]。其所以蕃祉老壽者[3]，爲信君使也，其言忠信於鬼神。其適遇淫君，外内頗邪[4]，上下怨疾，動作辟違[5]，從欲厭私[6]，高臺深池，撞鐘舞女[7]。斬刈民力[8]，輸掠其聚[9]，以成其違，不恤後人[10]。暴虐淫從[11]，肆行非度，無所還忌[12]，不思謗讟[13]，不憚鬼神。神怒民痛，無悛於心[14]。其祝史薦信，是言罪也[15]；其蓋失數美，是矯誣也[16]。進退無辭，則虛以求媚[17]。是以鬼神不饗其國以禍之[18]，祝史與焉[19]。所以夭昏孤疾者[20]，爲暴君使也，其言僭嫚於鬼神[21]。"公曰："然則若之何[22]？"對曰："不可爲也。山林之木，衡鹿守之[23]；澤之萑蒲[24]，舟鮫守之[25]；藪之薪蒸[26]，虞候守之[27]；海之鹽蜃[28]，祈望守之[29]。縣鄙之人[30]，入從其政；偪介之

---

[1] 用饗：享用其祭品。

[2] 與：參與。杜預注："與受國福。"

[3] 蕃祉：多福。祉，福。

[4] 頗邪：偏頗邪惡。

[5] 辟違：邪僻背理。

[6] 從：通"縱"。放縱。　厭：滿足。

[7] "撞鐘"句：謂縱情聲色，恣意行樂。

[8] 斬刈：猶剝削。刈，用鐮刀割取。

[9] 輸掠：掠奪。　聚：指百姓積攢的財物。

[10] 恤：體恤，憐憫。

[11] 淫從：放縱。

[12] 還忌：猶顧忌。還，杜預注："還，猶顧也。"

[13] 謗讟（dú 讀）：怨恨誹謗。讟，怨恨。

[14] 悛（quān 圈）：悔改，停止。

[15] "是言罪"句：杜預注："以實白神，是爲言君之罪。"

[16] "其蓋失"二句：他們掩蓋過失，妄自列舉好事，這就是虛僞欺詐。數，列舉。美，美善之事。矯誣，虛妄。

[17] "則虛"句：杜預注："作虛辭以求媚於神。"虛，謂空虛之辭，即與實際無關之言。

[18] 禍：降災禍。

[19] 與：參與。此指祝史跟着倒楣。

[20] 夭昏：夭折，早死。昏，"昏"之異體字。　孤疾：指患病。

[21] 僭嫚：（jiàn màn 漸慢）：欺詐輕侮。《說文》："僭，假也。"又"嫚，侮傷也。"

[22] 若之何：對這件事該怎麼辦。若……何，凝固結構。對……怎麼辦？

[23] 衡鹿：官名，守山林之吏。

[24] 萑蒲：蘆葦蒲草。

[25] 舟鮫：官名，或謂當作"舟漁"，守水澤之吏。

[26] 藪：雜草叢生的湖澤濕地。　薪蒸：柴木。《釋文》："粗曰薪，細曰蒸。"

[27] 虞候：官名。

[28] 蜃：大蛤。

[29] 祈望：官名。

[30] 縣鄙：言邊鄙之民。《周禮·遂人》："五家爲鄰，五鄰爲里，四里爲鄼，五鄼爲鄙，五鄙爲縣。"

關[1]，暴征其私[2]；承嗣大夫[3]，強易其賄[4]；布常無藝[5]，徵斂無度；宮室日更，淫樂不違[6]。內寵之妾，肆奪於市；外寵之臣，僭令於鄙[7]。私欲養求[8]，不給則應[9]。民人苦病，夫婦皆詛。祝有益也，詛亦有損。聊攝以東[10]，姑尤以西[11]，其爲人也多矣。雖其善祝，豈能勝億兆人之詛[12]？君若欲誅於祝史，脩德而後可。"公說，使有司寬政，毀關，去禁，薄斂，已責[13]。

十二月，齊侯田于沛[14]，招虞人以弓[15]，不進[16]。公使執之。辭曰："昔我先君之田也，旃以招大夫，弓以招士，皮冠以招虞人[17]。臣不見皮冠，故不敢進。"乃舍之。仲尼曰："守道不如守官[18]。"君子韙之[19]。

齊侯至自田，晏子侍于遄臺[20]，子猶馳而造焉[21]。公曰："唯據與我和夫[22]？"晏子對曰："據亦同也[23]，焉得爲和？"公曰："和與

[1] "偪（bī 比阴平）介"句：迫近國都之關卡。偪介，迫近，靠近。一說："偪介"本作"偪尒"，尒卽迩字。詳見王引之《經義述聞·春秋左傳下》。
[2] "暴征"句：謂近國都關卡，苛征雜稅重。
[3] 承嗣：世襲其位。
[4] 強易其賄：強改易其稅收。易，改變。謂提高。賄，指作爲稅收的財物。
[5] 布：布施，頒布。 常：指尋常政令。 藝：法制，準則。
[6] 違：離。
[7] "僭令"句：杜預注："詐爲教令於邊鄙。"僭，超越本分，冒用在上者的職權、名義行事。
[8] 養求：養謂口體之奉，求謂玩好之類。
[9] 給：豐足。 應：作爲罪過。
[10] 聊攝：均在今山東聊城縣境內，爲齊國西界。
[11] 姑尤：卽大姑河、小姑河，均流經今山東萊陽縣，爲齊國東界。
[12] 億兆：言其多。《禮記·內則》孔穎達疏云："億之數有大小二法，其小數以十爲等，十萬爲億，十億爲兆也；其大數以萬爲等，萬萬爲億，萬億曰兆。"
[13] 已責：減免拖欠的租稅。責，同"債"。
[14] 田：田獵。 沛：齊澤名。在今山東博興縣南。
[15] 虞人：掌山澤之官。
[16] 進：指應召前來。
[17] "旃（zhān 沾）以"三句：孔穎達疏云："《周禮》，孤卿建旃，大夫尊，故麾旃以招之也。……士者聘士以弓，故弓以招士也。諸侯服皮冠以田，虞人掌田獵，故皮冠以招虞人也。"旃，旌旗。皮冠，諸侯打獵時所戴。
[18] "守道"句：謂堅守道義不如堅守職守，不以情理破壞規矩。
[19] 韙：以爲是，讚賞。
[20] 遄臺：在今山東臨淄附近。
[21] 子猶：卽梁丘據。
[22] 和：和諧。 夫：語氣助詞。
[23] 同：同聲附和。《論語·子路》："君子和而不同，小人同而不和。"朱熹注："和者，無乖戾之心；同者，有阿比之意。"

同異乎？”對曰：“異。和如羹焉，水火醯醢鹽梅[1]，以烹魚肉，燀之以薪[2]，宰夫和之[3]，齊之以味[4]，濟其不及[5]，以洩其過。君子食之，以平其心。君臣亦然。君所謂可而有否焉[6]，臣獻其否以成其可[7]，君所謂否而有可焉，臣獻其可以去其否，是以政平而不干[8]，民無爭心。故《詩》曰：‘亦有和羹，既戒既平。鬷嘏無言，時靡有爭[9]。’先王之濟五味，和五聲也，以平其心，成其政也。聲亦如味，一氣[10]、二體[11]、三類[12]、四物[13]、五聲、六律[14]、七音[15]、八風[16]、九歌[17]，以相成也；清濁、小大、短長、疾徐、哀樂、剛柔、遲速、高下、出入、周疏[18]，以相濟也。君子聽之，以平其心。心平，德和。故《詩》曰：‘德音不瑕[19]。’今據不然，君所謂可，據亦曰可。君所謂否，據亦曰否。若以水濟水，誰能食之？若琴瑟之專壹[20]，誰能聽之？同之不可也如是。”

　　飲酒樂。公曰：“古而無死[21]，其樂若何？”晏子對曰：“古而

---

[1] 醯（xī 西）：醋。　醢（hǎi 海）：肉醬。

[2] 燀（chǎn 產）：炊。

[3] 和：調和。

[4] 齊：同“劑”。調配使味道適中。

[5] 濟：增益。　不及：不足。謂如酸鹹不足，則加梅鹽。

[6] 否：不可。

[7] 獻：貢獻。謂指出並糾正之，使去其不可，而得純可。

[8] 干：犯。楊伯峻以爲此可有兩解，一義政令本身不違禮制，一義民人不致違犯政令。

[9] “亦有”四句：引自《詩·烈祖》。意謂君王能與賢者和齊可否，其政如羹，敬戒且平。總大政能使上下無言無爭，猶如和羹。戒，告誡。鬷（zōng 蹤），總。嘏（jiǎ 假），大。

[10] 一氣：杜預注：“須氣以動。”

[11] 二體：杜預注：“舞者有文武。”古代奏樂多配以舞，文舞執羽籥，武體執干戚。

[12] 三類：杜預注：“風、雅、頌。”《詩經》有風、雅、頌三類。

[13] 四物：杜預注：“雜用四方之物以成器。”因奏樂所用八音之器，金、石、絲、竹、匏、土、革、木，這些物品非一處能得，故云。

[14] 六律：杜預注：“黃鍾、大簇、姑洗、蕤賓、夷則、無射也。陽聲爲律，陰聲爲呂。”律呂用來分別聲音的清濁、高下。樂器之音，以此爲準則。

[15] 七音：杜預注：“七音，宮、商、角、徵、羽、變宮、變徵。”

[16] 八風：杜預注：“八方之風。”又《呂氏春秋·古樂篇》云：“顓頊登爲帝，惟天之合，正氣乃行，其音若熙熙淒淒鏘鏘，帝顓頊好其音，乃令飛龍作效八風之音。”

[17] 九歌：杜預注：“九功之德皆可歌也。六府三事謂之九功。”六府，水、火、金、木、土、穀。三事，正德、利用、厚生。

[18] 周：杜預注：“周，密也。”

[19] “德音”句：引自《詩·狼跋》。意謂德音沒有缺漏。德音，指好名聲。

[20] 專壹：此指琴瑟只能發出一個聲。

[21] 而：如果。

無死，則古之樂也，君何得焉？昔爽鳩氏始居此地[1]，季荝因之[2]，有逢伯陵因之[3]，蒲姑氏因之[4]，而後大公因之[5]。古者無死[6]，爽鳩氏之樂，非君所願也。"

【題解】 本文選自《左傳·昭公二十年》，據《十三經註疏》本。通過晏子勸諫齊景公患病不應遷怒祝史，應以禮行事，明辨臣子之責的描寫，展示了晏子敢於直諫的勇氣和善於論理的才智。全文有晏子的大段論述，告誡國君要自我反省，修德改錯，盡心於國，明確君臣關係，方能國泰民安。論述旁徵博引，深入透徹，以理服人，比喻生動形象。

【閱讀】

晏子不死君難

齊棠公之妻[7]。東郭偃之姊也。東郭偃臣崔武子。棠公死。偃御武子以弔焉。見棠姜而美之[8]。遂取之[9]。莊公通焉[10]。崔子弒之。晏子立於崔氏之門外。其人曰[11]。死乎。曰。獨吾君也乎哉。吾死也。曰。行乎[12]。曰。吾罪也乎哉。吾亡也。曰。歸乎。曰。君死安歸。君民者[13]。豈以陵民[14]。社稷是主[15]。臣君者。豈爲其口實[16]。社稷是養。故君爲社稷死。則死之[17]。爲社稷亡。則亡之。若爲己死。而爲己亡。非其私暱[18]。誰敢任之。且人有君而弒之[19]。

---

[1] 爽鳩氏：傳說中古代人物。杜預注："爽鳩氏，少皞氏之司寇也。"

[2] 季荝(cè 冊)：杜預注："季荝，虞、夏諸侯，代爽鳩氏者。" 因：承襲。

[3] 有逢伯陵：杜預注："逢伯陵，殷諸侯，姜姓。"有，名詞詞頭。

[4] 蒲姑氏：殷周之間諸侯，取代逢伯陵者。

[5] 大公：指姜太公。武王封太公于齊，初未得爽鳩氏之地，成王以益之。

[6] 者：阮元校曰："石經、宋本、宋殘本、淳熙本、小字宋本、岳本'者'作'若'是也。"

[7] 棠公：齊國棠邑大夫。

[8] 崔武子：即崔杼，齊國大臣。 棠姜：棠邑大夫之妻，姓姜。 美之：認爲她美貌。美，意動用法。

[9] 取：同"娶"。

[10] 莊公：齊莊公（公元前553年—前548年在位），被崔杼所殺。 通：私通，淫亂。

[11] 其人：指晏子的隨從。

[12] 行：逃亡。

[13] 君民：做民之國君。君，用作動詞。

[14] 陵：淩駕。

[15] 主：主持。

[16] 口實：俸祿。

[17] 死之：爲之死。死，爲……死。爲動用法。

[18] 私暱(nì 匿)：亦作"私昵"。指所親近、寵愛的人。

[19] 人有君：因莊公之立，由於崔杼，故言"人有君"。人指崔杼。

吾焉得死之。而焉得亡之。將庸何歸[1]。門啓而入。枕尸股而哭。興。三踴而出[2]。人謂崔子必殺之。崔子曰。民之望也。舍之得民。（選自《左傳·襄公二十五年》）

---

[1] 庸何：哪里。劉淇《助字辨略》云："庸何，重言也"。
[2] 興：起來。　三踴：古代喪禮，向死者跳腳號哭，以示哀痛。凡初死、小斂、大斂皆哭踴，謂之三踴。

九、

邵公諫厲王弭謗

厲王虐[1]，國人謗王[2]。邵公告曰[3]："民不堪命矣[4]！"王怒，得衛巫[5]，使監謗者，以告，則殺之。國人莫敢言，道路以目[6]。王喜，告邵公曰："吾能弭謗矣[7]，乃不敢言。"邵公曰："是障之也[8]。防民之口，甚於防川。川壅而潰[9]，傷人必多，民亦如之。是故爲川者決之使導[10]，爲民者宣之使言[11]。故天子聽政，使公卿至於列士獻詩[12]，瞽獻曲[13]，史獻書[14]，師箴[15]，瞍賦[16]，矇誦[17]，百工諫[18]，庶人傳語[19]，近臣盡規[20]，親戚補察[21]，瞽史教誨[22]，耆艾修之[23]，而後王斟酌

---

[1] 厲王：周厲王，姓姬，名胡，是周朝的暴君，公元前878年卽位，在位三十七年，後被國人逐於彘。 虐：殘暴。

[2] 謗：誹謗。批評、遣責之義。

[3] 邵公：卽邵穆公，名虎，周之卿士。邵，一本作"召"。

[4] 命：指周厲王暴虐的政令。

[5] 衛巫：衛國的巫者。

[6] 以目：用目光示意。

[7] 弭（mǐ 米）：制止。

[8] 障：阻塞。

[9] 壅：堵塞。

[10] 爲：治理。下文"爲"義同。

[11] 宣：宣通，開放。

[12] 列士：官名。古代一般官員都稱爲士，上士稱爲列士。 公卿：三公（太師、太傅、太保）、九卿（少師、少傅、少保、塚宰、司徒、宗伯、司馬、司寇、司空）。

[13] "瞽獻"句：韋昭注："無目曰瞽。瞽，樂師。"古時樂官多以盲人爲之，故稱。曲，樂曲。此言樂師向國王獻進樂曲。其所獻的樂曲，多采自民間，故能反映民情。

[14] "史獻"句：韋昭注："史，外史也。《周官》，外史掌三皇五帝之書。"史官獻書於王，使知往古政體，作爲借鑒。書，史籍。

[15] 師：少師。是次於太師的樂官。 箴：一種寓有勸戒意義的文辭，以其能箴刺王闕，以正得失，故谓之箴。箴，同"針"。

[16] 瞍（sǒu 叟）賦：韋昭注："無眸子曰瞍。賦，公卿列士所獻詩。"賦，原指有一定音節腔調的誦讀。

[17] 矇誦：韋昭注："有眸子而無見曰矇。主弦歌諷誦。誦，謂箴諫之語也。"誦，原指不配合樂曲的誦讀。

[18] 百工：卽百官。

[19] 庶人：平民。 傳語：互相轉告。因平民沒有機會見到國王，就把對政事的意見間接地傳達給國王。

[20] 盡規：盡其規諫。

[21] 親戚：指與國王同宗的大臣。

[22] 瞽史：韋昭注："瞽，樂太師；史，太史。瞽史掌陰陽、天時、禮法之書。"

[23] "耆（qí 齊）艾"句：韋昭注："耆艾，師傅也。修，修理瞽史之書，以聞於王。"六十歲曰耆，五十歲曰艾，亦泛指老年人。這裏指年高有德的大臣。

焉[1]，是以事行而不悖[2]。民之有口，猶土之有山川也，財用於是乎出[3]；猶其有原隰衍沃也[4]，衣食於是乎生。口之宣言也[5]，善敗於是乎興[6]，行善而備敗[7]，其所以阜財用、衣食者也[8]。夫民慮之於心而宣之於口，成而行之[9]，胡可壅也？若壅其口，其與能幾何[10]？"王弗聽，於是國莫敢出言[11]，三年，乃流王於彘[12]。

【題解】 本文選自《國語》，據上海古籍出版社校點本。《國語》是我國最早的國別史。作者說法不一，相傳爲春秋時期左丘明所作。司馬遷《報任少卿書》："左丘失明，厥有《國語》"。東漢班固《漢書·司馬遷傳贊》："孔子因（魯）史記而作《春秋》，而左丘明論輯其事以爲之《傳》，又纂異同爲《國語》"。全書共二十一卷，分別記載西周末年至春秋時期（約公元前967年至前453年）周、魯、齊、晉、鄭、楚、吳、越八國的政治、經濟、軍事、外交史實。記述了霸業的政績和興衰，揭露了統治階級的暴虐和荒淫，也表現了一些迷信神權和宿命論的思想，是研究春秋歷史的重要史料。《國語》大都是通過人物的言論、對話和互相駁難的方式表現史事，言談爲事實而發，事實又作爲言談的驗證。《國語》敍事首尾完整，在對話中揭示人物的性格，在議論中交待歷史的演進，用語精煉簡潔，論辯有嚴密的邏輯性，說理透徹充分，有不少名篇佳作。最早的注本有三國時期韋昭的《國語解》。

本文選自《國語·周語上》。記敍了周厲王用暴力手段壓制國人的批評，不聽勸諫而招致被驅逐的可悲下場。通過邵公的引譬，提出"防民之口，甚於防川"的注重民意的政治主張。同時也表現出人民反抗殘暴統治的強大力量。全文用較多筆墨，運用生動的對話體現人物的形象，語言生動，列譬設喻，很具有說服力。

---

[1] 斟酌：斟取好的經驗而酌行之。斟，取。酌，行。

[2] 悖：違背。

[3] 用：財用，費用。

[4] 原：高爽而平坦的土地。　隰（xí 習）：低窪潮濕的土地。　衍：低下而平坦的土地。　沃：有河流可灌溉的土地。

[5] 宣言：散佈的言論。

[6] 善敗：善惡，好壞。

[7] "行善"句：韋昭注："民所善者行之，其所惡者備之。"備，防範。

[8] 所以：用來……的方法。　阜：盛多，豐厚。

[9] 成：成熟。

[10] "其與"句：那能防止多久呢？與，語氣助詞，表句中停頓。

[11] "於是"句：按宋公序本"國"下有"人"字。

[12] 流：流放。　彘（zhì 至）：地名。晉地，在今山西省霍縣地區。

【閱讀】

王孫圉論楚寶

　　王孫圉聘於晉[1]，定公饗之[2]，趙簡子鳴玉以相[3]，問於王孫圉曰：“楚之白珩猶在乎[4]？”對曰：“然。”簡子曰：“其爲寶也，幾何矣？”曰：“未嘗爲寶。楚之所寶者，曰觀射父[5]，能作訓辭[6]，以行事於諸侯，使無以寡君爲口實[7]。又有左史倚相[8]，能道訓典[9]，以叙百物[10]，以朝夕獻善敗於寡君，使寡君無忘先王之業；又能上下說於鬼神[11]，順道其欲惡[12]，使神無有怨痛於楚國。又有藪曰雲連徒洲[13]，金木竹箭之所生也[14]。龜珠角齒，皮革羽毛[15]，所以備賦[16]，以戒不虞者也[17]。所以共幣帛[18]，以賓享於諸侯者也[19]。若諸侯之好幣具[20]，而導之以訓辭，有不虞之備，而皇神相之[21]，寡君其可以免罪於諸侯，而國民保焉。此楚國之寶也。若夫白珩，先王之玩也[22]，何寶之焉[23]？圉聞國之寶六而已。明王聖人能制議百物，以輔相國家，則寶之；玉足以庇廕嘉穀[24]，使無水旱之災，則寶之；龜足以憲臧否[25]，則寶之；珠足以防禦火災，則寶之；金足以禦兵亂，則寶之；山林藪澤足以備財用，則寶之。若夫譁囂之美[26]，楚雖蠻夷[27]，不能寶也。”（选自《國語·楚語下》）

---

[1] 王孫圉（yǔ 羽）：楚大夫。　　聘：聘問。專指天子與諸侯，或諸侯與諸侯間的遣使通問。

[2] 定公：晉定公。　　饗（xiǎng 享）：宴請。

[3] 趙簡子：晉國卿，卽趙鞅。　　鳴玉：鳴其佩玉以相禮。　　相（xiàng 向）：相禮，輔佐國君執行禮儀。

[4] 珩（héng 橫）：玉佩上的橫玉。

[5] 觀射父：楚國大夫。

[6] 訓辭：訓教之言。

[7] 口實：話柄。韋昭注：“口實，毀弄。”

[8] 倚相（xiàng 向）：楚國史官。

[9] 訓典：王者教導民衆的法則。

[10] 叙：次。

[11] 上：指天神。　　下：指地祇（qí）。　　說：同“悅”。喜悦，高興。

[12] 欲惡：好惡。

[13] 雲連徒洲：雲連，卽雲夢澤及其連屬，今在湖北監利縣北。徒洲，洲名。

[14] 箭：箭竹。

[15] 龜：龜甲。古代用龜甲占卜，以顯示吉凶微兆。　　珠：珍珠。古人認爲珍珠可防禦火災。　　角：獸角。可以做弓弩的構件。　　齒：象牙。可做耳飾。　　毛：犛牛尾。可以做旗杆頂端的裝飾品。

[16] 賦：兵賦，軍用物資。

[17] 不虞：沒有料到的患難。

[18] 共：同“供”。

[19] 賓享：招待和饋贈。

[20] 幣具：禮品。

[21] 皇：大。　　相：助佑。

[22] 玩：玩弄之物。

[23] 寶之：以之爲寶。

[24] 玉：祭祀之玉。

[25] 憲：法。　　臧否（pǐ 痞）：善惡。

[26] 譁囂：喧嘩。這裏指佩玉的響聲。

[27] 蠻夷：謂落後之邦。

十、

莊辛說楚襄王

　　莊辛謂楚襄王曰[1]："君王左州侯[2]，右夏侯[3]，輦從鄢陵君與壽陵君[4]，專淫逸侈靡，不顧國政，郢都必危矣[5]！"襄王曰："先生老悖乎[6]？將以爲楚國祅祥乎[7]？"莊辛曰："臣誠見其必然者也，非敢以爲國祅祥也。君王卒幸四子者不衰[8]，楚國必亡矣！臣請辟於趙[9]，淹留以觀之[10]。"

　　莊辛去，之趙[11]，留五月，秦果舉鄢、郢、巫、上蔡、陳之地[12]。襄王流揜於城陽[13]。於是使人發騶徵莊辛於趙[14]。莊辛曰："諾[15]。"

　　莊辛至。襄王曰："寡人不能用先生之言，今事至於此，爲之奈何？"莊辛對曰："臣聞鄙語曰[16]：'見兔而顧犬，未爲晚也[17]；亡羊而補牢，未為遲也。'臣聞昔湯、武以百里昌[18]，桀、紂以天下亡[19]。今

---

[1] 莊辛：楚臣，楚莊王之後，因而以莊爲姓。　　楚襄王：即楚頃襄王（公元前298年—前263年在位），懷王之子，名橫。

[2] 州侯：楚襄王的寵臣。

[3] 夏侯：楚襄王的寵臣。

[4] 輦（niǎn 撚）從：跟隨在楚王輦車之後。輦，上古用人拉的車子。秦漢以後才專指君王坐的車子。　　鄢陵君：楚王寵臣。　　壽陵君：楚王寵臣。

[5] 郢都：楚國都，在今湖北江陵縣。

[6] 老悖：年老而糊塗。悖，昏亂。

[7] 將：還是。選擇連詞。　　祅（yāo 妖）祥：指顯示災異的凶兆。祅，古人稱反常怪異的事物。祥，吉祥的預兆。此爲偏義複詞。

[8] 卒幸：始終寵倖。　　四子：指州侯、夏侯、鄢陵君和壽陵君。

[9] 辟：同"避"。躲避。

[10] 淹留：羈留，逗留。淹，逗留。

[11] 去：離開。　　之：往，到。

[12] 舉：攻取。　　鄢：鄢陵。在今湖北宜城縣境。　　巫：楚之巫郡，在今四川巫縣。　　上蔡：今河南上蔡縣。陳：在今河南淮陽縣。

[13] 流揜（yǎn 掩）：流亡避匿。揜，遮沒。　　城陽：即成陽，在今河南息縣。

[14] 發：派遣。　　騶（zōu 鄒）：騎馬駕車的隨從。　　徵：召。

[15] 諾：應答之辭。猶言"好吧"。

[16] 鄙語：俗語。

[17] "見兔"兩句：意謂在看到兔子後，再發犬捕捉，也不算晚。已經亡失了羊之後再修補羊欄，也不算遲，可避免再次亡失。

[18] 湯：商湯王。商代開國之君。　　武：周武王。周代開國之君。

[19] 桀：夏朝最後一代國君。　　紂：商朝最後一代國君。桀、紂兩人都是歷史上暴君的代表。

楚國雖小，絕長續短[1]，猶以數千里[2]，豈特百里哉[3]？

"王獨不見夫蜻蛉乎[4]？六足四翼，飛翔乎天地之間，俛啄蚊虻而食之[5]，仰承甘露而飲之[6]，自以爲無患，與人無爭也；不知夫五尺童子，方將調飴膠絲[7]，加己乎四仞之上[8]，而下爲螻蟻食也。

"夫蜻蛉，其小者也，黃雀因是以[9]。俯噣白粒[10]，仰棲茂樹，鼓翅奮翼[11]，自以爲無患，與人無爭也；不知夫公子王孫[12]，左挾彈，右攝丸[13]，將加己乎十仞之上，以其類爲招[14]。畫游乎茂樹，夕調乎酸醎[15]。倏忽之間，墜於公子之手。

"夫黃雀，其小者也，黃鵠因是以[16]。游於江海，淹乎大沼[17]，俯噣鱔鯉[18]，仰嚙薐衡[19]，奮其六翮[20]，而凌清風[21]，飄搖乎高翔[22]，自以爲無患，與人無爭也；不知夫射者方將脩其碆盧[23]，治其矰繳[24]，將加己乎百仞之上。被礛磻[25]，引微繳[26]，折清風而抎矣[27]。故畫游乎江湖，

---

[1] 絕：截。

[2] 猶：尚且，還是。　以數千里：以千里數。

[3] 豈特：豈但，豈止。

[4] 獨：難道。副詞。　夫：那。代詞。　蜻蛉：卽蜻蜓。

[5] 俛："俯"的異體字。　虻：蟲名。種類很多，吮吸人畜的血液。

[6] 承：接。

[7] 方將：將要，正要。　飴：粘糖。　膠絲：粘在絲上。指綁在竿頭，用來粘取飛蟲。

[8] 加己：加在自己身上。　仞：八尺。一說七尺。

[9] 因是以：卽"猶此已"。王引之《經傳釋詞》："因是，猶是也。"　以，通"已"。句末語氣助詞。

[10] 噣：通"啄"。　白粒：白米。

[11] 奮：振動。

[12] 公子：最初稱諸侯的子女，後來用以稱官宦人家之子。　王孫：貴族的子孫。

[13] 攝：引持。

[14] 類：王念孫以爲"類"當爲"頸"字之誤。　招：箭靶，射的目的物。

[15] 酸醎：調味之物。

[16] 黃鵠（hú 胡）：卽天鵝。

[17] 淹：停留，休息。　沼：池。

[18] 鱔（shàn 善）鯉：鱔魚鯉魚。王念孫說當從《新序》作："鰋鯉"。鰋，一種白額的魚。

[19] 薐衡：同"菱荇"。菱角、水草。

[20] 六翮（hé 何）：指翅膀。鳥翅一般有六根大羽毛。翮，羽毛的莖，這裏指鳥的大羽毛。

[21] 凌：駕，乘。

[22] 飄搖乎：飛翔貌。乎，形容詞詞尾。

[23] 脩：整治。　碆（bō 波）：石制的箭頭。　盧：黑弓。

[24] 矰（zēng 增）：弋射的箭。　繳（zhuó 苗）：繫在箭上的生絲線，箭發出去，可以靠它收回來。

[25] 被：遭受。　礛（jiān 間）磻：亦作"礛碏"，銳利的石制箭頭。

[26] 引：拖着。　微：輕細。

[27] 折：指由上向下墜落，有如折斷一般。　抎（yǔn 隕）：隕墜。鮑彪注："抎，失墜也。"

夕調乎鼎鼐[1]。

"夫黄鵠，其小者也，蔡靈侯之事因是以[2]。南游乎高陂[3]，北陵乎巫山[4]，飲茹谿之流[5]，食湘波之魚[6]。左抱幼妾，右擁嬖女[7]，與之馳騁乎高蔡之中[8]，而不以國家爲事，不知夫子發方受命乎靈王[9]，繫己以朱絲而見之也。

"蔡靈侯之事，其小者也，君王之事因是以。左州侯，右夏侯，輦從鄢陵君與壽陵君，飯封禄之粟[10]，而載方府之金[11]，與之馳騁乎雲夢之中[12]，而不以天下國家爲事。不知夫穰侯方受命乎秦王[13]，填黽塞之内[14]，而投己乎黽塞之外[15]。"

襄王聞之，顔色變作，身體戰慄。於是乃以執珪而授之爲陽陵君[16]，與淮北之地也[17]。

【題解】 本文選自《戰國策》，據上海古籍出版社校點本。《戰國策》是有關我國戰國時期的史料彙編，作者已無可考。流傳到現在的本子是經西漢劉向整理過的，分爲東周、西周、秦、齊、楚、趙、魏、韓、燕、宋、衛、中山十二國，共三十三篇，書名爲劉向所定。所記事件上起周貞定王十六年（公元前453年）止于秦二世元年（公元前209年），共二百四十多年。所收史料有人物的傳記，史實的記敍，策士的遊說，辯論的記錄和戰國時人的書信。《戰國策》記敍了戰國時期各諸侯國間的尖銳矛盾和激烈鬥爭，七國的合縱連橫，統治集團

---

[1] 鼎鼐（nài 耐）：均爲古代烹煮的炊具。鼐，大鼎。
[2] 蔡靈侯：蔡國的國君，名般，殺父景侯，自立爲君，後爲楚靈王所殺。一本作"蔡聖侯。"
[3] 陂（bēi 杯）：山坡。鮑彪注："陂，阪也。"
[4] 陵：升，登。　　巫山：在今四川巫山縣。
[5] 茹谿：水名，在巫山縣北。谿，"溪"的異體字。
[6] 湘波：即湘水，在湖南境内。
[7] 嬖（bì 必）:寵愛。
[8] 高蔡：指上蔡。
[9] 子發：楚大夫。依《左傳·昭公二十一年》載，受靈王之命圍蔡的是公子棄疾，不是子發。　靈王：一本作"宣王"。
[10] 飯：吃，吃飯。　封禄之粟：各封邑晉奉來的糧食。禄，俸給。
[11] 方府：四方府庫所納之金。
[12] 雲夢：雲夢澤。今湖北江陵至蘄春間的大湖區域。
[13] 穰（ráng 攘）侯：魏冉，秦昭王舅父，封于穰。　秦王：指秦昭王（公元前306年—前251年在位）。
[14] 填：指佈滿軍隊。　黽（méng 萌）塞：戰國時的要塞。故址在河南信陽西。其地有大小石門，鑿山通道，地勢險厄。當時被秦軍佔領。
[15] "而投"句：而把你趕到黽塞之外了。投，抛擲。外，楚王被迫出奔城陽，在黽塞之北，故稱"外"。
[16] 執珪 ：楚之爵位名。珪以區分爵位等級。　陽陵君：給莊辛的封號。
[17] 與：通"舉"，攻下，收復。楚王用莊辛之計，收復了淮北之地。事見劉向《新序》。

的爭權奪利、荒淫殘暴、昏瞶腐朽以及人民在兼併戰爭下的痛苦生活和當時的倫理道德，風俗習尚等，反映了這個時代的概貌。書中保存了戰國時代的很多重要資料，是研究我國古代歷史的一部重要文獻，基本上反映了當時縱橫家的思想，極盡誇大策士的作用。《戰國策》的語言流暢犀利，是論辯文的典型。論述問題，反復縱橫，曲盡其意。刻劃人物，深刻具體。策士們的遊說之辭巧比善喻，多用排比誇張等手法。許多寓言爲後世傳用，使文章有很強的感染力，對後世文學語言有很大影響。傳世之本很多，其文字亦有多處不同。漢代高誘注本是現存較古的注本。清代黃丕烈《重刊剡川姚氏本戰國策劄記》於諸本異同，多所是正。

　　《莊辛說楚襄王》，節選自《戰國策·楚策四》。楚國自懷王起，國力漸衰，又遭秦大舉進攻，頃襄王卽位後，在政治措施上仍未改善，終被迫遷都陳。本文就是寫這次失敗前後莊辛的兩次進諫，說明強敵當前，必須勵精圖治；貪圖享樂，居安忘危，必將國破身亡。譬喻精當，層層逼進。

【閱讀】

顏斶說齊王

　　齊宣王[1]見顏斶[2]曰斶前[3]斶亦曰王前宣王不悦左右曰王人君也斶人臣也王曰斶前斶亦曰王前可乎斶對曰夫斶前爲慕勢[4]王前爲趨[5]士與使斶爲趨勢不如使王爲趨士王忿然作色曰王者貴乎士貴乎對曰士貴耳王者不貴王曰有說[6]乎斶曰有昔者秦攻齊令曰有敢去[7]柳下季[8]壟[9]五十步[10]而樵[11]采者死不赦令曰有能得齊王頭者封萬戶侯[12]賜金千鎰[13]由是觀之生王之頭曾不若死士之壟也[14]宣王曰嗟乎君子焉可侮哉寡人自取病耳[15]願請受爲弟子且顏先生與寡人游[16]食必太牢[17]

1　齊宣王：姓田，名辟彊（公元前 319 年～前 301 年在位）。
2　顏斶（chù 處）：齊國隱士。
3　前：向前來。
4　慕：仰慕。
5　趨：謂禮遇。鮑彪曰：“趨，就也。”
6　說：說法，解說。此指理由。
7　去：離，距離。
8　柳下季：卽柳下惠，姓展，名禽，魯國著名賢人。
9　壟：指墳墓。
10　步：古代長度單位。周代以八尺爲步。
11　樵：打柴。
12　萬戶侯：食邑萬戶之侯。
13　鎰（yì 易）：重量單位。二十兩爲一鎰。
14　曾：竟然。
15　自取病：自找沒趣。病，辱。
16　遊：交遊。
17　太牢：吃飯的最高規格。鮑彪注：“牛、羊、豕具爲太牢。”

出必乘車妻子¹衣服麗都²顏斶辭去曰夫玉生於山制³則破焉非弗寶貴矣然太璞不完士生乎鄙野推選則禄焉⁴非不得尊遂也⁵然而形神⁶不全斶願得歸晚食以當肉⁷安步以當車無罪以當貴清静貞⁸正以自虞⁹則再拜¹⁰而辭去君子曰¹¹斶知足矣歸眞¹²反¹³璞則終身不辱也(《戰國策·齊策四》,有删節)。

---

¹ 妻子:妻兒。

² 麗都(dū 督):華麗,華貴。鮑彪注:"麗都,皆美稱。"

³ 制:雕琢。指破殘玉璞,雕成器物。鮑彪注:"制,裁斷之。"

⁴ 推選:推薦。

⁵ 遂:通達。鮑彪:"遂,猶達。"

⁶ 形神:形體與精神。仕則勞形費神,不能保其天眞。

⁷ 晚食:晚食則飢餓,飢餓則蔬食如肉食之香甜。鮑彪注:"晚,言饑而食也,其美比於食肉。"

⁸ 貞:貞操。

⁹ 虞:同"娛",樂。鮑彪:"虞,娛同,樂也。"朱起鳳曰:"娛字,古作虞。"

¹⁰ 再拜:拜了又拜,表示恭敬。古代的一種禮節。

¹¹ 曰:此爲作者對顏斶的評語。

¹² 歸眞:返還本性。

¹³ 反:同"返。"

通論三、文字(上)

文字的産生與造字法

　　文字是記錄有聲語言的符號體系，漢字則是記錄漢語的符號體系。漢字是中華民族智慧的結晶，是我們的祖先遺留下來的一份寶貴的文化遺産。學習古漢語，就是學習漢字所記錄的古代書面語言，故必從識字始。戴東原[1]曰："經之至者，道也；所以明道者，辭也；所以成辭者，其字也。必由字以通其辭，由辭以通其道，乃可得之。"由此言之，文字之學，是不可不學的。只有學了文字學，才能從理性上理解漢字，更好地掌握漢字。

(一)文字的産生與變遷

1. 漢字的産生

　　口頭有聲語言猶如風波，不足以行於遠方，垂留後世，無法記言行，存事功。爲了彌補这些缺陷，在文字出現之前，曾有結繩記事的辦法。《周易‧繫辭》云："上古結繩而治，後世聖人易之以書契，百官以治，萬民以察。"書契就是文字。文字的産生是社會文明的一大進步。《淮南子‧本經訓》云："昔倉頡作書，天雨粟，鬼夜哭。"極言文字之功感天地，動鬼神。

　　魯迅先生云："文字初作，首必象形，觸目心會，不待授受。"如果說，由在繩上結幾個結以記事，改作畫幾道綫記事，這便是指事字産生的契機；則原始的繪畫便是象形字産生的根柢。然而文字雖産生於圖畫，却與圖畫異趣：文字之象形，旨在表意，意達而已，圖畫之象形，旨在傳神，要求逼真；文字要求形態穩定，圖畫則講求變化；文字爲記錄語言的符號體系，圖畫則是以形象感人的藝術形式。所以指事也好、象形也好，只有當其形、音、義三要素結合之後，方能成爲記錄語言的文字。所以魯迅先生講："誦習一字，當識形、音、義三：口誦耳聞其聲，目察其形，心通其義。三識並用，一字之功乃全。其在文章，則寫山曰崚嶒嵯峨，狀水曰汪洋澎湃，蔽芾蓊籠，恍逢豐木，鱒魴鰻鯉，如見多魚。故其所函，遂具三美：意美以感心，一也；音美以感耳，二也；形美以感目，三也。"(見魯迅《漢文學史綱要》)漢字是形音義巧妙結合的一種文字體系。

---

[1] 戴震(公元1723年—1777年)，字東原，安徽休寧人。清代思想家、學者。段玉裁師事之。

2. 漢字的變遷

漢字歷史悠久，源遠流長。《說文敘》曰："黃帝之史倉頡見鳥獸蹏迒之迹，知分理之可相別異也，初造書契……以迄五帝三王之世，改異殊體。封于泰山者七十有二代，靡有同焉。"倉頡造字雖系傳說，考古發現漢字已有六千年左右的歷史，大體與黃帝時代不相遠。其字體是不斷變遷的，各代"靡有同焉"。就今所見成系統的文字，則有殷代的甲骨文、周代的金石文、秦代的小篆、漢代的隸書、魏晉之後的楷書，以及當代的簡化字。這便是漢字變遷的大略。分述如下。

甲骨文是約公元前十六至公元前十一世紀殷商時代通行的文字體式。清代末年（1899年）始出土于河南安陽小屯殷墟。以其刻於龜甲、獸骨之上，故謂之甲骨文，也叫卜辭。

金石文是約公元前十一世紀至公元前841年間周代通行的文字體式。以其見於周代所鑄鐘鼎等青銅器皿之上，故稱鐘鼎文、吉金文、金文。見於石鼓的謂之石鼓文，因其文記載秦國國君遊獵情況，也稱獵碣。兩者合而稱之，則謂之金石文。皆大篆之類。

小篆是秦代通行的文字體式。秦始皇公元前221年統一中國，丞相李斯奏請"書同文字"，罷其不與秦文合者。於是李斯作《倉頡篇》，中車府令趙高作《爰曆篇》，太史令胡母敬作《博學篇》，作爲書體楷模，皆《史籀》大篆或頗省改，是爲小篆。可知周代通行文字爲大篆，七國紛爭，文字亦異，小篆就是以秦國文字爲基礎，由大篆省改而成的。

隸書是發端于秦，而盛行於漢代的文字體式。秦時"大發隸卒，興役戍官，獄職務繁，初有隸書，以趨簡易"（見《說文敘》）。可知隸書又是由小篆簡約而成的。由篆而隸，是漢字一大變化，故許慎曰："古文由此絕矣。"象形的痕迹從此看不到了。

楷書是發端于魏晉，而盛行于唐代文字體式，爲魏晉以來千餘年間通行的文字。魏代鍾繇、晉代王羲之，是楷書的奠基者。唐代歐陽詢、顏真卿、柳公權等大師是楷書的楷模。

簡化字是當代通行的文字體式。是由楷書省簡而成。這也是漢字的一大變化。

綜觀漢字歷史，有以上變遷。此舉諸種書體圖片如下，以見其沿革之軌迹。

 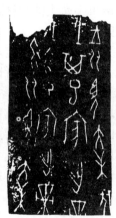 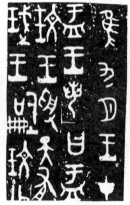

甲骨文	甲骨文	金文	石鼓文
（殷商·卜辭）	（殷商·卜辭）	（周·大盂鼎銘）	（周·石鼓文）

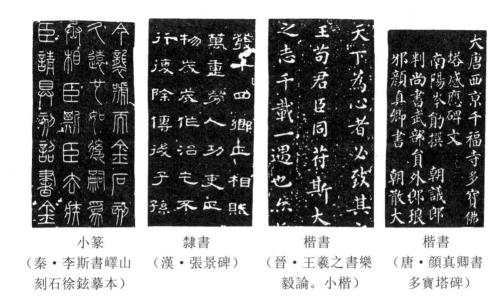

小篆
（秦・李斯書嶧山
刻石徐鉉摹本）

隸書
（漢・張景碑）

楷書
（晉・王羲之書樂
毅論。小楷）

楷書
（唐・顏真卿書
多寶塔碑）

諸種書體圖

（二）漢字的造字法

漢字經歷了漫長的發展變遷歷史，由篆而隸，不復象形，已不再能觸目心會。但是，漢字的一點一畫都是有意義的，要了解其意義，就要讀許慎所撰《說文解字》，就要了解造字法。

關於漢字的造字方法，古人總結爲六條，名曰“六書”，用來指導漢字教學。許慎《說文叙》云：《周禮》八歲入小學，保氏教國子，先以六書：一曰指事，二曰象形，三曰形聲，四曰會意，五曰轉注，六曰假借。諸家言六書者，名稱次第各有不同[1]。今取通行之次第、名稱，將六書分別講述如下。

1.象形

許慎曰：“象形者，畫成其物，隨體詰詘。日月是也。”（見《說文叙》）詰詘，猶曲謅，謂隨物體之形狀，曲折其筆畫，以畫出物之形狀，此類字便是象形字，言其字象物之形貌。舉例如下：

日 《說文》：“☉，實也，太陽之精，不虧。象形。”（人質切。七卷上，部首）

月 《說文》：“☽，闕也，太陰之精，象形。”（魚厥切。七卷上，部首）按：日月二字都是象形字。《素問・六節藏象論》：“日爲陽，月爲陰。”日即太陽，其形充實

---

[1] 六書名稱與次第，劉歆、班固作象形、象事、象意、象聲、轉注、假借，見《漢書藝文志》；鄭衆、鄭玄作象形、會意、轉注、處事、假借、諧聲，見《周禮》注 。

而不虧缺，故作圓形。月即月亮，又稱太陰，其形常缺，故作圓而有缺之形。甲骨文月作☽，古文作☽，皆象月缺之形。

人 《説文》："𠈃，天地之性最貴者也。此籀文。象臂脛之形。"（如鄰切。七卷下，部首）按：《素問·寶命全形篇》："夫人生於地，懸命於天，天地合氣，命之曰人。"象側面人之形，在上下垂者象手臂，在下立者象股脛。甲骨文作𠈃。

手 《説文》："𢩵，拳也。象形。"（書九切。十二卷上，部首）按：段玉裁注云："象指掌之擎也。"擎，握也。又曰："今人舒之爲手，卷之爲拳，其實一也。"

呂 《説文》："吕，脊骨也。象形。昔太嶽爲禹心呂之臣，故封呂侯。膂，篆文呂。從肉，旅聲。"（力舉切。七卷下，部首）按：呂字象脊椎骨骨節之形。脊椎骨爲身之骨幹，故稱心呂之臣。小篆作膂。《素問·瘧論》："二十六日入於脊内，注於伏膂之脈。"伏膂之脈，謂伏行於脊骨之脈。

口 《説文》："ㅂ，人所以言食也。象形。"（苦厚切。二卷上，部首）按：甲骨文口作ㅂ，金文作ㅂ，皆象人口之形。口是人用來言語飲食的器官，故曰"所以言食"。

耳 《説文》："耳，主聽也。象形。"（而止切。十二卷上，部首）按：甲骨文耳作𦕁，金文作𦕁，皆象人耳之形。耳爲司聽之官，故曰"主聽"。

囟 《説文》："囟，頭會腦蓋也。象形。"（息進切。十卷下，部首）按：囟，即囟門、頭囟字，象人頭蓋骨相合之形。或作顖。《神農本草經》："小兒顖不合。"

心 《説文》："心，人心，土藏，在身之中。象形。博士説以爲火藏。"（息林切。十卷下，部首）按：金文心作心，皆象人心臟之形，所謂"心如未敷蓮花"之形。五行之配五臟，古文經學家與今文經博士之説不同，今文經博士説爲心火、肝木、脾土、肺金、腎水，古文經學家之説則爲心土、肝金、脾木、肺火、腎水。醫學經典《素問》《靈樞》與博士説合。

水 《説文》："水，準也。北方之行，象衆水並流之形，中有微陽之氣也。"（式軌切。十一卷上，部首）按：段注："準，平也。天下莫平於水。"《月令》："太史謁天子曰：某日立冬，聖德在水。"於八卦火爲離，外陽而内陰；水爲坎，外陰而内陽。中長畫象其陽。陽在陰内，故曰微陽。微，猶隱。甲骨文水作水，金文作水，皆象水流之形。

果 《説文》："果，木實也。從木，象果實在木之上。"（古火切。六卷上，木部）按：甲骨文果作果，象果實在木上之形。此因其形不能顯白，因加其類以定之，這叫做以會意定象形，所謂象形而兼會意者。

胃 《説文》："胃，穀府也。從肉，⊗象形。"（云貴切。四卷下，肉部）按：⊗象胃之形。又從肉者，所謂象形而兼會意。

肩 《説文》："肩，髆也。從肉，象形。俗肩，從户。"（古賢切。四卷下，肉部）按：象形謂肩字上半部，象肩髆之形。也是象形兼會意。

眉 《説文》："眉，目上毛也。從目，象眉之形，上象額理也。"（武悲切。四卷上，部首）按：甲骨文眉作眉。

齒 《説文》："齒，口齦骨也。象口齒之形，止聲。"（昌里切。二卷下，部首）按：甲骨文齒作齒，象口齒之形。後加止聲，遂爲象形而兼形聲。

象形一類字，有獨體象形，如日、月、人、手等；有合體象形，如胃、眉、肩、齒等。胃、肩、眉是象形而加形符"肉""目"，齒則象形而加聲符"止"。去掉所加形符、聲符，已不能獨立成字。故雖稱合體象形，因其一半獨立，一半不獨立，仍統謂之獨體字。王筠統計《説文》象形字凡264字。

2. 指事

許慎曰："指事者，視而可識，察而可見。上下是也。"(見《説文叙》)以符號指示其事，使人猝視之而可識，詳察之則見其指意，此類字便是指事字。段玉裁云："指事之別於象形者，形謂一物，事賅衆物，專博斯分。"王筠云："有形者物也，無形者事也。物有形故可象，事無形則聖人創意以指之而已。"是說象形爲具體事物之形，故專爲一物之名；指事則不限形體，故泛爲衆事之稱。此爲二者之大別。舉例如下：

上 《説文》："二，高也。此古文上。指事也。"(時掌、時亮二切。卷一上，部首)

下 《説文》："二，底也。指事。"(胡駕切。一卷下，上部)按：上下二字都是指事字。篆中長畫爲基綫，短畫用來指其事。短畫在基綫之上，故曰上；短畫在基綫之下，故曰下。上字或作﹁，甲骨文作◡，金文作﹂。下字或作丅，甲骨文作◠，金文作ᅮ。

一 《説文》："一，惟初太極，道生於一，造分天地，化成萬物。"(於悉切。一卷上，部首)按：段玉裁云："一之形，於六書爲指事。"一，就是畫一道，純粹是指事符號，指數字中的一。古代思想家一指太極，指天地未分之前的一團氣。一分爲二，其輕清者上爲天，重濁者下爲地，有天地而後化生萬物。這是古人的宇宙生成觀。初造一字時，未必想這麼多。

二 《説文》："二，地之數也。从偶一。"(而至切。十三卷下，部首)按：《周易繫辭上》："天一生水，地二成之。"奇數爲天，偶數爲地，故曰"地之數也"。實則畫兩道而已，指數字二。

三 《説文》："三，天地人之道也。从三數。"(穌甘切。一卷上，部首)按：天地人而爲三才，故曰"天地人之道也"。實則三畫而已，指數字三。

三 《説文》："三，籀文四。"(息利切。十四卷下，部首)按：籀文三，則四畫。段玉裁云："一、二、三、三，皆指事也。"此上皆純體指事字。

本 《説文》："杮，木下曰本。从木，一在其下。"(布忖切。六卷上，木部)按：徐鍇曰："一，記其處也。本末朱皆同意。"是說"一"並非一二字，只是個指事符號，用來指示處所。本、末、朱三字造字之用意相同，都是用指事符號指示"木"的一處，或指上，或指下，或指中。金文本作杮，末作杮，朱作杮，其符號"一"都作圓點。這種"从某"又加符號的辦法，王筠稱之爲以會意定指事。段氏從《六書故》引唐本《説文》作"從木，從丁"非是。"本"字從"木"，木即樹木，符號指示木的下部。木之下部即根部，本即樹根之義。《素問》："治病必求於本。"亦即求其根源。

末 《説文》："朮，木上曰末。从木，一在其上。"(莫撥切。六卷上，木部)按：其符號指示木之上部，樹木之上部即末稍。古語"本末倒置"，謂主次顛倒。段氏從《六書故》引唐本《説文》作"從木，從上"非是。

朱 《説文》："朱，赤心木，松柏屬。从木，一在其中。"（章俱切。六卷上，木部）按：指事符號"一"加於木之中部，謂樹榦，即株。《列子·黃帝》："吾處也若橛株駒。"注："李頤曰：橛，豎也。株駒，亦枯樹本也。崔譔曰：橛株駒，斷樹也。"段玉裁於"株"字下注云："《莊》《列》皆有'橛株駒'。株，今俗語樁。"是朱爲株之本字，木之中，謂樹樁。《韓非子·五蠹》："兔走觸株，折頸而死。"亦謂觸於樹樁。

刃 《説文》："刃，刀堅也。象刀有刃之形。"（而振切。四卷下，部首）按：刀堅，謂刀之堅利處。指事符號指於刀口處。

寸 《説文》："寸，十分也。人手却一寸動脈謂之寸口。从又一。"（倉困切。三卷下，部首）按：段注謂"會意"，此當爲指事字。又，爲手形，一爲符號，用以指手腕處。《脈經》："從魚際至高骨，却行一寸，其中名曰寸口。"此處正是醫生診脈處。《説文》"尺"字下云："周制寸、尺、咫、尋、常、仞諸度量，皆以人之體爲法。"寸法人寸口，尺起於寸，咫八寸法中婦人手，尋八尺法人兩臂之長，常倍尋。仞八尺同尋。

天 《説文》："天，顛也。至高無上。从一大。"（他前切。一卷上，一部）按：段注："於六書爲會意。"甲骨文作天，金文作天，其上非"一"字，而是指事符號。符號加於人形之上，謂頭頂，故曰"顛也"。

亦 《説文》："亦，人之臂亦也。从大，象兩亦之形。"（羊益切。十三卷下，大部）按：徐鉉云："今別作腋。"是"亦"即古"腋"字。"亦"用作文言虛詞，別造"腋"字，以便區別。此字爲指事字，大，象人形，左右兩點所以指兩腋處。

夕 《説文》："夕，莫也。从月半見。"（祥易切。七卷上，部首）按：莫，即古暮字。此所謂減筆指事字。減月之筆畫，以指半見其事。

匕 《説文》："匕，變也。从到人。"（呼跨切。八卷上，部首）按：段注："變者，更也。凡變化當作'匕'，教化當作'化'，許氏之字指也。今變化字盡作'化'，'化'行而'匕'廢矣。"又云："人而倒，變化之意也。"此爲變體指事字。

指事一類字，有純體指事，如上、下、一、二、三、三之屬；有以會意定指事，如本、末、刃、寸之屬。又有減筆指事、變體指事等。所加指事符號或綫或點，或直或橫，皆不成文，也不具形，符號而已，所以指事字也屬獨體字。王筠統計《説文》指事字凡129字。

3. 會意

許慎曰："會意者，比類合誼，以見指撝。武、信是也。"比、合同義；指撝，同指揮，謂意之指向。總之謂比合二字之義，會合出新字之義，這類字謂之會意字。前所講象形、指事二者一般都是獨體字；會意字則爲合體字，用來組合的各部分都獨立成字。這是與前二者不同處。舉例如下：

武 《説文》："武，楚莊王曰：夫武定功戢兵，故止戈爲武。"（文甫切。十二卷下，戈部）按：段注："祇取定功戢兵者，以合於止戈爲武之義也。文之會意已明，故不言从止戈。"言能使天下停止干戈的，才稱得武。"武"字本由"止""戈"二字組成，隸變之後，戈字變形，遂成"武"。

信 《説文》："㐰，誠也。从人言。"(息晉切。三卷上，言部)按：段注："人言則無不信者，故从人言。"《論語》曰："言而有信。"言而無信則算不得言了。言行一致，說話算數，此之謂信，故从人言。

公 《説文》："㕬，平分也。从八厶。八，猶背也。韓非曰：背厶爲公。"(古紅切。二卷上，八部)按：段注："《五蠹篇》：'倉頡之作書也，自環者謂之私，背私者謂之公。'自環爲厶，六書之指事也；八厶爲公，六書之會意也。"

杲 《説文》："杲，明也。从日在木上。讀若槁。"(古老切。六卷上，木部)按：段注："日在木中，杳也；日在木上，旦也。"以口在木上會天明之意，若日在木下，則爲"杳"，《説文》："杳，冥也。从日在木下。"

莫 《説文》："莫，日且冥也。从日在茻中，茻亦聲。"(莫故切。一卷下，茻部)按：段注："且冥者，將冥也。木部曰：杳，冥也。夕部曰：夕，莫也。引申之義則爲有無之無。"莫，今暮字。

采 《説文》："采，捋取也。从木，从爪。"(倉宰切。六卷上，木部)按：爪，即手，所謂覆手爲爪。手在樹上，會采摘之意。甲骨文采作，木上有果實，以手采之。

启 《説文》："启，開也。从戶口。"(康禮切。二卷上，口部)按：段注："會意。後人用'啟'字訓開，乃廢启不行矣。"開啟本作启。甲骨文作，以手開門之狀，故會開啟之意。而啟，教也。二字原異。後以啟代启，今又同簡作启。

企 《説文》："企，舉踵也。从人止。"(去智切。八卷上，人部)按：段注："从人止，取人延竦之意。渾言之則足稱止，析言之則前止後踵。止蹲於前，則踵舉於後矣。"《傷寒論序》："企踵權豪。"企踵者，舉踵也。舉踵者，使身竦起也，巴望之態畢現。

齔 《説文》："齔，毀齒也。男八月生齒，八歲而齔；女七月生齒，七歲而齔。从齒匕。"(初菫切。二卷下，齒部)按：毀齒，謂乳牙脫落，生出恒齒。《大戴禮記・本命》曰："陰以陽化，陽以陰變。故男以八月而生齒，八歲而毀齒……女七月生齒，七歲而毀齒。"《素問・上古天真論》："女子七歲，腎氣盛，齒更髮長。""丈夫八歲，腎氣實，髮長齒更。"都是講男八歲而齔，女七歲而齔。毀、化義同音近。

冤 《説文》："冤，屈也。从冖兔。兔在冖下不得走，益曲折也。"(於袁切。十卷上，兔部)按：屈，不得申之義。有形之物，無形之氣，抽象之理，凡不得申，皆謂之冤。《素問・玉機真藏論》："少腹冤熱而痛。"冤熱，即鬱熱。

秉 《説文》："秉，禾束也。从又持禾。"(兵永切。三卷下，又部)按：《爾雅・釋詁》："秉、拱，執也。"是以手持禾，來會執持之意。執，猶把。割禾盈手曰把，故云"禾束"。

冒 《説文》"冒，冢而前也。从冃目。"(目報切。七卷下，冃部)按：段注："冢者，覆也。引申之，有所干犯而不顧亦曰冒，如假冒，如冒白刃，如貪冒是也。會意。冒者，無所見也。"冃目，猶言蒙目。蒙目而前，則多有冒犯。

舂 《説文》："舂，搗粟也。从廾持杵以臨臼。杵省。古者雝父初作舂。"(書容切。七卷上，臼部)按：此字从廾、杵省、臼三字會意。

暴 《説文》："暴，晞也。从日，从出，从廾，从米。"(薄報切。七卷上，日部)

按：段注本作"从日出丌米"，注云："日出而竦手舉米曬之，合四字會意。"

寒 《説文》："𡩰，凍也。从人在宀下，从茻上下爲覆，下有仌也。"（胡安切。七卷下，宀部）按：段注："凍，當作冷。合一宀、一人、二茻、一仌會意。"五字會意。

會意一類字，有合二字會意，或二字成文（从某某），如"止戈""人言"；或言其狀態（从某某某某），如"犬出户下""日在木上"；或不成文（从某从某），如："从木从爪"。有合三四字而成字，如"暴""寒"。總之，所合諸字，皆取其義，故曰會意。

4. 形聲

許慎曰："形聲者，以事爲名，取譬相成。江河是也。"事，事類。名，即字。以事为名，謂以事類來造字，水之類便用水造字，木之類便用木造字，所造這一半是表形的；譬，謂譬況。古有譬況注音法，讀若之類便是。取譬相成，謂取一讀若之字來組成，這另一半便是表聲的。一半表形，一半表聲，這類字謂之形聲字。表聲者稱爲聲符，或曰諧聲；表形者稱爲形符，或曰義符。舉例如下：

江 《説文》："𣲅，江水，出蜀湔氐徼外崏山，入海。从水，工聲。"（古雙切。十一卷上，水部）

河 《説文》："𣳦，河水，出敦煌塞外昆侖山，發原注海。从水，可聲。"（乎哥切。十一卷上，水部）按：江河二字，本爲二水之專名。江，即長江；河，即黄河。《靈樞·經水》："手陽明外合於江水。"又云："手太陰外合於河水。"其他河流不得稱江、稱河。作爲河流的通名則爲水，如江水、河水、淮水、泗水，即今長江、黄河、淮河、泗河。此爲古今之不同。江，古音讀若工。屈原《哀郢》："將遠舟而下浮兮，上洞庭而下江；去終古之所居兮，今逍遥而來東。"江與東押韻。既然是水，故以"水"爲字；以其讀若工，故取"工"相成，而組成"江"字。河字亦然。字中水旁爲形符，工、可則爲聲符。

噦 《説文》："噦，氣牾也。从口，歲聲。"（於月切。二卷上，口部）按：氣從口出，故字从口。段注："牾，逆也。《通俗文》曰：氣逆爲噦。"《靈樞·雜病》："噦，以草刺鼻，嚏，嚏而已。"是氣逆不順，今所謂膈肌痙攣者，與今嘔噦之義不同。

噫 《説文》："噫，飽食息也。从口，意聲。"（於介切。二卷上，口部）按：也是氣從口出，故字从口，意聲。《禮記·内則》："在父母姑舅之所，不敢噦噫。"是噫爲飽食後之嗝氣。《靈樞·口問》："寒氣客於胃，厥逆從下上散，復出於胃，故爲噫。"雖不因飽食，其爲噫則同。

餒 《説文》："餒，飢也。从食，委聲。一曰魚敗曰餒。"（奴罪切。九卷下，食部）按：食物之屬，故字从食，妥聲。魚敗，謂魚肉之類腐敗。《金匱要略》："穢飯、餒肉、臭魚，食之皆傷人。"

鳩 《説文》："鳩，鶻鵃也。从鳥，九聲。"（居求切。四卷上，鳥部）按：鳩乃五鳩之總名。以其爲鳥，故字从鳥，九聲。其字形符居右，聲符在左。

空 《説文》："空，竅也。从穴，工聲。"（苦紅切。七卷下，穴部）按：孔竅穴道，故字从穴，工聲。段注："今俗語所謂孔也。天地之間，亦一孔耳。"是空爲孔穴之本字。本作空，後世借孔爲之。《靈樞·陰陽清濁》："其清者上走空竅。"其字形符居上，聲符在下。下窠字同。

窠 《説文》：“窠，空也。从穴，果聲。一曰鳥巢也。在樹曰巢，在穴曰窠。”（苦禾切。七卷下，穴部）按：巢穴之屬，故字从穴，果聲。窠，猶窩。《靈樞·水脹》：“水始起也，目窠上微腫如新卧起之狀。”目窠，即俗所謂眼窩。

急 《説文》：“急，褊也。从心，及聲。”（居立切。十卷下，心部）按：急爲心急，故字从心，及聲。段注：“褊者，衣小也。故凡窄陿謂之褊。《釋言》曰：‘褊，急也。’”其字形符居下，聲符在上。急，本及聲，形變而爲急。

病 《説文》：“病，疾加也。从疒，丙聲。”（皮命切。七卷下，疒部）按：《説文》：“疒，倚也。人有疾病，象倚箸之形。”疾病之屬，故字从疒，丙聲。段注：“疾甚曰病。”是疾病二字古義有不同，疾輕病重。《左傳·昭公元年》：“寡君之疾病。”病重之義。其字形符居上與左，聲符在右下。

産 《説文》：“産，生也。从生，彦省聲。”（所簡切。六卷下，生部）按：生之義，故从生，彦聲。其字形符居下，聲符在上，本為“彦”省略其“彡”，故曰“彦省聲”，即以省略之彦字为聲符。

蜥 《説文》：“蜥，似蜥易而大。从虫，唯聲。”（息遺切。十三卷上，虫部）按：虫之屬，故从虫，唯聲。其字形符虫居左下，聲符唯在右及上。

形聲一類字，皆爲合體字。其與會意之合體不同者，會意之字主乎意，而形聲之字主乎聲。即會意之合體，所合之字皆取其義；形聲之合體，所合之字，一取其義，一取其聲。典型之形聲，二體組成，半義半聲（从某，某聲）。也有象形而兼形聲者（从某，象形，某聲）。如“禽，走獸總名。从内，象形，今聲。禽、离、兕頭相似。”“象形”指“禽”字之中間部分象獸頭之形。也有會意兼形聲者，三字組成，二字會意，又加聲符（从某，从某，某聲）；或二字組成，其一形符又兼聲符（从某，从某，某亦聲）。如“忘，不識也。从心，从亡，亡亦聲。”賈公彦曰：“書有六體，形聲實多，若江河之類是左形右聲，鳩鴿之類是右形左聲，草藻之類是上形下聲，婆娑之類是上聲下形，圃國之類是外形內聲，闕閫衡銜之類，是外聲內形。此聲形之等有六也。”（見《周禮·保氏》疏）形聲字最多，王筠統計《説文》形聲字7697字，占總字數82%。

5. 轉注

許慎曰：“轉注者，建類一首，同意相受。考老是也。”關於“建類一首”，衆説紛紜，有云類謂形類者，建類一首，即指同一部首。戴東原主此説。有云類謂義類者，建類一首，即分立其義之類而一其首。段玉裁主此説。有云類謂聲類者，即同一語根的一族字。章太炎主此説。章氏云：“字曰孳乳而寖多。字之未造，語言先之矣。以文字代語言，各循其聲。方語有殊，名義一也。其音或雙聲相轉，疊韻相移，則爲更製一字，此所謂轉注也。”（見《國故論衡·轉注假借説》）此説道出轉注之真諦。本爲語言之一詞，由於古今變化，異方殊語，則另造一字，此謂轉注。同一意又轉而注入於另一字，故謂之同意相受。以其意相同，故可轉相注釋，因此謂之轉注。轉注之字同部首者固多，也不限於同部首；同聲類者固多，也不限於同聲類。建類一首，雖有紛紜；同意相受，並無分歧。故諸家所説，都在轉注之範圍。舉例如下：

老　《説文》："耂，考也。七十曰老。从人毛匕，言須髮變白也。"（盧皓切．八卷上，老部）

考　《説文》："耂，老也。从老省，丂聲。"（苦浩切。八卷上，老部）按：段氏於"老"字下注云："戴先生曰：'老'下云'考也'，'考'下云'老也'，此許氏之旨爲異字同義舉例也。一其義類，所謂建類一首也；互爲訓詁，所謂同意相受也。考老適於許書同部。凡許書異部而彼此二篆互相釋者視此。如'塞，窒也'、'窒，塞也'、'但，裼也'、'裼，但也'之類。"老考二字疊韻，於《説文》同部。轉注字言兩字之關係，非同象形、指事、會意、形聲專言一字之形體構造。轉注字就形體構造而言並無新意。老，从人毛匕會意。匕，即"化"字。人毛髮變化成白色以會年老之義。考，从老省，丂聲。乃形聲字。

幦　《説文》："幦，幔也。从巾，冥聲。"（莫狄切．七卷下，巾部）

幔　《説文》："幔，幦也。从巾，曼聲。"（莫半切。七卷下，巾部）按：段注："凡以物蒙其上曰幔。與幦雙聲而互訓。"是幦幔二字爲轉注。

迎　《説文》："迎，逢也。从辵，卬聲。"（疑卿切．二卷下，辵部）

逆　《説文》："逆，迎也。从辵，屰聲。關東曰逆，關西曰迎。"（宜戟切。二卷下，辵部）按：段注："逆迎雙聲，二字通用。"章氏曰："逆，迎也；迎，逆也。古音魚陽對轉。"是迎逆二字爲轉注。《華佗傳》："小兒戲門前，逆見。"逆見，謂迎面看見。

更　《説文》："更，改也。从攴，丙聲。"（古孟切．三卷下，攴部）

改　《説文》："改，更也。从攴，己聲。"（古亥切。三卷下，攴部）按：段注："更改雙聲。"是更改二字爲轉注。

顛　《説文》："顛，頂也。从頁，真聲。"（都年切。九卷上，頁部）

頂　《説文》："頂，顛也。从頁，丁聲。"（都廷切。九卷上，頁部）按：段注："頂顛異部疊韻字。"是頂顛二字爲轉注。頂顛二字，耕真旁轉。

標　《説文》："標，木杪末也。从木，票聲。"（敷沼切。六卷上，木部）

杪　《説文》："杪，木標末也。从木，少聲。"（亡沼切。六卷上，木部）按：標杪二字爲轉注。杪、標，都是指樹木之細枝末梢。

何　《説文》："何，儋也。一曰誰也。从人，可聲。"（胡可切。八卷上，人部）

儋　《説文》："儋，何也。从人，詹聲。"（都甘切。八卷上，人部）按：段注："何，俗作荷，猶佗之俗作駝，儋之俗作擔也。"是何爲負荷之本字，儋爲擔負之本字。擔，簡化字作担。何儋二字爲轉注。

裼　《説文》："裼，但也。从衣，易聲。"（先擊切。八卷上，衣部）

但　《説文》："但，裼也。从人，旦声。"（徒旦切。八卷上，人部）按：段注："但者，裼也；裼者，但也。是爲轉注。"但，即今"袒"字，袒露之義。但、裼二字，於《説文》則爲異部轉注。所裸露者人之體，故可从人；露體必脱衣，故可从衣。所从雖異，其義則一。

轉注一類字，以《説文》部首言之，有同部之轉注，有異部之轉注。以其訓釋言之，有互訓之轉注,有同訓之轉注,有義通之轉注。段氏拘於互訓,章氏限於音轉,互有出入,其同意相受則是一致的。要而言之,皆在轉注之範圍。轉注乃文字孳乳之要例。中國地廣人眾,歷史悠久,轉注字即方俗殊語、古今異言在文字上的反映。轉注字即爲適應古今方俗之須要,而產生的新字。文字雖紛繁,其義則相同。

6. 假借

許慎曰:"假借者,本無其字,依聲託事。令長是也。"假,與借同義。本無其字,謂語言中有其詞,文字中無其字。依聲託事,謂依據同聲的原則借用一現成之字以寄託其事,不再另造新字。段云:"原夫假借放於古文本無其字之時,許書有言'以爲'者,有言'古文以爲'者,皆可薈萃舉之。以者,用也,能左右之曰以。凡言'以爲'者,用彼爲此也。如:'來,周所受瑞麥來麰也,而以爲行來之來。''烏,孝鳥也,而以爲烏呼字。''朋,古文鳳,神鳥也,而以爲朋攩字。''子,十一月陽氣動萬物滋也,而人以爲偶。''韋,相背也,而以爲皮韋。''西,鳥在巢上也,而以爲東西之西。'言'以爲'者凡六,是本無其字,依聲託事之明證。"假借必依聲,聲同方可借。段氏曰:"凡假借,必同部同音。"舉例如下:

令 《說文》:"令,發號也。从亼,卪聲。"(力正切。九卷上, 卪部)

長 《說文》:"長,久遠也。从兀,从匕,高遠意也。久則變化。丅倒亾也。"(知丈切。九卷下,部首)按:段注:"漢人謂縣令曰令長。縣萬户以上爲令,減萬户爲長。令之本義,發號也;長之本義,久遠也。縣令、縣長,本無字,而由發號、久遠之義引申展轉而爲之,是謂假借。"即假借發號之令作縣令之令,假借久遠之長作縣長之長,不再另造新字,這叫做假借。至於"引申展轉"則爲不必,其解釋多屬牽強。假借言字之用,與象形、指事、會意、形聲之言字之構造不同。就字之構造言,則令爲會意字,長爲會意而兼形聲。

來 《說文》:"來,周所受瑞麥來麰也。二麥一夆,象其芒束之形。天所來也,故爲行來之來。《詩》曰:詒我來麰。"(洛哀切。五卷下,部首)按:來,甲骨文作※,象禾麥之形,是其本義爲麥之名。《本草綱目》:"小麥,又名來。"假借來麥之來作來往之來。段氏"假借"注:"本無來往之字,取來麥字爲之。及其久也,乃謂來爲來往正字,而不知其本訓。此許說假借之明文。"

烏 《説文》:"烏,孝鳥也。象形。孔子曰:烏,亏呼也。取其助气,故以爲烏呼。"(哀都切。四卷上,部首)按:是假借烏鴉之烏作嘆詞烏呼之烏。

朋 《說文》:"朋,古文鳳。象形。鳳飛而羣鳥從以萬數,故以爲朋黨字。"(馮貢切。四卷上,鳥部)按:是假借鳳鳥之鳳作朋黨之朋。

子 《説文》:"子,十一月,陽氣動,萬物滋。人以爲偶。象形。"(即里切。十四卷下,部首)按:段注:"凡言'以爲'者,皆許君發明六書假借之法。子本陽氣動萬物滋偶,萬物莫靈於人,故因假借以爲人之偶。"是假借十二地支中表十一月之子作人以爲偶之子。

韋 《説文》:"韋,相背也。从舛,口聲。獸皮之韋可以束物,枉戾相違背,故借以爲皮韋。"(宇非切。五卷下,部首)按:是本韋背之韋,假借作皮韋之韋。《韻會》:

“皮熟曰韋，生曰革。”《金匱要略》：“以韋囊盛之。”韋囊，即熟皮之囊。

西 《說文》：“🐦，鳥在巢上也。象形。日在西方而鳥西，故因以爲東西之西。棲，西或从木妻。”（先稽切。十二卷上，部首）按：西，本象鳥在巢上之形，假借作西方之西。其棲息之義，則由其異體字棲擔當。

洒 《說文》：“🌊，滌也。从水，西聲。古文以爲灑埽字。”（先禮切。十一卷上，水部）按：段注：“下文云：沬，洒面也。浴，洒身也。澡，洒手也。洗，洒足也。今人假洗爲洒，非古字。”又云：“凡言某字古文以爲某字者，皆謂古文假借字也。洒、灑本殊義而雙聲，故相假借。”是洒（xǐ）本洗滌之洗字，假借作灑埽之灑（sǎ）字。

哥 《說文》：“哥，聲也。从二可。古文以爲歌字。”（古俄切。五卷上，可部）按：是以聲義之哥假借作歌字。其聲義不見用，用作歌，見於《漢書》。今則借爲哥弟之哥。

疋 《說文》：“疋，足也。上象腓腸，下从止。《弟子職》曰：問疋何止。古文以爲詩大雅字。亦以爲足字，或曰胥字。一曰疋，記也。”（所菹切。二卷下，部首）按：段注：“古文假借疋爲雅字，古音同在五部也。”“問疋何止”，是假借疋作足。以形似而假借。府吏胥徒之胥可作疋，亦同音假借。疋，記也；記，疋也。二字轉注。疋，今字作疏，謂分疏而識之。《廣雅》：“注、紀、疏、記、學、栞、志，識也。”

而 《說文》：“而，須也。象形。《周禮》曰：作其鱗之而。”（如之切。九卷下，部首）按：段注：“須，謂頤下之毛，象形字也。引申假借爲語詞，或在發端，或在句中，或在句末，或可釋爲然，或可釋爲如，或可釋爲汝。或釋爲能者，古音能與而同。”是本鬍須之“而”，假借作文言虛詞之“而”。

焉 《說文》：“焉，焉鳥，黃色，出於江淮。象形。”（有乾切。四卷上，鳥部）按：段注：“今未審何鳥也。自借爲詞助，而本義廢矣。古多用焉爲發聲，訓爲於，亦訓爲於是。”是假借焉鳥之“焉”作文言虛詞之“焉”。

權 《說文》：“權，黃華木。从木，藋聲。一曰反常。”（巨員切。六卷上，木部）按：一曰反常者，反常，謂權變。是本黃華木之權，假借作權變之權。

假借一類，大抵分無本字之假借，有本字之假借兩種。段玉裁云：“大氐假借之始，始於本無其字；及其後也，既有其字矣，而多爲假借；又其後也，且至後代譌字亦得自冒於假借。博綜古今有此三變。”此言頗能道出文字假借情況。本無其字者，爲六書之假借；本有其字者，爲經典古藉之通假；至於後代譌字自冒假借者，乃後世文字使用中之假借。假借與轉注之異同，二者同爲文字之用，這是不同於前四書的方面。然轉注則相關二字義同，假借則相關二字音同；轉注爲二字表一義，假借爲一字表二義。這是二者的不同處。段玉裁約而言之曰：“異字同義爲轉注，異義同字爲假借。有轉注而百字可一義也，有假借而一字可數義也。”關於辨識假借方法，段氏曰：“依形以說音義，而製字之本義昭然可知；本義即明，則用此字之聲而不用此字之義者，乃可定爲假借。本義明而假借亦無不明矣。”（引文見《說文叙注》）

以上分別講述六書。關於六書，戴東原有云：“指事、象形、會意、形聲四者，字之體也；轉注、假借二者，字之用也。”今多沿承此說，而謂前四書爲造字之法，後二書爲用字之法。若論漢字之結構，則不外乎象形、指事、會意、形聲四者。轉注者，既有其字，另外又造；假借者，借用現成，代替新造。綜觀體用二者，方可對紛繁的漢字，有條理之認識。故段玉裁云："六書者，文字聲音義理之總匯也。有指事、象形、形聲、會意，而字形盡於此矣；字各有音，而聲音盡於此矣；有轉注、假借，而字義盡於此矣。"

通論四、文字(下)

通假字 古今字 異體字 繁簡字

　　漢字在其發展演變的歷史長河中，經歷了甲骨文、金石文、大篆、小篆、隸書、楷書，直到簡化字等發展階段，不斷地改變自己，豐富自己，充實自己，來適應社會不斷發展進步的需要，使歷史悠久的漢字，至今仍然充滿活力。然而新字不斷產生，舊字卻並不消失；在文字使用中往往本有其字而不用，卻借他字而用之；一個字有幾種寫法，在古籍中並存；現在通行的規範字是簡化字，而古籍中則是未經簡化的繁體字。這些現象也爲人們閱讀造成困難。今就通假字、古今字、異體字、繁簡字等。分別講述如下：

(一) 通假字

　　古籍中常有不用其本字，而借用聲同或聲近之字而用之者，此謂通假。王引之云："許氏《說文》論六書假借曰：'本無其字，依聲託事，令長是也。'蓋無本字而後假借他字，此謂造作文字之始也。至於經典古字，聲近而通，則有不限於無字之假借者。往往本字見在，而古本則不用本字，而用同聲之字。學者改本字讀之，則怡然理順；依借字解之，則以文害辭。是以漢世經師作注，有'讀爲'之例，有'當作'之條。皆由聲同聲近者，以意逆之，而得其本字。所謂好學深思，心知其意也。"（見《經義述聞》卷三十二）是本無其字的假借，爲六書造字法中的假借；本有其字的假借，則爲文字使用中的通假。

　　通假的條件是兩字或讀音相同，或爲雙聲，或爲疊韻。故可分爲同音通假、雙聲通假、疊韻通假。分別舉例說明如下。

1.同音通假

　　兩字讀音的韻部聲母全同而通假的爲同音通假。例如：

　　已，通以。《天論》："所志於天者，已其見象之可以期者矣。"已本已經之已，借作因爲之以。已以，同之部喻母。

　　萌，通氓。《和氏》："越民萌之誹。"萌本萌芽之萌，借作民氓之氓。氓萌，同陽部明母。

　　員，通圓。《曾子天圓》："天員而地方者。"員本物之員，借作方圓之圓。同文部匣母。

　　闕，通缺。《晉靈公不君》："袞職有闕。"《醫和》："諸侯無闕。"闕本門觀之闕，借作缺失之缺。闕缺，同月部溪母。

常，通嘗。《天論》："是無世而不常有之。"常本經常之常，借作曾經之嘗。常嘗，同陽部禪母。

震，通娠。《晉侯有疾》："當武王邑姜方震大叔。"震本雷震之震，借作妊娠之娠。震娠，同文部章母。

張，通脹。《醫緩》："將食，張。"張本張開之張，借作腹脹之脹。張脹，同陽部端母。

菑，通災。《醫和》："過則爲菑。""有菑禍興。"《四時》："則國多菑殃。"《天論》："其菑甚慘。"菑本开荒之義，借作災害之災。菑災，同之部精母。

錫，通賜。《洪範》："天乃錫禹。"錫本金屬之錫，借作賞賜之賜。錫賜，同錫部心母。

蚤，通早。《扁鵲傳》："能使良醫得蚤從事。"蚤本齧人跳蟲，借作早晚之早。蚤早，同幽部精母。

該，通賅。《汗下吐三法該盡治病詮》："所以該治病之法也。"該本軍中約，借作賅備之賅。該賅，同之部見母。

2. 雙聲通假

兩字讀音的聲母相同而通假的爲雙聲通假。例如：

亡，通無。《五行》："亡傷繰緤。"《兼愛》："故不孝不慈亡有。"《天瑞》："運轉亡已。"亡本亡佚之亡，借作有無之無。明母雙聲。

能，通耐。《扁鵲傳》："形羸不能服藥。"能本才能之能，借作忍耐之耐。能耐，泥母雙聲。

耐，通能。《人情》："故聖人耐以天下爲一家。"耐本忍耐之耐，借作能够之能。耐能，泥母雙聲。

厲，通癩。《鑒藥》："厲者造焉而美肥。"厲本粗石，借作癩風之癩。厲癩，來母雙聲。

3. 疊韻通假

兩字讀音之韻部相同而通假的爲疊韻通假。例如：

從，通縱。《史記·孟子列傳》："天下方務於合從連衡。"《齊侯疥痁》："從欲厭私。"從本隨從之從，借作縱橫之縱。從縱，東部疊韻。

齊，通齋。《武王踐阼》："王欲聞之則齊矣。"齊本平齊之齊，借作齋戒之齋。齊齋，脂部疊韻。

信，通伸。《繫辭》："往者屈也，來者信也。"信本誠信之信，借作屈伸之伸。信伸真部疊韻。

遂，通墜。《法儀》："使遂失其國家。"遂本通達義，借作墜落之墜。遂墜，物部疊韻。

當，通嘗。《兼愛》："當察亂何自起。"當本當對之當，借作曾經之嘗。當嘗陽部疊韻。

許，通所。《華佗傳》："當引某許。"許本允許之許，借作處所之所。許所，魚部疊韻。

黨，通儻。《天論》："怪星之黨見。"黨本朋黨字，借作偶然義之儻。黨儻，陽部疊韻。

通假字大多是單向通假的。如蚤通早，早晚之早可寫作蚤，而跳蚤之蚤不可寫作早。但也有可雙向通假的。如能通耐，耐亦通能；許通所，所亦通許。

關於通假字，王引之《經義述聞》卷三十二有《經文假借》，《汉语大字典》附录有《通假字表》等，均可參考。

(二)古今字

古今字是就文字產生(或文字使用)時間的先後講的，就某一詞義而言，古代先造(或先使用)的字謂之古字，由於詞義的分化，文字的孳乳繁衍，後來又造出新字(或使用別的字)來表示，這便是今字。其中今字多是在古字上增加偏旁，構成新的形聲字，以區別詞義。因此，又稱今字爲後起形聲字，或區別字。例如：

莫，同暮。《論語》："莫春者，春服既成。"莫，古暮字。因莫字被借用作無指代詞，另加日旁造暮字，以表日暮之義。

要，同腰。《倉公傳》："君要脊痛。"要，古腰字。因要字被借用作邀請、要挾等義，另加肉旁造腰字，以表腰脊之義。

然，同燃。《素問·大奇論》："脈至如火薪然。"然，古燃字。因然字被借用作文言虛詞，另加火旁造燃字，以表燃燒之義。

縣，同懸。《修身》："彼人之才性之相縣也。"縣，古懸字。因縣字被借用作州縣字，另加心旁造懸字，以表懸挂之義。

原，同源。《諸家得失策》："夫既由素難以遡其原。"原，古源字。因原字被借用作原始字，另加水旁造源字，以表水源之義。

隊，同墜。《天論》："夫星之隊。"隊，從高隊也。古墜字。因被借用作隊伍之隊，另加土旁造墜字，以表墜落之義。

居，同踞。居處之居本作尻(jū)，而居本蹲踞之踞(jù)。《說文》几部："尻，處也。"其尸部："居，蹲也。"古籍居處之義不用尻，而借居爲之。因而另加足旁造踞字，以表蹲踞之義。

氣，同餼。氣息之氣本作气，而氣本饋客芻米。《說文》米部："氣，饋客芻米也。"許計切(xì)。古籍氣息字不用气，而借氣爲之。因而另加食旁造餼字，以表饋客芻米之義。

支，同肢。《偃師獻技》："外則筋骨支節皮毛齒髮。"支，古肢字。支字義項較多，另加肉旁造肢字，專表肢體之義。

藏，同臟。《靈樞·九鍼十二原》："五藏五腧。"藏，古臟字。藏字義項較多，另加肉旁造臟字，專表五臟之義。

府，同腑。《靈樞·九鍼十二原》："六府六腧。"府，古腑字。府字義項較多，另加肉旁造腑字，專表臟腑之義。

　　共，同供。《王孫圉論楚寶》：“所以共幣帛以賓享於諸侯者也。”共，古供字。共字本有供給義項，另加人旁造供字，專表供給之義。

　　辟，同避。《晉靈公不君》：“而觀其辟丸也。”辟，古避字。辟字本有躲避義項，另加辶旁造避字，專表躲避之義。

　　賈，同價。《許行章》：“市賈不貳。”賈，古價字，賈字本有價值義項，另加人旁造價字，專表價值之義。

　　匈，同胸。《曾子天圓》：“唯人爲倮匈而後生也。”匈，古胸字。後另加肉旁造胸字。

　　厷，同肱。《說文》又部：“厷，臂上也。”厷，古肱字。後另加肉旁造肱字。

　　這種後起形聲字多是在古字上加形符，如上所舉：暮，莫加日旁；腰，要加肉旁；懸，縣加心旁等。或者是改變古字的形符，如：說，改言旁爲心旁，造悦字，專表喜悦之義。錯，改金旁爲手旁，造措字，專表措置之義。閒，改月旁爲日旁，專表時間、空間之間。或者另造新字，如亦，《說文》：“亦，人之臂亦也。”因亦借用去作文言虛詞，另造腋字，以表臂腋之義。所有這些，大都旨在使其字形分化，以便區別字義。

(三) 異體字

　　異體字是與正體字相對而言的。以其與正體音義全同，只是寫法相異，故謂之異體字。這些異體字都是文字歷史演變過程中產生的文字歧異現象。唐代顏元孫《干祿字書》把字體分爲俗、通、正三體：“所謂俗者，例皆淺近，唯籍帳、文案、卷契、藥方，非涉雅言，用亦無爽，儻能改革，善不可加。所謂通者，相承久遠，可以施表奏、牋啓、尺牘、判狀，固免詆訶(若須作文言及選曹銓試，兼擇正體用之尤佳)。所謂正者，竝有憑據，可以施著述文章、對策、碑碣，將爲允當(進士考試，理宜必遵正體，明經對策貴合經注本文；碑書多作八分，任別詢舊則)。”(見《書干祿字書》)三體之中有正體，而正體之外的俗體、通體則都是異體字。

　　異體字有種種情況：

1.形符異者

文字中形聲字最多，有形符改變而形成異體者。例如：

　　紗，妙之異體。《病家兩要說》：“經權之紗。”正體從女，異體從玄。

　　倮，裸之異體。《曾子天圓》：“唯人爲倮匈而後生也。”正體從衣，異體從人。

　　悮，誤之異體。《病家兩要說》：“至悮事者。”正體從言，異體從心。

　　眡，視之異體。《天瑞》：“國君卿大夫眡之。”正體從見，異體從目。

　　偪，逼之異體。《許行章》：“禽獸偪人。”正體從辵，異體從人。

　　躭，耽之異體。《病家兩要說》：“躭閣之悮。”正體從耳，異體從身。

　　跡，迹之異體。《孟子》：“獸蹄鳥跡。”正字從辵，異體從足。

　　遡，溯之異體。《諸家得失策》：“不遡其原。”正體從水，異體從辵。

　　翫，玩之異體。《子產論政寬猛》：“民狎而翫之。”正體從玉，異體從習。

劔，劍之異體。《武王踐阼》："於劔爲銘焉。"正體从刀，異體从刃。

嶮，險之異體。《大醫精誠》："勿避嶮巇。"正體从阜，異體从山。

燿，耀之異體。《大醫精誠》："銜燿聲名。"正體从光，異體从火。

懽，歡之異體。《大醫精誠》："安然懽娛。"正體从欠，異體从心。

其他如：咏〔詠〕、唶〔諎〕、睹〔覩〕、竪〔豎〕、襁〔繈〕、綵〔綵〕、喧〔諠〕、嘩〔譁〕、鮮〔尠〕等，都是由於形符不同而造成的異體字。這些不同的形符，有的是義相近，如言之與口，言爲口出；阜之與山，土山爲阜；目之與見，見爲目用；光之與火，火則有光；足之與辵，非足不走。有的着眼角度不同，如溯之與遡，逆行曰遡，故从辵；逆水曰溯，故从水。裸之與倮，人爲倮蟲，故从人；不衣爲裸，故从衣。其中鮮與尠都是會意字，魚羊爲鮮，謂其味道之鮮。甚少爲尠，謂其罕見之鮮。今以鮮爲正。

2.聲符異者

由於形聲字之聲符改變而形成異體者。例如：

揜，掩之異體。《曾子天圓》："則是四角之不揜也。"正體弇聲，異體弁聲。

遯，遁之異體。《養生主》："是遯天倍情。"正體盾聲，異體豚聲。

聰，聰之異體。《洪範》："聽曰聰。"正體悤聲，異體忽聲。

俛，俯之異體。《莊辛說楚襄王》："俛啄蚤蝨而食之。"正體府聲，異體免聲。

澁，澀之異體。《秋燥論》："從乎金之澁耳。"正體澀聲，異體嗇聲。

炤，照之異體。《天論》："日月遞炤。"正體昭聲，異體召聲。

蔕，蒂之異體。《大醫精誠》："蔕芥之心。"《說文》："蔕，瓜當也。从艸，帶聲。"是本作蔕，俗寫作蒂，改作帝聲。今則以蒂爲正。

其他如眯〔瞇〕、疏〔疎〕、祀〔禩〕、詘〔誳〕、荇〔莕〕、瑰〔瓌〕等，都是聲符不同而造成的異體字。

3.形符聲符皆異者

由於形聲字之形符、聲符都改變而形成異體者。例如：

愬，訴之異體。《論語·憲問》："公伯寮愬子路於季氏。"《說文》："訴，告也。从言，席聲。""愬，或从朔心。"異體从心，朔聲。

徼，僥之異體。《五蠹》："孰不爲用繒繳之說而徼倖其後？"正體从人，堯聲；異體从彳，敫聲。

蹟，迹之異體。《說文》："迹，步處也。从辵，亦聲。蹟，或从足、責。"異體从足，責聲。

骸，腿之異體。《鑒藥》："過信而骸能輕。"紀昀《閱微草堂筆記》："骸，俗作腿，相沿已久，然非正字也。"今則以腿爲正，从肉，退聲；異體从骨，妥聲。

其他如核〔覈〕、猿〔蝯〕、俯〔頫〕、暖〔煖〕、瓮〔甕〕等，都是形符、聲符皆不同而造成的異體字。

4.造字法不同者

由於造字法不同而造出異體者。例如：

呂，膂之異體。《說文》："呂，脊骨也。象形。膂，篆文呂。从肉，旅聲。"是臀爲形聲字，而呂爲象形字。

牀，床之異體。《說文》："牀，安身之坐者。从木，爿聲。"是牀本爲坐具，形聲字，而床則爲會意字。

繖，傘之異體。《說文》新附："繖，蓋也。从糸，散聲。"是繖爲形聲字，而傘則爲象形字。今簡作伞。

淚，泪之異體。《廣韻》："淚，目液也。"从水，戾聲，爲形聲字。而泪，从目水，則爲會意字。

5.隸變俗写而異者

有由篆體變爲隸體的過程發生分歧而異者，有俗寫訛誤而異者，例如：

㝹，叟之異體。《說文》："㝹，老也。从又，从灾。闕。"是本作㝹，隸變作叟。今以叟爲正。

竝，並之異體。《天瑞》："竝歌竝進。"、《偃師獻技》："與盛姬内御竝觀之。"《說文》："竝，併也。从二立。"是本作竝，隸變將上下橫畫連通，中間兩點作兩豎，寫作並。今簡作并。

昬，昏之異體。《洪範》："乂用昬。"《說文》："昏，日冥也。从日氐省。氐者，下也。一曰民聲。"今以昏爲正。

靁，雷之異體。《曾子天圓》："俱則靁。"《四時》："行夏政則靁。"《說文》："靁，陰陽薄動靁雨生物者也。从雨，畾象回轉形。"是本作靁，隸變省作雷。今以雷爲正。

賓，賓之異體。《洪範》："七曰賓。"本作賓，俗寫形似變作賓。今簡作宾。

閇，閉之異體。《四時》："冬閇藏。"《干祿字書》："閇閉，上俗下正。"《說文》："閉，闔門也。从門，才所以距門也。"是本作閉，俗寫作閇。今簡作闭。

氷，冰之異體。《汗下吐三法該盡治病詮》："地之六氣霧露雨雹氷泥。"《字彙》："氷，俗冰字。"今以冰爲正。

戞，戛之異體。《不失人情論》："然戞戞乎難之矣。"《說文》戈部："戛，戟也。"《字彙》："戞，俗戛字。"是本作戛，俗寫作戞。今以戛爲正。

6.結構位置相異者

字之構件偏旁全同，只是擺放位置不同而異者。例如：

羣，群之異體。《論語》："鳥獸不可與同羣。"群字左右結構，其異體上下結構。

慙，慚之異體。《大醫精誠》："但發慙愧。"慚字左右結構，其異體上下結構。

臅，胸之異體。《扁鵲易心》："剖臅探心。"胸字左右結構，其異體上下結構。

螽，蚊之異體。《莊辛說楚襄王》："俛啄螽蝨而食之。"蚊字左右結構，其異體上下結構。

襍，雜之異體。《說文》："雜，五彩相會。从衣，集聲。"小篆結構作雜，衣木居左，隹居右。其異體作襍，衣旁居左，集居右。

7.假借通用而成異體者

本爲不同的兩個字，非一字之異體，由於假借通用，遂成一字之異體者。例如：

彊，强之異體。《天論》："彊本而節用。"《洪範》："身其康彊。"《說文》："强，蚚也。从虫，弘聲。"又曰："彊，弓有力也。从弓，畺聲。"是於剛强之義則彊爲本字，强則爲假借蟲名表剛强之義。今看作一字之異體，以强爲正。

抎，隕之異體。《莊辛說楚襄王》："折清風而抎矣。"《新序》"抎"作"殞"。《古文觀止》注"同隕"。《說文》："抎，有所失也。从手，云聲。"又曰："隕，從高下也。从阜，員聲。"是本非一字，通用而成一字異體。

麤，粗之異體。《大醫精誠》："求之於至麤至淺之思。"《說文》："麤，行超遠也。从三鹿。"又曰："粗，疏也。从米，且聲。"是本非一字，通用既久，遂成一字異體。今以粗爲正。

氾，泛之異體。《孟子》："氾濫於天下。"《說文》："氾，濫也。"又曰："泛，浮也。"是本爲二字，通用既久，遂成一字異體。今以泛爲正。

迺，乃之異體。《老子列傳》："見周之衰迺遂去。"《說文》："乃，曳詞之難也。象气之出難。"又曰："迺，驚聲也。从乃省，西聲。"（如乘切）。是乃爲象形，迺則爲形聲。本爲二字，音義不同，通用既久，遂成一字異體。今以乃爲正。

異，异之異體。《說文》："异，舉也。"又曰："異，分也。"是本爲兩個互不相干的字。通用既久，遂爲一字異體。今以异爲正。

闇，暗之異體。《天論》："上闇而政險。"《說文》："暗，日无光也。"又曰："闇，閉門也。"《干祿字書》："闇暗，上幽闇，下日無光。今行下字。"是本非一字，通用既久，遂成一字之異體。今以暗爲正。

晢，哲之異體。《洪範》："明作晢。"《說文》："哲，知也。从口，折聲。"又曰："晢，明也。从日，折聲。"本爲二字，通用而爲一字異體。

歙，斂之異體。《洪範》："歙時五福。"《說文》："斂，收也。从攵，僉聲。"《廣雅》："歙，欲也。呼濫切。"本爲二字，通用而爲一字異體。今簡作敛。

僇，戮之異體。《法儀》："身死爲僇於天下。"《和氏》："然則有道者之不僇也。"《說文》戈部："戮，殺也。从戈，翏聲。"其人部："僇，癡行僇僇也。从人，翏聲。"是戮僇本爲二字，因通用作杀戮之戮，遂成一字異體。今以戮爲正。

蒐，搜之異體。《說文》："搜，衆意也，一曰求也。从手，叜聲。"又曰："蒐，茅蒐，茹蘆。人血所生，可以染絳。从艸鬼。"是本爲二字，通用既久，遂成一字異體。今以搜爲正。

異體字有造出來的異體字和用出來的異體字兩種。前者音義全同，只是字形不同，這是標準的異體字。後者本非一字，在使用過程中用同一字，遂成一字異體。

另一方面，也有本爲一字之異體，而後世分化爲二字者，不當再以異體字視之。例如：西之與棲。《說文》："西，鳥在巢上。象形。日在西方而鳥西，故因以爲東西之西。棲，西或从木妻。"是棲本是西的異體，同爲鳥棲息之義，後世以西爲東西之西，以棲爲棲息之棲，遂成二字。鳳之與朋。《說文》："鳳，神鳥也。从鳥，凡聲。朋，古文鳳，象形。"是朋本是鳳的異體，後世以鳳爲鳳鳥字，以朋爲友朋字，遂成二字。瞑之與眠。《說文》："瞑，翕目也。从目冥。冥亦聲。"徐鉉云："今俗別作眠。"

後世以瞑爲瞑目之瞑，以眠爲睡眠之眠，遂成二字。烏之與於。《說文》："烏，孝烏也。象形。於，象古文烏省。"後世以烏爲烏鴉之烏，以於爲於是之於，遂成二字。咳之與孩。《說文》："咳，小兒笑也。从口，亥聲。孩，古文咳，从子。"後世以咳爲咳嗽之咳，以孩爲孩提之孩，遂成二字。這些本來是一字異體的，在使用過程中分別賦予不同之義，已是儼然二字，不可再以異體字看待了。

不同的時代有不同的正字法。秦始皇的"書同文字"，是小篆時代的正字法。東漢熹平石經，是隸書時代的正字法。唐代的顏師古《顏氏字樣》、顏元孫《干祿字書》以及晚唐的石經等，可以說是楷書時代的正字法。中國文字改革委員會於1955年發布《第一批异体字整理表》、1964年發布的《簡化字總表》等，這便是簡化字時代的正字法。哪些字爲正體，哪些字爲異體，不同時代，待遇也有不同。如《干祿字書》："遍徧，上通下正。"今則以遍爲正，徧爲異體。又如："枭鼻、吊弔，並上俗下正。"今則以枭、吊爲正，鼻爲繁體，弔爲異體。可見正體、異體並非一成不變的，所以應當用歷史發展的觀點，來看待異體字。

(四)繁簡字

繁體字是對簡化字而言。1956年國務院公布《汉字简化方案》，對2245個常用漢字進行簡化，使漢字更能適應社會發展的需要。這是漢字發展歷史上的一次大改革。簡化之前便是繁體字，經過簡化便是簡化字。

漢字簡化是人民大衆的要求，各個不同的時代，人民群衆都創造有大量簡體字在民間流行。《汉字简化方案》的頒布，是對千百年來流行於民間的俗體字、減筆字、手頭字的規範，是對清末以來無數仁人志士所從事的漢字簡化工作的總結。這次簡化本着"述而不作"的原則來簡化的，所以《汉字简化方案》中的簡化字，不是少數人閉門造車造出來的，都是歷史上流行的簡體字，有的甚至是古本字，如"从"、"网"、"气"、"云"、"与"、"尔"之類，或是《說文》本字，或見於經傳大典，士君子所不避的。

簡化的方法，有以下種種：

1.省略一部分者

省略部分或大部而保留原字輪廓或特徵，如卤〔鹵〕、奋〔奮〕、夺〔奪〕、粪〔糞〕、妇〔婦〕、标〔標〕、际〔際〕、垦〔墾〕、宁〔寧〕、疟〔瘧〕、竞〔競〕、务〔務〕、医〔醫〕、开〔開〕、业〔業〕、籴〔糴〕、飞〔飛〕、击〔擊〕、离〔離〕、条〔條〕、丰〔豐〕、虽〔雖〕、声〔聲〕、卢〔盧〕、乡〔鄉〕。也有省略大部而後加聲符者，如毕〔畢〕、华〔華〕。

2.用符號指代原字偏旁者

用"丶""乂""又""井""夕""力""关"等簡單符號，指代原字中比較複雜的偏旁。如枣〔棗〕、挠〔撓〕、办〔辦〕、丧〔喪〕、单〔單〕、赵〔趙〕、风〔風〕、区〔區〕、仅〔僅〕、戏〔戲〕、邓〔鄧〕、鸡〔鷄〕、权〔權〕、凤〔鳳〕、讲〔講〕、进〔進〕、联〔聯〕、边〔邊〕、罗〔羅〕、岁〔歲〕等。字中"乂"指代趙之"肖"、風之"虫"、區之"品"等，"又"指代僅之"堇"、戲之左旁、鄧之"登"、鷄之"奚"、權之"藋"、鳳之"鳥"，"井"指代講之"冓"、進之"佳"，"力"指代邊之"鼻"，"夕"指代羅之"維"、歲之下部等。

3. 改换原字偏旁者

有的改换形符，如愿〔願〕、肮〔骯〕、墙〔牆〕、硷〔礆〕。

有的改换聲符，怜〔憐〕、构〔構〕、拟〔擬〕、粮〔糧〕、窃〔竊〕、迁〔遷〕、厅〔廳〕、艺〔藝〕、跃〔躍〕、态〔態〕、剧〔劇〕、淀〔澱〕、迟〔遲〕、惩〔懲〕、忏〔懺〕、灯〔燈〕、递〔遞〕、担〔擔〕。

有的形符聲符都改换，如帮〔幫〕、范〔範〕、护〔護〕、响〔響〕、伙〔夥〕、惊〔驚〕、灶〔竈〕、霉〔黴〕。

有的使用不同造字法，如蚕〔蠶〕：蚕，天虫會意；蠶，形聲。体〔體〕：体，人本會意；體，形聲。

4. 草书楷化者

有從草書形體楷化而簡的，如乐〔樂〕、东〔東〕、为〔爲〕、书〔書〕、专〔專〕、长〔長〕、马〔馬〕、鸟〔鳥〕、拣〔揀〕、头〔頭〕、当〔當〕、执〔執〕、尽〔盡〕、兴〔興〕、苏〔蘇〕、实〔實〕、买〔買〕、卖〔賣〕、农〔農〕、时〔時〕、应〔應〕、兰〔蘭〕、梦〔夢〕、来〔來〕、韦〔韋〕、麦〔麥〕。

5. 起用古字俗字者

有的是起用古字和俗字，如从〔從〕、云〔雲〕、号〔號〕、启〔啟〕、与〔與〕、尔〔爾〕、礼〔禮〕、气〔氣〕、处〔處〕、须〔鬚〕、万〔萬〕、灵〔靈〕、无〔無〕、龙〔龍〕、虫〔蟲〕、乱〔亂〕、断〔斷〕、旧〔舊〕、聪〔聰〕、壮〔壯〕。

6. 同音代替者

用同音的筆畫少的字代替筆畫多的字，如卜〔蔔〕、面〔麵〕、斗〔鬥〕、冬〔鼕〕、里〔裏〕、了〔瞭〕、干〔乾幹〕、后〔後〕、千〔韆〕、只〔衹隻〕、出〔齣〕、丑〔醜〕、松〔鬆〕、吁〔籲〕、郁〔鬱〕、几〔幾〕、谷〔穀〕、姜〔薑〕、沈〔瀋〕、冲〔衝〕、胡〔鬍〕、制〔製〕。

《汉字简化方案》采取個體簡化和類推簡化兩種簡化方法。其第一表所列"不作简化偏旁用的简化字"350字，第二表所列"可作简化偏旁用的简化字和简化偏旁"132字，14個偏旁，都是用的個體簡化的方法，其第三表所列"应用第二表所列简化字和简化偏旁得出来的简化字"1753字，則是用的偏旁類推簡化的簡化方法。既經個體簡化，則不可再類推簡化。如"戰"已個體簡作"战"，不可再由"單"簡作"单"而類推。

簡化字自有其簡化規律。簡化出來的字有時不免與古字碰頭。如"隸"省略而簡化作"隶"，而"隶"乃古"逮"字，見於《說文》。"壞"類推簡化作"坏"，而"坏"乃古"坯"字。"勝"本从力，朕聲，省略而加聲符生，簡化作"胜"，而"胜"乃古"腥"字。"親"省略簡化作"亲"，而"亲"乃古"榛"字。"兒"省略簡化作"儿"，而"儿"乃古"人"字。好在這些字都另有新字形，使用起來並不相衝突。

漢字簡化有兩個要求：一是形體上減少筆畫，一是數量上減少字數。就筆畫減少方面而言，《简化字总表》所列兩千多字，其繁體字平均每字16畫，其簡化字則平均每字

10畫，減少筆畫三分之一强。就減少字數而言，由於一個字可以代替好幾個字，所以簡化字與繁體字雖大多數是一對一的對應關係，有些簡化字與繁體字則是一對二，如干〔乾幹〕、历〔歷曆〕、只〔隻祇〕、汇〔匯彙〕、发〔發髮〕、当〔當噹〕、团〔團糰〕、尽〔盡儘〕、纤〔縴纖〕、坛〔壇罎〕、苏〔蘇囌〕、卤〔鹵滷〕、系〔繫係〕、弥〔彌瀰〕、钟〔鐘鍾〕、复〔復複〕、须〔須鬚〕、获〔獲穫〕、恶〔惡噁〕、脏〔臟髒〕、摆〔擺襬〕、签〔簽籤〕；有的則是一對三，如台〔臺檯颱〕、蒙〔矇濛懞〕。還有一些同音代替字，表上看是一對一，實際上也是一對二，如板〔闆〕、辟〔闢〕、表〔錶〕、别〔彆〕、卜〔蔔〕、才〔纔〕、冲〔衝〕、丑〔醜〕、出〔齣〕、从〔從〕、冬〔鼕〕、斗〔鬥〕、范〔範〕、谷〔穀〕、刮〔颳〕、合〔閤〕、后〔後〕、胡〔鬍〕、回〔迴〕、伙〔夥〕、饥〔饑〕、几〔幾〕、家〔傢〕、姜〔薑〕、借〔藉〕、卷〔捲〕、克〔剋〕、困〔睏〕、里〔裏〕、帘〔簾〕、了〔瞭〕、面〔麵〕、蔑〔衊〕、仆〔僕〕、朴〔樸〕、启〔啓〕、千〔韆〕、秋〔鞦〕、曲〔麯〕、舍〔捨〕、术〔術〕、松〔鬆〕、向〔嚮〕、药〔藥〕、叶〔葉〕、余〔餘〕、吁〔籲〕、郁〔鬱〕、御〔禦〕、云〔雲〕、芸〔蕓〕、折〔摺〕、征〔徵〕、症〔癥〕、制〔製〕、致〔緻〕、朱〔硃〕、准〔準〕。這些字有其自身之義，又兼任一個新的字義。一對二，便是一個字當兩個字用，在這個範圍內，字數便減少一半。這樣既減少了常用字的筆畫，又減少了常用字的字數，大大方便了人們的使用。

常 用 詞（二）

悖 ①亂。《說文》作"誖"，曰："誖，亂也。"《養生論》："喜怒悖其正氣。"②昏亂，惑亂。《莊辛說楚襄王》："襄王曰：'先生老悖乎？'"③違逆，違背。《中庸》："萬物並育而不相害，道並行而不相悖。"《不失人情論》："貴者多自尊而驕恣悖理。"④荒謬，謬誤。《與薛壽魚書》："豈不悖哉！"

被 ①寢衣，被子。《說文》："被，寢衣，長一身有半。"宋玉《招魂》："翡翠珠被，爛齊光些。"《怨詩楚調示龐主簿鄧參軍》："夏日抱長飢，寒夜無被眠。"②施加于，覆蓋。《堯典》："光被四表。"③遭受，蒙受。《莊辛說楚襄王》："被礛磻，引微繳，折清風而抎矣。"《戰國策·齊策四》："寡人不祥，被於宗廟之祟。"④介詞，表被動。《南鄉子》："洪邁被拘留。"⑤（pī）同"披"。《晉侯夢大厲》："晉侯夢大厲，被髮及地。"《離騷》："澆身被服强圉兮，縱欲而不忍。"《五蠹》："言戰者多，被甲者少也。"

鄙 ①周代行政區劃單位。《說文》："五鄼爲鄙。"《周禮·遂人》："五家爲鄰，五鄰爲里，四里爲鄼，五鄼爲鄙，五鄙爲縣，五縣爲遂。"《齊侯疥痁》："縣鄙之人，入從其政。"②邊邑。《齊侯疥痁》："外寵之臣，僭令於鄙。"③鄙俗。《莊辛說楚襄王》："臣聞鄙語曰：'見兔而顧犬，未爲晚也。'"④鄙陋。《左傳·莊公十年》："肉食者鄙，未能遠謀。"⑤輕賤。《五蠹》："今之爭奪，非鄙也，財寡也。"⑥輕視，看不起。《左傳·昭公十六年》："我皆有禮，夫猶鄙我。"杜預注："鄙，賤也。"

庇 ①蔭蔽，覆蓋。《說文》："庇，蔭也。"②保護，保佑。《王孫圉論楚寶》："玉足以庇廕嘉穀，使無水旱之災。"③庇護。《新修本草序》："大庇蒼生，普濟黔首。"

卜 ①占卜。《說文》："卜，灼剝龜也。象灸龜之形。一曰：象龜兆之縱橫也。"《洪範》："七稽疑。擇建立卜筮人，乃命卜筮。"孔傳："龜曰卜，蓍曰筮。"《晉侯有疾》："買妾不知其姓，則卜之。"②卜人：掌占卜之官。《晉侯有疾》："寡君之疾病，卜人曰：實沈、台駘爲祟。史莫知之。"

侈 ①掩脅。《說文》："侈，掩脅也。"段注："掩者，掩蓋其上；脅者，脅制其旁。凡自多以陵人曰侈。此侈之本義也。"②誇大。《串雅序》："儼然踞高座、侈功德矣。"③奢侈。《莊辛說楚襄王》："專淫逸侈靡。"《天論》："本荒而用侈，則天不能使之富。"

瘳 ①病癒。《說文》："瘳，疾瘉也。"《齊侯疥痁》："齊侯疥，遂痁，期而不瘳。"②減損。《國語·晉語》："君不度而賀大國之襲，于己也何瘳？"③治。《莊子·人間世》："願以所聞思其則，庶幾其國有瘳乎。"④樂。《詩·風雨》："既見君子，云胡不瘳。"

彈 ①（tán）用彈弓發射彈丸。《說文》："彈，行丸也。"《晉靈公不君》："從臺上彈人，而觀其辟丸也。"②振拂去灰塵。《漁父》："新沐者必彈冠，新浴者必振衣。"③彈奏。《晉侯有疾》："中聲以降，五降之後，不容彈矣。"《彈琴》："古調雖自愛，今人多不彈。”④（dàn）彈弓。《莊辛說楚襄王》：“不知夫公子王孫，左挾彈，右攝丸。”

憚 ①畏難，有所顧忌。《說文》：“憚，忌難也。”《中庸》：“小人而無忌憚也。”②畏懼。《齊侯疥痁》：“不憚鬼神。” ③怕。《許行章》：“何許子之不憚煩？” ④通“癉”，勞苦。

對 ①對答。《說文》：“對，應無方也。”《晉靈公不君》：“稽首而對曰。” ②面對。李白《宣州謝朓樓餞別校書叔雲》：“長風萬里送秋雁，對此可以酣高樓。” ③對偶，對仗。

遏 ①阻止，遏止。《說文》：“遏，微止也。”《子產論政寬猛》：“式遏寇虐，慘不畏明。”②斷絕，遏制。屈原《天問》：“永遏在羽山，夫何三年不施？”王逸注：“遏，絕也。”

而 ①鬍鬚。《說文》：“而，頰毛也。”②通“爾”，你，你的。《晉侯有疾》：“余命而子曰虞。”《丹溪翁傳》：“盡去而舊學，非是也。”③連詞。並且。《齊侯疥痁》：“是以政平而不干。”④連詞。轉折。《晉侯有疾》：“有蠱禍興，而無改焉，必受其咎。”⑤連詞。如果。《病家兩要說》：“言而非，則大謬任事之心。”⑥語氣詞。《論語二十章》：“已而！已而！今之從政者殆而！”

胹 ①烹煮。《說文》：“胹，爛也。”《晉靈公不君》：“宰夫胹熊蹯不熟，殺之。”②調和。王安石《送劉貢父赴泰州清水》：“劉郎高論坐噓枯，幕府調胹用緒餘。”

邇 ①近。《說文》：“邇，近也。”《子產論政寬猛》：“柔遠能邇，以定我王。”《修身》：“道雖邇，不行不至。” ②淺近。《中庸》：“舜好問而好察邇言。”

防 ①堤防。《說文》：“防，隄也。”《四時》：“治隄防。”②堵塞。《邵公諫厲王弭謗》：“防民之口，甚於防川。”③防止。《王孫圉論楚寶》：“珠足以防禦火災。”《禮記·樂記》：“刑以防其姦。”④戰爭中的防禦工事。《史記·蘇秦列傳》：“長城巨防，足以為塞。”⑤防閑。《檀弓》：“非刀匕是共，又敢與知防。” ⑥相當，比。《詩·黃鳥》：“維此仲行，百夫之防。”

奮 ①振羽展翅。《說文》：“奮，翬也。詩曰：不能奮飛。”《莊辛說楚襄王》：“鼓翅奮翼。” ②奮起，上揚。《五行》：“草木發奮。” ③發揚，振奮。《丹溪翁傳》：“使人奮迅感慨激厲之不暇。”

封 ①指帝王把土地或爵位賜給臣子。《說文》：“封，爵諸侯之土也。”《顏斶說齊王》：“令曰：‘有能得齊王頭者，封萬戶侯，賜金千鎰。’”《史記·孔子世家》：“昭王將以書社地七百里封孔子。”②疆界，封疆。《四時》：“端險阻，修封疆，正千伯”③封閉。《史記·項羽本紀》：“籍吏民，封府庫，以待將軍。”④塚，封土為壟。《禮記·檀弓》：“吾見封之若堂者矣。”鄭玄注：“封，築土為壟。”⑤建造。《與崔連州論石鐘乳書》：“徐之糞壤，皆可以封大社。”⑥大。《離騷》：“羿淫遊以佚畋兮，又好射夫封狐。”

否 ①不，不然。《說文》：“否，不也。”《許行章》：“曰：‘否。許子衣褐。”②無。《大學》：“其本亂而未治者，否矣。”③不可。《齊侯疥痁》：“君所謂可而有否焉。”④（pǐ）惡，壞。《王孫圉論楚寶》：“龜足以憲臧否。”⑤閉塞不通。《孫思邈傳》：“否則生寒。”

阜 ①土山。《說文》：“阜，大陸也。山無石者。”②肥大。《詩·車弓》：“田車既好，四牡孔阜。”③盛多，豐富。《邵公諫厲王弭謗》：“其所以阜財用，衣食者也。”

負 ①仗恃。《說文》：“負，恃也。”《孔子世家》：“孔子方負杖逍遙於門。”②背負。

《繫辭》：“負也者。小人之事也。”《晉侯夢大厲》：“小臣有晨夢負公以登天。”《許行章》：“負耒耜而自宋之滕。”③依靠，背靠。《武王踐阼》：“尚父亦端冕，奉書而入，負屏而立。”④敗，與“勝”相對。《謀攻》：“不知彼而知己，一勝一負。”⑤辜負。李之儀《卜算子》：“只願君心似我心，定不負相思意。”

膏　①肥油，肥肉。《說文》：“膏，肥也。”②心下脂膏。《晉侯夢大厲》：“居肓之上，膏之下，若我何？”杜注：“心下爲膏。”③膏型體質。《靈樞·衛氣失常》：“膕肉不堅，皮緩者膏。”又曰：“膏人縱腹垂腴。”

給　①（jǐ）豐足。《齊侯疥痁》：“私欲養求，不給則應。”②供給，供養。《戰國策·秦策四》：“寡人之國貧，恐不能給也。”③口齒伶俐。《論語十則》：“禦人以口給，屢憎於人。”《傷寒論序》：“省病問疾，務在口給。”

公　①公平。《說文》：“公，平分也。”②公共，共同。《禮記·禮運》：“大道之行也，天下爲公。”③公佈。《類經序》：“盡啓其秘，而公之於人。”④對平輩或尊長的敬稱。可譯成“您”或“父親”。《扁鵲傳》：“我有禁方，年老，欲傳與公，公勿泄。”《華佗傳》：“似逢我公，車邊病是也。”⑤東周時期諸侯的通稱。《晉侯有疾》：“公曰：‘女不可近乎？’”⑥古代五等爵位的第一等。《扁鵲傳》：“當晉昭公時，諸大夫強而公族弱。”

顧　①回視，回頭看。《說文》：“顧，還視也。”《莊辛說楚襄王》：“見兔而顧犬，未爲晚也。”《大醫精誠》：“縱綺羅滿目，勿左右顧眄。”②照顧。《莊辛說楚襄王》：“專淫逸侈靡，不顧國政，郢都必危矣！”③顧及。《大醫精誠》：“亦不得瞻前顧後，自慮吉凶。”④但是，只是。《禮記·祭統》：“是故上有大澤，及惠必及下，顧上先下後耳。”《戰國策·燕策》：“吾每念，常痛于骨髓，顧計不知所出耳。”

觀　①觀察。《說文》：“觀，諦視也。”《老子六章》：“故常無欲以觀其妙，常有欲以觀其徼。”②觀看。《晉靈公不君》：“從臺上彈人，而觀其辟丸也。”③外觀，面容。《養生論》：“壯士之怒，赫然殊觀，植髮衝冠。”④（guàn）古代宮廷或宗廟大門兩旁高臺上的建築。《大同》：“出游於觀之上，喟然而嘆。”

盍　①覆。《說文》作“盇”，曰：“盇，覆也。”隸變作“盍”。②合。《易·豫》：“朋盍簪。”③副詞。何不。《齊侯疥痁》：“君盍誅于祝固、史嚚以辭賓。”

胡　①獸類頷下的垂肉。《說文》：“胡，牛頷垂也。”《本草綱目·牛》：“項垂曰胡。”②大。《儀禮·士冠禮》：“眉壽萬年，永受胡福。”③古代稱北方和西方的民族。陸遊《訴衷情》：“胡未滅，鬢先秋。”④何，怎麼。《邵公諫厲王弭謗》：“胡可壅也？”⑤任意亂來。張小山《水仙子》：“胡言亂語成時用。”《高祖還鄉》：“瞎王留引定火喬男女，胡踢蹬吹笛擂鼓。”

患　①憂慮。《說文》：“患，憂也。”《晉靈公不君》：“趙盾、士季見其手，問其故而患之。”②禍患，災難。《易·既濟》：“君子以思患而豫防之。”③病，生病。《後漢書·華佗傳》：“廣陵太守陳登忽患胸中煩懣。”按：《三國志·華佗傳》“忽患”作“得病”。

肓　①橫隔膜。《說文》：“肓，心下鬲上也。”按：“心下鬲上”，蓋“膏肓”二字之訓。《晉侯夢大厲》：“居肓之上，膏之下，若我何？”杜預注：“肓，鬲也。”②肓原。《素問·腹中論》：“其氣溢於大腸而著於肓，肓之原在臍下。”吳昆注：“腔中無肉空腋之處名曰育。”

賄 ①財物。《說文》：“賄，財也。”②贈送禮品。《晉侯有疾》：“重賄之。” ③賦斂。《齊侯疥痁》：“承嗣大夫，強易其賄。”

及 ①追上，趕上。《說文》：“及，逮也。”《楚辭·離騷》：“忽奔走以先後兮，及前王之踵武。”②達到。《晉靈公不君》：“三進及溜，而後視之。”《中庸》：“知者過之，愚者不及也。”③比得上。《大醫精誠》：“能不用者，斯爲大哲，亦所不及也。”④連及。《晉侯有疾》：“遲速本末以相及。”⑤至于。《論語二十章》：“唯酒無量，不及亂。”⑥等到。《論語二十章》：“及其壯也，血氣方剛，戒之在鬪；及其老也，血氣既衰，戒之在得。”

季 ①兄弟排行最後者。《說文》：“季，少偁也。”按：古代兄弟排行用伯、仲、叔、季，故季最少。《晉侯有疾》：“昔高辛氏有二子，伯曰閼伯，季曰實沈。”②季節之末。《秋燥論》：“所以春夏秋冬孟月之脈，仍循冬春夏秋季月之常，不改其度。”③末。《晉侯有疾》：“其季世曰唐叔虞。”

甲 ①天干之首。《說文》：“甲，東方之孟，陽氣萌動。從木戴孚甲之象。” 《四時》：“是故春三月以甲乙之日發五政。” ②植物萌芽時的外壳。《易·解》：“雷雨作而百果草木皆甲坼。”③動物的外殼。④盔甲。《五蠹》：“鎧甲不堅者傷乎體。”《漢書藝文志序》：“後世耀金爲刃，割革爲甲。”⑤甲士，武士。《晉靈公不君》：“晉侯飲趙盾酒，伏甲將攻之。”

簡 ①書簡。《說文》：“簡，牒也。”《黃帝內經素問注序》：“其中簡脫文斷，義不相接者。”②簡易。《論語·雍也》：“居敬而行簡。” ③簡慢，荒廢。《五蠹》：“服事者簡其業。”④簡略。《溫病條辨敘》：“惜其人朴而少文，其論簡而未暢。”⑤通“柬”，選擇，選用。《贈賈思誠序》：“慎簡群材，官而任之。”

僭 ①假冒，超越本分，假冒在上者的職權、名義行事。《說文》：“僭，假也。”《齊侯疥痁》：“外寵之臣，僭令於鄙。” ②欺詐。《齊侯疥痁》：“其言僭嫚於鬼神。” ③亂，差錯。《詩·鼓鍾》：“以雅以南，以籥不僭。”朱熹注：“僭，亂也。”

諫 ①諫諍，規勸。《說文》：“諫，証也。”《晉靈公不君》：“猶不改，宣子驟諫。”《論語二十章》：“往者不可諫，來者猶可追。”②諫議：官名。《孫思邈傳》：“拜諫議大夫，又固辭不受。”

結 ①打結。《說文》：“結，締也。”《易·繫辭下》：“上古結繩而治，後世聖人易之以書契。”②結交。《不失人情論》：“或結納親知，或修好僮仆。”③牢固。《華佗傳》：“今疾已結，促去可得與家相見。”④鬱結。《漢書藝文志序》：“致水火之齊，以通閉解結，反之于平。”

戒 ①警戒，戒備。《說文》：“戒，警也。”《王孫圉論楚寶》：“龜珠角齒皮革羽毛，所以備賦，以戒不虞者也。”②戒除。《論語二十章》：“君子有三戒。”《不失人情論》：“富者多任性而禁戒勿遵。” ③告戒。《武王踐阼》：“予一人所聞，以戒後世子孫。”《串雅序》：“其徒侶多動色相戒，秘不輕授。” ④謹慎。《中庸》：“是故君子戒慎乎其所不睹，恐懼乎其所不聞。”

疥 ①疥瘡。《說文》：“疥，搔也。”《醫師章》：“夏時有癢疥疾。”《雜氣論》：“或爲癰疥疔腫。”②通“痎”，隔日瘧。《齊侯疥痁》：“齊侯疥，遂痁。”孔穎達疏：“疥，當爲痎，痎爲小瘧，痁爲大瘧。"

今 ①此時，現在。《說文》："今，是時也。"《齊侯疥痁》："今君疾病。"②現代。《類經序》："至若天道茫茫，運行今古。"③句首語氣助詞。猶"夫"。《大醫精誠》："今病有內同而外異。"④如果。假設連詞。《大醫精誠》："今以至精至微之事，求之於至粗至淺之思，其不殆哉？"

謹 ①謹慎。《說文》："謹，慎也。"②恭敬。《扁鵲傳》："扁鵲獨奇之，常謹遇之。"③嚴防。《子產論政寬猛》："毋從詭隨，以謹無良。"

精 ①擇米。《說文》："精，擇米也。"②精米。《論語·鄉黨》："食不厭精。"③精華。《類經序》："而難者仍未能明，精處仍不能發。"④精通。《丹溪翁傳》："非精於醫者，不能以起之。"⑤精氣，真氣。《管子·內業》："精也者，氣之精也。"

咎 ①災禍。《說文》："咎，災也。"《晉侯有疾》："必受其咎。" ②罪過。《洪範》："於其無好德，汝雖錫之福，其作汝用咎。" ③過失。《系辭上》："無咎者，善補過也。"④惡行。《洪範》："曰咎徵。"孔傳："敘惡行之驗。"

潰 ①水衝破堤防。《說文》："潰，漏也。"《邵公諫厲王弭謗》："川壅而潰，傷人必多。"②崩潰，離散。《用藥如用兵論》："使離散無所統，而衆悉潰。"《原病》："必俟其伏邪已潰。"③潰爛。《醫師章》："瘍醫掌腫瘍、潰瘍、金瘍、折瘍之祝藥、劀殺之齊。"

牢 ①關養牲畜的欄圈。《說文》："牢，閑，養牛馬圈也。"《莊辛說楚襄王》："亡羊而補牢。"②古代祭禮用的牛、羊、豕三牲。《曾子天圓》："諸侯之祭，牛，曰太牢；大夫之祭牲羊，曰少牢。"《孫思邈傳》："祭祀無牲牢。"③指高規格飲食標準。《顏斶說齊王》："且顏先生與寡人遊，食必太牢。"

列 ①分裂。《說文》："列，分解也。"按：此義後作"裂"。②行列，位次。《論語·季氏》："陳力就列，不能者止。"《四時》："賦爵列。"③排列。《黃帝內經素問注序》："天地之象分，陰陽之候列。"④衆多。《黃帝內經素問注序》："有如列宿高懸，奎張不亂。"

掠 ①奪取。《說文》新附："掠，奪取也。"《齊侯疥痁》："斬刈民力，輸掠其聚。"②笞擊，拷問。《禮記·月令》："毋肆掠，止獄訟。"

嫚 ①輕侮，不以禮相待。《說文》："嫚，侮易也。"《齊侯疥痁》："其言僭嫚於鬼神。"②懈怠。《漢書·刑法志》："刑蕃而民愈嫚。"

慢 ①怠慢，傲慢。《說文》："慢，惰也。"《繫辭》："上慢下暴，盜思伐之矣。"《修身》："怠慢僄棄，則炤之以禍災。"②輕忽。《子產論政寬猛》："政寬則民慢。"③遲緩，鬆弛。朱敦儒《鷓鴣天》："我是清都山水郎，天教懶慢帶疏狂。"④唐宋曲調名。如《木蘭花慢》等。

弭 ①沒有裝飾的弓。《說文》："弭，弓無緣，可以解轡紛者。"②制止。《邵公諫厲王弭謗》："吾能弭謗矣。"③安撫，馴服。

免 ①逃避，逃脫。《說文》："免，兔逸也。"《晉靈公不君》："倒戟以禦公徒，而免之。"《天瑞》："人生有不見日月，不免繈褓者。" ②免除。《左傳·成公十六年》："免冑而趨風。"杜甫《自京赴奉先縣詠懷五百字》："生常免租稅，名不隸征伐。"③避免。《五蠹》："雖倍賞累罰而不免於亂。"《秋燥論》："猶未免涉於龐疏耳。"

命 ①使命。《說文》："命，使也。"《晉靈公不君》："棄君之命，不信。"②任命。《庄辛說楚襄王》："不知夫子發方受命乎靈王。"③天命，命運。《晉侯有疾》："良臣將死，天命不佑。"④同"名"，命名。《晉侯有疾》："余命而子曰虞，將與之唐。"《白馬論》："馬者，所以命形也。"

慕 ①思念，依戀。《說文》："慕，習也。"段注："習其事者必中心好之。"《孟子·萬章上》："人少則慕父母。"②羨慕，貪慕。《顏斶說齊王》："夫斶前爲慕勢。"

難 ①鳥名。《說文》從"鳥"，曰："難鳥也。" ②困難，與"易"相對。《子產論政寬猛》："水懦弱，民狎而翫之，則多死焉，故寬難。"③疑難。《病家兩要說》："醫不貴於能愈病，而貴於能愈難病。"④懼怕。《離騷》："余既不難夫離別兮，傷靈脩之數化。"⑤（nàn）患難，災難。《養生論》："中道夭於衆難。"⑥責難，詰問。《華佗傳》："或難其異。"

暱 ①日近。《說文》："暱，日近也。"②親近。《左傳·隱公元年》："不義不暱，厚將崩。" ③寵愛的人。《晏子不死君難》："非其私暱，誰取任之。"

輦 ①用人拉的車。《說文》："輦，挽車也。"《本生》："出則以車，入則以輦。"②國君帝王所乘之車。《莊辛說楚襄王》："輦從鄢陵君與壽陵君。" ③乘輦。《左傳·定公六年》："公叔文子老矣，輦而如公。"

虐 ①殘害，殘暴。《說文》："虐，殘也。"《邵公諫厲王弭謗》："厲王虐。"《四時》："治積則昌，暴虐積則亡。"②淩虐，侵虐。《洪範》："無虐煢獨。"③災害，禍害。《書·盤庚》："殷降大虐，天王不懷。"

平 ①平坦。《說文》："平，語平舒也。"②平定，使之平和。《齊侯疥痁》："君子聽之，以平其心。"③平和，寧靜。《晉侯有疾》："於是有煩手淫聲，慆堙心耳，乃忘平和，君子弗聽也。"④（pián）治理貌。《洪範》："無黨無偏，王道平平。"⑤通"辨"。《堯典》："平章百姓。"

起 ①站起。《說文》："起，能立也。"《孫子列傳》："婦人左右前後跪起，皆中規矩繩墨。"②起身。《扁鵲传》："太子起坐。" ③起始。《老子》："九層之臺，起於累土。"④病癒，治癒。《扁鵲傳》："越人能使之起耳。"《丹溪翁傳》："吾臥病久，非精於醫者，不能以起之。"⑤闡發。《漢書藝文志序》："醫經者，原人血脈、經落、骨髓、陰陽、表裏，以起百病之本，死生之分。"

請 ①拜謁。《說文》："請，謁也。"②請求。《顏斶說齊王》："願請受爲弟子。" ③請求應允。《晉侯夢大厲》："殺余孫，不義，余得請於帝矣！"

取 ①捕取，捕獲。《說文》："取，補取也。"《周禮·夏官·大司馬》："大獸公之，小禽私之，獲者取左耳。"②奪取，攻下。《虛實》："攻而必取者。"③求。《顏斶說齊王》："寡人自取病耳。"④通"聚"，聚集。《子產論政寬猛》："鄭國多盜，取人於萑苻之澤"。

悛 ①停止。《說文》："悛，止也。"②悔改。《齊侯疥痁》："神怒民痛，無悛於心。"

仞 古代長度單位，八尺曰仞。《說文》："仞，伸臂一尋，八尺。"按：伸臂度廣曰尋，度深曰仞。一說：仞，七尺。《莊辛說楚襄王》："加己乎四仞之上。"

色 ①面色。《說文》："色，顏气。"②顏色。《晉侯有疾》："天有六氣，降生五味，發爲五色。"③美色，女色。《養生論》："唯五穀是見，聲色是耽。"④種類。《本草綱目原序》："如入金谷之園，種色奪目。"⑤作色：變色。《顏斶說齊王》："王忿然作色。"

痁 發熱瘧疾。《說文》："痁，有熱瘧。"《齊侯疥痁》："齊侯疥，遂痁。"

尚 ①曾，重。《說文》："尚，曾也，庶幾也。"②上。《易·小畜》："密雲不雨，尚往也。"③尊崇，愛好。《傷寒論序》："余宿尚方術。"④久遠。《大醫精誠》："夫經方之難精，由來尚矣。"⑤副詞，還。《晉靈公不君》："盛服將朝，尚早。"

舍 ①客舍。《說文》："市居曰舍。" ②房屋。《禮記·曲禮上》："將適舍，求毋固。"③居住，留宿。《晉靈公不君》："宣子田於首山，舍于翳桑。"④放棄。《晉侯有疾》："物亦如之，至於煩，乃舍也已，無以生疾。"⑤行軍三十里曰舍。《左傳·僖公二十三年》："晉楚治兵，過於中原，其辟君三舍。"

社 ①地神。《說文》："社，地主也。"②社壇。《左傳·昭公十七年》："伐鼓於社。"③古代地區單位之一。《管子·乘馬》："方六里，名之曰社。"④社稷：國家。《晉靈公不君》："君能有終，則社稷之固也。"

生 ①植物生长。《說文》："生，進也，象艸木生出土上。"《老子六章》："以其不自生。" ②出生，生育。《華佗傳》："前當生兩兒。"《晉侯有疾》："及生，有文在其手曰虞。"③活着的，有生命的。《顏斶說齊王》："由是觀之，生王之頭，曾不若死士之壟也。" ④使之生，救活。《扁鵲傳》："臣能生之。"⑤產。《顏斶說齊王》："夫玉生於山，制則破焉。"⑥滋生。《晉侯有疾》："今無乃壹之，則生疾矣。"⑦月半以前謂之生。《虛實》："月有死生。"⑧生產。《邵公諫厲王弭謗》："衣食於是乎生。"《大學》："生財有大道，生之者衆，食之者寡。"

使 ①派遣。《說文》："使，令也。"《晉侯有疾》："秦伯使醫和視之。"②命令。《晉靈公不君》："公患之，使鉏麑賊之。"③讓，令。《扁鵲傳》："乃使子豹爲五分之熨。"④致使。《晉侯有疾》："於是乎節宣其氣，勿使有所壅閉湫底。"⑤出使。《論語·雍也》："子華使于齊。"⑥使者。《齊侯疥痁》："所以夭昏孤疾者，爲暴君使也。"⑦連詞。假使，假如。《扁鵲傳》："使聖人預知微。"《病家兩要說》："使其言而是，則智者所見略同。"

世 ①三十年。《說文》："三十年爲一世。"《論語·子路》："如有王者，必世而後仁。"②時代。《養生論》："夫爲稼于湯之世。"③世間。《傷寒論序》："怪當今居世之士。"④世人。《養生論》："而世常謂一怒不足以侵性。"⑤一生。《論語·衛靈公》："君子疾沒世而名不稱焉。" ⑥"死"的婉言。《錢仲陽傳》："一子早世，二孫今見爲醫。"

示 ①古人認爲上天昭示徵象，以告戒人類。《說文》："天垂象，見吉凶，所以示人也。"②顯現。《禮記·禮運》："刑仁講讓，示民有常。"③給人看。《晉侯夢大厲》："召桑田巫，示而殺之。"《常樅有疾》："張其口而示老子。"④展示，告知。《晉靈公不君》："大史書曰：'趙盾弒其君。'以示於朝。"

弒 ①臣殺君曰弒。《說文》："弒，臣殺君也。"《晉靈公不君》："趙盾弒其君。" ②子殺父曰弒。《予豈好辯哉》："臣弒君者有之，子弒其父者有之。"

豎 ①豎立，直立。《說文》："豎，豎立也。"段注："《周禮·內豎》鄭云：'豎，未冠者之官名。'豎之言，孺也。"②童子，孺子。《晉侯夢大厲》："公夢疾爲二豎子。"③童僕。《列子·說符》："楊子之鄰人亡羊，旣率其黨，又請楊子之豎追之。"

說 ①（yuè）喜悅，高興。《說文》："說，說釋也。"段注："說釋，卽悅懌。"《齊侯疥痁》："公說，使有司寬政。"《秋水》："故生而不說，死而不禍。"按：此義後作"悅"。②（shuō）談論，談說。《說文》："一曰談說。"《論語十則》："夫子之說君子也，駟不及舌。"③說法，解釋。《顏斶說齊王》："王曰：'有說乎？'"④理論，學說。《予豈好辯哉》："世衰道微。邪說暴行有作。"《孫思邈傳》："通百家說。"⑤（shuì）說服，遊說。《五蠹》："齊將攻魯，魯使子貢說之。"《孔子世家》："遊說乞貸，不可以爲國。"

綏 ①登車時所挽繩索。《說文》："綏，車中把也。"《論語‧鄉黨》："升車額，必正立，執綏。"②安定，安撫。《子產論政寬猛》："惠此中國，以綏四方。"③安和。《諸家得失策》："榮衛固，脈絡綏。"④綏輯：和睦。《贈賈思誠序》："凡其捍禦綏輯之策，不憚晝夜而勤行之。"

祟 鬼神製造的禍害。《說文》："祟，神禍也。"《晉侯有疾》："實沈、臺駘爲祟。"

討 ①懲治，征伐。《說文》："討，治也。"《晉侯有疾》："日尋干戈，以相征討。"②聲討。《晉靈公不君》："亡不越竟，反不討賊。"③研究，探討。《論語‧憲問》："爲命，裨諶草創之，世叔討論之。"《外臺秘要序》："討簡則功倍力煩，取捨則論甘忌苦。"

特 ①公牛。《說文》："特，牛父也。"②牲一頭。《曾子天圓》："士之祭牲特豕，曰饋食。"③特立。《丹溪翁傳》："翁簡愨貞良，剛嚴介特。"④特地。《孫思邈傳》："特賜良馬。"《醫方集解序》："茲特博采廣搜。"⑤獨。《養生論》："似特受異氣，稟之自然。"⑥但，只。《莊辛說楚襄王》："猶以數千里，豈特百里哉？"⑦只是。《和氏》："特帝王之璞未獻耳。"《局方發揮》："特舉其顯者耳。"

天 ①頭頂。《說文》："天，顛也。"②天空，與"地"相對。《人情》："故天秉陽，垂日星，地秉陰，竅於山川。"《丹溪翁傳》："天，陽也；地，陰也。"③古人以天爲萬物主宰者。《晉侯有疾》："良臣將死，天命不佑。"④自然界。《法儀》："莫若法天。天之行，廣而無私。"《傷寒論序》："夫天布五行，以運萬類。"⑤指天性與生命。《秋水》："無以人滅天。"《本生》："故聖人之制萬物也，以全其天也。"⑥人生命依賴的物資。《類經序》："人之所賴，藥石爲天。"

田 ①耕种用的土地。《說文》："田，敶也，樹穀曰田。"《詩‧大田》："大田多稼。"②田地面积单位。《管子‧乘馬》："五制爲一田，二田爲一夫。"③狩獵。《晉靈公不君》："宣子田於首山。"按：此義後作"畋"。

勿 ①州里立旗。《說文》："州里所建旗。"段注："九旗之一。'州里'當作'大夫士'。《周禮‧司常》：'大夫士建物（勿），帥都建旗，州里建旟。'"②不要。《論語二十章》："己所不欲，勿施於人。"《晉侯有疾》："勿使有所壅閉湫底。"③無。《詩‧東山》："制彼裳衣，勿士行枚。"《繫辭》："立心勿恆。凶。"

務 ①急促於事。《說文》："務，趣也。"②從事，致力。《論語‧學而》："君子務本，本立而道生。"《大學》："長國家而務財用者，必自小人矣。"③追求。《漢書藝文志序》："而務碎義逃難。"《傷寒論序》："惟名利是務。"④事業。《繫辭上》："唯幾也，故能成天下之務。"⑤順應。《四時》："是故聖王務時而寄政焉。"⑥務必，一定。《類經序》："務俾後學了然。"

狎 ①習慣，熟習。《說文》：“狎，犬可習也。”②輕忽，不重視。《子產論政寬猛》：“水懦弱，民狎而翫之，則多死焉。”③戲弄，狎玩。《東垣老人傳》：“朋儕多疾之，密議一席，使妓戲狎。”

饗 ①鄉人相聚宴飲。《說文》：“饗，鄉人飲酒也。”②宴請。《王孫圉論楚寶》：“王孫圉聘於晉，定公饗之。”③設酒食祭祀。《禮記·月令》：“大饗帝。”④接受，享用。《齊侯疥痁》：“是以鬼神用饗，國受其福。”《五行》：“而薦之祖廟與五祀，鬼神饗其氣焉。”

宣 ①古代帝王的大室。《說文》：“宣，天子宣室也。”②宣佈。《書·皋陶謨》：“日宣三德。”③宣發。《邵公諫厲王弭謗》：“夫民慮之于心，而宣之于口。”④開放。《邵公諫厲王弭謗》：“爲民者宣之使言。”⑤疏導，宣通。《晉侯有疾》：“宣汾、洮。”《晉侯有疾》：“於是乎節宣其氣，勿使有所壅閉湫底。”⑥謚號用字。《謚法》：“聖善周聞曰宣。”

陽 ①陽光。《說文》：“陽，高明也。”②山的南面，水的北面。《書·禹貢》：“岷山之陽，至於衡山。”③古代哲學概念，與“陰”相對。《丹溪翁傳》：“天，陽也；地，陰也。”④六氣之一。《晉侯有疾》：“六氣曰陰、陽、風、雨、晦、明也。”⑤指陽氣。《丹溪翁傳》：“則胃脘之陽不能以升舉。”⑥明處，公開。《大醫精誠》：“人行陽德，人自報之。”⑦假裝，表面上。《不失人情論》：“陽若同心，陰爲浸潤。”

陰 ①水的南面，山的北面。《說文》：“水之南，山之北。”②古代哲學概念，與“陽”相對。《丹溪翁傳》：“天，陽也；地，陰也。”③指人體陰部。《扁鵲傳》：“循其兩股，以至於陰，當尚溫也。”④暗中。《不失人情論》：“陽若同心，陰爲侵潤。”⑤六氣之一。《晉侯有疾》：“六氣曰陰、陽、風、雨、晦、明也。”

飲 ①喝。《說文》：“歠（啜）也。”《莊辛說楚襄王》：“飲茹溪之流。”②飲料。《論語·雍也》：“一簞食，一瓢飲。”《周禮·漿人》：“掌共王之六飲。”③隱沒。《新序·雜事》：“關弓射之，滅矢飲羽。”④病證名。《金匱要略·痰飲咳嗽病脈證並治》：“夫飲有四，何謂也？”⑤（yìn）讓人喝。《晉靈公不君》：“晉侯飲趙盾酒。”

猶 ①獸名，猴類。《說文》：“猶，玃屬。”②如同，好像。《老子列傳》：“吾今日見老子，其猶龍邪。”③還，仍然。《晉靈公不君》：“猶不改。”《王孫圉論楚寶》：“楚之白珩猶在乎？”④尚且。《論語二十章》：“往者不可諫，來者猶可追。”《晉侯有疾》：“四姬有省猶可。”⑤猶豫：聯綿詞。《離騷》：“心猶豫而狐疑兮。”⑥通“尤”，尤其。《良方自序》：“《千金》、《肘後》之類，猶多溢言。”

右 ①幫助。《說文》：“右，手口相助也。”《詩·大明》：“保右命爾，燮伐大商。”②右手。《莊辛說楚襄王》：“不知夫公子王孫，左挾彈，右攝丸。”③右側。《莊辛說楚襄王》：“君王左州侯，右夏侯。”④尊，上。《史記·田叔列傳》：“漢廷臣無出其右者。”⑤車右。《晉靈公不君》：“其右提彌明知之。”

虞 ①獸名。《說文》：“虞，騶虞也。”②古代掌管山澤苑囿之官。《齊侯疥痁》：“弓以招士，皮冠以招虞人。”③預料，測度。《王孫圉論楚寶》：“以戒不虞者也。”④準備，防範。《謀攻》：“以虞待不虞者勝。”⑤欺騙。《左傳·宣公十五年》：“我無爾詐，爾無我虞。”⑥驚。《系辭上》：“悔吝者，憂虞之象也。”

臧 ①善，好。《說文》：“臧，善也。”《晉侯有疾》：“后帝不臧。”《修身》：“謀之其臧，則具是違。”②臧否：善惡，好壞。《王孫圉論楚寶》：“龜足以憲臧否，則寶之。”
③“藏”的古字，收藏，隱藏。《五行》：“發臧任君賜賞。”《天論》：“繁啓蕃長於春夏，
畜積收臧於秋冬。”又曰：“好惡喜怒哀樂臧焉，夫是之謂天情。”

障　①築堤防隔阻。《說文》：“障，隔也。”《晉侯有疾》：“宣汾、洮，障大澤。”②
堵塞。《邵公諫厲王弭謗》：“是障之也。”③指山峰。范成大《念奴嬌》：“雙峰疊障。”此
義或作“嶂”。④瘴氣。左思《魏都賦》：“宅土熇暑，封疆障厲。”此義後作“瘴”。

征　①行。《說文》：“延，正行也。”②遠行。《詩·小宛》：“我日斯邁，而月斯征。”
③征伐。《晉侯有疾》：“日尋干戈，以相征討。”④征收，抽稅。《齊侯疥痁》：“偪介之關，
暴征其私。”

徵　①徵召。《說文》：“徵，召也。”《莊辛說楚襄王》：“於是使人發騶徵莊辛于趙。”
②徵收。《齊侯疥痁》：“布常無藝，徵斂無度。”③迹象，徵兆。《荀子·富國》：“觀國之
強弱貧富有徵。”④證驗。《洪範》：“庶徵。”孔傳：“所以爲衆驗。”《晉侯有疾》：“天
有六氣……徵爲五聲。”⑤（zhǐ）五音之一。《素問·陰陽應象大論》：“南方生熱……在
音爲徵。”

制　①裁斷。《說文》：“制，裁也。”《顏斶說齊王》：“夫玉生於山，制則破焉。”②
節制，控制。《王孫圉論楚寶》：“明王聖人能制議百物。”③制度。《左傳·隱公元年》：“今
京不度，非制也。”④君主之教令。《史記·秦始皇本紀》：“命曰制，令曰詔。”⑤同“製”，
製作。《詩經·東山》：“制彼裳衣，勿士行枚。”

驟　①馬疾走。《說文》：“驟，馬疾步也。”②疾速，急促。《素問·氣交變大論》：“中
央生濕，濕生土……其變驟注。”③屢次。《晉靈公不君》：“宣子驟諫。”段玉裁云：“今
字驟爲暴疾之詞，古則爲屢然之詞。凡《左傳》《國語》言驟者，皆與屢同義。如‘宣子驟諫’、
‘公子商人驟馳于國’是也。”

茲　①草木滋盛。《說文》：“茲，艸木多益。”②草席。《爾雅·釋器》：“蓐謂之茲。”
③年。《左傳·僖公十六年》：“今茲魯多大喪。”④此。《晉侯有疾》：“茲心不爽。”⑤通
“哉”。《書·立政》：“嗚呼，休茲？”⑥（cí）龜茲：古西域國名。

騶　①主管養馬和駕車的人。《說文》：“騶，廏御也。”②騎士，侍從。《莊辛說楚襄王》：
“於是使人發騶徵莊辛於趙。”③（zhòu）通“驟”，馬疾行。《禮記·曲禮上》：“車驅而
騶。”鄭玄注：“騶，音驟。”④（qū）通“趨”，快走。《荀子·正論》：“和鸞之聲，步
中武象，騶中韶護以養耳。”楊倞注：“騶，當爲趨。”

練 習（二）

一、單項選擇

1. "晉靈公不君"中"君"字 （ ）
    A.名詞用如動詞   B.名詞作狀語
    C.名詞的使動用法   D.名詞的意動用法

2. "晉侯飲趙盾酒"中"飲"字 （ ）
    A.名詞用如動詞   B.動詞的使動用法
    C.名詞的使動用法   D.形容詞的使動用法

3. "提彌明死之"中"死"字 （ ）
    A.動詞的使動用法   B.名詞的使動用法
    C.動詞的爲動用法   D.名詞的爲動用法

4. "使盡之"中"盡"字 （ ）
    A.動詞用如名詞   B.名詞用如動詞
    C.形容詞用如動詞   D.形容詞的使動用法

5. "慆堙心耳"中"堙"字 （ ）
    A.使動用法   B.意動用法
    C.名詞用如動詞   D.形容詞用如動詞

6. "不食新矣"中"新"字 （ ）
    A.名詞用如動詞   B.動詞用如名詞
    C.形容詞用如名詞   D.形容詞的使動用法

7. "厚爲之禮而歸之"中"爲"字 （ ）
    A.名詞的爲動用法   B.動詞的爲動用法
    C.名詞的使動用法   D.動詞的使動用法

8. "晉侯欲麥"中"麥"字 （ ）
    A.名詞用如動詞   B.名詞作狀語
    C.名詞的使動用法   D.名詞的意動用法

9. "何寶之焉"中"寶"字 （ ）
    A.名詞用如動詞   B.形容詞用如名詞
    C.名詞的意動用法   D.形容詞的意動用法

10. "道路以目"中"目"字 （ ）
    A.名詞用如動詞   B.名詞作狀語
    C.動詞的意動用法   D.形容詞的意動用法

11. "其我之謂矣"的句法特點是 （　　）

    A. 主謂倒裝　　　B. 賓語前置　　　C. 定語後置　　　D. 介賓前置

12. "史莫之知"的句法特點是 （　　）

    A. 主謂倒裝　　　B. 賓語前置　　　C. 定語後置　　　D. 介賓前置

13. "商人是因"的句法特點是 （　　）

    A. 主謂倒裝　　　B. 賓語前置　　　C. 定語後置　　　D. 介賓前置

14. "君子是以惡之"的句法特點是 （　　）

    A. 主謂倒裝　　　B. 賓語前置　　　C. 定語後置　　　D. 介賓前置

15. "朕未之聞也"的句法特點是 （　　）

    A. 主謂倒裝　　　B. 賓語前置　　　C. 定語後置　　　D. 介賓前置

16. "主是謂矣"的句法特點是 （　　）

    A. 主謂倒裝　　　B. 賓語前置　　　C. 定語後置　　　D. 介賓前置

17. "行善而備敗，其所以阜財用、衣食者也"中"所以"詞義爲 （　　）

    A. 因此　　　　　　　　　　B. ……的原因

    C. 用來……的方法　　　　　D. ……的地方

18. "龜、珠、角、齒、皮、革、羽、毛，所以備賦，以戒不虞者也"中"所以"詞義爲 （　　）

    A. 因此　　　　　　　　　　B. ……的原因

    C. ……的地方　　　　　　　D. 用來……的方法

19. "先王之樂，所以節百事也"中"所以"詞義爲 （　　）

    A. 因此　　　　　　　　　　B. ……的原因

    C. 用來……的　　　　　　　D. ……的地方

20. "今君內實有四姬焉，其無乃是也乎"中"其……乎"意爲 （　　）

    A. 難道……嗎　　　　　　　B. 大概……吧

    C. 把……怎麼樣　　　　　　D. 對……怎麼辦

二、多項選擇

1. 含有古今字的句子有 （　　　）

    A. 而觀其辟丸也　　　B. 豈惟羣臣賴之　　　C. 袞職有闕

    D. 亡不越竟　　　　　E. 反不討賊

2. 含有古今字的句子有 （　　　）

    A. 鬭且出　　　　　　B. 齊之以味　　　C. 又能上下說於鬼神

    D. 歸眞反璞　　　　　E. 將以爲楚國祆祥乎

3. 含有通假字的句子有 （　　　）

    A. 清靜貞正以自虞　　B. 黃雀因是以　　　C. 南遊乎高陂

    D. 袞職有闕　　　　　E. 當武王邑姜方震大叔

4. 含有通假字的句子有 （　　　）

    A. 將食，張，如廁　　B. 被髮及地　　　C. 夕以脩令

D. 暴虐淫從　　　　　E. 趙盾弒其君

5. 含有異體字的句子有　　　　　　　　　　　　　　　　（　　　　　）

    A. 豈惟羣臣賴之　　　B. 民狎而翫之　　　　C. 而昏亂百度

    D. 過則爲菑　　　　　E. 不愆不綠

6. 下列句子中，詞義解釋正確的是　　　　　　　　　　　（　　　　　）

    A. 宰夫胹熊蹯不熟　　　宰夫：屠夫

    B. 季曰實沈　　　　　　季：兄弟姊妹排行最小者

    C. 其生不殖　　　　　　殖：長

    D. 耆、艾修之　　　　　耆艾：指老臣

    E. 又能上下說於鬼神　　上下：指君王與臣民

7. 下列句子中，文字注音正確的是　　　　　　　　　　　（　　　　　）

    A. 殺之，寘諸畚　　　　寘：zhēn

    B. 晉侯飲趙盾酒　　　　飲：yìn

    C. 公覺，召桑田巫　　　覺：jué

    D. 先生老悖乎　　　　　悖：bèi

    E. 右擁嬖女　　　　　　嬖：bì

8. 下列句子中，文字注音正確的是　　　　　　　　　　　（　　　　　）

    A. 邵公諫厲王弭謗　　　弭：mǐ

    B. 師箴，瞍賦　　　　　瞍：sǒu

    C. 定公饗之　　　　　　饗：xiǎng

    D. 無悛於心　　　　　　悛：quān

    E. 不知夫穰侯方受命乎秦王　穰：rǎng

9. 下列句中詞義解釋正確的有　　　　　　　　　　　　　（　　　　　）

    A. 趨登曰　　　　　　　趨：跑

    B. 莊辛去，之趙　　　　去：離開

    C. 王前爲趨士　　　　　趨：就也

    D. 歸眞反璞　　　　　　反：返回

    E. 曰：行乎　　　　　　行：逃亡

10. 下列句中詞義解釋正確的有　　　　　　　　　　　　　（　　　　　）

    A. 宣子驟諫　　　　　　驟：急速

    B. 財用於是乎出　　　　用：用來

    C. 從欲厭私　　　　　　厭：滿足

    D. 君所謂可而有否焉　　否：不可

    E. 興，三踴而出　　　　興：起來

三、詞義辨析

1. 從

    （1）從臺上彈人

   （2）從欲厭私

2. 琴瑟

   （1）若琴瑟之專一

   （2）君子之近琴瑟，以儀節也

3. 取

   （1）鄭國多盜，取人於萑苻之澤

   （2）崔武子見棠姜而美之，遂取之

4. 以

   （1）倒戟以禦公徒

   （2）君王之事因是以

5. 加

   （1）吾事鬼神豐，於先君有加矣

   （2）方將調飴膠絲，加己乎四仞之上

6. 被

   （1）被礛磻，引微繳

   （2）被髮及地

7. 和

   （1）宰夫和之，齊之以味

   （2）慆堙心耳，乃忘平和

8. 說

   （1）莊辛說楚襄王

   （2）公說，使有司寬政

9. 脩

   （1）不知夫射者方將脩其碆盧

   （2）夕以脩令

10. 事

   （1）而不以國家爲事

   （2）以服事夏、商

四、今譯

1. 曰：“吾知所過矣，將改之。”稽首而對曰：“人誰無過？過而能改，善莫大焉。《詩》曰：‘靡不有初，鮮克有終。’夫如是，則能補過者鮮矣。君能有終，則社稷之固也，豈惟羣臣賴之。又曰：‘袞職有闕，惟仲山甫補之’。能補過也。君能補過，袞不廢矣。”

2. 先王之樂，所以節百事也，故有五節，遲速本末以相及，中聲以降，五降之後，不容彈矣。於是有煩手淫聲，慆堙心耳，乃忘平和，君子弗聽也。物亦如之，至於煩，乃舍也已，無以生疾。

3. 其適遇淫君，外內頗邪，上下怨疾，動作避違，從欲厭私，高臺深池，撞鐘舞女。斬刈民力，輸掠其聚，以成其違，不恤後人，肆行非度，無所還忌。

4. 國人莫敢言，道路以目。王喜，告邵公曰："吾能弭謗矣，乃不敢言。"邵公曰："是障之也。防民之口，甚於防川。川壅而潰，傷人必多，民亦如之。是故爲川者決之使導，爲民者宣之使言。"

5. 莊辛對曰："臣聞鄙語曰：'見兔而顧犬，未爲晚也；亡羊而補牢，未爲遲也。'臣聞昔湯武以百里昌，桀紂以天下亡。今楚國雖小，絕長續短，猶以數千里，豈特百里哉？"

6. 夫玉生於山，制則破焉，非弗寶貴矣，然夫璞不完。士生乎鄙野，推選則祿焉，非不尊遂也，然而形神不全。

7. 明王聖人能制議百物，以輔相國家，則寶之……若夫讙囂之美，楚雖蠻夷，不能寶也。

8. 臣君者。豈爲其口實。社稷是養。故君爲社稷死。則死之。爲社稷亡。則亡之。若爲己死。而爲己亡。非其私昵。誰敢任之。

9. 晉侯夢大厲被髮及地搏膺而踊曰殺余孫不義余得請於帝矣壞大門及寢門而入公懼入於室又壞戶公覺召桑田巫巫言如夢公曰何如曰不食新矣。

10. 鄭子産有疾，謂子大叔曰："我死，子必爲政。唯有德者能以寬服民，其次莫如猛。夫火烈，民望而畏之，故鮮死焉；水懦弱，民狎而翫之，則多死焉，故寬難。"

五、簡答

1. 何谓文字三要素？

2. 何谓六書？

3. 何謂通假字？

4. 何謂古今字？

六、填空

1. "鼻"字之本義是_____，其構造於六書屬____。

2. "δ"字之本義是_____，其構造於六書屬____。

3. "肉"字之本義是_____，其構造於六書屬____。

4. "㤐"字之本義是_____，其構造於六書屬____。

5. "犬"字之本義是_____，其構造於六書屬____。

6. "懸"字的古字是____，其简化字是____。

7. "劒"是字"____"字的_____字。

8. "干"是"____""____"的簡化字，實際上一字當____字用。

9. 《天瑞》："亡處亡氣。"句中"____"通"____"。

10. 《素問·陰陽應象大論》："能冬不能夏。"句中"____"通"____"。

七、閱讀

甘茂說秦武王

秦武王謂甘茂曰寡人欲車通三川以闚周室而寡人死不朽乎甘茂對曰請之魏約伐韓王令向壽輔行甘茂至魏謂向壽子歸告王曰魏聽臣矣然願王勿攻也事成盡以爲子功向壽歸以告王王

迎甘茂於息壤甘茂至王問其故對曰宜陽大縣也上黨南陽積之久矣名爲縣其實郡也今王倍數險行千里而攻之難矣臣聞張儀西並巴蜀之地北取西河之外南取上庸天下不以爲多張儀而賢先王魏文侯令樂羊將攻中山三年而拔之樂羊<u>反</u>而語功文侯示之謗書一篋樂羊再拜稽首曰此非臣之功主君之力也今臣羈旅之臣也樗里疾公孫衍二人者挾韓而議王必聽之是王欺魏而臣受公仲侈之怨也昔者曾子處費費人有與曾子同名族者而殺人人告曾子母曰曾參殺人曾子之母曰吾子不殺人織自若有頃焉人又曰曾子殺人其母尚織自若也頃之一人又告之曰曾參殺人其母懼投杼踰牆而走夫以曾參之賢與母之信也而三人疑之則慈母不能信也今臣之賢不及曾子而王之信臣又未若曾子之母也疑臣者不適三人臣恐王爲臣之投杼也王曰寡人不聽也請與子盟於是與之盟於息壤果攻宜陽五月而不能拔也樗里疾公孫衍二人在爭之王王將聽之召甘茂而告之甘茂對曰息壤在彼王曰有之因悉起兵復使甘茂攻之遂拔宜陽（《戰國策·秦策二》）

要求：

1. 給上文斷句。

2. 注釋詞語

3. 成語"謗書一篋"、"曾母投杼"、"息壤在彼"皆源于本文，請說說三個成語各喻什麽？

十一、

《老子》六章

(一)

道可道，非常道[1]；名可名，非常名。無名天地之始，有名萬物之母。故常無欲以觀其妙[2]，常有欲以觀其徼[3]。此兩者同出而異名，同謂之玄[4]。玄之又玄，衆妙之門。（第一章）

(二)

天下皆知美之爲美，斯惡已[5]；皆知善之爲善，斯不善已。故有無相生，難易相成，長短相形，高下相傾[6]，音聲相和[7]，前後相隨。是以聖人處無爲之事[8]，行不言之教[9]，萬物作焉而不辭[10]，生而不有[11]，爲而不恃，功成而弗居。夫惟弗居，是以不去。（第二章）

(三)

天長地久，天地所以能長且久者，以其不自生[12]，故能長生。是以聖人後其身而身先[13]，外其身而身存[14]。非以其無私邪，故能成其私。（第七章）

---

[1]　常：長久，永恒。

[2]　妙：微小，幽隱。王弼注："妙者，微之極也。"

[3]　徼：終極。謂物之成。王弼注："徼，歸終也。"敦煌本作"曒"，明亮之義。亦通。

[4]　玄：深奥難解之義。

[5]　斯：就。此句謂美與惡相形而見。

[6]　傾：傾倚，傾斜。

[7]　音聲相和：單音謂之聲，聲的互相配合謂之音。《禮記·樂記》："聲成文謂之音。"和，配合。

[8]　處（chǔ 礎）：行，做。無爲之事：指順從自然，而非刻意人爲之事。《淮南子·原道訓》："無爲者，不先物爲也。"

[9]　不言之教：身教也。《素問·上古天真論》林校引楊上善云："上古聖人使人行者，身先行之，爲不言之教也。不言之教勝有言之教。"

[10]　作：興起，產生。　　辭：拒絕，阻止。

[11]　有：占爲己有。

[12]　不自生：不自謀私利。

[13]　後其身：不爭先。後，使動用法。

[14]　外其身：不趨利。把自身置於名利之外。

(四)

三十輻共一轂，當其無有車之用；埏埴以爲器[1]，當其無有器之用；鑿戶牖以爲室，當其無有室之用。故有之以爲利，無之以爲用。（第十一章）

(五)

其安易持[2]，其未兆易謀[3]，其脆易泮[4]，其微易散。爲之於未有，治之於未亂。合抱之木，生於毫末；九層之臺，起於累土；千里之行，始於足下。爲者敗之[5]，執者失之[6]。是以聖人無爲，故無敗；無執，故無失。民之從事，常於幾成而敗之[7]。愼終如始，則無敗事。是以聖人欲不欲[8]，不貴難得之貨；學不學，復衆人之所過[9]。以輔萬物之自然而不敢爲[10]。（第六十四章）

(六)

人之生也柔弱，其死也堅強[11]。萬物草木之生也柔脆，其死也枯槁。故堅強者死之徒[12]，柔弱者生之徒。是以兵強則不勝，木強則兵[13]。強大處下，柔弱處上[14]。（第七十六章）

---

[1] 埏（shān 山）：以水和土。　埴（zhí 直）：製陶器的黏土。

[2] 持：保持，維持。

[3] 兆：徵兆，苗頭。

[4] 脆：松脆，脆弱。　　　泮（pàn 判）：解，散。魏源《老子本義》云：“諸本作判，河上作破。案：泮、判通用，破、散不韻。此從王弼本。”

[5] 爲：執意強爲。

[6] 執：固執堅持。

[7] 幾：將近。

[8] 欲不欲：欲衆人之所不欲，故曰欲不欲。下文“學不學”，同此。

[9] 復：反轉。　　過：太過。河上公注：“衆人學問，反過本爲末，過實爲華。復之者，使反本也。”

[10] 爲：強爲。

[11] 堅強：此指僵硬。

[12] 徒：通“塗”，道路。《道德經》第五十章有“生之徒十有三，死之徒十有三。”

[13] “兵強”二句：強，逞強。木強則兵，可理解爲遭受兵刃的砍伐。按此句《列子·黃帝篇》作“兵強則滅，木強則折”。文義更顯。

[14] “強大”二句：樹幹強大而在下，樹枝柔弱而在上。此處以樹木喻人事。

　　【題解】　本文選自老子《道德經》，據《諸子集成》王弼注本，校以《四部叢刊》影印宋刊河上公注本。作者老子，本姓李，名耳，字聃，一字伯陽，人稱老聃，道家學派的創始人。據《史記》記載，老子是春秋時期楚國苦縣厲鄉曲仁里人，生年略早於孔子，曾做過周朝"守藏室之史"（管理藏書的史官），孔子曾經向老子請教周禮，後來見到周朝的衰微而隱退，"乃著書上下篇，言道德之意五千餘言"。《漢書·藝文志》曰："道家者流，蓋出於史官，歷記成敗存亡禍福古今之道，然後知秉要執本，清虛以自守，卑弱以自持。此君人南面之術也，合於堯之克讓，易之嗛嗛，一謙而四益，此其所長也。及放者爲之，則欲絕去禮學，兼棄仁義，曰獨任清虛，可以爲治。"此言道家之源流。《道德經》共八十一章，是道家學派的主要經典，又分爲"道經"和"德經"兩部分，其中第一至第三十七章爲上篇，屬"道經"，第三十八至第八十一章爲下篇，屬"德經"。　《道德經》在人文思想上主張"無私"、"無我"，萬物平等，共同和諧地相處在天地之中。順從客觀規律，達到天人合一。老子《道德經》作爲中國傳統文化的重要組成部分，包含有精闢的人生哲理和社會政治思想。其歷代注本很多，較早的主要注本有舊題西漢河上公注本（蓋魏晉間人假託）和魏晉王弼注本。

　　本教材選取了《道德經》的第一、第二、第七、第十一、第六十四和第七十六，凡六章。河上公注本依次題爲"體道"、"養身"、"韜光"、"無用"、"守微"、"戒強"，從這些題目可見其大旨。

　　【閱讀】

老 子 列 傳

　　老子者楚苦縣厲鄉曲仁里人也[1]。姓李氏。名耳。字聃。周守藏室之史也。孔子適周。將問禮於老子。老子曰。子所言者。其人與骨皆已朽矣。獨其言在耳。且君子得其時則駕。不得其時則蓬累而行[2]。吾聞之。良賈深藏若虛[3]。君子盛德容貌若愚。去子之驕氣與多欲。態色與淫志。是皆無益於子之身。吾所以告子。若是而已。孔子去。謂弟子曰。鳥吾知其能飛。魚吾知其能遊。獸吾知其能走。走者可以爲罔。遊者可以爲綸。飛者可以爲矰。至於龍吾不能知其乘風雲而上天。吾今日見老子。其猶龍邪。老子修道德。其

---

[1]　厲（lài 賴）鄉：又作"瀨鄉"。《史記正義》："厲，音賴。《晉太康地記》：苦縣城東有瀨鄉祠，老子所生地也。"

[2]　蓬累：《史記索隱》："蓬者，蓋也；累者，隨也。以言若得明君則駕車服冕，不遭時則自覆蓋相攜隨而去耳。"

[3]　良賈深藏：《史記索隱》："良賈，謂貨賣之人。賈，音古。深藏，謂隱其寶貨，不令人見，故云若虛。"

學以自隱無名爲務。居周久之。見周之衰。迺遂去。至關。關令尹喜曰[1]。子將隱矣。彊爲我著書。於是老子迺著書上下篇言道德之意五千餘言而去。莫知其所終。（摘自《史記·老子韓非列傳》）

常 樅 有 疾

常樅[2]有疾老子往問焉曰先生疾甚矣無遺教可以語諸弟了者乎常樅曰子雖不問吾將語子常樅曰過故鄉而下車子知之乎老子曰過故鄉而下車非謂其不忘故耶常樅曰嘻是已常樅曰過喬木而趨子知之乎老子曰過喬木而趨非謂敬老耶常樅曰嘻是已張其口而示老子曰吾舌存乎老子曰然吾齒存乎老子曰亡常樅曰子知之乎老子曰夫舌之存也豈非以其柔耶齒之亡也豈非以其剛耶常樅曰嘻是已天下之事已盡矣無以復語子哉（摘自《説苑·敬慎》）

---

[1] 尹喜：散關之關令。《史記正義》："《抱樸子》云：老子西遊，遇關令尹喜於散關，爲喜著《道德經》一卷，謂之《老子》。"

[2] 常樅：老子的老師。《漢書古今人表》作"商容"。王先謙曰："商容，見《禮·樂記》、殷周紀。《説苑·敬慎》篇作'常樅'。商、常，容、樅，音近字變。"

十二、

四　時

　　管子曰：令有時[1]。無時則必視[2]，順天之所以來。五漫漫[3]，六惛惛[4]，孰知之哉？唯聖人知四時。不知四時，乃失國之基。不知五穀之故[5]，國家乃路[6]。故天曰信明[7]，地曰信聖[8]，四時曰正。其王信明聖[9]，其臣乃正。何以知其王之信明信聖也？曰：慎使能而善聽信之[10]。使能之謂明，聽信之謂聖。信明聖者，皆受天賞。使不能爲惛，惛而忘也者[11]，皆受天禍[12]。是故上見成事而貴功[13]，則民事接勞而不謀[14]；上見功而賤[15]，則爲人下者直，爲人上者驕[16]。是故陰陽者，天地之大理也；四時者，陰陽之大經也；刑德者，四時之合也[17]。刑德合於時則生福，詭則生禍[18]。

　　然則春夏秋冬將何行？

　　東方曰星[19]，其時曰春，其氣曰風，風生木與骨。其德喜嬴[20]，

---

[1] 令有時：謂號令須按四時季節而發布。

[2] 視：觀察。

[3] 五漫漫：五，指木、火、土、金、水五行。漫漫，曠遠而難盡其理。

[4] 六惛惛：六，指陰、陽、春、夏、秋、冬。惛惛，隱微而不易察覺。

[5] 故：猶"事"。

[6] 路：通"露"，敗，疲敝。戴望云："路，與露同。"

[7] 信：微信，確實。王引之曰此與下文五"信"字皆衍文。

[8] 聖：無所不通曰聖。

[9] 王信明聖：君王做事能夠效法天地。王引之曰此與下文兩"王"字，當作"主"。主與臣相對爲文。

[10] 能：賢才。

[11] 惛而忘：糊塗而不明事理。

[12] 禍：當作"殃"。校正曰："皆受天禍，當作皆受天殃。殃與賞爲均也。"

[13] "上見成事"句：意謂君王見到百姓做事有成而褒賞其功績。上，指君王。貴，用作動詞。

[14] "民事"句：事，生計。接勞，辛勤勞作。不謀，不謀於上，無謀反作亂之心。

[15] "上見功"句：意謂君王不恤下功。賤，用作動詞。

[16] "爲人下"二句：意謂若君王不恤下功，則在下之民肆直不遜，在上之君驕悖倨傲。直，肆直，不遜。

[17] 合：配合。尹知章注："德合於春夏，刑合於秋冬。"

[18] 詭：違反。

[19] 東方曰星：東方之氣爲陰陽雜合之時，故以星象之。尹知章注："星亦不定於陰陽也。"

[20] 喜嬴（yíng　迎）：喜悅長嬴。嬴，生長。

而發出節時[1]。其事號令，修除神位[2]，謹禱檗梗[3]，宗正陽，治隄防，耕芸樹藝，正津梁[4]，修溝瀆，甓屋行水[5]，解怨赦罪，通四方。然則柔風甘雨乃至[6]，百姓乃壽，百蟲乃蕃[7]，此謂星德。星者掌發[8]，爲風。是故春行冬政則雕[9]，行秋政則霜，行夏政則欲[10]。是故春三月以甲乙之日發五政[11]：一政曰論幼孤[12]，舍有罪；二政曰賦爵列[13]，授祿位；三政曰：凍解修溝瀆，復亡人[14]；四政曰：端險阻[15]，修封疆，正千伯[16]；五政曰：無殺麑夭[17]，毋寋華絕芋[18]。五政苟時，春雨乃來。

南方曰日[19]，其時曰夏，其氣曰陽，陽生火與氣。其德施捨修樂[20]。其事號令，賞賜賦爵，受祿順鄉[21]，謹修神祀，量功賞賢，以動陽氣，九暑乃至，時雨乃降，五穀百果乃登[22]，此謂日德。日掌賞，賞爲暑。夏行春政則風，行秋政則水，行冬政則落[23]。是故夏三月以丙丁之日發五政：一政曰：求有功，發勞力者而舉之[24]；二政曰：

---

[1] 發出節時：發出，發生。節，時節，季節。指春是萬物生長之時節。

[2] 修除：修治。除，修治。

[3] 檗梗：敗壞，梗塞。檗，"弊"的異體字。

[4] 津梁：橋梁。

[5] 甓（zhòu 宙）屋：以磚修屋。

[6] 然則：這樣，就。

[7] 蕃：繁殖。

[8] "星者掌發"句：依上下文例當作"星掌發，發爲風"。發，舒展，生長。

[9] 雕：通"凋"。衰落，凋零。

[10] 欲：當作"歊"。歊，炎熱。戴望校正云："宋云：'欲'疑是'歊'字。"。

[11] 春三月：指夏曆正月、二月、三月三个月。

[12] 論：評定。

[13] 賦爵列：依次授予爵位。

[14] 復：復歸。使動用法。

[15] 端：平。

[16] 千伯：通"阡陌"，田間界限。尹知章注："卽阡陌也"。

[17] 麑夭（ní yǎo 泥咬）：幼小的鹿。《國語·魯語上》韋昭注："鹿子曰麑，麋子曰麇"。"夭"當是"麇"之借字。

[18] "毋寋華"句：當作"無絕華荂"。不要折斷花荂。戴望校正云："毋寋華絕芋，洪云：《藝文類聚》二、《御覽》天部十、《事類賦注》三引，俱作'無絕華荂'。寋是衍字。華絕二字誤乙。芋卽荂字之譌。"

[19] 南方曰日：南方爲陽，故以日象之。

[20] 修樂：謂作樂以修輔。

[21] 順鄉：順應鄉土之風俗。

[22] 登：成熟。

[23] 落：凋落。

[24] 舉：舉薦。

開久墳，發故屋，辟故窌[1]，以假貸；三政曰：令禁扇去笠，毋扱免[2]，除急漏田廬[3]。四政曰：求有德賜佈施於民者而賞之。五政曰：令禁置設禽獸[4]，毋殺飛鳥。五政苟時，夏雨乃至也。

中央曰土，土德實輔四時入出，以風雨節土益力[5]。土生皮肌膚，其德和平用均[6]，中正無私。實輔四時[7]，春嬴育，夏養長，秋聚收，冬閟藏。大寒乃極[8]，國家乃昌，四方乃服。此謂歲德。歲掌和，和爲雨[9]。

西方曰辰[10]，其時曰秋，其氣曰陰，陰生金與甲。其德憂哀靜正嚴順，居不敢淫佚。其事號令，毋使民淫暴，順旅聚收[11]。量民資以畜聚。賞彼羣幹[12]，聚彼羣材，百物乃收，使民毋怠。所惡其察[13]，所欲必得，我信則克[14]，此謂辰德。辰掌收，收爲陰。秋行春政則榮，行夏政則水，行冬政則耗[15]。是故秋三月以庚辛之日發五政：一政曰：禁博塞[16]，圉小辯[17]，鬭譯踦[18]；二政曰：毋見五兵之刃；三政曰：慎旅農，趣聚收[19]；四政曰：補缺塞圻[20]；五政曰：修牆垣，周門閭[21]。五政苟時，五穀皆入。

---

[1] 辟故窌（jiào 叫）：辟，開。窌，同"窖"，地窖。
[2] 毋扱（chā 又）免：不要人們提起衣襟插在腰間及袒露身體。扱，通"插"。免，免袒。尹知章注："禁扱衽免袒者，亦不欲人惡盛陽之氣也。"
[3] "除急漏"句：修治漏雨嚴重的農民屋舍。除，修治。
[4] 罝（jū 且）設：設置羅網捕捉禽獸。罝，捕獸的網。
[5] 節土益力：調節水土而增益萬物生長之力。
[6] 和平用均：土之爲德，無所不載，無所不生，萬物均等。
[7] 輔四時：指土德能輔助春之嬴育，夏之養長，秋之聚收，冬之閉藏。閟，"閉"的異體字。
[8] 大寒乃極：至冬而寒極成歲（一年），故下文曰"歲德"。
[9] "中央曰土"十七句：原在上文"此謂日德"後。據張文虎校移此。
[10] 西方曰辰：西方之氣陰陽適中，故以辰象之。辰，指星日交會之所。
[11] 順旅聚收：慎重對待旅居在野農民的收穫。順，通"慎"。戴望校正云："洪云：順，讀爲慎。旅，謂旅處在野之農。"
[12] 羣幹：有武力才幹之人。羣，"群"的異體字。
[13] 其：猶"當"，應該。
[14] 我：當作"義"。戴望校正曰："我，義之壞字。"　　　信：誠信。　　　克：克敵取勝。
[15] 耗：傷損。
[16] 博塞：賭博。
[17] 圉（yǔ 雨）小辯：圉，禁。用作動詞。小辯，指巧辯利口之人。
[18] 鬭譯踦（jì 季）：當作"譯踦鬭"，捕治私自教鬭者。譯，通"罤"，捕治。踦，通"惎"，教。戴望校正云："民私自教鬭，故捕治之也。"
[19] 趣（cù 促）：通"促"，催促。
[20] 塞圻（chè 徹）：堵塞裂壞之處。
[21] 周：周密，周備。使動用法。

北方曰月[1]，其時曰冬，其氣曰寒，寒生水與血。其德淳越溫怒周密[2]。其事號令，修禁徙民，令靜止，地乃不泄。斷刑致罰[3]，無赦有罪，以符陰氣，大寒乃至，甲兵乃強，五穀乃熟，國家乃昌，四方乃備[4]，此謂月德。月掌罰，罰爲寒。冬行春政則泄[5]，行夏政則靁[6]，行秋政則旱。是故冬三月以壬癸之日發五政：一政曰：論孤獨，恤長老；二政曰：善順陰，修神祀，賦爵祿，授備位；三政曰：效會計[7]，毋發山川之藏；四政曰：捕姦遁、得盜賊者有賞；五政曰：禁遷徙，止流民，圉分異[8]。五政苟時，冬事不過[9]，所求必得，所惡必伏。

是故春凋，秋榮，冬雷，夏有霜雪，此皆氣之賊也。刑德易節失次[10]，則賊氣遬至[11]。賊氣遬至，則國多菑殃[12]。

是故聖王務時而寄政焉[13]，作教而寄武[14]，作祀而寄德焉[15]。此三者聖王所以合於天地之行也。日掌陽，月掌陰，星掌和。陽爲德，陰爲刑，和爲事。是故日食，則失德之國惡之[16]；月食，則失刑之國惡之；彗星見，則失和之國惡之；風與日爭明[17]，則失生之國惡之[18]。是故聖王日食則修德，月食則修刑，彗星見則修和，風與日爭明則修生。此四者，聖王所以免於天地之誅也[19]。信能行之，五

---

[1] 北方曰月：北方屬陰，故以月象之。

[2] 淳越溫怒：尹知章注："冬時花葉凋落，唯根幹存焉，故以淳質爲德。越，散也。冬既閉藏，時則入於恡嗇，故令散施爲德。雖復陰怒，當節之以溫。"淳，"淳"的異體字。恡，"吝"的異體字。

[3] 斷刑：定刑，量刑。

[4] 備："備"的異體字。

[5] 泄：疏泄。不能閉藏。

[6] 靁：同"雷"。

[7] 會計：聚積。

[8] 分異：離居者。卽離其本土，去往他鄉的人。

[9] 過：過失。

[10] 易節失次：改易節令，失掉正常的次序。

[11] 遬（sù 速）：快速。

[12] 菑："災"的異體字。

[13] 務時寄政：順時而立政。

[14] 作教寄武：因教而習武。"武"後循前後文例當脫"焉"字。

[15] 作祀寄德：設祭而顯德。

[16] 惡（è 餓）：壞，遭受災禍。

[17] 風與日爭明：日之氣爲熱，風熱相兼則旱，旱則禾苗枯悴。故下文云"失生之國惡之"。

[18] 失生：失於生計。

[19] 誅：殺，懲罰。

穀蕃息，六畜殖，而甲兵強。治積則昌[1]，暴虐積則亡。道生天地，德出賢人。道生德，德生正，正生事[2]。是以聖王治天下，窮則反[3]，終則始。德始於春，長於夏；刑始於秋，流於冬。刑德不失，四時如一[4]；刑德離鄉[5]，時乃逆行；作事不成，必有大殃。月有三政，王事必理[6]，以爲久長，不中者死[7]，失理者亡。國有四時，固執王事[8]，四守有所[9]，三政執輔[10]。

【題解】 本文選自《管子·四時》，據《諸子集成》戴望《管子校正》本。作者管仲（？—公元前645），名夷吾，字仲，潁上（潁水之濱）人，春秋初期政治家。由鮑叔牙舉薦，被齊桓公任用，輔佐齊桓公，使齊國成爲春秋五霸之一。在治國方法上，重視物質財富的作用，主張"通貨積財，富國強兵"，認爲"倉廩實而知禮節，衣食足而知榮辱"。又能和世俗百姓同好惡，很得民心。《管子》一書共二十四卷，原本八十六篇，今存七十六篇，相傳爲管仲所撰，但也有人認爲是後人託管仲之名而作。此書《漢書·藝文志》歸入道家類，自《隋書·經籍志》始至清《四庫全書》均歸之法家類，其內容實際上包含有道家、法家、名家等思想以及天文、輿地、曆數、經濟等比較廣泛的內容。主要注本有唐代房玄齡注本，實則尹知章所注，清戴望有《管子校正》，今人郭沫若等有《管子集校》。

《四時》篇係《管子》第十四卷中的一篇。主旨在闡明陰陽是天地之大理，四時是陰陽之大經，刑德是四時之合。聖人治天下，當順天地陰陽四時之氣而有賞罰等四時之政。反映了戰國時期陰陽家的思想。

---

[1] 治：平安。

[2] "道生德"三句：順於道則德成，修於德則理正，理正則事成。

[3] 反：同"返"。謂窮則返其本。與下文"終則始"義近。

[4] 如一：協順一貫。

[5] 離鄉：乖舛，失常。

[6] 理：治理。

[7] 中（zhòng 衆）：符合。指符合"三政"。

[8] 固執王事：堅持按四時政令以執行君王治國之事。

[9] 四守有所：謹守四時節令，使國事各得其所。

[10] 三政執輔：行三政以輔國事。

【閱讀】

管子列傳

　　管仲夷吾者潁上人也少時常與鮑叔牙遊鮑叔知其賢管仲貧困常欺[1]鮑叔鮑叔終善遇之不以爲言已而鮑叔事齊公子小白管仲事公子糾及小白立爲桓公公子糾死管仲囚焉鮑叔遂進管仲管仲既用任政於齊齊桓公以霸九合諸侯一匡天下管仲之謀也管仲曰吾始困時嘗與鮑叔賈分財利多自與鮑叔不以我爲貪知我貧也吾嘗爲鮑叔謀事而更窮困鮑叔不以我爲愚知時有利不利也吾嘗三仕三見逐於君鮑叔不以我爲不肖知我不遭時也吾嘗三戰三走鮑叔不以我爲怯知我有老母也公子糾敗召忽死之吾幽囚受辱鮑叔不以爲無恥知我不羞小節而恥功名不顯於天下也生我者父母知我者鮑子也管仲既任政相齊以區區之齊在海濱通貨積財富國彊兵與俗同好惡故其稱曰倉廩實而知禮節衣食足而知榮辱上服度[2]則六親固四維不張國乃滅亡下令如流水之原令順民心故論卑而易行[3]俗之所欲因而予之俗之所否因而去之(摘自《史記·管晏列傳》)

五　行

　　昔者黃帝得蚩尤而明於天道。得大常而察於地利。得奢龍而辯於東方。得祝融而辯於南方。得大封而辯於西方。得後土而辯於北方。黃帝得六相而天地治[4]。神明至。蚩尤明乎天道，故使爲當時[5]。大常察乎地利。故使爲廩者[6]。奢龍辯乎東方。故使爲土師[7]。祝融辯乎南方。故使爲司徒。大封辯於西方。故使爲司馬。後土辯乎北方。故使爲李[8]。是故春者土師也。夏者司徒也。秋者司馬也。冬者李也。昔黃帝以其緩急作五聲。以政五鍾。令其五鍾。一曰青鍾大音。二曰赤鍾重心。三曰黃鍾灑光。四曰景鍾昧其明。五曰黑鍾隱其常。五聲既調。然後作立五行。以正天時。五官以正人位。人與天調。然後天地之美生[9]。

---

[1]　欺：騙。

[2]　服度：順着法度辦事。

[3]　卑而易行：不高深而易懂易行。

[4]　治：安泰。

[5]　當時：掌管天時。按"當時"及此後的"廩者"、"土師"、"司徒"、"司馬"、"李"都是官職名稱。

[6]　廩者：供給食物。

[7]　土師：卽司空。

[8]　李：獄官。

[9]　美：指甘露、醴泉之類。

日至[1]。睹甲子木行御[2]。天子出令。命左右士師内御。總別列爵。論賢不肖士吏。賦祕[3]。賜賞於四境之内。發故粟以田數[4]。出國衡。順山林。禁民斬木。所以愛草木也。然則冰解而凍釋。草木區萌。贖蟄蟲卵菱[5]。春辟勿時[6]。苗足本[7]。不癘雛觳[8]。不夭麑麑。毋傅速[9]。亡傷縴襁[10]。時則不凋。七十二日而畢。

睹丙子火行御。天子出令。命行人内御。令掘溝澮。津舊塗[11]。發臧任君賜賞。君子修遊馳。以發地氣。出皮幣。命行人修春秋之禮於天下諸侯。通天下遇者兼和。然則天無疾風。草木發奮。鬱氣息。民不疾而榮華蕃。七十二日而畢。

睹戊子土行御。天子出令，命左右司徒内御。不誅不貞。農事爲敬。大揚惠言。寬刑死。緩罪人。出國司徒令。命順民之功力以養五穀。君子之靜居。而農夫修其功力極。然則天爲粤宛[12]。草木養長。五穀蕃實秀大。六畜犧牲具。民足財。國富。上下親。諸侯和。七十二日而畢。

睹庚子金行御。天子出令。命祝宗選禽獸之禁[13]。五穀之先熟者。而薦之祖廟與五祀。鬼神饗其氣焉。君子食其味焉。然則涼風至。白露下。天子出令。命左右司馬衍組甲厲兵。合什爲伍。以修於四境之内。諜然告民有事。所以待天地之殺斂也。然則晝炙陽。夕下露。地競環。五穀鄰熟。草木茂實。歲農豐。年大茂。七十二日而畢。

睹壬子水行御。天子出令。命左右使人内御。御其氣。足則發而止。其氣不足。則發攔瀆盜賊[14]。數剝竹箭。伐檀柘。令民出獵禽獸。不釋巨少而殺之。所以貴天地之所閉藏也。然則羽卵者不段[15]。毛胎者不贖[16]。麤婦不銷弃[17]。草木根本美。七十二日而畢。（選自《管子校正》，有刪節）

----

1 日至：春日既至。
2 木行御：五行中的木行依時令行事。御，猶“用”。
3 賦祕：出祕藏之物以賜之。
4 “發故粟”句：按照田畝的數量發放儲存的穀物。
5 “贖蟄蟲”句：贖，去掉。指春天蟄蟲沒有了，卵開始孵化，菱開始萌生。菱，《校正》：“菱，乃‘養’字之誤。”
6 春辟勿時：辟同“闢”，耕也。謂春耕不要失時。
7 苗足本：給禾苗培土以固其根本。
8 癘（lì 力）：殺傷。
9 勿傅速：勿求速成。
10 亡：通“無”，不要
11 津舊塗：在昔日渡水處修建橋梁。
12 粤宛：粤，厚。宛，順。
13 禁：圈養祭牲的柵欄。
14 攔（xiàn 陷）：遮禁。
15 段：通“瘕”，卵孵不成。《說文》：“瘕，卵不孚也。”《淮南子·原道训》“鸟卵不瘕”高诱注：“卵不成鸟曰瘕”。
16 贖（dú 讀）：同“殰”，胎敗。《說文》：“殰，胎敗也。”《禮記·樂記》：“胎生者不殰。”鄭玄注：“内敗曰殰。”
17 麤：同“孕”。

十三、

法 儀

子墨子曰：天下從事者，不可以無法儀。無法儀而其事能成者，無有也。雖至士之爲將相者，皆有法；雖至百工從事者，亦皆有法。百工爲方以矩，爲圓以規，直以繩，正以縣[1]。無巧工不巧工[2]，皆以此五者爲法[3]。巧者能中之，不巧者雖不能中，放依以從事[4]，猶逾己[5]。故百工從事，皆有法所度[6]。今大者治天下，其次治大國，而無法所度，此不若百工辯也[7]。

然則奚以爲治法而可[8]？當皆法其父母[9]，奚若？天下之爲父母者眾，而仁者寡。若皆法其父母，此法不仁也。法不仁，不可以爲法。當皆法其學[10]，奚若？天下之爲學者眾，而仁者寡。若皆法其學，此法不仁也。法不仁，不可以爲法。當皆法其君，奚若？天下之爲君者眾，而仁者寡。若皆法其君，此法不仁也。法不仁，不可以爲法。故父母、學、君三者，莫可以爲治法。

然則奚以爲治法而可？故曰：莫若法天。天之行，廣而無私；其施，厚而不德；其明，久而不衰；故聖王法之。既以天爲法，動作有爲，必度於天。天之所欲則爲之，天所不欲則止。然而天何欲何惡者也？天必欲人之相愛相利，而不欲人之相惡相賊也。奚以知天之欲人之相愛相利，而不欲人之相惡相賊也？以其兼而愛之，兼而利之也。奚以知天兼而愛之，兼而利之也？以其兼而有之，兼而

---

[1] 正以縣：正，謂垂直。縣，同"懸"，謂懸垂。

[2] 無：不管，無論。

[3] 五者：孫詒讓曰："以《考工記》校之，疑上文或當有'平以水'三字。蓋本有五者而挩其一與？"

[4] 放：通"倣"，仿照。

[5] 逾：超過，勝過。

[6] 所：疑衍。孫詒讓曰："《治要》無'所'字。下同。"

[7] 辯：明白，清楚。

[8] 奚：何。

[9] 當：通"儻"，倘若。

[10] 學：謂老師。

食之也¹。今天下無大小國，皆天之邑也。人無幼長貴賤，皆天之臣也。此以莫不芻牛羊²，豢犬豬³，絜爲酒醴粢盛³，以敬事天⁴。此不爲兼而有之，兼而食之邪？天苟兼而有食之，夫奚說以不欲人之相愛相利也？故曰：愛人利人者，天必福之；惡人賊人者，天必禍之。曰：殺不辜者，得不祥焉。夫奚說人爲其相殺而天與禍乎⁵？是以知天欲人相愛相利，而不欲人相惡相賊也。

昔之聖王禹湯文武⁶，兼愛天下之百姓，率以尊天事鬼，其利人多，故天福之，使立爲天子。天下諸侯，皆賓事之⁷。暴王桀紂幽厲⁸，兼惡天下之百姓，率以詬天侮鬼⁹，其賊人多，故天禍之，使遂失國家，身死爲僇於天下¹⁰。後世子孫毀之¹¹，至今不息¹²。故爲不善以得禍者，桀紂幽厲是也；愛人利人以得福者，禹湯文武是也。愛人利人以得福者有矣！惡人賊人以得禍者亦有矣！

【題解】 本文選自《墨子》，據《諸子集成》《墨子閒詁》本。作者墨子，名翟，相傳爲宋國人，後長期居住在魯國，生活於春秋戰國之際，爲墨家學派的創始人。早年曾學習儒學，後來不滿於儒家所提倡的煩瑣禮教而另立新說，聚徒講學並自成一家，在當時有較大影響，與儒家同被稱爲"顯學"，"天下之言不歸楊，則歸墨"。《漢書·藝文志》曰："墨家者流，蓋出於清廟之守。茅屋采椽¹³，是以貴儉；養三老五更，是以兼愛；選士大射，是以尚賢；宗祀嚴父，是以右鬼¹⁴；順四時而行，是以非命；以孝視天

1　食（sì 音四）：養。
2　芻牛羊：原作"犓羊"。清孫詒讓引蘇時學云："案'犓'乃'芻''牛'兩字而誤合爲一者。文當云'芻牛羊'。" 據改。如此則與下"豢犬豬"句恰成對文。芻，用作動詞。陸德明《莊子音義》云："司馬云：牛羊曰芻，犬豕曰豢。"
3　絜：同"潔"，純淨。　　粢盛（zī chéng 資成）：盛在祭器內以供祭祀的穀物。
4　敬事：敬奉。
5　"曰杀不辜"二句：兩句爲倒句，順之則當："夫奚說人爲其相殺而天與禍乎，曰：殺不辜者，得不祥焉。"爲何說人們因爲相互殺戮而上天給他們以災禍呢？因爲殺不辜會得不祥。
6　禹湯文武：夏禹王、商湯王、周文王、周武王。爲夏、商、周三朝開國之君，歷代作爲英明帝王之代表。
7　賓：敬。
8　桀紂幽厲：夏桀王、商紂王、周幽王、周厲王。爲夏、商、西周、東周之末代帝王，歷代作爲昏王暴君的代表。
9　詬（gòu 够）：辱罵。
10　僇（lù 路）：通"戮"，羞辱。《大學》："辟則爲天下僇矣。"朱熹注："則身弑國亡，爲天下之大戮矣。"
11　毀：毀謗。
12　息：止息。
13　茅屋采椽：顏師古注："采，柞木也，字作採，本從木。以茅覆屋，以採爲椽，言其質素也。"
14　右：顏師古注："右，猶尊尚也。"

下，是以尚同：此其所長也。及蔽者爲之，見儉之利，因以非禮；推兼愛之意，而不知別親疏。”此言墨家之源流。墨家崇拜夏禹，提倡“兼相愛，交相利”的博愛思想，以“興天下之利，除天下之害”爲己任，更有勇於吃苦，肯於實踐的可貴精神，提出“摩頂放踵，利天下而爲之”的説法。所傳《墨子》一書，《漢書·藝文志》著録爲七十一篇，現存五十三篇，是墨家學派的著作總滙。主要注本有清代畢沅注、孫詒讓《墨子閒詁》等。

　　本文是《墨子》第一卷中的一篇，大意是闡明“以天爲法”，是“兼相愛，交相利”的理論根據。

【閲讀】

墨 子 序 (俞樾)

　　孟子以楊墨並言辭[1]而闢[2]之然楊非墨匹也楊子之書不傳略見於列子之書自適其適而已墨子則達於天人之理熟於事物之情又深察春秋戰國百餘年間時勢之變欲補弊扶偏以復之於古鄭重其意反復其言以冀世主之一聽雖若有稍詭於正者而實千古之有心人也尸佼[3]謂孔子貴公墨子貴兼其實則一韓非以儒墨並爲世之顯學至漢世猶以孔墨並稱尼山[4]而外其莫尚[5]於此老乎墨子死而墨分爲三有相裏氏之墨有相夫氏之墨有鄧陵氏之墨今觀尚賢尚同兼愛非攻節用節葬天志明鬼非樂非命皆分上中下三篇字句小異而大旨無殊意者此乃相裏相夫鄧陵三家相傳之本不同後人合以成書故一篇而有三乎(選自孫詒讓《墨子閒詁》)

兼 愛

　　聖人以治天下爲事者也。必知亂之所自起。焉能治之[6]。不知亂之所自起。則不能治。譬之如醫之攻人之疾者然。必知疾之所自起。焉能攻之。不知疾之所自起。則弗能攻。治亂者何獨不然。必知亂之所自起。焉能治之。不知亂之所自起。則弗能治。聖人以治天下爲事者也。不可不察亂之所自起。

1　辭：著文。
2　闢：批駁。
3　尸佼：戰國時晉國人。思想及言論屬法家者流，曾參與商鞅變法的策劃。著作有《尸子》。
4　尼山：指孔子。
5　尚：猶“高”也。
6　焉：猶“乃”。《管子·揆度》：“民財足則君賦斂焉不窮”。

　　當察亂何自起¹。起不相愛。臣子之不孝君父。所謂亂也。子自愛不愛父。故虧父而自利。弟自愛不愛兄。故虧兄而自利。臣自愛不愛君。故虧君而自利。此所謂亂也。雖父之不慈子。兄之不慈弟。君之不慈臣。此亦天下之所謂亂也。父自愛也不愛子。故虧子而自利。兄自愛也不愛弟。故虧弟而自利。君自愛也不愛臣。故虧臣而自利。是何也。皆起不相愛。雖至天下之爲盜賊者亦然。盜愛其室不愛其異室。故竊異室以利其室。賊愛其身不愛人。故賊人以利其身。此何也。皆起不相愛。雖至大夫之相亂家²。諸侯之相攻國者。亦然。大夫各愛其家不愛異家。故亂異家以利其家。諸侯各愛其國不愛異國。故攻異國以利其國。天下之亂物³。具此而已矣。察此何自起。皆起不相愛。若使天下兼相愛。愛人若愛其身。猶有不孝者乎。視父兄與君若其身。惡施不孝⁴。猶有不慈者乎。視弟子與臣若其身。惡施不慈。故不孝不慈亡有⁵。猶有盜賊乎。故視人之室若其室⁶。誰竊⁷。視人身若其身。誰賊。故盜賊亡有。猶有大夫之相亂家。諸侯之相攻國者乎。視人家若其家。誰亂。視人國若其國。誰攻。故大夫之相亂家。諸侯之相攻國者亡有。若使天下兼相愛。國與國不相攻。家與家不相亂。盜賊無有。君臣父子。皆能孝慈。若此則天下治。故聖人以治天下爲事者。惡得不禁惡而勸愛⁸。故天下兼相愛則治。交相惡則亂。故子墨子曰。不可以不勸愛人者。此也。（選自孫詒讓《墨子閒詁》）

墨 子 之 齊

　　子墨子北之齊，遇日者⁹。日者曰：“帝以今日殺黑龍於北方，而先生之色黑，不可以北¹⁰。”子墨子不聽，遂北。至淄水，不遂而反焉¹¹。日者曰：“我謂先生不可以北！”子墨子曰：“南之人不得北，北之人不得南，其色有黑者，有白者，何故皆不遂也？且帝以甲乙殺青龍於東方，以丙丁殺赤龍於南方，以庚辛殺白龍於西方，以壬癸殺黑龍於北方。若用子之言，則是禁天下之行者也，是圍心而虛天下也¹²。子之言不

---

¹　當：通“嘗”，曾。
²　家：指大夫之家，有食邑，有家政。如魯國之季氏，晉國之趙簡子。
³　亂物：致亂的事物。
⁴　惡（wū 烏）：何。謂既然愛父母若愛自身，那麽不孝之行還能施與何人？
⁵　亡：通“無”。
⁶　故：疑衍。
⁷　誰竊：竊誰。賓語前置。
⁸　惡得：怎能。
⁹　日者：古代從事占卜的人。
¹⁰　北：北行，往北去。用作動詞。
¹¹　不遂：不順，不達。
¹²　圍心：謂以迷信束縛人心。　　虛天下：謂使天下行人稀少。

可用也。”子墨子曰：“吾言足用矣。舍言革思者[1]，是猶舍穫而攈粟也[2]。以其言非吾言者，是猶以卵投石也。盡天下之卵，其石猶是也，不可毁也。”（節選自《墨子·貴義》）

---

[1] 舍言：當作“舍吾言”。　　革：更。
[2] 穫：收割穀物，收穫。　　攈：拾取。

十四、

虛 實

　　孫子曰：凡先處戰地而待敵者佚[1]，後處戰地而趨戰者勞。故善戰者，致人而不致於人[2]。能使敵人自至者，利之也[3]；能使敵人不得至者，害之也[4]。故敵佚能勞之，飽能飢之，安能動之。出其所必趨，趨其所不意。

　　行千里而不勞者，行於無人之地也[5]；攻而必取者，攻其所不守也。守而必固者，守其所不攻也。故善攻者，敵不知其所守；善守者，敵不知其所攻。微乎微乎，至於無形；神乎神乎，至於無聲，故能爲敵之司命。

　　進而不可禦者[6]，衝其虛也[7]；退而不可追者，速而不可及也。故我欲戰，敵雖高壘深溝，不得不與我戰者，攻其所必救也；我不欲戰，畫地而守之[8]，敵不得與我戰者，乖其所之也[9]。故形人而我無形[10]，則我專而敵分。我專爲一，敵分爲十，是以十共其一也。則我衆而敵寡，能以衆擊寡者，則吾之所與戰者約矣[11]。

　　吾所與戰之地不可知，不可知則敵所備者多；敵所備者多，則吾所與戰者寡矣。故備前則後寡，備後則前寡，備左則右寡，備右則左寡，無所不備，則無所不寡。寡者，備人者也[12]；衆者，使人

---

[1] 佚：通"逸"，安逸。

[2] "致人"句：意謂引誘敵人而不被敵人所引誘。致，招來。引申爲"引誘"。

[3] 利之：誘之以利。

[4] 害之：示之以害。王晳曰："以害形之，敵患之而不至"。

[5] 無人之地：沒有敵人拒阻的地方。

[6] 禦：防禦，阻止。

[7] 衝：猶"擊"。

[8] 畫地而守：在地面上畫出標志就能防守。此指不設重兵就能防守。

[9] 乖其所之：背戾敵人出兵的意向。乖，背戾。

[10] "形人"句：使敵人暴露而我方不暴露。形（人），使動用法。張預曰："敵形既見，我乃合衆以臨之；我形不彰，彼必分勢以防備。"

[11] 約：猶"少"。張預曰："以衆强之勢，擊寡弱之兵，則用力少而成功多矣"。

[12] "寡者"句：相對兵力薄弱者，是因爲多方防備敵人而分散了兵力。

備己者也。故知戰之地，知戰之日[1]，則可千里而會戰；不知戰之地，不知戰日，則左不能救右，右不能救左，前不能救後，後不能救前，而況遠者數十里，近者數里乎！以吾度之，越人之兵雖多[2]，亦奚益於勝敗哉[3]！故曰：勝可爲也。

敵雖衆，可使無鬥[4]。故策之而知得失之計[5]，作之而知動靜之理[6]，形之而知死生之地[7]，角之而知有餘不足之處[8]。故形兵之極[9]，至於無形[10]。無形則深間不能窺[11]，知者不能謀。因形而錯勝於衆[12]，衆不能知。人皆知我所以勝之形，而莫知吾所以制勝之形。故其戰勝不復[13]，而應形於無窮[14]。

夫兵形象水，水之行避高而趨下，兵之形避實而擊虛；水因地而制流，兵因敵而制勝。故兵無常勢，水無常形。能因敵變化而取勝者，謂之神。故五行無常勝[15]，四時無常位[16]，日有短長，月有死生[17]。

【題解】本文選自《孫子》，據《諸子集成》本。孫子，名武，字長卿，春秋時齊國人，著名軍事家。據《史記》記載，曾以兵法十三篇上見於吳王闔閭，被任命爲將，率吳軍“西破強楚”，“北威齊晉”，使吳國顯名於諸侯。所傳《孫子兵法》十三篇，是中國現存最早的兵家名著，對中國乃至世界的軍事思想具有深遠影響。其中具有很多精闢的論述，如“百戰百勝，非善之善者也；不戰而屈人之兵，善之善者也。”“用兵之法，全國爲上，破國次之；全軍爲上，破軍次之。”“知己知彼，百戰不殆。”“避

---

[1]　“知戰”二句：謂處於主動地位，能預知戰鬥的時間地點。

[2]　越：指越國。

[3]　勝敗：偏義於“勝”。

[4]　無鬥：不能與我戰鬥。

[5]　策：策算，謀劃。

[6]　作之：以動作試探敵人。杜佑曰：“喜怒動作，察其舉止，則情理可得”。

[7]　形之：使敵人顯露兵力設置的地理位置。形，使動用法。

[8]　角（jué 音絕）：較量。

[9]　形兵：排兵布陣，布署兵力。形，用作動詞。

[10]　無形：變幻莫測，使敵人無從了解我方的兵力布署。

[11]　間：間諜。

[12]　錯：通“措”，置，設置。李筌曰：“設形險之勢，因士卒之勇，而取勝焉”。

[13]　戰勝不復：戰勝的方法不可重復。

[14]　應形於無窮：順應形勢而變化無窮。

[15]　五行無常勝：五行遞運相循，互爲生尅，沒有哪一行是永久制勝的。

[16]　四時無常位：春夏秋冬，四時交替，沒有哪一個季節是永久保持的。

[17]　月有死生：月半以前謂之生，月半以後謂之死。《素問·刺腰痛》：“以月生死爲痏數。”王冰注：“月初向圓爲月生，月半向空爲月死。”

其鋭氣，擊其惰歸。"　"因敵變化而取勝"等等。《漢書·藝文志》歸"兵書略"之"權謀"類，此書受到歷代兵家及學者的重視並爲之作注，如曹操、李筌、杜牧、陳皞、梅堯臣、王晳、張預等。主要注本有清孫星衍輯《孫子十家注》等。

本文所選《虛實》篇是《孫子兵法》中的第六篇。大旨在闡明兵者避實擊虛，必先明彼此之虛實，並調整敵我之虛實。

【閱讀】

孫 子 列 傳

孫子武者齊人也以兵法見於吳王闔廬闔廬曰子之十三篇吾盡觀之矣可以小試勒兵乎對曰可闔廬曰可試以婦人乎曰可於是許之出宮中美女得百八十人孫子分爲二隊以王之寵姬二人各爲隊長皆令持戟令之曰汝知而[1]心與左右手背乎婦人曰知之孫子曰前則視心左視左手右視右手後卽視背婦人曰諾約束旣布乃設鈇鉞[2]卽三令五申之於是鼓之右婦人大笑孫子曰約束不明申令不熟將之罪也復三令五申而鼓之左婦人復大笑孫子曰約束不明申令不熟將之罪也旣已明而不如法者吏士之罪也乃欲斬左右隊長吳王從臺上觀見且斬愛姬大駭趣使使下令曰寡人已知將軍能用兵矣寡人非此二姬食不甘味願勿斬也孫子曰臣旣已受命爲將將在軍君命有所不受遂斬隊長二人以徇[3]用其次爲隊長於是復鼓之婦人左右前後跪起皆中規矩繩墨無敢出聲於是孫子使使報王曰兵旣整齊王可試下觀之唯王所欲用之雖赴水火猶可也吳王曰將軍罷休就舍寡人不願下觀孫子曰王徒好其言不能用其實於是闔廬知孫子能用兵卒以爲將西破彊楚入郢北威齊晉顯名諸侯孫子與有力焉（選自《史記·孫子吳起列傳》）

謀 攻

孫子曰：凡用兵之法，全國爲上，破國次之；全軍爲上[4]，破軍次之；全旅爲上[5]，破旅次之；全卒爲上[6]，破卒次之；全伍爲上，破伍次之。是故百戰百勝，非善之善者也；不戰而屈人之兵[7]，善之善者也。故上兵伐謀，其次伐交，其次伐兵，下政攻城。攻城之

---

[1]　而：爾，你。
[2]　鈇鉞：斧頭。此謂刑具。
[3]　徇：示衆。
[4]　軍：軍隊編制單位，五旅爲師，五師爲軍。
[5]　旅：軍隊編制單位，五百人爲旅。
[6]　卒：軍隊編制單位，一百人爲卒。
[7]　屈：使敵軍屈服。

法，爲不得已。修櫓轒輼[1]，具器械，三月而後成；距闉[2]，又三月而後已。將不勝其忿而蟻附之，殺士三分之一，而城不拔者，此攻之災也。故善用兵者，屈人之兵而非戰也，拔人之城而非攻也，毀人之國而非久也，必以全爭於天下[3]，故兵不頓而利可全[4]，此謀攻之法也。故用兵之法，十則圍之[5]，五則攻之，倍則分之[6]，敵則能戰之[7]，少則能逃之，不若則能避之。故小敵之堅，大敵之擒也[8]。夫將者，國之輔也。輔周則國必強[9]，輔隙則國必弱[10]。故君之所以患於軍者三：不知軍之不可以進而謂之進，不知軍之不可以退而謂之退，是謂縻軍[11]；不知三軍之事而同三軍之政者[12]，則軍士惑矣；不知三軍之權而同三軍之任，則軍士疑矣。三軍既惑且疑，則諸侯之難至矣[13]。是謂亂軍引勝[14]。故知勝有五：知可以戰與不可以戰者勝，識衆寡之用者勝，上下同欲者勝，以虞待不虞者勝[15]，將能而君不御者勝[16]。此五者，知勝之道也。故曰：知彼知己，百戰不殆；不知彼而知己，一勝一負；不知彼不知己，每戰必殆。（選自《孫子十家注》）

---

[1] 轒輼（fén wēn 焚溫）：古代一種兵車，用來攻城。

[2] 闉（yīn 因）：古代城門外層的彎曲城牆。杜牧曰："距闉者，積土爲之，卽今之所謂壘道也。"

[3] 全：全面勝利而兵無損傷。

[4] 頓：受挫。

[5] 十：十倍於敵的兵力。

[6] 分之：把兵力一分爲二。曹操曰："以二敵一，則一術爲正，一術爲奇"。李筌曰："夫兵者倍於敵則分半爲奇。"

[7] 敵：指雙方勢均力敵。

[8] "小敵"二句：一方兵力弱小卻堅持戰爭，必被兵力強大的另一方戰勝擒獲。李筌曰："小敵不量力而堅戰者，必爲大敵所擒也。"

[9] 周：周備，周密。

[10] 隙：有缺失，有空隙。

[11] 縻（mí 音迷）：羈絆，束縛。

[12] 同：參預。梅堯臣曰："不知治軍之務而參其政，則衆惑亂也。"

[13] 難：災難，禍患。

[14] 亂軍引勝：擾亂軍隊，失掉勝利。曹公曰："引，奪也"。梅堯臣曰："君獨知制其將，不能用其人，而乃同其政任，俾衆疑惑，故諸侯之難作。是自亂其軍，自去其勝。"

[15] 虞：戒備，預先防備。

[16] 御：制約，干預。

十五、

白 馬 論

白馬非馬，可乎？

曰：可。

曰：何哉？

曰：馬者，所以命形也；白者，所以命色也。命色者非命形也。故曰：白馬非馬。

曰：有白馬不可謂無馬也。不可謂無馬者，非馬也？有白馬爲有馬，白之非馬何也[1]？

曰：求馬，黄、黑馬皆可致[2]；求白馬，黄、黑馬不可致。使白馬乃馬也，是所求一也。所求一者，白者不異馬也。所求不異，如黄、黑馬有可，有不可，何也？可與不可，其相非也明[3]。故黄、黑馬一也，而可以應有馬，而不可以應有白馬，是白馬之非馬，審矣[4]。

曰：以馬之有色爲非馬，天下非有無色之馬也。天下無馬，可乎？

曰：馬固有色，故有白馬。使馬無色，有馬如已耳[5]，安取白馬？故白者非馬也。白馬者，馬與白也，白與馬也，故曰：白馬非馬也。

曰：馬未與白爲馬[6]，白未與馬爲白，合馬與白，復名白馬。是相與以不相與爲名[7]，未可。故曰：白馬非馬未可。

曰：以有白馬爲有馬，謂有白馬爲有黄馬，可乎？

曰：未可。

---

[1] 白之：用白稱呼它。白，用作動詞。

[2] 致：來，得到。

[3] 相非：不同。謂"可"非"不可"，"不可"非"可"。

[4] 審：确實。

[5] 如已：即"而已"。

[6] "馬未與白"句："馬"不能賦予"白"是馬的含義。與，給予，賦予。

[7] 相與：相結合，相互有關係。這句話的整體意思是說，因爲"白"和"馬"在本質上是兩個不相關的概念，所以把兩者合在一起給馬命名是不可以的。"相與"指"白馬"，"不相與"指"白"與"馬"。

曰：以有馬爲異有黃馬[1]，是異黃馬於馬也；異黃馬於馬，是以黃馬爲非馬。以黃馬爲非馬，而以白馬爲有馬，此飛者入池而棺椁異處[2]，此天下之悖言亂辭也。

曰：有白馬不可謂無馬者，離白[3]之謂也；不離者，有白馬不可謂有馬也。故所以爲有馬者，獨以馬爲有馬耳，非以白馬爲有馬。故其爲有馬也，不可以謂馬馬也[4]。

曰：白者不定所白[5]，忘之而可也。白馬者，言白定所白也。定所白者非白也。馬者，無去取於色，故黃、黑馬皆所以應；白馬者，有去取於色，黃、黑馬皆所以色去，故唯白馬獨可以應耳。無去者非有去也[6]，故曰白馬非馬。

【題解】 本文選自《公孫龍子》，據《諸子百家叢書》影印明《正統道藏》本，參校龐樸《公孫龍子譯注》本。作者公孫龍，字子秉，戰國時代趙國人。曾做過平原君的門客，名家學派的代表人物。《漢書·藝文志》曰：“名家者流，蓋出於禮官。古者名位不同，禮亦異數。孔子曰：必也正名乎！名不正則言不順，言不順則事不成。此其所長也。及警者爲之，則苟鉤鈲析亂而已。”此言名家之源流。所著錄《公孫龍子》十四篇，今存六篇而已，計有《迹府》、《白馬論》、《指物論》、《通變論》、《堅白論》、《名實論》。其中《迹府》一篇是後人輯錄公孫龍事迹撰成，相當於公孫龍的個人傳略。公孫龍的思想和學說，涉及邏輯學上的一些辯題，主要在於強調概念的特殊性，注重區分相近或相關概念之間的差別，提倡“循名責實”，主張不同的概念（名）應分別理解和對待，不可混同，如提出“白馬”不能等同於“馬”；石塊所具有的質“堅”和色“白”這兩種不同的屬性是可以分離的。這些思想和學說對古代邏輯思維的發展有一定的貢獻，但有時也因其過分追求形式上的差別而陷於僵化，難免詭辯之嫌。主要注本有宋謝希深《公孫龍子注》及今人龐樸《公孫龍子譯注》等。

《白馬論》爲公孫龍的代表作，主旨在辨析“馬”與“白馬”兩個概念的不同。

---

[1] 異：不同。

[2] 飛者入池”句：天上飛的進入水池裏，棺和椁分處異地。喻指不可能的事。

[3] 離白：把“白馬”的“白”分離開來。

[4] 馬馬：意謂說“白馬是馬”只是因爲撇開“白馬”中的“白”，其中的“馬”是馬。如果不撇開白，也說白馬是馬，便白也是馬，馬也是馬，“白馬”豈不就是“馬馬”了嗎？

[5] “白者不定”句：單獨稱“白”的時候，這個“白”沒有確定地稱爲“白什麼”的“白”。

[6] “無去者”句：在顏色上無所去取的“馬”不能等同於在顏色上有所去取的“白馬”。

【閱讀】

迹 府

公孫龍，六國時辯士也。疾名實之散亂，因資材之所長，爲守白之論。假物取譬，以守白辯，謂白馬爲非馬也。

龍與孔穿[1]會趙平原君家。穿曰："素聞先生高誼，願爲弟子久，但不取先生以白馬爲非馬耳！請去此術，則穿請爲弟子。"龍曰："先生之言悖。龍之所以爲名者，乃以白馬之論爾。今使龍去之，則無以教焉。且欲師之者，以智與學不如也。今使龍去之，此先教而後師之也；先教而後師之者，悖。且白馬非馬，乃仲尼之所取。龍聞楚王張繁弱之弓[2]，載忘歸之矢[3]，以射蛟兕於雲夢之圃，而喪其弓。左右請求之。王曰：'止。楚人遺弓，楚人得之，又何求乎？'仲尼聞之曰：'楚王仁義而未遂也[4]。亦曰人亡弓，人得之而已，何必楚？'若此，仲尼異楚人於所謂人。夫是仲尼異楚人於所謂人，而非龍異白馬於所謂馬，悖。先生修儒術而非仲尼之所取，欲學而使龍去所教，則雖百龍，固不能當前矣。"孔穿無以應焉。（節選自《公孫龍子》）

---

[1] 孔穿：孔子六代孫，屬儒家。　平原君：趙國武靈王之子趙勝，封于平原，故稱平原君。爲戰國四公子之一。

[2] 繁弱：古代良弓名。

[3] 忘歸：古代良箭名。

[4] 未遂：猶"未達"，不夠通達。

通論五、詞義（上）

詞的本義與引申義

　　詞義是語言中詞所表示的意義，是人們在社會實踐中對有關事物的認識抽象概括的結果。詞是聲音和意義相結合的最小的能夠獨立運用的語言單位。聲音是詞的物質外殼，是形式，意義則是詞的内容，而文字是用來記錄語詞的符號體系。

　　詞義的單位稱義項。詞義有多少繁簡的不同：只有一個義項的詞，稱單義詞；有多個義項的詞，稱多義詞。古漢語詞彙中的單義詞數量很少，絕大多數是多義詞。詞與詞之間還有同源關係，詞義系統非常複雜，這是古漢語詞彙的一個特點，也是學習的難點之一。詞的多義性和同源關係主要是由詞義引申造成的，因而分辨本義和引申義，探討詞義引申的方法及規律，有助於解決這一難點，從而更好地掌握古漢語的詞義。

（一）詞的本義

　　引申是詞義的基本運動形式，它的立足點和出發點是詞的本義。在一個多義詞的幾個義項中，明確了詞的本義，就是把握了維繫整個詞義系統的樞紐，諸多的引申義便有了理解的基礎。詞的本義，應該是指這個詞產生時的意義。但是，由於語言的歷史要比文字的歷史悠久得多，那些早在漢字產生之前就已出現的漢語詞，它們當初的意義是什麼，因沒有文獻可考，人們無從得知。唯其如此，詞義學所說的詞的本義，通常是指文獻語言材料所能證明的最初的意義，也即詞在文獻語言所使用的衆多意義中作爲引申派生起點的那個意義。

　　例如“字”：①《論衡·氣壽》：“字乳亟數。”②《左傳·成公十年》“又不能字人之子而殺之。”③《說文解字敘》：“字者，言孳乳而浸多也。”④《禮記·曲禮上》：“男子二十，冠而字。”⑤《書·康誥》：“于父不能字厥子，乃疾厥子。”⑥《正字通·子部》：“女子許嫁曰字。”在這些例句中，例①之“字”，義爲“生育”。《說文·子部》：“字，乳也。”段玉裁注：“人及鳥生子曰乳。”例②之“字”，義爲“養育”。例③之“字”，義爲“文字”，含“孳乳”意。例④之“字”，義爲“取表字”。例②③④三個義項都是由例①“生育”義引申派生出來的：“養育”是“生育”義的引申；古人把獨體象形字稱爲“文”，而把兩個或兩個以上的獨體字組合而成的合體字叫做“字”，因爲合體字是由獨體的“文”孳乳衍生出來的；古人生而取名，到生育年齡方有“字”。例⑤之“字”，義爲“愛”，當由“養育”義派生而來。例⑥之“字”，義爲“許嫁”，當由“取表字”義派生而來，《禮記·曲禮上》：“女子許嫁，笄而字。”綜上所述，例②至⑥各義項或直接由例①

"生育"義派生而來，或間接由例①"生育"義派生而來。"生育"義是引申的起點，是其他各義的派生源頭，故爲"字"的本義。

例如"鄙"：①《尚賢》："四鄙之萌人。"②《莊子・胠篋》："焚符破璽，而民樸鄙。"③《左傳・莊公十年》："肉食者鄙，未能遠謀。"④《五蠹》："今之爭奪，非鄙也，財寡也。"⑤《左傳・昭公十六年》："我皆有禮，夫猶鄙我。"在這些例句中，例①之"鄙"，義爲"邊邑"。例②之"鄙"，義爲"質樸"、"厚道"。例③之"鄙"，義爲"淺陋"、"庸俗"。例④之"鄙"，義爲"貪吝"。例⑤之"鄙"，義爲"輕視"、"輕賤"。例②③④⑤四個意義都是由例①"邊邑"義直接或間接派生出來的。

探討詞的本義，必須借助詞的書寫形式，即文字。文字的構造，是按照造字時代這個詞所表示的意義擬定的。因而詞的本義，一般來說可在字形上得到反映。因此，分析漢字的形體結構，便是掌握本義的一個基本方法。這裏所說漢字的形體結構，是指現在能見到的最古的文字資料，如甲骨文、金文、篆文等，因爲這些文字相距漢字產生的時代較近，較能反映出漢字的本來意義。根據目前的情況，凡用小篆能解決問題的用小篆，否則便須求之於甲骨文、金文。許慎的《說文解字》就是通過分析字的篆文形體來闡述本義的典範之作。例如"息"字，上部爲"自"（篆文象鼻子的形狀），下部爲"心"。《說文・心部》認爲"息"字"從心自"，是個會意字，因此它的本義就是呼吸。《素問・平人氣象論》"人一呼脈再動，一吸脈亦再動，呼吸定息脈五動"中的"息"用的便是本義。其餘"喘促"、"脈搏"、"休息"、"增長"等義，都是由"息"的"呼吸"這一本義引申而來的。

分析詞的本義，還必須考察文獻語言用例。字的形體結構只是造字時從一個角度來反映詞義，並不能說一定等於當時實用的詞義。只有在組詞成句的具體語言環境中，詞義才能充分地顯示出來。因此，有了字形證明的本義，還有待於文獻語言資料的考核和驗證。文獻語言資料，一是古代經史子集等歷史文獻，二是《說文》、《爾雅》等古代字典辭書，三是甲骨文、金文及新出土的文物資料。例如："高"的古文字作峇，象建築在高臺上的房子，如果僅僅根據字形所象，把"高"的本義說成是樓房、宮室、臺觀等，都未嘗不可。但只要結合文獻語言，就可以知道"高"表示空間的高上或氏族中輩份的高上，而與低、卑相對，如《書・太甲》："若升高必自下。"又，卜辭中已有"高祖"、"高妣"等語。又如"朝"的古文字作軡，象日月同處於草叢中。就客觀實際而言，這種景象並不限於朝旦，每月初八九前後的昏暮時候也可能出現。所以，光憑字形，無法斷定"朝"的本義是朝旦還是昏暮，甚至還可能解釋爲"從艸，明聲"的"萌"字。但一結合文獻用例，如《爾雅・釋詁下》"朝，早也"、《左傳・昭公元年》"朝不謀夕"等，就知道它只能是"朝"字，本義只能是朝旦。

古代也有這樣的情況：本義湮滅或古籍罕見，已不爲人們所知，而由另外的意義取代了本義成爲詞義的源頭，並由這個源頭引申派生出其他的意義，這個源頭就是原始義。例如：權，《說文・木部》："權，黃華木。從木，雚聲。一曰反常。"從"權"的形符"木"來推斷，"權"應爲木名，其本義爲黃華木。但無書證，說明這個本義已死去。而另一個意義"秤錘"則成了"權"的原始義。《廣雅・釋器》："錘謂之權。"《漢書・律曆志上》："權者，銖、兩、斤、鈞、石也；所以稱物平施，知輕重也。"並由此而派生出稱量、衡量、權力、權變等義。

又有所謂基本義，是指多義詞中最主要、最常用的意義，亦稱常用義。基本義與本義不同。基本義屬於詞的現實應用意義，本義則指詞的初始意義。如“向”的本義是朝北開的窗子，而基本義卻是由本義引申出來的“方向”。也有二者相同的例子，如“付”的本義和基本義都是“交給”。《說文·人部》：“付，予也。從寸（手）持物以對人。”諸葛亮《出師表》：“若有作奸犯科及爲忠善者，宜付有司，論其刑賞。”表現在字（詞）典中，大型的古漢語字（詞）典通常把本義列爲第一義項。如“自”的本義是“鼻子”，《說文·自部》：“自，鼻也。”其古文獻書證只在甲骨文有一例：“貞有疒自隹有蛊”（《甲骨文字典》）。現代漢語字（詞）典中則常把“自己”列爲第一義項。因爲“自己”這個義項是“自”在現代漢語中最常用的意義，也即基本義。

（二）詞的引申義

在多義詞的幾個意義中，由本義發展出來的意義叫做引申義。詞義引申是漢語詞彙發展過程中最爲常見的現象，它意味着語言的變遷和豐富。

1. 引申義與本義的關係

引申義是由本義派生發展出來的，它同本義之間必然存在着內在的聯繫，兩個意義之間的某種共性便是其內在聯繫的橋梁。比如，“攀”本是個會意字，突出強調一雙向兩邊伸出的手，以表示用雙手抓住東西引身向上攀援的意思。故可引申爲攀附、依附，其與本義的共性就是抓住某物往上爬，成語“攀龍附鳳”就是這個意思。又如“牘”，可由木簡引申爲書信，因爲牘本是古代寫字用的木片，當然也可以寫信。陸遊《上辛給事書》：“郵傳之題詠，親戚之書牘，……皆可以洞見其人之心術才能。”引申義和本義之間的這種聯繫，正是詞義引申得以實現、引申義得以形成的原因。歸納起來，大致有以下三個方面。

（1）相似。引申義和本義所指稱的事物具有某種相似之處，可進行類比，引申得以實現。

例如“管”，本來是古代的竹制樂器，《詩·有瞽》：“既備乃奏，簫管備舉。”東漢鄭玄注：“管如篴（笛），併而吹之。”可引申爲鑰匙。《左傳·僖公三十二年》：“鄭人使我掌其北門之管。”西晉杜預注：“管，籥（鑰）也。”古代的鑰匙與作爲樂器的管在形貌上有相似點，都是細長的圓筒形狀。又如“節”，《說文·竹部》：“節，竹約也。”段玉裁注：“約，纏束也，竹節如纏束之狀。”由竹節引申爲骨節、節令、節奏、章節等，其性狀類似，都有勻稱的間隔。這是由於形貌性狀相似而實現引申。

例如“甲”，本指鎧甲，是古代戰士的護身衣，用皮革或金屬製成。《釋名·釋兵》：“甲，似物有孚甲（種子的外皮）以自禦也。”引申指某些動物身上起保護功用的硬殼，如龜甲、甲殼等。又如“牢”，本指關牲畜的欄圈。《說文·牛部》：“牢，閑，養牛馬圈也。”引申爲監獄，《釋名·釋宮室》：“獄，又謂之牢。”欄圈與監獄，其作用都是約束。這是由於功能作用相似而實現引申。

例如“興”，甲骨文、金文的“興”字，象衆人共舉一副築版（一種築土牆的工具）之形，是衆人夯土築牆勞動場面的形象描繪。故“興”的本義爲擡、舉，引申爲起來、興起，進一步引申爲興盛、奮發之義。又如“取”，本指捕獲到野獸或戰俘時割下左耳，《周禮·

夏官·大司馬》："獲者取左耳。"引申爲捕取、捉拿等。這是由於方式情態相似而實現引申。

（2）相關。引申義和本義所指稱的事物或表達的概念相互關聯，彼此牽涉，可通過借此代彼的聯想方式實現引申。

例如"兵"可由兵器引申爲士兵，因爲士兵總是要拿兵器的，兵器對於士兵來說具有標誌作用。《左傳·昭公十四年》孔穎達疏："戰必令人執兵，因即名人爲兵也。"又如"齒"，本指門齒，又泛指牙齒。牙齒的生長情況標誌着幼少壯老，故可引申指牛馬的歲數。《穀梁傳·僖公二年》："馬齒加長也。"也可引申指人的年齡。王安石《酬沖卿見別》："同官同齒復同科，朋友婚姻分最多。"又引申指人。晉代陸機《門有車馬客行》："親友多零落，舊齒皆凋喪。"以上是以一事物對另一事物的標誌作用，來借此代彼，而實現引申。

例如"囚"，《說文·囗部》："囚，繫也。從人在囗中。"《史記·秦始皇本紀》："（李）斯卒囚，就五刑。"張守節《正義》："囚，謂禁錮也。"由此可引申出承受該動作行爲的人，比如囚犯、罪囚、階下囚等。又如"牧"，本義是放養牲畜，引申指放養牲畜的人。在古代，統治者把老百姓視同牛馬，而以牧人自居，故地方州郡的長官也可稱爲"牧"。《字彙·牛部》："牧，古者州長謂之牧。"以上是借動作行爲指代動作行爲的主體或客體，而實現引申。

例如"姝"、"娥"，本來都指女子容貌美好。《詩·靜女》："靜女其姝，俟我於城隅。"毛傳："姝，美也。"《方言》卷二："秦晉之間美貌謂之娥。"借此性狀特點，可引申爲美女。又如"光"，《說文·火部》："光，明也。從火在人上，光明意也。""光"的古字，象人頭頂上有一團火的樣子，表示火種常在、光明永存的意思。據此引申，通常指照在物體上，使人能看見物體的那種物質，如太陽光、燈光。以上是借人或事物的性狀特點指代人或事物，而實現引申。

例如"室"，本義爲居室。北宋徐鍇《說文解字繫傳·宀部》："室，堂之內，人所安止也。"可引申爲妻子。《禮記·曲禮上》："三十曰壯，有室。"鄭玄注："有室，有妻也。"孔穎達疏："壯有妻，妻居室中，故呼妻爲室。"又如"京"，本義是人工築起的高丘。《爾雅·釋丘》："絕高爲京。"晉代郭璞注："人力所作。"《說文·京部》："京，人所爲絕高丘也。"可引申爲大穀倉。《史記·扁鵲倉公列傳》："黃氏諸倩見建家京下方石，即弄之。"南朝宋裴駰《集解》引徐廣曰："京者，倉廩之屬也。"以上是借方位處所指代人或事物，而實現引申。

（3）相因。引申義和本義之間具有因果、條件等邏輯關係，通過推導而實現引申。

例如"媚"，從女，眉聲，突出強調女子的眉部，而眉目在人的面相中是最能傳神的部位，故其本義指女子容貌嬌媚秀麗。容貌嬌媚則可取悅於人，故可引申爲討好、巴結之義，如諂媚、媚惑等。《正字通·女部》："媚，諂媚。又親順也。"《詩·卷阿》："維君子使，媚於天子。"宋代朱熹注："媚，順愛也。"

例如"天"，甲骨文和金文的"天"字，象一個正面而立的人形，而特別突出了人的頭形。其本義爲人的頭頂。《說文·一部》："天，顛也。"章炳麟《小學答問》："天即顛耳。顛爲頂，亦爲領（額）。"可引申爲天空，因爲天在頭頂之上，頭頂是人的頂端，而天空則是人們視線範圍內的最高處。

例如“虛”，本義爲大丘，土山。《說文·丘部》：“虛，大丘也。昆崙丘謂之昆崙虛。”可引申爲空虛。段玉裁注：“虛本謂大丘，大則空曠，故引申之爲空虛。”

他如“安”由安定、安全引申爲習慣、滿足，“鄙”由邊邑引申爲質樸或鄙陋，“囿”由有圍牆的園林引申爲局限、拘泥等，也都有因果、條件之類的邏輯關係。

詞義引申往往是通過由此及彼的聯想實現的。上述相似類比、相關借代和相因推導三種方法，就是從聯想的角度來討論本義和引申義的關係。當然，僅憑聯想甚或邏輯推理，是遠遠不夠的。研究詞義引申要受到語言的約定俗成性的制約，必須有充分的文獻資料作基礎。

2. 直接引申義和間接引申義

引申義和本義的關係，從其引申途徑及遠近程度來說，可以分爲直接引申和間接引申兩種。由本義直接派生出來的意義，稱爲直接引申義，這種引申叫做直接引申。直接引申離本義較近，故又叫近引申；如“引”，本義爲開弓。開弓須用手拉，所以引申爲拉、牽拉；開弓就使弓弦伸長了，又可引申爲延長。故牽拉、延長都是直接引申義，即近引申。不是由本義直接派生而由前一引申義再引申的意義，稱爲間接引申義，這種引申叫做間接引申。間接引申因離本義較遠，故又叫遠引申。如“益”，本義爲水溢出來。引申爲水漲，是直接引申義，亦即近引申；由水漲再引申爲增益，那就是間接引申義，亦即遠引申。其餘依此類推。

（三）引申的方式與規律

1. 引申的方式

從詞義引申的方式說，一般可歸納爲放射式、鏈條式、綜合式三種。

（1）放射式。即以本義爲中心，在同一層次上向不同方向直接引申，如同太陽向四周放射光線一樣，每個引申義之間的關係是並列的。也叫輻射式或並列式。

例如“問”，《說文·口部》：“問，訊也。”“問”的本義爲詢問。《書·仲虺之誥》：“好問則裕，自用則小。”由“詢問”直接引申出下列各義：①審訊，審問。《詩·泮水》：“淑問如皋陶。”朱熹注：“問，訊囚也。”②問候，慰問。《論語·雍也》：“伯牛有疾，子問之。”③責問，追究。《左傳·僖公四年》：“昭王南征而不復，寡人是問。”④過問，干預。《漢書·韓延壽傳》：“望之自奏：‘職在總領天下，聞事不敢不問。’”⑤打聽，探問。《禮記·曲禮上》：“入境而問禁，入國而問俗，入門而問諱。”⑥聘問（周代諸侯國之間一種相互訪問的禮節）。《周禮·大行人》：“凡諸侯之邦交，歲相問也，殷相聘也，世相朝也。”鄭玄注：“小聘曰問。”⑦論難，探討。《禮記·學記》：“善問者如攻堅木，先其易者，後其節目。”孔穎達疏：“問，謂論難也。”⑧音訊，書信。《晉書·陸機傳》：“既而羈寓京師，久無家問。”“問”的放射式引申如下所示：

```
        音訊  審訊  慰問
         ↖    ↑    ↗
    論難 ←  詢問  →  責問
         ↙    ↓    ↘
        聘問  探問  過問
```

（2）鏈條式。即以本義爲起點，向同一方向遞相引申，如同鏈條般一環一環地延伸。

也叫連鎖式或遞進式。

例如"防",《說文·阜部》:"防,堤也。""防"的本義是堤壩。《周禮·地官·稻人》:"掌稼下地,以潴畜水,以防止水。"鄭玄注:"謂偃豬(潴)者,畜流水之陂也。防,豬旁堤也。"引申爲堵塞水流。《國語·周語下》:"不防川,不實澤。"由堵水引申爲泛指堵塞、禁阻。《左傳·襄公三十一年》:"吾聞忠善以損怨,不聞作威以防怨。"由堵塞、禁阻引申爲防備、防止。《後漢書·丁鴻傳》:"若敕政責躬,杜漸防萌,則凶妖銷滅,害除福湊矣。"由防備、防止引申爲約束、限制。西漢桓寬《鹽鐵論·本議》:"是以王者崇本退末,以禮儀防民。"由約束、限制引申爲標準、規範。《荀子·儒效》:"君子言有壇宇(界限),行有防表。"唐代楊倞注:"行有防表,謂有標準也。"按防、表爲同義連用。"防"的鏈條式引申如下所示,其中"堵水"爲直接引申義,其餘都是間接引申義:

堤壩 → 堵水 → 堵塞 → 防備 → 約束 → 標準

(3)綜合式。在詞義引申過程中,單純的輻射式和單純的鏈條式均相對少見,往往是兩式交叉進行的綜合式引申。

例如"信",《說文·人部》:"信,誠也。"《禮記·禮運》:"講信修睦。"孔穎達疏:"信,不欺也。""信"的本義是誠實、不欺。首先由此引申爲信用。《論語·爲政》:"人而無信,不知其可也。"或引申爲相信、信任。《史記·扁鵲倉公列傳》:"信巫不信醫,六不治也。"或引申爲確實、的確,副詞。《楚辭·九章·惜誦》:"九折臂而成醫兮,吾至今而知其信然。"或引申爲憑證、信物。《正字通·人部》:"符契爲信。"《後漢書·烏桓鮮卑傳》:"大人有所召呼,則刻木爲信。"以上都是直接引申。其次由相信再引申爲信仰、信奉。《文心雕龍·正緯》:"至於光武之世,篤信斯術。"由信仰、信奉再引申爲特指佛教信徒。《西游記》第八回:"去東土尋一個善信。"由憑證、信物再引申爲信使、使者。《字彙·人部》:"信,古謂使者爲信。"《資治通鑒·晉成帝咸和三年》:"宜急追信改書。"宋元之際胡三省注:"信,即使也。"並由使者再引申指媒人。《孔雀東南飛》:"自可斷來信,徐徐更謂之。"由信使亦可引申爲音訊、消息。李清照《漁家傲》:"雪裏已知春信至。"並由音訊、消息引申爲書信。白居易《謝李六郎中寄新蜀茶》:"紅紙一封書後信,綠芽十片火前春。"以上爲間接引申。"信"的綜合式引申如下所示:

```
                ↗ 信用
誠實  →  相信  →  信奉  → 佛教信徒
                ↘ 確實
        ↘ 憑證  →  使者  →  音訊  →  書信
                              ↘ 媒人
```

2. 引申的規律

從本義和引申義所表示的內容範圍或概念特點來看,詞義引申的一般規律是由特定到一般,由具體到抽象,由部分到全體,由實詞到虛詞。這是由於漢字的表意性特點、社會的逐步發展及交際的日益密切、人們對客觀事物的認識不斷深化等原因造成的。

（1）由特定到一般。本義是指特定的事物，演變爲具有該事物特徵的一般事物，而特定義與一般義之間存在着一定的聯繫。如《爾雅·釋言》：“顛，頂也。”郭璞注：“頭上。”“顛”的本義是人的頭頂，引申爲泛指物體頂部。《六書故·人三》：“頭之上爲顛，引之則山有顛，木亦有顛。凡高之所極皆曰顛。”又如“驚”，《說文·馬部》：“驚，馬駭也。”本義指馬因受突然來的刺激而精神緊張，《戰國策·趙策一》：“襄子至橋而馬驚。”後來凡是恐懼、惶恐都可以說“驚”。《爾雅·釋詁上》：“驚，懼也。”《文選·張衡〈西京賦〉》：“驚蝄蜽，憚蛟蛇。”

（2）由具體到抽象。漢字屬於表意文字，多用以描摹物體的形貌，因而其本義往往比較具體，隨着不斷引申，一些詞的意義便逐漸向抽象化方面變化。如《說文·𨸏部》：“際，壁會也。”段玉裁注：“兩牆相合之縫也。”“際”的本義是兩牆相合之處，很具體。而它的引申義既有交界（水際、岩際）等較具體的意義，更有交會、交往等抽象意義。義爲“交會”，如《淮南子·精神》：“與道爲際，與德爲鄰。”義爲“交往”，如《左傳·昭公四年》：“爾未際，饗大夫以落之。”又如“羅”的本義是捕鳥的網，《說文·网部》：“羅，以絲罟鳥也。”可引申出搜尋、包羅等抽象意義。前者如韓愈《送溫處士赴河陽軍序》“羅而致之門下”；後者如《莊子·天下》“萬物畢羅，莫足以歸”。

（3）由部分到全體。詞的本義所指與引申義所指存在部分與全體的關係，即本義是引申義的某一部分，或者說引申義可以包含本義。如“市”的本義是集中進行交易的場所，即集市。《說文·冂部》：“市，買賣所之也。”引申爲城鎮、城市。如《漢書·梅福傳》：“［福］變名姓，爲吳市門卒云。”集市之於城市，是部分與全體的關係。又如“宇”的本義爲屋邊，即屋檐。《說文·宀部》：“宇，屋邊也。”引申爲“屋”。《楚辭·招魂》：“高堂邃宇。”東漢王逸注：“宇，屋也。”屋檐當爲“屋”的某一部分。

（4）由實詞到虛詞。漢字大體先爲實詞義，通過假借或引申，才産生虛詞義。由實詞到虛詞的引申是詞義由實際概念向只表示語法關係或語氣效果的方面虛化的結果。如“極”的本義是房屋最高處的正梁，名詞。《說文·木部》：“極，棟也。”引申爲“最”、“很”、“狠”，表程度的副詞。徐鍇《說文解字繫傳》：“極，屋脊之棟也，今人謂高及甚爲極，義出於此。”又如“嘗”，本義爲辨別滋味，動詞。《說文·旨部》：“嘗，口味之也。”引申爲曾經，表時間的副詞。段玉裁《說文解字注·旨部》：“嘗，引申凡經過者爲嘗，未經過曰未嘗。”

詞義引申是一個相當複雜的過程，又是一種有規律的語言運動。研究詞義引申可以揭示詞義的系統性，掌握詞義引申的規律，從而窮原竟委，舉一反三，學習時收到以簡馭繁的效果。

通論六、詞義（下）

詞義的變遷

　　語言是不斷變化發展的。在語音、語法、詞彙這語言三大要素中，詞彙對於外界事物的反映最爲敏感，因而變化也最爲明顯。社會的進步和人們認識的深化等原因導致語言中新詞產生，舊詞消亡，使用着的詞有不少在意義上也逐漸改變。我們今天閱讀古書，面臨的一個主要問題就是古今詞義變遷帶來的理解障礙。因此，正確認識和掌握古今詞義變遷的有關知識，是十分必要的。

（一）古今詞義的異同

　　研究古今詞義，要有歷史觀點。在幾千年的變遷中，語言有繼承、有發展，詞義有相同、有相異。

　　1. 古今詞義相同

　　在漢語中，有一些詞是古今相同的，如表示自然現象的名稱"雨"、"雪"、"冰"、"霜"等，表示親屬的名稱"父"、"母"、"兄"、"弟"等，表示肢體的名稱"心"、"耳"、"手"、"口"等。又如屬於動詞的"喜"、"笑"、"怒"、"罵"等，屬於形容詞的"大"、"小"、"方"、"圓"等，屬於數詞的"一"、"二"、"三"、"四"等。這些詞，古今詞性基本相同，概念基本未變，是屬於基本詞彙的詞。這些基本詞彙是整個詞彙的重要組成部分，也是語言的繼承性、穩固性的主要表現之一。但是，這種意義沒有變化或較少發展的詞，在漢語辭彙中只占少數。

　　2. 古今詞義不同

　　有一些詞，從形式看，古今相同；從意義說，迥然有別。如《莊子·逍遙遊》："我決起而飛，搶榆枋，時則不至，而控於地而已矣。"句中的"搶"（qiāng）是"突"、"觸"的意思，與現代"搶劫"的意思完全不同。再如司馬相如《子虛賦》："怕乎無爲，澹乎自持。"句中的"怕"（bó）是"泊"的本字，"恬澹"的意思，與"害怕"義無關。又如《史記·李將軍列傳》："李廣軍極簡易。"句中的"簡易"是"怠慢"、"輕忽"的意思，與今天"簡單"、"容易"的意思不一樣。這類情況，有的純粹是借用舊詞的形式表示另一概念，兩詞之間沒有意義上的聯繫。有的則可能是詞義之間的聯繫已不明顯，不爲人們所察覺。對於這類古今同形異義現象，我們應注意避免以今律古，產生誤解。

　　還有一些古代的詞，從形式上看是消亡了，但它的含義卻仍然活躍在現代人們的語言交際中，只是換用了另外一種說法。也就是說，某個意義在後代另有了與舊詞相當的同義詞語，並且舊詞被後代的同義詞語所取代，如《新書·宗首》："黃帝曰：'日中必熭，操刀必割。'"句中的"熭"（wèi）現在不用了，而用"曬"取代了它。又如《漢書·灌夫傳》："所愛倡優、巧匠之屬。"句中的"倡優"古代指以樂舞戲謔爲業的藝人，現在則用"演員"、"藝人"這一類的詞。

最後還要提一下消亡了的詞。如"豯"（xī），三個月的豬；"豵"（zōng），一歲的豬；"豝"（bā），二歲的豬；"豜"（jiān），三歲的豬。這些詞由於後來詞義的概括，使區分很細的詞消亡了。又如"劓"（yì），古代割掉鼻子的刑罰；"刖"（yuè），古代砍掉腳的刑罰。再如"笏"（hù），古代大臣上朝時所拿的手版；媵（yìng），古時隨嫁的人。這些舊詞隨着歷史事物的消亡而被淘汰，只在古書中保存着，在文史資料中使用。我們學習古漢語時也要瞭解這一些詞。

3．古今詞義有同有異

所謂"同"是指古今詞義有聯繫、有繼承的部分，所謂"異"是指古今詞義有差別、有發展的部分。漢語中大多數的詞古義和今義既有聯繫又有差別，古今義之間的這種關係十分複雜。特別要注意的是，在異同的問題上，難處不在同，而在異；不在"迥別"，而在"微殊"。下面從四個方面說明古今詞義的差別。

（1）詞義的多少不同。一個詞有本義，還可以有引申義，引申義有多有少，這就形成了一詞多義現象。在詞典中表現爲"義項"，有的語言學家稱之爲"義位"。一個詞古今意義的多少，往往會發生變化，有的舊義（舊的義項或義位）消亡了，有的新義（新的義項或義位）產生了。如"池"，古義的前兩項是"池塘"、"護城河"，今義的前兩項則是"池塘"、"旁邊高中間低的地方（樂池、舞池）"。古今相比，其意義一增一減。古漢語中有不少的詞除了具有這個詞在現代常有的意義外，還具有這個詞在現代所無的某個意義。如"愛"，其一般意義"喜愛"，從古代一直沿用到現在。但是，"愛"在古代還有一個意義，即"吝惜"、"捨不得"，爲現代漢語所無。如《孟子·梁惠王上》："齊國雖褊小，吾何愛一牛？"類似例子甚多，學習時應特別注意這種古有而今無的意義。

（2）詞義的側重點不同。這種差別有時很細微，須反復揣摩、深入理解，才能辨別古今表達上的不同。如"售"，古代漢語中，它側重於行爲的結果，指把商品賣掉，故《廣韻·宥韻》云："售，賣物出手。"《詩·谷風》："既阻我德，賈用不售。"鄭玄箋曰："如賣物之不售。"意思是像賣東西不能賣脫手。《文心雕龍·定勢》："是楚人鬻矛譽楯，兩難得而俱售也。"意思是兩個都很難賣出去。現在"售"只側重於行爲的本身（如"零售"、"售票"），而不着眼於東西是否賣出手。又如"感激"，古代側重於內向，指內心的感動、激發。《晉書·祖逖傳》："大功不遂，感激發病。"是說感懷憤激而發病。《漢書·淮南王傳》："其群臣賓客，江淮間多輕薄，以厲王遷死感激安。"意思是用淮南厲王被貶而死的事使劉安感發、憤激。現在"感激"指衷心感謝，側重於外向，需施之於人。

（3）詞義的輕重和褒貶性質不同。有些詞在發展過程中意義的輕重起了變化。如"恨"，古代的常用義爲"遺憾"、"後悔"，詞義輕。《史記·商君傳》："寡人恨不用公叔痤之言也。"今義"仇視"、"怨恨"則重。又如"怨"，古時常用爲"仇恨"、"怨恨"，詞義重。《史記·秦本紀》:"繆公之怨此三人入於骨髓。"現在的常用義"責怪"、"埋怨"則較輕。也有一些詞在發展中不但古今詞義有差異,而且褒貶性質起了變化。如"謠言",古代指民間的歌謠諺語,是中性詞。《後漢書·杜詩傳贊》:"詩守南楚,民作謠言。"今義則指沒有事實根據的消息,明顯是貶義的。又如"爪牙",古代可比喻武臣猛將,爲褒義。《國語·越語上》:"夫雖無四方之憂,然謀臣與爪牙之士,不可不養而擇也。"如今則只具貶義,比喻壞人的黨羽。

(4)詞義所指的名物制度不同。有一些詞從古到今中心意義沒有什麼變化,但是由於古今名物制度的差別,它們的實指卻有所不同。如上古和中古時"布"指麻布或葛布,而非現在的棉布。《說文·巾部》:"布,枲(麻)織也。"段玉裁注:"古者無今之木棉布,但有麻布及葛布而已。"《鹽鐵論·散不足》:"古者庶人耄老而後衣絲,其餘則麻枲而已,故命曰布衣。"又如"尺",古今所指長度不盡相同。《孟子·許行章》:"雖使五尺之童適市,莫之或欺。"若以今天的尺度去衡量,五尺就不是一般小孩的高度了。原來戰國時1尺約合今之16釐米,秦、漢時則約合23釐米,都比今天的1尺要短。再如《孟子·滕文公上》:"秋陽以暴之。"東漢趙岐注:"秋陽,周之秋,夏之五六月,盛陽也。"周、夏分別指周曆和夏曆。周正建子,夏正建寅,故相差兩個月。如果望文生義,把秋陽看作是秋天的太陽,那就鬧笑話了。要認識這一類古今詞義實指的差異,就需要我們對古代的文化制度和社會生活有一定的瞭解。

(二)詞義的演變

詞義演變主要是指詞義在歷史過程中發生的變化,即所謂詞義的歷時性變化。從詞義的演變方式和結果分析,可分爲詞義的擴大、詞義的縮小、詞義的轉移三種類型。

1. 詞義的擴大

詞義的擴大是指詞的概念外延擴大,內涵縮小,也就是說詞的古義表示的範圍小,而今義表示的範圍大,古義包含在今義之中。這是詞義演變的主要現象。例如:

皮 《說文·皮部》:"剝取獸革者謂之皮。"金文、篆文的"皮"字,象用手(又)剝取獸革,故其本義曰剝。引申爲所剝之革,是爲"皮"的古義。《周禮·天官·掌皮》:"掌皮,掌秋斂皮,冬斂革,春獻之。"清代孫詒讓《正義》:"宋綿初云:'凡連毛者曰皮,裘材也。'""皮"所指爲獸皮。又可指皮革,即製過的去毛獸皮。《史記·秦本記》:"請以五羖羊皮贖之。"後來"皮"的意義範圍擴大,人的皮膚也可稱爲皮。《素問·皮部論》:"邪之始入於皮也,泝然起毫毛,開腠理。"這個"皮"字,便爲人的皮膚之名。《篇海類編·身體類·皮部》:"皮,膚肌表也。"說的也是這個意思。"皮"也擴大指植物體的表面層,如樹皮、竹皮之類。《漢書·高帝紀上》:"高祖爲亭長,乃以竹皮爲冠。"又擴大指物體的表層或包裹在物體外面的一層東西,如地皮、封皮之類。韓愈《題於賓客莊》:"榆莢車前蓋地皮,薔薇蘸水筍穿籬。"又可往抽象方面擴大,指表面的、膚淺的,如皮相(只從表面看、不深入)、皮傅(不深得其情核,皮膚淺近,強相傅會)之類。

睡 《說文·目部》:"睡,坐寐也。""睡"字從目從垂,是個會意兼形聲字,表示垂頭閉目休息的意思,故其義爲坐着打磕睡。《史記·商鞅列傳》:"孝公既見商鞅,語事良久，孝公時時睡，弗聽。”此處描寫是司馬遷的傳神之筆，形象地表達了秦孝公聽取商鞅意見時不斷打磕睡的神態。若以今義“睡覺”去解釋，那就太不合情理了。又如《漢書·賈誼傳》：“斥候望烽燧不得臥，將吏被介胄而睡。”這裏是寫西漢時匈奴爲患，西北邊境形勢危急，斥候（偵察兵）望烽火而不能睡，將吏則披介胄坐寐，一有情況，立即投入戰鬥。此處的“睡”也誠如《說文》所釋“坐寐”，用詞非常精確。後來“睡”的意義範圍擴大了，成爲睡覺、睡眠的通稱。不管是坐着睡，還是躺下睡，是白天睡，還是晚上睡，統稱之爲“睡”。

江 本來特指長江。《說文·水部》：“江，水。出蜀湔氏徼外崏山，入海。”後通稱江河。《書·禹貢》：“九江孔殷。”孔穎達疏：“江以南，水無大小，俗人皆呼爲江。”

河 本來特指黃河。《說文·水部》：“河，水。出敦煌塞外昆侖山，發原注海。”後通稱水道。《後漢書·文苑傳·酈炎》：“陳平敖里社，韓信釣河曲。”唐代李賢注：“河者，水之總名也。”

鳥 古義是長尾鳥。《說文·鳥部》：“鳥，長尾禽總名也。”段玉裁注：“短尾名隹，長尾名鳥。”今義不管長尾鳥或短尾鳥，都稱爲鳥。

隻、雙 隻的古義是長尾鳥一隻，雙的古義是短尾鳥兩隻。《說文·隹部》：“隻，鳥一枚也。”又《雔部》：“雙，隹二枚也。”今義隻爲一，雙爲兩，它們修飾的名詞就遠不限於鳥了。

精 原來指優質純淨的上等白米。《論語·鄉黨》：“食不厭精，膾不厭細。”清代劉寶楠《正義》：“精者，善米也。”擴大指凡物之純質，如酒精、香精之類。又往抽象方面擴大，如精華、精純等。

詞義擴大的現象在漢語詞義的發展變化過程中非常普遍。古漢語許多詞的意義在演變中由特指變爲泛指，由專名變爲通名，都屬於這類情況。段玉裁在《說文解字注》中常用“引申爲凡某之稱”來說明這種現象。例如：

稠 《說文·禾部》：“稠，多也。”段玉裁注：“本謂禾也，引申爲凡多之稱。”

碩 《說文·頁部》：“碩，頭大也。”段玉裁注：“引申爲凡大之稱。”

突 《說文·穴部》：“突，犬從穴中暫出也。“段玉裁注：”引申爲凡猝乍（突然、猝然）之稱。”

還有很多詞從字形上也可以看出後來詞義有所擴大。如“雌”、“雄”，本指鳥的性別；“轟”，本指群車聲；“輕”，本指輕車等。從古到今，它們的意義範圍都擴大了。

2. 詞義的縮小

詞義的縮小指詞的概念外延縮小，內涵擴大，也就是說古義表示的範圍大，而今義表示的範圍小，今義一般包含在古義之中。例如：

丈夫 本來是成年男子甚或男子的通稱。指成年男子的如《穀梁傳·文公十二年》：“男子二十而冠，冠而列丈夫。”泛指男子的如《素問·上古天真論》：“丈夫八歲，腎氣實，髮長齒更。”與下文“女子七歲，腎氣盛，齒更髮長”對舉，可知“丈夫”所指爲男子。《廣雅·釋親》：“男子謂之丈夫。”後來“丈夫”的意義範圍縮小爲女子的配偶。

宮 古爲房屋的通稱。《爾雅·釋宮》：“宮謂之室，室謂之宮。”普通人居住的房屋也稱“宮”。宋代邢昺疏：“古者貴賤所居皆得稱宮。”秦以後專指帝王的住所。唐代陸德明

《經典釋文·爾雅音義》："秦漢以來惟王者所居稱宮焉。"如秦始皇建阿房宮，漢高祖建未央宮等。

親戚 古義指內外親屬，可以包括父母兄弟等。《史記·五帝本紀》："堯二女不敢以貴驕，事舜親戚，甚有婦道。"唐代張守節《正義》："親戚，謂父瞽叟、後母、弟象、妹顆手等。"《戰國策·蘇秦連橫約從》："貧窮則父母不子，富貴則親戚畏懼。"文中"親戚"指家人，包括妻子、嫂子等。今義則專以姻親（由婚姻關係形成的親屬）爲親戚。

子 古代指兒、女。《禮儀·喪服》："故子生三月，則父名之，死則哭之。"鄭玄注："凡言子者，可以兼男女。"《論語·公冶長》："以其兄之子妻之。"既言"妻之"，"子"當然是指女兒。今義"子"專指兒子。

弟 古代既指弟弟，也可指妹妹。《孟子·萬章上》："彌子之妻與子路之妻，兄弟也。"《史記·管蔡世家》："蔡侯怒，嫁其弟。"唐代司馬貞《索隱》："弟，女弟。"《漢書·樊噲傳》："噲以呂后弟呂須爲妻，生子伉。"現在的"弟"意義縮小專指弟弟。

詞義縮小的結果是詞所指稱的對象範圍縮小了。一般來說，這種縮小具有從一般到具體，從全體到部分的特點。詞義縮小的情況，雖沒有詞義擴大那麼普遍，但應同樣重視。我們常囿於今義的知識，而不能全面、準確地瞭解該詞的古義。如"縣官"一詞，都知道是指縣級官員。但上古時可以指天子，可以泛指朝廷或政府官員，知道的人可能就不多了。

3. 詞義的轉移

詞義的轉移指詞的古今意義所表示的概念不同，即從這個轉移到了另一個。今義產生後，古義不復存在，但二者又存在着一定的聯繫。例如：

腳 古義曾爲小腿。《說文·肉部》："腳，脛也。"段玉裁注："東方朔傳曰：結股腳，謂跪坐之狀，股與腳以郤爲中。"股（大腿）和腳在郤（膝）的兩邊，"腳"當指"小腿"無疑。下文又注："膝下踝上曰脛。"指明就是小腿。司馬遷《報任安書》："孫子臏腳，兵法脩列。"臏是古代肉刑之一，即剔去膝蓋骨。與膝交接的是小腿，而不是足，故"腳"指的是小腿。《素問·水熱穴論》："三陰之所交結於腳也。"三陰指足太陰、足少陰、足厥陰，其所交之處正是小腿。後來"腳"的詞義轉移爲"足"，如《千金要方·論風毒狀》："然此病發，初得先從腳起，因即脛腫。""腳"與"脛"對言，此處的"腳"應指"足"。"腳"的原始義"小腿"現已不再存在，但與其後起義"足"屬人體相鄰的部位，古今意義之間存在着一定的聯繫。

涕 《說文·水部》："涕，泣也，"段玉裁注："按'泣也'二字，當作'目液也'三字，轉寫之誤也。"目液即眼淚，故"涕"的古義爲眼淚。古代表示"鼻涕"義另用"泗"或"洟"。如《詩·澤陂》："寤寐無爲，涕泗滂沱。"毛傳："自目曰涕，自鼻曰泗。"《易·萃卦》："齎咨涕洟。"孔穎達疏："自目出曰涕，自鼻出曰洟。"故《史記·扁鵲倉公列傳》"流涕長潸"的"涕"是指眼淚，而非鼻涕。後"淚"字出，逐漸取代表示"眼淚"義的"涕"，如《戰國策·燕策三》："高漸離擊築，荊軻和而歌，爲變徵之聲，士皆垂淚涕泣。"垂淚涕泣即掉眼淚，涕泣即哭泣。大約到了漢代，"涕"義亦便逐漸轉移爲"鼻涕"，如《素問·解精微論》："腦者，陰也；髓者，骨之充也。故腦滲爲涕。"唐代王冰注："鼻竅通腦，故腦滲爲涕，流於鼻中矣。"漢代王褒《僮約》："目淚下落，鼻涕長一尺。"現在的"涕"，其"眼淚"義表現在感激涕零、痛哭流涕等固定詞語中，而其常用義則爲鼻涕。當然，古義"眼淚"與今義"鼻涕"都是面竅的分泌物，在意義上存在一定的聯繫。

走 《說文·走部》："走，趨也。"《釋名》："徐行曰步，疾行曰趨，疾趨曰走。"可見 "走"的古義相當於今義的"奔跑"。《靈樞·天年》："人生十歲，五藏始定，血氣已通，其氣在下，故好走。"這個"走"字用的就是"奔跑"義。後來"走"的這一古義在通語中消失，轉移爲"行走"的意思，相當於古代的"步"。現在"走"的"奔跑"義保留在奔走相告、走馬觀花等成語中，其古今意義之間具有一定的聯繫。

湯 本指熱水、沸水。《說文·水部》："湯，熱水也。"《論語·季氏》："見善如不及，見不善如探湯。"劉寶楠《正義》："探湯者，以手探熱。"《素問·逆調論》："人有身寒，湯火不能熱，厚衣不能溫。"文中的"湯"即用本義。後來轉移爲"食物加水煮熟後的液汁"義，如菜湯、米湯之類。

犧牲 古時祭祀用牲的通稱。色純爲犧，體全爲牲。《周禮·牧人》："凡祭祀，共其犧牲。"《左傳·莊公十年》："犧牲玉帛，弗敢加也，必以信。"今轉移爲捨棄、捐棄之義。

行李 上古指使者，掌出使聘問，接待賓客。《左傳·僖公三十二年》："若舍鄭以爲東道主，行李之往來，共（供）其乏困。"晉代杜預注："行李，使人也。"今義則轉移，指出門所帶的包裹、箱子等。

詞義的轉移，其方式和結果都比較複雜。有人認爲，詞義轉移除了概念的轉移，還應包括詞義感情色彩的轉移。因爲詞從感情色彩上說，可分爲褒義詞、貶義詞、中性詞。從古到今，有的詞義的感情色彩起了變化。如"復辟"，古代是指失位君主的復位，是褒義詞；現多指國家政權落到舊制度的政治代表手裏，是貶義詞。又如"鍛煉"，古代可比喻枉法陷人於罪，爲貶義詞。《漢書·韋彪傳》："鍛煉之吏，持心近薄。"現在"鍛煉"的這一古義已消失，今義多指不斷實踐而得到提高，是褒義詞。

常 用 詞（三）

斃 ①（bì畢）向前仆倒。《說文》：“斃，頓仆也。”②敗壞。《四時》：“謹禱斃梗。”

材 ①木材，木料。《說文》：“材，木梃也。”《靈樞·五變》：“匠人磨斧斤礪刀，削斫材木。”②有才能之人。《四時》：“聚彼羣材。”③才能，能力。《素問·上古天眞論》：“人年老而無子者，材力盡邪？將天數然也？”④通“裁”，安排。《國語·晉語四》：“官師之所材也，戚施直鎛。”

昌 ①美善。《說文》：“昌，美言也。”②昌盛。《四時》：“國家乃昌。”③美好貌。《詩·猗嗟》：“猗嗟昌兮， 頎而長兮。”④物。《莊子·在宥》：“今夫百昌皆生於土而返於土。”

衝 ①交通要道。《說文》：“衝，通道也。”《靈樞·淫邪發夢》：“（厥氣）客於小腸，則夢聚邑衝衢。”②衝擊，碰撞。《虛實》：“進而不可禦者，衝其虛也。”③向上衝。駱賓王《易水送別》：“壯士髮衝冠。”④穿，刺。宋玉《風賦》：“及其將衰也，被麗披離，衝孔動楗。”⑤衝脈，人體奇經八脈之一。《素問·上古天眞論》：“任脈通，太衝脈盛。”王冰注：“衝爲血海。”

除 ①臺階。《說文》：“除，殿陛也。”②剷除，去掉。《五蠹》：“人主不除此五蠹之民。”③修治。《四時》：“修除神位。”又：“除急漏田廬。”④授職，任命官職。李密《陳情表》：“除臣洗馬。”

芻 ①割草。《說文》：“芻，刈艸也。”②餵牲口之草。《詩·綢繆》：“綢繆束芻，三星在隅。”③飼養。《法儀》：“此以莫不芻牛羊，豢犬豬。”④食草的牲口，牛羊曰芻。《曾子天圓》：“宗廟曰芻豢，山川曰犧牷。”⑤草野之人。《陳書·周弘列傳》：“如使芻言野說，少陳於聽覽。”

存 ①存問，撫恤。《說文》：“存，恤問也。”《禮記·月令》：“養幼少，存諸孤。”②生存，存在。《老子六章》：“是以聖人後其身而身先，外其身而身存。”③察，省。《修身》：“見善，修然必以自存也。”

盜 ①盜竊，偷取。《說文》：“盜，私利物也。”《繫辭》：“慢藏誨盜。”《修身》：“竊貨曰盜。”②盜竊之人。《大同》：“是故謀閉而不細興，盜竊亂賊而不作。”《兼愛》：“盜賊無有。”③指地位低賤的小人。《詩·巧言》：“君子信盜，亂是用暴。”

德 ①升，登。《說文》：“德，升也。”②道德，德行。《老子列傳》：“老子修道德。”《繫辭上》：“易簡之善配至德。”③美德。《中庸》：“知、仁、勇三者，天下之達德也。”④恩惠。《秋水》：“嚴乎若國之有君，其无私德。”⑤施恩惠。《許行章》：“使自得之，又從而振德之。”

敵 ①仇敵。《說文》：“敵，仇也。”《五蠹》：“外內稱惡，以待強敵，不亦殆乎？”②對抗。《孟子·梁惠王下》：“此匹夫之勇，敵一人者也。”③對等，雙方勢均力敵。《謀攻》：

"敵則能戰之。"

雕 ①一種猛禽。《說文》："雕，鷻也。"②剽悍。《史記·貨殖列傳》："大與趙代俗相類，而民雕捍少慮。"③雕鏤。《荀卿列傳》："雕龍奭。"④通"凋"。衰落，凋零。《四時》："是故春行冬政則雕。"

瀆 ①溝渠。《說文》："瀆，溝也，一曰邑中溝。"《四時》："修溝瀆。"②四瀆：指長江、黃河、淮河、濟水四條河流。《爾雅·釋水》："江、河、淮、濟爲四瀆。四瀆者，發源注海者也。"③通"黷"，貪。《左傳·昭公十三年》："晉有羊舌鮒者，瀆貨無厭。"④通"殰"，壞。《韓非子·八經》："廢置無度則權瀆。"⑤（dòu）通"竇"，洞。《左傳·襄公三十年》："晨，自墓門之瀆入。"

遁 ①逃走，逃避。《說文》："遁，遷也，一曰逃也。"《四時》："捕姦遁、得盜賊者有賞。"②沈溺。《本生》："幸而得之則遁焉。遁焉，性惡得不傷？"高誘注："遁，流逸不能自禁也。"③隱匿。《離騷》："初既與余成言兮，後悔遁而有他。"王逸注："遁，隱也。"

蕃 ①茂盛。《說文》："蕃，草茂也。"《洪範》："庶草蕃廡。"②繁衍，繁殖。《晉侯有疾》："而蕃育其子孫。"《四時》："百蟲乃蕃。"③通"薠"，草名。《山海經·西山經》："陰山，上多穀無石，其草多茆蕃。"④（fān 帆）通"藩"，籬笆，引申爲屏障。《詩·崧高》："四國于蕃，四方于宣。"⑤附屬。《周禮·秋官大行人》："九州之外謂之蕃國。"⑥頰後耳前的部位。《靈樞·五色》："蕃，頰側也。"

鈇 ①切草器，卽鍘刀。《說文》："鈇，斫莝刀也。"②斧頭。《列子·說符》："人有亡鈇者。"③鈇鉞，謂刑具。《孫子列傳》："約束既布，乃設鈇鉞。"

福 ①保佑。《說文》："福，佑也。"《法儀》："愛人利人者，天必福之。"②古稱富貴壽考等爲福。《洪範》："五福：一曰壽，二曰富，三曰康寧，四曰攸好德，五曰考終命。"③吉利，與"禍"相對。《秋水》："寧於禍福。"④祭祀用的酒肉。《國語·晉語》："今夕君夢見齊姜，必速祠而歸福。"

輔 ①面頰。《說文》："輔，人頰車也。"《左傳·僖公五年》："輔車相依，唇亡齒寒。"②車輪外側增縛的兩條直木。《詩·正月》："其車既載，乃棄爾輔。"③輔佐，協助。《謀攻》："夫將者，國之輔也。"《孔子世家》："王之輔相有如顏回者乎？"④指京城附近的地區。《文選·升天行》："家世宅關輔，勝帶宦王城。"

赴 ①奔赴。《說文》："赴，趨也。"《孫子列傳》："雖赴水火猶可也。"《漁父》："寧赴湘流，葬於江魚之腹中。"②奔告喪事。《左传·文公十四年》："頃王崩，周公閱與王孫蘇爭政，故不赴。"③通"仆"，倒仆。《管子·輕重》："勿使赴於溝澮之中。"集校："赴，讀爲仆。"

復 ①返回。《說文》："復，往來也。"《晉靈公不君》："宣子未出山而復。"②回復，使之回來。《四時》："復亡人。"③重復。《虛實》："故其戰勝不復。"④反轉。《老子六章》："學不學，復衆人之所過。"⑤（fù）又。《大同》："言偃復問。"⑥告，回答。《書·說命上》："說復于王。"⑦報復。《左傳·定公四年》："我必復楚國。"⑧免除賦稅或勞役。《荀子·議兵》："中試，則復其戶，利其田宅。"⑨通"複"。《史記·秦始皇本紀》："爲復道，自阿房渡渭，屬之咸陽。”

賦　①徵收田地稅。《說文》：“賦，斂也。”②田賦。《書·禹貢》：“厥田惟上下，厥賦中上。”③授與，給與。《四時》：“賦爵列。”《五行》：“總別列爵，論賢不肖士吏，賦秘，賜賞於四境之內。”④朗誦或吟詠詩篇。《邵公諫厲王弭謗》：“瞍賦。”⑤詩歌的表現手法之一。《周禮·大師》：“教六詩：曰風，曰賦，曰比，曰興，曰雅，曰頌。”⑥古代一種文體。班固《兩都賦序》：“賦者，古詩之流也。”

甘　①美味。《說文》：“甘，美也。”②感到甘甜。《論語·陽貨》：“食旨不甘。”《孫子列傳》：“食不甘味。”③甘願，樂意。《齊風·雞鳴》：“甘與子同夢。”④嗜好。《書·五子之歌》：“甘酒嗜音。”⑤鬆，寬。《莊子·天道》：“徐則甘而不固，疾則苦而不入。”

幹　①能做事。《集韻》：“幹，能事也。”②有武力才幹之人。《四時》：“賞彼群幹。”③木之身。《易·乾·文言》：“貞者，事之幹也。”④身體。宋玉《楚辭·招魂》：“魂兮歸來！去君之恒幹，何爲四方些？”

梗　①樹名，山榆。《說文》：“梗，山枌榆，有朿，莢可爲蕪也。”②植物的枝莖。沈括《夢溪筆談》二四：“揉芋梗傅之則愈。”③強硬，正直。《商君書·賞刑》：“強梗焉，有常刑而不赦。”④梗塞。《四時》：“謹禱獘梗。”⑤病，災害。《詩·桑柔》：“誰生厲階，至今爲梗。”

功　①功勞。《說文》：“功，以勞定國也。”②功績。《四時》：“是故上見成事而貴功。”《天論》：“天職既立，天功既成，形具而神生。”③效，效驗。《臨證指南醫案·虛勞》：“生旺之氣已少，藥難奏功。”④功用，成效。《秋水》：“以功觀之，因其所有而有之，則萬物莫不有。”⑤力氣，功夫。《千金翼方·婦人求子》：“婦人之病難療，比之丈夫十倍費功。”⑥喪服名。大功喪期九月，小功喪期五月。

詬　①恥辱。《說文》：“詬，謑詬，恥也。”《左傳·定公八年》：“公以晉詬語之。”②詬罵。《法儀》：“率以詬天侮鬼。”

孤　①幼而喪父之孤兒。《說文》：“孤，無父也。”《四時》：“論幼孤。”《大同》：“矜寡孤獨廢疾者皆有所養。”②孤獨。陶潛《歸去來辭》：“撫孤松而盤桓.”③古代王侯的謙稱。《左傳·桓公十三年》：“楚子曰：‘孤之罪也。’”④辜負。《三國志·蜀書·先主傳》：“常恐殞沒，孤負國恩。”

寡　①少。《說文》：“寡，少也。”《法儀》：“天下之爲父母者衆，而仁者寡。”②古代王侯自謙之詞。《扁鵲倉公列傳》：“桓侯曰：‘寡人無疾。’”③老而無夫曰寡。《大同》：“矜寡孤獨廢疾者皆有所養。”

規　①圓規，畫圓形的工具。《法儀》：“爲圓以規。”②法度，法則。《溫病條辨·凡例》：“大匠誨人，必以規矩。”③規劃，謀劃。《國語·周語》：“昔我先王之有天下也，規方千里以爲甸服。”④規勸，規諫。《邵公諫厲王弭謗》“近臣盡規。”⑤通“窺”，窺測。《管子·君臣上》：“大臣假于女之能以規主情。”⑥指常人春時的脈象。《素問·陰陽應象大論》：“觀權衡規矩，而知病所主。”王冰注：“規謂圓形。”《脈要精微論》：“以春應中規。”

詭　①責成，要求。《說文》：“詭，責也。”《漢書·酷吏傳》：“皆貰其罪，詭令立功以自贖。"②欺詐。《管子・法禁》："行辟而堅，言詭而辨。"③詭異，不同。《管子・法禁》："詭俗異禮，大言法行。"④違反。《四時》："詭則生禍。"

貴 ①物價高。《說文》："貴，物不賤也。"②崇尚，重視。《老子六章》："不貴難得之貨。"③寶貴，珍貴。《素問・寶命全形論》："天覆地載，萬物悉備，莫貴於人。"④地位尊高。《繫辭上》："崇高莫大乎富貴。"⑤主要，主要的。《素問・靈蘭秘典論》："願聞十二藏之相使，貴賤如何？"。

國 ①封國。《說文》："國，邦也。"《兼愛》："諸侯之相攻國者。"《大學》："家齊而后國治，國治而后天下平。"②都城。《許行章》："從許子之道，則市賈不貳，國中無偽。"③中國：指中原一帶。《許行章》："獸蹄鳥迹之道，交於中國。"

毫 ①毫毛。《素問・玉機真藏論》："風寒客於人，使人毫毛畢直。"《老子六章》："生於毫末。"②毛筆。陸機《文賦》："或含毫而邈然。"③重量和長度的小單位，一厘的十分之一。《筆花醫鏡鍾序》："所謂失之毫釐，謬以千里，誠不我欺。"

耗 ①少，與"豐"相對。《广雅・释诂》："耗，減也。"《禮記・王制》："視年之豐耗。"②損耗，消耗。《四時》："行冬政則耗。"③輕用曰耗。《素問・上古天真論》："以耗散其真。"④（mào）通"眊"，不明，昏亂。《漢書・景帝紀》："不事官職耗亂者，丞相以聞，請其罪。"⑤(máo)無，沒有。《漢書・高惠高后文功臣表序》："訖于孝武后元之年，靡有孑遺，耗矣。"

豢 ①飼養豬狗。《說文》："豢，以穀圈養豕也。"《法儀》："此以莫不芻牛羊，豢犬豬。"②犬豕曰豢。《曾子天圓》："宗廟曰芻豢，山川曰犧牷。"③以利收買籠絡人。《左傳・襄公十一年》："吳人皆喜，惟子胥懼曰：'是豢吳也夫！'"

毀 ①破壞，毀壞。《說文》："毀，缺也。"《列子・謀攻》；"毀人之國，而非久也。"②毀棄。《繫辭上》："乾坤毀，則無以見易。"③毀謗。《法儀》："後世子孫毀之。"

惛 ①同"惽"，迷亂，糊塗。《四時》："使不能爲惛。"②（mèn）通"悶"，鬱悶。《本生》："上爲天子而不驕，下爲匹夫而不惛。"高誘注："惛，讀憂悶之悶。"

貨 ①貨物，財物。《說文》："貨，財也。"《老子六章》："不貴難得之貨。"《五行》："在海濱通貨積財。"②貨幣，錢。《漢書・食貨志下》："其貨不行。"③賄賂，行賄。《孟子・公孫醜下》："無處而餽之，是貨之也。"④貨賈（gǔ）：指投機的商業活動。《五蠹》："姦財貨賈得用於市，則商人不少矣。"⑤管理人民物用的官員。《洪範》："八政：一曰食，二曰貨，三曰祀，四曰司空，五曰司徒，六曰司寇，七曰賓，八曰師。"⑥出賣，出售。《串雅序》："貨藥吮舐。"

禍 ①災難。《說文》："禍，害也，神不福也。"《四時》："刑德合於時則生福，詭則生禍。"②降災禍。《法儀》："惡人賊人者，天必禍之。"③罪過。《荀子・成相》："罪禍有律。"

穫 ①收割穀物，收穫。《說文》："穫，刈穀也。"《墨子・貴義》："舍言革思者，是猶舍穫而攓粟也。"②收成。《管子・權修》："一樹一穫者，穀也。"

賈 ①（gǔ）做買賣。《說文》："賈，賈市也。"《管子列傳》："吾始困時嘗與鮑叔賈。"②謂貨賣之人。《老子列傳》："良賈深藏若虛。"③謀求，招致。《左傳・桓公十年》："吾焉用此？其以賈害也。” ④（jià）價錢，價格。《論語·子罕》：“求善賈而沽諸？” ⑤（jiǎ）姓。《急就篇》：“許終古，賈文倉。”顏師古注：“賈本姬姓之國，晉吞滅之，其後稱賈氏。”

彊 ①（qiáng）堅強。《說文》：“彊，弓有力。”《武王踐阼》：“凡事不彊則枉弗敬。”《扁鵲易心》：“汝志彊而氣弱。”按：後此義通用“強”。②加強。《天論》：“彊本而節用，則天不能貧。” ③（qiǎng）勉強，勉勵。《老子列傳》：“彊爲我著書。”《本生》：“肥肉厚酒，務以自彊，命之曰爛腸之食。” ④（jiàng）倔強，不隨和，強硬不可親近。《洪範》：“平康正直，彊弗友剛克，燮友柔克。”

交 ①脛。《說文》：“交，脛也。”②結交，交往。《論語十則》：“與朋友交，而不信乎？” ③近，指眼前。《養生論》：“交賒相傾。”④交錯。《許行章》：“獸蹄鳥迹之道，交於中國。”⑤交合。《雜氣論》：“氣交之中。”⑥相互。副詞。《兼愛》：“交相惡則亂。”《新修本草序》：“中外交侵，形神分戰。”

驕 ①馬高六尺曰驕。《說文》：“驕，馬高六尺爲驕。”②雄壯。高適《贈別王七十管記》：“星高漢將驕，月盛胡兵銳。”③高傲，傲慢。《老子列傳》：“去子之驕氣與多欲。”④鄙視。《五蠹》：“志意修則驕富貴，道義重則輕王公。”⑤寵愛。《孫子·地形》：“譬若驕子，不可用也。”

角 ①獸角。《說文》：“角，獸角也。”《王孫圉論楚寶》：“龜珠角齒。”按：角可以做弓弩之構件。②角落，物體兩個邊沿相接的地方。《易·晉》：“上九，晉其角。”③古代樂器，多用於軍中。李賀《雁門太守行》：“角聲滿天秋色裏，塞上燕脂凝夜紫。”④星宿名，二十八宿之一。《素問·五運行大論》：“奎壁角軫，則天地之門戶也。”⑤（jué）角逐，較量。《虛實》：“角之而知有餘不足之處。”⑥古代盛酒的器皿。《禮記·禮器》：“尊者舉觶，卑者舉角。”⑦古代五聲音階的第三音。《周禮·春官大師》：“皆文之以五聲，宮，商，角，徵，羽。”

窌 ①（jiào）地窖。《說文》：“窌，窖也。”《四時》：“辟故窌。”②（liáo）深空貌。《文選·長笛賦》：“廖窌巧老，港洞坑谷。”③（liù）石窌，地名。《左傳·成公二年》：“予之石窌。”④（pào）南窌，地名。《漢書·公孫賀傳》：“以車騎將軍從大將軍青出，有功，封南窌侯。”

罝 ①（jū 苴）捕獸的網。《說文》：“罝，兔網也。”《四時》：“五政曰：令禁罝設禽獸，毋殺飛鳥。”③引申爲網住，捉住。王融《檢覆三業篇頌》：“不圖厥始，逸馬難罝。”

軍 ①軍隊，軍隊編制單位，五旅爲師，五師爲軍。《說文》：“軍，圜圍也。四千人爲軍。從包省，從車。車，兵車也。”《論語十則》：“子曰三軍可奪帥也，匹夫不可奪志也。”《謀攻》：“全軍爲上。”②駐紮。《左傳·桓公六年》：“楚武王侵隨，使薳章求成焉，軍於瑕以待之。” ③充軍，古代一種刑罰，把罪犯流放到邊遠地區去當兵或服勞役。《明史·刑法》：“而軍有終身，有永遠。”

攈 ①拾取。《說文》：“攈，拾也。”《墨子·貴義》：“舍言革思者，是猶舍穫而攈粟也。”②攈摭：摘取。《漢書·刑法志》：“於是相國蕭何攈摭秦法，取其宜於時者，作律九章。”

窺 ①竊視，窺測。《說文》："窺，小視也。"《虛實》："無形則深間不能窺。"②希望達到某種境界。王安石《奉酬永叔見贈》："他日若能窺孟子，終身何敢望韓公。"③（kuǐ）通"跬"，半步。《漢書·息夫躬傳》："京師雖有武蠡精兵，未有能窺左足而先應者也。"

虧 ①虧損。《說文》："虧，氣損也。"②損害。《兼愛》："故虧父而自利。"③虧負，辜負。《後漢書·王允傳》："責輕罰重，有虧衆望。"④幸虧，多虧。關漢卿《玉鏡臺》："你常好是吃贏不吃輸，虧的我能說又能做。"

李 ①水果。《說文》："李，果也。"②姓氏。《本草綱目原序》："李君用心嘉惠何勤哉！"③行李：外交使節。《左傳·僖公三十年》："行李之往來，共其乏困。"④通"理"，獄官，法官。《五行》："后土辯乎北方。故使爲李。"

僇 ①好貌。《說文》："僇，好貌也。"②（lù）通"戮"，耻辱。《法儀》："身死爲僇於天下。"③通"戮"，殺戮。《書·甘誓》："弗用命，僇於社。"《大學》："有國者不可以不慎，辟則爲天下僇矣。"

路 ①道路。《說文》："路，道也。"《離騷》："曰黃昏以爲期兮，羌中道而改路。"②大，指大殿。《馬蹄》："雖有義臺、路寢，無所用之。"③宋元時代行政區域名。宋代的"路"相當於現代的"省"，元代的"路"相當於現代的"地區"。辛棄疾《論荊襄上流爲東南重地》："荊與襄兩路，道里相去甚遠。"④車。《周禮·巾車》："王之五路。"⑤通"露"，羸弱。《晉侯有疾》："勿使有所壅閉湫底，以路其體。"⑤通"露"，敗，疲敝。《四時》："國家乃路。"

閭 ①里巷之門。《說文》："閭，里門也。"《四時》："修牆垣，周門閭。"②古代鄉村組織單位。《周禮·大司徒》："令五家爲比，使之相保；五比爲閭，使之相受。"③尾閭：古代傳說中大海排泄水之處。《秋水》："尾閭泄之，不知何時已而不虛。"

綸 ①青絲綬帶，古代官吏用以繫印。《說文》："綸，青絲綬也。"《禮記·緇衣》："王言如絲，其出如綸。"②釣絲，釣魚綫。《老子列傳》："遊者可以爲綸。"③整理絲綫。《詩·采綠》："之子于釣，言綸之繩。"④彌綸：包羅，纏裹。《繫辭上》："易與天地准，故能彌綸天地之道。"⑤綸冊：皇帝的册命。江淹《爲蕭重讓揚州表》："複降綸冊，徽采兼明。"⑥（guān）海草名。《爾雅·釋草》："綸似綸，組似組，東海有之。"⑦綸巾：古代用青絲帶做成的頭巾。蘇軾《念奴嬌·赤壁懷古》："羽扇綸巾，談笑間強虜灰飛煙滅。"

名 ①命名。《說文》："名，自命也。"②名稱。《迹府》："疾名實之散亂。"③名聲，名譽。《管子列傳》；"鮑叔不以爲無恥，知我不羞小節而恥功名不顯于天下。"④指稱。《許行章》："蕩蕩乎，民無能名焉。"⑤姓名。《晉靈公不君》："問其名居，不告而退。"⑥名義。《鬐經古方論》："託以叔和之名。"⑦名分。《論語二十章》："必也正名乎？"⑧文字。《儀禮·聘禮》："百名以上書於策。"

謀 ①咨詢疑難。《說文》："謀，慮難曰謀。"《洪範》："汝則有大疑，謀及乃心，謀及卿士，謀及庶人，謀及蔔筮。"②計策，謀略。《謀攻》："故上兵伐謀。"③謀反作亂。《四時》："則民事接勞而不謀。"④奸詐用心。《中庸》："是故謀閉而不興。"⑤合。《秋燥論》："此勝彼負，兩不相謀。"

器 ①器皿。《說文》："器，皿也。"《老子六章》："埏埴以爲器。"②器物。《高祖還鄉》"拿着些不曾見的器仗。"③指身體《傷寒論原序》："賁百年之壽命,持至貴之重器。"④才能,本領。《論語·八佾》:"管仲之器小哉!"⑤器用。《人情》:"禮義以爲器。"

巧 ①技藝高。《說文》:"巧,技也。"《法儀》:"巧者能中之。"②美好貌。《詩·碩人》:"巧笑倩兮。"③欺。《淮南子·本經》:"飾智以驚愚,設詐以巧上。"④善於取巧作僞。《離騷》:"固時俗之工巧兮,偭規矩而改錯。"⑤切脈而知病情。《難經·六十一難》"切脈而知之謂之巧。"《局方發揮》:"古人以神聖工巧言醫。"

屈 ①無尾。《說文》:"屈,無尾也。"②屈服。《謀攻》:"不戰而屈人之兵,善之善者也。"③委屈,冤屈。《史記·淳於髡列傳》:"滑稽多辯,數使諸侯,未常屈辱。"④彎曲。《武王踐阼》:"弓之銘曰:屈伸之義,廢興之行,無忘自過。"⑤(jué)竭,窮盡。《荀子·王制》:"使國家足用,而財物不屈。"

趨 ①快步走。《說文》:"趨,走也。"《常樅有疾》:"過喬木而趨。"《檀弓》:"降,趨而出。"《晉靈公不君》:"其右提彌明知之,趨登。"②赴,前往。《虛實》:"後處戰地而趨戰者勞。"③(qú)旨趣,旨意。《孟子·告子下》:"三子者不同道,其趨一也。"④(qù)通"促",催促,督促。《荀子·王制》:"勸教化,趨孝弟。"⑤急促。《漢書·高帝紀上》:"令趨銷印。"⑥迫促,短促。《禮記 樂記》:"衞音趨數煩志。"⑦就,謂禮遇。《顏斶說齊王》:"斶對曰:'夫斶前爲慕勢,王前爲趨士。"⑧通"取",指君之所取。《五蠹》:"法、趨、上、下,四相反也。"

埏 ①(yán)大地邊際。《說文》:"埏,八方之地也。"《史記·司馬相如列傳》:"上暢九垓,下坼八埏。"②墓道。《文選·潘岳哀永逝文》:"棺冥冥兮埏窈窕。"③(shān)以水和泥。《老子六章》:"埏埴以爲器。"

賞 ①獎賞,賞賜。《說文》:"賞,賜有功也。"《四時》:"賞彼群幹。"②賜予,贈予。《四時》:"信明聖者,皆受天賞。"③欣賞,玩賞。杜甫《曲江詩之二》:"傳語風光共流轉,暫時相賞莫相違。"

赦 ①捨棄,棄置。《說文》:"赦,置也。"②赦免。《四時》:"解怨赦罪。"③減免租賦。《漢書·食貨志》:"足支一歲以上,可時赦,勿收民租。"

愼 ①謹愼,小心。《說文》:"愼,謹也。"《四時》:"愼使能而善聽信之。"②愼重。《晉侯有疾》:"古之所愼也。"

聲 ①聲音。《說文》:"聲,音也。"《靈樞·憂恚無言》:"舌者,音聲之機也。"②單音謂之聲。《老子六章》:"音聲相和。"③五聲:宮、商、角、徵、羽。《馬蹄》:"五聲不亂,孰應六律?"④名譽,名聲。《素問注序》:"華葉遞榮,聲實相副。"⑤言語,音訊。《史記·樂毅列傳》:"臣聞古之滅亡,交絕不出惡聲。"

繩 ①繩子。《說文》:"繩,索也。"②打直線之工具。《法儀》:"直以繩。"③標準,法則。《局方發揮》:"仲景諸方,實萬世醫門之規矩準繩也。"④糾正。《本草綱目原序》:"複者芟之,闕者緝之,訛者繩之。"⑤約束。《舊唐書·陸長源傳》:"欲以峻法繩驕兵。"⑥稱讚。《呂氏春秋·古樂》:"以繩文王之德。"⑦繼承。《詩·下武》:"昭茲來許,繩其祖武。"

失 ①縱。《說文》:"失,縱也。"②遺失,喪失。《老子六章》:"執者失之。"《外揣》:

"不失陰陽也。"③失誤，誤治。《醫師章》："十全爲上，十失一次之，十失二次之，十失三次之，十失四爲下。"④不自禁，忍不住。宋之問《牛女詩》："失喜先臨鏡，含羞未解羅。"

實 ①財富，財物。《說文》："實，富也。从宀貫。貫爲貨物。"《左傳·文公十八年》："聚斂積實。"②植物果實。《秋燥論》："天香遍野，萬寶垂實。"③俸祿。《晏子不死君難》："臣君者，豈爲其口實？"④堅實，充實，與"虛"相對。《孫子·虛實》："兵之形，避實而擊虛。"⑤實物，與"名"相對。《迹府》："疾名實之散亂。"⑥確實，誠。《傷寒論序》："夫欲視死別生，實爲難矣！"⑦通"寔"，是。《詩·燕燕》："瞻望弗及，實勞我心。"⑧實沈：古人名，高辛氏之子。《晉侯有疾》："遷實沈于大夏，主參，唐人是因，以服事夏、商。"

恃 ①依賴，憑藉。《說文》："恃，賴也。"《老子六章》："爲而不恃。"《大醫精誠》："醫人不得恃己所長，專心經略財物。" ②持。《莊子·徐無鬼》："恃源而往者也。"

孰 ①煮熟。《說文》："孰，食飪也。"《禮記·禮運》："腥其俎，孰其殽。"按：此義後作"熟"。②疑問代詞，誰，什麼。《四時》："孰知之哉？"《檀弓》："又因以爲利，而天下孰能說之？"

樹 ①生植之總名。《說文》："樹，生植之總名。"②種植。《四時》："耕芸樹藝。"《中庸》："人道敏政，地道敏樹。"③樹立，建立。《書·泰誓下》："樹德務滋，除惡務本。"④屏風。《爾雅·釋宮》："屏謂之樹。"

死 ①死亡，與"生"相對。《說文》："死，澌也。"按：鄭玄《禮記·曲禮》"庶人曰死"注："死之言澌也，精神澌盡也。"《類經序》："夫人之大事，莫若死生。"②熄滅，止息。《莊子·齊物論》："形固可使如槁木，而心固可使如死灰乎？"③月半以後謂之死。《虛實》："月有死生。"④呆板，不靈活。《本草正義·白芍》："非可執死法以困活人者也。"

隨 ①隨從。《說文》："隨，從也。"②跟從。《老子六章》："前後相隨。"③追逐。《易·隨》："九四，隨有獲。"④聽任。《史記·魏世家》："聽使者之惡之，隨安陵氏而亡之。"⑤針法之一。針尖隨着經氣去的方向刺入爲隨，屬補法。《諸家得失策》："究之以主客標本之道、迎隨開闔之機。"⑥通"遂"，如意，順心。《巢氏病原》："風痱之狀，身體無痛，四肢不收，神智不亂，一臂不隨。"⑦（duò）通"惰"，懈怠。《管子·形式解》："臣下隨而不忠。"

外 ①遠。《說文》："外，遠也。"②外面，與"内"、"裏"相對。《素問·陰陽應象大論》："陰在内，陽之守也，陽在外，陰之使也。" ③把自身置於名利之外。《老子六章》："外其身而身存。"④超過，超出。《醫學心悟·寒熱虛實陰陽表裏辨》："病情既不外此。"⑤表面上。《溫病條辨蘇序》："外是纏一家言，爭著爲書，曾未見長沙之項背者比比。"⑥疏遠。《五蠹》："以其不收也外之，而高其輕世也。"⑦指外交活動。《五蠹》："治強不可責於外，内政之有也。"

無 ①豐。《說文》："無，豐也。《商書》曰：庶艸繁無。"按："無"乃"蕪"本字。②沒有。《老子六章》："故有無相生。"《迹府》："今使龍去之，則無以教焉。"③不論，不計較。《齊書·褚澄傳》："褚澄，善醫術，療之無貴賤。"④副詞，通"勿"，不，不要。

《虛實》："敵雖衆，可使無鬥。"《素問·五常政大論》："無勝勝，無虛虛，而遺人無殃。"⑤副詞，未。《荀子·正名》："外危而不内恐者，無之有也。"

伍 ①相參伍。《說文》："伍，相參伍也。"②古代軍隊編制單位，五人爲伍。《韓非子·顯學》："猛將必發於卒伍。"③士兵的行列。《孟子·公孫丑下》："一日而三失伍。"④古代居民組織單位，五家爲伍。晁錯《募民徙塞下疏》："使五家爲伍，伍有長。"⑤同夥。《史記·淮陰侯列傳》："生乃與噲等爲伍。"

祥 ①福。《說文》："祥，福也。"②幸福，吉祥。《法儀》："殺不辜者，得不祥焉。"③吉祥之預兆。《莊辛說楚襄王》："將以爲楚國祅祥乎？"④喪失祭名。《禮記·檀弓》："孔子既祥，五日彈琴而不成聲，十日而成笙歌。"⑤通"詳"，詳細。《論六家要旨》："常竊觀陰陽之術，大祥而衆忌諱，使人拘而多畏。"《漢書·司馬遷傳》作"詳"。

刑 ①懲罰。《說文·井部》："刑，罰辠人也。"《四時》："刑德者，四時之合也。"②克賊，殘傷。"木火刑金"《素問·平人氣象論》："腎見戊已死。"王冰注："戊己爲土，刑腎水也。"③儀型，典型。《詩·文王》："儀刑文王，萬邦做孚。"④鑄造器物的模子。《荀子·強國》："刑範正，金錫美，工治巧，火得齊，剖刑而莫邪也。"⑤盛羹的器皿。《論六家要旨》："啜土刑。"

學 ①覺悟。《說文》："學，覺悟也。"②學習。《許行章》："子是之學，亦爲不善變矣。"③學術。《溫病條辨敘》："我朝治治學明。"④學問，學說，學派。《莊子·天下》："百家之學，時或稱而道之。"⑤謂老師。《法儀》："當皆法其學，奚若？"

徇 ①（xùn）示衆。《說文》："徇，行示也。"《孫子列傳》："遂斬隊長二人以徇。"②奪取。《史記·項羽本紀》："廣陵人召平於是爲陳王徇廣陵，未能下。"③謀求，營求。《傷寒雜病論序》："不固根本，忘軀徇物。"④迅疾，敏慧。《素問·上古天眞論》："幼而徇齊。"王冰注："徇，疾也。"⑤（xún）通"巡"，巡行。《書·泰誓》："王乃徇師而誓。"⑥順從，曲從。《史記·項羽本紀》："今不恤士卒而徇其私，非社稷之臣也。"⑦環繞。《後漢書·班固傳》："徇以離殿別寢。"

焉 ①鳥名。《說文》："焉鳥，黄色，出於江淮，象形。"②之。代詞。《養生主》："然則吊焉若此，可乎？"《顏斶說齊王》："夫玉生於山，制則破焉。"③於之。兼詞。《繫辭上》："聖人設卦觀象，繫辭焉而明吉凶。"《大學》："心不在焉，視而不見，聽而不聞，食而不知其味。"④猶"乃"。《兼愛》："必知亂之所自起，焉能治之。"⑤何。疑問代詞。《論語十則》："子曰：焉用佞？"《晉侯夢大厲》："彼良醫也，懼傷我，焉逃之？"⑥語氣助詞。《溫病條辨敘》："其餘五氣，概未之及，是以後世無傳焉。"《秋水》："於是焉河伯欣然自喜。"⑦猶"呢"。疑問詞。《傷寒論序》："皮之不存，毛將安附焉？"⑧犹"然"。詞尾。《論語十則》："瞻之在前，忽焉在後。"

依 ①憑藉，依靠。《說文》："依，倚也。"《書·君陳》："無依勢作威。"②依照。《法儀》："放依以從事，猶逾己。"③依從，與"違"相對。《詩·小旻》："謀之不臧，則具是依。"④譬喻。《禮記·學記》："不學博依，不能安詩。"

儀 ①法度。《說文》："儀，度也。"②禮節，儀式。《法儀》："天下從事者，不可以無法儀。"③容貌，舉止。《類經·祝由》："依此威儀勝其褻瀆，寒涼勝於邪火也。"④禮物。徐靈胎《洄溪道情·行醫歎》：“不但分毫無罪，還要藥本酬儀。”⑤儀器。《後漢書·明帝紀》：“正儀度。”⑥端正，規範。用作動詞。《晉侯有疾》：“君子之近琴瑟，以儀節也，非以慆心也。”⑦匹配。《詩·柏舟》：“髧彼兩髦，實爲我儀。”

邑 ①都城，城市。《說文》：“邑，國也。”《贈賈思誠序》：“州邑之間，其有賢牧宰能施刀圭之劑以振起之者乎？”②古代行政區劃名。《法儀》：“今天下無大小國，皆天之邑也。”③通“悒”，憂鬱，鬱滯不暢貌。《太素·十二瘧》：“胸中邑邑。”《素問·刺瘧》作“悒悒”。

意 ①志，在心爲意。《說文》：“意，志也。”《繫辭上》：“書不盡言，言不盡意。”《大學》：“欲正其心者，先誠其意。”朱熹注：“意者，心之所發也。”②意料，料想。《虛實》：“趨其所不意。”③思考，思慮。《局方發揮》：“醫者，意也。”④意旨，旨趣。《素問注序》：“禮儀乖失者，考校尊卑，以光其意。”《標幽賦》：“或不得意而散其學。”⑤通“臆”，胸。《素問·金匱眞言論》：“善爲脈者，謹察五藏六府……藏之心意。”

音 ①樂音。《說文》：“音，聲也。”《本生》：“靡曼皓齒，鄭、衛之音。”②言辭。《詩·谷風》：“德音莫違，及爾同死。”③音訊。《詩·子衿》：“縱我不往，子寧不嗣音。”④聲譽，德音。指好名聲。《齊侯疥痁》：“故《詩》曰：‘德音不瑕。’”

贏 ①姓。《說文》：“贏，少昊氏之姓。”②滿，有餘，與“縮”、“絀”相對。《荀子·非相》：“緩急贏絀。”③長贏，生育。《四時》：“其德喜贏。”又曰：“春贏育。”④勝。《史記·蘇秦列傳》：“困則使太后弟穰侯爲和，贏則兼欺舅與母。”

有 ①不當有而有之。《說文》：“有，不宜有也。《春秋傳》曰：日月有食之。”②有，與“無”相對。《老子六章》：“故有無相生。”又曰：“故有之以爲利，無之以爲用。”③占爲己有。《老子六章》：“生而不有。”④據有。《扁鵲易心》：“於是公扈反齊嬰之室，而有其妻子。”⑤詞頭，無義。《詩·六月》：“有嚴有翼，共舞之服。”⑥通“又”，用于整數與零數之間。《道德經》第五十章：“生之徒十有三，死之徒十有三。”

幼 ①年少。《說文》：“幼，少也。”②幼兒。《四時》：“論幼孤。”《大同》：“使老有所終，壯有所用，幼有所長，矜寡孤獨廢疾者皆有所養。”③（yào）幼妙：微妙曲折。《文選·司馬相如長門賦》：“聲幼妙而復揚。”④幼眇：細弱纏綿。《文選·揚雄長楊賦》：“憎聞鄭衛幼眇之音。”⑤幼眇：美好貌。《漢書·孝武李夫人傳》：“念窮極之不還兮，惟幼眇之相羊。”

逾 ①越過。《說文》：“逾，越進也。”②超越，勝過。《法儀》：“放依以從事，猶逾己。”③愈益，更加。《墨子·所染》：“然國逾危，身逾辱。”④通“偷”，苟且，馬虎。《墨子·修身》：“故君子力事日彊，願欲日逾，設壯日盛，君子之道也。”

鉞 ①古兵器，斧頭。《書·顧命》：“一人冕，執鉞，立於西堂。”《孫子列傳》：“約束既布，乃設鈇鉞。”按：鈇鉞，謂刑具。②星名。《史記·天官書》：“東井爲水事，其西曲星曰鉞。”

遭 ①遇。《說文》：“遭，遇也。”《管子列傳》：“知我不遭時也。”《離騷》：“呂望之鼓刀兮，遭周文而得舉。”②量詞，表行爲的數量。《朱子語類·卷八七》：“所以孔子亦要行一遭問於老聃。”

　　矰 ①繫有絲線的短箭。《說文》："矰，隿射矢也。"《老子列傳》："飛者可以爲矰。"②短箭。《國語·吳語》："白羽之矰。"

　　掌 ①手掌，手心。《說文》："掌，手中也。"《類經序》："推之以理，指諸掌矣。"②掌管，職掌。《四時》："星者掌發。"《醫師》："醫師掌醫之政令，聚毒藥以共醫事。"

　　兆 ①灼龜裂紋。《說文》："兆，灼龜坼也。"②呈現裂紋。《曾子天圓》："龍非風不舉，龜非火不兆。"③徵兆，苗頭。《老子六章》："其未兆易謀。"④數詞，十億爲兆，亦極言衆多。《尚書·呂刑》："兆民賴之。"⑤墓域。《左傳·哀公二年》："素車樸馬，無入于兆。"⑥周極，普及。林億等《新校正針灸甲乙經序》："使皇化兆於無窮，和氣浹而充塞。"

　　政 ①正。《說文》："政，正也。"②政令，時令。《四時》："是故春行冬政則雕。"③治理政事。《中庸》："人道敏政，地道敏樹。"④恰好，只。《世說新語·規箴》："殷覬病困，看人政見半面。"⑤（zhēng）通"征"，徵稅。《周禮·均人》："均人掌均地政。"⑥通"征"，征伐。《大戴禮記·用兵》："諸侯力政，不朝于天子。"

　　之 ①出去。《說文》："之，出也。"②到，往。《墨子之齊》："子墨子北之齊。"《莊辛説楚襄王》："莊辛去，之趙，留五月。"③他。代詞。《許行章》："雖使五尺之童適市，莫之或欺。"④助詞，表修飾。《天瑞》："雖未及嬰孩之全，方於少壯，間矣。"⑤助詞，表領屬。《天瑞》："吾之所以爲樂，人皆有之。"⑥助詞，定語後置的標志。《大醫精誠》："故醫方卜筮，藝能之難精者也。"

　　埴 ①粘土。《說文》："埴，粘土也。"《老子六章》："埏埴以爲器。"②搏土爲坯。《莊子·馬蹄》："陶者曰：'我善爲埴。'"③通"植"。《考工記敍》："搏埴之工二。"

　　走 ①跑。《說文》："走，趨也。"②逃跑。《管子列傳》："吾嘗三戰三走。"③走失，喪失。《五代史平話·梁史上》："諕得尚讓頂門上喪了三魂，腳板下走了七魄。"④散，耗傷。《靈樞·五味論》："辛走氣，多食之，令人洞心。"⑤僕人，亦指地位卑微之人。《串雅序》："李防禦治嗽得官，傳方於下走。"

練 習（三）

一、單項選擇

1. 下列句中加點的詞屬於名詞活用作動詞的是 　　　　　　　　　　　（　　）

　　A. 道可道，非常道。　　　　　　　　　B. 名可名，非常名。

　　C. 道生德，德生正，正生事。　　　　　D. 其學以自隱無名爲務。

2. 下列句子沒有使動用法詞的是 　　　　　　　　　　　　　　　　　（　　）

　　A. 是以聖人後其身而身先　　　　　　　B. 是以聖人處無爲之事

　　C. 形人而我無形　　　　　　　　　　　D. 外其身而身存

3. 下列句中加點的詞不屬於形容詞活用作動詞的是 　　　　　　　　　（　　）

　　A. 不貴難得之貨　　　　　　　　　　　B. 上見成事而貴功

　　C. 上見功而賤　　　　　　　　　　　　D. 故論卑而易行

4. 下列四組漢字中對應關係正確的是 　　　　　　　　　　　　　　　（　　）

　　A. 歡——懽　　　　　　　　　　　　　B. 歎——歡

　　C. 歡——觀　　　　　　　　　　　　　D. 観——歡

5. 下列四組漢字對應關係正確的是 　　　　　　　　　　　　　　　　（　　）

　　A. 悶——闭　　　　　　　　　　　　　B. 悶——闩

　　C. 悶——闲　　　　　　　　　　　　　D. 悶——关

6. 下列四組漢字關係表述不正確的是 　　　　　　　　　　　　　　　（　　）

　　A. 縣——懸：古今字　　　　　　　　　B. 文——紋：通假字

　　C. 雞——鷄：異體字　　　　　　　　　D. 響——响：繁簡字

7. “甃”字注音正確的是 　　　　　　　　　　　　　　　　　　　　　（　　）

　　A. wèng　　　　　　　　　　　　　　 B. wǎ

　　C. zhòu　　　　　　　　　　　　　　 D. qīu

8. 下列漢字注音不正確的是 　　　　　　　　　　　　　　　　　　　（　　）

　　A. 塞（qiān）　　　　　　　　　　　　B. 搴（qiān）

　　C. 騫（qiān）　　　　　　　　　　　　D. 謇（jiǎn）

9. “膚”字的讀音正確的是 　　　　　　　　　　　　　　　　　　　（　　）

　　A. lú　　　　　　　　　　　　　　　 B. wèi

　　C. fū　　　　　　　　　　　　　　　 D. xū

10. “罝”字的讀音正確的是 　　　　　　　　　　　　　　　　　　　（　　）

　　A. jū　　　　　　　　　　　　　　　 B. jū

C. qiě   D. zú
11. "禁博塞，圉小辯"的"圉"字的讀音正確的是   （   ）
    A.dá   B. wéi
    C.yǔ   D. zhí
12. "二政曰賦爵列，授祿位"中"賦"字的解釋正確的是   （   ）
    A.賜予   B. 稅賦
    C.作詩   D. 一種文體
13. "凍解，修溝瀆，復亡人"中"復亡人"的解釋正確的是   （   ）
    A.使死人復活   B. 使流亡在外的人返鄉
    C.告慰亡靈   D. 又死了人
14. "五穀百果乃登"中"登"字的解釋正確的是   （   ）
    A.豐收   B. 穀物成熟
    C.登記入冊   D. 上升
15. "除急漏田廬"中"除"字解釋正確的是   （   ）
    A.除掉   B. 廢棄
    C.分開   D. 修治
16. "所惡其察，所欲必得"中"其"字的解釋正確的是   （   ）
    A.代詞：它   B. 表反詰：相當於"豈"
    C.表推測：大概   D. 應當、應該
17. "信能行之，五穀蕃息"中"信"字的解釋正確的是   （   ）
    A.相信   B. 誠信
    C.確實   D. 同"伸"
18. "刑始於秋，流於冬"中"流"字的解釋正確的是   （   ）
    A.順暢   B. 壯盛
    C.汎濫   D. 衰減
19. "是故春行冬政則雕"中"雕"字的解釋正確的是   （   ）
    A.指一種飛禽   B. 刻製木版
    C.雕塑   D. 通"凋"
20. "當皆法其父母，奚若"中"奚若"解釋正確的是   （   ）
    A.像誰   B. 是什麼
    C.去哪里   D. 如何

二、選擇
1. 下列句中加點的"法"字不屬於活用作動詞的是   （   ）
    A.然則奚以爲治法而可   B. 此法不仁也   C.當皆法其父母
    D.法不仁，不可以爲法   E. 其明，久而不衰，故聖王法之
2. "百工爲方以矩，爲圓以規，直以繩，正以縣"中"正"的解釋不正確的是
                                                 （   ）

A. 中正　　　　　　　　B. 垂直　　　　　　　　C. 正確

D. 端正　　　　　　　　E. 正好、恰好

3. “今大者治天下，其次治大國，而無法所度，此不若百工辯也”中“辯”的解釋不正確的是 （　　　　　）

A. 明白　　　　　　　　B. 辯論　　　　　　　　C. 辯證

D. 駁斥　　　　　　　　E. 詭辯

4. 在“天之行，廣而無私；其施，厚而不德”句中，對“德”的解釋不正確的是 （　　　　　）

A. 感激　　　　　　　　B. 仁德　　　　　　　　C. 恩德

D. 報答　　　　　　　　E. 道德

5. “天必欲人之相愛相利，而不欲人之相惡相賊也”中“賊”的解釋不正確的是 （　　　　　）

A. 盜竊。活用作動詞　　B. 傷害。活用作動詞　　C. 盜賊。名詞

D. 姦詐。形容詞　　　　E. 以之爲賊。意動用法

6. “天下諸侯皆賓事之”中“賓”字的解釋不正確的是 （　　　　　）

A. 名詞。賓客　　　B. 意動用法。把……作爲賓客　　C. 動詞。招待賓客

D. 活用作狀語。做爲賓客　　　E. 使動用法。使……爲賓客

7. “身死爲僇於天下”中“僇”字的注音和解釋不正確的是 （　　　　　）

A. lù。殺害　　　　　　B. lù。侮辱　　　　　　C. mìu。錯誤

D. nìu。錯誤　　　　　E. liào。傷害

8. 下列句中對“爲”字的解釋不正確的是 （　　　　　）

A. 然則奚以爲治法而可？　　爲：爲了

B. 故爲不善以得禍者，桀紂幽厲是也。　　爲：做

C. 絜爲酒醴粢盛，以敬事天。　　爲：成爲

D. 身死爲僇於天下。　　爲：因爲

E. 此不爲兼而有之，兼而食之邪？　　爲：是

9. 下列句中加點的“之”字不作動詞的是 （　　　　　）

A. 形之而知死生之地　　　　　　B. 敵不得與我戰者，乖其所之也

C. 則吾之所與戰者約矣　　　　　　D. 天之所欲，則爲之

E. 適寒涼者脹，之溫熱者瘡

10. 下列繁簡字對應關係不正確的是 （　　　　　）

A. 擊——系　　　　　　B. 繫——击　　　　　　C. 獻——献

D. 戲——献　　　　　　E. 叢——业

三、**詞語解釋**（解釋下列句中加着重号的詞）

1. 故策之而知得失之計

2. 無形則深間不能窺，智者不能謀

3．敵不得與我戰者，乖其所之也

4．能以眾擊寡者，則吾之所與戰者約矣

5．敵則能戰之，少則能逃之

6．因形而錯勝於眾，眾不能知

7．求馬，黃黑馬皆可致

8．是白馬之非馬，審矣

9．使馬無色，有馬如已耳

10．天下從事者，不可以無法儀

11．不巧者雖不能中，放依以從事，猶逾於已

12．當皆法其父母，奚若

13．既以天爲法，動作有爲，必度於天

14．以其兼而有之，兼而食之也

15．愛人利人者，天必福之

16．率以尊天事鬼

17．率以詬天侮鬼

18．後世子孫毀之，至今不息

19．刑德合於時則生福，詭則生禍

20．四政曰端險阻，修封疆，正千伯

四、詞義辨析

1．息：

（1）後世子孫毀之，至今不息。

（2）五穀繁息，六畜殖，而甲兵強。

2．形：

（1）長短相形，高下相傾

（2）形兵之極，至於無形

3．處：

（1）凡先處戰地而待敵者佚

（2）是以聖人處無爲之事

4．辭：

（1）萬物作焉而不辭

（2）此天下之悖言亂辭也

5. 以：

　　（1）奚以知天兼而愛之，兼而利之也

　　（2）故爲不善以得禍者，桀紂幽厲是也

6. 命：

　　（1）馬者，所以命形也；白者，所以命色也

　　（2）天命之謂性，率性之謂道

五、今譯

1. 是以聖人處無爲之事，行不言之教。萬物作焉而不辭，生而不有，爲而不恃，功成而弗居。夫惟弗居，是以不去。

2. 是以聖人後其身而身先，外其身而身存，非以其無私耶？故能成其私。

3. 是故上見成事而貴功，則民事接勞而不謀；上見功而賤，則爲人下者直，爲人上者驕。

4. 是故聖王日食則修德，月食則修刑，彗星見則修和，風與日爭明則修生。此四者，聖王所以免於天地之誅也。

5. 奚以爲治法而可？故曰：莫若法天。天之行，廣而無私；其施，厚而不德；其明，久而不衰。故聖王法之。

6. 暴王桀紂幽厲，兼惡天下之百姓，率以詬天侮鬼，其賊人多，故天禍之，使失國家，身死爲僇於天下。後世子孫毀之，至今不息。

7. 夫兵形象水。水之行，避高而趨下；兵之形，避實而擊虛。水因地而制流，兵因敵而制勝。故兵無常勢，水無常形。能因敵變化而取勝者，謂之神。

8. 馬者，所以命形也；白者，所以命色也。命色者非命形也。故曰：白馬非馬。

六、簡答

1. 引申義和本義的關係表現在哪些方面？各舉一例說明。

2. 詞義引申的方式有哪些？各舉一例說明。

3. 古今詞義的差別主要有哪些表現？各舉一例說明。

4. 什麼叫詞義的擴大？什麼叫詞義的縮小？什麼叫詞義的轉移？舉例說明。

七、填空

1. 詞義學關於詞的本義，一般是指_____所能證明的_____意義。用以探求本義的漢字形體結構，是指_____、_____、_____的形體。

2. _____類比、_____借代、_____推導，都是從_____的角度來分析引申義和本義的關係。

3. 放射式引申以_____爲中心，向_____方向直接引申。鏈條式引申以本義爲_____，向_____方向遞相引申。

4. "裁"由裁衣引申爲裁剪、刪減，是從_____義到_____義。

5. "軸"由輪軸（貫穿車輪中間用以持輪的柱形長杆）引申爲車，是從_____義到_____義。

6．古今意義相同的詞稱爲＿＿＿＿＿＿辭彙，是語言＿＿＿＿＿＿性、＿＿＿性的主要表現之一。

7．詞義的轉移除了概念的轉移，還包括＿＿＿＿＿的轉移。如"爪牙"的古義可以是褒義的，喻＿＿＿＿＿；"鍛煉"的古義可以是貶義的，指＿＿＿＿＿。

8．就詞義的演變方式而言，"宮"的古義可泛指＿＿＿＿＿，秦以後則專指＿＿＿＿＿，是詞義的＿＿＿＿＿；"雄"原來專指＿＿＿＿＿，現在則＿＿＿＿＿，是詞義的＿＿＿＿。

9．詞的古今意義可以有側重點的不同，如《丹溪翁傳》中"遂北面再拜以謁"的"再"指＿的是＿＿＿＿＿次，側重於＿＿＿＿＿；今義"再"則側重於＿＿＿＿＿，即使第三次、第四次也可以說"再"。

10．有一些詞古今意義所指的名物制度不同。如"坐"，唐代以前其姿勢都是＿＿＿＿＿。如《三國志·魏書·管寧傳》："常坐一木榻，積五十餘年，未嘗箕股（兩腿向前伸開），其榻上當膝處皆穿。"又如"糧"，古代特指＿＿＿＿＿。如《莊子·逍遙遊》："適百里者宿舂糧，適千里者三月聚糧。"

八、閱讀

鑒　藥

劉子閒居有負薪之憂食精良弗知其旨血氣交沴煬然焚如客有謂予子病病積日矣乃今我里有方士淪跡於醫厲者造焉而美肥尩者造焉而善馳矧常病也將子詣諸予然之之醫所切脈觀色聆聲參合而後言曰子之病其興居之節舛衣食之齊乖所由致也今夫藏鮮能安穀府鮮能母氣徒爲美疢之囊橐耳我能攻之乃出藥一丸可兼方寸以授予曰服是足以瀹昏煩而鉏蘊結銷蠱慝而歸耗氣然中有毒須其疾瘳而止過當則傷和是以微其齊也予受藥以餌過信而骽能輕痹能和涉旬而苛癢絕焉抑搔罷焉踰月而視分纖聽察微蹈危如平嗜糲如精或聞而慶予且閔言曰子之獲是藥幾神乎誠難遭已顧醫之態多嗇術以自貴遺患以要財盍重求之所至益深矣予昧者也泥通方而狃既效猜至誠而惑勤說卒行其言逮再餌半旬厥毒果肆岑岑周體如痁作焉悟而走諸醫醫大吒曰吾固知夫子未達也促和蠲毒者投之濱於殆而有喜異日進和藥乃復初劉子慨然曰善哉醫乎用毒以攻疹用和以安神易則兩躓明矣苟循往以御變昧於節宣奚獨吾儕小人理身之弊而已（選自劉禹錫《劉賓客文集·因論七篇》）

要求：①給上文標點

②注釋文中加點號的詞語

③今譯文中加橫線的句子

十六、

秋　水

　　秋水時至，百川灌河，涇流之大[1]，兩涘渚崖之間不辯牛馬[2]。於是焉河伯欣然自喜[3]，以天下之美爲盡在己。順流而東行，至於北海，東面而視，不見水端，於是焉河伯始旋其面目[4]，望洋向若而歎曰[5]：“野語有之曰：‘聞道百，以爲莫己若者[6]。’我之謂也[7]。且夫我嘗聞少仲尼之聞而輕伯夷之義者[8]，始我弗信；今我睹子之難窮也，吾非至於子之門，則殆矣，吾長見笑於大方之家[9]。”

　　北海若曰：“井鼃不可以語於海者，拘於虛也[10]；夏蟲不可以語於冰者[11]，篤於時也[12]；曲士不可以語於道者[13]，束於教也。今爾出於崖涘，觀於大海，乃知爾醜[14]，爾將可與語大理矣。天下之水莫大於海，萬川歸之，不知何時止而不盈；尾閭泄之[15]，不知何時已而不虛。春秋不變[16]，水旱不知[17]。此其過江河之流，不可爲量數。而吾未嘗以此自多者[18]，自以比形於天地而受氣於陰陽[19]，吾在天地

---

[1] 涇（jīng 經）流：水流。司馬彪曰：“涇，通也。”崔譔本作“徑”，曰：“直度曰徑。”

[2] 兩涘（sì 四）：河兩岸。　渚（zhǔ 煮）崖：水洲岸邊。渚，水中的小洲。　辯：通“辨”，辨別。

[3] 河伯：河神。相傳姓馮（píng），名夷。

[4] 旋其面目：轉過臉來。旋，回轉。沿河而東，至於大海，不見水端，始旋轉面目，仰視海若而歎。

[5] 望洋：仰視貌。　若：海神名。　歎：“嘆”的異體字。

[6] 野語：俗語。　莫己若：即“莫若己”，沒有誰趕上自己。賓語前置句。

[7] 我之謂：即“謂我”，說的就是我。賓語前置句。

[8] “少仲尼”二句：認爲孔子的見聞少，認爲伯夷的義行輕。少、輕，皆意動用法。伯夷，殷之諸侯孤竹君的長子，因讓君位於其弟叔齊，其弟不受，同逃至周。武王伐紂，伯夷、叔齊認爲以臣弑君不義，於是同隱于首陽山，不食周粟而餓死。

[9] 大方之家：指極有修養的人。方，道。

[10] 拘：拘束，局限。　虛：同“墟”，指所居之處。

[11] 夏蟲：只生存在夏天的昆蟲，如螻蛄之類，天一冷就死去。

[12] 篤：固執，限制。《爾雅·釋詁》：“篤，固也。”

[13] 曲士：鄉曲之士，指淺見寡聞的人。

[14] 乃：才。　醜：鄙陋，低劣。

[15] 尾閭：相傳爲海底泄水之處。

[16] 春秋不變：指海水不因春秋的季節變換而有所增減。

[17] 水旱不知：指海水不受水災旱災的影響。

[18] 多：贊許，誇耀。

[19] “自以”二句：因爲自己與天地比其形體，稟受陰陽之氣。

之間，猶小石小木之在大山也，方存乎見少[1]，又奚以自多！計四海之在天地之間也，不似礨空之在大澤乎[2]？計中國之在海內[3]，不似稊米之在大倉乎[4]？號物之數謂之萬[5]，人處一焉；人卒九州[6]，穀食之所生，舟車之所通，人處一焉[7]。此其比萬物也，不似豪末之在於馬體乎[8]？五帝之所連[9]，三王之所爭[10]，仁人之所憂，任士之所勞[11]，盡此矣。伯夷辭之以爲名[12]，仲尼語之以爲博[13]，此其自多也，不似爾向之自多於水乎？"

　　河伯曰："然則吾大天地而小豪末[14]，可乎？"

　　北海若曰："否，夫物量无窮[15]，時无止，分无常[16]，終始无故。是故大知觀於遠近[17]，故小而不寡，大而不多，知量无窮[18]；證曏今故[19]，故遙而不悶，掇而不跂[20]，知時无止；察乎盈虛[21]，故得而不喜，失而不憂，知分之无常也；明乎坦塗[22]，故生而不說，死而不

---

[1] 方：正。

[2] 礨（lěi 磊）空：蟻穴。空，孔。

[3] 中國：九州。指中原地區。

[4] 稊（tí 題）米：細小的草籽。稊，似稗，草屬，其籽有米而小。

[5] 號：號稱。　物：萬物。

[6] 人卒九州：人類聚居九州。卒，通"萃"，聚。　一說，人卒，俞樾以爲當作"大率"。

[7] 人處一焉：馬敘倫《莊子義證》以爲此句重復，爲衍文。且"此其比萬物也，不似豪末之在於馬體乎"，當接前"人處一焉"後。當作"號物之數謂之萬，人處一焉。此其比萬物也，不似豪末之在於馬體乎？人卒九州，穀食之所生，舟車之所通，五帝之所連，三王之所爭，仁人之所憂，任士之所勞，盡此矣"。

[8] 豪末：指毫毛的末端。豪，通"毫"。

[9] 五帝：傳說中的古代帝王，說法不一。《史記》指黃帝、顓頊、帝嚳、唐堯、虞舜。　連：連續，指五帝禪讓之事。

[10] 三王：指夏禹、商湯、周武王。　爭：爭奪天下。

[11] 任士：指以天下爲己任的賢能之士。

[12] "伯夷"句：伯夷以辭讓君位而博取名聲。

[13] "仲尼"句：孔子以能談論天下事而被人視爲博學。

[14] 大、小：認爲……大、認爲……小。都是意動用法。

[15] 物量無窮：品物不同，各有器量，沒有窮盡。

[16] 分（fèn 奮）无常：得失之分，沒有一定。成玄英曰："所稟分命，隨時變易。"

[17] 大知：大智之人。知，同"智"。王先謙集解："遠近並觀，不尚一隅之見。"

[18] 知量無窮：王先謙集解："不以大小爲多寡，知量之各足也。"

[19] 證曏（xiàng 向）今故：猶言"證明古今"。曏，明。故，古。

[20] "遙而"二句：謂長壽而不厭倦，短命也不企求。掇（zhuō 拙），短。郭象注："掇，猶短也。"　跂（qì 汽），或作"企"，求。

[21] 察乎盈虛：明察天道有盈有虛。

[22] 明乎坦塗：意謂明白生和死如同一條平坦大道的兩個路段的道理。生和死都是存在，只是存在形式不同罷了。郭象注："死生者，日新之正道也。"塗，通"途"。

禍，知終始之不可故也。計人之所知[1]，不若其所不知；其生之時，不若未生之時；以其至小，求窮其至大之域，是故迷亂而不能自得也。由此觀之，又何以知毫末之足以定至細之倪[2]！又何以知天地之足以窮至大之域！"

河伯曰："世之議者皆曰：'至精无形，至大不可圍。'是信情乎[3]？"

北海若曰："夫自細視大者不盡，自大視細者不明。夫精，小之微也；垺，大之殷也[4]；故異便[5]，此勢之有也。夫精粗者，期於有形者也；无形者，數之所不能分也；不可圍者，數之所不能窮也。可以言論者，物之粗也；可以意致者[6]，物之精也；言之所不能論，意之所不能察致者，不期精粗焉。是故大人之行，不出乎害人，不多仁恩；動不爲利，不賤門隸；貨財弗爭，不多辭讓[7]；事焉不借人，不多食乎力，不賤貪污；行殊乎俗，不多辟異[8]；爲在從衆[9]，不賤佞諂；世之爵祿不足以爲勸，戮恥不足以爲辱；知是非之不可爲分，細大之不可爲倪。聞曰：道人不聞[10]，至德不得，大人无己[11]，約分之至也。[12]"

河伯曰："若物之外，若物之內，惡至而倪貴賤[13]？惡至而倪小大？"

北海若曰："以道觀之，物无貴賤。以物觀之，自貴而相賤。以俗觀之，貴賤不在己。以差觀之[14]，因其所大而大之，則萬物莫不大；因其所小而小之，則萬物莫不小；知天地之爲稊米也，知毫

---

[1] 計：統計，計算。

[2] 至細之倪：事物最細小的端倪。倪，端倪。

[3] 信情：實情。信，實。

[4] 垺(póu 裒)大之殷：意謂垺是大中之大。垺，大。殷，盛大。

[5] 故異便：視小、視大，各有不同的標準。

[6] 以意致：用思維去體會。

[7] 不多辭讓：不以辭讓之德爲高尚。多，猶自誇。

[8] "行殊乎俗"二句：王先謙集解："行不隨俗亦不以乖僻立異爲多。"

[9] 爲在從衆：行爲依從世俗。

[10] 道人不聞：有道之人不出名。郭象注："任物而物性自通，則功歸物矣，故不聞。"

[11] 大人无己：修養最高的人能達到忘其自我的境界。"大人"，原作"大小"，據涵芬樓影印本改。

[12] 約分：王先謙集解："約己歸於其分。"

[13] "惡至"句：何至而始分貴賤。惡，何。倪，端倪，始。

[14] 以差觀之：從物與物之間的差別來看。

末之爲丘山也，則差數覩矣[1]。以功觀之[2]，因其所有而有之，則萬物莫不有；因其所无而无之，則萬物莫不无；知東西之相反而不可以相无[3]，則功分定矣。以趣觀之[4]，因其所然而然之[5]，則萬物莫不然；因其所非而非之，則萬物莫不非；知堯桀之自然而相非[6]，則趣操覩矣[7]。昔者堯舜讓而帝，之噲讓而絕[8]；湯武爭而王，白公爭而滅[9]。由此觀之，爭讓之禮，堯桀之行，貴賤有時，未可以爲常也。梁麗可以衝城而不可以窒穴[10]，言殊器也；騏驥驊騮[11]，一日而馳千里，捕鼠不如狸狌，言殊技也；鴟鵂夜撮蚤[12]，察毫末，晝出瞋目而不見丘山[13]，言殊性也。故曰：蓋師是而无非[14]，師治而无亂乎？是未明天地之理，萬物之情者也。是猶師天而无地，師陰而无陽，其不可行明矣。然且語而不舍，非愚則誣也。帝王殊禪，三代殊繼。差其時、逆其俗者[15]，謂之篡夫；當其時、順其俗者，謂之義徒。默默乎河伯！女惡知貴賤之門[16]，小大之家！”

河伯曰：“然則我何爲乎？何不爲乎？吾辭受趣舍[17]，吾終奈何？”

北海若曰：“以道觀之，何貴何賤，是謂反衍[18]；无拘而志[19]，

---

[1] 差數覩：萬物的大小差別就明白了。覩，“睹”的異體字。

[2] 功：功用，成效。

[3] 東西相反：東和西是相反的兩個方向。

[4] 趣：趨向，情趣。王先謙集解：“眾人之趣向。”郭慶藩疏：“故以物情趣而觀之。”

[5] “因其所然”句：意謂根據它合理的一方面而認爲它是合理的。

[6] 自然：自以爲是。

[7] 趣操：情操志向。

[8] “之噲”句：燕王噲效法堯舜而禪讓，讓王位給其相子之，不到三年，燕國大亂。齊宣王乃乘機伐燕，殺噲及子之，燕國滅亡。

[9] “白公”句：白公用武力爭奪王位而被殺。事見《左傳·哀公十六年》。

[10] 梁麗：屋梁，屋棟。麗，通“欐”，屋棟。　窒穴：堵塞鼠穴。

[11] 騏驥驊騮：均爲良馬名。

[12] 鴟鵂（chī xiū 吃休）：貓頭鷹。　撮：抓取，捉。

[13] 瞋目：睜大眼睛。

[14] “蓋師是”句：意謂只取法合理的而拋棄不合理的。

[15] 差其時：錯過機會。　逆其俗：違反民情。

[16] 女：同“汝”，你。　惡（wū 烏）：怎麼，哪裏。

[17] 辭受趣舍：拒絕或接受、進取或放棄。此言不知何去何從。

[18] 反衍：即“漫衍”，言無所謂貴賤。郭象注：“貴賤之道反復相尋。”

[19] 无拘而志：不要拘束你的心志。而，你。

與道大蹇。何少何多，是謂謝施[1]；无一而行[2]，與道參差[3]。嚴乎若國之有君，其无私德[4]；繇繇乎若祭之有社[5]，其无私福；泛泛乎若四方之无窮，其无所畛域[6]。兼懷萬物，其孰承翼？是謂无方[7]。萬物一齊，孰短孰長？道无終始，物有死生，不恃其成；一虛一滿，不位乎其形[8]。年不可舉[9]，時不可止；消息盈虛，終則有始。是所以語大義之方[10]，論萬物之理也。物之生也，若驟若馳，无動而不變[11]，无時而不移。何爲乎？何不爲乎？夫固將自化。[12]"

河伯曰："然則何貴於道邪？"

北海若曰："知道者必達於理，達於理者必明於權[13]，明於權者不以物害己。至德者，火弗能熱，水弗能溺，寒暑弗能害，禽獸弗能賊。非謂其薄之也[14]，言察乎安危，寧於禍福[15]，謹於去就[16]，莫之能害也[17]。故曰，天在內[18]，人在外，德在乎天[19]。知天人之行，本乎天，位乎得[20]，蹢躅而屈伸[21]，反要而語極[22]。"

曰："何謂天？何謂人？"

---

[1] 謝施：成玄英疏："謝，代也。施，用也。夫物或聚少以成多，或散多以爲少，故施用代謝，無常定也。"

[2] 一：謂固執一端，偏於一面。

[3] 參差：不齊貌。此謂有出入。

[4] 私德：偏私之恩惠。

[5] 繇繇：自得之貌。王先謙集解："繇繇，與由由同"。

[6] 畛(zhěn 珍)域：界限，範圍。

[7] 无方：無所偏向。方，偏向，偏袒。

[8] 位：固守，拘滯。　形：謂形骸。

[9] 年不可舉：人之年歲，不可拿去。郭象注："欲舉之令去而不能。"

[10] 大義之方：大道的準則。

[11] "无動"句：謂事物沒有運動而不變化的。

[12] 固將自化：成玄英疏："安而任之必自變化，何勞措意爲與不爲。"

[13] 明於權：猶言"通權達變"。權，應變。

[14] "非謂"句：謂並不是說至德之人接近水火禽獸不受傷害。薄，迫近，接近。

[15] 寧於禍福：安於禍福，在禍福面前心境安寧。

[16] 謹於去就：謹慎取捨。

[17] 莫之能害：莫能害之，沒有什麼能傷害他。賓語前置句。

[18] 天在內：天道蘊藏於人之中。王先謙集解："天機藏於不見"。

[19] 德在於天：人之德在於對自然（天）的認識。王先謙集解："德以自然者爲尚"。

[20] "本乎天"二句：本于自然，處於自得。

[21] 蹢躅(zhí zhú 直竹)：進退不定之貌。

[22] 反要：返歸道的本源。反，同"返"。　語極：論其高深的理論。

　　北海若曰："牛馬四足，是謂天[1]；落馬首[2]，穿牛鼻，是謂人[3]。故曰，无以人滅天，无以故滅命[4]，无以得殉名[5]。謹守而勿失，是謂反其眞[6]。"

　　【題解】 本文節選自《莊子》，據《諸子集成》王先謙《莊子集解》本，校以長沙刻本、郭注本。作者莊子（約公元前369年—前286年），名周，戰國時宋之蒙（今河南商丘東北）人。生卒年月不詳，大約和孟子同時或稍後。莊子曾做過漆園（今山東東明）吏，一生過着窮苦的生活。他繼承並發揮了老子的思想，和老子同是道家學派的代表人物，世稱老莊。莊子倡齊萬物、等生死之論。以爲萬物都是一齊的，其大小貴賤都是相對的；生死也是等同的，同樣是存在的方式。認爲一切事物都應當順乎自然，反對人爲，以歸眞反樸爲宗旨。今存《莊子》一書，包括內篇七篇、外篇十五篇、雜篇十一篇，共三十三篇。一般認爲內篇是莊周自著，其他則是莊周後學所作。莊子的文章，想象力很強，文筆變化多端，對後世影響很大。唐代天寶元年（公元742年），尊《莊子》爲《南華眞經》。古人給《莊子》作注的有晉代的司馬彪、孟氏、崔譔、向秀、郭象五家，唐代成玄英疏。清代有王先謙《莊子集解》、郭慶藩《莊子集釋》。

　　《秋水》屬《莊子》外篇，其主旨是借河伯與海若的問答，言爲道之次第，闡明小大、貴賤、是非都是相對而言的，層層破除世人小大、貴賤、是非之成見，漸次到達無大小、貴賤、是非的境界，反其樸，歸其眞，回歸自然狀態而至於道。

　　【閱讀】

莊子列傳

　　莊子者，蒙人也[7]，名周。周嘗爲蒙漆園吏，與梁惠王、齊宣王同時。其學無所不闚[8]，然其要本歸於老子之言。故其著書十餘萬言，大抵率寓言也[9]。作《漁父》、《盜跖》、《胠篋》，以詆訿孔子之徒，以明老子之術。《畏累虛》、《亢桑子》之屬[10]，皆空語無

---

[1] "牛馬四足"二句：意爲牛馬四條腿，這就叫天然。
[2] 落馬首：指給馬戴上籠套。落，通"絡"。
[3] 是謂人：這就是人爲。
[4] 故：指人爲的造作。
[5] "無以得"句：王先謙集解："勿以有限之得，殉無窮之名。"殉，通"徇"，追求。
[6] 反其眞：返回人的天眞之性。
[7] 蒙：宋國邑名，在今河南商丘東北。
[8] 闚（kuī 虧）：指閱讀，鑽研。
[9] 率（lǜ 律）：類。《史記正義》："率，猶類也。"
[10] 畏累虛：山名。虛，同"墟"。　　亢桑子：卽庚桑楚，老子的學生。

事實。然善屬書離辭，指事類情，用剽剝儒、墨，雖當世宿學，不能自解免也。其言洸洋自恣以適己[1]，故自王公大人不能器之。

　　楚威王聞莊周賢，使使厚幣迎之[2]，許以爲相。莊周笑謂楚使者曰：“千金，重利；卿相，尊位也。子獨不見郊祭之犧牛乎[3]？養食之數歲，衣以文繡，以入大廟。當是之時，雖欲爲孤豚[4]，豈可得乎？子亟去！無汙我！我寧游戲汙瀆之中自快，無爲有國者所羈[5]，終身不仕，以快吾志焉。”(摘自《史記・老子韓非列傳》)

養　生　主

　　吾生也有涯，而知也无涯。以有涯隨无涯，殆已；已而爲知者，殆而已矣。爲善无近名，爲惡无近刑。緣督以爲經[6]，可以保身，可以全生，可以養親，可以盡年。

　　庖丁爲文惠君解牛，手之所觸，肩之所倚，足之所履，膝之所踦，砉然嚮然[7]，奏刀騞然，莫不中音。合於桑林之舞，乃中經首之會。文惠君曰：“譆，善哉！技蓋至此乎？”庖丁釋刀對曰：“臣之所好者，道也，進乎技矣。始臣之解牛之時，所見无非全牛者。三年之後，未嘗見全牛也。方今之時，臣以神遇，而不以目視，官知止而神欲行。依乎天理，批大郤[8]，導大窾[9]，因其固然，技經肯綮之未嘗，而況大軱乎！良庖歲更刀，割也；族庖月更刀，折也。今臣之刀十九年矣，所解數千牛矣，而刀刃若新發於硎。彼節者有間，而刀刃者无厚；以无厚入有間，恢恢乎，其於遊刃，必有餘地矣。是以十九年而刀刃若新發於硎[10]。雖然，每至於族，吾見其難爲，怵然爲戒，視爲止，行爲遲。動刀甚微，謋然已解，如土委地。提刀而立，爲之四顧，爲之躊躇滿志，善刀而藏之[11]。”文惠君曰：“善哉！吾聞庖丁之言，得養生焉。”

　　公文軒見右師而驚曰：“是何人也？惡乎介也[12]？天與？其人與？”曰：“天也，非人也。天之生是使獨也。人之貌有與也，以是知其天也，非人也。”

　　澤雉十步一啄[13]，百步一飲，不蘄畜乎樊中[14]。神雖王，不善也。

---

[1]　洸洋：水寬廣無邊貌。此指莊子文章汪洋浩漫。
[2]　厚幣：重禮。　　　迎：聘請。
[3]　郊祭：祭天地。　　　犧牛：祭祀所用的牛。
[4]　孤豚：小豬。
[5]　羈：羈束，束縛。
[6]　緣督：順乎自然之中道。
[7]　砉然嚮然：皮骨相離聲。
[8]　郤：間隙，謂筋骨空隙之處。
[9]　導：順着。　　窾：空。指骨節空處。
[10]　新發於硎：剛從磨刀石上磨好。硎，磨刀石。
[11]　善刀：拭刀。
[12]　惡乎介也：怎麼只有一隻腳呢？介，一足。
[13]　澤雉：生在草澤中的野雞。
[14]　蘄：求。　樊中：籠中。

老聃死，秦失吊之[1]，三號而出。弟子曰："非夫子之友邪？"曰："然。""然則吊焉若此，可乎？"曰："然。始也吾以爲其人也，而今非也。向吾入而吊焉，有老者哭之，如哭其子；少者哭之，如哭其母。彼其所以會之，必有不蘄言而言，不蘄哭而哭者。是遯天倍情[2]，忘其所受，古者謂之遁天之刑。適來，夫子時也；適去，夫子順也。安時而處順，哀樂不能入也，古者謂是帝之懸解[3]。"

指窮於爲薪[4]，火傳也，不知其盡也。（《莊子·養生主》）

渾 沌

南海之帝爲儵，北海之帝爲忽，中央之帝爲渾沌[5]。儵與忽時相與遇於渾沌之地，渾沌待之甚善。儵與忽謀報渾沌之德[6]，曰："人皆有七竅，以視聽食息，此獨无有，嘗試鑿之。"日鑿一竅，七日而渾沌死。（摘自《莊子·應帝王》）

馬 蹄

馬，蹄可以踐霜雪，毛可以禦風寒，齕草飲水[7]，翹足而陸[8]，此馬之眞性也。雖有義臺、路寢[9]，無所用之。及至伯樂，曰："我善治馬。"燒之，剔之，刻之，雒之，連之以羈馽[10]，編之以皁棧[11]，馬之死者十二三矣；飢之，渴之，馳之，驟之，整之，齊之，前有橛飾之患，而後有鞭筴之威[12]，而馬之死者已過半矣。陶者曰："我善治埴[13]，圓者中規，方者中矩。"匠人曰："我善治木，曲者中鉤，直者應繩。"夫埴木之性，豈欲中規矩鉤繩哉？然且世世稱之曰："伯樂善治馬，而陶匠善治埴木。"此亦治天下者之過也。吾意善治天下者不然。彼民有常性，織而衣，耕而食，是謂同德；一而不黨[14]，命

---

[1] 秦失（yì 逸）：人名。一本作"秦佚"。
[2] 遯天倍情：違反自然，背於情理。遯，同"遁"。
[3] 帝之懸解：言人的死亡，正如上帝把一個倒懸之人解下，使之返於自然。
[4] 爲薪：前薪。使柴向前去燃燒。
[5] 渾沌：中央之帝名。天然無耳目口鼻七竅，故謂之渾沌。開有七竅則不成其爲渾沌，故死。用以比喻自然淳樸的狀態。蕭綱曰："儵、忽取神速爲名，渾沌以合和爲貌。神速譬有爲，合和譬無爲。"
[6] 謀報：商量報答。
[7] 齕（hé 和）：咬嚼。
[8] 陸：同"踛"，跳躍。
[9] 義臺：指高樓。　　路寢：指大殿。
[10] 羈：馬絡頭。　　馽（zhí 直）：拴馬足的繩索。
[11] 皁（zào 造）：飼馬的槽櫪。　　棧：用木編成的地板，馬居其上，可避潮濕，俗稱馬床。
[12] 筴：同"策"，馬鞭之一種，頭上帶刺。
[13] 埴：粘土，可燒制陶器。
[14] 一而不黨：意爲渾然一體而不偏私。

曰天放。故至德之世，其行塡塡[1]，其視顛顛[2]。當是時也，山无蹊隧[3]，澤无舟梁；萬物羣生，連屬其鄉；禽獸成羣，草木遂長。是故禽獸可係羈而遊，鳥鵲之巢可攀援而闚。夫至德之世，同與禽獸居，族與萬物並，惡乎知君子小人哉？同乎无知，其德不離，同乎无欲，是謂素樸[4]；素樸而民性得矣。及至聖人，蹩躠爲仁[5]，踶跂爲義，而天下始疑矣；澶漫爲樂[6]，摘僻爲禮[7]，而天下始分矣。故純樸不殘[8]，孰爲犧尊[9]？白玉不毀，孰爲珪璋[10]？道德不廢，安取仁義？性情不離，安用禮樂？五色不亂，孰爲文采[11]？五聲不亂[12]，孰應六律？夫殘樸以爲器，工匠之罪也；毀道德以爲仁義，聖人之過也。(選自《莊子·馬蹄》)

---

[1] 塡塡：满足貌。
[2] 顛顛：高直貌。
[3] 蹊隧：小路和孔道。
[4] 素樸：指天然，本色。
[5] 蹩躠(bié xiè 別屑)：盡心用力貌。
[6] 澶漫：縱逸，放肆。
[7] 摘僻：煩瑣，繁雜。
[8] 純樸：未經雕琢成器的木材。
[9] 犧樽：雕刻極其精美的酒器。
[10] 珪璋：玉器名。
[11] 文采：由多種顏色相間錯雜而成，指人爲的彩色。
[12] 五聲：宮、商、角、徵、羽。

十七、

天　瑞

　　子列子居鄭圃[1]，四十年人無識者。國君卿大夫眂之[2]，猶衆庶也。國不足，將嫁於衛[3]。弟子曰："先生往無反期[4]，弟子敢有所謁，先生將何以教？先生不聞壺丘子林之言乎[5]？"子列子笑曰："壺子何言哉？雖然，夫子嘗語伯昏瞀人[6]，吾側聞之，試以告女。其言曰：有生不生，有化不化[7]。不生者能生生[8]，不化者能化化[9]。生者不能不生，化者不能不化，故常生常化。常生常化者，無時不生，無時不化。陰陽爾，四時爾。不生者疑獨[10]，不化者往復。往復，其際不可終；疑獨，其道不可窮。《黃帝書》曰：'谷神不死[11]，是謂玄牝[12]。玄牝之門，是謂天地之根。綿綿若存，用之不勤[13]。'故生物者不生，化物者不化。自生自化，自形自色[14]，自智自力，自消自息[15]。謂之生、化、形、色、智、力、消、息者，非也。"

　　子列子曰："昔者，聖人因陰陽以統天地[16]。夫有形者生於無形，

---

[1] 鄭圃：鄭國圃田。《釋文》云："鄭之藪澤也，今在滎陽中牟縣。"

[2] 眂：或作"眡"，古"視"字。《釋文》云："眡，古視字也。"

[3] 嫁：往。張湛注："自家而出謂之嫁。"

[4] 反：同"返"，回。

[5] 壺丘子林：列子之師。《釋文》："名林，鄭人也。"

[6] 伯昏瞀人：壺丘弟子，列子同學。

[7] "有生不生"二句：張湛注："生物而不自生者也。化物而不自化者也。"

[8] 生生：使生物生育。前"生"字是使動用法。

[9] 化化：使其他變化之物變化。前"化"字是使動用法。

[10] 疑獨：獨立永存。段玉裁《說文解字注》認爲"疑"字是"固定不變"之意。楊伯峻《列子譯注》譯爲"凝結而獨立"。

[11] 谷神：虛無之神，謂"道"。張湛注："至虛無物，故謂谷神；本自無生，故曰不死。"谷，空虛。

[12] 玄牝(pìn 聘)：指生育萬物的大母。牝，母。《老子》六章："谷神不死，是謂玄牝。"《素問·刺法論》："至眞之要，在乎天玄。"王冰注："人在母腹，先通天元之息，是謂玄牝。名曰谷神之門，一名胎息之門。"

[13] 勤：勞。一說：勤，盡。許維遹曰："勤當訓盡。"

[14] 自形自色：自然形成，自然出現品種。

[15] 自消自息：自然消亡，自然生長。

[16] 因：以，用。　　　統：統一，統攝。

則天地安從生？故曰：有太易[1]，有太初[2]，有太始[3]，有太素[4]。太易者，未見氣也；太初者，氣之始也；太始者，形之始也；太素者，質之始也。氣、形、質具而未相離，故曰渾淪[5]。渾淪者，言萬物相渾淪而未相離也。視之不見，聽之不聞，循之不得，故曰易也。易無形埒[6]，易變而爲一[7]，一變而爲七，七變而爲九。九變者，究也[8]，乃復變而爲一。一者，形變之始也。清輕者上爲天，濁重者下爲地，沖和氣者爲人[9]；故天地含精，萬物化生。"

　　人自生至終[10]，大化有四：嬰孩也，少壯也，老耄也[11]，死亡也。其在嬰孩，氣專志一，和之至也[12]；物不傷焉，德莫加焉。其在少壯，則血氣飄溢[13]，欲慮充起，物所攻焉，德故衰焉。其在老耄，則欲慮柔焉，體將休焉，物莫先焉[14]；雖未及嬰孩之全，方於少壯，間矣[15]。其在死亡也，則之於息焉，反其極矣[16]。

　　孔子遊於太山，見榮啓期行乎郕之野[17]，鹿裘帶索[18]，鼓琴而歌。孔子問曰："先生所以樂，何也？"對曰："吾樂甚多：天生萬物，唯人爲貴，而吾得爲人，是一樂也；男女之別，男尊女卑，故以男

---

[1] 太易：指原始混沌狀態。張湛注："易者，不窮滯之稱，凝寂於太虛之域。"自太易至太素，言物自微至著之變化階段。

[2] 太初：天地未分前的混沌狀態。

[3] 太始：指開天闢地，萬物開始形成的狀態。

[4] 太素：謂最原始的物質。班固《白虎通·天地》："始起先有太初，後有太始，形兆既成，名曰太素。"

[5] 渾淪：猶"囫圇"。謂渾然一氣，不相離散。形容天地開闢前的狀態。

[6] 易無形埒(liè 列)：謂"易"的運動沒有形象和邊界。埒，邊際。

[7] "易變"三句：表明天地形成的過程。"一"指天地開闢前元氣形變的開始。"一"變而爲"七、九"和"八、六"，分別代表少陽、老陽及少陰、老陰，以構成陰陽兩儀，並由此形成天地。這裏全舉陽數"七、九"，而略去了"八、六"陰數。

[8] "九變者"句：據孫詒讓說，當作"九者，氣變之究也"。究，指窮盡，終極。數始於一，終於九，故云。"氣"變終結，復歸於一，已進入"形"的範疇，故下文曰"一者，形變之始"。

[9] 沖和氣：意謂得天地中和之氣者爲人。沖，通"中"。陶鴻慶曰："沖，讀爲中。"

[10] 終：死亡。

[11] 耄(mào 帽)：老。《禮記·曲禮上》："八十、九十曰耄。"

[12] 和：淳和，和諧。

[13] 飄溢：溢滿，充滿。

[14] 物莫先焉：外物沒有什麼能夠與他爭先。先，爭先，勝。張湛注："己無競心，則物不與爭。"

[15] 間(jiàn 件)：有差別，相遠。

[16] 反其極：返回到他的根源。

[17] 榮啓期：春秋時的隱者。　郕(chéng 城)：魯國邑名，孟孫氏之邑，在今山東省甯陽縣北。

[18] 鹿裘：麤裘，粗劣的冬衣。　帶索：用繩索作腰帶。

爲貴，吾旣得爲男矣，是二樂也。人生有不見日月、不免襁褓者[1]，吾旣已行年九十矣，是三樂也。貧者士之常也，死者人之終也。處常得終[2]，當何憂哉[3]？"孔子曰："善乎！能自寬者也。"

　　林類年且百歲[4]，底春被裘[5]，拾遺穗於故畦[6]，竝歌竝進。孔子適衛，望之於野，顧謂弟子曰："彼叟可與言者，試往訊之。"子貢請行[7]。逆之壠端[8]，面之而歎曰："先生曾不悔乎？而行歌拾穗？"林類行不留，歌不輟。子貢叩之不已，乃仰而應曰："吾何悔邪？"子貢曰："先生少不勤行[9]，長不競時[10]，老無妻子，死期將至，亦有何樂，而拾穗行歌乎[11]？"林類笑曰："吾之所以爲樂，人皆有之，而反以爲憂。少不勤行，長不競時，故能壽若此。老無妻子，死期將至，故能樂若此。"子貢曰："壽者人之情[12]，死者人之惡。子以死爲樂，何也？"林類曰："死之與生，一往一反。故死於是者，安知不生於彼？故吾知其不相若矣[13]，吾又安知營營而求生非惑乎[14]？亦又安知吾今之死不愈昔之生乎[15]？"子貢聞之，不喻其意，還以告夫子。夫子曰："吾知其可與言，果然。然彼得之而不盡者也[16]。"

　　子貢倦於學，告仲尼曰："願有所息。"仲尼曰："生無所息。"子貢曰："然則賜息無所乎[17]？"仲尼曰："有焉耳。望

---

[1]　"不見"二句：謂未及見到日月或在襁褓中就死亡的嬰兒。
[2]　處常得終：處於常態，得其善終。得，《太平御覽》卷四六八引此作"待"。謂安於通常情況，等待必然結果。
[3]　當：尚，還。
[4]　林類：春秋時的隱士。　　且：將。
[5]　底：張湛注："底，當也。"一說：通"抵"，達到。　　被（pī 披）：通"披"。
[6]　故畦：去年收割後的田地。
[7]　子貢：孔子弟子。姓端木，名賜，字子貢，春秋時衛國人。
[8]　逆：迎。
[9]　勤行：努力品行修養。張湛注："不勤行則遺名譽，不競時則無利欲。二者不存於胸中，則百年之壽不祈而自獲也。"
[10]　競時：抓緊時間奮鬥。
[11]　行歌：邊走邊唱歌。
[12]　情：欲望。《漢書·董仲舒傳》："情者，人之欲也。"
[13]　"吾知"句：俞樾《諸子平議》："'吾'下脫一'安'字。"應爲"吾安知其不相若矣"，卽我又怎麼知道生與死不是一樣的呢？
[14]　營營：忙碌貌。
[15]　愈：勝過。
[16]　不盡：不完備，不透徹。
[17]　賜：子貢之名。　　息無所：沒有地方休息。

其壙[1]，罦如也[2]，宰如也[3]，墳如也[4]，鬲如也[5]，則知所息矣。"子貢曰："大哉，死乎！君子息焉，小人伏焉。"仲尼曰："賜！汝知之矣。人胥知生之樂，未知生之苦；知老之憊，未知老之佚[6]；知死之惡，未知死之息也。晏子曰[7]：'善哉，古之有死也！仁者息焉，不仁者伏焉。'死也者，德之徼也[8]。古者謂死人爲歸人。夫言死人爲歸人，則生人爲行人矣。行而不知歸，失家者也。一人失家，一世非之[9]；天下失家，莫知非焉。有人去鄉土，離六親，廢家業，遊於四方而不歸者，何人哉？世必謂之爲狂蕩之人矣。又有人鍾賢世[10]，矜巧能，脩名譽[11]，誇張於世而不知已者，亦何人哉？世必以爲智謀之士。此二者，胥失者也。而世與一不與一，唯聖人知所與，知所去。"

　　粥熊曰[12]："運轉亡已[13]，天地密移[14]，疇覺之哉[15]？故物損於彼者盈於此，成於此者虧於彼。損盈成虧，隨世隨死[16]，往來相接，間不可省[17]，疇覺之哉？凡一氣不頓進[18]，一形不頓虧，亦不覺其成，不覺其虧。亦如人自世至老，貌色智態，亡日不異[19]，皮膚爪髮，隨世隨落，非嬰孩時有停而不易也。間不可覺，俟至後知。"

---

[1] 壙：墓穴。

[2] 罦(gāo 高)如：高貌。通"臯"。如，猶"然"。下同

[3] 宰如：高大貌。《釋文》云："言如冢宰也。"

[4] 墳如：像大堤一樣。盧文弨曰："墳如，如大防也。"

[5] 鬲如：像覆釜一樣。郝懿行曰："鬲如，蓋若覆釜之形，上小下大。"

[6] 佚：通"逸"，安閑，安逸。

[7] 晏子：卽晏嬰，春秋時齊國大夫。

[8] 德：得。　　徼(jiào 較)：歸宿。張湛注："德者，得也。徼者，歸也。言各得其所歸。"

[9] 非：反對，責怪。

[10] 鍾賢世：張湛注："鍾賢世，宜言'重形生'。"

[11] 脩：修飾，修好。

[12] 粥(yù 預)熊：人名，卽"鬻熊"，周代楚的祖先，曾爲周文王之師，封于楚。

[13] 亡：通"無"。　　已：止，停止。

[14] 密移：悄悄地遷移變化。

[15] 疇(chóu 籌)：誰。

[16] 世：通"生"。張湛注："此'世'亦宜言'生'。"

[17] 間(jiàn 踐)：表時間短暫。　　省(xǐng 醒)：知覺，感覺。

[18] 頓進：突然成長。

[19] 亡日不異：謂沒有一天不在變化。亡，通"無"。

　　杞國有人憂天地崩墜[1]，身亡所寄，廢寢食者。又有憂彼之所憂者，因往曉之[2]，曰：“天，積氣耳，亡處亡氣。若屈伸呼吸，終日在天中行止，奈何憂崩墜乎？”其人曰：“天果積氣，日月星宿，不當墜邪？”曉之者曰：“日月星宿，亦積氣中之有光耀者，只使墜[3]，亦不能有所中傷。”其人曰：“奈地壞何？”曉者曰：“地積塊耳，充塞四虛[4]，亡處亡塊。若躇步跐蹈[5]，終日在地上行止，奈何憂其壞？”其人舍然大喜[6]，曉之者亦舍然大喜。長廬子聞而笑之曰[7]：“虹蜺也[8]，雲霧也，風雨也，四時也，此積氣之成乎天者也[9]。山岳也，河海也，金石也，火木也，此積形之成乎地者也[10]。知積氣也，知積塊也，奚謂不壞？夫天地，空中之一細物，有中之最巨者，難終難窮，此固然矣；難測難識，此固然矣。憂其壞者，誠爲大遠[11]；言其不壞者，亦爲未是。天地不得不壞，則會歸於壞。遇其壞時，奚爲不憂哉[12]？”子列子聞而笑曰：“言天地壞者亦謬，言天地不壞者亦謬。壞與不壞，吾所不能知也。雖然，彼一也，此一也[13]。故生不知死，死不知生；來不知去，去不知來。壞與不壞，吾何容心哉？”

　　舜問乎烝曰[14]：“道可得而有乎？”曰：“汝身非汝有也，汝何得有夫道。”舜曰：“吾身非吾有，孰有之哉？”曰：“是天地之委形也[15]。生非汝有，是天地之委和也[16]。性命非汝有，是天地之

---

[1] 杞國：古國名，都城在今河南省杞縣。
[2] 曉：曉喻，開導。
[3] 只使：縱使，卽使。
[4] 四虛：指四方。
[5] 躇步跐(cǐ 此)蹈：指人站立行走。
[6] 舍然：放心貌。
[7] 長廬子：戰國時楚國人。
[8] 虹蜺：天空中出現的七色圓弧。常有內外二弧，內弧稱爲虹，外弧稱爲蜺。
[9] 積氣：聚積的氣體。
[10] 積形：聚積的有形之物。
[11] 大：通“太”。
[12] 奚爲：爲什麼。奚，通“何”。
[13] “彼一”二句：張湛注：“彼一謂不壞者也，此一謂壞者也。若其不壞，則與人偕全；若其壞也，則與人偕亡。何爲欣戚於其間哉？”
[14] 烝：皮錫瑞曰：“烝，當爲丞。”丞，帝王的輔佐之一。
[15] 委形：謂人身是大自然所付與的形體。
[16] 委和：謂人的生機是大自然暫時所託付給的中和之氣。張湛注：“積和故成生耳。”

委順也[1]。孫子非汝有[2]，是天地之委蛻也[3]。故行不知所往，處不知所持，食不知所以。天地，強陽氣也[4]，又胡可得而有邪？"

【題解】　本文節選自《列子》，據《諸子集成》本。作者相傳是列禦寇，戰國時道家，鄭國人。《漢書·藝文志》載："《列子》八篇。名圄寇，先莊子，莊子稱之。"《漢書·藝文志》所著錄《列子》八篇，散佚。今本《列子》是東晉人張湛輯注。《四庫全書簡明目錄》曰："《列子》八卷，舊題周列禦寇撰。而書中有列禦寇以後事，故柳宗元《列子辨》謂其經後人增竄。高似孫《子略》遂以爲莊周寓言，並無其人。然據《爾雅疏》引《尸子·廣澤篇》知當日實有列子，特書爲門人所追記耳。晉張湛所注，具有名理，亦肩隨向、郭之注莊。"有關列子的史料古書記載不多，總的來看，列子是一位戰國時身居鄭國圃田的一位隱者。他崇尚清虛無爲，順性體道。唐代尊《列子》爲《沖虛眞經》，宋代尊之爲《沖虛至德眞經》。《列子》版本較多，有晉人張湛注，有唐人盧重玄的解及殷敬順的《釋文》。今人楊伯峻《列子集釋》也可參考。

　　本文篇名"天瑞"指"符瑞"，古代用作信物。作者認爲，客觀世界存在着統一的本質或規律，即"道"。"道"本身無形無象，卻是萬物生息的根本原因，自然界陰陽調和、四時變革莫不與之契合，恰如符瑞之有信，故名"天瑞"。本篇概括了《列子》的自然觀和人生觀，可謂是全書的總綱。

【閱讀】

<h2 style="text-align:center">扁 鵲 易 心</h2>

　　魯公扈趙齊嬰二人有疾。同請扁鵲求治。扁鵲治之。既同愈。謂公扈齊嬰曰。汝曩之所疾[5]。自外而干府藏者[6]。固藥石之所已。今有偕生之疾。與體偕長。今爲汝攻之何如。二人曰。願先聞其驗。扁鵲謂公扈曰。汝志彊而氣弱[7]。故足於謀而寡於斷。齊嬰志弱而氣彊。故少於慮而傷於專。若換汝之心。則均於善矣。扁鵲遂飲二人毒酒。迷死三日。剖胷探心[8]。易而置之。投以神藥。既悟如初。二人辭歸。於是公扈反齊嬰之室。而有其

---

[1]　委順：謂人的性命是大自然所積順而產生的。
[2]　孫子：當作"子孫"。
[3]　委蛻：謂子孫是大自然所付與的接續者。
[4]　強陽：旺盛的陽氣。
[5]　曩：從前。
[6]　干：侵犯，侵入。
[7]　志：意志。　　氣：指身體素質。
[8]　胷："胸"的異體字。

妻子[1]。妻子弗識。齊嬰亦反公扈之室。有其妻子。妻子亦弗識。二室因相與訟。求辨於扁鵲。扁鵲辨其所由。訟乃已。（節選自《列子·湯問》）

偃師獻巧

　　周穆王西巡狩。越崑崙。不至弇山[2]。反還。未及中國。道有獻工人名偃師[3]。穆王薦之[4]。問曰。若有何能。偃師曰。臣唯命所試。然臣已有所造。願王先觀之。穆王曰。日以俱來。吾與若俱觀之。翌日。偃師謁見王。王薦之。曰。若與偕來者何人邪。對曰。臣之所造能倡者[5]。穆王驚視之。趨步俯仰。信人也[6]。巧夫。頜其頤[7]。則歌合律。捧其手。則舞應節。千變萬化。惟意所適[8]。王以爲實人也。與盛姬內御竝觀之[9]。技將終。倡者瞬其目而招王之左右侍妾[10]。王大怒。立欲誅偃師。偃師大懼。立剖散倡者以示王。皆傅會革木膠漆白黑丹青之所爲[11]。王諦料之[12]。內則肝膽心肺脾腎腸胃。外則筋骨支節皮毛齒髮。皆假物也。而無不畢具者。合會復如初見。王試廢其心[13]。則口不能言。廢其肝。則目不能視。廢其腎。則足不能步。穆王始悅而歎曰。人之巧乃可與造化者同功乎。詔貳車載之以歸[14]。（節選自《列子·湯問》）

---

[1] 有：據有。
[2] 弇山：山名，在今甘肅天水縣西。
[3] 獻工：奉獻技藝。
[4] 薦：通“進”，接見。
[5] 倡：倡優，古代以歌舞爲業的人。
[6] 信：真。
[7] 頜（ǎn 俺）其頤：搖其下巴。
[8] 惟意所適：隨心所欲。
[9] 竝：“并”的異體字。
[10] 招：勾引。
[11] 傅會：湊合。
[12] 諦料：仔細檢視。
[13] 廢：除掉，拿去。
[14] 貳車：古代帝王外出時的從車。

十八、

天　論

　　天行有常[1]，不爲堯存，不爲桀亡。應之以治則吉，應之以亂則凶。彊本而節用[2]，則天不能貧；養備而動時[3]，則天不能病；脩道而不貳[4]，則天不能禍。故水旱不能使之飢渴[5]，寒暑不能使之疾，祅怪不能使之凶[6]。本荒而用侈，則天不能使之富；養略而動罕[7]，則天不能使之全；倍道而妄行，則天不能使之吉。故水旱未至而飢，寒暑未薄而疾[8]，祅怪未至而凶。受時與治世同[9]，而殃禍與治世異，不可以怨天，其道然也。故明於天人之分，則可謂至人矣[10]。

　　不爲而成，不求而得，夫是之謂天職[11]。如是者，雖深，其人不加慮焉；雖大，不加能焉[12]；雖精，不加察焉；夫是之謂不與天爭職。天有其時，地有其財，人有其治，夫是之謂能參[13]。舍其所以參，而願其所參[14]，則惑矣！

　　列星隨旋，日月遞炤[15]，四時代御，陰陽大化，風雨博施[16]，萬物各得其和以生，各得其養以成。不見其事而見其功，夫是之謂神。皆知其所以成，莫知其無形，夫是之謂天。唯聖人爲不求知天。

---

[1] 常：常規，固定不變的規律。

[2] 彊：同“強”，加強。　本：根本。這裏指農業生産。

[3] 養備：供養衣食充備。

[4] “脩道”句：行道而不背離。貳，背離。一説：王念孫曰：“脩，當爲‘循’之誤也。循，順也。貳，當爲‘貣’，亦字之誤也。貣，與忒同。忒，差也。言所行皆順乎道而不差。”

[5] 飢渴：災荒。劉台拱曰：“‘渴’字衍。‘飢’當作‘饑’。”《爾雅》：“穀不熟爲饑。”

[6] 祅怪：怪異反常的自然現象。祅，同“妖”。

[7] 養略：楊倞注：“養略，謂使人衣食不足也。”略，少，不充足。　動罕：活動稀少。

[8] 薄：迫近。

[9] 受時：得到的天時。

[10] 至人：指思想或道德修養最高超的人，明白天人之職分的人。

[11] 天職：大自然的職能、作用。

[12] 加能：增加以人力。皆不與天爭職之意。

[13] 參：參加，參與。謂人參與天地化育之功。

[14] “舍其”二句：謂舍人事而願望於天。

[15] 遞炤：交替照耀。炤，“照”的異體字。

[16] 博施：普遍地滋潤萬物。施，施與。這裏謂滋潤。

　　天職既立，天功既成[1]，形具而神生。好惡喜怒哀樂臧焉[2]，夫是之謂天情[3]；耳目鼻口形，能各有接而不相能也[4]，夫是之謂天官[5]；心居中虛，以治五官，夫是之謂天君[6]；財非其類[7]，以養其類，夫是之謂天養；順其類者謂之福，逆其類者謂之禍，夫是之謂天政。暗其天君[8]，亂其天官，棄其天養，逆其天政，背其天情，以喪天功，夫是之謂大凶。聖人清其天君[9]，正其天官，備其天養，順其天政，養其天情，以全其天功。如是，則知其所爲[10]，知其所不爲矣，則天地官而萬物役矣[11]。其行曲治[12]，其養曲適，其生不傷，夫是之謂知天。故大巧在所不爲[13]，大智在所不慮。所志於天者，已其見象之可以期者矣[14]；所志於地者，已其見宜之可以息者矣[15]；所志於四時者，已其見數之可以事者矣[16]；所志於陰陽者，已其見知之可以治者矣[17]。官人守天[18]，而自爲守道也[19]。

　　治亂天邪？曰：日月、星辰、瑞厤[20]，是禹桀之所同也；禹以治桀以亂，治亂非天也。時邪？曰：繁啓、蕃長於春夏[21]，畜積、收藏於秋冬[22]，是又禹桀之所同也；禹以治，桀以亂，治亂非時也。

---

[1] 天功：大自然的功績。
[2] 臧：同"藏"，蘊藏，蘊含。　　焉：於此。兼詞。
[3] 天情：人所自然具有的情感。
[4] 能各有接：謂耳目鼻口形各有不同的接觸外物的功能。　　相能：互相替代。
[5] 天官：人所自然具有的感官。
[6] 天君：古人認爲心居中央虛靈之地以支配五官，故谓之天君。
[7] 財：通"裁"，裁制，化裁。
[8] 暗其天君：謂使人心昏亂迷離。暗，使動用法。
[9] 清其天君：謂使人心清虛純淨。清，使動用法。
[10] 所爲：指人所能做和應做的事。
[11] 天地官：天地各盡其職。官，官能，職守。　　役：役使。
[12] 曲治：曲盡其治。曲，周全。
[13] 大巧：最高的技巧。　　所不爲：不做的事情。
[14] 已：通"以"，根據。　　見：同"現"，顯現。　　期：預期，推測。
[15] 宜：適宜，指作物生長的適宜條件。　　息：繁殖生長。
[16] 數：指四時節氣變化的次序。　　事：從事，指安排農業生產。
[17] 知：知道，瞭解。一本作"和"，和諧。　　治：治理，調理。
[18] 官人：掌管天文曆法的人。　　守天：觀察天象。
[19] 自爲：指聖人自己做事。　　守道：遵守自然規律。
[20] 瑞厤：曆象，即日月星辰運轉的現象。厤，同"曆"。
[21] 繁啓蕃長：謂春生，夏長。繁啓謂春，蕃長謂夏。《素問·四氣調神大論》謂春曰"發陳"，夏曰"蕃秀"。
[22] 畜積收藏：謂秋收，冬藏。畜，通"蓄"，積聚，收藏。

地邪？曰：得地則生[1]，失地則死，是又禹桀之所同也；禹以治，桀以亂，治亂非地也。《詩》曰："天作高山，大王荒之[2]；彼作矣，文王康之[3]。"此之謂也。

天不爲人之惡寒也輟冬，地不爲人之惡遼遠也輟廣[4]，君子不爲小人之匈匈也輟行[5]。天有常道矣，地有常數矣，君子有常體矣。君子道其常[6]，而小人計其功。《詩》曰："何恤人之言兮[7]？"此之謂也。

星隊木鳴[8]，國人皆恐。曰：是何也？曰：無何也，是天地之變，陰陽之化，物之罕至者也。怪之[9]，可也；而畏之，非也。夫日月之有蝕，風雨之不時，怪星之黨見[10]，是無世而不常有之。上明而政平，則是雖竝世起[11]，無傷也；上闇而政險，則是雖無一至者，無益也。夫星之隊，木之鳴，是天地之變，陰陽之化，物之罕至者也。怪之，可也；而畏之，非也。

物之已至者，人祅則可畏也[12]。楛耕傷稼[13]，耘耨失薉[14]，政險失民，田薉稼惡，糴貴民飢[15]，道路有死人，夫是之謂人祅；政令不明，舉錯不時，本事不理[16]，夫是之謂人祅；禮義不脩，內外無別，男女淫亂，則父子相疑[17]，上下乖離，寇難竝至，夫是之謂人

---

[1] 得地：指莊稼得到生長的土地。
[2] 高山：指岐山，在今陝西省岐山縣東北。　荒：大，這裏指開闢。見《詩·天作》。
[3] 康：安定。
[4] 遼遠：廣闊遠大。
[5] 匈匈：喧嘩之聲。
[6] 道其常：遵循一般規律。
[7] "何恤"句：俞樾曰："'何恤'上本有'禮義之不愆'五字，而今奪之。"愆（qiān 千），過失，錯誤。
[8] 星隊：指流星落地。隊，同"墜"。
[9] 怪之：認爲它奇怪。怪，意動用法。
[10] 黨：通"儻"，偶然。
[11] 竝世起：一世之中竝起，同時發生。
[12] 人祅：指人爲的災禍。
[13] 楛（kǔ 苦）耕：粗耕。楛，粗劣。
[14] 耘耨失薉：卽鋤草粗糙。楊倞注："耘耨失時使穢也。"薉，同"穢"，荒蕪。一本作"楛耘傷歲"。歲，指收成。
[15] 糴（dí 敵）：買糧食。
[16] 本事：根本之事，指農業生產。
[17] 則：王念孫曰："'內外無別'二句爲一類，'父子相疑'二句爲一類，'父子'上不當有'則'字。《群書治要》無'則'字。《韓詩外傳》亦無。"

祅。祅是生於亂。三者錯[1]，無安國。其說甚爾[2]，其菑甚慘[3]。勉力不時，則牛馬相生[4]，六畜作祅。可怪也，而亦可畏也。

雩而雨[5]，何也？曰：無何也，猶不雩而雨也。日月食而救之，天旱而雩，卜筮然後決大事，非以爲得求也，以文之也[6]。故君子以爲文，而百姓以爲神。以爲文則吉，以爲神則凶也。

在天者莫明於日月，在地者莫明於水火，在物者莫明於珠玉，在人者莫明於禮義。故日月不高，則光暉不赫[7]；水火不積，則暉潤不博[8]；珠玉不睹乎外，則王公不以爲寶；禮義不加於國家，則功名不白[9]。故人之命在天，國之命在禮。君人者[10]，隆禮尊賢而王[11]，重法愛民而霸，好利多詐而危，權謀傾覆幽險而盡亡矣[12]。

大天而思之[13]，孰與物畜而制之[14]？從天而頌之，孰與制天命而用之？望時而待之[15]，孰與應時而使之？因物而多之[16]，孰與騁能而化之[17]？思物而物之[18]，孰與理物而勿失之也？願於物之所以生，孰與有物之所以成？故錯人而思天[19]，則失萬物之情。

【題解】 本文節選自《荀子·天論》，據《諸子集成》本。作者荀子（約公元前313年—前238年），名況，時人尊稱爲荀卿，避漢宣帝劉詢諱，又稱孫卿。戰國末期趙國人。生卒年代不詳。遊學於齊，三爲稷下祭酒。後遊楚，春申君薦爲蘭陵令，遂終老於蘭陵。他雖屬於儒家學派，但也受到各家的影響，成爲先秦諸子中的一位集大

---

[1] 三者錯：三種災禍交錯而來。
[2] 爾：通"邇"，近，淺近。
[3] 菑：通"災"，災害。
[4] 牛馬相生：指牛馬互生怪胎。
[5] 雩(yú 於)：古代求雨的一種祭祀活動。
[6] 文：文飾，修飾。 之：國家政事。
[7] 暉：同"輝"，光輝。 赫：盛大，顯著。
[8] 暉潤：指火的光輝和水的潤澤。
[9] 白：顯著，顯赫。
[10] 君人者：統治人民的人，君主。
[11] 隆禮尊賢：崇尚禮義，尊敬賢者。
[12] 傾覆：損害，顛覆。
[13] 大天：認爲天偉大。大，意動用法。
[14] 物畜：像物一樣對待它。物，名詞活用作狀語，表比喻。
[15] 望時：盼望天時。
[16] 因物：聽任萬物。
[17] 騁能：施展才能。 化：指變化增加。
[18] "思物"句：思慕萬物，想使它成爲有用之物。前"物"是名詞，後"物"是使動用法。
[19] 錯：通"措"，放置，捨棄。 思天：指望天的恩賜。

成者。荀子之學力主進取，強調人爲。對先秦諸子多有評駁。孟子倡人性善之說，荀子著性惡之論而駁之曰：“人之性惡，其善者僞也。”道家尚真，荀子尚僞。其所謂僞，乃“人爲”之義。既然人性惡，必將有師法之化，禮義之道，然後歸於辭讓，合于義理，而至於治。故《荀子》其書首篇曰《勸學》，次篇曰《修身》，孜孜以教化爲急務，皆人爲之事。其於天人之際，亦強調人爲，發揮人的主觀能動作用。《漢書·藝文志》載《孫卿子》三十三篇。現存《荀子》三十二篇。注本有唐代楊倞《荀子注》、清王先謙《荀子集解》。

　　本文提出“天行有常”，與人間之治亂無關。人間之治亂全在人爲，也與天無關。破除以往敬畏上天、天人感應等迷信思想，提出“制天命而用之”的主張，強調发揮人控制和利用自然的主觀能動作用。

【閱讀】

荀卿列傳

　　荀卿，趙人。年五十始來游學於齊。騶衍之術迂大而閎辯[1]，奭也文具難施[2]，淳于髡久與處[3]，時有得善言。故齊人頌曰：“談天衍，雕龍奭，炙轂過髡。”田駢之屬皆已死齊襄王時，而荀卿最爲老師。齊尚脩列大夫之缺，而荀卿三爲祭酒焉[4]。齊人或讒荀卿，荀卿乃適楚，而春申君以爲蘭陵令。春申君死而荀卿廢，因家蘭陵。李斯嘗爲弟子，已而相秦。荀卿嫉濁世之政，亡國亂君相屬[5]，不遂大道而營於巫祝，信機祥[6]，鄙儒小拘，如莊周等又猾稽亂俗[7]，於是推儒、墨、道德之行事興壞，序列著數萬言而卒。因葬蘭陵。

（節選自《史記·孟子荀卿列傳》）

修　身

　　見善，修然必以自存也[8]；見不善，愀然必以自省也。善在身，介然必以自好

---

[1] 騶衍：齊人，其五德終始、大九州等學說，迂闊而善於雄辯，故稱“談天衍”。

[2] 奭（shì 屍）：騶奭，修騶衍之文，飾若雕鏤龍文，故稱“雕龍奭”。

[3] 淳于髡：齊人，博聞強記，學無所主。梁惠王欲以卿相位待之，謝去，終身不仕。为人善于言談滑稽幽默，故稱“炙轂過髡”。過，通“輠”，膏車油瓶。

[4] 祭酒：學官名，指首席。漢有博士祭酒，爲博士之首。

[5] 相屬：一個接一個。

[6] 信機祥：信奉吉凶之事。

[7] 猾稽：形容能言善辯。

[8] 修然：整飭貌。　　存：察，省。

也[1]；不善在身，菑然必以自惡也。故非我而當者，吾師也；是我而當者[2]，吾友也；諂諛我者，吾賊也。故君子隆師而親友[3]，以致惡其賊。好善無厭[4]，受諫而能誡，雖欲無進，得乎哉？小人反是，致亂，而惡人之非己也；致不肖[5]，而欲人之賢己也；心如虎狼，行如禽獸，而又惡人之賊己也[6]。諂諛者親，諫爭者疏，修正爲笑，至忠爲賊，雖欲無滅亡，得乎哉？《詩》曰[7]：“噏噏呰呰[8]，亦孔之哀。謀之其臧，則具是違；謀之不臧[9]，則具是依。”此之謂也。

以善先人者謂之教[10]，以善和人者謂之順；以不善先人者謂之諂，以不善和人者謂之諛。是是、非非謂之知[11]，非是、是非謂之愚。傷良曰讒，害良曰賊。是謂是、非謂非曰直。竊貨曰盜，匿行曰詐，易言曰誕[12]，趣舍無定謂之無常，保利棄義謂之至賊。多聞曰博，少聞曰淺。多見曰閑[13]，少見曰陋。難進曰偍[14]，易忘曰漏。少而理曰治，多而亂曰耗[15]。

治氣養心之術：血氣剛強，則柔之以調和[16]；知慮漸深，則一之以易良[17]；勇膽猛戾[18]，則輔之以道順；齊給便利[19]，則節之以動止；狹隘褊小，則廓之以廣大；卑濕重遲貪利[20]，則抗之以高志；庸衆駑散[21]，則劫之以師友；怠慢僄弃[22]，則炤之以禍災；愚款端愨[23]，則合之以禮樂，通之以思索。凡治氣養心之術，莫徑由禮[24]，莫要得師，莫神一好。夫是之謂治氣養心之術也。

---

[1] 介然：堅貞，堅固貌。

[2] 是我：認爲我正確。

[3] 隆師：尊崇老師。　　親友：親近朋友。

[4] 厭：通“饜”，滿足。

[5] 不肖：不才，沒才能。

[6] 賊己：以己爲賊。賊，意動用法。

[7] 詩曰：引詩見《詩·小旻》

[8] 噏噏（xī xī 今兮）呰呰（zǐ zǐ 子子）：噏噏，小人結黨營私貌。呰呰，懶惰不供職貌。毛傳：“噏噏然患其上，呰呰然不思稱乎上。”鄭玄箋：“噏噏呰呰，臣不事君，亂之階也。”

[9] 臧：完善，完美。

[10] 先：先導，引導。

[11] 是是：以是爲是。　　非非：以非爲非。

[12] 易言：輕易亂說。

[13] 閑：大，此指見識廣博。

[14] 偍（tí 提）：遲緩。

[15] 耗：通“眊”，昏亂不明。

[16] 柔：柔化。

[17] 一：歸一，同化。

[18] 膽：郝懿行曰：“‘膽’字疑誤。《韓詩外傳》二作‘勇毅強果’。”

[19] 齊給便利：敏捷快速。

[20] 卑濕：淺薄，卑下。　　重遲：遲鈍。

[21] 駑散：低能散漫。

[22] 僄弃：輕薄，自暴自弃。

[23] 愚款：老實愚鈍。　　端愨：端莊誠實。

[24] 莫徑由禮：沒有比遵循禮義更直接的了。

　　志意修則驕富貴[1]，道義重則輕王公；内省而外物輕矣。傳曰：“君子役物[2]，小人役於物。”此之謂矣。身勞而心安，爲之；利少而義多，爲之；事亂君而通，不如事窮君而順焉。故良農不爲水旱不耕，良賈不爲折閲不市[3]，士君子不爲貧窮怠乎道。

　　夫驥一日而千里，駑馬十駕則亦及之矣。將以窮無窮、逐無極與[4]？其折骨絕筋終身不可以相及也。將有所止之，則千里雖遠，亦或遲、或速、或先、或後，胡爲乎其不可以相及也？不識步道者，將以窮無窮、逐無極與？意亦有所止之與[5]？夫“堅白”、“同異”、“有厚無厚”之察，非不察也，然而君子不辯，止之也。倚魁之行[6]，非不難也，然而君子不行，止之也。故學曰：“遲彼止而待我[7]，我行而就之，則亦或遲、或速、或先、或後，胡爲乎其不可以同至也？”故蹞步而不休，跛鼈千里；累土而不輟，丘山崇成[8]；厭其源[9]，開其瀆，江河可竭；一進一退，一左一右，六驥不致。彼人之才性之相縣也[10]，豈若跛鼈之與六驥足哉？然而跛鼈致之，六驥不致，是無他故焉，或爲之或不爲爾。道雖邇，不行不至；事雖小，不爲不成。其爲人也多暇日者[11]，其出入不遠矣[12]。（《荀子·修身篇》）

---

[1]　修：美好。　　驕：鄙視。

[2]　役物：役使外物。

[3]　賈：商人。　　折閲：虧本，虧損。　　市：做買賣。

[4]　窮無窮：走盡沒有窮盡的路途。　　逐無極：趕無限的行程。

[5]　意：通“抑”，還是。選擇連詞。

[6]　倚魁：邪僻的行爲。

[7]　遲：遲緩，緩慢。　　止：止於至善。

[8]　崇：通“終”，最終。

[9]　厭：同“壓”，堵塞。

[10]　縣：同“懸”，差別，懸殊。

[11]　暇日：閒蕩時間。

[12]　出入：指超出別人。入，當爲“人”。郝懿行曰：“出入，疑當作‘出人’。言不能出人前也。”

十九、

五　蠹

　　上古之世，人民少而禽獸衆，人民不勝禽獸蟲蛇。有聖人作，搆木爲巢，以避羣害[1]，而民悅之，使王天下，號之曰有巢氏。民食果蓏蜯蛤[2]，腥臊惡臭，而傷害腹胃，民多疾病。有聖人作，鑽燧取火[3]，以化腥臊，而民說之，使王天下，號之曰燧人氏。中古之世，天下大水，而鯀、禹決瀆[4]。近古之世，桀、紂暴亂，而湯武征伐。今有搆木鑽燧於夏后氏之世者，必爲鯀、禹笑矣；有決瀆於殷、周之世者，必爲湯、武笑矣。然則今有美堯、舜、湯、武、禹之道於當今之世者[5]，必爲新聖笑矣。是以聖人不期脩古[6]，不法常可[7]，論世之事，因爲之備[8]。宋人有耕者，田中有株[9]，兔走觸株，折頸而死，因釋其耒而守株[10]，冀復得兔。兔不可復得，而身爲宋國笑。今欲以先王之政治當世之民，皆守株之類也。

　　古者丈夫不耕，草木之實足食也；婦人不織，禽獸之皮足衣也。不事力而養足[11]，人民少而財有餘，故民不爭。是以厚賞不行，重罰不用，而民自治。今人有五子不爲多，子又有五子，大父未死而有二十五孫。是以人民衆而貨財寡，事力勞而供養薄，故民爭。雖倍賞累罰而不免於亂[12]。

---

[1] 搆木：在樹木上構築巢窩。搆，通"構"。

[2] 果蓏(luǒ 裸)：草木之果實。木本之實叫果，草本之實叫蓏。

[3] 燧(suì 隧)：用來取火的材料。

[4] 鯀(gǔn 滾)：傳說中夏后氏的部落首領，禹的父親。　瀆：水道。《爾雅・釋水》："江、河、淮、濟爲四瀆。四瀆者，發源注海者也。"

[5] 美：稱頌，讚美。

[6] 期：要求，期望。　脩：同"修"，效法，遵循。

[7] 常可：永久適宜的方法。可，合適，適宜。

[8] 因爲之備：根據情況爲它制定措施。備，防備。

[9] 株：樹椿。

[10] 釋：放下。　耒(lěi 壘)：古代翻田的農具。

[11] 不事力：不用力耕織。

[12] 倍賞累罰：加倍賞賜，加重處罰。

　　堯之王天下也，茅茨不翦[1]，采椽不斲[2]，糲粢之食[3]，藜藿之羹；冬日麑裘，夏日葛衣，雖監門之服養[4]，不虧於此矣。禹之王天下也，身執耒臿以爲民先，股無胈[5]，脛不生毛，雖臣虜之勞[6]，不苦於此矣。以是言之，夫古之讓天子者，是去監門之養，而離臣虜之勞也，古傳天下而不足多也[7]。今之縣令，一日身死，子孫累世絜駕[8]，故人重之。是以人之於讓也，輕辭古之天子，難去今之縣令者，薄厚之實異也。夫山居而谷汲者[9]，膢臘而相遺以水[10]；澤居苦水者，買庸而決竇[11]。故饑歲之春，幼弟不饟[12]；穰歲之秋，疏客必食。非疏骨肉愛過客也，多少之心異也。是以古之易財，非仁也，財多也；今之爭奪，非鄙也，財寡也。輕辭天子，非高也，勢薄也；重爭土橐[13]，非下也，權重也。故聖人議多少、論薄厚爲之政。故罰薄不爲慈，誅嚴不爲戾，稱俗而行也[14]。故事因於世而備適於事[15]。

　　古者文王處豐、鎬之閒[16]，地方百里，行仁義而懷西戎[17]，遂王天下。徐偃王處漢東[18]，地方五百里，行仁義，割地而朝者三十有六國。荆文王恐其害己也[19]，舉兵伐徐，遂滅之。故文王行仁義而王天下，偃王行仁義而喪其國，是仁義用於古而不用於今也。故曰：

---

[1] 茅茨(cí 詞)：茅草蓋的屋頂。茨，用茅草或葦蓋屋子。　　翦：同"剪"。

[2] 采：《史記索隱》："采，木名，即今之櫟木也，亦作採。"　　斲：同"斫"，砍削，雕飾。

[3] 糲粢(zī 資)：粗米飯。

[4] 監門：守門人。　　服養：衣服給養。

[5] 胈(bá 拔)：潔白的肌膚。《莊子·在宥》："堯舜於是乎股無胈，脛無毛。"李頤云："胈，白肉。"

[6] 臣虜：指奴隸。臣、虜本來都是俘虜，古代以俘虜爲奴隸。

[7] 古：通"故"，所以。　多：讚美。

[8] 絜(xié 挾)駕：指乘車。此指享受富貴，出門可乘車。

[9] 谷汲：到山下溪谷去打水。

[10] 膢(lóu 樓)：《說文》："膢，楚俗以二月祭飲食也。"　　臘：臘月祭百神的節日。　遺(wèi 衛)：贈送。

[11] 買庸：雇傭工。庸，同"傭"，受雇用的人。　　竇：同"瀆"，水道。

[12] 饟：同"餉"，給人東西吃。

[13] 土橐：即仕託，指依附權貴。土，當作"士"，形近而誤。士，通"仕"，指做官。橐，通"託"。

[14] 稱(chèn 趁)：適應，適合。

[15] 備適於事：指措施要適合所發生的事情。

[16] 豐：地名，在今陝西省戶縣東。　　鎬(hào 浩)：地名，在今陝西省西安市西南。周文王從岐山之下遷于豐，武王又從豐遷於鎬。

[17] 懷：安撫。　西戎：我國周代西北地區的少數民族。

[18] 徐偃王：周穆王時徐國的國君。

[19] 荆文王：即楚文王（公元前689—前677年在位）。

世異則事異。當舜之時，有苗不服[1]，禹將伐之。舜曰："不可。上德不厚而行武，非道也。"乃修教三年，執干戚舞[2]，有苗乃服。共工之戰[3]，鐵銛短者及乎敵[4]，鎧甲不堅者傷乎體。是干戚用於古不用於今也。故曰：事異則備變。上古競於道德，中世逐於智謀，當今爭於氣力。齊將攻魯，魯使子貢說之[5]。齊人曰："子言非不辯也，吾所欲者土地也，非斯言所謂也。"遂舉兵伐魯，去門十里以為界[6]。故偃王仁義而徐亡，子貢辯智而魯削。以是言之，夫仁義辯智，非所以持國也。去偃王之仁，息子貢之智，循徐、魯之力，使敵萬乘[7]，則齊、荊之欲不得行于二國矣。

今有不才之子，父母怒之弗為改，鄉人譙之弗為動[8]，師長教之弗為變。夫以父母之愛，鄉人之行，師長之智，三美加焉，而終不動，其脛毛不改。州部之吏操官兵[9]，推公法而求索奸人，然後恐懼，變其節，易其行矣。故父母之愛不足以教子，必待州部之嚴刑者，民固驕於愛，聽於威矣。故十仞之城，樓季弗能踰者[10]，峭也；千仞之山，跛牂易牧者[11]，夷也。故明王峭其法而嚴其刑也。布帛尋常[12]，庸人不釋；鑠金百溢[13]，盜跖不掇[14]。不必害，則不釋尋常；必害手，則不掇百溢。故明主必其誅也[15]。是以賞莫如厚而信，使民利之；罰莫如重而必，使民畏之；法莫如一而固，使民知之。故明主施賞不遷[16]，行誅無赦，譽輔其賞，毀隨其罰，則賢不肖俱盡其力矣。

---

[1] 有苗：又稱三苗，古代的少數民族。有，名詞詞頭。
[2] 干戚：古代的兵器，干是盾牌，戚是斧的一種。
[3] 共工：堯之水官。《書·堯典》鄭玄注："共工，水官名。其人名氏未聞，先祖居此官，故以官氏也。"可見，"共工"只是一個氏族部落的氏。
[4] 銛（xiān 先）：武器。《說文》："銛，鍤屬。"
[5] 說（shuì 稅）：用言語說服。
[6] 去門：距離魯國的都門。
[7] 敵：抵抗。　乘（shèng 聖）：古代稱四匹馬拉的車。
[8] 譙（qiáo 瞧）：責備，申斥。
[9] 州部：古代基層行政單位。
[10] 樓季：衛國人，善於登高。
[11] 牂（zāng 藏）：母羊。一說：牂，同"臧"，牧奴。
[12] 尋常：八尺曰尋，倍尋曰常。
[13] 鑠金：銷鑠之金。　溢：通"鎰"，二十兩。
[14] 跖：古代奴隸起義首領。姓展，名跖，誣稱盜跖。　掇（duó 多）：拾取。
[15] 必：一定，謂嚴厲。
[16] 明：原脫，據上下文例補。　遷：變。

　　今則不然。其有功也爵之[1]，而卑其士官也；以其耕作也賞之，而少其家業也；以其不收也外之[2]，而高其輕世也；以其犯禁也罪之，而多其有勇也。毀譽、賞罰之所加者相與悖繆也[3]，故法禁壞而民愈亂。今兄弟被侵必攻者，廉也[4]；知友被辱隨仇者，貞也[5]。廉貞之行成[6]，而君上之法犯矣。人主尊貞廉之行，而忘犯禁之罪，故民程於勇而吏不能勝也[7]。不事力而衣食，則謂之能；不戰功而尊，則謂之賢。賢能之行成，而兵弱而地荒矣。人主說賢能之行，而忘兵弱地荒之禍，則私行立而公利滅矣。

　　儒以文亂法[8]，俠以武犯禁，而人主兼禮之[9]，此所以亂也。夫離法者罪[10]，而諸先生以文學取；犯禁者誅，而羣俠以私劍養[11]。故法之所非，君之所取；吏之所誅，上之所養也。法、趣、上、下[12]，四相反也，而無所定，雖有十黃帝不能治也。故行仁義者非所譽[13]，譽之則害功；工文學者非所用，用之則亂法。楚之有直躬[14]，其父竊羊而謁之吏。令尹曰[15]："殺之。"以為直於君而曲於父[16]，報而罪之。以是觀之，夫君之直臣，父之暴子也。魯人從君戰，三戰三北。仲尼問其故，對曰："吾有老父，身死莫之養也。"仲尼以為孝，舉而上之[17]。以是觀之，夫父之孝子，君之背臣也。故令尹誅而楚姦不上聞[18]，仲尼賞而魯民易降北。上下之利，若是其異也。

---

[1] 其有功：盧文弨謂"其"前當有"以"字，與下同。　　爵：授予爵位。用作動詞。

[2] 收：被君主錄用。　　外：謂疏遠。

[3] 悖繆：悖亂矛盾。繆，同"謬"。

[4] 廉：有廉隅，

[5] 貞：有貞信。

[6] 行：品行。

[7] 程：同"逞"，肆行。

[8] 文：指古代文獻經典。　　法：法制。

[9] 人主：指國君。　　兼禮之：都以禮對待他們。謂優待他們。

[10] 離：通"罹"，違反，觸犯。　　罪：治罪。用如動詞。

[11] 以私劍養：靠着為私人行刺而被供養。

[12] 法：指法之所非。　　趣：通"取"，指君之所取。　　上：指上之所養。　　下：指吏之所誅。

[13] 行：施行，奉行。

[14] 直躬：指品行正直的人。

[15] 令尹：楚官職名，相當於後代的宰相。

[16] 直：理直，有理。　　曲：理曲，沒理。

[17] 舉：薦舉。　　上之：使之上。意為升官。

[18] 楚姦：楚國奸邪的犯罪行為。姦，同"奸"。　　上聞：向上報告使國君瞭解。

而人主兼舉匹夫之行[1]，而求致社稷之福，必不幾矣[2]。古者蒼頡之作書也[3]，自環者謂之"私"[4]，背私謂之"公"[5]。公私之相背也，乃蒼頡固以知之矣[6]。今以為同利者，不察之患也。然則為匹夫計者，莫如脩行義而習文學[7]。行義脩則見信，見信則受事[8]；文學習則為明師，為明師則顯榮。此匹夫之美也。然則無功而受事，無爵而顯榮，有政如此，則國必亂，主必危矣。故不相容之事，不兩立也[9]。斬敵者受賞，而高慈惠之行[10]；拔城者受爵祿，而信廉愛之說；堅甲厲兵以備難[11]，而美薦紳之飾[12]；富國以農，距敵恃卒[13]，而貴文學之士；廢敬上畏法之民，而養游俠私劍之屬。舉行如此，治強不可得也。國平養儒俠，難至用介士。所利非所用[14]，所用非所利。是故服事者簡其業[15]，而游學者日衆，是世之所以亂也。

今人主之於言也，說其辯而不求其當焉[16]；其用於行也，美其聲而不責其功焉[17]。是以天下之衆，其談言者務為辯[18]，而不周於用，故舉先王言仁義者盈廷，而政不免於亂；行身者競於為高，而不合於功，故智士退處巖穴，歸祿不受[19]，而兵不免於弱，政不免於亂。此其故何也？民之所譽，上之所禮，亂國之術也。今境內之民皆言治，藏商、管之法者家有之[20]，而國愈貧；言耕者衆，執末者寡也；

[1] 舉：推崇，稱讚。　　匹夫：平民。
[2] 幾：希望。
[3] 蒼頡：相傳為黃帝的史官，傳說他創造了文字。
[4] 自環：自繞。　　私：古作"厶"。《說文》："厶，姦衺也。韓非曰：蒼頡作字，自營為厶。"
[5] 公：《说文》："平分也。从八厶。八，猶背也。"
[6] 固：本來。　　以：通"已"，已經。
[7] 行義：德行道義。一說："行"當作"仁"。
[8] 受事：指接受國君委任的工作。
[9] 不兩立：即不並存。
[10] 高：以……為高。意動用法。這裏有"推崇"之意。
[11] 堅：堅固。使動用法。　　甲：甲冑，鎧甲。　　厲：同"礪"，磨。
[12] 美：以……為美。意動用法。　　薦：通"搢"，插。　　紳：寬大的衣帶。這裏指穿着寬袍，束着大帶服裝而不從事耕戰的儒生。
[13] 距：通"拒"，抵抗。　　恃：依靠。
[14] "所利"句：國家給以利益的人，却不是國家要用的人。
[15] 服事者：泛指從事勞動的人。　　簡：怠慢，荒廢。
[16] 說：同"悅"。　　當：符合，指與事實相符。一說：正確，恰當。
[17] 美：喜歡，欣賞。　　責：責求。
[18] 談言者：指游說之士。
[19] 歸祿：歸還俸祿。
[20] 商：商鞅，秦孝公之相。实行变法，推行法制。　　管：管仲。　　法：指有關法令方面的書。

境內皆言兵，藏孫、吳之書者家有之[1]，而兵愈弱；言戰者多，被甲者少也[2]。故明主用其力，不聽其言；賞其功，必禁無用[3]。故民盡死力以從其上。夫耕之用力也勞，而民爲之者，曰："可得以富也。"戰之爲事也危，而民爲之者，曰："可得以貴也。"今修文學，習言談，則無耕之勞而有富之實，無戰之危而有貴之尊，則人孰不爲也？是以百人事智而一人用力[4]。事智者衆，則法敗；用力者寡，則國貧。此世之所以亂也。故明主之國，無書簡之文，以法爲教；無先王之語[5]，以吏爲師；無私劍之捍[6]，以斬首爲勇。是境內之民，其言談者必軌於法[7]，動作者歸之於功，爲勇者盡之於軍。是故無事則國富，有事則兵強，此之謂王資[8]。既畜王資而承敵國之釁[9]，超五帝侔三王者，必此法也。

今則不然。士民縱恣於內[10]，言談者爲勢於外[11]。外內稱惡，以待強敵，不亦殆乎？故羣臣之言外事者，非有分於從衡之黨[12]，則有仇讎之忠，而借力於國也[13]。從者，合衆弱以攻一強也；而衡者，事一強以攻衆弱也：皆非所以持國也[14]。今人臣之言衡者，皆曰："不事大，則遇敵受禍矣。"事大未必有實[15]，則舉圖而委，效璽而請兵矣[16]。獻圖則地削，效璽則名卑；地削則國削，名卑則政亂矣。事大爲衡，未見其利也，而亡地亂政矣。人臣之言從者，皆曰："不救小而伐大，則失天下；失天下，則國危；國危而主卑。"救小未必有實，則起兵而敵大矣。救小未必能存，而交大未必不有

---

[1] 孫：孫武，春秋時軍事家。　吳：吳起，戰國時軍事家。

[2] 被甲者：指穿戴甲冑之戰士。被，通"披"。

[3] 無用：沒有用處的行爲。

[4] 事智：從事智力活動，指"修文學""習言談"。　用力：指從事耕戰等體力勞動。

[5] 先王之語：古代聖王的遺言。

[6] 捍：通"扞"，干犯，指上文的"俠以武犯禁"。

[7] 軌：遵循。用作動詞。

[8] 王資：建立王業的資本、憑藉。

[9] 畜：通"蓄"，積蓄。　承：趁，趁機。　釁（xìn 釁）：縫隙。這裏指間隙，破綻。

[10] 士民：指儒士，游俠。　內：國內。

[11] 言談者：指游說君主的縱橫家。　爲勢於外：指借助國外的力量造成自己的權勢。

[12] 有分（fèn 份）於：在……中占一份，從屬於。分，同"份"，全數的一部分。　從：通"縱"，即合縱。　衡：通"橫"，即連橫。

[13] 忠：通"衷"，私衷。忠，一本作"患"。

[14] 持國：保持住國家。

[15] "事大"句：事奉大國不一定有實際成果。實，成效，成果。

[16] 效：獻。　璽：國君的印。　請：指請求大國發兵。

疏¹，有疏則爲強國制矣。出兵則軍敗，退守則城拔。救小爲從，未見其利，而亡地敗軍矣。是故事強，則以外權士官於内²；救小，則以内重求利於外³。國利未立，封土厚祿至矣。主上雖卑，人臣尊矣；國地雖削，私家富矣。事成則以權長重⁴；事敗則以富退處。人主之聽說於其臣，事未成則爵祿已尊矣。事敗而弗誅，則游說之士，孰不爲用矰繳之說，而徼幸其後⁵？故破國亡主，以聽言談者之浮說。此其故何也？是人君不明乎公私之利，不察當否之言⁶，而誅罰不必其後也。皆曰：“外事，大可以王⁷，小可以安。”夫王者能攻人者也，而安則不可攻也；強則能攻人者也，治則不可攻也。治強不可責於外⁸，内政之有也⁹。今不行法術於内，而事智於外¹⁰，則不至於治強矣。

夫明王治國之政，使其商工游食之民少而名卑¹¹，以寡趣本務而趨末作¹²。今世近習之請行¹³，則官爵可買；官爵可買，則商工不卑也矣。姦財貨賈得用於市¹⁴，則商人不少矣。聚斂倍農，而致尊過耕戰之士¹⁵，則耿介之士寡而高價之民多矣¹⁶。

是故亂國之俗：其學者，則稱先王之道以籍仁義¹⁷，盛容服而

---

¹ 交大：和大國交戰。
² 外權：國外的權勢。 市官：指獵取官位。
³ 内重：指國内的權勢。
⁴ 以權長重：憑藉權力長期重用。
⁵ 矰繳（zhuó 啄）之說：指縱橫家獵取功名利祿的言談。矰繳，帶絲線的箭，射出去可以收回。 徼幸其後：事敗之後也能僥幸免禍。
⁶ 當（dàng 檔）：適當，得當。 否：不適當。
⁷ 外事：指外交活動。 王（wàng 望）：統一天下。
⁸ 責：求，求助。 外：指外交活動。
⁹ 内政之有：從内政中取得。《廣雅·釋詁》：“有，取也。”
¹⁰ 事智：運用智慧。
¹¹ 游食之民：指不在家務農的人，如商賈、工匠。
¹² “以寡”句：“寡”字衍文，當刪（據《韓非子纂聞》）。趣，通“趨”，投向，從事。本務，根本的事業，指農業。“趨”當作“減”，或作“外”（據《韓非子集解》）。末作，不重要的行業，指工商。
¹³ 近習：指國君左右親近的人。 請：請求。 行：實行。
¹⁴ 貨賈（gǔ 古）：指投機的商業活動。 用：通行，施行。
¹⁵ 致尊：得到社會的尊重。 過：超過。
¹⁶ 耿介：光明正大的人。 高價：當爲“商賈”，形近而誤。
¹⁷ 籍仁義：憑藉仁義進行說教。

飾辯說[1]，以疑當世之法，而貳人主之心[2]。其言談者[3]，爲設詐稱[4]，借於外力，以成其私，而遺社稷之利。其帶劍者，聚徒屬，立節操，以顯其名，而犯五官之禁[5]。其患御者，積於私門，盡貨賂，而用重人之謁[6]，退汗馬之勞。其商工之民，修治苦窳之器[7]，聚弗靡之財[8]，蓄積待時，而侔農夫之利[9]。此五者，邦之蠹也。人主不除此五蠹之民，不養耿介之士，則海內雖有破亡之國、削滅之朝，亦勿怪矣。

【題解】　本文節選自《韓非子》，據《諸子集成》本。作者韓非（約公元前280年—前233年），戰國末年韓國公子，是當時儒家大師荀子的學生。韓非繼承和發展了荀子的法術思想，同時又吸取了他以前的法家學說，成爲法家的集大成者。秦始皇十四年（公元前233年），因受李斯的讒害，死於獄中。他反對以血統爲中心的等級制度，提倡貴族、民萌（氓）在法面前平等；反對用人唯親，提倡用人唯賢；反對儒家的“禮治”，提倡“法治”；重耕戰，抑五蠹之民。《漢書•藝文志》云：“法家者流，蓋出於理官，信賞必罰，以輔禮制。《易》曰：‘先王以明罰飭法。’此其所長也。及苛者爲之，則無教化，去仁愛，專任刑法而欲以致治，至於殘害至親，傷恩薄厚。”《韓非子》文章在諸子散文中很具特色：嚴刻峻峭，周密細緻。《韓非子》的注本有清人王先慎的《韓非子集解》，今人陳奇猷的《韓非子集釋》、梁啓雄的《韓子淺解》。

本文的五蠹指當時社會上的五種人：指學者（儒家）、言談者（縱橫家）、帶劍者（游俠刺客）、患御者（依附權門逃避兵役的人）、商工之民（商人和手工業者）這五種无益於耕戰的寄生者。他在斥責“五蠹”的同時，還抨擊了時政，從正面提出了重農尚武，以法制治國的主張。這篇文章一向被認爲是韓非最傑出的代表作。

---

[1] 盛容服：使儀表端莊、服飾華美。盛，整齊華美。　　飾辯說：修飾辭令。

[2] 貳：不專一。使動用法。

[3] 言談：原作“言古”。據顧廣圻校改。

[4] 爲設：虛構事實。爲，通“僞”。　　詐稱：編造謊言。

[5] 五官之禁：泛指國家的法令。五官，指司徒、司馬、司空、司士、司寇。

[6] 用：採用，接收。　　重人：有權有勢的人。

[7] 苦窳（gǔ yǔ 古羽）：粗劣。苦，通“盬”，粗劣。窳，粗劣，不堅實。

[8] 弗靡之財：供人揮霍浪費的貨物。

[9] 侔：通“牟”，謀取。

【閱讀】

韩 非 列 传

韓非者。韓之諸公子也。喜刑名法術之學。而其歸本于黄老。非爲人口吃。不能道說。而善著書。與李斯俱事荀卿。斯自以爲不如非。非見韓之削弱。數以書諫韓王。韓王不能用。於是韓非疾治國不務修明其法制。執勢以御其臣下。富國彊兵。而以求人任賢。反舉浮淫之蠹而加之於功實之上。以爲儒者用文亂法。而俠者以武犯禁。寬則寵名譽之人。急則用介胄之士。今者所養非所用。所用非所養。悲廉直不容於邪枉之臣。觀往者得失之變。故作孤憤。五蠹。内外儲。說林。說難。十余萬言。然韓非知說之難。爲說難書甚具。終死于秦。不能自脱。人或傳其書至秦。秦王見孤憤五蠹之書。曰。嗟乎。寡人得見此人與之游。死不恨矣。李斯曰。此韓非之所著書也。秦因急攻韓。韓王始不用非。及急。迺遣非使秦。秦王悦之。未信用。李斯姚賈害之。毁之曰。韓非。韓之諸公子也。今王欲并諸侯。非終爲韓不爲秦。此人之情也。今王不用。久留而歸之。此自遺患也。不如以過法誅之。秦王以爲然。下吏治非。李斯使人遺非藥。使自殺。韓非欲自陳。不得見。秦王後悔之。使人赦之。非已死矣。（選自《史記·老子韓非列傳》）

和 氏

楚人和氏得玉璞楚山中[1]。奉而獻之厲王。厲王使玉人相之。玉人曰。石也。王以和爲誑。而刖其左足[2]。及厲王薨。武王即位。和又奉其璞而獻之武王。武王使玉人相之。又曰。石也。王又以和爲誑。而刖其右足。武王薨。文王即位。和乃抱其璞而哭于楚山之下。三日三夜。泣盡而繼之以血。王聞之。使人問其故。曰。天下之刖者多矣。子奚哭之悲也。和曰。吾非悲刖也。悲夫寶玉而題之以石。貞士而名之以誑。此吾所以悲也。王乃使玉人理其璞而得寶焉。遂命曰和氏之璧。夫珠玉。人主之所急也。和雖獻璞而未美。未爲王之害也。然猶兩足斬而寶乃論[3]。論寶若此其難也。今人主之於法術也。未必和璧之急也。而禁羣臣士民之私邪。然則有道者之不僇也[4]。特帝王之璞未獻耳。主用術。則大臣不得擅斷。近習不敢賣重[5]。官行法。則浮萌趨於耕農[6]。而游士危於戰陳。則法術

---

[1] 璞：未經雕琢之含玉石塊。

[2] 刖（yuè 月）：斬足之刑。

[3] 論：評定。

[4] 僇：同“戮”，屠殺。

[5] 賣重：賣弄權勢。

[6] 浮萌：游民。

者乃羣臣士民之所禍也。人主非能倍大臣之議。越民萌之誹，獨周乎道言也[1]。則法術之士雖至死亡。道必不論矣。（《韓非子·和氏》）

---

[1] 周：符合。　　　道言：指法家之言。

二十、

本　生

　　始生之者，天也；養成之者[1]，人也。能養天之所生而勿攖之，謂之天子[2]。天子之動也，以全天爲故者也[3]，此官之所自立也。立官者，以全生也。今世之惑主，多官而反以害生[4]，則失所爲立之矣。譬之若修兵者[5]，以備寇也；今修兵而反以自攻，則亦失所爲修之矣。夫水之性清[6]，土者抇之[7]，故不得清；人之性壽，物者抇之，故不得壽。物也者，所以養性也，非所以性養也[8]。今世之人惑者，多以性養物，則不知輕重也[9]。不知輕重，則重者爲輕，輕者爲重矣。若此，則每動無不敗。以此爲君，悖；以此爲臣，亂；以此爲子，狂。三者，國有一焉，無幸必亡[10]。

　　今有聲於此[11]，耳聽之必慊[12]，已聽之則使人聾[13]，必弗聽；有色於此，目視之必慊，已視之則使人盲，必弗視；有味於此，口食之必慊，已食之則使人瘖[14]，必弗食。是故聖人之於聲色滋味也，利於性則取之，害於性則舍之，此全性之道也。世之貴富者，其於聲色滋味也多惑者，日夜求，幸而得之，則遁焉[15]；遁焉，性惡得不傷？

---

[1] 養成：養育並使之成長。

[2] 攖(yīng 嬰)：違逆，觸犯。漢代高誘注：“攖，猶庚也。”

[3] 全天爲故：以順應天性爲事。高誘注：“全，猶順也。天，性也。故，事也。”

[4] 多官：多設立官職。

[5] 修兵：指建立軍隊。

[6] 夫：原作“未”，形近而誤。據《四部叢刊》影印明刊本改。

[7] 抇(gǔ 古)：“滑”的異體字，攪亂。《集韻》：“滑，亂也。或作抇。”

[8] 以性養：用生命去追求外物。

[9] 輕重：高誘注：“輕喻物，重喻身。”

[10] 無幸：無有倖免。

[11] 今：假設連詞，假若，如果。王引之《經傳釋詞》：“今，猶若也。”

[12] 慊(qiè 竊)：滿足，快意。

[13] 已聽之：聽了以後。已，既，已經。一說：過分，太過。

[14] 瘖(yīn 陰)：音啞。

[15] 遁：流逸，沉溺。高誘注：“遁，流逸不能自禁也。”

　　萬人操弓，共射一招[1]，招無不中；萬物章章[2]，以害一生，生無不傷；以便一生[3]，生無不長[4]。故聖人之制萬物也，以全其天也。天全則神和矣，目明矣，耳聰矣，鼻臭矣[5]，口敏矣，三百六十節皆通利矣。若此人者，不言而信，不謀而當[6]，不慮而得；精通乎天地，神覆乎宇宙；其於物無不受也[7]，無不裹也[8]，若天地然。上爲天子而不驕，下爲匹夫而不惛[9]，此之謂全德之人。貴富而不知道[10]，適足以爲患[11]，不如貧賤。貧賤之致物也難[12]，雖欲過之奚由？出則以車，入則以輦[13]，務以自佚，命之曰招蹶之機[14]；肥肉厚酒，務以自彊[15]，命之曰爛腸之食；靡曼皓齒[16]，鄭、衛之音[17]，務以自樂，命之曰伐性之斧。三患者，貴富之所致也。故古之人有不肎貴富者矣[18]，由重生故也[19]，非夸以名也[20]，爲其實也，則此論之不可不察也。

　　【題解】本文選自《呂氏春秋》，據《諸子集成》本。编者呂不韋（公元前？—前235年），衛國濮陽人。原是商人，因幫助在趙國當人質的秦公子子楚（即秦始皇之父莊襄王）繼位，被任爲相國。秦王嬴政即位後，繼任相國，尊爲“仲父”。戰國之際，諸侯多言辨之士，荀子之徒著書布天下，呂不韋乃使其門客人人著述所聞，集論以爲八覽、六論、十二紀，凡二十六篇（每篇又包括若干篇，共一百六十篇），二十余萬言，以爲

---

[1] 招：即箭靶。

[2] 章章：明美貌。

[3] 便：利。

[4] 長：長久。

[5] 臭：同“嗅”，能嗅。

[6] 謀：謀劃，商量。　當：正確，妥當。

[7] 受：承受。

[8] 裹：囊括，包容。

[9] 惛：通“悶”，憂悶。高誘注：“惛，讀憂悶之悶，義亦然也。”

[10] 知道：明白養生之道。

[11] 適：恰恰，正好。

[12] 致物：獲得財物。高誘注：“貧賤無勢，不能致情欲之物，故曰難也。”

[13] 輦（niǎn　捻）：古代用人挽的車。

[14] 招蹶：招致痿廢蹶逆之疾。枚乘《七發》：“且夫出輿入輦，命曰蹶痿之機。”《說文》：“蹶，僵也。”

[15] 自彊：謂飽而勉強食之。賈誼《新書·傅職》：“飲酒而醉，食肉而飽，飽而彊食。”

[16] 靡曼皓齒：謂肌膚細柔，牙齒潔白。指美女。

[17] 鄭衛之音：春秋戰國時鄭衛兩國的民間音樂。此泛指淫靡的音樂。

[18] 肎：“肯”的異體字。

[19] 重生：重視生命，看重生命。

[20] 夸：虛誇。高誘注：“夸，虛也。非以爲輕富貴求虛名也。”

備天地萬物古今之事，號曰《呂氏春秋》，又稱《呂覽》。布告於咸陽市門，懸千金其上，延諸侯游士賓客有能增損一字者予千金。這部書因是集體著述，思想很不統一。總的來看，書中以儒家、道家思想爲主，兼采名、法、墨、農和陰陽等各家之說。所以從漢代劉歆、班固起，都把《呂氏春秋》列爲雜家。《漢書·藝文志》曰："雜家者流，蓋出於議官。兼儒、墨，合名、法，知國體之有此，見王治之無不貫，此其所長也。及盪者爲之，則漫羨而無所歸心。"它既有各家的精華，也有各家的糟粕。但其中保存了不少先秦舊說和古史資料。《呂氏春秋》的注本有東漢高誘的注，清代畢沅的校，近人許維遹的《呂氏春秋集釋》。

　　本文是該書《孟春紀》中的一篇，是論養生的一篇文章。本文用生動的事例，說明"物"與"性"的輕重關係，要"以物養性"，不要"以性養物"，認爲聲色、滋味，"利於性則取之，害於性則舍之"，闡述"全生"、"保性"的養生觀，以此告喻統治者，切勿驕佚窮欲，否則將有殺身滅國之災。

【閱讀】

子華子論醫

　　子華子居於苓[1]。北宮意公仲承侍[2]。縱言而及於醫。

　　子華子曰。醫者。理也。理者。意也。藥者。瀹也。瀹者。養也。腑藏之伏也。血氣之留也。空窾之塞也[3]。關鬲之礙也。意其所未然也。意其所將然也。察於四然者。而謹訓於理。夫是之謂醫。以其所有餘也。而養其所乏也。以其所益多也。而養其所損也。反其所養。則益者彌損矣[4]。反其所養。則有餘者彌乏矣。察於二反者。而加疏瀹焉。夫是之謂藥。故曰醫者。理也。理者。意也。藥者。瀹也。瀹者。養也。

　　北宮意曰。正惟是世俗之醫所不能爲也。雖然。意聞之也。有所資於意。不如無意之爲愈也。有所待於養。不如無待之爲愈也。敢問人有精神也。其升降上下。與晝夜相通也。與天地相灌注也。其爲種凡有幾。

---

[1] 子華子：姓程，名本，字子華。春秋末晉國人。博學，能通墳典索丘，及故府傳記之書。性闇爽，善持論，不肯苟容於諸侯，聚徒著書，自號《程子》。名聲籍甚，聞於諸侯。趙簡子欲仕諸朝而不能致，大怒，將脅之以兵。乃去而之齊，館於晏子之家，更題其書曰《子華子》。其書大抵以道德爲指歸，而經紀以仁義。存誠養操，不苟於售。宋代陳振孫《直齋書錄解題》歸入雜家，曰："考前世史志及諸家書目，並無此書，蓋假託也。其文不古，然亦有可觀者，當出於近世能言之流，爲此以玩世爾。"本篇摘自《子華子·北宮意問》。　　　苓：地名。或云"苓"同"靈"，卽靈壽縣，古晉地，戰國時屬趙國，今屬河北。

[2] 北宮意、公仲承：都是子华子弟子。

[3] 空窾（kuǎn　款）：孔竅。窾，空。

[4] 彌：益，越发。

子華子曰。意[1]。善哉而之問也。觸類以演之。進乎此則與知道者謀矣。吾次其所以學也。而擇取之矣。夫天降一氣。則五氣隨之。寄備於陰陽。合氣而成體。故有太陽。有少陽。有太陰。有少陰。陰中有陽。陽中有陰。故陽中之陽者。火是也。陰中之陰者。水是也。陽中之陰者。木是也。陰中之陽者。金是也。土居二氣之中間。以治四維。在陰而陰。在陽而陽。故物非土不成。人非土不生。北方陰極而生寒。寒生水。南方陽極而生熱。熱生火。東方陽動以散而生風。風生木。西方陰止以收而生燥。燥生金。中央陰陽交而生濕。濕生土。是故天地之間。六合之內。不離於五。人亦如之。血氣和合。榮衛流暢。五藏成就。神氣舍心。魂氣畢具。然後成人。是故五藏六腑。各有神主。精稟於金火。氣諧於水木。精氣之合。是生十物。精神魂魄心意志思智慮是也。生之所自謂之精。兩精相薄謂之神。隨神往反謂之魂。並精出入謂之魄。所以格物謂之心。心有所憶謂之意。意有所存謂之志。志之所造謂之思。思而有所顧慕謂之慮。慮而有所決釋謂之智[2]。夫於智十累之上也。至於智則知所以持矣。知所以持則知所以養矣。榮衛之行。無失厥常[3]。六腑化穀。津液布陽。故能久長而不弊。流水之不腐。以其逝故也。戶樞之不蠹。以其運故也。是以精上則滯。神惛則伏。魂拘則沉。魄散則耗。心忕則惑。志鬱則陷。意瞀則罔。思澀則殆[4]。慮殫則蒙。智礙則愚。故所謂持者。持此者也。所謂養者。養此者也。意。善哉而之問也。觸類以演之。進乎此。則與知道者謀矣。

公仲子曰。夫子之言也。而之問也。承也得所未之嘗聞[5]。如發蔀焉[6]。願夫子益其說。而稽徵其所以解也。

子華子曰。然[7]。言固不可以一而足也。夫心也。五六之主也[8]。精神之舍也。心之精為火。其氣為離[9]。其色赤。其狀如覆蓮。其神為朱烏。其竅上通於舌。肝之精為木。其氣為震[10]。其色青。其狀如懸瓢。其神為蒼龍。其竅上通於目。肺之精為金。其氣為兌[11]。其色白。其狀如懸磬。其神為伏虎。其竅上通於鼻。腎之精為水。其氣為坎[12]。其色黑。其狀如介石。其神為玄龜。其竅上通於耳。脾之精為土。其氣為戊己[13]。其色黃。其狀如覆缶。其神為鳳凰。其竅上通於口。是故脾腎心肝肺。五官之司。口舌鼻耳目。五官之候。脾之藏意。腎之藏精。心之藏神。肝之藏魂。肺之藏魄。金木水火土。五精之總也。寒熱風燥濕。五氣之聚也。水以潤之。火以煤之。土以溽之。木以敷之。金以歛之。此

---

[1]　意：北宮意。

[2]　釋：疑當作“擇”。

[3]　厥：其。

[4]　澀：“澀”的異體字。

[5]　承：公仲承。自稱其名。

[6]　發蔀（bù　部）：揭開遮蓋。蔀，席棚，用來遮蓋。

[7]　然：應答之詞。

[8]　五六：五臟六腑。

[9]　離：離卦，南方火。

[10]　震：震卦，東方木。

[11]　兌：兌卦，西方金。

[12]　坎：坎卦，北方水。

[13]　戊己：十干方位，甲乙居東，丙丁居南，庚辛居西，壬癸居北，戊己居中。

以其性言也。水之冽也。火之炎也。土之蒸也。木之溫也。金之清也。此以其氣言也。水在下。火在上。土在中。木在左。金在右。此以其位言也。水之平也。火之銳也。土之圜也。木之曲直也。金之方也。此以其形言也。水則因。火則革。土則化。木則變。金則從革。此以其材言也。水。井洫也。火。爨冶也。木金。器械也。土。爰稼穡也。此以其事言也。夫盈於天地之間而充物者。惟此五物也。凡五物之有。不可無也。其所無。不可有也。微者養之使章。弱者養之使強。損者養之使益。不足者養之使有餘。無物不養也。無物不備也。夫是之謂和。喜怒哀恐思。不能汩[1]也。視聽言貌思[2]。不能奪也。夫是之謂大和。大和之國。無待於意而爲醫。大和之俗。無待於養而爲藥。不以物滑和[3]。不以欲亂情。中無載則道集於虛矣。心無累則道載於平矣。安平恬愉。吐故納新。靜與陰同閉。動與陽俱開。若是者。由人而之天。合於太初之三氣矣。以之正心修身治國家天下。無以易於此術也。吾之說盡於此矣。

　　二子拱而退[4]。書以識之[5]。（節選自《子華子·北公意問》）

---

[1] 汩（gǔ 骨）：擾亂。

[2] 視聽言貌思：《洪範》："五事：一曰貌，二曰言，三曰視，四曰聽，五曰思。貌曰恭，言曰從，視曰明，聽曰聰，思曰睿。"

[3] 滑：通"汩"，亂，擾亂。

[4] 拱：拱手。

[5] 識（zhì 志）：記。

通論七、語法（上）

（一）詞類

詞類是根據詞的語法特點所劃分的類別。所謂語法特點，是指語法意義和語法形式兩方面的特點。所以語法意義和語法形式的特點就是劃分詞類的標準。但是詞類的語法意義和語法形式的特點包括哪些内容，在劃分詞類時它們如何結合，目前還沒有一致的意見。因此詞類的區分，自《馬氏文通》以來，各家的見解不同，分類不一。《馬氏文通》分爲九類，呂淑湘《語法修辭講話》分爲八類，現行《中學教學語法系統提要（試用）》把詞分成十二類。

漢語的詞類，向來又有虛詞和實詞的分別。一般認爲實詞表示實在的意義，能夠作句子成分，能夠獨立成句。實詞包括名詞、動詞、形容詞、數詞、量詞、代詞。虛詞一般不表示實在的意義，不能作句子成分（只有副詞可以作狀語），它們的基本用途是表示語法關係。虛詞包括副詞、介詞、連詞、助詞、歎詞。

1. 名詞

表示人或事物名稱的詞。它可包括有形可指的具體的事物，如山、河、日、月；也可包括無形可指的抽象事物，如道、義、理、法；還包括獨一無二的人名、地名、朝代名，如黃帝、神農、秦、漢等。另外有些表示時間或方位的詞也是名詞。如：朝、夕、春、秋、東、西、上、下、左、右、前、後、内、外等。

名詞的語法特徵：一般都能作主語、賓語和定語，在判斷句裏可作謂語，可以受名詞、代詞、數量詞、形容詞和詞組（介賓詞組除外）修飾。

2. 動詞

表示動作、行爲和存在、變化的詞。如：走、行、往、返、食、問，表示動作、行爲；有、無、生、死、興、亡，表示存在、變化；思、慮、愛、恨、畏、懼，表示心理活動；使、令、請，表示使令；上、下、入、出、來，表示趨向；可、能、當、宜、欲，表示可能、意願；爲、是、曰、即，表示判斷。

在上列各類動詞中，有的能帶賓語，如食、問、有、使等，稱爲及物動詞，又稱他動詞；走、生、死等，不能帶賓語，稱爲不及物動詞，又稱自動詞。

能願動詞一般不能獨立表示動作行爲，而是經常用在其他動詞之前，兩者一起構成能願短語，在句中作謂語。

動詞的語法特徵是：可受副詞（程度副詞除外）、動詞、形容詞、數詞和介賓詞組的修飾、限制；在句中主要作謂語，有的可以作狀語和補語。

3. 形容詞

表示性質、狀態的詞。如：寒、熱、虛、實、大、小、長、短、剛、柔、輕薄、申申、慣慣、從容、繽紛等。

形容詞的語法特徵是：能受副詞（主要是程度副詞和否定副詞"不"）的修飾。在句中可作定語、描寫句的謂語，有的形容詞還可作狀語或補語。

古漢語中，有的形容詞可帶"然"、"如"、"焉"、"爾"、"若"等詞尾。

4. 數詞

表示數目的詞。包括如下幾種：

（1）表示基本數目的基數詞。如：一、二、三、四、五、六、七、八、九、十、百、千、萬。

（2）表示次序的序數詞。現代漢語序數一般用"第一"、"第二"等，古漢語中有時不用"第"，而直接用數詞來表示序數。還可用"次之"、"次者"、"其次"、"次"，或"伯"、"仲"、"叔"、"季"，以及"甲"、"乙"、"丙"、"丁"等表示。

（3）表示分數的分數詞。古漢語中表示分數的方法常有：

母數+分+名詞+之+子數，如"八十一分日之四十三"（《漢書·律曆志》）

母數+　　名詞+之+子數，如"三國之一"（《左傳·隱公元年》）

母數+分+　　之+子數，如"三分之一"

母數+分+有+　　子數，如"三分有二"（《傷寒論序》）

母數+　　　　之+子數，如"九之一"　（《左傳·隱公元年》）

母數+分+　　　　子數，如"三分二"（《史記·律書》）

母數+　　　　　子數，如"什一"（《類經序》）

母數+居其+　　　子數，如"十居其七"（《傷寒論序》）

（4）表示大約數目的約數詞。古漢語中表示約數常用三種方法：

一是用"幾"、"幾何"、"若干"；二是連用兩個數詞，如"五六人"、"方六七十，如五六十"（見《論語》）；三是用"許"、"所"、"餘"等，如"三升許"、"長尺所"（見《華佗傳》）、"餘二百"（見《傷寒論序》）。

（5）含有誇張意味，表示衆多的虛數詞。古漢語中表示虛數常用"三"、"九"、"十"、"百"、"千"、"萬"等。

（6）表示倍數的倍數詞。古漢語中表示倍數常用三種方法：

一是連用兩個基數詞：三七腎氣平均，故真牙生而長極。（《素問·上古天真論》）

二是連用兩個基數詞并注明結果：三三者九，以應九野。（《素問·三部九候論》）

三是用表倍數的專用詞：如倍（表兩倍）、蓰（表五倍）、什（表十倍）等。

數詞的語法特徵是：能直接修飾名詞和動詞；在句中可作主語、謂語、賓語、定語、狀語。

5. 量詞

表示事物或動作單位的詞。可分爲物量詞和動量詞。如表示物量的：寸、尺、升、兩、匹、支、枚、乘、斛、鈞、鎰等；表示動量的：次、回、遍、番等。

量詞在古漢語中用得很少，特別是動量詞，只是唐代以後才廣泛使用，因爲數詞可以兼表單位。

量詞一般不能單獨使用，必須同數詞結合成數量詞，才能作句子成分。

6. 代詞

代替詞、短語或句子的詞。分爲人稱代詞、疑問代詞、指示代詞。

（1）人稱代詞是代替人名的詞。其中包括：

自稱：吾　余　予　我

對稱：爾　而　汝　若　乃

他稱：彼　其　之　夫　渠

反身：自　己

人稱代詞在古漢語中一般可作主語、賓語、定語。但“吾”常作主語，一般不能作賓語；“我”常作賓語；“而”、“乃”只能作定語，一般不能作主語和賓語；“其”字除了作定語，更主要是作兼語和主謂詞組的主語；“之”只能作賓語。

（2）疑問代詞是代替所問的人、事物、處所、原因等的詞。

誰　孰　何　曷　胡　奚　烏　惡　安　焉　疇

疑問代詞由於它們所問的方式不同，所以用法也比較複雜。

“誰”常作主語、賓語或判斷句謂語。“疇”常作主語。“孰”一般只作主語。“何”常作主語、謂語、賓語、定語、狀語等。“曷”、“胡”、“奚”常作狀語、賓語。“惡”、“安”常作狀語和賓語。“焉”常作狀語。

（3）指示代詞是指代各種事物和現象的詞。可分爲：

近指：此　斯　茲　是　之　爾　然　若

遠指：彼　夫　其

旁指：他　異

虛指：或　有　某

無指：莫　靡　無、

特指：者　所

近指代詞相當現代漢語“這”、“這個”、“這些”、“這樣”、“這裏”等。其中“此”、“斯”、“茲”、“是”常作主語、賓語、定語。“之”常作定語和賓語。“然”和“爾”常作謂語。遠指代詞相當現代漢語的“那”、“那個”、“那些”、“那樣”、“那裏”。其中“彼”常作主語、賓語或定語。“夫”和“彼”一般只作定語。旁指代詞“他”和“異”意爲“別的”、“另外的”、“其他的”，一般作定語。虛指代詞“或”、“有”和“某”是指代不能或不必說明的人或事物，可譯爲“有時”、“有人”和“某人”。“莫”、“靡”、“無”作無指代詞時，都是“沒有誰”、“沒有什麼”的意思。它們一般同前置詞一起出現，而且總是用在否定副詞“不”等詞前面，一般只作主語。特殊代詞“者”和“所”不能單獨使用。“者”通常用在動詞、形容詞及動詞性詞組後面，一起構成名詞性詞組，表示“……的人”，“……的事物”。“者”有時還可用在數詞之後，表示幾種人、幾種事物或幾個方面。“所”用在動詞和動詞性詞組前面，一起構成名詞性詞組，表示“……的事物”。

7. 副詞

用在動詞、形容詞前面（或後面），起修飾（或補充）作用的詞。副詞可分爲程度副詞、範圍副詞、時間副詞、肯定否定副詞、語氣副詞、特殊副詞等六類。

（1）程度副詞

用來表示形狀或行爲的程度的副詞，叫程度副詞。

少　稍　略

尤　益　愈　彌　倍

頗　殊　至　甚　極　最　太　絕　特

以上副詞所表示的語法意義是各式各樣的。第一組是表示輕度的，是"稍微"、"略微"之義；第二組是表示比較度的，有"更加"、"尤其"、"特別"之義；第三組是表示重度的，有"很"、"非常"、"相當"之義。其中"少"、"稍"、"頗"古今意義差别較大。古漢語中表示"稍微"的意思時常用"少"而很少用"稍"。"稍"大多是"逐漸"、"漸漸"之義。"頗"既有"很"義，又有"稍微"之義。

（2）範圍副詞

用來表示範圍大小或數量多少的副詞，叫範圍副詞。

唯（惟維）　獨　特　第　但　徒　直　僅　止

皆　畢　俱　咸　悉　盡　舉　通　並　胥　備

第一組是表示小範圍的，可譯爲"只"；第二組是表示大範圍的，可譯爲"全"、"都"。

（3）時間副詞

用來表示各種時間的副詞，叫時間副詞。

始　方　乃　甫　正　適

將　欲　且　行

既　業　已　向　曾　嘗　素

卒　終　竟

忽　遽　亟　暫　偶　間　屢　仍　寖　久　徐　復　更　又　俄　旋　立　尋

斯須　須臾　俄頃

第一組表示動作行爲剛出現，可譯爲"才"、"剛才"、"正在"之義。第二組表示動作行爲將要發生，可譯爲"將要"、"將近"之義。第三組表示動作行爲已經過去，可譯爲"已經"、"過去"、"曾經"、"向來"之義。第四組表示動作行爲的終竟，可譯爲"最終"、"終於"之義。最後一組表示各種不定時間。

（4）肯定、否定副詞

必　固　果　良　誠　信　確　實

不　弗　毋　勿　未　莫　靡　罔　非　匪

第一組是肯定副詞，表示"一定"、"確實"之義。第二組是否定副詞，表示"不"、"不要"、"沒有"之義。

（5）語氣副詞

豈　其　寧　庸

　　請　惟　幸

　　殆　約　率　可　庶（庶幾）

　　曾　竟　乃

　　竊　謹　伏

　　第一組表示反問語氣，可譯爲"難道"、"怎麼"、"哪里"等。第二組表示祈使語氣，可譯爲"希望"。第三組表示測度語氣，可譯爲"大概"、"或許"。第四組表示驚疑語氣，可譯爲"竟然"。第五組表示謙敬語氣，一般無對譯的詞，但可譯爲"私下裏"、"我"等。

　　（6）特殊副詞

　　用在動詞前，有指代動詞賓語作用的"見"、"相"兩個詞，稱作特殊副詞。根據上下文意，解釋其指稱對象。如《不失人情論》："或強辯相欺。""相"在此指代病人。又如《陳情表》："生孩六月，慈父見背。""見"在此指代作者本人，即"我"。

　　副詞的語法特徵：主要作動詞、形容詞的狀語或補語。

　　8. 介詞

　　是用來介紹名詞、代詞、動詞、形容詞的詞，一起組成介賓詞組，表示時間地點、方式方法、原因目的、憑藉比較、被動等。如表時間地點的有：於　在　以　自　爲　從　由　乎，表示方式方法的有：以　將　用　與，表示目的原因的有：爲　以　因，表示被動的有：見　於　被　爲　爲……所　見……於。

　　需要說明的是，有些介詞並不只是表示一種意思，它可以表示多種含義。這些不同的用法，只能根據具體的句子來辨別。

　　9. 連詞

　　是用來連接詞與詞、詞組與詞組、分句與分句，以及句與句的詞。根據連詞所表示的關係，可以分爲聯合連詞、偏正連詞。聯合連詞又可分爲並列連詞，如：與　及　以　而　暨且…且…；進層連詞，如：且　而　而況　況乎　況於　矧；選擇連詞，如：若　抑　如　將或…或…　非…則…　非…即…　與其…孰若…；順承連詞，如：而　即　乃　則　乃若既而　已而　且夫。偏正連詞又可分爲讓轉連詞，如：雖　然而　顧　但　縱　縱使　即令　藉使；因果連詞，如：以　爲　由　因　故　是故　以故　是以；假設連詞，如：若　如而　苟　設　使　令　向使。

　　連詞的語法特徵：連詞只有連接作用，沒有修飾作用。

　　10. 助詞

　　表示結構關係和語氣的詞。可分爲結構助詞和語氣助詞。結構助詞主要有"之"和"是"。語氣助詞有句首、句中、句末之分。句首助詞又稱發語詞，如：夫　蓋　夷　粵　維且；句中語氣助詞起調整音節、舒緩語氣的作用，如：曰　云　言　其　之；句末語氣助詞表示陳述、疑問、感歎等語氣，如：也　矣　耳　焉　乎　耶　歟　哉　夫。

　　11. 歎詞

　　歎詞一般是表示感歎的詞。如歎息、讚美、驚疑、憤怒、責斥等。歎詞有同一聲音表示不同感情的，也有同一聲音而用不同的詞表示的，因此，它所表示的感情，要從全句的意義來看。常見歎詞有：嗚呼（於戲　於乎）　嗟呼（嗟乎　嗟夫）　噫（意）　嘻　唉　呼　叱嗟等。

歎詞不能作句子成分，只能獨立在句子之外。

（二）詞組

詞與詞可以按照一定的語法關係組合起來，表示比較複雜的意義，這樣組合起來的一組詞叫做詞組，或稱短語。它是介乎詞和句子之間的語言單位，在句子中相當於一個詞所起的語法作用。詞組可分以下類型：

1．聯合詞組

構成成分之間具有聯合關係，相互並列在一起，其間可用連詞。

天地	春夏秋冬	父與子	背及胸
起坐	望聞問切	推而按	捫以循
剛柔	虛實寒熱	堅而長	徐以遲

上列第一組是名詞與名詞聯合，第二組是動詞與動詞聯合，第三組是形容詞與形容詞聯合。

2．偏正詞組

構成成分之間有修飾和被修飾的關係，其間可用助詞或連詞。

卦辭	庶民	易之序	蕞爾之軀
叢生	苟活	棄衣而走	俯身以視
甚善	彌堅	頗重	不妙

上列詞組中，修飾成分在前，爲偏；被修飾成分在後，是中心詞，爲正。第一組中心詞是名詞，修飾它的成分叫定語。第二組中心詞是動詞，第三組中心詞是形容詞，修飾它們的成分都叫狀語。

3．述賓詞組

構成成分之間有支配和被支配關係。

| 執燭 | 成象 | 效法 | 切脈 |
| 行之 | 業醫 | 脈之 | 溫之 |

上列詞組中，其支配作用的叫述語。第一組由及物動詞充當述語，第二組由活用作動詞的名詞、形容詞或不及物動詞充當述語。兩組中被支配的成分叫賓語，常由名詞或代詞充當。

4．述補詞組

構成成分之間有補充和被補充關係。

| 語畢 | 射中 | 擊敗 | 觀於天文 | 參以天地 |
| 妙極 | 寒徹 | 幸甚 | 昧於原本 | |

上列詞組中，前面的成分是敘述某種動作行爲或性質狀態的，稱爲述語，是被補充說明的成分。第一組由動詞充當述語，第二組由形容詞充當述語。後面的成分是補充說明動作行爲或性質狀態的結果、程度、方式、比較對象等，叫做補語。

5．主謂詞組

構成成分之間有陳述和被陳述的關係。

| 頭痛 | 汗出 | 神授 |

> 天尊　　　地卑　　　脈緩

上列詞組中，被陳述的是人或事物，稱爲主語。用來陳述主語的叫做謂語。第一組謂語是動詞，是陳述主語的動作行爲的。第二組謂語是形容詞，是陳述主語的性質狀態的。主謂詞組單獨使用即爲主謂句，中間若加助詞"之"，則取消句子獨立性，爲主謂詞組的標誌。

6. 介賓詞組

是由介詞及其連帶的表示人或事物的詞語組成。

> 以類聚　　自外來　　與衆不同
> 飲以藥　　猛於虎　　求醫於秦

介賓詞組在句法結構中經常用在動詞、形容詞前作狀語，如第一組；或用在動詞、形容詞後作補語，如第二組。

古漢語中的詞組，除上述六種外，尚有複指詞組、者字詞組、所字詞組、連動詞組、兼語詞組、能願詞組等。

(三) 詞類活用

在古漢語中，詞分爲實詞和虛詞兩大類。實詞包括名詞、動詞、形容詞和數量詞。實詞中的某個詞屬於哪一類，一般都是固定的。比如，名詞在句中作主語、賓語、定語，它的前面可以有形容詞、代詞、數量詞和名詞修飾，但不能有副詞和能願動詞，後面不能帶賓語。動詞在句中作謂語，能受副詞的修飾，及物動詞後面可帶賓語，不及物動詞後面不能帶賓語。形容詞在句中作謂語、定語和狀語，能受副詞修飾等。但是在一定的語言環境中，某一個詞可臨時由甲類詞變爲乙類詞，語法特徵起了變化，意義也有所改變，這種語言現象叫做"實詞活用"。如《許行》："其徒數十人，皆衣褐，捆屨、織席以爲食。"句中的"衣"本來是名詞，可是在句中便活用作了動詞，是"穿"的意思。不過，這種變易是臨時的，離開了使它們活用的語言環境，就不活用了。

實詞活用是古漢語的主要特點之一，儘管現代漢語中也不乏實詞活用的現象，但是從普遍性來看，現代漢語活用現象日漸減少。因爲現代漢語中詞彙越來越豐富，這就沒有必要普遍地借助活用的方式來表達了。

活用作爲古漢語中一種普遍存在的語言現象，早在漢代就被經師們發覺了，於是他們常用改變讀音的方法來區別活用以後的意義。到了唐代，陸德明的《經典釋文》更爲留意，一有所見，"皆辨析之"。清代俞樾在《古書疑義舉例》一書中專門列"實字活用"一節。到了中國第一部語法專著馬建忠《馬氏文通》問世，稱詞類活用爲"假借"，列舉了"通名假借（假借靜字、假借動字、假借狀字）"、"內動字單用爲受動"、"內動字用若外動字"、"動字假借（假公名本名、假代字、假靜字、假狀字）"、"狀字假借（假借名字、假借靜字、假借動字）"等節，實詞活用現象才被正式納入語法的研究中，並得到詳盡地論述。其後陳承澤在其《國文法草創》中也專門列"本用活用問題"，並提出各類詞有各類詞的"文位"，以"文位"判定其本用活用。下面根據前人的研究成果，介紹幾種常見的活用現象。

1. 名詞活用作動詞

名詞活用作動詞是詞類活用中最多的一種現象，它比形容詞、數詞活用的情況較爲複雜。但是，只要掌握了名詞在具體語言環境中同另外的詞所發生的組合關係，從名詞的語法特點、地位和意義等方面去綜合分析，就可發現有以下規律。

（1）名詞同副詞結合時

  晉靈公不君，厚斂以雕牆。 （《晉靈公不君》）

  今京不度，非制也。 （《左傳·隱公元年》）

  非其友不友，非其道不道。 （《丹溪翁傳》）

名詞"君"、"度"、"友"分別同副詞"不"結合，活用作動詞。分別釋爲"實行君道"，"合乎法度"，"結交"。這是因爲副詞不能同名詞結合，而可同動詞結合，所以當名詞同副詞結合時，便活用作動詞。

（2）名詞前有能願動詞時

  蕩蕩乎，民無能名焉！（《許行》）

  循道而不貳，則天不能禍。（《天論》）

  六月丙午，晉侯欲麥。（《晉侯夢大厲》）

  若當針，亦不過一兩處。（《華佗傳》）

名詞"名"、"禍"、"麥"、"針"分別同能願動詞"能"、"欲"和"當"結合，活用作動詞。分別釋爲"稱讚"，"加給災禍"，"吃麥"，"針刺"。這是因爲能願動詞不能同名詞結合，而可同動詞組成能願詞組，所以當名詞與能願動詞一起構成能願詞組時，便活用作動詞。

（3）名詞後面帶賓語時

  每一書已，向輒條其篇目。（《漢書藝文志序》）

  惟天惟大，惟堯則之。（《許行》）

  知我罪我，一任當世。 （《溫病條辨敘》）

  以十分率之，此三法居其八九，而衆法所當才一二也。（《汗下吐三法該盡治病詮》）

名詞"條"、"則"、"罪"、"率"的後面分別帶有賓語"篇目"、"之"、"我"、"之"，便活用作動詞。分別意爲"分條列舉"、"效法"、"責備"、"比例"之意。這是因爲只有及物動詞才可以帶賓語，而名詞後面帶賓語時，便活用作動詞。

（4）名詞後面有介賓詞組時

  師還，館於虞。遂襲虞，滅之。（《左傳·僖公五年》）

  后妃率九嬪蠶於郊，桑於公田。（《呂氏春秋·上農》）

  不翼以說，其奧難窺。（《類經序》）

  邪之客於形也，必先舍於皮毛。（《素問·繆刺論》）

名詞"館"、"蠶"、"桑"、"翼"、"客"、"舍"之後分別有介賓詞組"於虞"、"於郊"、"於公田"、"以說"、"於形"和"於皮毛"補充，便活用作動詞。分別意爲"寓居"、"養蠶"、"種桑"、"輔助"、"侵犯"和"留止"之意。這是因爲介賓詞組不能作名詞的補語，而可作動詞的補語，所以當名詞受介賓詞組補充時，便活用爲動詞。

（5）名詞和連詞"而"連接時

> 左並彎，右援枹而鼓。（《左傳·成公二年》）
>
> 孟嘗君怪其疾也，衣冠而見之。（《戰國策·齊策》）
>
> 市有先死者，則市而用之，不在此例。（《大醫精誠》）
>
> 其誤人之迹常著，故可得而罪也。（《汗下吐三法該盡治病詮》）

名詞"鼓"、"衣冠"、"市"和"罪"的前或後各有連詞"而"連接，活用作動詞。分別意爲"擊鼓"、"穿衣戴帽"、"買"和"責備"之意。這是因爲連詞"而"一般不能連接名詞，却可連接動詞或動詞性詞語。所以當"而"連接名詞時，便可能活用作動詞。

（6）名詞在句中作謂語時

> 許子冠乎？曰："冠。"（《許行》）
>
> 夫離法者罪，而諸先生以文學取。（《五蠹》）
>
> 陰陽既立，三才位矣。（《類經序》）
>
> 菊春生夏茂，秋花冬實。（《本草綱目·菊》）

名詞"冠"、"罪"、"位"和"花"、"實"在句中分別充當謂語，活用作動詞。分別意爲"戴帽子"、"治罪"、"確定位置"和"開花"、"結實"之意。這是因爲名詞不能作謂語（除判斷句外），而動詞可以作謂語，所以當名詞在句中作謂語時，便活用作動詞。

（7）名詞前有特指代詞"所"時

> 人之所病，病疾多。（《扁鵲傳》）
>
> 聞子敬所餌與此類。（柳宗元《與崔連州論石鍾乳書》）

特指代詞"所"只能跟動詞結合用在動詞前，構成"所字結構"，相當於一個名詞性詞組。若"所"後跟名詞，則此名詞活用作動詞。

2. **形容詞活用作動詞**

判斷形容詞是否用作動詞，主要看形容詞後是否帶賓語，如果形容詞後面帶賓語時，就活用作動詞。

> 其患御者，積於私門，盡貨賂，而用重人之謁。（《五蠹》）
>
> 臣聞之，國之大臣，榮其寵祿，任其大節。（《晉侯有疾》）
>
> 過邯鄲，聞貴婦人，即爲帶下醫。（《扁鵲傳》）
>
> 有之，自草澤醫始，世所謂走方是也。人每賤薄之。（《串雅序》）

形容詞"盡"、"榮"、"貴"和"賤薄"各自帶了賓語"貨賂"、"寵祿"、"婦人"和"之"，都活用作動詞。分別意謂"搜括盡"、"榮獲"、"尊重"和"鄙視"之意。這是因爲形容詞不能帶賓語，而動詞可以帶賓語，所以當形容詞在句中帶賓語時，便活用作動詞。

3. **名詞活用作狀語**

名詞的基本語法功能是作主語、賓語和定語。但是有時名詞還可臨時用在動詞前充當狀語。一般來說，名詞出現在動詞前面，如果不是作主語時，便活用作狀語。作狀語的名詞可以表示比況、憑藉、依據、處所、時間等。

大天而思之，孰與物畜而制之。(《天論》)

強公室，杜私門，蠶食諸侯，使秦成帝業。(《史記・李斯列傳》)

熊經鴟顧，引挽腰體。(《華佗傳》)

文字昭晰，義理環周，一以參詳，群疑冰釋。(《黃帝內經素問注序》)

名詞"物"、"蠶"、"熊"、"鴟"和"冰"分別作動詞"畜"、"食"、"經"、"顧"和"釋"的狀語。分別意爲"像動物一樣地"、"像蠶一樣地"、"像熊一樣地"、"像鴟鳥一樣地"和"像冰一樣地"。

會天大雨，道不通，度已失期。失期，法當斬。(《史記・陳涉世家》)

每韻爲一帖，木格貯之。(《夢溪筆談・活板》)

夫神仙雖不目見……較而論之，其有必矣。(《養生論》)

存其可濟於世者，部居別白，都成一編。(《串雅序》)

名詞"法"、"木格"、"目"和"部"分別作動詞"斬"、"貯"、"見"和"居"的狀語。分別意爲"按照法律"、"用木格"、"用眼睛"和"按照類別"。

夫山居而谷汲者，膢臘相遺以水。(《五蠹》)

國人莫敢言，道路以目。(《召公諫弭謗》)

不得道聽途說，而言醫道已了，深自誤哉！(《大醫精誠》)

良庖歲更刀，割也；族庖月更刀，折也。(《養生主》)

名詞"山"、"谷"、"道路"、"道"、"途"和"歲"、"月"分別作動詞"居"、"汲"、"目"、"聽"、"說"和"更"的狀語。分別意爲"在山上"、"到谷中"、"在道路上"、"在路途上"和"每年"、"每月"。

另外，"日"作狀語時，分別有"每日"和"一天天地"之意。如：

吾日三省吾身。(《論語・學而》)

翁自幼好學，日記千言。(《丹溪翁傳》)

先主曰："善。"於是與亮情好日密。(《三國志・諸葛亮傳》)

夫何著方者日益多，注方者不再見？(《醫方集解序》)

前二例中的"日"意爲"每日"；後二例中的"日"意爲"一天天地"。

4. 使動用法

在一般情況下動詞謂語的意義是由主語發出的，其對象是賓語，而當動詞謂語的意義不是有主語發出，而是含有主語使賓語怎么樣的意思時，該動詞謂語便爲使動義。具有使動義的詞稱爲使動用法。使動用法有動詞的使動用法、形容詞的使動用法、名詞的使動用法。例如：

秋九月，晉侯飲趙盾酒。(《晉靈公不君》)

焉用亡鄭以陪鄰？鄰之厚，君之薄也。(《左傳・僖公三十年》)

天下盡以扁鵲爲能生死人。(《扁鵲傳》)

吾臥病久，非精於醫者不能以起之。(《丹溪翁傳》)

句中動詞"飲"、"亡"、"生"和"起"在句中具有使動義，有"使……喝"、"使……滅亡"、"使……復生"和"使……痊愈"之義。

　　　　堅甲厲兵以備難，而美薦紳之士。（《五蠹》）

　　　　行善而備敗，所以阜財用衣食者也。（《召公諫弭謗》）

　　　　久服去三蟲，利五臟，輕體，使人頭不白。（《華佗傳》）

　　　　崇飾其末，忽棄其本，華其外而悴其内。（《傷寒論序》）

　　句中形容詞"堅"、"阜"、"輕"和"華"、"悴"在句中具有使動義，有"使……堅固"、"使……增多"、"使……輕捷"和"使……華麗"、"使……衰悴"之義。

　　　　縱江東父老憐而王我，我何面目見之？（《史記·項羽本紀》）

　　　　公若曰："爾欲吳王我乎？"（《左傳·定公十年》）

　　　　彙輯成帙，以災棗梨。　　　（《醫門補要自序》）

　　　　慮此外必有異案良方，可以拯人可以壽世者，輯而傳焉。（《與薛壽魚書》）

　　句中名詞"王"、"吳王"、"災"和"壽"在句中具有使動義，有"使……爲王"、"使……變爲吳王"、"使……遭災"和"使……長壽"之義。

5. 意動用法

　　當動詞謂語的意義不是主語發出，而是有主語"認爲賓語怎麼樣"或"把賓語當作什麼"的意思時，這種用法叫做意動用法。意動用法有形容詞的意動用法和名詞的意動用法。例如：

　　　　孔子登東山而小魯。（《孟子·盡心上》）

　　　　我嘗聞少仲尼之聞而輕伯夷之義者，始吾弗信。（《莊子·秋水》）

　　　　舍客長桑君過，扁鵲獨奇之。（《扁鵲傳》）

　　　　猶且各是師說，惡聞至論。（《溫病條辨敘》）

　　句中形容詞"小"、"少"、"輕"、"奇"和"是"在句中爲意動用法，分別爲"認爲……小"、"認爲……少"、"認爲……輕"、"認爲……奇異"和"認爲……正確"之義。

　　　　托地而遊宇，友風而子雨。（《荀子·賦》）

　　　　其仆曰："然則君何不相之？"（《呂氏春秋·期賢》）

　　　　扁鵲過齊，齊桓侯客之。（《扁鵲傳》）

　　　　余子萬民，養百姓，而收其租稅。（《靈樞·九針十二原》）

　　句中名詞"友"、"子"、"相"、"客"和"子"在句中爲意動用法，分別爲"把……當作朋友"、"把……當作子女"、"把……當作相"、"把……當作客人"、"把……當作子女"之義。

6. 爲動用法

　　當動詞謂語含有主語"爲賓語怎麼樣"的意思時，這種用法叫做爲動用法。爲動用法用例較少，常見的有動詞的爲動用法和名詞的爲動用法。例如：

　　　　鬥且出。提彌明死之。（《晉靈公不君》）

　　　　君三泣臣矣，敢問誰之罪？（《左傳·襄公二十二年》）

　　　　感往昔之淪喪，傷橫夭之莫救。（《傷寒論序》）

　　句中動詞"死"、"泣"、"感"、"傷"在句中是爲動用法，分別是"爲……而死"、

"爲……哭泣"、"爲……感慨"、"爲……悲傷"之義。

東郭偃臣崔武子。(《左傳·襄公二十五年》)

古之王者建國君民，教學爲先。(《禮記·學記》)

孔安國序《尚書》。(《黃帝內經素問注序》)

佗脈之曰："府君胃中有蟲數升，欲成內疽。"(《華佗傳》)

句中名詞"臣"、"君"、"序"和"脈"在句中是爲動用法，分別是"爲……大臣"、"爲……國君"、"爲……作序"和"爲……診脈"之義。

通論八、語法（下）

（三）基本句式

1. 判斷句

現代漢語中，無論是肯定判斷還是否定判斷，都常用判斷詞"是"，而古漢語的判斷句通常不用判斷詞。其表示方法有以下幾種：

（1）在主語後面用"者"表示提頓，謂語後用"也"煞尾。

> 韓非者，韓之諸公子也。（《韓非列傳》）
>
> 太初者，氣之始也。（《天瑞》）

（2）主語後面不用"者"，謂語後用"也"煞尾。

> 彼，良醫也。（《晉侯夢大厲》）
>
> 時珍，荊楚鄙人也。（《李時珍傳》）

（3）主語後面用"者"，謂語後不用"也"。

> 兵者，不祥之器。（《老子·三十一章》）
>
> 《内經》者，三墳之一。（《類經序》）

（4）主語後面既不用"者"，謂語後也不用"也"。

> 今秦，萬乘之國；梁，亦萬乘之國。（《戰國策·趙策》）
>
> 刑罰，治亂之藥石。（《汗下吐三法該盡治病詮》）

肯定判斷句在古漢語中用"是"字作爲判斷詞的很少，有的"是"好像是個判斷詞，但實際上是指示代詞，相當"此"。如：

> 吾不能早用子，今急而求子，是寡人之過也。（《左傳·僖公三十年》）
>
> 水泉不止者，是膀胱不藏也。（《素問·脈要精微論》）

除此之外，在古漢語中還常在主謂之間用副詞"乃"、"即"等，以加強判斷的肯定語氣。如：

> 是乃仁術也，見牛未見羊也。（《孟子·梁惠王上》）
>
> 黃精即鈎吻，旋花即山薑。（《李時珍傳》）

以上是肯定的判斷句。古漢語中否定的判斷句只有一種表示法，即在判斷句的主語和謂語之間用否定詞"非"、"匪"等字。

> 莊子曰："子非我，安知我不知魚之樂？"（《莊子·秋水》）
>
> 我心匪石，不可轉也。（《詩·柏舟》）

2. 敍述句

敍述句是以動詞爲謂語，敍述人或事物的行動變化的。在古漢語中，敍述句的結構一般和現代漢語沒有什麼不同。例如：

> 七日而渾沌死。(《渾沌》)
>
> 於是焉河伯欣然自喜。(《秋水》)
>
> 孔子遊於太山。(《天瑞》)

在上面的敍述句中，動詞是不及物動詞，不帶賓語，其前可加狀語，其後可帶補語。

> 晉侯夢大厲。(《晉侯夢大厲》)
>
> 扁鵲以其言飲藥三十日。(《扁鵲傳》)
>
> 初，軍吏李成苦咳嗽。(《華佗傳》)

在上面的敍述句中，動詞是及物動詞，謂語後面可帶賓語。有的動詞，有時可帶兩個賓語。靠近動詞近的賓語叫近賓語，也叫間接賓語；離動詞遠的賓語叫遠賓語，也叫直接賓語。在古漢語中能帶兩個賓語的動詞並不多，常見的有"賜"、"予"、"遺"、"語"、"爲"等。例如：

> 乞食於野人，野人予之塊。(《左傳·僖公二十三年》)
>
> 公語之故，且告之悔。(《左傳·隱公元年》)
>
> 厚爲之禮而歸之。(《晉侯夢大厲》)
>
> 論世之事，因爲之備。(《五蠹》)

古漢語中敍述句經常用語氣詞"矣"和"焉"。"矣"字是一個表示動態的語氣詞，它意味着事物的變化和發展。如：

> 孔子曰："諾，吾將仕矣。"(《論語·陽貨》)
>
> 飲是以上池之水三十日，當知物矣。(《扁鵲傳》)
>
> 宗廟之事，如會同，端章甫，願爲小相焉。(《論語二十章》)
>
> 本性命，窮神極變，而針道生焉。(《甲乙經序》)

3. 描寫句

描寫句是描寫主語怎麼樣的句子。這種句子的謂語主要是形容詞或形容詞短語，有時也可以是主謂詞組。例如：

> 天全則神和矣，目明矣，耳聰矣，鼻臭矣，口敏矣。(《本生》)
>
> 国家虽削，私家富矣(《五蠹》)
>
> 用力者寡，則国貧。(《五蠹》)
>
> 及孝景晚節，蚡益貴盛。(《漢書·田蚡傳》)
>
> 武安者，貌侵。(《史紀·魏起武安侯列傳》)
>
> 林類年且百歲。(《天瑞》)

句中"全"、"和"、"明"、"聰"、"臭"、"敏"、"富"、"寡"、"貧"都是形容詞，作謂語。"益貴盛"是形容詞短語，"貌侵"(相貌難看)、"年且百歲"是具有描寫作用的主謂詞組，作描寫句的謂語。

（四）複雜句式

複雜句式是與基本句式相對而言的。基本句式（判斷句、敍述句、描寫句）其謂語部分都是只有一個單一的謂語，而複雜句式則不然，其謂語部分不是單一的謂語，而是由兩個或兩個以上的謂語組成，所以稱複雜謂語。複雜句式根據構造不同，可分爲並謂式、連動式、兼語式三種。

1. 並謂式

句中有兩個或兩個以上的謂語，述說同一主語，其間爲並列關係者，爲並謂式複雜句式。例如：

>天下非一人之天下也，天下之天下也。（《呂氏春秋·貴公》）
>
>四世有勝，非幸也，數也。（《荀子·強國》）
>
>心者，生之本，神之變也。（《素問·六節藏象論》）
>
>其地平以濕。（《素問·異法方宜論》）

以上句中第一例中"非一人之天下也"和"天下之天下也"都是謂語部分，作主語"天下"的並列謂語。第二例中"非幸也"和"數也"都是謂語部分，作主語"四世有勝"的並列謂語。第三例中"生之本"和"神之變也"都是謂語部分，作主語"心"的並列謂語。第四例中"平"和"濕"是兩個形容詞謂語，作主語"地"的並列謂語。

2. 連動式

句中有兩個一先一後的動詞連在一起，共同敘述一個主語，並且中間沒有停頓。例如：

>大叔出奔共。（《左傳·隱公元年》）
>
>項莊拔劍起舞。（《史記·項羽本紀》）
>
>雷公再拜而起。（《靈樞·禁服》）
>
>家人車載欲往就醫。（《華佗傳》）

以上句中第一例中的"出"和"奔"是兩個動詞謂語，敘述同一主語"大叔"。先"出"而後"奔"，前後有連貫關係。這是有兩個動詞謂語組成的連動式複雜句式。第二例的"拔"和"起舞"是兩個動詞謂語，敘述同一主語"項莊"。第三例中的"拜"和"起"是兩個動詞謂語，敘述同一主語"雷公"。第四例中的"載"、"往"、"就"是三個動詞謂語，敘述同一主語"家人"，三個動作前後相連貫，這是有三個動詞謂語組成的連動式複雜句式。

3. 兼語式

前一謂語所帶的賓語又兼後一謂語之主語，所以稱兼語式。是一個動賓結構和一個主謂結構套在一起，又稱連環句。兼語式通常又分爲使動式和意動式。

（1）使動式

其前一謂語爲"使令"性動詞"請"、"使"、"叫"、"令"等，含有"主語使賓語如何"之義的，爲使動式。

>鄭人使我掌其北門之管。（《左傳·僖公三十年》）
>
>（秦王）令趙王鼓瑟。（《史記·廉頗藺相如列傳》）
>
>扁鵲乃使弟子子陽厲針砥石。（《扁鵲傳》）
>
>余欲令要道必行。（《素問·至真要大論》）

以上句中第一例中的"使"是使令性動詞，"我"是動詞"使"帶的賓語，同時又是後一謂語"掌"的主語。"我"身兼賓語和主語二職，所以稱"兼語"。第二例中的"令"是使令性動詞，"趙王"是動詞"令"帶的賓語，同時又是後一謂語"鼓"的主語。第三例中的"使"是使令性動詞，"弟子子陽"是動詞"使"帶的賓語，同時又是後一謂語"厲針砥石"的主語。第四例中的"令"是使令性動詞，"要道"是動詞"令"帶的賓語，同時又是後一謂語"行"的主語。

附帶講一下，使動式與使動用法截然不同。使動式是指一種帶兼語的複雜句式，而使動用法則是屬於一個詞的詞類活用問題，一個是句式問題，一個是詞類活用問題。在使動式中，詞並沒有活用，其複雜就複雜在句式上，組成了兼語式；在使動用法時，句式並不複雜，其特殊就特殊在詞類活用上。這是兩者的不同。試用《扁鵲傳》中的兩句話比較一下：

越人非能生死人也。

越人能使之起耳。

前一句中，"生"字是使動用法。後一句中，出現"使"字，構成使動式，"之"既作前面"使"的賓語，又作後面"起"的主語。前者爲一個詞的詞類活用，後者則是一個句子的結構問題，這是二者的不同。然而二者只是表達形式不同，其所表達的內容又是等值的。因此，两种表達形式可以相互轉換。如：

越人非能生死人也（"生"使动用）————→越人非能使死人生也（使动式）

越人能使之起耳　　　（使动式）————→越人能起之耳（"起"使动用）

（2）意動式

其前一謂語是"以爲"性動詞，含有"以爲賓語如何"之義者，爲意動式。

市人皆以嬴爲小人。（《史記·信陵君列傳》）

妻不以我爲夫。（《戰國策·秦策》）

天下盡以扁鵲爲能生死人。（《扁鵲傳》）

豈可以藥石爲補哉？（《汗下吐三法該盡治病詮》）

以上四例中前一個謂語都是"以"，是"以爲"性動詞，有"認爲"之義。後面的"嬴"、"我"、"扁鵲"、"藥石"都是動詞"以"所帶的賓語，同時它又兼着後面謂語"爲小人"、"爲夫"、"爲能生死人"、"爲補"的主語，構成兼語式。

附帶講一下，意動式和意動用法是两种截然不同表達形式。意動式和意動用法的關係與使動式和使動用法的關係是一樣的。首先意動式是一種帶兼語的複雜句式，而意動用法則是屬於一個詞的詞類活用問題。今舉两例，比較於下：

輕身重財，二不治也。（《扁鵲傳》）

子以我言爲不誠。（《扁鵲傳》）

前一句中，"輕"、"重"二字，是形容詞的意動用法；後一例中，是個"以……爲……"句式。前一例中，"輕"、"重"分別帶賓語"身"、"財"，是動賓關係。後一例中，動詞"以"分別帶兼語"我言"，"我言"後又有謂語"爲不誠"。這是兩者的不同。然而两者所表達的內容也是等值的。因此兩種形式也可以相互轉換。

（五）被動句式

被動句是表示被動意義的句子。這種句子的主語不是動作行爲的發出者，而是動作的承受者。現代漢語這類句子的謂語部分，常用"被"、"叫"、"讓"等表示被動的詞來表示。而古漢語中表示被動的方式有以下幾種：

（1）用"爲……所"表示被動

  嬴聞如姬父爲人所殺。（《史記·魏公子列傳》）

  使後之習是術者，不致爲庸俗所詆毀。（《串雅序》）

（2）用"爲"表示被動

  方將調飴膠絲，加己乎四仞之上，而下爲螻蟻食也。（《莊辛說楚襄王》）

  頃之，紅人又爲白虎銜去，是何祥也？（《徐靈胎先生傳》）

（3）用"於"表示被動

  故善敵者致人，而不致於人。（《虛實》）

  勞心者治人，勞力者治於人。（《許行章》）

（4）用"見"表示被動

  才高見屈，遭時而然。（《論衡·自紀》）

  明堂闕庭，盡不見察，所謂窺管而已。（《傷寒論序》）

（5）用"見……於"表示被動

  昔者，彌子瑕見愛於衛君。（《史記·老子韓非列傳》）

  是編者倘亦有千慮之一得，將見擇于聖人矣，何幸如之。（《類經序》）

（6）用"被"字表示被動

  國一日被攻，雖欲事秦，不可得也。（《戰國策·秦策》）

  信而見疑，忠而被謗，能無怨乎？（《史記·屈原賈生列傳》）

（7）用敍述句的形式表示被動的内容

  木得金而伐，水得火而滅，土得木而達，金得火而缺，水得土而絕。（《素問·寶命全形論》）

  狡兔死，走狗烹；高鳥盡，良弓藏；敵國破，謀臣亡。（《漢書·韓信傳》）

（六）特殊句式

句子成分的位置，通常叫做語序。古漢語的語序與現代漢語基本相同，主語在謂語前，謂語在賓語前，定語、狀語在中心語前等。但是，在古漢語中也有一些特殊的語序是現代漢語所沒有的，如主謂倒裝、賓語前置、定語後置。

1. 主謂倒裝

主謂倒裝，是爲了強調和突出謂語的意義，加強謂語的語氣或感情色彩，而把謂語提到主語的前面。例如：

  宜乎百姓之謂我愛也。（《孟子·梁惠王上》）

  嘻！亦太甚矣，先生之言也！（《戰國策·趙策》）

久矣，夷狄之爲患也。(《史記·匈奴傳》)

宜其得心應手，驅遣鬼神。(《徐靈胎先生傳》)

睟然貌也，癯然身也，津津然譚議也。(《本草綱目原序》)

可得聞乎，刺法？(《素問·刺法論》)

以上句中第一例的謂語"宜"置於主語"百姓之謂我愛"之前，第二例的謂語"甚"置於主語"先生之言"之前，第三例的謂語"久"置於主語"夷狄之爲患"之前，第四例的謂語"宜"置於主語"其得心應手，驅遣鬼神"之前，第五例的謂語"睟然"、"癯然"、"津津然"分別置於其主語"貌"、"身"、"譚議"之前，第六例的謂語"可得聞"置於主語"刺法"之前。

2.賓語前置

現代漢語中，賓語一般在動詞謂語後。但是，在古漢語中，有几種情況賓語要前置。

(1)在疑問句中，疑問代詞作賓語時，要置於動詞之前。

聖王有百，吾孰法焉？(《荀子·非相》)

臣實不才，又誰敢怨？(《左傳·成公二年》)

血脈治也，而何怪？(《扁鵲傳》)

皮之不存，毛將安附焉？(《傷寒論序》)

這几例中的疑問代詞"孰"、"誰"、"何"、"安"分別作動詞"法"、"怨"、"怪"、"附"的賓語。

(2)否定句中，代詞作賓語時，要置於動詞之前。

諫而不入，則莫之繼也。(《晉靈公不君》)

北方之學者，未能或之先也。(《許行》)

秦欲運其手足肩脅，而漠然不我應。(張耒《藥戒》)

甘草解百毒，如湯沃雪，不我欺也。(《本草疏證·甘草》)

這几例都是否定句，因爲分別有否定詞"莫"、"未"、"不"等，其代詞賓語"之"、"我"分別提到謂語"繼"、"先"、"應"、"欺"的前面。

(3)用助詞"是"、"之"作爲賓語前置的標誌，或者用"唯(惟)……是……"、"唯(惟)……之……"的格式提前賓語。

將虢是滅，何愛于虞？(《左傳·僖公五年》)

子是之學，亦爲不善矣。(《許行》)

孜孜汲汲，惟名利是務。(《傷寒論序》)

夫惟病機之察，雖曰既審，而治病之施，亦不可不詳。(《丹溪心法》

這几例中"將虢是滅"即"將滅虢"。"子是之學"即"子學是"。"惟名利是務"即"惟務名利"。"惟病機之察"即"惟察病機"。

另外，在賓語前置的句式中，介詞的賓語也可前置。介詞的賓語前置一般有兩種情況：一是除介詞"於"字以外的其他介詞的賓語，如果是疑問代詞，則往往提到介詞之前；二是介詞"以"的賓語，雖不是疑問代詞，但有時爲了強調賓語也可前置。

許子奚爲不自織。(《許行》)

何以言太子可生也？（《扁鵲傳》）

第以人心積習既久，訛以傳訛。（《類經序》）

必能知彼知己，多方以制之。（《用藥如用兵論》）

前二例中疑問代詞"奚"、"何"作賓語，分別提到介詞"爲"、"以"之前。後二例中的"訛"、"多方"作賓語，分別提到介詞"以"之前。

3.定語後置

古漢語中，爲了強調和突出定語，或者爲了使語言更流暢，常常把定語放到中心語之後。定語後置格式一般有二：一是"中心語+定語+者"，二是"中心語+之+定語+者"。

計未定，求人可使報秦者，未得。（《史記·廉頗藺相如列傳》）

古人好服食者，必有奇疾。（《用藥如用兵論》）

於是諸醫之笑且排者，始皆心服口譽。（《丹溪翁傳》）

故醫方卜筮，藝能之難精者也。（《大醫精誠》）

這幾例中，"可使報秦"是"人"的後置定語。"好服食"是"人"的後置定語。"笑且排"是"諸醫"的後置定語。"難精"是"藝能"的後置定語。

常 用 詞（四）

　　白 ①白色。《說文》：“白，西方色也。”《白馬論》：“白者，所以命色也。”②明白。《串雅序》：“部居別白。”③顯著。《天論》：“禮義不加於國家，則功名不白。”④表白，稟告。柳宗元《與崔連州論石鍾乳書》：“宗元白。”⑤平白無故。《高祖還鄉》：“白什麼改了姓更了名喚做漢高祖！”

　　暴 ①（pù）曬。《說文》：“暴，晞也。”《孟子·告子上》：“雖有天下易生之物也，一日暴之，十日寒之，未有能生者也。”按：此義後作“曝”。 ②（bào）急，猛。《詩·終風》：“終風且暴，顧我則笑。”③突然，猝然。《扁鵲傳》：“故暴蹷而死。”《汗下吐三法該盡治病詮》：“更甚則暴死。”④兇惡，暴逆。《五蠹》：“父之暴子也。”⑤強暴，暴亂。《用藥如用兵論》：“是故兵之設也以除暴。”

　　北 ①違背。《說文》：“北，乖也。”《戰國策·齊策》：“食人炊骨，士無反北之心。”②北方。《許行章》：“北學於中國。”《丹溪翁傳》：“遂北面再拜以謁。”③到北方去。《墨子之齊》：“不可以北。”④敗走。《五蠹》：“三戰三北。”

　　倍 ①背棄，背叛。《說文》：“倍，反也。”《大學》：“上恤孤而民不倍。”《許行章》：“師死而遂倍之。”②背向。《管子·中匡》：“管仲反，入，倍屏而立。”③違背。《天論》：“倍道而妄行。”④加倍。《五蠹》：“雖倍賞累罰而不免於亂。”

　　辨 ①分辨，辨別。《說文》：“辨，判也。”《中庸》：“博學之，審問之，慎思之，明辨之，篤行之。”《不失人情論》：“甚至薰蕕不辨。” ②通“辯”。《五蠹》：“其談言者務爲辨而不周於用。”

　　辯 ①治理。《說文》：“辯，治也。” ②辨論，申辯。《類經序》：“固不足深辯。”③明白，清楚。《法儀》：“此不若百工辯也。”④通“辨”，分辨。《秋水》：“兩涘渚崖之間不辯牛馬。”

　　兵 ①兵器，武器。《說文》：“兵，械也。”《孟子·梁惠王》：“兵刃既接。”《病家兩要說》：“鬥而鑄兵。”②軍隊。《老子》：“是以兵強則不勝。”《本生》：“譬之若修兵者，以備寇也。”③戰爭。《大同》：“故謀用是作，而兵由此起。”《脈訣彙辨·凡例》：“家先生之著述，屢經兵燹。”

　　薄 ①草木叢生地。《說文》：“薄，林薄也。” ②迫近。《秋水》：“非謂其薄之也。”③逼迫。《素問·瘧論》：“有邪氣內薄於五藏。”④厚度小，與“厚”相對。或指形質。《大醫精誠》：“肌膚筋骨，有厚薄剛柔之異。”或指性味。《素問·陰陽應象大論》：“味厚則泄，薄則通。”⑤微薄。《五蠹》：“事力勞而供養薄。”⑥減輕。《中庸》：“時使薄斂，所以勸百姓也。”⑦輕視。《串雅序》：“人每賤薄之。”⑧通“搏”。《子華子論醫》：“兩精相薄謂之神。”

財 ①財物,財富。《說文》:"財,人所寶也。"《五蠹》:"人民少而財有餘。"《大學》:"仁者以財發身,不仁者以身發財。"②通"裁"。《新修本草序》:"恩邁財成。"③通"才",才能。《孟子・盡心上》:"有成德者,有達財者。"

參 ①(shēn)《說文》從"晶",曰"參,商星也。"段注:"商,當作晉。"《晉侯有疾》:"遷實沈于大夏,主參。"②(cān)參與其中。《天論》:"天有其時,地有其財,人有其治,夫是之謂能參。"③參驗,參考。《醫師章》:"兩之以九竅之變,參之以九藏之動。"④(sān)三分。《左傳・隱公元年》:"先王之制,大都不過參國之一。"⑤(cēn)參差:不齊貌。《關雎》:"參差荇菜,左右流之。"《秋水》:"無一而行,與道參差。"

察 ①覆審。《說文》:"察,覆審也。"②觀察。《繫辭上》:"仰以觀於天文,俯以察於地理。"《曾子天圓》:"以察星辰之行。"③明白。《秋水》:"言察乎安危。"《曾子天圓》:"弟子不察,此以敢問也。"④瞭解。《離騷》:"荃不察餘之中情兮,反信讒而齋怒。"⑤皎潔。《漁父》:"安能以身之察察,受物之汶汶者乎?"⑥辯察。《修身》:"夫堅白、同異、有厚無厚之察,非不察也。"

差 ①不相當。《說文》:"差,貳也,差不相值也。"②錯。《秋水》:"差其時,逆其俗者。"③(chā)差別。《秋水》:"以差觀之。"《大醫精誠》:"俞穴流注,有高下淺深之差。"④(cī)參差:不齊貌。《詩・關雎》:"參差荇菜,左右流之。"又,差錯。《大醫精誠》:"處判針藥,無得參差。"⑤(chài)同"瘥",病癒。《華佗傳》:"所患尋差。"

常 ①裙。《說文》:"常,下裙也。"②常規。《天論》:"天行有常。"③經常。《天論》:"故常生常化。"④永恒,平常。《虛實》:"故兵無常勢,水無常形。"⑤通"嘗"。《天論》:"是無世而不常有也。"

稱 ①稱量。《說文》:"稱,銓也。"《華佗傳》:"不復稱量。"②舉。《丹溪翁傳》:"立規矩,稱權衡。"③稱述,稱說。《齊侯疥痁》:"子稱是語,何故?"《予豈好辯哉》:"外人皆稱夫子好辯。"④稱呼。《爾雅・釋親》:"婦稱夫之父曰舅,稱夫之母曰姑。"⑤稱頌,贊揚。《離騷》:"好蔽美而稱惡。"《五蠹》:"則稱先王之道以籍仁義。"⑥(chèn)符合。《五蠹》:"稱俗而行也。"李白《宣州謝朓樓餞別校書叔雲》:"人生在世不稱意,明朝散髮弄扁舟。"

疇 ①已耕之田。《說文》:"疇,耕治之田也。"②種類。《洪範》:"不畀洪範九疇。"③誰。《天瑞》:"疇覺之哉?"④通"酬",報酬。⑤疇昔:往日。

處 ①(chǔ)居處。《說文》:"處,止也。"《虛實》:"凡先處戰地而待敵者佚。"《汗下吐三法該盡治病詮》:"處之者三,出之者亦三也。"②居住。《天瑞》:"處不知所持。"③居,占。《秋水》:"人處一焉。"④行,做。《老子六章》:"是以聖人處無爲之事。"⑤處置。《傷寒論序》:"相對斯須,便處湯藥。"⑥(chù)處所。《許行章》:"文公與之處。"《虛實》:"角之而知有餘不足之處。"

辭 ①辭訟,口供。《說文》:"辭,訟也。"②言辭,文辭。《荀子・正名》:"說合於心,辭合於說。"③辭讓。《秋水》:"伯夷辭之以爲名。"④辭謝。《齊侯疥痁》:"君盍誅於祝固、史嚚以辭賓。"⑤推辭,拒絕。《老子六章》:"萬物作焉而不辭。"《華佗傳》:"到家,辭以妻病。"⑥告辭。《列子・湯問》:"二人辭歸。"⑦文體之一種。如楚辭等。

錯 ①以金塗飾。《說文》：“錯，金涂也。”段注：“涂，俗作塗，又或作搽。謂以金措其上也。或借爲措字。”②交錯。《繫辭上》：“錯綜其數。”《天論》：“三者錯，無安國。”③錯誤，不正確。《醫林改錯·臟腑記敍》：“本源一錯，萬慮皆失。”④通“措”。措施，設置。《天論》：“政令不明，舉錯不時。”《離騷》：“固時俗之工巧兮，偭規矩而改錯。”⑤通“措”，置放。《繫辭上》：“苟錯諸地而可矣。”⑥通“措”，放棄。《天論》：“故錯人而失天。”

代 ①替代。《說文》：“代，更也。”《莊子·逍遙遊》：“庖人雖不治庖，尸祝不越樽俎而代之矣。”②更遞，輪流。《天論》：“四時代御。”《離騷》：“日月忽其不淹兮，春與秋其代序。”③朝代。《黃帝內經素問注序》：“雖復年移代革。”

當 ①相當，對。《說文》：“當，田相值也。”《秋燥論》：“而凡當風取涼。”《醫師》：“夫病之與藥有正相當者。”②擔當。《病家兩要說》：“而可以當性命之任矣。”③當值。《晉侯有疾》：“誰當良臣？”《汗下吐三法該盡治病詮》：“此三法居其八九，而衆法所當才一二也”④順從。《天論》：“當其時，順其俗者。”⑤應當。《法儀》：“當皆法其父母，奚若？”《秋燥論》：“病發皆當如瘧之例治之矣。”⑥方才。《華佗傳》：“當得家書。”⑦在。《金匱眞言論》：“當暑汗不出者，秋成風瘧。”《扁鵲傳》：“當晉昭公時。”⑧（dàng）恰當，適當。《修身》：“故非我而當者，吾師也。”《五蠹》：“不察當否之言。”⑨當作。《顏斶說齊王》：“晚食以當肉，安步以當車。”⑩通“嘗”。《兼愛》：“當察亂何自起。”⑪通“尚”。《天瑞》：“處常得終，當何憂哉？”

睹 ①看見。《說文》：“睹，見也。”《良方自序》：“必目睹其驗，始著於篇。”②顯現。《天論》：“珠玉不睹乎外。”

篤 ①遲鈍。《說文》：“篤，馬行頓遲。”②厚實。《詩·椒聊》：“彼其之子，碩大且篤。”③厚重，堅持。《中庸》：“博學之，審問之，愼思之，明辨之，篤行之。”④誠懇。《丹溪翁傳》：“已而求見愈篤。”⑤深重。《華佗傳》：“得病篤重。”⑥固，局限。《秋水》：“篤於時也。”

多 ①衆多，與“少”“寡”相對。《說文》：“多，重也。”《秋水》：“大而不多。”②增多。《天論》：“因物而多之。”③稱讚。《五蠹》：“古傳天下而不足多也。”④誇，驕傲。《秋水》：“而吾未嘗以此自多者。”⑤常常。《華佗傳》：“故使多脊痛。”⑥大多。《五蠹》：“民多疾病。”

惡 ①罪過，與“善”相對。《說文》：“惡，過也。”②惡劣，壞。《大學》：“人莫知其子之惡。”《論語·鄉黨》：“臭惡，不食。”③醜。柳宗元《與崔連州論石鍾乳書》：“惡而瞶者，皆可以當侯王。”④（wù）厭惡。《王孫圉論楚寶》：“順道其欲惡。”《天論》：“天不爲人之惡寒也輟冬。”《汗下吐三法該盡治病詮》：“攻者人所惡。”⑤禁忌。《良方自序》：“或者惡火者，必日之而後咀。”⑥指一種藥物降低另一種藥物的性能。《良方自序》：“方書雖有佐使畏惡之性。”⑦（wū）何，怎麼。《本生》：“性惡得不傷？”《師傳》：“惡有不聽者乎。”

爾 ①靡麗。《說文》：“爾，麗爾，猶靡麗也。”②通“汝”，你。段玉裁《說文注》：“後人以其與汝雙聲，假爲爾汝字。”《大學》：“民懼爾瞻。”《秋水》：“不似爾之自多於水乎？"③如此，這樣。《大醫精誠》："所以爾者。"④語氣詞，同"耳"。《天瑞》："陰陽爾，四時爾。"⑤詞尾。《先進》："子路率爾而對。"《養生論》："夫以蕞爾之軀。"

法 ①刑法。《說文》："法，刑也。"《五蠹》："夫離法者罪，而諸先生以文學取。" ②法度，標準。《法儀》："天下從事者，不可以無法儀。"《大醫精誠》："爲醫之法。"③法規。《晉靈公不君》："董狐，古之良史也，書法不隱。"④效法。《法儀》："當皆法其父母，奚若？"《五蠹》："不法常可。"

反 ①翻轉。《說文》："反，覆也。"《病家兩要說》："撓反掌之安危。" ②反面，相反。《秋水》："知東西之相反而不可以相無。"③反而。《本生》："多官反以害生。"④同"返"，返回。《天瑞》："先生往無反期。"《離騷》："悔相道之不察兮，延佇乎吾將反。"

非 ①不是。《說文》："非，違也。"《天論》："治亂非天也。"②錯誤。《類經序》："其是其非，此不在余。"③責怪。《天瑞》："一人失家，一世非之。"④無，沒有。《黃帝內經素問注序》："且將升岱嶽，非徑奚爲？"

分 ①分開。《說文》："分，別也。"《秋水》："無形者，數之所不能分也。" ②量詞。寸的十分之一。《華佗傳》："針之不過四分。"③（fèn）職分，本分。《秋水》："時無止，分無常。"④份。《五蠹》："非有分於從衡之黨。"

工 ①巧飾。《說文》："工，巧飾也。"②工匠。從事各種手工技藝的勞動者。《五蠹》："使其商工遊食之民少而名卑。"《局方發揮》："操舟之工。"③醫生。《汗下吐三法該盡治病詮》："良工之治病，先治其實，後治其虛。"④精湛，好。《華佗傳》："佗術實工，人命所縣。"⑤精於問診。《難經·六十一難》："問而知之謂之工，切脈而知之謂之巧。"《病家兩要說》："仁聖工巧全其用。"⑥擅長，善於。《五蠹》："工文學者非所用。"《醫方集解序》："抑工於醫者未必工於文。"⑦工作，工程。《諸家得失策》："而化工以之而息。"袁枚《徐靈胎先生傳》："民不擾而工已竣。"⑧技藝，技巧。《列子·湯問》："道有獻工人名偃師。"⑨通"功"，功效。《五蠹》："此言多資之易爲工也。"

故 ①原故。《說文》："故，使爲之也。"段注："今俗云原故是也。"《論語二十章》："其言不讓，是故哂之。"《扁鵲傳》："桓侯使人問其故。" ②事。《四時》："不知五穀之故。"《本生》："以全天爲故者也。"③固定。《秋水》："分无常，終始无故。"④原狀。《扁鵲傳》："但服湯二旬而復故。"⑤舊。《常摐有疾》："非謂其不忘故耶？"《論語·爲政》："溫故而知新。"⑥特地。《華佗傳》："已故到譙。"⑦因此，所以。《大同》："故外戶而不閉，是謂大同。"⑧通"固"，一定。《華佗傳》："若不得此藥，故當死。"⑨通"古"。《秋水》："證曏今故。"

官 ①官吏。《說文》："官，吏，事君也。" ②官府。《贈賈思誠序》："今之官政苛虐。"③官職。《晉侯有疾》："臺駘能業其官。" ④任用。《天論》："天地官而萬物役矣。"⑤人體器官。《天論》："耳目鼻口形能，各有接而不相能也，夫是之謂天官。心居中虛，以治五官。"

軌 ①軌迹。《說文》："軌，車轍也。" ②業績。《新修本草序》："岐、和、彭、緩，騰絕軌於前。"③法度，規矩。《淮南子·原道》："是故聖人一度循軌，不變其宜。"④遵循。《五蠹》："其言談者必軌於法。"

吉 ①善。《說文》："吉，善也。"《書·皋陶謨》："彰厥有常，吉哉。"②吉利，與"凶"相對。《天論》："天不能使之吉。"③陰曆每月初一。《類經序》："歲次甲子黃鍾之吉。"

加 ①增加。《說文》："加，語相增加也。"《論語·述而》："加我數年，五十以學易，可以無大過矣。"②施用。《天論》："禮義不加於國家。"③多加。《天論》："雖深，其人不加慮也。"④超過。《天瑞》："物不傷焉，德莫加焉。"《許胤宗傳》："豈加於舊？"

嫁 ①出嫁。《說文》："嫁，女適人也。"《大學》："未有學養子而後嫁者也。"②往，到。《天瑞》："將嫁於衛。"③轉嫁。《不失人情論》："嫁謗自文。"

監 ①古人盛水于盆以照見形容。《說文》："監，臨下也。"按：後作銅監。照見、借鑑義字亦作"鑑"，或作"鑒"。《莊子·德充符》："人莫鑑於流水，而鑑於止水。"②借鑑。《左傳·昭公二十六年》："我無所監，夏后及商。"③閹宦。如太監。④官署名。如欽天監。⑤（jiān）監視。《邵公諫厲王弭謗》："使監謗者。"⑥監門：守門人。《五蠹》："雖監門之服養，不虧於此矣。"

蹇 ①跛足。《說文》："蹇，跛也。"②困難。《易·蹇》："象曰：蹇，難也，險在前也。"③艱澀，不順。《秋水》："無拘而志，與道大蹇。"④拔取。《四時》："毋蹇華絕芋。"⑤偃蹇：高踞貌。《離騷》："望瑤臺之偃蹇兮，見有娀之佚女。"又曰："何瓊佩之偃蹇兮，衆薆然而蔽之？"

決 ①決通行水。《說文》："決，行流也。"《邵公諫厲王弭謗》："是故爲川者決之使導。"《許行章》："決汝漢，排淮泗，而注之江。"②果斷，果決。《素問·靈蘭秘典論》："膽者，中正之官，決斷出焉。"③決定。《天論》："卜筮然後決大事。"④確診。《傷寒論序》："短期未知決診。"

可 ①可以。《說文》："可，肯也。"《天論》："怪之，可也。"②適合。《五蠹》："不法常可。"③值得。《串雅序》："誰謂小道不有可觀者歟？"④大約。《華佗傳》："長可尺所。"《養生論》："下可數百年。"

叩 ①叩擊。《玉篇》："叩，叩擊也。"《禮記·學記》："叩之以大者則大鳴。"②詢問。《天瑞》："子貢叩之不已。"《丹溪翁傳》："求他師而叩之。"③通"扣"，牽住，勒住。《說文》："扣，牽馬也。"《史記·伯夷列傳》："伯夷、叔齊叩馬而諫。"

苦 ①苦菜。《說文》："苦，大苦，苓也。"②苦味，五味之一。《洪範》："炎上作苦。"《汗下吐三法該盡治病詮》："人之六味，酸、苦、甘、辛、鹹、淡。"③患苦。《五蠹》："澤居苦水者，買庸而決竇。"④痛苦。《天瑞》："未知生之苦。"《大醫精誠》："誓願普救含靈之苦。"⑤患病。《華佗傳》："軍吏李成苦咳嗽。"又曰："所苦便愈。"⑥（gǔ）通"盬"，粗劣。《五蠹》："修治苦窳之器。"

離 ①鳥名。《說文》："離，離黃，倉庚也。"②分離。《白馬論》："離白之謂也。"③違反。《天瑞》："氣形質具而未相離。"④離別，離開。《天瑞》："有人去邦土，離六親，廢家業，遊於四方而不知歸者，何人哉？"《中庸》："道也者，不可須臾離也。"《新修本草序》："離其本土，則質同而效異。"⑤通"罹"，遭遇，冒犯。《離騷》："進不入以離尤兮，退將復脩吾初服。"《五蠹》："夫離法者罪。"

厲 ①磨石。《說文》：“厲，旱石也。” ②磨礪。《五蠹》：“堅甲厲兵以備難。”③嚴厲。《論語·述而》：“子溫而厲。”④同“勵”，勉勵。《丹溪翁傳》：“足以激貪而厲俗。”⑤惡。《詩·瞻卬》：“降此大厲。”⑥惡鬼。《左傳·成公十年》：“晉侯夢大厲。”⑦通“癘”，瘟疫。《素問·六元正紀大論》：“瘟厲大行。”

落 ①樹木落葉。《說文》：“落，凡草曰零，木曰落。” ②脫落。《天瑞》：“隨世隨落。”③衰落。《管子·宙合》：“盛世而不落者，未之有也。”④冷落。《宋清傳》：“親與交視之落然者。”⑤通“絡”，籠絡，罩住。《秋水》：“落馬首。”⑥通“絡”，經絡。《漢書藝文志序》：“醫經者，原人血脈、經落。”

耄 ①老，年紀大。《禮記·曲禮》：“八十、九十曰耄。”《天瑞》：“其在老耄，則欲慮柔焉。” ②昏亂，老糊塗。《書·微子》：“吾家耄遜于荒。”

沒 ①沉沒。《說文》：“沒，沉也。”《鍼經古方論》：“宋季有靈樞略一卷，今亦湮沒。”②潛水。《本草綱目·鳧》：“野鳧甚小而好沒水中。” ③埋沒。《自京赴奉先縣詠懷五百字》：“兀兀遂至今，忍爲塵埃沒。”《與薛壽魚書》：“不可盡沒有所由來。”④沒收。《天瑞》：“沒其先居之財。”⑤無。《漢書藝文志序》：“競爲侈麗閎衍之詞，沒其風諭之義。” ⑥通“歿”。死。《漢書藝文志序》：“昔仲尼沒而微言絕。”

侔 ①齊等。《說文》：“侔，齊等也。”《五蠹》：“超五帝，侔三王者，必此法也。”②同“牟”，謀求。《五蠹》：“而侔農夫之利。”

倪 ①俾倪，城上短牆。《說文》：“倪，俾也。”②端倪。《秋水》：“足以定至細之倪。”③分際。《莊子·齊物論》：“和之以天倪。”④旄倪：老幼。《孟子·梁惠王下》：“王速出令，反其旄倪。”

女 ①女性。《說文》：“女，婦人也。”《天瑞》：“男女之別，男尊女卑。” ②嫁。《國語·越語》：“士女女於士。”③通“汝”，你。 《天瑞》：“試以告女。”《離騷》：“眾皆競進以貪婪兮，憑不厭乎求索。”

牝 ①雌性動物。《說文》：“牝，畜母也。”②溪谷。《大戴禮記·易本命》：“丘陵爲牡，溪谷爲牝。”③玄牝：指生育萬物的大母性。《天瑞》：“谷神不死，是謂玄牝。”

愆 ①過失。《說文》：“愆，過也。” ②錯誤。《天論》：“禮義之不愆，何恤人之言兮？”③誤差。《諸家得失策》：“然陰陽之理也，不能以無愆。”④失。《新修本草序》：“易愆寒燠之宜。”⑤過期。《醫案三則》：“患汛愆而飲食漸減。”

強 ①蟲名。《說文》：“強，蚚也。”②旺盛。《天瑞》：“天地強陽氣也。” ③堅強，剛強。《中庸》：“子路問強。” ④加強。《天論》：“強本而節用。”⑤極力。《不失人情論》：“或強辨相欺。⑥（qiǎng）勉力，勉強。《中庸》：“或勉強而行之。”

曲 ①彎曲。《說文》：“曲，象器曲受物之形。或說，曲，蠶薄也。”《莊子·馬蹄》：“曲者中鈎。”②理曲。《五蠹》：“以爲直於君而曲於父。”③局部，部分。《荀子·解蔽》：“凡人之患，蔽於一曲，而闇於大理。”④周全。《天論》：“其行曲治。”⑤瑣碎。《大醫精誠》：“故亦曲碎論之。”⑥樂曲。《不失人情論》：“曲高者和寡。”

權 ①木名。《說文》：“權，黃華木，一曰反常。” ②權變。《秋水》：“達於理者必明於權。”《病家兩要說》：“昧經權之紗者，無格致之明。”③秤錘。《丹溪翁傳》：“立規矩，稱權衡。”④權力。《傷寒論序》：“但競逐榮勢，企踵權豪。”

然 ①燃燒。《說文》：“然，燒也。”《曾子天圓》：“其禍將然。”注：“然，燒也。”按此義後世用“燃”。②如此。《晉侯有疾》：“此皆然矣。”《秋水》：“其道然也。”③那樣。《兼愛》：“如醫之攻人之疾者然。”④對，是的。《論語二十章》：“曰：是魯孔丘之徒與？對曰：‘然。’”⑤認爲正確，肯定。《秋水》：“因其所然而然之。”⑥然而，但是。《顏斶說齊王》：“非弗寶貴矣，然太璞不完。”《類經序》：“然懼擅動聖經。”⑦應答之詞。《難經·一難》：“十二經脈皆有動脈，獨取寸口以決五藏六府死生吉凶之法，何謂也？然。寸口者，脈之大會，手太陰之脈也。”⑧詞尾，……的樣子。《論語二十章》：“夫子喟然歎曰。”《扁鵲傳》：“舌撟然而不下。”

穰 ①禾莖。《廣韻》：“穰，禾莖也。”②莊稼豐收。《天瑞》：“三年大穰。”③通“禳”，禳除災禍之祭祀活動。《扁鵲傳》：“國中治穰過於衆事。”

若 ①香草名，卽杜若。《說文》：“若，擇菜也。”②順。《堯典》：“乃命羲和，欽若昊天。”《洪範》：“曰肅，時雨若。”③等同。《許行章》：“布帛長短同，則賈相若。”《天瑞》：“故吾知其不相若也。”④如，趕上。《論語二十則》：“未若貧而樂，富而好禮者也。”《秋水》：“聞道百以爲莫己若者。”⑤你。代詞。《天瑞》：“今將告若矣。”⑥奈。《晉侯夢大厲》：“居肓之上，膏之下，若我何？”⑦這，這些。《汗下吐三法該盡治病詮》：“蓋汗下吐以若草木治病者也。”⑧假若，如果。《汗下吐三法該盡治病詮》：“若人無病，粱肉而已。”⑨如同，好像。《大醫精誠》：“見彼苦惱，若己有之。”⑩其。《與薛壽魚書》：“而其子若孫必欲推而納之於必朽之處。”⑪語首助詞。《堯典》：“曰若稽古帝堯。”⑫然，詞尾。《養生論》：“悶若無端。”⑬河神名。《秋水》：“望洋向若而歎。”

善 ①吉利。《說文》：“善，吉也。”《曾子天圓》：“而善否治亂所興作也。”②好，與“惡”相對。《老子六章》：“皆知善之爲善，斯不善矣。”③善事。《中庸》：“回之爲人也，擇乎中庸，得一善則拳拳服膺而弗失之矣。”④有交往者。《大醫精誠》：“怨親善友。”⑤擅長，善於。《齊侯疥痁》：“雖其善祝，豈能勝億兆人之詛？”《華佗傳》：“阿善針術。”⑥多。《師傳》：“令人縣心善飢。”《不失人情論》：“善疑者深言則忌。”⑦愛好，崇尚。《離騷》：“亦余心之所善兮，雖九死其猶未悔。”⑧愛惜。《荀子·強國》：“善日者王，善時者霸。”⑨贊許。《荀子·非相》：“王如善之，則何爲不行。”⑩拭，擦。《養生主》：“善刀而藏之。”

上 ①高。《說文》：“上，高也。”《養生論》：“猶君昏於上，國亂於下也。”②君主。《五蠹》：“廢敬上畏法之民。”③上等，上品。《養生論》：“上壽百二十，古今所同。”又曰：“上藥養命。”④上升。《天瑞》：“清輕者上爲天。”⑤上面。《天瑞》：“終日在地上行止。”⑥高位。《五蠹》：“仲尼以爲孝，舉而上之。”⑦通“尚”。《呂氏春秋·盡數》：“今世上卜筮禱祠。”⑧登高。《病家兩要說》：“上一層有一層之見。

事 ①職務。《說文》：“事，職也。”《論語·學而》：“敬事而信。”②事情。《大學》：“物有本末，事有終始。”③從事。《五蠹》：“不事力而養足。”④侍奉。《大學》：“孝者，所以事君也；弟者，所以事長也。”《五蠹》：“事大未必有實。”⑤奉行。《論語·顏淵》：“回也不敏，請事斯語。”⑥事故。賈誼《過秦論》：“天下多事，吏不能也。”

釋 ①分解，化解。《說文》：“釋，解也。”《五行》：“然則冰解而凍釋。” ②解釋。《暈經古方論》：“唐王冰乃以《九靈》、《九卷》牽合《漢志》之數，而爲之註釋。”③放下。《養生主》：“庖丁釋刀對曰。”《五蠹》：“因釋其耒而守株。”④解除。《黃帝內經素問注序》：“夫釋縛脫艱。”⑤放過，放棄。《五行》：“令民出獵禽獸。不釋巨少而殺之。”《離騷》：“勉遠逝而無狐疑兮，孰求美而釋女？”

書 ①書寫。《說文》：“書，箸也。”段注：“箸於竹帛謂之書。”《黃帝內經素問注序》：“凡所加字，皆朱書其文。” ②文字。《繫辭上》：“書不盡言，言不盡意。”《五蠹》：“古者蒼頡之作書也。”③書信。《華佗傳》：“當得家書。”④書籍，著作。《五蠹》：“藏孫吳之書者家有之。”《黃帝內經素問注序》：“伏羲、神農、黃帝之書，謂之三墳。”⑤指《尚書》。《漢書藝文志序》：“《書》以廣聽，知之術也。”

殊 ①死。《說文》：“殊，死也。” ②異，不同。《繫辭》：“天下同歸而殊塗。”《秋水》：“言殊器也。”③極，根本。《病家兩要說》：“殊有相懸。”《汗下吐三法該盡治病詮》：“殊不言補。”

歲 ①歲星。《說文》：“歲，木星也。”《四時》：“此謂歲德。” ②年。《堯典》：“朞三百有六旬有六日，以閏月定四時成歲。”《類經序》：“凡歷歲者三旬。”③年紀。《天瑞》：“林類年且百歲。”④收成。《天論》：“耘耨失歲。”

體 ①身體。《說文》：“體，總十二屬也。”段注：“首之屬三：曰頂，曰面，曰頤；身之屬三：曰肩，曰脊，曰尻；手之屬三：曰厷，曰臂，曰手；足之屬三：曰股，曰脛，曰足。”②形體。《系辭上》：“故神無方而易無體。”③體統，準則。《天論》：“君子有常體也。”④文章體裁。⑤實踐。如：“身體力行。”⑥體諒。《中庸》：“體群臣也。”

亡 ①逃亡。《說文》：“亡，逃也。”《四時》：“復亡人。”②消亡，滅亡。《天論》：“不爲桀亡。”③死。《天瑞》：“少壯也，老耄也，死亡也。”《不失人情論》：“使深危之病，坐而待亡。”④喪失。《五蠹》：“而亡地亂政矣。”⑤散失，丟失。《不失人情論》：“多歧亡羊，終成畫餅。”《漢書藝文志序》：“以書頗散亡。”⑥通“無”。《溫病條辨敘》：“亡如世鮮知十之才士。”⑦通“忘”。《離騷》：“鯀婞直以亡身兮，終然殀乎羽之野。”

王 ①帝王。《說文》：“王，天下所歸往也。”夏商周三代天子稱王，戰國時諸侯始稱王。《孟子·梁惠王上》：“王好戰，請以戰喻。” ②統治，稱王。《秋水》：“湯武爭而王。”③同“旺”。《養生主》：“神雖王，不善也。”

爲 ①獼猴。《說文》：“爲，母猴也。” ②做。《老子六章》：“爲而不恃。”③變成。《曾子天圓》：“陽之專氣爲電，陰之專氣爲霰。”④叫做。《儵忽與渾沌》：“南海之帝爲儵，北海之帝爲忽，中央之帝爲渾沌。”⑤救治。《秦醫緩和》：“疾不可爲也。”⑥是。《論語二十章》：“夫執輿者爲誰？”⑦語氣詞，表疑問。《楚辭·漁父》：“何故深思高舉，自令放爲？”《醫方集解序》：“何以方爲？”⑧（wèi）對，給。《華佗傳》：“亦終當不爲我斷此根原耳。”⑨爲了。《論語十則》：“古之學者爲己，今之學者爲人。”⑩因爲。《天論》：“天行有常，不爲堯存，不爲桀亡。”《良方自序》：“五色爲之應。”⑪通“僞”。《五蠹》：“爲設詐稱。”

位 ①朝廷所列左右位置。《說文》：“位，列中庭之左右謂之位。”《莊子列傳》：“卿相，尊位也。” ②官位，祿位。《繫辭上》：“致恭以存其位者。”③定位。《繫辭上》：“貴賤位矣。"《類經序》:"三才位矣。"④位次。《繫辭上》:"天地設位。"《虛實》:"四時無常位。"⑤居,守。《秋水》:"不位乎其形。"《天論》:"本乎天,位乎得。"

文 ①彩色交錯爲文。《說文》:"文,錯畫也。"《周易·系辭下》:"物相雜,故曰文。"《禮記·樂記》:"五色成文而不亂。"②文采,與"質"相對。《論語二十章》:"質勝文則野。"《溫病條辨敍》:"惜其人朴而少文。"③花紋,紋理。《扁鵲傳》:"若以管窺天,以郄視文。"④文字。《孟子·萬章上》:"故說詩者不以文害辭。"朱注:"文,字也。"《黃帝內經素問注序》:"皆朱書其文。"⑤文章,文辭。《黃帝內經素問注序》:"其文簡,其意博。"⑥文學,典籍。《論語二十章》:"君子博學于文。"《五蠹》:"儒以文亂法。"⑦諡名。學勤好問曰文。《論語·公冶長》:"孔文子何以謂之文也?"⑧(wèn)文飾,掩飾。《論語·子張》:"小人之過也必文。"《不失人情論》:"嫁謗自文。"

誣 ①誣衊,加罪無辜。《說文》:"誣,加也。"《韓非子·孤憤》:"其可以罪過誣者,公法而誅之。"《汗下吐三法該盡治病詮》:"旣不得其術,從而誣之。"②欺騙。《齊侯疥痁》:"其蓋失數美,是矯誣也。"《予豈好辯哉》:"是邪說誣民。"③輕視,無視。《養生論》:"一溉之益固不可誣也。"

消 ①消失。《說文》:"消,盡也。"②衰減,消滅。《天瑞》:"自消自息。"③消化。《華佗傳》:"動搖則穀氣得消。"④病名,指形體瘦削病。《素問·陰陽別論》:"二陽結,謂之消。"

信 ①誠實。《說文》:"信,誠也。"《論語十則》:"與朋友交而不信乎?"②相信,信任。《五蠹》:"行義修則見信。"《扁鵲傳》:"信巫不信醫,六不治也。"③確實,果眞。《華佗傳》:"若妻信病,賜小豆四十斛。"《孔子世家》:"信如君不君,臣不臣,父不父,子不子,雖有粟,吾豈得而食諸?"④兩宿,兩晚。《鑒藥》:"過信而骸能輕。"《贈賈思誠序》:"未信宿輒謝去。"⑤隨便。《類經序》:"欲求茲妙,無不信手可拈矣。"⑥信石,砒霜。《雜氣論》:"地之土石有雄、硫、鹵、信。"⑦(shēn)通"伸"。《繫辭》:"往者屈也,來者信也。"又:"尺蠖之屈,以求信也。"

行 ①行走。《說文》:"行,人之步趨也。"《華佗傳》:"佗行道。"②離去。《論語二十章》:"使子路反見之。至則行矣。"③前往。《天瑞》:"子貢請行。"④經歷。《天瑞》:"吾旣已行年九十矣。"⑥奉行。《與薛壽魚書》:"學在躬行。"⑦行爲,品行。《繫辭上》:"存乎德行。"《秋水》:"堯桀之行。"⑧將要。《華佗傳》:"病亦行差。"⑨(háng)行列。《靈樞·厥病》:"瀉頭上五行,行五。"⑩行伍。古代軍隊編制,二十五人爲行。

虛 ①大丘,大山。《說文》:"虛,大丘也。崐崘丘謂之崐崘虛。古者九夫爲井,四井爲邑,四邑爲丘。丘謂之虛。"②處所。《秋水》:"井鼃不可以語於海者,拘於虛也。"③集市。柳宗元《童區寄傳》:"去逾四十裏之虛所賣之。"④空虛,與"實"相對。《虛實》:"進而不可禦者,衝其虛也。"⑤徒然,白白地。《漢書藝文志序》:"苟非其人,道不虛行。"⑥星名。北方玄武七宿之第四宿。《堯典》:"宵中星虛,以殷仲秋。"

恤 ①憂慮。《說文》:"恤,憂也,收也。"收,段注:"當依《玉篇》作救也。"《晉侯有疾》:"將不能圖恤社稷。"②擔心。《天論》:"何恤人之言兮。"③體恤,憐憫。《重廣補注素問序》:"恤民之隱。"④救濟。《大學》:"上恤孤而民不倍。"

畜 ①力田之蓄積。《說文》：“畜，田畜也。”　②養。《孟子·梁惠王上》：“俯足以畜妻子。”③通“蓄”，積蓄。《四時》：“量民資以畜聚。”《天論》：“畜積收藏於秋冬。”④（chù）家畜。《用藥如用兵論》：“五畜爲益。”

循 ①順着走。《說文》：“循，行順也。”②遵循。《天論》“修道而不貳”或作“循道而不貳”。③通“巡”，巡行。《禮記·月令》：“循行國邑。”《漢書·宣帝紀》：“遣使者巡行郡國。”④撫摩。《天瑞》：“循之不得。”《師傳》：“誰可捫循之。”《扁鵲傳》：“循其兩股。”⑤依靠。《五蠹》：“循徐魯之力，使敵萬乘。”

嚴 ①教命急。《說文》：“嚴，教命急也。”②嚴屬。《五蠹》：“誅嚴不爲厲。”③嚴肅。《秋水》：“嚴嚴乎若國之有君。”④尊敬。《離騷》：“湯、禹嚴而求合兮，摯、咎繇而能調。”

謁 ①稟告，陳述。《說文》：“謁，白也。”《五蠹》：“其父竊羊而謁之吏。”②請托。《五蠹》：“而用重人之謁。”③拜見。《扁鵲傳》：“然未嘗得拜謁於前也。”《丹溪翁傳》：“遂北面再拜以謁。”

遺 ①遺失。《說文》：“遺，亡也。”《迹府》：“楚人遺弓。”②遺棄，丟掉。《五蠹》：“而遺社稷之利。”《養生論》：“遺生而後身存。”③遺留。《常樅有疾》“無遺教可以語諸弟子者乎？”《類經序》：“盛盛虛虛，而遺人夭殃。”④遺漏。《類經序》：“其發明玄秘盡多，而遺漏亦復不少。”⑤（wèi）贈送。《五蠹》：“縢臘而相遺以水。”

以 ①用，用來。《說文》：“以，用也。”《黃帝內經素問注序》：“遷移以補其處。”《溫病條辨敘》：“父以授子，師以傳弟。”②而。《異法方宜論》：“其地平以濕。”《異法方宜論》：“故聖人雜合以治。”③因爲。《養生論》：“偏恃者以不兼無功。”《局方發揮》：“以其傳授雖的。”④原因。《脈經序》：“良有以也。”⑤或者。《離騷》：“寧溘死以流亡兮，余不忍爲此態也。”⑥與，和。《楚辭·離騷》：“索藑茅以筳篿兮，命靈氛爲餘占之。”⑦通“已”。《五蠹》：“蒼頡固以知之矣。”

易 ①蜥蜴。《說文》：“易，蜥易，蝘蜓、守宮也。象形。”秘書說曰：“日月爲易，象含易(陰陽)也。”按：甲骨文象容器倒水之形，乃交易之義。②交易，交換。《許行章》：“以栗易械器者，不爲厲陶冶。”③變易，改變。《論語二十則》：“滔滔者，天下皆是也，而誰以易之？”《扁鵲傳》：“練精易形。”④替換，交換。《檀弓》：“我未之能易也。元起易簀。”《扁鵲易心》：“剖胷探心，易而置之。”⑤《易》理。《繫辭上》：“易與天地準。”又曰：“生生之謂易。”⑥平易。《繫辭上》：“辭有險易。”⑦容易，與“難”相對。《繫辭上》：“易則易知，簡則易從。”《老子六章》：“故有無相生，難易相成。”⑧看輕。《五蠹》：“是以古之易財，非仁也。”⑨輕易。《與薛壽魚書》：“談何容易！”

義 ①威儀，外表。《說文》：“義，己之威義也。”按：此義後作“儀”。②合宜的。《論語二十章》：“不義而富且貴，於我如浮雲。”③義的原則、品德。《秋水》：“且夫我嘗聞少仲尼之聞而輕伯夷之義者。”《中庸》：“義者，宜也，尊賢爲大。”④意義，意思。《漢書藝文志序》：“七十子喪而大義乖。”又：“博學者又不思多聞闕疑之義。”

殷 ①盛。《說文》：“殷，作樂之盛稱殷。”　②大。《秋水》：“垺，大之殷也。”③深。《養生論》：“內懷殷憂，則達旦不瞑。”④富足。《史記·蘇秦列傳》：“家殷人足。”⑤

震動。《自京赴奉先縣詠懷五百字》："樂動殷膠葛。"⑥朝代名。《五蠹》："有決瀆于殷、周之世者。"

盈 ①滿。《說文》："盈，器滿也。" 《秋水》："不知何時止而不盈。"②圓滿。《人情》："是以三五而盈，三五而闕。"《孫思邈傳》："故五緯盈縮。"③指實症。《大醫精誠》："若盈而益之。"《大醫精誠》："故五藏六腑之盈虛。"

與 ①（yǔ）黨與。《說文》："與，黨與也。"②賦予。《養生主》："人之貌有與也。"③給。《許行章》："文公與之處。"《扁鵲傳》："乃悉取其禁方書盡與扁鵲。"④交往。《病家兩要說》："能會精神於相與之際。"⑤等待。《離騷》："汨余若將不及兮，恐年歲之不吾與。"⑥介詞，跟，同。《汗下吐三法該盡治病詮》："予固難與之苦辨。"《雜氣論》："與暑何與焉。"（前"與"字）⑦連詞，和。《秋燥論》："燥之與濕，有霄壤之殊。"⑧連詞，與其。《顏斶說齊王》："與使斶爲慕勢，不如使王爲趨士。"《大學》："與其有聚斂之臣，寧有盜臣。"⑨（yù）參與，相關。《雜氣論》："與暑何與焉。"（後"與"字）⑩贊許，同意。《論語二十章》："吾與女弗如也。"《天瑞》："而世與一不與一。"⑪（yú）同"歟"，句末語氣助詞。《論語二十章》："詩云'如切如磋，如琢如磨'，其斯之謂與？"《漁父》："子非三閭大夫與？"⑫（jǔ）通"舉"。《大同》："選賢與能。"

御 ①駕御。《說文》："御，使馬也。"《韓非子·五蠹》："如欲以寬緩之政，治急世之民，猶無轡策而御駻馬。"《本草求真·風》："不驅不足以御其奔迅逃竄之勢也。"②駕馭車馬的人。《詩·車攻》："徒御不驚，大庖不盈。"③指帝王或與之有關的事物。《自京赴奉先縣詠懷五百字》："凌晨過驪山，御榻在嵽嵲。"④治理，統治。《孟子·梁惠王上》："以御於家邦。"⑤主持，主宰。《五行》："睹甲子木行御。"《天論》："日月遞炤，四時代御。"⑥同"禦"抵禦。《王孫圉論楚寶》："金足以御兵亂，則寶之。"⑦通"迓"，迎接。《離騷》："飄風屯其相離兮，帥雲霓而來御。"

遇 ①相逢。《說文》："遇，逢也。"《論語二十章》："子路從而後，遇丈人。"《天瑞》："遇其壞時，奚爲不憂哉？"②對待，接待。《管子列傳》："鮑叔終善遇之。"《扁鵲傳》："常謹遇之。"③知遇，投合。《孟子·公孫丑下》："不遇故去，豈予所欲哉？"④通"偶"，偶然。《不失人情論》："有素不相識，遇延辨症。"

愈 ①勝過。《玉篇》："愈，勝也，差也。"《天瑞》："安知吾今之死不愈昔之生乎？"②更加。《五蠹》："而國愈貧。"③通"瘉"。病癒。《扁鵲易心》："扁鵲治之，既同愈。"

禦 ①祭祀。《說文》："禦，祀也。" ②抵禦，防禦。《晉靈公不君》："倒戟以禦公徒，而免之。"《虛實》："進而不可禦者。"③抵擋。《溫病條辨敘》："禦風以絺，指鹿爲馬。"

責 ①求取，索取。《說文》："責，求也。" 《五蠹》："治強不可責於外。"《左傳·桓公十三年》："宋多責賂於鄭。"②責備。《書·秦誓》："責人斯無難。"③責任。《書·金縢》："若爾三王是有丕子之責於天下，以旦代某之身。"④要求。《內經知要序》："並以生死之權責成之。"

招 ①招呼。《說文》："招，手呼也。"《偃師獻技》："招王之左右侍妾。"②招致。《本生》："命曰招蹶之機。"③箭靶。《本生》："萬人操弓共射一招。"④通"翹"。《素問·平人氣象論》："平肝脈來，軟弱招招。"

止 ①足，腳。《說文》：“止，下基也。象草木出有址，故以止爲足。”《漢書・刑法志》：“當斬左止者。”按：此義同“趾”。②留，留住。《論語二十章》：“止子路宿。”③停止。《養生主》：“官知止而神欲行。”④居，居住。《詩・玄鳥》：“邦畿千里，維民所止。”《華佗傳》：“府吏兒尋、李延共止。”⑤容貌舉止。《詩・相鼠》：“人而無止。”⑥只，僅。《莊子・天運》：“止可以一宿。”《汗下吐三法該盡治病詮》：“乃知聖人止有三法。”

志 ①意志。《說文》：“志，意也。”《秋水》：“無拘而志。” ②認識。《天論》：“所志於天者。”③記住。《東垣老人傳》：“當力學以志吾過。”④通“痣”。《神農本草經・中品》：“去青黑志。”

中 ①內。《說文》：“中，內也。”《天瑞》：“夫天地，空中之一細物。”《素問・異法方宜論》：“魚者使人熱中。”②中間。《中庸》：“執其兩端，用其中於民。”③正，正道。《荀子・性惡》“天下有中，敢直其身。”④中等。《史記・李將軍列傳》：“蔡爲人在下中”。⑤半途。《養生論》：“中道夭於衆難。”⑥（zhòng）箭射中目標。《本生》：“招無不中。”⑦傷害，侵襲。《天瑞》：“只使墜，亦不能有所中傷。”《類經序》：“疾之中人，變態莫測。”⑧遭受。《疏五過論》：“雖不中邪。”⑨符合。《法儀》：“巧者能中之。”《中庸》：“從容中道，聖人也。”⑩得當。《論語二十章》：“禮樂不興，則刑罰不中。”

周 ①周密。《說文》：“周，密也。”《齊侯疥痁》：“高下、出入、周疏，以相濟也。”杜預注：“周，密也。”《謀攻》：“輔周則國必強。”曹操注：“將周密，謀不泄也。”②切合。《離騷》：“雖不周於今之人兮，願依彭咸之遺則。”《五蠹》：“而不周於用。”③遍。《繫辭上》：“知周乎萬物，而道濟天下，故不過。”《許引宗傳》：“令藥入腠理周理卽差。”④周全，周備。《不失人情論》：“貧者衣食不周。”⑤救濟。《東垣老人傳》：“或不濟者，盡周之。”按：此義又作“賙”。⑥朝代名。《五蠹》：“有決瀆於殷周之世者，必爲湯武笑矣。”

奏 ①進。《說文》：“奏，進也。”《書・舜典》：“敷奏以言。”注：“奏，進也。” 《養生主》：“奏刀騞然。”②上報。《漢書藝文志序》：“而奏其《七略》。”

卒 ①隸卒。《說文》：“隸人給事者爲卒。” ②士卒。《五蠹》：“距敵恃卒，而貴文學之士。”③古代軍隊編制單位，百人爲卒。《虛實》：“全卒爲上，破卒次之。” ④完，終。《扁鵲傳》：“言未卒，因嘘唏服臆。”⑤最終。《丹溪翁傳》：“而卒與古合。”⑥盡。《外揣》：“願卒聞之。”⑦完成。《漢書藝文志序》：“哀帝復使向子侍中奉車都尉歆卒父業。”⑧死亡。《檀弓》：“知悼子卒。”⑨（cù）同“猝”，突然。《傷寒論序》：“卒然遭邪風之氣。”《局方發揮》：“卒中不省。”

練 習（四）

一、單項選擇

1. "兩涘渚崖之間不辯牛馬"的"辯"義爲 （ ）
   A. 治理 　　B. 辯論 　　C. 分辨 　　D. 變化
2. "古傳天下而不足多"的"多"義爲 （ ）
   A. 好 　　B. 驕傲 　　C. 超出 　　D. 稱讚
3. "人卒九州，穀食之所生"的"卒"義爲 （ ）
   A. 士卒 　　B. 盡 　　C. 死亡 　　D. 通"萃"
4. "差其時，逆其俗者"的"差"義爲 （ ）
   A. 差別 　　B. 區別 　　C. 錯過 　　D. 區分
5. "吾既已行年九十矣"的"行"義爲 （ ）
   A. 行走 　　B. 經歷 　　C. 運行 　　D. 施行
6. "方於少壯，間矣"的"間"義爲 （ ）
   A. 安靜 　　B. 病癒 　　C. 間隔 　　D. 差別
7. "已其見宜之可以息者也"的"息"義爲 （ ）
   A. 休息 　　B. 生長 　　C. 消失 　　D. 停止
8. "達於理者必明于權"的"權"義爲 （ ）
   A. 權力 　　B. 比較 　　C. 權變 　　D. 平均
9. "聽之不聞，循之不得"的"循"義爲 （ ）
   A. 順着 　　B. 依從 　　C. 慰問 　　D. 撫摩
10. "是無世而不常有也"的"常"義爲 （ ）
    A. 通"嘗" 　　B. 通"長" 　　C. 常規 　　D. 常常
11. "其養曲適，其生不傷"的"適"義爲 （ ）
    A. 往、到 　　B. 歸向 　　C. 適當 　　D. 美好
12. "安知吾今之死不愈昔之生乎"的"愈"義爲 （ ）
    A. 病癒 　　B. 勝過 　　C. 更加 　　D. 通"喻"
13. "天地，強陽氣也"的"強"義爲 （ ）
    A. 強壯 　　B. 旺盛 　　C. 堅強 　　D. 盡力
14. "耳、目、鼻、口、形，能各有接而不相能也"後一"能"義爲 （ ）
    A. 能夠 　　B. 功能 　　C. 代替 　　D. 善於
15. "以爲直于君而曲于父"的"曲"義爲 （ ）
    A. 邪曲 　　B. 彎曲 　　C. 理曲 　　D. 周全

16.“夫離法者罪，而諸先生以文學取”的“離”義爲　　　　　　　　（　　）
　　　A.觸犯　　　B.遭受　　　C.離開　　　D.抛棄
17.“已聽之則使人聾”的“已”義爲　　　　　　　　　　　　　　（　　）
　　　A.已經　　　B.而且　　　C.不久　　　D.憑藉
18.“腰臑而相遺以水”的“遺”義爲　　　　　　　　　　　　　　（　　）
　　　A.遺留　　　B.遺忘　　　C.贈送　　　D.丟失
19.句中含有的通假字是　　　　　　　　　　　　　　　　　　　（　　）
　　　A.“應之則治以吉”的“治”
　　　B.“故水旱未至而饑”的“故”
　　　C.“其談言者務爲辨而不周於用”的“辨”
　　　D.“所利非所用，所用非所利”的“利”
20.具有使動用法的詞語是　　　　　　　　　　　　　　　　　　（　　）
　　　A.“養備而動時，則天不能病”的“病”
　　　B.“天有其時，地有其時”的“天”
　　　C.“斬敵者受賞，而高慈惠之行”的“高”
　　　D.“是故無事則國富，有事則兵強”的“強”

二、多項選擇

1.含有“止”、“停止”義的詞語是　　　　　　　　　　　　（　　　　）
　　　A.“官知止而神欲行”的“止”
　　　B.“謋然已解，如土委地”的“已”
　　　C.“不知何時已而不虛”的“已”
　　　D.“以爲直于君而曲于父”的“直”
　　　E.“天不爲人之惡寒也輟冬”的“輟”
2.含有“差錯”、“錯誤”義的詞語是　　　　　　　　　　　（　　　　）
　　　A“三者錯，無安國”的“錯”
　　　B.“上下乖離，寇難並至”的“乖離”
　　　C.“禮義之不愆，何恤人之言兮”的“愆”
　　　D.“循道而不貳，則天不能禍”的“貳”
　　　E.“政令不明，舉錯不時”的“錯”
3.　含有“到”、“往”義的詞語是　　　　　　　　　　　（　　　　）
　　　A.“孔子適衛，望之於野”的“適”
　　　B.“國利未立，封土厚禄至矣”的“至”
　　　C.“國不足，將嫁于衛”的“嫁”
　　　D.“秋水時至，百川灌河”的“至”
　　　E.“子列子居鄭圃”的“居”
4.“舉”有“稱讚”義的詞是　　　　　　　　　　　　　（　　　　）
　　　A.“而人主兼舉匹夫之行”的“舉”

    B. "仲尼以爲孝，舉而上之" 的 "舉"

    C. "舉先王言仁義者盈廷的" "舉"

    D. "舉行如此，治強不可得也" 的 "舉"

    E. "舉圖而委，效璽而請矣" 的 "舉"

5. 含有 "怎麼" 義的詞是　　　　　　　　　　　　　（　　　　　）

    A. "性惡得不傷" 的 "惡"

    B. "天不爲人之惡寒也輟冬" 的 "惡"

    C. "若一身庸非盜乎" 的 "庸"

    D. "方存乎見少，又奚以自多" 的 "奚"

    E. "女惡知貴賤之門，小大之家" 的 "惡"

6. 含有 "你" 義的詞語是　　　　　　　　　　　　　（　　　　　）

    A. "觀于大海，乃知爾醜" 的 "爾"

    B. "女惡知貴賤之門，小大之家" 的 "女"

    C. "六畜作祅，可怪也，而亦可畏也" 的 "而"

    D. "今將告若矣" 的 "若"

    E. "望洋向若而歎曰" 的 "若"

7. 具有使動用法的詞語是　　　　　　　　　　　　　（　　　　　）

    A. "堅甲厲兵以備難" 的 "堅"

    B. "人之性壽，物者抇之，故不得壽" 的 "抇"

    C. "今世之惑主，多官而反以害生" 的 "多"

    D. "動作者歸之於功" 的 "歸"

    E. "當其時，順其俗者，謂之義徒" 的 "順"

8. 具有名詞用作動詞的詞語是　　　　　　　　　　　（　　　　　）

    A. "雩而雨，何也" 的 "雨"

    B. "雖大，不加能焉" 的 "能"

    C. "以爲直于君而曲于父，報而罪之" 的 "罪"

    D. "其言談者必軌於法" 的 "軌"

    E. "夏蟲不可語於冰者，篤于時也" 的 "語"

9. 具有意動用法的詞語是　　　　　　　　　　　　　（　　　　　）

    A. "大天而思之，孰與物畜而制之" 的 "大"

    B. "堅甲厲兵以備難，而美薦紳之士" 的 "美"

    C. "循道而不貳，則天不能禍" 的 "禍"

    D. "天職既立，天功既成" 的 "立"

    E. "且夫我嘗聞少仲尼之聞" 的 "少"

10. 句中含有的通假字是　　　　　　　　　　　　　（　　　　　）

    A. "財非其類，以養其類" 的 "財"

    B. "怪星之黨見" 的 "黨"

  C. "雖有十黃帝，不能治也"的"治"

  D. "聚斂倍農，而致尊過耕戰之士"的"倍"

  E. "故錯人而思天，則失萬物之情"的"錯"

三、詞語注釋 （注釋帶着重號的詞）

1. 不知何時已而不虛。

2. 夏蟲不可以語於冰者，篤于時也。

3. 而吾未嘗以此自多者。

4. 伯夷辭之以爲名。

5. 落馬首，穿牛鼻。

6. 一人失家，一世非之。

7. 能養天之所生而勿攖之。

8. 何恤人之言兮？

9. 非以爲得求也，以文之也。

10. 珠玉不睹乎外。

11. 人民不勝禽獸蟲害。

12. 因釋其耒而守株。

13. 堅甲厲兵以備難。

14. 譬之若修兵者，以備寇也。

15. 其父竊羊而謁之吏。

四、詞義辨析

1. 方

  方存乎見少，又奚以自多？

  是所以語大義之方。

  方於少壯，間矣。

2. 全

  天不能使之全。

  以全天爲故者也。

3. 倍

  倍道而妄行。

  雖倍賞累罰而不免於亂。

4. 備

  論世之事，因爲之備。

  譬之若修兵者，以備寇也。

5. 王

神雖王，不善也。

湯武爭而王。

6. 以

蒼頡固以知之矣。

則稱先王之道以籍仁義。

五、今譯

1. 本荒而用侈，則天不能使之富；養略而動罕，則天不能使之全；倍道而妄行，則天不能使之吉。

2. 子貢曰："先生少不勤行，長不竟時，老無妻子，死期將至，亦有何樂而拾穗行歌乎？

3. 故饑歲之春，幼弟不饟；穰歲之秋，疏客必食。非疏骨肉愛過客也，多少之實異也。

4. 今我睹子之難窮也，吾非至於子之門，則殆也，吾長見笑於大方之家。

5. 出則以車，入則以輦，務以自佚，命之曰招蹶之機。肥肉厚酒，務以相強，命之曰爛腸之食。

六、簡答

1. 如何判斷名詞用作動詞？

2. 特殊句式有哪幾種？分別舉例說明。

3. 使動用法包括哪幾種詞？分別舉例說明。

4. 賓語前置在什麼情況下可以前置？

七、填空

1. "秋水時至，百川灌河"的"時"是名詞活用作_____。

2. "強本而節用，則天不能貧"的"貧"是_____。

3. "族庖歲更刀，折也"句中名詞活用作狀語的詞是_____。

4. "斬敵者受賞，而高慈惠之行"的"高"是_____。

5. "怪之，可也，而畏之，非也"的"怪"是_____。

6. "聞道百，以爲莫己若者"的"莫己若"是_____句。

7. "方存乎見少，又奚以自多"的"奚以"是_____句。

8. "故醫方卜筮，藝能之難精者也"是_____句。

9. "津津然譚議也"是_____句。

10. "彼何榮勢之云哉"是_____句。

八、阅读

論六家要指

太史公學天官於唐都受易於楊何習道論於黃子太史公仕於建元元封之閒愍學者之不達其意而師悖乃論六家之要指曰易大傳天下一致而百慮同歸而殊塗夫陰陽儒墨名法道德此務爲治者也直所從言之異路有省不省耳嘗竊觀陰陽之術大祥而衆忌諱使人拘而多所畏然其序四時

之大順不可失也儒者博而寡要勞而少功是以其事難盡從然其序君臣父子之禮列夫婦長幼之別不可易也墨者儉而難遵是以其事不可徧循然其彊本節用不可廢也法家嚴而少恩然其正君臣上下之分不可改矣名家使人儉而善失眞然其正名實不可不察也道家使人精神專一動合無形贍足萬物其爲術也因陰陽之大順采儒墨之善撮名法之要與時遷移應物變化立俗施事無所不宜指約而易操事少而功多儒者則不然以爲人主天下之儀表也主倡而臣和主先而臣隨如此則主勞而臣逸至於大道之要去健羨絀聰明釋此而任術夫神大用則竭形大勞則敝形神騷動欲與天地長久非所聞也夫陰陽四時八位十二度二十四節各有教令順之者昌逆之者不死則亡未必然也故曰使人拘而多畏夫春生夏長秋收冬藏此天道之大經也弗順則無以爲天下綱紀故曰四時之大順不可失也夫儒者以六藝爲法六藝經傳以千萬數累世不能通其學當年不能究其禮故曰博而寡要勞而少功若夫列君臣父子之禮序夫婦長幼之別雖百家弗能易也墨者亦尚堯舜道言其德行曰堂高三尺土階三等茅茨不翦采椽不刮食土簋啜土刑糲粱之食藜藿之羹夏日葛衣冬日鹿裘其送死桐棺三寸舉音不盡其哀教喪禮必以此爲萬民之率使天下法若此則尊卑無別也夫世異時移事業不必同故曰儉而難遵要曰彊本節用則人給家足之道也此墨子之所長雖百家弗能廢也法家不別親疏不殊貴賤一斷於法則親親尊尊之恩絕矣可以行一時之計而不可長用也故曰嚴而少恩若尊主卑臣明分職不得相踰越雖百家弗能改也名家苛察繳繞使人不得反其意專決於名而失人情故曰使人儉而善失眞若夫控名責實參伍不失此不可不察也道家無爲又曰無不爲其實易行其辭難知其術以虛無爲本以因循爲用無成埶（勢）無常形故能究萬物之情不爲物先不爲物後故能爲萬物主有法無法因時爲業有度無度因物與合故曰聖人不朽時變是守虛者道之常也因者君之綱也羣臣並至使各自明也<u>其實中其聲者謂之端其實不中其聲者謂之窾窾言不聽姦乃不生賢不肖自分白黑乃形在所欲用耳何事不成乃合大道混混冥冥光燿天下復反無名凡人所生者神也所託者形也神大用則竭形大勞則敝形神離則死死者不可復生離者不可復反故聖人重之由是觀之神者生之本也形者生之具也</u>不先定其神形而曰我有以治天下何由哉（節選自《史記・太史公自序》）

　　要求：1. 爲上文斷句。
　　　　　2. 今譯畫線的語句。

二十一、

繫 辭 上

　　天尊地卑[1]，乾坤定矣[2]。卑高以陳[3]，貴賤位矣[4]。動静有常[5]，剛柔斷矣[6]。方以類聚[7]，物以羣分[8]，吉凶生矣。在天成象，在地成形，變化見矣[9]。是故，剛柔相摩[10]，八卦相盪[11]。鼓之以雷霆，潤之以風雨，日月運行，一寒一暑。乾道成男，坤道成女。乾知大始[12]，坤作成物。乾以易知[13]，坤以簡能[14]。易則易知，簡則易從。易知則有親，易從則有功。有親則可久，有功則可大。可久則賢人之德，可大則賢人之業。易簡而天下之理得矣。天下之理得，而成位乎其中矣[15]。

　　聖人設卦觀象[16]，繫辭焉而明吉凶[17]。剛柔相推而生變化。是故，吉凶者，失得之象也[18]。悔吝者[19]，憂虞之象也。變化者，進退之象也。剛柔者，晝夜之象也[20]。六爻之動，三極之道也[21]。是故，君子所居而

---

[1] 尊：高。　　卑：低。
[2] 乾坤：指乾、坤二卦。卦象分別爲☰ ☷。
[3] 以：通“已”。　　陳：陳列。
[4] 位：定位。用作動詞。
[5] 常：永恒的規律。
[6] 斷：分。
[7] 方：四方。俞樾《群經評議》：“方之言，四方也；物之言，萬物也。”一說：“方”爲“人”之誤。
[8] 羣：“群”的異體字。
[9] 見：同“現”，顯現。
[10] 摩：搏。言陰陽交感相搏。
[11] 盪：動。言陰陽互相推動。或作“蕩”。鄭玄注：“蕩，猶動也。”
[12] 知：主。　　大始：太始。指最初創始。
[13] 易知：平易可知。
[14] 簡：簡易。　　能：功能。
[15] 成位：定位，確定位次。高亨《周易大傳今注》：“成，猶定也。”
[16] 聖人：指伏羲、周文王和周公。　　觀象：觀察剛柔二爻互相推動而産生的失得憂虞之象。
[17] 焉：於之。兼詞。
[18] “吉凶”句：吉者，得之象；凶者，失之象。於修辭格爲錯承。
[19] “悔吝”句：韓康伯注：“失得之微者，足以致憂虞而已，故曰悔吝。”悔，懊悔。吝，吝惜。
[20] 晝夜：猶陰陽。
[21] 三極：即三才，指天、地、人。

安者，易之序也¹。所樂而玩者²，爻之辭也。是故，君子居則觀其象，而玩其辭；動則觀其變，而玩其占。是以自天祐之，吉无不利。

象者³，言乎象者也。爻者，言乎變者也。吉凶者，言乎其失得也。悔吝者，言乎其小疵也⁴。无咎者，善補過也。是故，列貴賤者，存乎位⁵。齊小大者⁶，存乎卦。辯吉凶者⁷，存乎辭。憂悔吝者，存乎介⁸。震无咎者，存乎悔⁹。是故，卦有小大，辭有險易¹⁰。辭也者，各指其所之¹¹。

易與天地準¹²，故能彌綸天地之道¹³。仰以觀於天文，俯以察於地理，是故知幽明之故¹⁴。原始反終¹⁵，故知死生之說。精氣爲物¹⁶，遊魂爲變¹⁷，是故知鬼神之情狀。與天地相似，故不違。知周乎萬物¹⁸，而道濟天下¹⁹，故不過。旁行而不流²⁰，樂天知命，故不憂。安土敦乎仁²¹，故能愛。範圍天地之化而不過²²，曲成萬物而不遺²³，通乎晝夜

---

¹ 序：指六十四卦及每卦六位之次序。
² 玩：玩味，研究。
³ 象：指象辭。象，斷。言據卦象以斷事。
⁴ 疵：小毛病。
⁵ 位：指六爻之位次。陽爻之位爲貴，陰爻之位爲賤。
⁶ 齊：辨，定。韓康伯注："齊，猶言辨也。卽象者言乎象也。"
⁷ 辯：通"辨"。 辭：指卦辭、爻辭。韓康伯注："卽爻者言乎變也。言象所以明小大，言變所以明吉凶。"
⁸ 介：纖介，細小。指吉凶之微小者，卽"小疵"。王弼曰："憂悔吝之時，其介不可慢也。"
⁹ 悔：改悔
¹⁰ 險易：惡與善。《釋文》：京房曰：險，惡也。易，善也。
¹¹ 所之：所往的方向。之，往，去。
¹² 準：等同。
¹³ 彌綸：包羅，包括。 道：規律。
¹⁴ 幽明：幽謂無形，明謂有形。 故：指事。
¹⁵ 原始反終：謂推求事物的起始與終結。原其始可知生之理，反其終則知死之說。原，推原，探求。《九家易》："陰陽交合，物之始也，陰陽分離，物之終也。合則生，離則死。"
¹⁶ 精氣爲物：陰精陽氣凝聚而成人的形體。此言"原始"。
¹⁷ 遊魂爲變：魂升魄降，陰陽離散，生命化爲無。此言"反終"。
¹⁸ 知周：其智慧能周知。知，同"智"。周，周知。用作動詞。
¹⁹ 道：規律。指陰陽變化的規律。
²⁰ 旁行：應變廣行。旁，廣。 流：流淫，太過。
²¹ 安土：安於所處的環境。 敦乎仁：厚于愛人。 敦，厚。
²² 範圍：在鑄模之內。引伸爲包括。 過：逾越，超過。
²³ 曲成萬物：曲折細緻地成就萬物。孔穎達《周易正義》："言隨變而應，曲屈委細，成就萬物，而不有遺棄細小"。

之道而知，故神无方而易无體[1]。一陰一陽之謂道[2]。繼之者善也[3]，成之者性也[4]。仁者見之謂之仁，知者見之謂之知[5]，百姓日用而不知，故君子之道鮮矣。

顯諸仁，藏諸用[6]，鼓萬物而不與聖人同憂[7]，盛德大業，至矣哉！富有之謂大業，日新之謂盛德[8]，生生之謂易[9]，成象之謂乾[10]，效法之謂坤[11]，極數知來之謂占[12]，通變之謂事[13]，陰陽不測之謂神。夫易，廣矣！大矣！以言乎遠，則不禦[14]；以言乎邇，則靜而正[15]；以言乎天地之間，則備矣。夫乾，其靜也專[16]，其動也直，是以大生焉。夫坤，其靜也翕[17]，其動也闢[18]，是以廣生焉。廣大配天地，變通配四時，陰陽之義配日月[19]，易簡之善配至德[20]。子曰："易其至矣乎！"夫易，聖人所以崇德而廣業也[21]。知崇禮卑[22]，崇效天，卑法地，天地設位，而易行乎其中矣。成性存存[23]，道義之門[24]。

---

[1] 神：指陰陽變化神妙莫測。　方：方位定所。　體：指固定不變的形體。

[2] 一陰一陽：謂陰陽對立，運行變化。　道：法則、規律。

[3] 繼：繼承。

[4] 成：生成。此有具備之義。　性：本質，屬性。

[5] 知：同"智"。

[6] "顯諸仁"二句：謂"道"的功績顯之於仁德，而潛藏於日用。諸：之乎。兼詞。

[7] "鼓萬物"句：謂天道鼓動化育萬物是自然的、無心的、而不是自覺的，與聖人參與化育萬物有憂慮之心是不同的。

[8] 日新：謂道生萬物，天天推陳出新。日：天天。名詞作狀語。　新：推陳出新。形容詞用作動詞。

[9] 生生：生而又生。謂陰陽相易，生生不息。

[10] 成象：成天之象。象，謂顯現之象。

[11] 效法：效地之形。項安世《周易玩辭》："古語'法'皆'形'也。'形'即'刑'字，故'刑''法'通稱，皆言其成形而不可變也。"

[12] 極數：極盡蓍策之數（的推演變化）。極，盡。數，指《易》筮中的蓍策之數。　占：占卦。

[13] 通：通曉。事：事業。

[14] 禦：止，止鏡。

[15] 靜：靜止。正：正當。孔穎達正義："言易之變化在邇近之處，則寧靜而得正。"一說：靜，止。正，通證，證驗。

[16] 專：專一。陸德明《經典釋文》作"摶"。摶同"團"，圓。

[17] 翕：閉，閉合。

[18] 闢：開，張開。

[19] "陰陽"句：謂陰陽對立統一互相轉化之義可以與日月往來之義相匹配。

[20] 至德：謂天地創始萬物的至高無上的德性。

[21] 崇德：高尚其道德。崇，高。韓康伯注："窮理入神，其德崇矣。"　廣業：擴大業績。廣，擴。韓康伯注："兼濟萬物，其業廣矣。"

[22] 知崇禮卑：智慧高明，執禮卑順。知：通"智"，智慧，見解。

[23] 存存：存而又存。（用朱熹說）謂將知崇禮卑之性永遠保存下去。

[24] 道義：謂易理。何楷《古周易訂詁》："理之當然曰道，事之合宜曰義。"

　　聖人有以見天下之賾[1]，而擬諸其形容，象其物宜[2]，是故謂之象。聖人有以見天下之動，而觀其會通[3]，以行其典禮，繫辭焉[4]，以斷其吉凶，是故謂之爻。言天下之至賾，而不可惡也，言天下之至動，而不可亂也。擬之而後言，議之而後動，擬議以成其變化。

　　天一[5]，地二[6]，天三，地四，天五，地六，天七，地八，天九，地十。天數五[7]，地數五[8]。五位相得而各有合，天數二十有五，地數三十，凡天地之數五十有五。此所以成變化而行鬼神也[9]。大衍之數五十[10]，其用四十有九[11]。分而爲二以象兩[12]，掛一以象三[13]，揲之以四以象四時[14]，歸奇於扐以象閏[15]。五歲再閏，故再扐而後掛。乾之策二百一十有六，坤之策百四十有四，凡三百有六十，當期之日[16]。二篇之策萬有一千五百二十[17]，當萬物之數也[18]。是故四

---

[1] 賾：謂事物深奧複雜。朱熹：“賾，雜亂也”。

[2] 物宜：物各有宜，謂之物宜。宜，合宜，合適。

[3] 會通：陰陽會合，天地交通。

[4] 典禮：典法禮儀。焉；於之。兼詞。

[5] 天一：一是奇數，凡是奇數屬於天，代表陽，以下三、五、七、九皆此義。按：此段經文之次序從朱熹《周易本義》本。“天一”至“地十”，朱熹注：“此簡本在第十章之首，程子曰宜在此，今從之。”

[6] 地二：二是偶數，凡是偶數屬於地，代表陰，以下四、六、八、十皆此義。奇偶對立反映天地宇宙而得卦，由卦去反映天地間事物變化。這就是《周易》的筮法之所以用數來進行運算的道理所在。

[7] 天數五：指一、三、五、七、九五個奇數。“天數五”至“行鬼神也”，朱熹注：“此簡本在‘大衍’之後，今按宜在此。”

[8] 地數五：指二、四、六、八、十五個偶數。

[9] 行鬼神：指陰陽變化的曲伸往來。鬼，歸。神，伸。

[10] “大衍”句：金景芳《易通》：“當作大衍之數五十有五，脫‘有五’二字”。大，大數，指天之數二十五加地之數三十。衍，推衍。

[11] “其用”句：天地之數五十有五，其六象六畫之數，故減之而用四十九。以著草或算籌代之，稱爲策。行筮時，將四十九策合攏在一起，象徵天地未分時宇宙是渾然一體的太極。有，通“又”。

[12] “分而爲二”句：謂信手將四十九策分爲二，放在案前左右兩邊，即象徵太極生兩儀，造分天地。

[13] “掛一”句：謂從左邊簇策裏取出一策放在左手的四、五指之間。既分爲二，又挂以一，於是成三，以象三才，即天、地、人。

[14] 揲（shé 舌）之以四：挂一之後，左右共剩下四十八策，繼之將左右兩簇策以四個一組數之，以象四時。揲，取而數之。

[15] 歸奇於扐（lè 勒）：奇，指餘數。即以四四一組數的結果，最後左餘一，右必餘三；左餘二，右必餘二；左餘三，右必餘一；左餘四，右必餘四。奇之數或四或八，均放在左手三、四指之間，這叫“歸奇於扐以象閏”，即象徵閏月。扐，手指之間。

[16] 當期之日：謂與一年三百六十日相當，即一年。

[17] “二篇之策”句：《周易》六十四卦，三百八十四爻，陰陽各半。陽爻一百九十二，以得老陽之策數三十六乘之，共得六千九百一十二策；陰爻一百九十二，以得老陰之策數二十四乘之，共得四千零八策；兩數相加共得一萬一千五百二十策。

[18] “當萬物”句：《周易》陰陽爻共一萬一千五百二十策，與萬物之數大約相當，象徵天地生萬物，故云。

營而成易[1]，十有八變而成卦[2]，八卦而小成[3]，引而伸之[4]，觸類而長之[5]，天下之能事畢矣[6]。顯道神德行，是故可與酬酢，可與祐神矣[7]。

子曰："知變化之道者，其知神之所爲乎！易有聖人之道四焉：以言者尚其辭[8]，以動者尚其變[9]，以制器者尚其象[10]，以卜筮者尚其占。"是以君子將有爲也，將有行也，問焉而以言，其受命也如響[11]，无有遠近幽深，遂知來物。非天下之至精，其孰能與於此？參伍以變[12]，錯綜其數[13]，通其變，遂成天下之文[14]。極其數，遂定天下之象。非天下之至變，其孰能與於此？易无思也，无爲也，寂然不動，感而遂通天下之故[15]。非天下之至神[16]，其孰能與於此？夫易，聖人之所以極深而研幾也[17]。唯深也，故能通天下之志[18]。唯幾也，故能成天下之務[19]。唯神也[20]，故不疾而速[21]，不行而至。子曰"易有聖人之道四焉"者，此之謂也。

---

[1] "四營"句：孔穎達《周易正義》："營爲經營，謂四度經營蓍策乃成一變也。" 四營，指"分二"、"挂一"、"揲四"、"歸奇於扐"四個步驟。 易，變易。

[2] "十有八變"句：凡四營而成一變，三變而成一爻，經過十八變，畫六爻而成爲一卦。

[3] "八卦"句：謂九變以後形成的三畫卦，它象徵天地山澤水火風雷的簡單事物，是《易》道的小成。

[4] 引而伸之：指十八變而畫成的六十四卦。這是《易》道的大成。

[5] "觸類"句：指六十四卦通過六爻的變化，一卦可以變成八卦，八卦可以變成六十四卦。

[6] "天下"句：六十四卦象徵天地一切事物的變化，故云"天下之能事畢矣"。

[7] 可與：可以。王引之《經義述聞》："與，猶以也。" 酬酢：賓主飲酒行應對之禮，此謂與占蓍者相問答。 祐神：助成天道神化之功。祐：助。

[8] 以言：用來議論。 尚：崇尚。 辭：卦辭和爻辭。

[9] 以動：用來指導行動。 變：指爻畫的變化。

[10] 制器：製造器具。 象：卦象。

[11] 受命：受問。受占筮人之問。命，問。 響：應聲，回聲。

[12] 參伍以變：參雜天地陰陽之陣列成大衍之數而成其變化。 伍，指天之數五，地之數五。

[13] 錯綜其數：使大衍之數互相交錯，將揲蓍三變之後餘下的策數綜合起來，或三十六，或三十二，或二十八，或二十四，此卽錯綜其數。 錯，交錯。 綜，綜合。

[14] 文：指一卦六爻剛柔相參雜以成文采。《繫辭下》："物相雜，故曰文。"

[15] 感：動，觸動。 故：事。

[16] 神：神妙之理。

[17] 幾：指細微運動的變化。《說文》："幾，微也"。

[18] 志：心志。此可解作思想。

[19] 務：事。

[20] 神：易，變易。虞翻："神，謂易也"。

[21] 疾：急。

　　是故易有太極[1]，是生兩儀[2]，兩儀生四象[3]，四象生八卦[4]，八卦定吉凶[5]，吉凶生大業。是故法象莫大乎天地，變通莫大乎四時，縣象著明莫大乎日月[6]，崇高莫大乎富貴[7]。備物致用，立[功]成器，以爲天下利，莫大乎聖人。探賾索隱，鉤深致遠，以定天下之吉凶，成天下之亹亹者[8]，莫大乎蓍龜。是故天生神物[9]，聖人則之。天地變化，聖人效之。天垂象，見吉凶，聖人象之。河出圖，洛出書，聖人則之[10]。易有四象[11]，所以示也。繫辭焉，所以告也。定之以吉凶，所以斷也。易曰："自天祐之，吉无不利。"子曰："祐者，助也。天之所助者，順也；人之所助者，信也。履信，思乎順，又以尚賢也，是以自天祐之，吉无不利也。"

　　子曰："書不盡言[12]，言不盡意[13]。"然則聖人之意，其不可見乎？子曰："聖人立象以盡意，設卦以盡情僞[14]，繫辭焉以盡其言，變而通之，以盡利，鼓之舞之以盡神。"乾坤，其易之緼邪[15]？乾坤成列，而易立乎其中矣。乾坤毀[16]，則无以見易[17]。易不可見，則乾坤或幾乎息矣[18]。是故形而上者謂之道，形而下者謂之器，化而裁之謂之變，推

---

[1] 太極：天地未分之前的混沌狀態。
[2] 兩儀：指陰陽。儀，匹也。陰陽對立之義。
[3] 四象：四時之象。在卦象上是在一陰一陽之上復各生一陰一陽，即爲老陽，象徵夏；少陽（春），少陰（秋）。老陰（冬）。
[4] "四象"句：四時運行之後，産生天地雷風水火山澤八種基本物質，在卦象上即在四象之上再各生一陰一陽，而形成乾、兌、離、震、巽、坎、艮、坤八卦。
[5] "八卦"句：指八卦相重而成六十四卦，根據六爻當否乘承比應定出吉凶。
[6] 縣：同"懸"，懸掛。
[7] 富貴：指富有四海、貴爲至尊的君主。
[8] 亹亹：猶勉勉。勤奮勉力。
[9] 神物：指上文蓍龜。
[10] "河出圖"二句：傳說伏犧時有龍馬出於黃河，馬背上有旋毛如星點，後一、六、前二、七，左三、八，右四、九，中五、十，稱作《河圖》，或稱《龍圖》。伏犧取法以畫八卦，生蓍法。夏禹治水有神龜出於洛水，背上有花紋，前九後一，左三右七，中五，前右二，前左四，後右六，後左八。紋如文字，稱作《洛書》，禹取法而作《洪範》九疇。　則，取法，效法。《廣雅·釋詁》："則，法也。"
[11] 四象：指老陰、少陰、老陽、少陽四象。
[12] 書不盡言：文字不能完全表達語言。
[13] 言不盡意：語言也不能完全表達思想。
[14] 情僞：眞實與虛僞。
[15] 緼：藏。指蘊藏著深奧的道理。　邪：語氣詞。
[16] 乾坤毀：指如果把奇偶兩畫這個形象的東西毀棄了。
[17] 無以：沒有辦法。　見易：指見到聖人在奇偶兩畫中所表達的變易的思想。
[18] 息：息滅。

而行之謂之通，舉而錯之天下之民謂之事業[1]。是故，夫象聖人有以見天下之賾，而擬諸其形容，象其物宜，是故謂之象。聖人有以見天下之動，而觀其會通，以行其典禮，繫辭焉，以斷其吉凶，是故謂之爻。極天下之賾者存乎卦，鼓天下之動者存乎辭[2]，化而裁之存乎變，推而行之存乎通，神而明之存乎其人[3]，默而成之[4]，不言而信，存乎德行。

【題解】 本文選自《周易》，據《十三經註疏》本，校以朱熹《周易本義》本，略有刪節。《漢書·藝文志》：“《易》曰：宓戲氏（即伏犧氏）仰觀象於天，俯察法於地，觀鳥獸之文與地之宜，近取諸身，遠取諸物，於是始作八卦，以通神明之德，以類萬物之情。至於殷周之際，紂在上位，逆天暴物，文王以諸侯順命而行道，天人之占可得而效，於是重《易》六爻，作上下篇。孔氏爲之《彖》、《象》、《繫辭》、《文言》、《序卦》之屬十篇。故曰《易》道深矣，人更三聖，世歷三古。及秦燔書，而《易》爲筮卜之事，傳者不絕。漢興，田何傳之。訖于宣、元，有施、孟、梁丘、京氏列於學官，而民間有費、高二家之說。劉向以中《古文易經》校施、孟、梁丘經，或脫去‘無咎’、‘悔亡’，唯費氏經與古文同。”《周易》本稱《易》，鄭玄《易贊》及《易論》曰：“夏曰連山，殷曰歸藏，周曰周易。”可見其萌芽流傳已久。舊傳伏犧畫卦，文王作辭，即六十四卦、三百八十四爻及卦辭和爻辭，這就是狹義的《易經》。傳說孔子作傳，凡十篇，即《彖辭》上下、《象辭》上下、《系辭》上下、《文言》、《說卦》、《序卦》、《雜卦》，謂之《十翼》，又稱《易大傳》。據近人研究，大抵系戰國和秦漢之際儒家作品，並非出自一人之手。漢武帝時將《易經》和《易傳》統稱爲《易經》，爲儒家重要經典之一。這是廣義《易經》。《莊子·天下篇》：“《易》以道陰陽。”太史公曰：“《易》著天地陰陽四時五行，故長於變。”班固曰：“《易》爲之原。”言《易》之爲書，乃講天地陰陽之變化，以通神明之德，以類萬物之情者。此乃古人對宇宙之認識，爲諸經之本原。今通行本有魏代王弼、晉代韓康伯《周易注》、唐代孔穎達《周易正義》、李鼎祚《周易集解》、南宋朱熹《周易本義》等。狹義《易經》本是古代占卜著作，自不免有迷信之處，經後人所作《易大傳》，便具有高度的哲學意義，其中保存了我國古代豐富的樸素的唯物辯證法思想，在肯定事物變化永無窮盡的基礎上，推測事物發展到一定的程度就要走向它的反面，提出“窮則變，變則通”和“天地革而四時成”，“湯武革命順乎天而應乎人”等命題。

　　《繫辭》是《易傳》思想的主要代表作，傳說爲孔子弟子所記。繫，取繫屬之意。孔穎達曰：“繫屬其辭於爻、卦之下”。從“一陰一陽”出發，揭示了自然界中陰陽、動靜、剛柔等兩種相反事理的“相摩”、“相蕩”，是事物發展的普遍規律。

　　本文選錄了《繫辭上》的絕大部分內容，闡述了八卦、六十四卦的創作原理、陰陽對立轉化的永恒原則、行筮方法、學習易理的方法及其重要意義。《易經》中樸素的唯物辨證法思

---

[1] 舉而錯之：取陰陽變通之理而把它施行。　舉，取。　錯，施。《釋文》：“錯，施也。”
[2] 鼓：鼓舞。　動：行動。　辭：指卦辭爻辭。
[3] 神而明之：能心領神會陰陽變化的道理，能明瞭它。
[4] 默而成之：默默地（不用文字）把易理成於心中。

想自古就被引進醫學領域中，並用以說明人體的生理、病理，其陰陽學說至今仍指导著中醫診治、預防的全過程，它是中醫基本理論的一個源頭。

【閱讀】

繫　辭

鳴鶴在陰[1]。其子和之。我有好爵[2]。吾與爾靡之[3]。子曰。君子居其室。出其言善。則千里之外應之。況其邇者乎。居其室。出其言不善。則千里之外違之。況其邇者乎。言出乎身。加乎民。行發乎邇。見乎遠。言行。君子之樞機[4]。樞機之發。榮辱之主也。言行。君子之所以動天地也。可不慎乎。

同人[5]。先號咷而後笑。　子曰。君子之道。或出或處[6]。或默或語。二人同心。其利斷金。同心之言。其臭如蘭[7]。

初六。藉用白茅[8]。无咎。子曰。苟錯諸地而可矣[9]。藉之用茅。何咎之有。慎之至也。夫茅之爲物薄[10]。而用可重也。慎斯術也以往。其无所失矣。

勞謙君子有終[11]。吉。子曰。勞而不伐[12]。有功而不德。厚之至也[13]。語以其功下人者也。德言盛。禮言恭[14]。謙也者。致恭以存其位者也[15]。

亢龍有悔[16]。　子曰。貴而无位。高而无民。賢人在下位而无輔。是以動而有悔也。

不出戶庭[17]。无咎。　子曰。亂之所生也。則言語以爲階。君不密則失臣。臣不密則失身。幾事不密則害成[18]。是以君子慎密而不出也。

---

[1] "鳴鶴"四句：此中孚卦九二爻辭。陰，同"蔭"，山蔭處。

[2] 爵：飲酒器。此指酒。

[3] 靡：分散。一說：醉。見李光地《周易通論》。

[4] 樞機：謂機關。樞，戶樞，即門軸，主轉動。機，弩機，主發射。

[5] 同人：卦名。下句引同人九五爻辭。言開始未得同心同行，號咷大哭，後來得到了同心同行，又破涕爲笑了。

[6] 出：指出仕，任職。　處：指隱退居家。

[7] 臭：氣味。此指香味。

[8] "藉用"句：此大過卦初六爻辭。用白茅墊上。藉，謂墊上。

[9] 苟：苟且，姑且。　錯：通"措"，置。　諸：之於。

[10] 薄：微薄，賤薄。

[11] "勞謙"句：此謙卦九三爻辭。勞謙，有功勞而謙虛。

[12] 伐：誇耀。

[13] 厚：忠厚。

[14] "德言"二句：謂德欲其盛，禮欲其恭。言，猶"則"。語助詞。

[15] 位：祿位，官位。

[16] 亢龍有悔：此乾卦上九爻辭。亢，高。上九居全卦最高位。孔穎達《周易正義》："此明無謙則有悔。"

[17] 不出戶庭：此節卦初九爻辭。

[18] 幾：機密。　密：保密。

子曰。作易者其知盜乎。易曰。負且乘。致寇至[1]。負也者。小人之事也。乘也者。君子之器也。小人而乘君子之器。盜思奪之矣。上慢下暴。盜思伐之矣。慢藏誨盜。冶容誨淫。易曰。負且乘。致寇至。盜之招也。（以上摘自《易‧繫辭上》）

易曰。憧憧往來[2]。朋從爾思[3]。子曰。天下何思何慮。天下同歸而殊塗。一致而百慮。天下何思何慮。日往則月來。月往則日來。日月相推而明生焉。寒往則暑來。暑往則寒來。寒暑相推而歲成焉。往者屈也。來者信也[4]。屈信相感而利生焉。尺蠖之屈。以求信也。龍蛇之蟄。以存身也。精義入神。以致用也。利用安身。以崇德也。過此以往。未之或知也。窮神知化。德之盛也。

易曰。困于石[5]。據於蒺藜。入于其宮。不見其妻。凶。子曰。非所困而困焉。名必辱。非所據而據焉。身必危。既辱且危。死期將至。妻其可得見邪。

易曰。公用射隼[6]。于高墉之上[7]。獲之无不利。子曰。隼者禽也。弓矢者器也。射之者人也。君子藏器於身。待時而動。何不利之有。動而不括。是以出而有獲。語成器而動者也。

子曰。小人不恥不仁。不畏不義。不見利不勸[8]。不威不懲。小懲而大誡。此小人之福也。易曰。履校滅趾[9]。無咎。此之謂也。善不積。不足以成名。惡不積。不足以滅身。小人以小善爲无益而弗爲也。以小惡爲无傷而弗去也。故惡積而不可揜[10]。罪大而不可解。易曰。何校滅耳。凶[11]。

子曰。危者。安其位者也。亡者。保其存者也。亂者。有其治者也。是故君子安而不忘危。存而不忘亡。治而不忘亂。是以身安而國家可保也。易曰。其亡其亡。繫于苞桑[12]。

子曰。德薄而位尊。知小而謀大[13]。力小而任重。鮮不及矣[14]。易曰。鼎折足。覆公餗[15]。其形渥[16]。凶。言不勝其任也。

---

[1] "負且乘"二句：此解卦六三爻辭。謂指小人背著東西坐在車上（君子之器），招引盜賊來搶劫。

[2] "憧憧"二句：此咸卦九四爻辭。憧憧，心意不定貌。

[3] 朋：朋友。

[4] 信：通"伸"，伸展。

[5] "困于石"四句：此困卦六三爻辭。六三以柔居陽，非其當居之位，故見處境兇險孤獨。前有大石困阻，後退荊棘刺人，回家不見其妻，皆兇險之象。

[6] "公用射隼"二句：此解卦上六爻辭。隼，猛禽，即鶻鷹。《禽經》："小而鷙者皆曰隼。"

[7] 墉：城牆。

[8] 勸：勉，勤勉。

[9] "履校滅趾"句：噬嗑卦初九爻辭。履校，謂足加刑具。履，履踐。或作屨。校，謂木制刑具。滅趾，謂掩蓋其腳趾。

[10] 揜（yǎn 掩）：掩蓋。"掩"的異體字。

[11] 何校滅耳：此噬嗑卦上九爻辭。肩上扛著木制刑具，看不見耳朵。何，同"荷"，負荷。

[12] "其亡"二句：此否卦九五爻辭。其，將。苞桑，叢生嫩弱的桑樹。

[13] 知：通"智"。智慧，見識。

[14] 鮮：少。及：及于禍難。高亨《周易大傳今注》："及於禍難，古語只曰及。"

[15] "鼎折足"三句：此鼎卦九四爻辭。覆，傾倒。餗，加肉的米粥。

[16] 渥：沾濕貌。此有汙濁難堪之意。

　　子曰。知幾其神乎[1]。君子上交不諂[2]。下交不瀆[3]。其知幾乎。幾者。動之微。吉之先見者也[4]。君子見幾而作。不俟終日[5]。易曰。介于石[6]。不終日貞吉[7]。介如石焉。寧用終日。斷可識矣。君子知微知彰[8]。知柔知剛。萬夫之望。

　　子曰。顏氏之子[9]。其殆庶幾乎[10]。有不善未嘗不知[11]。知之未嘗復行也。易曰。不遠復。无祗悔。元吉[12]。

　　天地絪縕[13]。萬物化醇。男女構精[14]。萬物化生。易曰。三人行[15]。則損一人。一人行。則得其友。言致一也。子曰。君子安其身而後動。易其心而後語[16]。定其交而後求[17]。君子修此三者故全也。危以動。則民不與也[18]。懼以語。則民不應也。无交而求。則民不與也。莫之與。則傷之者至矣。易曰。莫益之[19]。或擊之。立心勿恆。凶。（以上摘自《易·繫辭下》，據《十三經注疏》本。

---

[1] 幾：幾微。指細小的苗頭，徵兆。

[2] 諂：阿諛奉承取媚於人。

[3] 瀆：輕慢。

[4] 吉之：當爲"吉凶之"，脫一"凶"字。朱熹《周易本義》："《漢書》'吉之'之間有'凶'字。"

[5] 俟：等待。　終日：整天。

[6] "介于石"二句：此豫卦六二爻辭。謂守志耿介如石那樣堅定不移。介：耿介。于，猶"如"。

[7] 貞吉：堅定正確則吉利。　貞，正。此有堅定正確之義。

[8] 彰：顯著。

[9] 顏氏之子：指顏回，孔子弟子。

[10] 殆：大概。　庶幾：接近。項安世《周易玩辭》："殆者，將也。庶幾，近辭也。"

[11] 不善：過失。

[12] "不遠復"三句：此復卦初九爻辭。離開不遠又復歸，無大悔之事，得大吉。祗，大。元，大。

[13] 絪縕：言天地陰陽之氣纏綿交密之狀。

[14] 構精：謂兩性交合。

[15] "三人行"四句：此損卦六三爻辭。言致一而後化成。

[16] 易：平靜，平和。

[17] 交：交誼，友情。

[18] 與：跟隨。

[19] "莫益之"三句：此益卦上九爻辭。莫益之，沒有人幫助你。益，助。

二十二、

洪　範

　　惟十有三祀[1]，王訪于箕子[2]，王乃言曰："嗚呼！箕子，惟天陰騭下民[3]，相協厥居[4]，我不知其彝倫攸叙[5]。"箕子乃言曰："我聞在昔，鯀陻洪水[6]，汩陳其五行[7]，帝乃震怒，不畀洪範九疇[8]，彝倫攸斁[9]，鯀則殛死[10]。禹乃嗣興[11]，天乃錫禹洪範九疇[12]，彝倫攸叙。初一曰五行，次二曰敬用五事，次三曰農用八政[13]，次四曰協用五紀[14]，次五曰建用皇極[15]，次六曰乂用三德[16]，次七曰明用稽疑[17]，次八曰念用庶徵[18]，次九曰嚮用五福[19]，威用六極[20]。

　　"一、五行：一曰水，二曰火，三曰木，四曰金，五曰土。水曰

---

[1] 惟：語首助詞。　十有三祀：指文王建國後的第十三年，武王卽位後的第四年，殷商滅亡後的第三年。祀，年。夏曰歲，商曰祀，周曰年。

[2] 箕子：商紂王的叔父，官拜太師，封於箕（今山西太谷東北），故稱箕子。曾勸說紂王，紂王不聽，反囚禁之。周武王滅商後，將他釋放。

[3] 陰騭（zhì 至）：默定，暗中安定。孔安國傳："騭，定也，天不言而默定下民"。

[4] 相：助。　協：和諧。　厥：其。指下民。

[5] 彝：常道。　倫：倫理。　攸：所。　叙：次序。

[6] 鯀（gǔn 滾）：傳說中我國古代部落聯盟的領袖，曾奉堯命治理洪水，用築堤堵水之法，九年未成，被舜流放羽山至死。　陻（yīn 因）：堵塞。

[7] 汩（gǔ 古）：亂，擾亂。　陳：列。孔傳："治水之道，亂陳其五行。"

[8] 畀（bì 必）：與，給予。　洪範：大法。洪，大。範，法，規範。　九疇：九類。疇，種類。

[9] 斁（dù 杜）：敗，敗壞。

[10] 殛（jí 極）死：。殛，戮死。此指流放至死。孔傳："放鯀至死不赦"。

[11] 禹：人名，鯀之子，傳說奉命治理洪水有功。舜傳位於禹，卽夏禹王。　嗣（sì 四）：繼承。　興：興起。指治理洪水之事。

[12] 錫：通"賜"，賜予。

[13] 農用八政：努力做好八種政務。農，厚，努力。孔傳："農，厚也。"蔡沈注："八政曰農，所以厚生也。"

[14] 協：和協，調和。此指調正曆法，使之與日月運行相和協。　五紀：指歲、月、日、星辰、曆數五種記時法。

[15] 建用皇極：建立好至大至高而中正的原則。皇，大。極，至高無上，至中至正。

[16] 乂（yì 義）用三德：治理好天下要用三種政德。乂，治理。三德，指下文之正直、剛克、柔克。

[17] 明用稽疑：明察地運用考察疑難之事的辦法。孔傳："明用卜筮考疑之事"。

[18] 念用庶徵：考慮問題要運用多種徵驗。念，考慮。庶，衆多。

[19] 嚮用五福：意爲用五福勸導人民。嚮，勸導，鼓勵。

[20] 威：畏懼，警戒。

潤下，火曰炎上，木曰曲直，金曰從革[1]，土爰稼穡[2]。潤下作鹹[3]，炎
上作苦，曲直作酸，從革作辛，稼穡作甘。

　　"二、五事：一曰貌[4]，二曰言，三曰視，四曰聽，五曰思。貌曰
恭，言曰從[5]，視曰明，聽曰聰，思曰睿[6]。恭作肅[7]，從作乂，明作哲，
聰作謀，睿作聖[8]。"

　　"三、八政：一曰食[9]，二曰貨[10]，三曰祀[11]，四曰司空[12]，五曰司
徒[13]，六曰司寇[14]，七曰賓[15]，八曰師[16]。

　　"四、五紀：一曰歲，二曰月，三曰日，四曰星辰[17]，五曰厤
數[18]。

　　"五、皇極：皇建其有極，歛時五福[19]，用敷錫厥庶民[20]，惟時厥
庶民于汝極[21]，錫汝保極[22]。凡厥庶民，無有淫朋[23]，人無有比德[24]，惟
皇作極。凡厥庶民，有猷有爲有守[25]，汝則念之。不協于極[26]，不罹于

---

[1] 金曰從革：金屬可因可革。從，因。俞樾《古書疑義舉例》："《尚書·洪範篇》'木曰曲直，金曰從革'，曲直對文，從革亦對文。從，因也。從革，卽因革。"
[2] 土爰稼穡：土地可耕種收穫。爰，通"曰"。語助詞。稼，耕種。穡，收穫。
[3] 潤下作鹹：言水之常性是向下滋潤，其水鹵之氣而生成鹹味。作，生。
[4] 貌：容貌，儀表。孔傳："容儀"。
[5] 從：正當合理，使人可從。
[6] 睿：通達，明智。孔《傳》："必通於微"。
[7] 作：則，就。　肅：恭敬。
[8] 聖：賢聖。孔傳："於事無不通謂之聖。"
[9] 食：指管理糧食生產的官員。孔疏："教民使勤農業也。"
[10] 貨：管理民衆物用的官員。孔疏："教民使求資用也。"
[11] 祀：管理祭祀的官員。孔疏："教民使敬鬼神也。"
[12] 司空：管理土地民居的官員。孔疏："司空之官主空土以居民也。"
[13] 司徒：管理教育的官員。孔疏："司徒之官教民以禮儀也。"
[14] 司寇：管理治安的官員。孔疏："司寇之官詰治民之奸盜也。"
[15] 賓：接待賓客的官員。孔疏："教民以禮儀也，待賓客相往來也。"
[16] 師：掌管軍隊的官員。孔疏："主師防寇賊以安保民也。"
[17] 星辰：指二十八宿和十二時辰。
[18] 厤數：日月運行經歷周天的度數。孔傳："厤數節氣之度以爲厤，敬授民時"。　厤，同"曆"。
[19] 歛時五福：把這五福聚集起來。　歛：聚，集中。　時：此，這。
[20] 用：以，用來。
[21] "惟時"句：只有這樣庶民才會遵從你的最高而中正的法則。于，從，遵從。　汝，你。
[22] 錫汝保極：獻給你保持遵守最高法則的方法。保，保持，遵守。
[23] 淫朋：邪惡之朋黨。
[24] 比德：結黨營私，狼狽爲奸之德行。
[25] 猷：道法，計謀。　有爲：有作爲。　守：操守。
[26] 不協于極：謂行爲不合于國之大法。

咎[1]，皇則受之[2]。而康而色[3]，曰予攸好德[4]，汝則錫之福。時人斯其惟皇之極[5]。無虐煢獨而畏高明[6]。人之有能有爲，使羞其行[7]，而邦其昌[8]。凡厥正人[9]，旣富方穀[10]。汝弗能使有好于而家[11]，時人斯其辜[12]。于其無好德，汝雖錫之福，其作汝用咎[13]。無偏無陂[14]，遵王之義；無有作好，遵王之道；無有作惡，遵王之路；無偏無黨，王道蕩蕩；無黨無偏，王道平平；無反無側[15]，王道正直。會其有極，歸其有極[16]。曰：皇極之敷言[17]，是彝是訓[18]，于帝其訓[19]。凡厥庶民，極之敷言，是訓是行，以近天子之光。曰：天子作民父母，以爲天下王。

　　“六、三德：一曰正直，二曰剛克[20]，三曰柔克[21]。平康正直[22]，彊弗友剛克[23]，燮友柔克[24]；沈潛剛克[25]，高明柔

---

[1] 不懼于咎：謂行爲不曾構成犯罪的程度。懼，遭受，犯。

[2] 受：受容，寬容。

[3] 康：安和，和悅。　色：面色。

[4] 予攸好德：我所愛好的是美德。攸，所。

[5] “時人”二句：這樣，人們將會想念最大最高的王法。斯，此。惟，想。

[6] 無虐煢獨：不要欺凌虐待那鰥寡孤獨無依無靠之人。煢，無兄弟之人。獨，無子之人。　畏高明：畏懼寵貴者而枉法。高明，指顯貴。

[7] 羞：進獻，貢獻。

[8] 邦：國。

[9] 正人：正直之人。

[10] 旣富方穀：旣以爵祿富之，又以善道待之。方，且。穀，善。均用作動詞。

[11] 而家：你的國家。

[12] “時人”句：這樣，人們將要怪罪他們。辜，罪，怪罪。

[13] “其作”句：他們就會把災禍帶給你。孔《疏》：“不好德者性生本惡，君雖與之爵祿，不能感受恩行義，其爲汝臣，必用惡道以敗汝善也。”

[14] 陂：本作“頗”，頗曲，不正。《唐書·藝文志》：開元十四年，元宗以《洪範》“無偏無頗”聲不協，詔改爲“無偏無陂”。宣和六年詔《洪範》復從舊文，以“陂”爲“頗”。實則“陂”“頗”皆以“皮”爲聲，古音同。

[15] 無反無側：不要違反、偏倚法度。

[16] “會其有極”二句：意爲團結那些堅持最高法則的人，人們就會歸附最高法則。會，聚集，團結。歸，歸附。

[17] 敷：陳述。　言：言教。

[18] 彝：常，常規。

[19] 訓：順從。揚雄《法言·問神》：“事得其序之謂訓。”《注》：“順其理。”

[20] 剛克：以剛強治之。克，勝，治。

[21] 柔克：以柔弱治之。

[22] 平康正直：中正平者就以正直待之。朱熹曰：“平康正直，无所事乎矯拂，无为而治是也。”

[23] “彊弗友”句：強硬不可親近者就以剛治之。彊，“強”的異體字。友，親近。朱熹曰：“彊弗友剛克，以剛克剛也。”

[24] 燮：柔和，和順。朱熹曰：“燮友柔克，以柔克柔也。”

[25] 沈潛：深沉潛退，不及中者，以剛治之。沈，通“沉”。朱熹曰：“沈潛剛克，以剛克柔也。”

克[1]。惟辟作福[2]，惟辟作威，惟辟玉食[3]。臣無有作福作威玉食。臣之有作福作威玉食，其害于而家，凶于而國。人用側頗僻[4]，民用僭忒[5]。

"七、稽疑[6]：擇建立卜筮人，乃命卜筮。曰雨，曰霽[7]，曰蒙[8]，曰驛[9]，曰克[10]，曰貞[11]，曰悔[12]，凡七。卜五，占用二，衍忒[13]。立時人作卜筮[14]，三人占，則從二人之言。汝則有大疑，謀及乃心[15]，謀及卿士，謀及庶人，謀及卜筮。汝則從，龜從，筮從，卿士從，庶民從，是之謂大同，身其康彊，子孫其逢吉；汝則從，龜從，筮從，卿士逆，庶民逆，吉；卿士從，龜從，筮從，汝則逆，庶民逆，吉；庶民從，龜從，筮從，汝則逆，卿士逆，吉；汝則從，龜從，筮逆，卿士逆，庶民逆，作内吉[16]，作外凶；龜筮共違于人，用靜吉，用作凶[17]。

"八、庶徵[18]：曰雨，曰暘[19]，曰燠[20]，曰寒，曰風，曰時[21]。五者來備，各以其叙[22]，庶草蕃廡[23]。一極備凶[24]，一極無凶。曰休徵[25]：曰

---

[1] 高明：高亢明爽，過于中者，以柔治之。朱熹曰："高明柔克，以柔克剛也。"

[2] 辟（bì 閉）：君主之稱。

[3] 玉食：美食，珍異之食。

[4] 人：指官員們。　用：以，因此。　側頗僻：皆不正之象，此言偏離王道國法。

[5] 僭忒：指犯上作亂。僭，超越本分。忒，作惡。

[6] 稽：考察。

[7] 霽：雨過天晴。卜兆之一種。

[8] 蒙：陰暗。卜兆之一種。本作"雺"，即"霿"。《說文》："霿，天氣下，地不應曰霿。"《釋名》作"蒙"，曰："蒙，日光不明，濛濛然也。"

[9] 驛：時隱時現的雲氣。卜兆之一種。疏云："氣落驛不連屬也。"本作"圛"。《說文》："圛，回行也。從口，睪聲。《尚書》曰：曰圛。圛者，升雲半有半無。讀若驛。"

[10] 克：卜兆之一種。龜兆交錯，象兩軍交戰。

[11] 貞：内卦。

[12] 悔：外卦。

[13] 衍忒：推演變化。疏云："其衍忒，宜總謂卜筮，皆當衍其義，極其變。"

[14] 時人：這種人。指卜筮官。時，此，是。

[15] 謀及乃心：謂與你自己用心謀慮。

[16] 作内吉：謂舉事對内則吉。作，舉事。

[17] 用靜吉：謂寧靜不動就吉利。　用作凶：謂有所舉動就兇險。

[18] 庶微：各種微兆。

[19] 暘：晴天。

[20] 燠（yù 郁）：溫暖。

[21] 時：按時。指五者按时而至。

[22] 叙：次序。此指時序。

[23] 蕃：茂盛。

[24] 一：猶"一者"。指雨、暘、燠、寒、風五種現象中的一種。　極備：過甚。　極無：過少。

[25] 休徵：美行之徵驗。

肅，時雨若[1]；曰乂，時暘若；曰晢[2]，時燠若；曰謀，時寒若；曰聖，時風若。曰咎徵[3]：曰狂，恒雨若；曰僭[4]，恒暘若；曰豫[5]，恒燠若；曰急，恒寒若。曰蒙[6]，恒風若。曰王省惟歲[7]，卿士惟月，師尹惟日。歲月日時無易，百穀用成，乂用明，俊民用章[8]，家用平康。日月歲時既易[9]，百穀用不成，乂用昏不明，俊民用微[10]，家用不寧。庶民惟星，星有好風[11]，星有好雨。日月之行，則有冬有夏，月之從星，則以風雨。

"九、五福：一曰壽，二曰富，三曰康寧，四曰攸好德[12]，五曰考終命[13]。六極：一曰凶短折[14]，二曰疾，三曰憂，四曰貧，五曰惡[15]，六曰弱[16]。"

【題解】 本文選自《尚書》，據阮刻《十三經註疏》本，校以《四部叢刊》影宋刊本。《漢書·藝文志》："《易》曰：'河出圖，雒出書，聖人則之。'故《書》之所起遠矣，至孔子篹焉，上斷於堯，下訖於秦，凡百篇，而爲之序，言其作意。秦燔書禁學，濟南伏生獨壁藏之。漢興亡失，求得二十九篇，以教齊魯之間。訖孝宣世，有歐陽、大小夏侯氏，立於學官。《古文尚書》者，出孔子壁中。武帝末，魯共王壞孔子宅，欲以廣其宮，而得《古文尚書》及《禮記》、《論語》、《孝經》凡數十篇，皆古字也。孔安國者，孔子後也，悉得其書，以考二十九篇，多得十六篇。安國獻之，遭巫蠱事，未列學官……《書》者，古之號令，號令於衆，其言不立具，則聽受施行者弗曉。"此言《尚書》的形成及其流傳。《莊子·天下篇》："《書》以道事。"太史公曰："《書》記先王之事，故長於政。"班固曰："《書》以廣聽，智之術也。"此言《尚書》之爲書，乃記先王之政事，可以廣見聞，長智慧者也。《尚

---

[1] "曰肅"句：言君行政恭敬嚴肅，則及時的雨水順之。肅，恭敬。若，順。
[2] 晢（zhé 哲）：明智。
[3] 咎徵：惡行之徵驗。
[4] 僭：差錯。
[5] 豫：安逸。
[6] 蒙：蒙闇。
[7] 省：省察。謂省職。
[8] 俊民：才智出衆的人。 章：同"彰"，顯用，提拔任用。
[9] 易：改變。
[10] 微：不彰顯，被埋沒。
[11] 好：喜好，愛好。
[12] 攸：所。 好德：美德。
[13] 考：老。 終命：終於天年，不橫夭而死。
[14] 凶短折：沒到換牙就死去的叫凶，未至冠禮就死去的叫短，沒有結婚就死去的叫折。鄭玄云："未齓曰凶，未冠曰短，未婚曰折。"一說：動不遇吉曰凶，壽之半（未六十）曰短，未三十曰折。
[15] 惡：醜惡。
[16] 弱：怯弱。

書》又稱《書》、《書經》。它是我國現存最早的關於上古典章制度的文獻彙編，保存了商及西周初期的一些重要史料，由孔子選編，爲儒家經典之一。以其爲上古之書，故稱"尚書"。《尚書》有《古文尚書》、《今文尚書》之別。漢代伏生所傳《尚書》二十九篇，因用當時的隸書書寫，故稱《今文尚書》，漢武帝時孔安國在孔子故宅壁中發現的《尚書》用蝌蚪文書寫，故稱《古文尚書》，比《今文尚書》多出十六篇。但經宋以後學者考證，認爲《古文尚書》系僞書。現在通行的《十三經註疏》本《尚書》，是《今文尚書》與《古文尚書》的合編，凡五十八篇，包括《虞書》五篇、《夏書》四篇、《商書》十七篇、《周書》三十篇。注本有漢代孔安國傳（蓋魏晉間人僞託）、唐代孔穎達《尚書正義》、清代孫星衍《尚書今古文註疏》等。

　　本文爲《周書》第六篇，記錄了周武王和箕子的一段對話。箕子向周武王陳述了治國安邦的九種大法，涉及到自然、社會、人事等幾個方面，其中君權至上、天子特權等一直是中國古代家天下的統治綱領，另外君臣之道、官政設置、舉賢用才也是治國之法。它還保存了古代五行學說的一些片段，對水、火、土、木、金五種物質形態的性質和作用，作了概括說明。由於五行是商周之際人們從生活和實踐中形成起來的唯物主義觀點，因此對古代哲學和中醫學有著深遠的影響。

【閱讀】

堯　典

　　曰若稽古帝堯[1]。曰放勳。欽明文思安安[2]。允恭克讓[3]。光被四表[4]。格於上下[5]。克明俊德[6]。以親九族[7]。九族既睦。平章百姓[8]。百姓昭明。協和萬邦[9]。黎民於變時雍[10]。乃命羲和[11]。欽

---

[1] 曰若：句首發語詞。無義。　　稽古：考查古時傳說。古，指古時傳說。

[2] 欽：恭敬。　　明：明察。　　文思：謂能聰明地處理政事。孔《傳》："經緯天地謂之文。故以聰明之用爲文，須當其理，故又云思。"　　安安：寬宏安和貌。

[3] 允：誠實。　　恭：恭謹。　　克：能夠。　　讓：謙讓，讓賢。

[4] 光被四表：廣覆四海之外。光，廣。王引之云："《堯典》古本必作'橫被四表'，橫被，廣被也。"被，覆蓋。

[5] 格：至，達。　　上下：謂天地。

[6] 克明俊德：能夠舉用同族中德才兼備的人。克，能夠。明，顯用，舉用。俊德，才德出衆之人。

[7] 九族：同族的人。指以自己爲本位，上推四代（父、祖、曾祖、高祖），下推四代（子、孫、曾孫、玄孫），合稱九族。一說：指父族四，母族三，妻族二的異姓親族。

[8] 平章：辨別彰明。平，通"辨"。　　百姓：百官族姓。

[9] 萬邦：諸侯各國。

[10] 黎民：人民大衆。　　於變：謂隨堯的教化而變。　　時：是，這樣。　　雍：和睦。

[11] 羲和：羲氏與和氏。原爲同族兩氏，唐虞時掌管天地之官。此指下文羲仲、羲叔、和仲、和叔四人。

若昊天[1]。厤象日月星辰[2]。敬授人時[3]。分命羲仲宅嵎夷[4]。曰暘谷[5]。寅賓出日[6]。平秩東作[7]。日中星鳥[8]。以殷仲春[9]。厥民析[10]。鳥獸孳尾[11]。申命羲叔。宅南交[12]。[曰明都]。平秩南訛[13]。敬致。日永星火[14]。以正仲夏。厥民因[15]。鳥獸希革[16]。分命和仲。宅西。曰昧谷。寅餞納日[17]。平秩西成[18]。宵中星虛[19]。以殷仲秋。厥民夷[20]。鳥獸毛毨[21]。申命和叔。宅朔方。曰幽都。平在朔易[22]。日短星昴[23]。以正仲冬。厥民隩[24]。鳥獸氄毛[25]。帝曰。咨。汝羲暨和。朞三百有六旬有六日[26]。以閏月定四時成歲。允釐百工[27]。庶績咸熙[28]。(選自《尚書》,有刪節)

---

[1] 若:順。　　昊天:上天,天帝。

[2] 厤:同"曆",推算四時。用作動詞。　　象:觀察天象。用作動詞。

[3] 敬受人時:恭敬地爲人民制定曆法。人,《史記》、《漢書》及鄭玄注皆作"民"。

[4] 宅:居住。　　嵎(yú 愚)夷:地名。

[5] 暘谷:傳說日出之處。

[6] 寅:敬。　　賓:引導,迎接。

[7] 平秩:分別次序。

[8] 日中:指春分之日,長短適中,故曰中。　　星鳥:指南方朱雀七宿中之一宿。黃昏時鳥星出現南方便是仲春。

[9] 殷:正。　　仲春:春季第二個月。

[10] 析:分散開來(勞作)。

[11] 孳尾:交尾。指鳥獸雌雄交媾。

[12] 南交:地名。孔傳:"南交,言夏與春交,舉一隅以見之。此居治南方之官。"《史記索隱》:"孔注未是。然則冬與秋交,何故下無其文?且東嵎夷,西昧谷,北幽都,三方皆言地,而夏獨不言地,乃云與春交,斯不例之甚也。然南方地有名交阯者,或古文略舉一字名地,南交則是交阯不疑也。"

[13] 南:太陽向南轉移。　　訛:化。孔傳:"訛,化也。掌夏之官,平敘南方化育之事。"

[14] 日永:即夏至之日,其日最長,故稱日永。　　星火:即火星、心星。黃昏時心星出現南方便是仲夏。

[15] 因:就。動詞,指就高地而居。

[16] 希革:鳥獸皮毛稀疏。

[17] 餞:送行。　　納日:落日,入日。

[18] 西:太陽向西運轉。用作動詞。　　成:收成。

[19] 宵中:即秋分之日。此日晝夜時間相等,故稱。　　星虛:即虛星,北方玄武七宿之一。黃昏時虛星出現在南方便是仲秋。

[20] 夷:平。指住在平地上。

[21] 毛毨(xiǎn 顯):毛盛。孔傳:"毨,理也,毛更生整齊。"

[22] 平在:辨別觀察。平,辨。在,察。　　朔易:指太陽從南向北運轉。

[23] 日短:指冬至之日。此日白晝最短,故稱。　　星昴:西方白虎七宿之一,黃昏時出現在南方便是仲冬。

[24] 隩(yù 玉):內。指進入內室居住。

[25] 氄(rǒng 冗)毛:指長出細軟絨毛。

[26] 朞(qī 期):年。

[27] 允釐百工:用以治理百官。

[28] 庶績咸熙:衆多事情全部興盛起來。

二十三、

醫 師 章

　　醫師掌醫之政令[1]，聚毒藥以共醫事[2]。凡邦之有疾病者、疕瘍者造焉[3]，則使醫分而治之。歲終，則稽其醫事[4]，以制其食[5]：十全爲上[6]，十失一次之[7]，十失二次之，十失三次之，十失四爲下。

　　食醫掌和王之六食、六飲、六膳、百羞、百醬、八珍之齊[8]。凡食齊眡春時[9]，羹齊眡夏時，醬齊眡秋時，飲齊眡冬時。凡和，春多酸，夏多苦，秋多辛，冬多鹹，調以滑甘[10]。凡會膳食之宜[11]，牛宜稌，羊宜黍，豕宜稷，犬宜粱，鴈宜麥，魚宜苽。凡君子之食恒放焉[12]。

　　疾醫掌養萬民之疾病[13]。四時皆有癘疾[14]：春時有痟首疾[15]，夏時

---

[1] 醫師：衆醫之長，主管衛生行政。　　掌：主管。　　政令：行政措施與法令。
[2] 毒藥：泛指各種治病的藥物。　　共：同"供"，供給。　　醫事：指醫療疾病的事情。
[3] 疾病：輕曰疾，重曰病。這裏指內科疾病。　　疕（bǐ 匕）瘍：外科和傷骨科疾病。疕，頭瘡，又指禿瘡。瘍，癰瘡，又指身體受傷。　　造焉：到此。造，到。焉，於之。兼詞。
[4] 稽：考核。
[5] 制其食：制定他們的俸祿。食，官吏的薪俸。
[6] 十全爲上：十個病人都能治癒，算是上等。全，通"痊"，痊愈。
[7] 失：失誤。指誤治。
[8] 食醫：掌管調味和配食的醫生，類似于營養師。　　和：調配。　　王：指周王，卽周天子。　　六食：稌（tú 徒。粳米）、黍（黍子，黏黃米）、稷（穀子，一說爲高粱）、粱（上等小米）、麥、苽（gū 姑。菰米）。六飲：水、漿（酸味的飲料，亦指清酒）、醴（甜酒）、涼（liáng 良。淡酒）、醫（酒釀）、酏（yí 夷。薄粥）。六膳：馬、牛、羊、豕、犬、雞。膳，指牲畜之肉。　　百羞：百種美味食品。羞，富有滋味的食品。天子羞用百二十品，此舉其成數。下同。　　百醬：百多種精製的醬類食品。　　八珍：淳熬（用肉汁烹調並澆上油脂的米飯）、淳母（模仿淳熬而做成的黍食）、炮豚（烤豬）、炮胖（zāng 臧。烤母山羊）、搗珍（以牛羊鹿麞等裏脊肉製成的食品）、煎（經過煎制的牛羊肉之類）、漬（用鮮牛羊肉的薄片浸入酒醋等調味品而製成的食品）、肝膋（liao 聊。用狗的腸網膜油蒙在狗肝上烤製成的食品）等八種珍貴食品。齊：同"劑"。調劑。這裏指調配過的食物。
[9] "食齊"句：食齊（卽六食）要比照春季氣候（應當溫）。眡，"視"的異體字，比擬，依照。　　時，指春夏秋冬四時。按：四季的氣溫是春溫、夏熱、秋涼、冬寒，而食、羹、醬、飲四類飲食也如氣溫一樣，各有不同的溫度要求，卽食齊溫，羹齊熱、醬齊涼、飲齊冷。
[10] 調以滑甘：用滑性和甘味的調味品調和。
[11] 會：配合，合成。　　膳：六膳。　　食：六食。　　宜："宜"的異體字，適宜，適合。這裏指適宜的方法。
[12] 君子：指貴族階層。　　放：通"仿"，依照。鄭玄注："放，依也。"　　焉：之，代詞。代上述這些飲食的調配方式。
[13] 疾醫：相當於內科醫生。　　養：治療，將養。
[14] 癘疾：疫癘。指季節性的流行病。
[15] 痟（xiāo 宵）首疾：有酸削感的頭痛病。

有痒疥疾[1]，秋時有瘧寒疾[2]，冬時有漱上氣疾[3]。以五味、五穀、五藥養其病[4]。以五氣、五聲、五色眡其死生[5]。兩之以九竅之變[6]，參之以九藏之動[7]。凡民之有疾病者，分而治之。死終[8]，則各書其所以，而入于醫師。

瘍醫掌腫瘍、潰瘍、金瘍、折瘍之祝藥、劀殺之齊[9]。凡療瘍，以五毒攻之[10]，以五氣養之[11]，以五藥療之，以五味節之[12]。凡藥，以酸養骨[13]，以辛養筋，以鹹養脈，以苦養氣，以甘養肉，以滑養竅[14]。凡有瘍者，受其藥焉。

獸醫掌療獸病，療獸瘍。凡療獸病，灌而行之[15]，以節之[16]，以動其氣[17]，觀其所發而養之[18]。凡療獸瘍，灌而劀之[19]，以發其惡[20]，然後藥之[21]，養之，食之[22]。凡獸之有病者、有瘍者，使療之。死則計其數

---

[1] 痒疥疾：泛指瘡疥等皮膚病。

[2] 瘧寒疾：瘧疾以及畏寒發冷的疾病。

[3] 漱上氣疾：咳嗽及氣喘疾。

[4] 五穀：麻、黍、稷、麥、豆。　五藥：草、木、蟲、石、穀等五類藥物。　養：治療。鄭玄注："養，猶治也。病由氣勝負而生，攻其贏，養其不足者。"

[5] 五氣：指五臟所出之氣，肺氣熱、心氣次之、肝氣涼、脾氣溫、腎氣寒。《素問·陰陽應象大論》又指喜、怒、悲、憂、恐。五聲：根據言語聲音的清濁而分成宮、商、角（jué 決）、徵（zhǐ 指）、羽五聲。據《素問·陰陽應象大論》又指呼、笑、歌、哭、呻。　五色：青、赤、黃、白、黑五種面色。

[6] "兩之"句：比較九竅開閉的異常變化。兩，比較，對照。用作動詞。

[7] "參之"句：參驗九臟脈象的搏動情況。參，參驗。九臟，心、肝、脾、肺、腎五臟和六腑中的胃、膀胱、大腸、小腸。動，指脈的搏動。

[8] 死終：夭折叫死，老死叫終。　所以：指疾病經診治而不愈，最終死亡的原因。

[9] 瘍醫：相當於外科、骨傷科醫生。瘍，瘡瘍。　腫瘍：未潰爛無膿血的癰瘡。　潰瘍：已潰爛有膿血的癰瘡。　金瘍：被刀劍等金屬利器所傷的創傷。　折瘍：肢體筋骨折損受傷的疾患。　祝藥：外敷用藥。鄭玄注："祝當爲注。注，謂附著藥。"　劀殺之齊：刮除膿血和銷蝕腐肉的藥劑。劀，同"刮"，謂刮去膿血。殺，謂蝕去惡肉。齊，同"劑"。

[10] 五毒：用膽礬、丹砂、雄黃、礜（yù 譽）石、磁石煉製的外用藥。　攻：治。

[11] 五氣：五穀。鄭玄注："五氣，當爲五穀，字之誤也。"

[12] 節：調節。謂食以五味，以調節助成藥力。

[13] "以酸養骨"五句：鄭玄注："以類相養也。"一說：此上文凡言養者，皆謂補其本。"以酸養骨"、"以苦養氣"二句"氣"、"骨"二字當互易，方與古醫經文義相合。

[14] 以滑養竅：用具有滑潤作用的藥物調養氣血，使它往來通利如孔竅。

[15] 灌而行之：給病畜灌藥並使它運行。一說：灌洗病畜軀體。

[16] 節之：調節它運行的速度。一說，指以鞭策之，使藥力運行。

[17] 氣：指脈氣。

[18] 所發：指表現出來的病情。

[19] 灌：指清洗創傷。

[20] 發其惡：發除它的病毒。發，發散，消除。

[21] 藥：用藥治療。用作動詞。

[22] 食（sì 飼）：飼養。

以進退之[1]。

【題解】 本文選自《周禮·天官·冢宰》，據阮刻《十三經註疏》影印本排印。《漢書·藝文志》："《易》曰：'有夫婦父子君臣上下，禮義有所錯。'而帝王質文世有損益，至周曲爲之防，事爲之制，故曰：'禮經三百，威儀三千。'及周之衰，諸侯將逾法度，惡其害己，皆滅去其籍，自孔子時而不具，至秦大壞。漢興，魯高堂生傳《士禮》十七篇。訖孝宣世，后倉最明。戴德、戴聖、慶普皆其弟子，三家立於學官。"此言《禮》之產生及其盛衰。《莊子·天下篇》："《禮》以道行。"太史公曰："《禮》經紀人倫，故長於行。"又曰："《禮》以節人。"班固曰："《禮》以明體。"此言《禮》之爲書，專講人倫體統，行爲規矩。今傳三禮，即《周禮》、《儀禮》、《禮記》。《周禮》，也稱《周官》、《周官經》。分《天官》、《地官》、《春官》、《夏官》、《秋官》、《冬官》等六篇，較系統地記載了周代王室的官制、職掌和施政要領，是研究我國古代社會典章制度的重要文獻之一。舊傳作者是周公姬旦，據近人考證，當爲東周與春秋時期的作品。西漢河間獻王獲此書，缺《冬官》一篇，遂以《考工記》補之（《考工記》記述百工之事，大概是戰國時齊國人所作）。至西漢末年，將它正式列于經學，因其內容屬於禮，故稱《周禮》。

本文記載了當時的醫事制度：醫師負責主管醫藥政令，下設食醫、疾醫、瘍醫和獸醫，分管王室的飲食配膳，治療邦中的內外科各種疾病和獸病；建立年終考績制度，制定考核標準；確定診斷治療的常規；規定死亡原因要上報和專業醫務人員的配備編制等。充分說明早在二千多年前，我國醫學已達到一定的水平，衛生行政組織也頗具規模，相當縝密。正如張驥《周禮醫師章補注述》言："《醫師》一篇，其于醫經原旨、本草大綱，早以舉其凡而握其要。"

【閱讀】

醫　師

古之時庸醫殺人今之時庸醫不殺人亦不活人使其人在不死不活之間其病日深而卒[2]至於死夫藥有君臣人有強弱有君臣則用有多少有強弱則劑有半倍多則專專則效速倍則厚厚則其力深今之用藥者大抵雜泛而均停[3]既見之不明而又治之不勇病所以不能愈也而世但以不殺人爲賢豈知古之上醫不能無失周禮醫師歲終稽其醫事以制其食十全爲上十失一次之十失二次之十失三次之十失四爲下是十失三四古人猶用之而淳于意之對孝文尚謂時時失之臣意不能全也易曰裕父之蠱[4]往見吝奈何獨取夫裕蠱者以爲其人雖死而不出於我之爲嗚呼此張禹之所以亡漢

---

[1] 進退：指獸醫俸祿等級的升降。
[2] 卒：終。
[3] 均停：均等。
[4] "裕父"句：《周易》蠱卦六四爻辭。謂陰柔當位，故往無所得。

李林甫之所以亡唐也唐書許胤宗言古之上醫惟是別衇[1]衇既精別然後識病夫病之與藥有正相當者惟須單用一味直攻彼病藥力既純病卽立愈今人不能別衇莫識病源以情臆度多安藥味譬之於獵未知兔所[2]多發人馬空地遮圍冀[3]有一人獲之術亦疏矣假令一藥偶然當病他味相制氣勢不行所以難差諒由於此後漢書華佗精於方藥處齊不過數種夫師[4]之六五任九二則吉糸[5]以三四則凶是故官多則亂將多則敗天下之事亦猶此矣(選自顧炎武《日知錄》卷五)

---

[1] 衇："脈"的異體字。

[2] 所：處所。

[3] 冀：希望。

[4] 師：《周易》師卦。其六五爻辭曰："田有禽，利執言，無咎。長子帥師，弟子輿屍，貞凶。"言陰居陽位，吉凶相參。其九二爻辭曰："在師中，吉，無咎。"故曰"任九二則吉"。其六三爻辭曰："師或輿屍，凶。"其六四爻辭曰："師左次，無咎。"故曰"糸以三四則凶"。

[5] 糸："參"的異體字。

二十四、
檀 弓

　　曾子寢疾¹，病²。樂正子春坐於牀下³，曾元、曾申坐於足⁴，童子隅坐而執燭⁵。童子曰："華而睆⁶，大夫之簀與⁷？"子春曰："止⁸！"曾子聞之，瞿然曰⁹："呼¹⁰！"曰："華而睆，大夫之簀與？"曾子曰："然。斯季孫之賜也¹¹，我未之能易也¹²。元，起，易簀！"曾元曰："夫子之病革矣¹³，不可以變¹⁴，幸而至於旦¹⁵，請敬易之。"曾子曰："爾之愛我也，不如彼¹⁶。君子之愛人也以德，細人之愛人也以姑息¹⁷。吾何求哉？吾得正而斃焉¹⁸，斯已矣！¹⁹"舉扶而易之²⁰，反席未安而没²¹。

　　有子問於曾子曰²²："問喪於夫子乎²³？"曰："聞之矣。喪欲速貧²⁴，死欲速朽。"有子曰："是非君子之言也。"曾子曰："參也

---

1 曾子：名參，字子輿，孔子弟子，小孔子四十六歲。　　寢疾：臥病在床。疾，患病。
2 病：病重。《說文》："病，疾加也。"
3 樂正子春：曾子的弟子。
4 曾元曾申：曾子的兩個兒子。　　足：指腳旁。
5 童子：僮僕。　　隅：牆角。
6 華而睆（huàn 煥）：華美而光潔。
7 簀：席子。　　與：同"歟"，表示疑問語氣。
8 止：住口，閉嘴。
9 瞿然：驚懼貌。
10 呼（xū 吁）：通"吁"，歎息聲。《經典釋文》："呼，音虛。吹氣聲也。"
11 斯：此，這。　　季孫氏：魯國大夫。
12 未之能易：未能易之。賓語前置。
13 革（jí 急）：急，危急。
14 變：動。指移動身子。
15 幸：希望。
16 爾：你。　　彼：他。此指童子。
17 細人：小人。
18 得正而斃：合於正禮而死。
19 斯已矣：只此罷了。斯，此。已，罷了。
20 舉：擡起。
21 反席：扶回到床上。反，同"返"。没，同"歿"，死去。
22 有子：有若，孔子弟子，魯國人，小孔子四十三歲。
23 問喪：當作"聞喪"。指孔子死後其弟子相互打聽有何異聞。
24 喪：孔子本指仕失位去國，曾子以爲指喪禮。

聞諸夫子也。”有子又曰：“是非君子之言也。”曾子曰：“參也與子游聞之。”有子曰：“然。然則夫子有爲言之也。”曾子以斯言告於子游。子游曰：“甚哉，有子之言似夫子也！昔者夫子居於宋，見桓司馬自爲石椁[1]，三年而不成。夫子曰：‘若是其靡也[2]，死不如速朽之愈也。’死之欲速朽，爲桓司馬言之也。”南宮敬叔反[3]，必載寶而朝。夫子曰：“若是其貨也[4]，喪不如速貧之愈也。”喪之欲速貧，爲敬叔言之也。曾子以子游之言告於有子，有子曰：“然。吾固曰非夫子之言也。”曾子曰：“子何以知之？”有子曰：“夫子制於中都[5]，四寸之棺，五寸之椁，以斯知不欲速朽也。昔者夫子失魯司寇，將之荊，蓋先之以子夏，又申之以冉有，以斯知不欲速貧也。”

　　晉獻公之喪[6]，秦穆公使人弔公子重耳[7]。且曰：“寡人聞之：亡國恒於斯[8]，得國恒於斯。雖吾子儼然在憂服之中[9]，喪亦不可久也[10]，時亦不可失也[11]，孺子其圖之[12]！”以告舅犯[13]。舅犯曰：“孺子其辭焉[14]！喪人无寶，仁親以爲寶[15]。父死之謂何？又因以爲利，而天下孰能說之[16]？孺子其辭焉！”公子重耳對客曰：“君惠弔亡臣重耳[17]，身喪父死，不得與於哭泣之哀以爲君憂[18]，父死之謂何？或敢有他志以辱

---

[1] 桓司馬：春秋時宋國大夫，向戌之孫，名魋。　椁（guǒ果）：外棺。

[2] 靡：奢侈。

[3] “南宮”句：鄭玄注：“敬叔，魯孟僖子之子仲孫閲，蓋嘗失位去魯，得反，載其寶來朝於君。”

[4] 貨：賄賂。《左傳·僖公二十八年》：“曹伯之豎侯獳貨筮史。”《左傳·僖公三十年》：“晉侯使易衍鴆衛侯，寧俞貨醫，使薄其鴆，不死。”

[5] 制：制定法制。　中都：春秋時魯地。孔子曾任中都宰。地在今山東汶上縣西。

[6] 晉獻公：春秋時晉國國君，姓姬，名詭諸。

[7] 秦穆公：春秋時秦國國君，姓嬴，名任好。春秋五霸之一。　重耳：晉獻公之次子，太子申生同父異母弟。太子申生遭讒被獻公殺，重耳出逃，後得國，卽晉文公，也是春秋五霸之一。

[8] 恒：常。

[9] 吾子：你。對對方表示親愛的稱呼。　儼然：嚴肅莊重貌。　服：憂傷服喪。

[10] 喪：失位。此指重耳失位逃亡。

[11] 時：時機。指重耳乘父喪返晉得國之機會。

[12] 孺子：對年幼者的稱呼。

[13] 舅犯：重耳的舅舅名狐偃，字子犯。

[14] 辭：推辭，拒絕。

[15] 仁親：以仁愛對待親人。

[16] 孰：誰。　說：辯解。

[17] 惠弔：仁惠地以言慰問。　亡臣：逃亡之臣。

[18] 與：參與

君義[1]？"稽顙而不拜[2]，哭而起，起而不私[3]。子顯以致命於穆公[4]，穆公曰："仁夫，公子重耳！夫稽顙而不拜，則未爲後也[5]，故不成拜。哭而起，則愛父也。起而不私，則遠利也。"

知悼子卒[6]，未葬，平公飲酒[7]，師曠、李調侍，鼓鐘。杜蕢自外來，聞鐘聲，曰："安在？"曰："在寢[8]。"杜蕢入寢，歷階而升，酌曰："曠飲斯[9]！"又酌曰："調飲斯！"又酌堂上北面坐飲之[10]，降，趨而出[11]。平公呼而進之曰："蕢！曩者爾心或開予[12]，是以不與爾言。爾飲曠，何也？"曰："子卯不樂[13]。知悼子在堂，斯其爲子卯也大矣！曠也，太師也[14]，不以詔[15]，是以飲之也。""爾飲調何也？"曰"調也，君之褻臣也[16]，爲一飲一食，亡君之疾[17]，是以飲之也。""爾飲何也？"曰："蕢也，宰夫也[18]，非刀匕是共[19]，又敢與知防[20]，是以飲之也。"平公曰："寡人亦有過焉，酌而飲寡人。"杜蕢洗而揚觶[21]。公謂侍者曰："如我死，則必無廢斯爵也。"至于今。既畢獻，斯揚觶，謂之杜舉。

孔子過泰山側，有婦人哭於墓者而哀。夫子式而聽之[22]，使子路問

---

[1] 或：又。　　敢：豈敢，怎敢。

[2] 稽顙：跪下叩頭。古時居父母之喪跪拜賓客的禮節。　　拜：拜謝，表示謝意。

[3] 私：私下交談。

[4] 子顯：公子縶，字子顯，是秦穆公派來吊唁的使者。　　致命：復命，回報。

[5] 後：指繼承人。　　不成拜：只稽顙，不拜謝。

[6] 知悼子：晉國之卿，名荀盈，又名知盈。

[7] 平公：晉國國君，名彪。

[8] 寢：後宮。

[9] 飲（yìn 印）：喝酒。此有罰酒之義。

[10] 北面：臉朝北方。

[11] 趨：快跑。

[12] 曩者：剛才。　　開：開導。

[13] 子卯不樂：古人認爲子、卯之日不吉利，故不奏樂。

[14] 太師：樂官之長。

[15] 詔：告訴。

[16] 褻：親近。

[17] 亡：同"忘"。　　疾：憂患。

[18] 宰夫：掌管廚膳的官。

[19] 刀匕是共：卽供刀匕。賓語前置。共，同"供"。

[20] 敢與知防：膽敢參與主管防止違禮之事。

[21] 揚：舉。　　觶（zhì 志）：古代酒器。

[22] 式：通"軾"，車前橫木。供扶手用。用作動詞。

之曰[1]："子之哭也，壹似重有憂者[2]。"而曰[4]："然。昔者吾舅死於虎[5]，吾夫又死焉，今吾子又死焉。"夫子曰："何爲不去也？"曰："無苛政。"夫子曰："小子識之，苛政猛於虎也。"

　　魯人有周豐也者，哀公執摯請見之[6]。而曰："不可。"公曰："我其已夫[7]？"使人問焉。曰："有虞氏未施信於民[8]，而民信之。夏后氏未施敬於民[9]，而民敬之。何施而得斯於民也[10]？"對曰："墟墓之間，未施哀於民，而民哀。社稷宗廟之中[11]，未施敬於民，而民敬。殷人作誓，而民始畔[12]。周人作會[13]，而民始疑。苟無禮義忠信誠愨之心以涖之[14]，雖固結之[15]，民其不解乎[16]？"

　　齊大饑，黔敖爲食於路，以待餓者而食之[17]。有餓者蒙袂輯屨[18]，貿貿然來[19]。黔敖左奉食，右執飲，曰："嗟[20]，來食！"揚其目而視之，曰："予唯不食嗟來之食[21]，以至於斯也！"從而謝焉[22]。終不食而死。曾子聞之，曰："微與[23]！其嗟也可去，其謝也可食。"

【題解】 本文節選自《禮記·檀弓》，據《十三經注疏》本，參考宋元人注《四書五經》本。《禮記》與《周禮》、《儀禮》合稱三禮，都是儒家的經典。《禮記》非一人一時所作，是

---

[1] 子路：孔子弟子，名仲由，字子路。

[2] 壹：實在，確實。孔穎達疏："壹者，決定之辭也。"　　重：重疊。此爲"一再"之義。

[4] 而：乃。鄭玄注："而，猶乃也。"

[5] 舅：公爹，夫之父曰舅。

[6] 摯：通"贄"，古人見面時所帶的禮物。

[7] 其：豈，怎能。　　已：止。意謂"算了"。

[8] 有虞氏：指虞舜。

[9] 夏后氏：指夏禹。

[10] 斯：此。謂信任和尊重。

[11] 社稷：指祭土地和穀神的寺廟。

[12] 畔：通"叛"，反叛。

[13] 作會：舉行盟會。

[14] 誠愨：誠實，質樸。　　涖（lì 立）：臨，君臨。

[15] 固結：安定團結。

[16] 解：離散。

[17] 食（sì 飼）：拿飯給人吃。

[18] 蒙袂（mèi 昧）：用袖蒙住臉。

[19] 輯屨（jù 據）：拖著鞋子。形容身體無力邁不開腳步的樣子。

[20] 貿貿然：眼睛看不清貌。鄭玄注："貿貿，目不明之貌。"

[21] 嗟：帶有輕蔑意味的呼喊聲。

[22] 從：跟隨，追隨。

[23] 微與：不應當啊！微，無。與，表感嘆的語氣詞。

戰國至秦漢之際儒家學者有關《禮》的記載資料彙編。其中大多數文章是孔子弟子及其學生
所寫，還兼收先秦的其他典籍。《禮記》有兩種本子，都是漢人輯錄的。戴德輯錄的叫《大戴
禮記》，原有八十五篇，現存三十九篇。戴聖輯錄的叫《小戴禮記》，共四十九篇，卽現今通
行的本子。自宋代始戴聖的《禮記》被收入十三經中。《禮記》是一部具有相當文學價值的散
文集，有的用生動短小的故事說明某一道理；有的氣勢磅礴，結構謹嚴；有的言簡意賅，意
味雋永；有的擅長心理描寫和刻畫。書中大量富有哲理的格言、警句，精闢而深刻。

　　本文以篇首人物爲篇名，用大量的生活片斷和人物故事來闡述儒家思想的方方面面。從
本文所選七則故事，第一則寫曾子易簀，說明他至死不忘禮教的等級觀念。第二則寫孔子弟
子回憶孔子有無說過“喪欲速貧，死欲速朽”的話表達儒人對桓魋、南宮敬叔這些貪官的不
滿。第三則寫晉公子重耳不受秦穆公的利誘而以父喪守孝爲重的君子品德。第四則寫宰夫杜
蕢在晉卿知悼子喪事期間對晉平公等人不禮行爲的譴責。第五則寫苛政猛於虎，表達了孔子
的仁政思想。第六則寫魯人周豐與魯哀公的對話，說明要使民做到禮儀忠信，當權者必須身
教重於言教。第七則“不食嗟來之食”的故事，表達了儒家珍重人格的思想。

　　【閱讀24】

保　傅[1]

　　易曰。正其本。萬物理。失之毫釐。差之千里。故君子慎始也[2]。春秋之元[3]。詩之關雎。
禮之冠婚。易之乾巛[4]。皆慎始敬終云爾[5]。素誠繁成[6]。謹爲子孫。娶妻嫁女。必擇孝弟世世
有行義者[7]。如是則其子孫慈孝。不敢淫暴。黨無不善[8]。三族輔之[9]。故曰。鳳凰生而有仁義
之意。虎狼生而有貪戾之心。兩者不等。各以其母。嗚呼。戒之哉。無養乳虎。將傷天下。
故曰素成胎教之道。書之玉板。藏之金匱。置之宗廟。以爲後世戒[10]。青史氏之記曰。古者
胎教。王后腹之七月而就宴室[11]。太史持銅而御戶左[12]。太宰持斗而御戶右[13]。比及三月者。

1　保傅：古代輔導天子和諸候子弟的官員。
2　甚：重，重視。
3　元：指元年。《春秋》始于魯隱公元年。杜預注：“凡人君卽位欲其體元以居正。”
4　巛：同“坤”。八卦名。
5　慎始敬終：盧辯注：“元者，氣之始也。夫婦，化之始也。冠婚，人之始也。乾巛，物之始也。獲麟，《春
　　秋》終也。《頌》者，《詩》之終也。吉禮，《禮》之終也。未濟，《易》之終也。此其重始令終之義也。以言
　　人道，當謹始而責終也。”
6　素誠：平素誠信。
7　孝弟：孝敬父母，友愛兄弟。弟，同“悌”。
8　黨：指親族。
9　三族：父族、母族、妻族。
10　“藏之”三句：盧辯注：“斯王業隆替之所由也，當重而秘之，故置於宗廟，藏以金匱也。”
11　宴室：側室。就其側室，閉房而處。
12　太史：瞽者，宗伯之屬，下大夫，掌樂。樂爲陽，故居左。
13　太宰：膳夫，冢宰之屬，上士，掌飲食。飲食爲陰，故居右。

王后所求聲音非禮樂。則太師縕瑟。而稱不習。所求滋味者非正味。則太宰倚升而言曰。不敢以待王太子。太子生而泣。太師吹銅曰。聲中某律。太宰曰。滋味上某。然後卜名。上無取於天。下無取於墜[1]。中無取於名山通谷。無拂於鄉俗。是故君子名難知而易諱也。此所以養恩之道。古者年八歲而出就外舍。學小藝焉。履小節焉。束髮而就大學[2]。學大藝焉。履大節焉。居則習禮文。行則鳴珮玉。升車則聞和鸞之聲[3]。是以非僻之心無自入也。在衡爲鸞[4]。在軾爲和[5]。馬動而鸞鳴。鸞鳴而和應。聲曰和。和則敬。此御之節也。上車以和鸞爲節。下車以珮玉爲度。上有雙衡[6]。下有雙璜[7]。衝牙玼珠以納其間[8]。琚瑀以雜之[9]。行以采茨。趨以肆夏。步環中規[10]。折環中矩。進則揖之。退則揚之。然后玉鏘鳴也。古之爲路車也。蓋圓以象天。二十八橑[11]。以象列宿。軫方以象地[12]。三十輻以象月。故仰則觀天文。俯則察地理。前視則睹和鸞之聲。側聽則觀四時之運。此巾車教之道也。周后妃任成王於身。立而不跂[13]。坐而不羌。獨處而不倨[14]。雖怒而不詈[15]。胎教之謂也[16]。（節選自《大戴禮記·保傅》）

---

[1] 墜：同"地"。

[2] 束发：謂成童。《白虎通》："八歲入小學，十五入太學。"《尚書大傳》："年十三始入小學，見小節，而踐小義；年二十入大學，見大節而踐大義。"

[3] 升車：登車。

[4] 衡：車上橫木。

[5] 軾：車上扶手。

[6] 衡：平玉。

[7] 璜：半璧。

[8] 衝牙：衝在中，牙在傍。

[9] 瑀琚：玼珠之类，赤者曰琚，白者曰瑀。

[10] 環：通"旋"，旋轉。

[11] 橑：通"轑"，車蓋之弓。

[12] 軫：車廂底部後面的橫木。

[13] 跂：分歧。

[14] 倨：傲慢。

[15] 詈（lì 立）：罵。

[16] 胎教：盧辯注："大任孕文王，目不視惡色，耳不聽淫聲，口不起惡言，故君子謂大任爲能胎教也。"

二十五、

漢書藝文志序

　　昔仲尼没而微言絕[1]，七十子喪而大義乖[2]。故《春秋》分爲五[3]，《詩》分爲四[4]，《易》有數家之傳[5]。戰國從衡[6]，眞僞分爭，諸子之言紛然殽亂。至秦患之[7]，乃燔滅文章[8]，以愚黔首[9]。漢興[10]，改秦之敗，大收篇籍，廣開獻書之路。迄孝武世[11]，書缺簡脱[12]，禮壞樂崩，聖上喟然而稱曰："朕甚閔焉[13]！"於是建藏書之策[14]，置寫書之官，下及諸子傳說，皆充祕府[15]。至成帝時[16]，以書頗散亡[17]，使謁者陳農求遺書於天下。詔光禄大夫劉向校經傳諸子詩賦[18]，步兵校尉任宏校兵書[19]，

---

[1] 没：同"殁"，死。　微言：含義深遠而精要的言論。顏師古注："精微要妙之言。"

[2] 七十子：指孔子弟子七十二賢者，舉其成數，故言七十。　喪：死亡。　大義：六經中重大深遠之義，卽儒家的思想學說。　乖：歪曲。此爲"分歧"之義。

[3] "春秋"句：指傳注《春秋》的有左氏（左丘明）、公羊氏（公羊高）、穀梁氏（穀梁赤）、鄒氏、夾氏五家。今存前三家。

[4] 詩分爲四：指傳注《詩經》的有毛（毛亨）、齊（齊人轅固）、魯（魯人申培）、韓（燕人韓嬰）四家。今存毛氏，世稱《毛詩》。另有《韓詩外傳》。

[5] "易有"句：傳注《易經》的有施仇、孟喜、梁丘賀等數家。已佚。

[6] 從（zòng）衡：同"縱橫"。指戰國時七國之間合縱連橫的錯雜政治形勢。　諸子：指先秦各派學者。　殽（xiáo 淆）亂：雜亂。

[7] 患之：憂慮這種形勢。

[8] 燔：焚燒。此指秦始皇三十四年焚書之事。《史記·秦始皇本紀》："非博士官所職，天下敢有藏詩書百家語者，悉詣守尉雜燒之。"

[9] 以：用來。目的連詞。　愚：使……愚昧。使動用法。　黔首：平民的代稱。《史記·秦始皇本紀》："更名民曰黔首。"應劭注："黔，亦黎，黑也。"

[10] 漢興：西漢建國。　敗：弊。指秦始皇焚書的弊政。

[11] 迄：到。　孝武：漢武帝劉徹（公元前 140—前 87 年在位）。　世：代，時代。

[12] 書缺簡脱：文字殘缺，書簡散脱。　簡：竹簡。

[13] 閔：憂慮，痛惜。　焉：之。代詞。

[14] 策：帝王發佈教令的文書。

[15] 祕府：宮廷內部藏秘笈之處。

[16] 成帝：漢成帝劉驁（公元前 32 年—前 7 年在位）。

[17] 以：因爲。　書頗散亡：書籍嚴重地散失。頗，嚴重，很。　謁者：秦漢官名，主管接待賓客事宜。　求遺書：事在漢成帝河平三年（前 26 年）八月，令陳農向天下求遺書。

[18] 光禄大夫：秦漢官名，擔任顧問、應對等事。　校：校勘，校對。

[19] 步兵校尉：漢代武官名，管轄宮廷衛隊，地位僅次於將軍。

太史令尹咸校數術[1]，侍醫李柱國校方技。每一書已，向輒條其篇目[2]，撮其指意[3]，錄而奏之。會向卒[4]，哀帝復使向子侍中奉車都尉歆卒父業[5]。歆於是總群書而奏其《七略[6]》，故有《輯略[7]》，有《六藝略[8]》，有《諸子略[9]》，有《詩賦略》，有《兵書略》，有《術數略》，有《方技略》。今刪其要[10]，以備篇籍[11]。

凡六艺一百三家，三千一百二十三篇[12]。入三家，一百五十九篇；出重十一篇。

六藝之文，《樂》以和神，仁之表也；《詩》以正言，義之用也；《禮》以明體，明者著見，故無訓也；《書》以廣聽，知之術也；《春秋》以斷事，信之符也。五者，蓋五常之道，相須而備[13]，而《易》爲之原。故曰"易不可見，則乾坤或幾乎息矣"[14]，言與天地爲終始也。至於五學，世有變改，猶五行之更用事焉[15]。古之學者耕且養，三年而通一藝，存其大體，玩經文而已，是故用日少而畜德多[16]，三十而五經立也。後世經傳旣已乖離，博學者又不思多聞闕疑之義[17]，

---

[1] 太史令：漢代官名，掌管歷史、天文、曆法。　　數術：指天文、曆法、占卜一類書籍。

[2] 輒：則，就。　條：分條列出。用如動詞。

[3] 撮：摘取。　指意：內容大意。同義複詞。指，同"旨"，意向，要旨。

[4] 會：適逢，正值。　卒：死。

[5] 哀帝：漢哀帝劉欣（公元前6年—前2年在位）。　　侍中奉車都尉：漢代官名，皇帝近侍，掌御乘馬，皇帝出巡時要隨從奉侍。　歆：劉向之子劉歆。　卒：完成，完畢。

[6] 總：匯總，彙編。　奏：進呈給皇上。　七略：劉歆所著書名，爲我國第一部圖書分類目錄學著作，原書已佚。略，概略，概述。

[7] 輯略：總類，講諸書分類之總要，其大體相當《漢書·藝文志》所載。黃侃曰："《漢書·藝文志》即本子駿《輯略》。"（見《說文略說》）

[8] 六藝：經學類。指《易》、《書》、《詩》、《禮》、《樂》、《春秋》六經。史學著作歸《春秋》類。

[9] 諸子略：諸子百家類。　詩賦略：詩歌辭賦類。　兵書略：軍事著作類。　術數略：天文、曆法、占卜類。方技略：醫藥衛生類。

[10] 刪其要：節取其要旨。刪，選取，節取。顏師古注："刪去浮詞，取其指要也"。段玉裁云："凡言刪剟者，有所去即有所取。如《史記·司馬相如傳》曰：'故刪取其要，歸正道而論之。' 刪取，猶節取也。《藝文志》曰：'今刪其要，以備篇籍。' 刪其要，謂取其要也。"

[11] 備篇籍：使目錄書完備。備，使用動法。

[12] "凡六藝"二句：顏師古注："其每略所條家及篇數，有與總凡不同者，傳寫脫誤，年代久遠無以詳知。"

[13] 相須：相互配合。須，依，配合。

[14] 幾乎：近於。

[15] 更（gēng 耕）：交替。師古曰："互也"。

[16] 畜：同"蓄"，聚積。

[17] 多聞：謂求學識廣博。　闕疑：言治學謹慎，對疑難問題缺而不言。

而務碎義逃難[1]，便辭巧說[2]，破壞形體[3]；說五字之文，至於二三萬言[4]。後進彌以馳逐[5]，故幼童而守一藝，白首而後能言；安其所習，毀所不見，終以自蔽[6]。此學者之大患也。序六藝爲九種[7]。

凡諸子百八十九家，四千三百二十四篇。出蹵鞠一家[8]，二十五篇。

諸子十家[9]，其可觀者九家而已。皆起於王道既微，諸侯力政，時君世主，好惡殊方，是以九家之術蜂出並作，各引一端，崇其所善，以此馳說，取合諸侯。其言雖殊，辟猶水火[10]，相滅亦相生也。仁之與義，敬之與和，相反而皆相成也。《易》曰："天下同歸而殊塗，一致而百慮。"今異家者各推所長，窮知究慮，以明其指，雖有蔽短，合其要歸，亦六經之支與流裔[11]。使其人遭明王聖主，得其所折中，皆股肱之材巳[12]。仲尼有言："禮失而求諸野[13]。"方今去聖久遠，道術缺廢，無所更索，彼九家者，不猶瘉於野乎[14]？若能修六藝之術，而觀此九家之言，舍短取長，則可以通萬方之略矣。

凡詩賦百六家，千三百一十八篇。入揚雄八篇。

傳曰："不歌而誦謂之賦。登高能賦可以爲大夫。"言感物造耑[15]，材知深美[16]，可與圖事，故可以爲列大夫也。古者諸侯卿大夫交接鄰國，以微言相感，當揖讓之時[17]，必稱《詩》以諭其志，蓋以別賢不

---

[1] 碎義：支離破碎的僻義。　逃難：逃避他人之攻難。難，詰問，問難。
[2] 便辭：牽強附會，巧爲立說。
[3] 形體：指文字之形體。顏師古注："析破文字之形體也。"
[4] "說五字"二句：顏師古注："言其煩妄也。桓譚《新論》云：秦近君能說《堯典》篇目兩字之說至十餘萬言，但說'曰若稽古'三萬言。"
[5] 後進：後學，後輩。
[6] 蔽：蒙蔽。
[7] 序：按次序排列。用作動詞。　九種：六藝略之九種爲《易》、《書》、《詩》、《禮》、《樂》、《春秋》、《論語》、《孝經》、小學。
[8] 蹵（cù 醋）鞠：古代軍中習武之戲。類似今之足球賽。蹵，"蹴"的異體字。劉向《別錄》曰："蹴鞠者，傳言黃帝所作，或曰起戰國之時。蹴鞠，兵執也，所以講武知有材也。"
[9] 十家：諸子略十家爲儒家、道家、陰陽家、法家、名家、墨家、縱橫家、雜家、農家、小說家。
[10] 辟：同"譬"。
[11] 裔：衣之末，引申爲末流。
[12] 股肱：大腿和手臂。常以喻輔佐君主之大臣。　已：矣。句末語氣詞。
[13] "禮失"句：師古曰："言都邑失禮，則於外野求之，亦將有獲。"
[14] 瘉：同"愈"。
[15] 耑：同"端"。
[16] 知：同"智"。
[17] 揖讓：賓主相見的禮儀。揖，古時拱手禮。

肖而觀盛衰焉。故孔子曰“不學《詩》，無以言”也。春秋之後，周道寖壞[1]，聘問歌詠不行於列國，學《詩》之士逸在布衣[2]，而賢人失志之賦作矣。大儒孫卿及楚臣屈原離讒憂國[3]，皆作賦以風[4]，咸有惻隱古詩之義[5]。其後宋玉、唐勒[6]，漢興枚乘、司馬相如，下及揚子雲[7]，競爲侈麗閎衍之詞，没其風諭之義。是以揚子悔之，曰：“詩人之賦麗以則[8]，辭人之賦麗以淫[9]。如孔氏之門人用賦也，則賈誼登堂，相如入室矣，如其不用何！”自孝武立樂府而采歌謠，於是有代趙之謳，秦楚之風，皆感於哀樂，緣事而發，亦可以觀風俗，知薄厚云。序詩賦爲五種[10]。

凡兵書五十三家，七百九十篇，圖四十三卷。省十家二百七十一篇重入《蹵鞠》一家二十五篇，出《司馬法》百五十五篇入禮也。

兵家者，蓋出古司馬之職[11]，王官之武備也。《洪範》八政，八曰師。孔子曰爲國者“足食足兵[12]”，“以不教民戰，是謂棄之[13]”，明兵之重也。《易》曰“古者弦木爲弧[14]，剡木爲矢[15]，弧矢之利，以威天

---

[1] 寖：同“寖”，漸，逐漸。
[2] 逸：散失。 布衣：平民。
[3] 離：通“罹”，遭受。
[4] 風：通“諷”，諷喻。
[5] 惻隱：淒惻隱痛。《孟子集注》：“惻，傷之切也。隱，痛之深也。”
[6] 宋玉：戰國時楚國鄢人。或說是屈原的弟子。曾爲楚頃襄王大夫。《漢書·藝文志》著錄宋玉賦十六篇。唐勒：楚大夫，與宋玉，景差皆祖屈原之辭令，皆當時辭賦家。
[7] 枚乘（？—公元前140年）：字叔，西漢淮陽人。先後爲吳王濞、梁孝王武文學侍從。漢景帝召任他爲弘農都尉。後以病去官。武帝即位後，以安車蒲輪徵，死於途中。有賦九篇，今存《七發》等三篇。 司馬相如（公元前179年—公元前118年）：字長卿，西漢成都人。武帝時任命爲郎。有《子虛》、《上林》、《大人》等賦。以諷諭爲名，文詞華麗雕琢，成爲漢魏以後文人賦體的模仿對象。 揚子雲（公元前53年—公元前18年）：名雄。西漢成都人，長於辭賦，多仿司馬相如。成帝時獻《甘泉》、《河東》、《羽獵》、《長揚》四賦，拜爲郎。王莽時爲大夫。雄博通群書，仿《易經》、《論語》作《太玄》、《法言》，有文字學著作《訓纂篇》、《方言》，明張溥輯其文爲《揚侍郎集》。
[8] 則：準則。
[9] 辭人：指後代寫辭賦的人。 淫：惑亂。
[10] 五種：詩賦略五種爲屈原等二十家、陸賈等二十一家、孫卿等二十五家、雜賦十一家、歌詩二十八家。
[11] 司馬：官名。《周禮》夏官大司馬之屬，有軍司馬，輿司馬，行司馬。春秋時晉國作三軍。
[12] 足食足兵：見《論語·顏淵》。
[13] “以不教民”二句：見《論語·子路》。
[14] 弦木爲弧：用弦扣於木上之彎曲做成弓。弧，即弓。
[15] 剡木爲矢：將竹子削尖做成箭。剡，銳利。用作動詞，削尖。

下”，其用上矣[1]。後世燿金爲刃[2]，割革爲甲，器械甚備。下及湯、武受命，以師克亂而濟百姓，動之以仁義，行之以禮讓，《司馬法》是其遺事也。自春秋至於戰國，出奇設伏，變詐之兵並作。漢興，張良、韓信序次兵法，凡百八十二家，删取要用[3]，定著三十五家。諸吕用事而盗取之。武帝時，軍政楊僕捃摭遺逸[4]，紀奏兵錄，猶未能備。至于孝成，命任宏論次兵書爲四種[5]。

凡數術百九十家，二千五百二十八卷。

數術者，皆明堂羲和史卜之職也[6]。史官之廢久矣[7]，其書既不能具，雖有其書而無其人。《易》曰：“苟非其人，道不虛行。”春秋時魯有梓慎，鄭有裨竈，晉有卜偃，宋有子韋。六國時楚有甘公，魏有石申夫。漢有唐都，庶得麤觕[8]。蓋有因而成易，無因而成難，故因舊書以序數術爲六種。

右醫經七家[9]，二百一十六卷。

醫經者，原人血脈經落骨髓陰陽表裏[10]，以起百病之本[11]，死生之分[12]，而用度箴石湯火所施[13]，調百藥齊和之所宜[14]。至齊之得[15]，猶慈

---

[1] 上：大，重要。

[2] 燿：通“鑠”，銷熔。顏師古注：“燿，讀與爍同，謂銷也。”

[3] 删取：選取。

[4] 軍政：當作“軍正”，軍中執法之官。　捃（jùn 俊）摭：拾取。

[5] 四種：兵書略四種爲兵權謀、兵形勢、陰陽、技巧。

[6] 明堂：本爲星宿名，東方蒼龍之心宿，後成爲官名，掌管天文曆法之官。　羲和：羲氏、和氏，唐虞時掌管天地四時的官。後爲官名，西漢劉歆曾任此官。　史卜：指史官和占卜官。

[7] 史官之：宋祁云：“‘史官之’字下，舊本有‘術’字。”

[8] 麤觕：皆“粗”之異體字，粗略之義。

[9] 右：以上，上面。豎排版書由右向左寫，故此處稱前邊所列書名在右。　二百一十六卷：今計爲一百七十五卷，少四十一卷。

[10] 原：推原，探求。用作動詞。　落：通“絡”。

[11] 起：立。　本：根本。

[12] 分：分界，界限。

[13] 度（duó 鐸）：揣度，估量。　箴：同“針”，針刺。　石：砭刺。　湯：湯藥。　火：灸法。　所施：施治的方法。

[14] 調：調製。　齊和：指藥物的配方和洽。齊，同“劑“，藥物的劑量。下句“齊”同此。　所宜：適當的比例。

[15] 至齊之得：最恰當的藥劑的作用。得，指取得的療效、作用。

石取鐵，[1]以物相使[2]。拙者失理[3]，以瘉爲劇[4]，以生爲死[5]。

右經方十一家，二百七十四卷。

經方者，本草石之寒溫[6]，量疾病之淺深[7]，假藥味之滋[8]，因氣感之宜[9]，辯五苦六辛[10]，致水火之齊，以通閉解結[11]，反之於平[12]。及失其宜者[13]，以熱益熱[14]，以寒增寒，精氣內傷，不見於外[15]，是所獨失也[16]。故諺曰："有病不治，常得中醫[17]。"

右房中八家，百八十六卷。

房中者，情性之極，至道之際[18]，是以聖王制外樂以禁內情[19]，而爲之節文[20]。《傳》曰[21]："先王之作樂，所以節百事也。"樂而有節，則和平壽考[22]。及迷者弗顧[23]，以生疾而隕性命。

右神仙十家，二百五卷。

---

[1] 慈石：磁石。慈，通"磁"。

[2] 以物相使：用藥物之性能去治療不同的疾病。以，用。

[3] 拙者失理：技術拙劣的醫生違背醫理。

[4] 以瘉爲劇：把病輕治成病重。瘉，同"愈"，病輕，痊愈。劇，重，病重。

[5] 以生爲死：把能救活的病人治死。生，能救活的病人。

[6] 本：根據，本着。 草：指植物藥。 石：指礦物藥。 寒溫：泛指藥物的性質。

[7] 量：衡量，估量。可申爲"診察"。

[8] 假：憑藉。 滋：指藥物的性味功能。

[9] 因：根據。 氣感之宜：對四時氣候的感受所適宜的情況。

[10] 辯：通"辨"，辨別。 五苦六辛：指五臟六腑所適宜的各種性味的藥物。具體說法不一，參見《素問・至眞要大論》和《儒門事親・攻裏發表寒熱殊途》。

[11] 通閉解結：使閉塞疏通，使鬱結解除。使動用法。

[12] 反之于平：使之回復正常。反，同"返"，回復。使動用法。平，正常。

[13] 及：至於。 失其宜者：指治療失當的醫生。

[14] 益熱：增加其熱。益，增。

[15] 見：同"現"，顯露，表現。

[16] 是所獨失：這種情況是不一般的過失啊。獨，偏。此爲特別，不一般，嚴重之義。

[17] 中醫：指不好不壞的中流醫生。言有病不治，雖不能得上等良醫治愈，也不至於被下等庸醫治壞，常可得有時治愈、有時治壞的中流醫生的療效。宋代葉夢得《避暑錄話》云："世言：'不服藥，勝中醫。'此語雖不可通行，然疾無甚苦，與其爲庸醫妄投藥反敗之，不得爲無益也。"

[18] "情性之極"二句：言陰陽交會乃情性之極致，大道之體現。際，會合，交合。《禮記・大傳》："同姓從宗，合族屬；異姓主名，治際會。"鄭注："際會，婚禮交接之會也。"

[19] "制外樂"句：謂製作房室之外的音樂用來節制房中之情欲。

[20] 節文：禮節儀制。

[21] 傳：解釋經典的著作叫傳。此處指《左傳・昭公元年》，見本書《晉侯有疾》。

[22] 和平壽考：氣血平和，壽命長久。

[23] 迷者：指不懂養生之道，沉迷色欲的人。

神僊者，所以保性命之眞，而游求於其外者也¹。聊以盪意平心²，同死生之域³，而無怵惕於胸中⁴。然而或者專以爲務，則誕欺怪迂⁵之文彌以益多，非聖王之所以教也。孔子曰："索隱行怪，後世有述焉⁶，吾不爲之矣。"

凡方技三十六家，八百六十八卷。

方技者，皆生生之具⁷，王官之一守也⁸。太古有岐伯、俞拊，中世有扁鵲、秦和，蓋論病以及國⁹，原診以知政。漢興有倉公。今其技術晻昧¹⁰，故論其書，以序方技爲四種¹¹。

大凡書，六略三十八种，五百九十六家，萬三千二百六十九卷。入三家，五十篇，省兵十家。

【題解】 本文節選自《漢書·藝文志》，據中華書局排印本。作者班固（公元 32 年—公元 92 年），字孟堅，扶風安陵（今陝西省咸陽市東）人，東漢史學家和辭賦家。九歲就會寫作，及成年已成爲一個博學之士。父班彪，生平喜好著述，專心史籍，作過《史記後傳》六十五篇。班固二十三歲時，就着手來完成他父親的這部著作。有人上書告他私改國史，下獄。弟班超上書力辨，得釋，後漢明帝劉莊知其著述之意，召爲蘭臺令史，共校秘書，奉詔續述父著。他在六十五篇的基礎上，另成體系，再行組織，經過二十多年，修成《漢書》，爲後世斷代史的寫作開創了先例。後因在竇憲幕府作事，竇憲擅權失勢自殺，班固受到牽累，免官，死於獄中。而《漢書》尚有《八表》和《天文志》未完成，漢和帝劉肇命其妹班昭補作，又命同郡人馬續幫助班昭完成了《天文志》。這樣，全書共一百篇，記自高祖劉邦元年（前 206），至王莽地皇四年（西元 23 年）共 229 年的歷史，稍改《史記》體例，有十二帝紀、八表、十志、七十列傳四個部分，爲紀傳體斷代史之開山之作，但成就不及《史記》，然總的來說，《漢書》在中國學術史上的地位亦不能低估。

1 "游求"句：謂游於方外，以求長生。
2 盪意平心：淨化意念，平定心境。盪，"蕩"的異體字，蕩滌，洗刷。
3 "同死生"句：把死與生的區域視爲相同，以淡化對死亡的恐懼。
4 怵惕：恐懼。
5 誕欺怪迂：荒誕欺詐怪異迂曲。顏師古注："誕，大也。迂，遠也。"
6 "索隱"三句：顏師古注："《禮記》載孔子之言。索隱，求索隱暗之事，而行怪迂之道，妄令後人有所祖述，非我本志。"述，傳述。
7 生生之具：使生命生長不息的工具。前一"生"字是使動用法。
8 王官：天子之官。 守：職守，職務。
9 "論病"二句：論說、分析國君的病情，可以推論、分析出國情；根據診視國君的證候，可以推知國家的政事。例如扁鵲察病知政，事見《戰國·策秦策》。醫和察病知政，事見《國語·晉語八》："文子曰：'醫及國家乎？'醫和對曰：'上醫醫國，其次醫人，固醫官也'。"又見本書《晉侯有疾》。
10 晻昧：湮沒，埋沒。晻，同"暗"。
11 序：依次排列。 四種：方技略之四種爲醫經、經方、神仙、房中。

《藝文志》系據劉向父子《別錄》、《七略》著錄而成，是我國現存最早的目錄學文獻，共收書三十八種（類），五百九十六家，一萬三千二百餘卷，分類簡述其學術思想的源流演變。本文選取了《藝文志》的總序、六略各序及方技略四類小序。總序中，概述秦漢以來圖書典籍的播遷經歷，記載劉向父子奉詔校書概況；六略各序分別概述六藝、諸子、詩賦、兵書、數術、方技等六大類圖書的源流及得失；方技略中醫經、經方、神仙、房中的小序，分別概述其內容和作用。所列書目，現大都佚失，但從中可窺知當時醫學著述已相當豐富，對學習理論十分重視，並對醫生提出了嚴格要求。

【閱讀】

羣經古方論

　　內經素問世稱黃帝岐伯問答之書及觀其旨意殆非一時之言其所撰述亦非一人之手劉向指為諸韓公子所著程子謂出於戰國之末而其大略正如禮記之萃於漢儒而與孔子子思之言并傳也蓋靈蘭祕典五常政六元正紀等篇無非闡明陰陽五行生制之理配象合德實切於人身其諸色脈病名針砭治要皆推是理以廣之而皇甫謐之甲乙楊上善之太素亦皆本之於此而微有異同醫家之大綱要法無越是書矣然按西漢藝文志有內經十八卷及扁鵲白氏二內經凡三家而素問之目乃不列至隋經籍志始有素問之名而不指為內經唐王冰乃以九靈九卷牽合漢志之數而為之註釋復以陰陽大論託為其師張公所藏以補其亡逸而其用心亦勤矣惜乎朱墨混淆玉石相亂訓詁失之於迂疏引援或至於未切至宋林億高若訥等正其誤文而增其缺義頗於冰為有功今於各篇之內註意與經相類者仍斷章摘句而釋以己意冀與同志商榷非敢妄議前修也

　　內經靈樞漢隋唐藝文志皆不錄隋有針經九卷唐有靈寶註及黃帝九靈經十二卷而已或謂王冰以九靈更名為靈樞又謂九靈尤詳於針故皇甫謐名之為針經卽隋志針經九卷苟一書而二名不應唐別出針經十二卷也所謂靈寶註者乃扁鵲太元君所箋世所罕傳宋季有靈樞略一卷今亦湮沒紹興初史崧并是書為十二卷而復其舊較之他本頗善學者當與素問并觀蓋其旨意互相發明故也

　　本草三卷舊稱神農本經漢藝文志未詳至梁陶隱居始尊信而表章之謂此書應與素問同類但後人多更修飾之耳秦皇所焚醫方卜術不與故猶得全錄及遭漢獻之遷徙晉懷之奔迸文籍焚燹千不遺一今之所存有此三卷是其本經然所出郡縣乃多後漢時制疑張仲景華元化所記舊經之藥止三百六十五種因而註釋分為七卷唐李英公勣與蘇恭參考得失又增一百一十四種分為二十卷世謂之唐本草宋劉翰等又附益醫家當用者一百二十種偽蜀孟昶亦命其臣韓保昇等以唐本圖經參考增廣世謂之蜀本草至宋掌禹錫等補註新舊藥合一千八十二種定以白字為神農所說黑字為名醫所傳草石之品可謂大備也若雷公以下蔡邕徐大山秦承祖王季璞鄭虔諸公所撰名本草者凡三十九部三百五十卷雖顯晦不齊無非輔翼舊經焉耳近代陳衍作本草折衷王好古作湯液本草亦刪繁之遺意也竊意舊記郡縣古今沿革不同及一物而根苗異名或同名異質而主療互見者尚須考定俾歸於一可也

　　難經十三卷乃秦越人祖述黃帝內經設為問答之辭以示學者所引經言多非靈素本文蓋古

有其書而今亡之耳隋時有呂博望註本不傳宋王惟一集五家之說而醇疵或有相亂惟虞氏粗爲可觀紀齊卿註稍密乃附辨楊元操呂廣王宗正三子之非周仲立頗加訂異而考証未明李子野亦爲句註解而無所啟發近代張潔古註後附藥殊非經意王少卿演繹其說目曰重元亦未足以發前人之蘊余嘗輯諸家之長先訓詁而後辭意竊附鄙說其間以便後學未敢以爲是也

傷寒論十卷乃後漢張機仲景用素問熱論之說廣伊尹湯液而爲之至晉王叔和始因舊說重爲譔次而宋成無己復爲之註釋其後龐安常朱肱許叔微韓祗和王實之流固亦互有開發而大綱大要無越乎吐汗下溫四法而已蓋一証一藥萬選萬中千載之下如合符節前修指爲羣方之祖信矣所可憾者審脈時泪王氏之言三陰率多斷簡況張經王傳亦往往反復後先亥豕相雜自非字字句句熟玩而精思之未有能造其閫奧者陳無擇嘗補三陰証藥於三因論其意蓋可見矣近人徐止善作傷寒補亡恐與先哲之意不合余因竊舉大要以補成氏之未備知醫君子或有所取也

脈經十卷乃西晉太醫令王叔和本諸內經素問九靈及扁鵲仲景元化之說哀次而成實醫門之龜鏡診切之指的自與近代倣託鈴決者不同歷歲旣深傳授不一各祕所藏互有得失至宋祕閣林億等始考証謬妄頗加改易意其新譔四時經之類皆林氏所增入陳孔固何大任毛升王宗卿輩皆嘗審訂刊傳今不多見近人謝堅白以其所藏善本刻於豫章傳者始廣余嘗擿其精語并引內經之辭作診切樞要二卷非敢翦其冗復間亦補其缺漏且附私語各條之下以與同志研究爾

脈訣一卷乃六朝高陽生所譔託以叔和之名謬以七表八裏九道之目以惑學者通眞子劉元賓爲之註且續歌括附其後辭旣鄙俚意亦滋晦今代王光國删其舊辭而益以新語旣不出其畦逕安能得乎原本余如青溪徐裔甄權李上交輩皆自譔著凡十餘家亦每蹈襲前說在叔和之所不取讀者止記入式歌以馴至乎脈經可也

病原論五十卷乃隋大業太醫博士巢元方等奉勅譔集原諸病候而附以養生導引諸法哀成一家之書醇疵相混蓋可見矣宋之監署乃用爲課試元復循襲列醫門之七經然附會雜揉非復當時之舊具眼者當自見之吳景賢亦作病源一書近代不傳

中藏經八卷少室山鄧處中云華先生佗游公宜山古洞值二老人授以療病之法得石牀上書一函用以施試甚驗余乃先生外孫因弔先生寢室夢有所授獲是書於石函中其託僞荒誕如此竟不考傳獄吏焚書之實其僞不攻自破按唐志有吳普集華佗藥方別無中藏之名普其弟子宜有所集竊意諸論非普輩不能作鄧氏特附別方而更今名耳蓋其方所用太平錢并山藥者蓋太平乃宋熙陵初年号薯蕷以避后陵偏諱而始名山藥其餘可以類推然脈要及察聲色形証等說必出元化遺意覽者細爲審諦當自知之

聖濟經十卷宋徽宗所作大要祖述內素而引援六經旁及老氏之言以闡軒岐遺旨政和間頒是經於兩學辟雍生吳褆爲之講義若達道正紀等篇皆足以裨益政道啟迪衆工餘如孕元立本制字命物二三章釋諸字義失於穿鑿良由不考六書之過瑕疵具存固無害於美玉也(選自呂復《群經古方論》。有删節)

通論九、目錄版本校勘

（一）目錄

1. 目錄釋義及源起

"目"是題目、篇目，即一本書或一篇文章的篇名。"錄"是敘錄。文獻學上所講的目錄是指系統編次古代文獻，將其篇名、作者、內容提要、出版年月、校勘情況、學術評價等敘錄下來。它與圖書館目錄和每本書前所載目次是不同的。

至於"目錄學"和"目錄書"，混言之，一切有關目錄的著作統稱目錄學。析言之，目錄書是將群書按系統著錄的工具書。目錄學是研究圖書分類狀況和辨章學術、考竟源流的科學。此外，論述這種科學的專著均屬目錄學的範疇。如北宋鄭樵《通志·校讎篇》、清代章學誠《校讎通義》、近人姚明達《中國目錄學史》、汪國垣《目錄學研究》、余嘉錫《目錄學發微》、呂紹虞《中國目錄學史稿》、馬繼興《中醫文獻範疇論》等。

目錄學起源於孔子編次六經。他編次整理《書》、《詩》，並口述或寫出其寫作旨意。如《書·盤庚序》云："盤庚五遷，將治亳殷，民咨胥怨，作《盤庚》三篇。"

最早將目錄二字連稱是始于西漢劉向的校書工作。其所著《別錄》（已佚），是我國最早的文獻目錄專著。《別錄》是按書目臚列，將所有敘錄彙編成冊，別行於世，故稱"別錄"。劉向校書未畢而逝，漢哀帝復使其子劉歆卒父業。劉歆在《別錄》基礎上，將其分類而成《七略》（已佚），開創了我國文獻目錄分類法。《七略》是我國最早的分類目錄專書。東漢班固在《七略》基礎上寫成《漢書藝文志》。實際上《漢書藝文志》只是摘取《七略》中之《輯略》而成，這是我國現存最早的目錄分類專書。

2. 研究目錄學的意義

目錄之學是泛舟學海的向導，科學研究的指南。清人王鳴盛在《十七史商榷》中說："目錄之學，學中第一要事。必以此問塗（途），方得其門而入。然此事非苦學精研、質之良師，未易明也。"又說："凡讀書最切要者目錄之學，目錄明，方向明，方可讀書；不明，終是亂談。"我國古代典籍浩如煙海，我們只有從目錄入手，才能摸清自己研究的專業所必讀之書，這樣才能做到事半功倍。因此，掌握目錄學知識，對於研究古代醫學文獻的意義有如下幾點：

（1）知梗概 明出處 掌握綫索

通過目錄書（古稱簿錄），可以對各種醫書的基本內容或評價有一個總的概念，對所研究問題的內容與出處，初步做到心中有數，爲查閱資料提供方便和綫索，避免出現挂一漏萬或以偏概全的缺點。

（2）查存佚 究源流 決定取捨

有的目錄書中注明了古籍的存佚、卷數、撰者、注者、校訂者等內容，有的還附有提要

（古稱敘錄）、版本特徵、撰寫或刊印年代、書名出處等，有的還抄錄了原序、跋、例言、目錄、考證、書評等。通過這些記載，可以決定對版本資料的取捨。

（3）辨真僞　正訛誤　考證年代

可根據目錄學著作本身的年代（因爲它較確切，其所載書目當然要早於它）來辨僞正訛。

（4）博涉獵　廣視野　增益知識

通過目錄書可以廣泛地瞭解到非醫學著作中的有關醫學的資料，即使是一鱗半爪，有時竟是不可多得的零金碎玉，可用作佐證或研究綫索。還可以通過目錄書瞭解書目編制法、掌握其原則，從而學會編制書目。

3. 中國古代目錄學著作的類別

我國古代目錄學著作，可按其旨趣、撰家、年代分爲三大類別。

（1）按目錄旨趣分，可分爲下列四種目錄書：

①究源性目錄（目錄家之目錄）：

這是以辨章學術、考竟源流爲旨趣的目錄。它籠罩古今，綱紀群籍，部次甲乙，窮源竟委，究其流別，有小序序其學術。如《漢書藝文志》等史志目錄皆屬此類。清代張壽榮《八史經籍志》堪稱自漢迄明圖書目錄之總匯。

②辨僞性目錄（藏書家之目錄）：

這是以鑒別舊槧，校讎異同爲旨趣的目錄。如明黃虞稷《千頃堂書目》、清陸心源《皕宋樓讀書志》等。這類目錄書考證版本，辨別真僞。有的甚至著錄某一時代的版本，如清徐乾學《傳是樓宋元本書目》就是注記宋元版本的。而明末清初錢曾的《讀書敏求記》是我國第一部研究版本目錄的專書。

③提要性目錄（讀書家之目錄）

這是以提要鈎玄、治學涉徑爲旨趣的目錄。如宋晁公武《郡齋讀書志》、陳振孫《直齋書錄解題》等。這類書目每一目下有小序，小序下有解題，注重提要，論其指歸，辨訛謬，述撰旨。《四庫書總目提要》亦屬此類。

④專業性目錄（專門家之目錄）：

這是以彙集專門、部次條列專業著作爲旨趣的書目。中醫專業的目錄書很多，明代以前的大都亡佚，明代殷仲春《醫藏書目》是現存最早的醫書目錄，收錄醫書 409 部，分 20 類。清代以來中醫專業目錄書很多，茲不贅述。

（2）按目錄書的撰家分：

①官簿（官家之目錄）：

這是由歷代朝廷派員專修的書目，如劉向《別錄》、劉歆《七略》、晉代《中經新簿》、北宋的《崇文總目》等。

②私錄（私家藏書之目錄）：

由私人藏書家、讀書家或專門家所撰著，其旨趣屬提要性目錄。私家藏書起源很早，《莊子·天下篇》有"惠施多方，其書五車"之載。漢代私藏之風大興，長沙馬王堆三號漢墓所出土 10 種古籍就是軟侯利蒼兒子生前所藏之書的一部分。後世有南宋晁公武《昭德先生郡齋讀書志》、陳振孫之《直齋書錄解題》、尤袤《遂初堂書目》等。明代以後出現一大批私人藏書樓及其書目。明代寧波范欽於嘉靖四十年（1561）創天一閣，是現存最古老私人藏書樓，在其八十三歲時藏書已七萬卷之多，取《易》"天一生水，地六成之"之義命名，意在防火護書，所編《天一閣書目》十卷，詳其撰者、卷書及刊本、抄本之別，大都節錄原序。

清浙江吳興人陸心源建"皕宋樓"，取名爲儲宋本書二百種之義，版本價值極高，樓内藏書極富，著《皕宋樓藏書志》一百二十卷。陸死後，其子在光緒三十二年（1907）以十萬金售於日本岩崎彌之初財團，現藏于日本東京"靖嘉堂文庫"。

明代常熟毛晉創"汲古閣"，其子毛扆撰《汲古閣珍藏秘本書目》一卷，多宋版影抄、元人手抄及精抄本，且有標價，每本高達四兩之上。

此外尚有菉竹堂、萬卷堂、千頃堂、致爽閣、述古堂、鐵琴銅劍樓、士禮居、海源閣、八千卷樓、涵芬樓、絳雲樓、竹深堂、傳是樓等私人藏書樓，難以盡述。

③史志（史家之目錄）：

由歷代史家撰修正史所收書目，即歷代史書中的《藝文志》、《經籍志》，後世稱"史志目錄"。

4. 我國古代圖書編目分類法

我國古代圖書分類的方法先後共有過兩種方法，即六略分類法和四部分類法。

（1）六略分類法：

此分類法是由劉向奠定基礎，其子劉歆正式創立。

劉向（公元前 77？—前 6 年），原名更生，字子政，沛人，爲西漢經學家、文學家、目錄學家。《漢書·楚元王傳》敍述他爲人簡易，無威儀，廉清樂道，不交接世俗。專積思於經術，盡誦書傳。夜觀星宿，或不寐達旦。元帝時，曾因用陰陽災異推論財政得失，彈劾外戚宦官專政誤國，兩次入獄。成帝即位後，再度起用，改名劉向，升光祿大夫，令校中五經秘書，後又任中壘校尉。其子劉歆（約公元前 53—公元 23 年），字子駿，曾與父同校書秘閣。劉向去世後，哀帝即令劉歆繼承父業，王莽篡位後曾被命爲國師，後因謀誅殺王莽，事泄而自殺。

①六略分類法形成的基礎——劉向《別錄》。

目錄之書以劉向《別錄》为鼻祖。劉向奉詔校書，在每書校定以後，就寫出敍錄，其内容包括：著錄書名篇目，敍述校勘經過，介紹撰者生平、思想，說明書名含義，敍述撰著原委，指出文獻性質，辨別文獻真偽，評論思想是非，指出史實正訛，剖析學術源流，評定文獻價值等。劉向"別集衆錄"，計二十卷，命名爲《別錄》。它是由劉向校書時所撰各書敍錄的彙編本，他並沒有對群書加以分類。劉向去世後，劉歆在《別錄》的基礎上，刪繁節要，加以分類，"於是總群書而奏其七略"，撰成我國第一部圖書分類目錄書《七略》。

所謂六略——劉歆的《七略》分爲：輯略、六藝略、諸子略、詩賦略、兵書略、術數略、方技略七個部分。其中"輯略"是六略之總最，諸書之總要，綜述學術源流，相當於緒論，即《漢書藝文志》所載各略小序略序，所以冠在六略之前。而登記書名的門類實際上只有六略，漢人便直稱爲六略。這就是我國目錄學分類的開端，即後世沿用的六略分類法。

《漢志》六略收書凡三十八種。具體內容可參閱本教材二十五課課文及有關注釋，此處不再贅述。

②醫書與六略的關係：醫書在六略中獨佔一略——方技略，這不僅說明在秦漢時代我國醫學著作之豐富，亦可見我國醫學科學發展的高度。"方技略"中分醫經、經方、房中、神仙四種，計 36 家 881 卷，如此豐富的研究成果，這在人類醫學史上是獨有僅見的。

另外，在其他五略中也有與醫學理論有關的書。如諸子略的陰陽家、道家之類。

事實證明，任何一部目錄學專著不可能將天下之書著錄殆盡。秘藏之本、遺漏之篇，必然難以收集編錄。如《史記·倉公傳》中的《診籍》、長沙馬王堆三號漢墓中的醫書等，《七略》、《漢志》均未收入。因此，我們在對古代文獻進行研究時，雖可根據目錄之書考證文獻年代及流傳情況，但不可能以一部目錄之書而斷言其真偽存佚。

③《七略》對後世的影響：《七略》所體現的目錄學思想，其影響至為深遠，其"六略分類法"也一直影響到後世。如王儉《七志》、阮孝緒《七錄》、李淑《邯鄲圖書志》、鄭樵《通志·藝文略》、鄭寅《鄭氏書目》、孫星衍《祠堂書目》等，都是繼承《七略》分類法的。

（2）四部分類法

①四部的創制

我國圖書編目分類至魏晉又創新法——四部分類法。這是我國圖書編目分類的另一系統。它始于魏晉，盛行於南北朝，至唐而始以為永制。

魏元帝（曹奐。公元 260—265 年在位）時，秘書部鄭默編定一部圖書目錄，名曰《中經簿》。到晉武帝（司馬炎。公元 265—290 年在位）時秘書監荀勖根據《中經》另編《中經新簿》，分甲、乙、丙、丁四部統括群書。其中：

甲部：六藝、小學

乙部：古諸子家、近代子家、兵書、數術

丙部：史記舊事、皇覽簿、雜事

丁部：詩、賦、讚、汲塚書（汲郡大塚所見先秦之古書）

荀勖所定四部，取消了方技的名稱，而將其歸入乙部的數術類。

東晉李元將荀勖所定次序加以調整，並易名為經、史、子、集四部，即將史部提前與子部換位。後來唐初官修《隋書·經籍志》就直接標明經、史、子、集四部，從而確定下來。其後官私藏書多以此為法，遂成我國古代圖書分類史中最長久的一種分類法，一直到清代《四庫全書》以及民國年間的《四部叢刊》、《四部備要》等都是按四部分類的。

②四部的內容及其與醫學的關係：

經部：是指儒家的經典著作，這是封建統治者根據政治的需要而確定下來的特殊部類。這些是統治者認為有助於其思想統治的必讀之書，即《十三經》。

孔子刪定六經：《易》、《書》、《詩》、《禮》、《樂》、《春秋》。秦火後亡《樂經》，漢武帝罷黜百家，獨尊儒術，是故有五經。

東漢時《禮經》分為三：《周禮》、《儀禮》、《禮記》。是故有七經。

魏晉時將《春秋》三傳——《左傳》、《公羊傳》、《穀梁傳》並列為經，是故有九經。

隋唐時將《孝經》、《論語》、《爾雅》定為經，是故有十二經。

北宋中期以後，提升《孟子》入經部，遂成十三經。

十三經是儒家思想的大成之彙，是封建社會思想統治的金科玉律，兩千多年來一直被奉爲不可冒犯的神聖經典。

由於經部書籍歷來被社會重視，因此大量的注經之書也被列入經部。另外，《樂經》雖佚，但後世凡有關考究樂章、闡述樂律者，或廟堂頌歌而不在藝術範圍内者，也都歸入經部。《爾雅》本屬講解詞義的詞典，似不應列入經部，但因歷來相傳爲周公所作，是古聖賢的作品，故亦列爲經，並由此而把講文字、講音韻、講訓詁之書也都歸於經類，甚至實爲小學而考金石、甲骨文字等書亦附於經類。

經部的書沒有專門收集醫書，但醫書與經部亦有關係。經書中有關於醫事制度的記載，《易》、《書》中關於陰陽五行的記載，對醫學發展起過積極作用。《春秋》三傳中還有大量醫學文獻資料的記載。這些都是有關古代醫學的珍貴文獻。

史部：指二十五史、《資治通鑒》等記載國家、社會、人物、事件演變的書。

史部與醫學關係較大，醫家傳記、醫案、醫書目錄等内容在史書中都有記載。

子部：記錄各個學派思想言行的著作皆曰“子”，範圍很廣，凡政治、哲學、宗教、軍事、天文、曆法、農法、醫學、數學、藝術、小說、筆記、類書等皆可列子部。

子部與醫學關密切，除醫家類外，子部中其他類亦收入醫學專著，如道家類的《道藏》就收有醫書十四種、導引氣功書22種、養生書16種。

集部：凡詩文彙而輯之者皆曰“集”。集部是古典文學作品的屬類。有別集（個人專集）：總集（一個時代同類作品彙輯，如《全唐詩》）、詩文評傳、詞曲等。

集部與醫學也一定關係者，如唐代吳筠《宗玄集》中的講養生的《形神可固論》、劉禹錫的《鑒藥》《述病》、白居易、蘇東坡等詩中的氣功詩、養生詩，此外還有藥名詩等。

四部分類法雖然沿用千數百年，但古人亦深感難括群書。故四部實爲一個總綱，每一部下又多列子目。即使這樣，亦感不便，所以亦有另行分類者。隨着現代科技文化的高速發展，圖書分類法必將愈臻完善。

（二）版本

1. “版本”釋義及其源起

欲知版本之起源，當先知文獻之史況。

我國最早的文獻是殷墟甲骨卜辭。殷商崇信神權，王侯貴族不論是國家大事還是日常生活都要占卜，並刻在龜甲或牛羊的肩甲骨上，這是很有價值的歷史文獻。公元前1300年，即殷商後期出現了銅、錫合金的青銅器，統治者於上面刻字鑄字。春秋戰國時期戰爭頻繁，將亡之國往往將重器埋於地下，以免被敵人掠去，貴族死後也用以殉葬。上面的文字是一種檔案性質的資料。後又有石刻文字，即石鼓文。據今人研究定爲秦器。但甲骨卜辭、青銅銘都不是正式的書，石刻文字雖然刺激了雕版刷術的發明，但也只是接近正式的書罷了。

正式稱作書籍的是竹簡木牘的書，即簡策。但簡策翻閱不便，攜帶困難，有“笨重簡策”之談。大約與簡策同時有縑帛的書，但縑帛價格昂貴，一般人用不起，直到紙的發明，書籍才漸漸多起來。但簡策、縑帛、紙張，唐宋以前都是手抄的書，至於版印、刊刻各種印刷的書都是在唐宋以後。

明白書籍的發展簡史，現在來談版本及其起源。

版,《說文》:"版,片也。"又《說文》:"片,判木也,從半木。"即剖開的木頭片子,是古代用以書寫的工具。在造紙術發明之後,有了印刷術,它就是刻書印書的工具。

《論衡·量知篇》云:"截竹爲筒,破以爲牒,加筆墨之迹,乃成文字。大者爲經,小者爲傳記。斷木爲槧,析之爲版,刀加刮削,乃成奏牘。"其中"牒"是指竹片(即簡),牘是木片,即書版。其《墨知篇》又云:"簡之所容,一行字耳。牘乃方版,版廣于簡,可以並容數行。凡爲書,字有多少,一行可盡者,書之于簡;數行可盡者,書之于方;方所不容者,乃書於策。""策",亦作"冊",是將許多竹簡或木片串起來,以構成一篇文字,故也叫"篇"。編串簡牘的繩子叫編。簡策外邊用來包裝的布帛或竹簾叫"帙",即書套。故又可稱"一編"或"一帙"書。這是"版"的由來。

至於書的計量單位稱本,則跟帛書有關。《論語》:"子張書諸紳。"又《墨子》:"書于竹帛,鏤于金石。"帛書往往很長,要保存它,只好把它卷起來,爲捲起方便,須一木軸。用木軸卷起來的書叫卷軸。一書可以有一卷,也可以有好多卷,這就是書稱"卷"的起源。許多書積於一架,爲檢閱方便,就將軸頭露出來,還可在軸頭上標明卷次,這軸頭就像這卷軸的根。《說文》:"本,木下曰本。""本"即"根"。清人葉德輝《書林清話》云:"今人稱書之下邊曰書根,乃知'本'者,因根計數之詞。"由上可知"版"名源於簡牘,"本"名源於縑帛。

正式將書稱爲本,始于西漢劉向《別錄》。至於"版本"連稱,則始于隋唐時期雕版印刷術發明之後,至宋此事大行。不過當時專指雕版印刷的書,而不是指手寫本。由於約定俗成,後世相沿不改,就以版本通稱各種書本。

因此,所謂版本,就是一部書的不同本子。一部書經過多次傳抄或刻印,形成各種本子的差異。如內容的增刪修改,刻寫字體的大小,版面的改變,印刷的精粗,以及裝訂的形式均有不同。版本的範圍應包括木本、竹簡本、木牘本、縑帛本、紙寫本、活字本、鉛印本、照相本、石印本等。

2. 版本學及研究版本學的意義

所謂版本學,就是研究古書刊刻和流傳的情況,考察版本真僞優劣的科學。因此掌握和瞭解版本學一般知識是必要的。這主要是指:古代書籍發展簡史、版本的分類、版本的流傳系統、版本的術語、版本的監別法等。因爲在古籍研究中必須弄明哪個版本好,哪個不好,以免爲劣本所誤。

古書流傳至今,經過輾轉抄寫,一再刻印,字有訛誤,文有刪改,或遭兵燹水火,脫訛散失嚴重。或因書賈作僞,真僞難辨;或撰者託名仿古,菁蕪莫識。如《中藏經》託名華佗;唐代王冰《玄珠密語》早已失傳,現傳之《玄珠密語》乃後人託名所作。但究系何人,作於何時,已成千古之謎。只有通過對版本的深入研究,也許能揭開這個令人難解之謎。

我們今天研究中醫古籍版本,就是利用有關版本學的知識來推本求源,是正得失,注其錯訛,補綴遺文,爲學術研究服務。

3. 版本名稱簡述

由於分類角度的不同,所以書籍版本的名稱衆多。非刻非印類的有簡牘本、縑帛本、卷軸(紙葉卷子)、抄本(唐以前稱寫本。影抄本和稿本亦屬此類,且價值很高);有原刊本和重刊（翻刻）本先後之分；有精刊（校刻）本、影刊本、通行本、邋遢本精粗之分；有官刻本（監本、經廠本、殿本、司局本、藩本、太醫局本）、私刻本（家刻本）、坊刻本（清以前書商刻本）司事不同之分；有全本、殘本、修補本、百納本（用許多不同版本拼湊而成）、配補本（以某殘本爲基礎，取同書其他版本補足）、刪節本、增補本等全殘增損之別；有墨印本、色印本（朱墨本、五色本）等色彩之異；有木刻本、活字本、寫印本（石印、油印）、影印本（攝影製版、油墨印刷）等方式之別；有孤本（國内藏書僅存一份者）、副本（用同一書抄出的複本）、珍本（刻印最早、流傳較少、價值較高而罕見的本子）、善本（内容較好、流傳較少、刻印較精、價值較高的完本、精校精注、舊刻舊抄本）、焦尾本（爐餘之書，略受損傷）等存佚之分；有袖珍本（版式小，可藏於袖中）、巾箱本（義同袖珍本、可藏於巾箱中）、大字本、小字本、上圖下文本等等版式，字體大小不同的書；有宋本、元本、明本、清本之時代之異；有高麗本（朝鮮本）、東洋本（日本本）、越南本等國度之不同；有浙本（杭州、婺州、台州、衢州所刻之本）、閩本（建寧本、建陽本、麻沙、鎮本）、蜀本（眉州）、平陽本（山西平陽府，今臨汾）等地區之異。

最值得注意的是要瞭解宋本、元本、明本、清本的大致情況。

宋本：版印書籍自唐中葉開始，至宋代大盛。然唐版已不復見，故宋本書往往爲後世版本之依據。故爲歷代文獻學家、藏書家所重視。其字體風格：北宋質樸，南宋挺秀。據說明代汲古閣主人毛晉書榜於門曰："有以宋槧本至者，門内主人計葉酬錢，每頁出二百。"以至有"三百六十行生意，不如鬻書于毛氏"的諺語。宋本之所以可貴，因爲它最接近古籍原貌。

元本（包括遼、金）：元代刻書較少，其中心在杭州、建陽、平水等地。字體風格扁方圓活，版式黑口居多。

明本：猶沿元代風格，黑口居多。正德、嘉靖、萬曆三朝刻書最盛。字風又似宋體。

清本：刊印中心在北京、上海、南京、杭州。19世紀中葉後，湘、鄂、魯、晉、川、贛、粵、閩等省相繼成立官書局。如彙刊二十二部子書的《二十二子》就是浙江書局刻印的。清本特點是精校、精勘、精印，各種字體、形式均採用。中央官刊以武英殿爲主，地方以山東官書局刻書最多，此外民間書坊店肆刻書也不少。

4. 版本名詞術語

（1）版框内外名稱

版框：書冊每頁四周所印之欄框。

欄綫：書版四周的界綫。有上下左右四欄。亦有單雙欄之分。單欄綫粗（明末以後），雙欄外粗内細（宋、金、元、明初）。爲了美觀，還有卍字欄（在欄綫内四周刻上類似卍字的圖案花紋）、竹節欄（將邊框欄綫刻成一節一節的竹子）、博古欄（將邊框刻成各種古樂器構成絢麗的圖案）。

行款：指正文的行數和字數。不同時期不同刻家所刻行數和字也有不同。清·江標編有《宋元行格表》，可據以考證版本時代。

行綫：版面用來分行的細綫條，顏色與邊框一致，有固定數目，一般爲八綫九行、九綫十行，多至十一綫十二行。隨版面大小而定。

烏絲欄（黑格）：原指縑帛本在絹素上用烏絲織成的行綫，後指手抄本中用墨繪出的行綫。

朱絲欄（紅格）：原指縑帛本在絹素上用朱絲織成的行綫，後指手抄本中用朱砂繪出的行綫。

版心：書頁正中的折縫處，俗稱書口，通稱版心。

書口：即版心。有黑口（元版，印黑綫）、白口（宋版）、大黑口、小黑口（宋版）、上黑口、下黑口、上下黑口。書口黑綫是幫助折疊整齊的標綫。明初刻本黑口較多，爲了便於檢閱，書口多刻有書名、卷數、頁碼、每卷小題、字數、刻工姓名等。

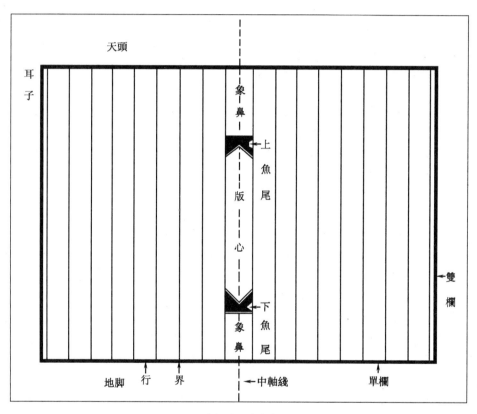

版面示意圖

魚尾：又稱象鼻。在版心中縫刻有魚尾形符號，又似象鼻，故名。只刻一個的叫單魚尾，上下都刻的叫雙魚尾。又有白、黑、花魚尾之分。

版心文字：在魚尾的上下版心空間，題記書名、卷數、頁數、刻工姓名、每頁字數。宋本書多有這些題記。

天頭和地腳：書頁上下兩端欄框外空白處。

眉注（眉批、框上注）：在書眉上注有讀書心得、評語、訂誤、校勘文字和注音文字等。

耳子（欄外框、框外耳格）：突出版框兩旁外的小框。

　　上框擡頭（框外提行）：將帝王或帝室有關的名詞突出至欄框以上（也有將其加上耳子但不封下口）。

　　框内擡頭（框内提行）：將應避諱的字在欄框内另行提高一二格，正文均低兩三格。

　　無框：只有版心沒有欄框稱無框。多見於近代排印本和古代個別手抄本。

　　脫框：原有欄框，重印時未用欄框叫脫框。脫框本必見於重刻本。古本醫書罕見。

　　黑丁：書内偶有四方黑塊或長方黑塊，俗稱黑丁，以示缺文。

　　墨圍：書中某些字的周圍用黑綫圍起。如[疏]。以表示註疏或小標題。

　　牌記：又叫書牌子、木記。指書的序目後邊或是卷末往往刻有刻家姓名、堂號、書鋪字型號、年、月的牌記，以示其出版發行。

　　（2）書型名詞術語：

　　書簽：書皮正面左側貼記的長方形簽條，上寫書名及卷數序號。

　　書腦：綫裝書錐眼釘綫右邊的邊緣部分。

　　書背：書腦外側面的書脊處。

　　書根：綫裝書的最下端。綫裝書只能平放，不能在書背上寫書名和卷序號，因而藏書家就寫在書根上，以便查檢。

　　護葉（副頁）：書皮後另加的空白紙，供保護書葉或題記用。又稱扉頁，有前扉、後扉。

　　封面：多在封皮的第一頁，四周有邊框，刻三行字，中間爲書名，右刻著者名，左刻藏版或梓行者名。

　　卷軸裝：手寫本的裝訂形式之一，用紙若干張粘連成長幅，用木棒（或金、玉、牙、磁）作軸，從左至右卷成一束。稱爲一卷。普通高一尺，長度可由數尺至二三丈。主要見於東漢末至唐代的手抄本。以敦煌藏卷爲最多，但大都爲殘卷，如《五臟論》、《玄感脈行經》等。

　　經折裝：隋唐以後佛教大盛、翻譯了很多佛經，佛教徒爲了便於誦讀，折疊成冊，稱經折裝，也叫梵夾裝，因同於奏摺，故又叫摺子本。

　　旋風裝：手寫本或刻印本裝訂形式之一。其說有：一說與經折裝相似，只是將兩頭粘連起來，從翻閱的狀態來看，好像旋風一般，故名。一說根據唐朝神女吳彩鸞手寫的切韻（原書現藏故宮博物院圖書館），將每頁錯落粘起，狀似魚鱗，一頭有軸，可以捲起插架，故又名龍鱗裝。

　　蝴蝶裝：將書葉反折（有字的一面朝裏），然後將折縫處碼齊粘在包背的紙上，打開之後，版心居中，左右兩面像蝴蝶兩翼，故名。現存蝴蝶裝始于宋代，現存醫書則有明代以後的拓本和手抄本。

　　金鑲玉：書籍受潮、蟲蛀，或書品太小，爲使其耐久延年，修補時在每頁内襯一張嶄新的白紙，書紙色舊金黃，襯紙潔白如玉，故名金鑲玉。也叫惜古襯。

　　包背裝：將書頁正折（有字的一面朝外），以紙捻裝訂成冊，用漿糊包背粘連外裹書皮，使書腦不外露。《永樂大典》、《四庫全書》中的醫籍即用包背裝。

　　（3）常識名詞術語：

　　版本研究中，有些書籍有專門術語，如“三言”、“二拍”、“四夢”、“四大千”、“四大奇書”、“十大才子書”等，清代坊刻常用。以下這些名詞也必須知道：

七閣：清代乾隆年間由紀昀主持纂修的《四庫全書》繕寫七部、分置七處：文淵閣（故宮）、文溯閣（瀋陽）、文源閣（圓明園）、文津閣（熱河）、文匯閣（揚州大觀堂）、文宗閣（鎮江金山寺）、文瀾閣（杭州聖固寺）。七閣皆仿照天一閣建制。

著：書的體載和內容都有自己的創見，即所謂著書立說。

撰：同"譔"。內容雖無創見，但能用自己的文筆技巧說明一般事情或理論。

編：綜合諸說或各家所著，使之聯在一起，給以適當安排叫編。

輯：蒐集許多材料，使它成爲有系統的東西。

纂：集合多種論斷或記載，加以區別取捨，使之以類相聚。

御制：皇帝之作文。

御纂：根據皇帝旨意纂集的書。如《御纂孝經》。

御批：皇帝批點的書。

欽定：皇帝指定刻印的書。

皇朝、國朝，或用皇宋、皇明等，謂所在之朝刻印之書。如云宋朝、明朝等，則謂後朝重刻。

昭代：稱頌所在朝代的用語。明清多冠於書名之上，如《昭代典則》。

尾聲、慶餘：本爲完畢之義，舊時忌諱"完蛋"，故改"慶餘"，以示吉祥。

出相、繡像、繪像：即人物插圖。

雕版、槧版、鋟版、鏤版、鐫版、剞劂、鏤梓、刊版、刻版：都是指刻書。

梓行：印行、刊行。刻印發行之義。

5．版本的鑒別和選擇

（1）版本鑒別的目的和内容：

古書流傳至今，珠目混雜，真假難辨。張之洞《輶軒語》云："一分真僞而古書去其半。"如果不予以鑒別，則讀書難覓真書，校勘難擇善本，引用難取真文，整理難定取捨，終會空費時日，徒勞無益。因而考證成書年代，辨別古書真僞，是鑒別版本之目的。

膺品僞書之出，其因有二：一是書賈作弊弄僞以居奇牟利。二是撰寫者托名古賢，以顯赫其言。於是或以後世之作僞稱古書，或以近刊妄稱古版，或托古聖之名，或作離奇之序，或改易書名，或變更撰者，等等。若不加考證，遺誤萬端。考證成書年代應包括：撰修年代、抄錄年代、刊刻年代等。辨別古書真僞包括：書名真僞、撰修者（原著者、修訂者、校注者）真僞、序跋真僞、刊行者真僞。如系出土古籍，應考證墓葬年代與抄錄年代。如系輯合之類書、叢書，還應考證其中每類、每卷版本的真僞。

（2）鑒別的方法：

鑒別古籍真僞需要有豐厚的智識底蘊和泛覽博涉的積累，在此基礎上從以下幾個方面來研究鑒別，即：

①審閱封面牌記、序跋識語、藏家名章。

②細究避諱字以考訂年代：古書遇帝王及尊者之名必須避諱，否則大禍臨頭。避諱之例始于周朝，行于秦漢，盛于隋唐，嚴于趙宋，金元不避，明代不嚴，清初不避，康熙復嚴。知此概況，自有啓迪。避諱方法常用改字法（如漢明帝劉莊，諱莊字，遇莊則改爲"嚴"）、

空字法用墨圍"口"空字或以"某"字代)、缺筆法(如爲避宋太祖赵匡胤諱，"胤"寫作"肻"；避欽宗趙桓諱，"桓"写作"栢")。

③注意藏書家館室名和刻工姓名。

④詳究刻本特點：字體、墨色、刀法、紙張、裝幀等歷代不同的特點。字體方面遇甲骨文、金文、篆書、隸書、行書、草書、楷書，自有時代特點。特別是刻版印書後，唐代刻工多用歐陽詢、顏真卿、柳公權、褚遂良字體、宋代多用蘇軾、黃庭堅、米芾、蔡京字體，元代多用趙孟頫字體，清代則多用仿宋體。

在版本特點上還有：

宋本：墨汁濃厚似漆，刻工刀法精致，字畫一絲不苟；紙色蜀本用白麻紙，南宋版本閩本用黃麻紙、硬黃紙；版式早期四周單欄，後變爲左右雙欄粗綫，上下單欄細錢，行寬，字疏，白口，單魚尾，有刻工姓名和字數，每頁十行，字間排列不齊；裝禎主要蝴蝶裝，有少數旋風裝和經折裝，北宋早期有卷軸紙書，南宋出現包背裝。

元本：墨色稍濁，刀法軟弱無力；紙張多黃麻紙、白麻紙，次用竹紙，少數用蠶繭紙；版式大多四周雙欄，行窄字密，黑口，花魚尾，有目錄頁碼或刻工姓名。裝幀以包背裝爲主，蝴蝶裝較少，綫裝還未興起，佛經用經折裝。

明本：明初字畫刀法仍似元朝風格，宣德、正統年間似宋刻本，明末刀法笨拙呆板。紙張明初少數用黃白麻紙，但主要是白綿紙、黃綿紙、竹紙、羅紋紙、毛邊紙。版式洪武至弘治是四周雙欄，粗黑口。正德起爲白口，版心刻字數、刻工姓名。裝幀嘉靖以前包背裝，至萬曆時逐漸變爲綫裝。

清本：用紙多爲綿紙、宣紙、竹紙、毛邊紙，質量較好。版式一般爲雙欄，白口，字行整齊。裝幀用綫裝。

上述鑑別法通用可行。歷代學者在實踐中多加歸納總結。明人胡應麟在《四部正訛》中提出八種方法，可資借鑒：

一、覈之《七略》，以觀其原（查閱《七略》等最早目錄書中，看是否已被著錄）。

二、覈之群志，以觀其緒（查閱歷代史志有無著錄，研究其流傳綫索）。

三、覈之並世之言，以觀其稱（查閱同時代他人著作，看有無論及或稱引本書的實例）。

四、覈之異世之言，以觀其述（查閱後世書籍，看有無發揮引申該書的言論）。

五、覈之文，以觀其體（查閱有無與該書所處時代文體相吻合的著作）。

六、覈之事，以觀其時（該書所述事體，考查有無與其所處時代相吻合的資料）。

七、覈之撰者，以觀其托（查閱題記的撰者姓名，考察其是否托古）。

八、覈之傳者，以觀其人（查閱第一個傳播該書的人，研究其流傳的真實與否）。

（3）版本的選擇：

要廣求同書的不同版本，不厭其多，惟患其少。通過歷代目錄書，考查其版本源流，理清其來龍去脈；利用單綫追源、多綫求索、系統比較等方法，上溯舊本、足本、無缺損、無徽變而字迹最清晰的善本書作爲古籍整理中校勘、訓詁、語譯的基礎。

（三）校勘

目錄、版本、校勘是三位一體的學術，都隸屬於校讎學的範疇。目錄學是研究古代圖書的分類及辨章學術源流的科學。版本學是研究古籍版本的種類及其真善優劣，爲研究古代文獻提供可靠的版本依據。而校勘學是爲了恢復古籍內容原來的面目，爲學術研究提供真實的資料。

1．"校勘"釋義及校勘學之源起

校，《說文》："校，木囚也。"是犯人所帶的刑具，枷之類。段玉裁注："《周禮·校人》注曰：'校之爲言挍也。主馬者必仍挍視之。校人，馬官之長。'按：此引伸假借之義也。"陸德明曰："比較字當從手旁，古'校'無正文，故'較''權'等皆可用。"是"校"本義爲刑具，而"較"爲車前柱子，金屬爲之，引申假借爲比較之義。勘，《說文新附》："勘，校也。"《玉篇》："勘，覆定也。"即復核審定之義。讎，《說文》："讎者，以言對之也。"即互相校對之義。校、讎、勘，三字同義。但劉向認爲"讎"是兩人之事，其《別錄》曰："一人讀書，校其上下，得謬誤，爲校；一人持本，一人讀書，若冤家相對，爲讎。"

孔子七世祖正考父是我國歷史上有文字記載的最早的校書人。據《國語·魯語》載，魯大夫閔馬父對景伯說："昔正考父校商之名《頌》十二篇于周太師，以《那》爲首。"孔子也是較早的校書者，章炳麟《國故論衡》云："孔子錄《詩》有四始，雅頌各得其所，刪《尚書》爲百篇，亦善校者也。"孔子弟子卜商（子夏）也有校書之記載，《呂氏春秋·慎行》："子夏之晉過衛，有讀史記者曰：'晉師三豕涉河。'子夏曰：'非也，是己亥也。夫己與三相近，豕與亥相似。'至於晉而問之，則曰：'晉師己亥涉河。'"至於大規模的校勘古籍工作則始于漢成帝時。秦始皇焚書，直到漢興，才解除藏書的禁令，古籍才陸續被發掘出來，年代一久，又書缺簡脫，亟待整理校勘，所以才有劉向奉詔帶領專家校書之事（參見本教材《漢書藝文志序》）。至南宋鄭樵始創我國第一部校勘學專書《校讎略》。至此，校書工作走上有理論指導的學術道路。且大規模的校書工作往往是官方行爲，如梁《沈休文集》云："宜選史傳學者諳究流品者爲左民郎、左民尚書，專共校勘。"（這一資料也是"校勘"一詞最早的記載）。當然，古今私人校書之學者更是舉不勝舉。

2．校勘的任務

目錄、版本、校勘，雖三位一體，均屬校讎學，但各有各的任務，所以還有各自相應的獨立性。張舜徽在《廣校讎略·校讎學名義及封域論》中說："（劉）向每校一書，輒爲一錄，論其指歸，辨其訛謬，隨意奏上，後又集衆錄，謂之《別錄》，蓋即後世目錄解題之始；向校書時，廣儲副本，有所謂中書，有所謂太常書，有所謂太史書，有所謂臣向書，有所謂臣某書，博求諸本，用以讎正一書，蓋即後世致詳版本之意；觀向所校《戰國策·敘錄》云：本字多誤脫爲半字，以趙爲肖，以齊爲立，然則向校讎時，留心文字訛誤之是正，蓋即後世校勘之權輿。由此觀之，目錄、版本、校勘，皆校讎家事也，但舉校讎，自足蓋之。"此言校勘的任務，即校訂古籍中的訛誤、錯簡、倒文、脫文、衍文。

（1）訛誤：古籍傳抄或刻版中，因字形字音相近，或蟲蝕、缺損而造成的錯字或別字。

（2）錯簡：由於竹簡的位置顛倒或錯亂，以至把一句或一段文字錯放在其他位置，稱錯簡。

（3）倒文：由於傳抄時粗略疏忽，將文字前後顛倒，稱倒文。

（4）脫文：又稱奪文。由於簡策壞爛，或傳寫疏漏而使原本文字有脫落，稱脫文。

（5）衍文：傳寫時誤加的字或句，稱衍文。

總的來說，凡用不同版本及有關資料，對古籍進行考核查對，勘同錄異，補闕訂訛，辨偽輯佚，條理篇目，從而進行考訂勘誤，以求版歸一式的文獻整理研究工作，則稱之爲校勘。

3. 校勘的方法

怎樣進行校勘，首先要求校勘者必須要有嚴謹的治學態度，實事求是。《論語・子罕》云："子絕四：毋意，毋必，毋固，毋我。"就是不要妄加猜測，不要主觀武斷，不要固執己見，不要自以爲是。孔子這四絕，我們當引以爲誡。然後廣求異版，從而選擇出最好的底本；接着是窮蒐資料（如劉向準備資料那樣），包括通用工具書（字典、詞典、目書等）、相關專業書、古注、古文物等。在做好上述準備的基礎上方可進入具體的校勘工作。

校勘方法，前人積累的經驗很多。陳垣在總結前人經驗的基礎上，提出"校書四例"，即：對校法、本校法、他校法、理校法。這就是現在通用的校勘四法，亦稱四校。

（1）對校法：以選定之底本與其他各種版本對讀，遇不同之處，則隨錄於旁。如：

①《太素・經脈之一》："循胸過季脅。"楊上善注："脅，有本作肋。"

②《素問・玉機真藏論》："大肉枯槁，大肉陷下，骨髓內消，動作益衰，真藏來見，期一歲死。"《新校正》云："按全元起本及《甲乙經》'真藏來見'作'未見'。來，當作未。字之誤也。"

（2）本校法：以本書前後互校，以校其訛脫衍倒等誤。如以綱校目、以目校書等。如唐・王冰《黃帝內經素問注序》曰："其中簡脫文斷，義不相接者，搜求經論所有，遷移以補其處。"這就是本校法。

又如：《本草綱目・決明》曰："又劉鏴《霏雪錄》言。"而本書卷一《古今書目》中是"劉績"，與《四庫總目・雜家》相合，則鏴爲績之誤，可徑改。這是以目校書。

（3）他校法：以別的書校底本。凡所被校之書，其中有引自前人之書者，則以前人之書校之；有爲後人之書引用者，可用後人之書校之；有同時之書並載者，可用同時之書校之。如：《本草綱目》卷一《五運六淫用藥式》："陽明在泉，燥淫於內，治以甘辛。"而《素問・至真要大論》爲"治以苦溫，佐以甘辛"。則知《本草綱目》此條脫"苦溫佐以"四字，可據以補之。

（4）理校法：又稱推理校勘法。當底本有疑誤而又無據可校者，或數本互異而眾說難從者，則從文理（文字、音韻、訓詁、古代文化常識等）或醫理等來判定是非而決定取捨。如《太素・陰陽色說》："東方色青……其味辛。"楊上善注："肝味正酸，而言辛者，於義不通。"這是用醫理校勘。又如《靈樞・官能》："不知所苦，兩蹻之下，男陰女陽，良工所禁。""男陰女陽"，當爲"男陽女陰"。前二句"苦"、"下"押魚韻，後二句"陰"、"禁"用侵韻。這是韻較法。

通論十、音韻（上）

中 古 音

漢字有形、音、義三要素。研究字形者爲文字學，研究字音的即音韻學。語言本是有聲語言，聲音是語言的物質外殼。音之於義，較之字形，更爲切要。所以顧炎武云："故愚以爲讀九經自考文始，考文自知音始，以至諸子百家之書，亦莫不然。"（見《答李子德書》）阮元云："言由音聯，音在字前。聯音以爲言，造字以赴音。音簡而字繁，得其簡者以通之，此聲音文字訓詁之大要也。"（見《與郝蘭皋户部論爾雅書》）是故音韻之學固不可不知。音韻學的内容就是分析漢字讀音的聲、韻、調，說明其發音和類別，推究其相互關系與古今流變。此分中古音、上古音兩個專題講解音韻的有關知識。現在先講中古音。

（一）三十六字母

1. 三十六字母分析

漢字讀音可分聲、韻、調三部分，首先講聲。現代漢語普通話聲母 21 個，曰：b、p、m、f、d、t、n、l、g、k、h、j、q、x、zh、ch、sh、r、z、c、s。另有 w、y 兩個可稱爲零聲母。中古音，謂唐宋時代的語音，其聲母可以唐代末年守温三十六字母爲代表。其字母曰：

見　溪　羣　疑
端　透　定　泥
知　徹　澄　孃
幫　滂　並　明
非　敷　奉　微
精　清　從　心　邪
照　穿　牀　審　禪
影　曉　匣　喻
來　日[1]

---

[1] 敦煌殘卷本有南梁漢比丘守温述大唐舍利三十字母，曰：不、芳、並、明，端、透、定、泥、來，知、徹、澄，精、清、從、心、邪，照、穿、審、禪、日，見、溪、羣、疑，影、喻、曉、匣。吕介儒《同文鐸》云："大唐舍利創字母三十，後温首座益以孃、牀、幫、滂、微、奉六母，是爲三十六字母。"這就是字母之來歷。清代陳澧據《廣韻》切語上字類别，將照、穿、牀、審、喻五母各分爲二，將微母併入明母得四十聲類。今人或將非、敷、奉、微分别併入幫、滂、並、明，孃併入泥，亦將照、穿、牀、審、喻五母分别分爲莊–章、初–昌、船–崇、書–山、余–云十母，亦得三十六字母。

當時尚無專門用以表聲母的符號，只好用這三十六個字来表示。這些字當然都是有聲、有韻、有調的，而作爲字母用時，則只取其聲。

三十六字母以其發音部位之不同，古人分爲脣音、舌音、齒音、牙音、喉音五類，謂之五音。益以半舌音"來"、半齒音"日"，則成七類，謂之七音。脣音復分重脣、輕脣，舌音復分舌頭、舌上，齒音復分齒頭、正齒，半舌半齒合而爲一，則成九類，謂之九音。

三十六字母以其發音方法之不同，古人分爲清音、濁音兩大類。發音時聲帶振動者爲濁音，聲帶不振動者爲清音。所謂"難呼語氣皆名濁，易纽言辭盡屬清"，是说清聲輕清易發，濁聲重濁難呼。復細分之，則分爲全清、次清、全濁、次濁四類。全清者，即不送氣並且不帶音之塞聲、擦聲及塞擦聲，如幫、非、端、知、精、心、照、審、見、影、曉十一母；次清者，即送氣而不帶音之塞聲、塞擦聲及擦聲，如滂、敷、透、徹、清、穿、溪七母；全濁者，即送氣並且帶音之塞聲、塞擦聲及擦聲，如並、奉、定、澄、從、邪、牀、禪、羣、匣十母；次濁者，即帶音之鼻音、邊音及半元音，如明、微、泥、孃、疑、喻、來、日八母，或謂之半清半濁，或稱不清不濁。今列表如下。

發音部位 新　名	部位 方法		全　清	次　清	全　濁	次　濁
雙脣音	脣音	重脣	幫 [p] b	滂 [p‘] p	並 [b]	明 [m] m
脣齒音		輕脣	非 [f] f	敷 [f‘]	奉 [v] v	微 [ɱ]
舌尖中音	舌音	舌頭	端 [t] d	透 [t‘] t	定 [d]	泥 [n] n
舌面前音		舌上	知 [t]	徹 [t‘]	澄 [d]	孃 [ɳ]
舌尖前音	齒音	齒頭	精 [ts] z 心 [s] s	清 [ts‘] c	從 [dz] 邪 [z]	
舌面前音		正齒	照 [tɕ] 審 [ɕ]	穿 [tɕ‘]	牀 [dʒ] 禪 [ʒ]	
舌根音	牙音		見 [k] g	溪 [k‘] k	羣 [g]	疑 [ŋ]
	喉音		影 o			
舌根音			曉 [x] h		匣 [ɣ]	
舌面中音						喻 [j] y
舌尖中音	半舌音					來 [l] l
舌面前音	半齒音					日 [ȵʑ]

2. 古今聲母比較

以三十六字母與現代漢語聲母比較，其蟬變之迹主要者有如下：

(1)全濁變清。現代普通話語音中全濁聲母消失，變成相相應的清聲母。其變化之常例是原爲全濁聲母之平聲字，現讀相應之清聲送氣音；原爲全濁聲母之仄聲字，現讀相應之清聲不送氣音。舉例如下：

定母字：平聲——今讀：t　如：駝、陀、馱、騰。

　　　　　仄聲——今讀：d　如：大、蕩、動、洞。

羣母字：平聲——今讀：k、q　如：逵；芪、茄、癇。

　　　　　仄聲——今讀：g、j　如：共、拐、跪、匱；痉、兢、巨、極。

他如澄母字之平聲讀ch，仄聲讀zh；並母字之平聲讀p，仄聲讀不b；從母字之平聲讀c、q，仄聲讀z、j。如此之類，自可隅反。

(2)次濁合併。中古有次濁聲母八個，現代普通話語音中僅存m、n、l、r 四個。其變化之常例，明母歸m，來母歸 l，日母歸 r。此三母古今無變。　泥、孃二母合歸n，喻、微二母合歸零聲母。此四母爲古兩母合併爲今一母。疑母則分歸n與零声母 w、y。此古一母分歸今兩母者。舉例如下：

明母字：——今讀：m　如麻、麻、馬、瑪、母、牡、姥、模。

來母字：——今讀：l　如 苓、蘆、魯、露。

日母字：——今讀：r　如 迦、濡、入、辱。

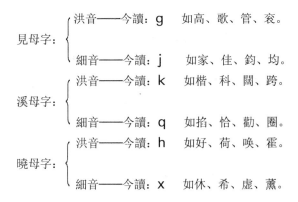

(3)見溪羣曉匣與精清從心邪諸母，以韻母之洪細各分化爲二。聲母爲見、溪、帮、曉、匣諸母遇洪音字(無介音，或帶介音u)，今分別讀g、k、h；遇細音字(帶介音i、ü)，今分別讀j、q、x。聲母爲精、清、從、心、邪諸母遇洪音字(無介音，或帶介音u)，今分別讀z、c、s；遇細音字(帶介音i、ü)，今亦分別讀j、q、x。舉例如下：

見母字：　洪音——今讀：g　如高、歌、管、袞。

　　　　　細音——今讀：j　如家、佳、鈞、均。

溪母字：　洪音——今讀：k　如楷、科、閣、跨。

　　　　　細音——今讀：q　如掐、恰、勸、圈。

曉母字：　洪音——今讀：h　如好、荷、喚、霍。

　　　　　細音——今讀：x　如休、希、虛、薰。

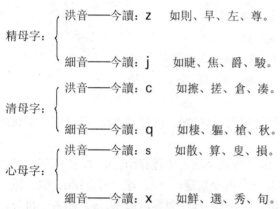

精母字：
　洪音——今讀：z　如則、早、左、尊。
　細音——今讀：j　如睫、焦、爵、駿。

清母字：
　洪音——今讀：c　如擦、搓、倉、湊。
　細音——今讀：q　如棲、軀、槍、秋。

心母字：
　洪音——今讀：s　如散、算、叟、損。
　細音——今讀：x　如鮮、選、秀、旬。

全濁音羣母、從母字既要如前所講依據字之洪細一分爲二，又要依據字之平仄一分爲二，其平聲字之分化同送氣音溪母，其仄聲字分化則同不送氣音見母。從母之分化，其平聲字之分化同送氣音清母，其仄聲字分化則同不送氣音精母。匣母之分化同曉母，邪母之分化同心母。一母分爲四音：羣洪平k，仄g；細平q，仄j；從洪平c，仄z，細平q，仄j。

(4)知徹澄與照穿牀審禪合并爲zh、ch、sh。知、照二母合讀zh，徹、穿二母合讀ch，審母讀sh。澄、牀、禪三母爲全濁音，澄母變化或同知母，或同徹母。牀禪二母平聲多讀ch、sh，仄聲多讀zh、sh。照、穿、牀、審、禪五母又有少數讀z、c、s者。變化多不規則。舉例如下：

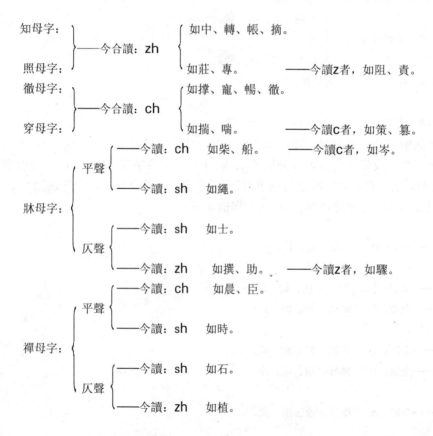

知母字：
照母字：——今合讀：zh
　如中、轉、帳、摘。
　如莊、專。　——今讀z者，如阻、責。

徹母字：
穿母字：——今合讀：ch
　如撐、寵、暢、徹。
　如揣、喘。　——今讀c者，如策、篡。

牀母字：
　平聲
　　——今讀：ch　如柴、船。　——今讀c者，如岑。
　　——今讀：sh　如繩。
　仄聲
　　——今讀：sh　如士。
　　——今讀：zh　如撰、助。　——今讀z者，如驟。

禪母字：
　平聲
　　——今讀：ch　如晨、臣。
　　——今讀：sh　如時。
　仄聲
　　——今讀：sh　如石。
　　——今讀：zh　如植。

審母字：——今讀：sh　如雙、史、升、試。　　——今讀s者，如所、澀。

這是漢語語音之聲母由中古音至現代音變遷之大略。

（二）二百零六韻

現代漢語普通話韻母35個，列表如下：

頭＼尾	開尾			元音尾				鼻音尾				
開 口	a	o	e	ai	ei	ao	ou	an	en	ang	eng	ong
齊 齒	i	ia		ie		iao	iou	ian	in	iang	ing	iong
口	u	ua	uo	uai	uei			uan	uen	uang	ueng	
撮 口	ü		üe					üan	ün			

從韻頭來分，可分開口韻、齊齒韻（帶介音i）、合口韻（帶介音u）、撮口韻（帶介音ü）四類。從韻尾來分，可分開尾韻、元音尾韻（帶i、u）、鼻音尾韻（帶n、ng）三類，另有捲舌韻（即兒化韻，帶r）。如果每韻分陰平、陽平、上聲、去聲四聲，則大抵爲140韻。

中古音之韻，謂唐宋時代之韻，以《廣韻》之分韻爲代表。《廣韻》一書創制於隋代陸法言，初名《切韻》；刊正於唐代孫愐，遂謂之《唐韻》；重修於宋代陳彭年等，因謂之《廣韻》。經由隋、唐、宋三代，歷時四百餘年，聲韻雖不無變化，然皆在中古音之範疇。《廣韻》共分五卷，其第一、二兩卷，爲平聲諸韻，卷一爲上平聲二十八韻，卷二爲下平聲二十九韻，平聲凡五十七韻；第三卷爲上聲五十五韻；第四卷爲去聲六十韻；第五卷爲入聲三十四韻。全書合平、上、去、入四聲之韻，共計二百零六韻。

1.《廣韻》二百零六韻四聲相配

今將《廣韻》的二百零六韻、附《詩韻》的一百零六韻的分合，四聲的相配，以及韻攝、陰陽、等呼等，綜合列表如下。從表中可以看出諸韻之間的相互關係，如同豎列者，聲調相同；同豎列而相近者，其韻相近，可以合并爲一攝；同橫行者，韻母相同（入聲者例外）等等。

平 聲	上 聲	去 聲	入 聲	等 呼	韻攝	陰 陽
1 東→1 東	1 董→1 董	1 送→1 送	1 屋→1 屋	一三 合		
2 冬→2 冬		2 宋→2 宋	2 沃→2 沃	一 合	一 通攝	陽聲韻
3 鍾↗	2 腫→2 腫	3 用↗	3 燭↗	三 合		
4 江→3 江	3 講→3 講	4 絳→3 絳	4 覺→3 覺	二 合	二 江攝	
5 支→4 支	4 紙→4 紙	5 寘→4 寘		三 開合		
6 脂↗	5 旨↗	6 至↗		三 開合	三 止攝	
7 之↗	6 止↗	7 志↗		三 開		
8 微→5 微	7 尾→5 尾	8 未→5 未		三 開合		

续表

平 聲	上 聲	去 聲	入 聲	等	呼	韻攝	陰 陽
9 魚→6 魚	8 語→6 語	9 御 6 御		三	合		
10 虞→7 虞	9 麌→7 麌	10 遇→7 遇		三	合	四 遇攝	
11 模↗	10 姥↗	11 暮↗		一	合		陰聲韵
12 齊→8 齊	11 薺→8 薺	12 霽→8 霽		四	開合		
		13 祭↗		三	開合		
		14 泰→9 泰		一	開合		
13 佳→9 佳	12 蟹→9 蟹	15 卦→10 卦		二	開合		
14 皆↗	13 駭↗	16 怪↗		二	開合	五 蟹攝	
		17 夬↗		二	開合		
15 灰→10 灰	14 賄→10 賄	18 隊→11 隊		一	合		
16 咍↗	15 海↗	19 代↗		一	開		
		20 廢↗		三	開合		
17 真→11 真	16 軫→11 軫	21 震→12 震	5 質→4 質	三	開合		
18 諄↗	17 準↗	22 稕↗	6 術↗	三	合		
19 臻↗			7 櫛↗	二	開		
20 文→12 文	18 吻→12 吻	23 問→13 問	8 物→5 物	三	合	六 臻攝	
21 殷↗	19 隱↗	24 焮↗	9 迄↗	三	開		
22 元→13 元	20 阮→13 阮	25 願→14 願	10 月→6 月	三	開合		
23 魂↗	21 混↗	26 慁↗	11 沒↗	一	合		陽聲韵
24 痕↗	22 很↗	27 恨↗		一	開		
25 寒→14 寒	23 旱→14 旱	28 翰→15 翰	12 曷→7 曷	一	開		
26 桓↗	24 緩↗	29 換↗	13 末↗	一	合		
27 刪→15 刪	25 潸→15 潸	30 諫→16 諫	14 黠→8 黠	二	開合	七 山攝	
28 山↗	26 產↗	31 襇↗	15 鎋↗	二	開合		
(下平聲)							
1 先→1 先	27 銑→16 銑	32 霰→17 霰	16 屑→9 屑	四	開合		
2 仙↗	28 獮↗	33 線↗	17 薛↗	三	開合		
3 蕭→2 蕭	29 篠→17 篠	34 嘯→18 嘯		四	開		
4 宵↗	30 小↗	35 笑↗		三	開	八 效攝	
5 肴→3 肴	31 巧→18 巧	36 效→19 效		二	開		
6 豪→4 豪	32 晧→19 晧	37 号→20 号		一	開		陰聲韵
7 歌→5 歌	33 哿→20 哿	38 箇→21 箇		一	開	九 果攝	
8 戈↗	34 果↗	39 過↗		一	合		
9 麻→6 麻	35 馬→21 馬	40 禡→22 禡		二	開合	十 假攝	

续表

平　聲	上　聲	去　聲	入　聲	等　呼	韵攝	陰　陽
10 陽→7 陽 11 唐↗	36 養→22 養 37 蕩↗	41 漾→23 漾 42 宕↗	18 藥→10 藥 19 鐸↗	三　開合 一　開合	十一 宕攝	陽聲韻
12 庚→8 庚 13 耕↗ 14 清↗ 15 青→9 青	38 梗→23 梗 39 耿↗ 40 靜↗ 41 迥→24 迥	43 映→24 敬 44 諍↗ 45 勁↗ 46 徑→25 徑	20 陌→11 陌 21 麥↗ 22 昔↗ 23 錫→12 錫	二　開合 二　開合 四　開合 四　合	十二 梗攝	
16 蒸→10 蒸 17 登↗	42 拯↗ 43 等↗	47 證↗ 48 嶝↗	24 職→13 職 25 德↗	三　開合 一　開合	十三 曾攝	
18 尤→11 尤 19 侯↗ 20 幽↗	44 有→25 有 45 厚↗ 46 黝↗	49 宥→26 宥 50 候↗ 51 幼↗		三　開合 一　開 四　開	十四 流攝	陰聲韻
21 侵→12 侵	47 寑→26 寑	52 沁→27 沁	26 緝→14 緝	三　開	十五深攝	
22 覃→13 覃 23 談↗ 24 鹽→14 鹽 25 添↗ 26 咸→15 咸 27 銜↗ 28 嚴↗ 29 凡↗	48 感→27 感 49 敢↗ 50 琰→28 琰 51 忝↗ 52 豏→29 豏 53 檻↗ 54 儼↗ 55 范↗	53 勘→28 勘 54 闞↗ 55 豔→29 豔 56 㮇↗ 57 陷→30 陷 58 鑑↗ 59 釅↗ 60 梵↗	27 合→15 合 28 盍↗ 29 葉→16 葉 30 帖↗ 31 洽→17 洽 32 狎↗ 33 業↗ 34 乏↗	一　開 一　開 三　開 四　開 二　開 二　開 三　開 三　開	十六 咸攝	陽聲韻

2. 有關二百零六韻的幾點說明

(1)《廣韻》之分韻原則。《切韻序》曰："今聲調既自有別，諸家取舍亦復不同。吳楚則時傷輕淺，燕趙則多傷重濁；秦隴則去聲似入，梁益則平聲似去。"此言當時方音各異，韻書取舍各不相同。又云："支、脂，魚、虞，共爲一韻；先、仙，尤、侯，俱論是切。欲廣文路，自可清濁皆通；若賞知音，即須輕重有異。"此言"廣文路"與"賞知音"，分韻目的不同，自然精粗有異。從有利於作詩用韻言，自可分韻從寬，以廣文路；從有益於音韻辨析言，自然不厭其詳，以賞知音。《切韻》之作，正以賞知音爲宗旨。論定南北是非，古今通塞，折中諸家，而分韻如此。如言支與脂、魚與虞、先與仙、尤與侯之類，當時作詩即可通押，而《切韻》猶分列爲兩韻，故其分韻達二百零六韻之多。張煊云："古通而今分，則別爲二；古分而今通，亦別爲二。於南北異同亦然。故韻部雖有二百六，實非有二百六相異之音。"

(2)獨用同用。分韻既多，每韻所包含之字則相應減少。作詩欲不出韻，委實爲難。於是唐代經許敬宗等評議作出"同用""獨同"之規定。獨用，即作詩之時不得與他韻通押。

同用，即作詩時鄰近二三韻可通押。如一東、二冬、三鍾三韻，一東下注"獨用"，謂不得
與二冬、三鍾韻通押；二冬下注"鍾同用"，謂二冬與三鍾韻可通押。到金代始悉將"同用"
之韻合併，並將不同用的拯韻併入迥韻，證韻併入徑韻，得一百零六韻。此即通用之《詩韻》，
或謂"平水韻"[1]。前表平、上、去、入每欄中，左列爲《廣韻》二百零六韻韻序及其韻目，
右列即詩韻一百零六韻韻序及韻目。

（3）四聲。《廣韻》以四聲爲綱，以韻部爲目。如平聲之一東韻，上聲之一董韻，去聲
之一送韻，及入聲之一屋韻，雖分爲四韻，實同一韻母。就一百零六韻而言，若舉平以賅上、
去、入，不計其四聲，則實得韻母三十。較之現代音，並不複雜許多。

（4）韻攝。二百零六韻以韻相近者（主要元音發音部位相近，韻尾相同）分爲十六組，
謂之韻攝。攝者，統攝諸韻之謂。十六攝之目爲：通、江、止、遇、蟹、臻、山、效、果、
假、宕、梗、曾、流、深、咸。每攝所統攝之韻目，見前表。

（5）陰陽。二百零六韻以其韻尾之不同，分爲陰陽兩類。收元音韻尾者(韻母不帶m、n、
ng)謂之陰聲韻，止、遇、蟹、效、果、假、流諸攝之韻即是；收鼻韻尾者(韻母帶有m、n、
ng)謂之陽聲韻，通、江、臻、山、宕、曾、深、咸諸攝之韻即是。見前表。

（6）等呼。二百零六韻以其發音時舌位高低，聲音洪細之不同分爲四等。江永曰："一
等洪大，二等次大，三四皆細，而四尤細。"又以發音時脣吻開合之不同分爲開口呼、合口
呼。脣吻張開者謂之開口呼，脣吻撮合者謂之合口呼。開口呼分一二三四等，合口呼也分一
二三四等。見前表。後世將一二等合併，統謂之洪音；三四等合併，統謂之細音。又將等呼
混一，統分四呼，即今之開口呼(開口一二等洪音，即音節中不帶介音者)、齊齒呼(開口三四
等細音，即帶介音i者)、合口呼(合口一二等洪音，即帶介音u者)、撮口呼(合口三四等細音，
即帶介音ü者)。

3. 中古韻至近古韻之蟬變。由唐宋時代《廣韻》之二百零六韻十六攝，至元代周德清《中
原音韻》之十九部，爲中古至近古之音韻演變。此列表以見其大略。

《廣　韻》	《中原音韻》	附注現代音
(1)通攝：—— 東冬鍾	—— (1)東鍾韻	ong, iong
(2)江攝：—— 江	—— (2)江陽韻	ang, iang
(3)止攝：{ —— 支脂	—— (3)支思韻	i
—— 之微	—— (4)齊微韻	i, ei, uei
(4)遇攝：—— 魚虞模	・—— (5)魚模韻	u, ü

---

[1] 平水韻：舊說因平水劉淵於宋醇祐十二年(公元1252年)著《新刊禮部韻略》而得名。近人考證在劉淵之
前已有平水書籍王文郁於金正大六年(公元1229年)刊出《平水新刊韻略》，其書分一百零六韻。又有金正
大八年(公元1231年)刊出的張天錫《草書韻會》，也是一百零六韻。又有毛麾金大定十六年(公元1167年)
授校書郎，著《平水韻》。平水，地名，在平陽府屬(今山西新絳)。是一百零六韻出自金代官韻書。

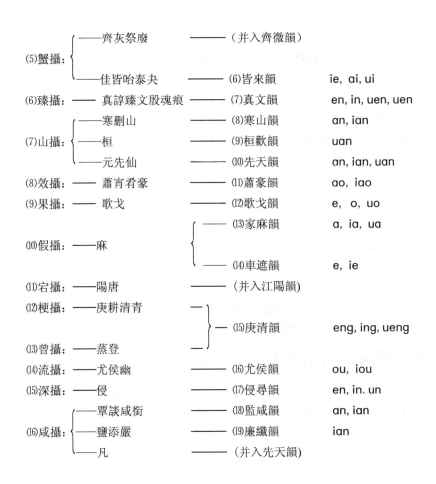

（三）四聲

1. 平上去入

平、上、去、入，謂之四聲，講的是字調之抑揚舒促。漢語之有四聲，由來已久；其名之曰平、上、去、入四聲，蓋自齊梁始。梁武帝問周舍："何謂平上去入？"對曰："天子聖哲是也。"是說"天"字即平聲字，"子"字即上聲字，"聖"字即去聲字，"哲"字即入聲字。至於其四聲之調值，唐釋處忠《元和韻譜》云："平聲哀而安，上聲厲而舉，去聲清而遠，入聲直而促。"明釋真空《玉鑰匙歌訣》云："平聲平道莫低昂，上聲高呼猛烈強，去聲分明哀遠道，入聲短促急收藏。"此種描寫，雖不具體，亦可見其讀音大勢。王鑑曾作《四聲纂句》，其詞曰：

風	灑	露	沐	民	喜	歲	熟	爲	善	最	樂	方	里	嘆	伏
欹	滿	器	覆	詒	子	燕	翼	文	武	是	式	先	本	後	末
河	海	靜	謐	涇	以	渭	濁	情	好	甚	篤	杯	酒	自	適
兄	弟	既	翕	情	感	意	浹	蘭	槳	桂	楫	輕	艇	坐	盍

每句四字依次分別爲平、上、去、入四聲。

2. 平仄

平，謂其音調平舒；仄，謂其音調傾側。四聲之中，唯平聲字其音調平而舒，所謂平聲平道莫低昂，故謂之平聲。與平聲相對的上去入三聲，其調或升或降，皆傾側而不平舒，故謂之仄聲。以字調有抑揚舒促之異，爲文之際，可錯綜字調之低昂，以和諧文辭之節律，使平仄相對，舒促相間。如沈約所謂"宮羽相變，低昂舛節；前有浮聲，後有切響。一簡之內，音韻盡殊；兩句之中，輕重悉異。妙達此旨，始可言文"。故平仄一事，歷代作詩著文者重之。詳見本書通論十二《詩詞曲格律》。

3. 讀破

標注字之四聲改變字之原來讀音，以區別其義，謂之讀破，或謂之破讀，或謂之四聲別義。如質有精粗，謂之"好惡"，並如字；心有愛憎，謂之"好惡"，並去聲。如字者，謂讀其原本之音，亦即用其原本之義。如好，音 hǎo，上聲皓韻，精美之義；惡，音 è，入聲鐸韻，粗劣之義。並去聲者，即讀破爲去聲，好，音 hào，去聲号韻，喜好之義；惡，音 wù，去聲暮韻，厭惡之義。

讀破的方法有二：或於字之四角點發，以標明其四聲；或於注文中注明該字之四聲。以其四聲有不同，表明其用法有區別。有的兩法並用。例如：

《大學》：**如惡惡臭，如好好色**。注：惡好上字皆去。

既在字上圈發，又於注中注明。點發之法，於字之左下角畫圈，表該字改讀平聲；於字之左上角畫圈，表該字改讀上聲；於字之右上角畫圈，表該字改讀去聲；於字之右下角畫圈，表該字改讀入聲。如圖所示。

例中"惡"、"好"二字，皆圈於右上角，表明二字皆讀破爲去聲。此爲點發一法。另於注文中注曰"惡好上字皆去聲"，謂二"惡"字中，上一"惡"字改讀去聲，其下一"惡"字仍讀其原來之音；二"好"字中，上一"好"字改讀去聲，下一"好"字仍讀其原來之音。此爲注明一法。

讀破之讀音，其變化有三：

(1)變其聲調者。《靈樞·邪氣藏府病形》："邪氣之中人也奈何？""中"字本平聲，中央之中；今於字之右上角發圈(見明代趙府居敬堂本影印本，下同)，則讀破爲去聲，音衆，中傷之中。由平聲變爲去聲。同篇："刺滑者，疾發鍼而淺內之，以寫其陽氣而去其熱。"

"去"字本去聲御韻，離開之義。今於字之左上角發圈，則讀破爲上聲，音曲，義爲去除之去。《廣韻•上聲•語韻》："去，除也。"由去聲變爲上聲。

(2)變其韻者。《靈樞•經水》："天至高，不可度。""度"字本去聲暮韻，法度之度。今於字之右下角發圈，則讀破爲入聲鐸韻，今音鐸(duó)，義爲度量之度。《廣韻•入聲•鐸韻》："度，度量也。"由暮韻變爲鐸韻。《靈樞•厥病》："厥頭痛，貞貞頭重而痛，寫頭上五行行五。""行"字本平聲庚韻，行走之行。今於字之左下角發圈，則讀破爲平聲唐韻，音航(háng)，義爲行列之行。《廣韻•平聲•唐韻》："行，伍也，列也。"由庚韻變爲唐韻。《靈樞•玉版》："内藥而嘔者，是二逆也。""内"字本去聲隊韻，内外之内。今於字之右下角發圈，則讀破爲入聲合韻，音義同"納"。由隊韻變爲合韻。

(3)變其聲者。《靈樞•順氣一日分爲四時》："音主長夏，長夏刺經。""長"字本澄母平聲陽韻，長久之長(cháng)。今於字之左上角發圈，則讀破爲上聲養韻知母，音掌(zhǎng)，義爲年長之長。《廣韻•上聲•養韻》："長，大也。"由澄母變爲知母。《靈樞•根結》："陰道偶，陽道奇。"音釋云："奇，音箕。""奇"字本平聲支韻羣母，奇怪之奇(qí)。今音箕(jī)，則讀破爲平聲支韻見母，義爲奇偶之奇。《廣韻•平聲•支韻》："奇，不偶也。"由羣母變爲見母。《靈樞•九鍼論》："陰與陽別，寒與熱爭。""別"字本入聲薛韻幫母，分別之別。今於字之右下角發圈，則讀破爲入聲薛韻並母，義爲離別之別。《廣韻•入聲•薛韻》："別，異也，離也，解也。"由幫母變爲並母。《師傳》："夫中熱消癉則便寒。""夫"字本平聲虞韻非母，丈夫之夫(fū)。今於字之左下角發圈，則讀破爲平聲虞韻奉母，爲文言助詞中之發語詞之夫(fú)。《廣韻•平聲•虞韻》："夫，語助。"由非母變爲奉母。

音韻變遷，舊日之讀破，或以一字多音保留至今，或則廢而不別，今之學者固不必墨守其音，然其區別字義之作用，則不可忽略。

4. 古今聲調比較

由平上去入，至陰陽上去，此爲字調由中古至現代之變化。其變化之常例有三：

(1)平分陰陽。中古之平聲字，以其聲母之清濁，分爲清平、濁平。平聲之清聲母字，讀清平聲，即現代之第一聲陰平；其濁聲母字，讀濁平聲，即現代之第二聲陽平。例：

平聲 { 清聲母者：官—見母，包—幫母，孤—見母，空—溪母——今讀陰平

濁聲母者：求—羣母，唐—定母，豪—匣母，同—定母——今讀陽平

(2)濁上歸去。中古之上聲字，其全清、次清、次濁聲母字，仍讀上聲；其全濁聲母字，則改讀去聲。例：

上聲 { 全清聲母者：管—見母，飽—幫母，黨—端母—
次清聲母者：孔—溪母，胖—滂母，躺—透母— } 今讀上聲
次濁聲母者：柳—來母，軟—日母，莽—明母—
全濁聲母者：舅—羣母，蕩—定母，皓—匣母——今讀去聲

(3)入派三聲。中古之入聲字，分別派入平、上、去三聲之中。例：

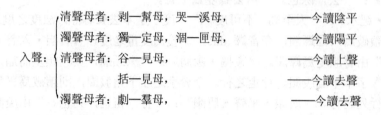

由中古之平、上、去、入四聲，變爲現代之陰、陽、上、去四聲，列表如下：

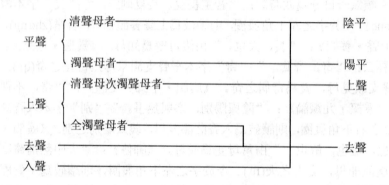

此聲調變遷之大略。

（四）反切

反切就是用二字拼合一音之注音法，或作某某反，或作某某切。《顏氏家訓》云：“孫叔然創《尔雅音義》，是漢末人獨知反語。”顧炎武云：“反切之語，自漢以上即已有之。宋沈括謂古語已有二聲合爲一字者，如‘不可’爲‘叵’，‘何不’爲‘盍’，‘如是’爲‘尔’，‘而已’爲‘耳’，‘之乎’爲‘諸’。”陳澧云：“古人音書但曰‘讀若某’、‘讀與某同’。然或無同音之字，則其法窮；雖有同音之字，而隱僻難識，則其法又窮。孫叔然始爲反語，以二字爲一字之音，而其用不窮。此古人所不及也。”（見《切韻考》）

1. 反切之構成

反切之構成，有反切上字、反切下字，或云“反”，或云“翻”，或云“切”。《禮部韻略》云：“音韻輾轉相協謂之反，亦作翻；兩字相摩以成聲韻謂之切。”總之是講上下二字相拼合而成一字之音。例如：

東　德紅切　　　　　同　徒紅切

“東”、“同”爲被切字，“德紅切”、“徒紅切”爲切語，“德”、“徒”爲反切上字，“紅”字爲反切下字。反切之法，析而言之，則取上字之聲母，取下字之韻母，包括其聲調，使聲韻相拼，便得被切字之讀音。宋廉作歌曰："上字爲聲，下字爲韻；聲韻一叶，清濁不紊。"陳澧《切韻考》云："切語之法，以二字爲一字之音，上字與所切之字雙聲，下字與所切之字疊韻。上字定其清濁，下字定其平上去入。上字定清濁而不論平上去入，下字定平上去入而不論清濁。"例中"德"與"東"雙聲，即聲母相同，都是清聲端母；"徒"與"同"雙聲，都是濁聲定母。"紅"與"東""同"爲疊韻，即韻相同，都是平聲東韻。是反切上字"德"規定了被切字"東"爲清聲端母字，上字"徒"規定了被切字"同"爲濁聲定母字；是反切下字"紅"規定了被切字"東""同"爲平聲東韻字。列式如下：

德	紅	切	東
徒	紅	切	同

d é	+	h óng	→	dōng
t ú	+	h óng	→	tóng

這是反切之常例，可知反切之理，並不神秘。

2. 音和與類隔

由於年移代革，歷時久遠，古今音變，遂生隔閡。宋代人對於其前代之反切已有不能盡切出其音者，遂有"類隔"之說，以爲這是古人用與被切字不同類反切上字來相切，須更"音和"，方能相切。《切韻指掌圖·檢例》曰："取同音、同母、同韻、同等，四者皆同，謂之音和；取脣重脣輕、舌頭舌上、齒頭正齒三音中清濁同者，謂之類隔。"所謂類隔切，指以輕脣音反切上字來切重脣音被切字，以重脣音反切上字來切輕脣音被切字，以舌頭音反切上字來切舌上音被切字，以舌上音反切上字來切舌頭音被切字等現象，也就是反切上字與被切字不再是雙聲，而有重脣輕脣、舌頭舌上之異。其實這並非古人故作類隔相切，而是由於古今音變，聲母分化所至。如原來都是重脣音，本是音和的，後世分化出輕脣音來，若反切上字與被切字分化一致，仍能音和；若分化不一致，便成了類隔。今舉《廣韻》所附"新添類隔今更音和切"如下：

原類隔	今更音和切		原類隔	今更音和切
窆 方冘切	班驗切		平 符兵切	僕兵切
緜 武延切	名延切		眉 武悲切	目悲切
乏 匹凡切	敷凡切		貯 丁吕切	知吕切

例中反切上字方、符、武皆輕脣音，而被切字窆、平、緜、眉皆重脣音，其類相隔，故須要改上字爲相應之重脣音班、僕、名、目，方能音和相切。上字匹爲重脣音，而被切字乏則爲輕脣音，故須要改爲相應之輕脣音敷，方能音和相切。丁爲舌頭音，而被切字貯爲舌上音，故須改上字爲相應之舌上音知，方能切出其讀音。這是因爲古時重脣輕脣不分，舌頭舌上不分，故其反切上字可混用；後世分爲二類，遂不得相切而爲類隔，須更其字乃得音和。

2. 反切改讀

由宋代《廣韻》成書至今，又經九百餘年，語音復有古今之變。反切情況大略有四：一是反切上下字與被切字古今無變者，此類反切，今人仍能直接切出其音。例如：松，思恭切。葆，博抱切。古時思松雙聲，皆心母字，清擦音s；博葆雙聲，皆幫母字，不送氣之塞音b；恭松疊韻，抱葆疊韻。這些至今無變，故仍能直接切出其音。二是反切上下字與被切字古今雖有變化而變化一致者，此類反切今人亦能直接切出其音。例如：鮮，息淺切。硝，相邀切。古時息鮮、相硝雙聲，同爲心母s，今同變化爲曉母x，仍爲雙聲，故仍可直接切出其音。三是反切上下字與被切字古今變化雖不一致，然有規則可循者，此類反切可循語音古今變化之規則轉換以切出其音。四是反切上下字與被切字古今變化無規則者，此屬特殊情況，當作別論。例如：抓，側交切。挂，古賣切。其一二兩種情況不必再說，第四種情況無法可講。今就第三種情況，復舉常用改讀之條例如下：

(1)上字爲全濁聲母者，以下字之平仄定被切字之送氣、不送氣。下字爲平聲，則被切字讀送氣音；下字爲仄聲則被切字讀不送之氣音。例如：

    堂　徒郎切——徒，全濁定母；下字郎，平聲——今讀送氣音　táng

    蕩　徒朗切——徒，全濁定母；下字朗，上聲——今讀不送氣音　dàng

此二切其上字同爲徒字，而前者下字郎爲平聲，故被切字聲母爲送氣音t；後者下字朗爲仄聲，故被切字聲母爲不送氣音d。其他全濁聲母者仿此。

(2)上字爲見、溪、羣、曉、匣、精、清、從、心、邪諸母者，以下字之洪細定被切字之類分。下字爲洪音者，見母讀g，溪母讀k，群母平聲讀k，仄聲讀g，曉匣二母皆讀h；精母讀z，清母讀c，從母平聲讀c，仄聲讀z，心邪二母讀s。下字爲細音者，則見精二母改讀j，溪清二母改讀q，羣從二母平聲改讀q，仄聲改讀j，曉匣心邪四母皆改讀x。列表如下：

洪音	g	k		k	g		h
	↑	↑		↑	↑		↑
	見	溪		羣 平	仄		曉匣
	↓	↓		↓	↓		↓
細音	j	q		q	j		x
	↑	↑		↑	↑		↑
	精	清		從 平	仄		心邪
	↓	↓		↓	↓		↓
洪音	z	c		c	z		s

例如：

    告　古到切——上字古，見母；下字到，洪音————今讀　gào

    叫　古吊切——上字古，見母；下字吊，細音————今讀　jiào

此二切其上字同爲見母字古，而前者下字到爲洪音，故被切字聲母讀g；後者下字吊爲細音，故被切字聲母改讀j。他仿此。

(3)上字聲母爲脣音b、p、m、f者，下字合口改開口。分言之，上字爲b、p、m者，下字韻母帶介音u者，去u，改爲開口呼；下字韻母帶介音ü者，去ü，加i，改爲齊齒呼。上字爲f者，下字韻母帶介音u、ü者，去u、ü，改開口呼；下字韻母爲ü者，則改讀u。例如：

    潘　普官切——上字普，脣音滂母；下字官，合口呼——今讀 pǔ+guān—— pān

變　彼眷切——上字彼，脣音幫母；下字眷，撮口呼——今讀 bǐ + juàn[1]—— biàn

此二切，上字普、彼皆爲脣音，前者下字官爲合口呼，去u，改開口呼；後者下字眷爲撮口呼，去ü加i，改齊齒呼。他仿此。

　　(4)上字聲母爲卷舌音zh、ch、sh、r者，下字細音改洪音。分言之，下字爲齊齒呼者，去i，改開口呼；下字爲撮口呼者，去ü 加u，改合口呼。例如：

　　　　展　知演切——今讀 zhī + iǎn —— zhǎn

　　　　川　昌緣切——今讀 chāng + üán —— chuān

此二切，其上字知聲母爲zh，昌聲母爲ch。前者下字演爲齊齒呼，去i，改開口呼；後者下字緣爲撮口呼，去ü 加u，改合口呼。他仿此。下字緣爲濁聲餘母平聲字，故讀陽平。上字昌爲清聲穿母字，被切字川也是清聲母字，故改讀陰平。

　　(5)下字爲平聲者，以上字之清濁定其陰陽。上字爲清聲母者，則被切字讀陰平；上字爲濁聲母者，則被切字讀陽平。例如：

　　　　癱　他干切——上字他，次清透母；下字干，平聲——今讀陰平 tān

　　　　壇　徒干切——上字徒，全濁定母；下字干，平聲——今讀陽平 tán

此二切，下字同爲平聲干，則可定被切字讀平聲。前者上字他爲清聲母字，故被切字癱讀陰平；後者上字徒爲濁聲母字，故被切字壇讀陽平。他仿此。

　　(6)下字爲上聲者，以上字之清濁定其因革。上字爲全清、次清、次濁者，今音仍讀上聲；上字爲全濁者，則被切字改讀去聲。例如：

　　　　堵　當古切——上字當，全清端母；下字古，上聲——今讀上聲 dǔ

　　　　杜　徒古切——上字徒，全濁定母；下字古，上聲——今讀去聲 dù

此二切，下字同爲上聲字古，前者上字爲全清端母，故被切字堵仍讀上聲；後者上字爲全濁定母，故被切字杜改讀去聲。他仿此。

　　反切改讀，條例多端；所舉諸條，僅其常見者。從今天的角度來講，反切之法，上字取聲，當視其下字之平仄以定其送氣不送氣；又當視下字之洪細以定其聲母之類分。下字取韻，當視其上字之聲類以定其開合齊撮；又當視上字之清濁以定其陰陽上去。聲韻變遷，相互影響，並非彼此孤立。聲母能影響韻母的變化，韻母也能影響聲母的變化。不再是簡單的"上字取聲，下字取韻"了。

　　爲便於查找反切上下字屬何母何韻，茲列反切上下字表附後。

---

[1] 《漢語拼音方案》："ü行韻母跟聲母 j，q，x拼的時候，寫成ju，qu，xu，ü上兩點也省略。"眷（juàn）中之u，實際上是ü。

附錄 1.

反切上字分九音三十六字母表

九音	聲母	清濁	反 切 上 字	備 注
重唇音	幫	全清	邊布補伯百北博巴卑并必彼兵筆陂界	b
	滂	次清	滂普匹譬披丕	p
	並	全濁	蒲步裴薄白傍部平皮便毗弼婢	平聲p　仄聲b
	明	次濁	莫慕模謨摸母明眉彌綿靡美	m
輕唇音	非	全清	方分封府甫	f
	敷	次清	敷孚妃撫芳峰拂	f
	奉	全濁	房防縛附符苻扶馮浮父	f
	微	次濁	無巫亡武文望	零聲母，或m
舌頭音	端	全清	丁都多當得德冬	d
	透	次清	他土吐託湯通天台	t
	定	全濁	杜度地徒特同陀唐堂田	平聲t　仄聲d
	泥	次濁	拿奴乃奶那内諾	n
舌上音	知	全清	陟竹知張中卓豬徵追	zh
	徹	次清	丑敕恥抽癡楮褚	ch
	澄	全濁	丈治直宅佇墜柱持池遲場馳除	平聲ch　仄聲zh
	孃	次濁	女尼孥	n
齒頭音	精	全清	子即作則祖將臧遵姊兹借資醉	洪音z　細音j
	清	次清	七千倉蒼采此青醋麤麁取雌遷親	洪音c　細音q
	從	全濁	才在秦藏昨徂酢匠前疾自漸慈情	洪平c仄z　細平q仄j
	心	全清	蘇息先相私思桑素斯辛司速雖悉寫胥須	洪音s　細音x
	邪	全濁	徐祥詳辭辤似旬寺夕隨	洪音c, s　細音x
正齒音	照	全清	側莊阻鄒簪仄爭/之職章諸旨征正占支煮止脂	zh或z, c
	穿	次清	初楚測叉芻廁創瘡/昌尺充赤處叱春	ch或z, sh
	牀	全濁	士仕鋤鉏牀查雛助豺崇崱俟/神乘食實	zh, ch, sh，z, c
	審	全清	書舒傷商施失矢試識式賞詩釋始/山疏疎沙砂生色數所史	sh或s
	禪	全濁	時殊常嘗蜀市植甚署臣承是氏視成	平ch, sh　仄zh, sh
牙音	見	全清	古公過各格兼姑佳詭居舉九俱几紀規吉	洪音g，細音j
	溪	次清	苦口康枯空恪牽謙楷客去丘區墟起驅羌綺欽傾窺詰祛豈曲	洪音k，細音q
	羣	全濁	渠其巨求奇曁臼衢强具	洪平k仄g細平q仄j
	疑	次濁	五吾研俄魚語牛宜虞疑擬愚遇危玉	一般零聲母，個別n

续表

九音	聲母	清濁	反 切 上 字	備 注	
喉音	**影**	全清	於央憶伊依衣憂一乙握謁紆抱烏哀安煙鷖愛	零聲母	
	曉	全清	呼荒虎馨火海呵香朽羲休況許興喜虛	洪音h	細音x
	匣	全濁	胡乎侯户下黃何禾懷獲	洪音h	細音x
	喻	次濁	余餘予夷以羊弋翼與營移悅/于羽雨云雲王韋永有遠榮爲洧筠	零聲母	
半舌	**來**	次清	來盧賴落洛勒力林吕良離里郎魯練	l	
半齒	**日**	次濁	如汝儒入而仍兒耳	r	

附錄 2.

反切下字分四聲二百零六韵表

摄		平聲韵		上聲韵		去聲韵		入聲韵	備注
通	東	紅東公中戎宮弓終融	董	董動孔摠蠓	送	送貢弄鳳仲眾	屋	禄谷木卜六宪竹菊福宿逐	ong u
						綜宋統			
	冬	冬宗	腫	侗	宋	用頌	沃	沃毒木篤酷	ong u
	鐘	容凶庸封鍾	腫	悚隴勇奉冗冢拱	用		燭	玉欲錄曲足蜀	eng ü
江	江	雙江	講	項講慃	絳	巷降絳	覺	岳角	ang ue
止	支	宜奇羈離知支移爲随垂危吹規	紙	綺舐彼倚侈侈爾氏此是紙委弭毀靡俾婢髓詭捶累	寘	義智寄賜豉偽恚瑞睡累避			i ei ui
	脂	夷脂肌尼飢私資追佳眉悲綏遺維	旨	履几姊雉視矢洧軌鄙美壘誄癸水累	至	利冀器四痹至二自位愧萃類備媚祕遂醉悸季			i ei ui
						吏記置志			
	之	之其兹而持	止	理里紀市史止士擬已紀	志	豪既胃畏貴味			i ei ui
	微	依希衣韋微非歸	尾	豨豈偉尾鬼匪	未	未沸			i ei ui

续表

摄	平聲韵		上聲韵		去聲韵		入聲韵		備注
遇	魚	魚居余葅諸	語	許舉呂巨與渚	御	御倨據慮預恕助署去沏			u ü
	虞	朱俱輸誅無夫于逾俞隅芻 胡乎孤都吾姑烏吳	麌	雨矩庾主武甫禹羽	遇	遇具句注戍			u ü
	模		姥	戶杜古魯補	暮	暮故祚誤路			u
蟹	齊	奚稽雞低兮迷鼉攜圭	薺	禮啟低米弟	霽	詣計戾惠桂			i ui
					祭	例憩祭蔽獘袂制劓衛芮銳歲稅劌			i ui
					泰	太蓋帶貝大艾外會最			ai ei ui
	佳	膎佳蛙緺媧 諧皆懷淮乖	蟹	買蟹	卦	隘賣懈卦			ia ie ua
	皆		駭	駭楷	怪	拜戒介界壞怪 邁夬話快			ai uai ie
	灰	回灰杯恢	賄	猥罪賄	夬 隊	對隊內妹佩昧繢			uai / ui
	咍	哀來才哉開	海	亥改愷宰紿	代 廢	代漑耐愛黥 穢肺吠廢			ai
臻	真	銀巾鄰人珍賓真筠倫春	軫	忍引盡軫殞敏	震	刃遴覲晉忍振峻閏順	質	質吉悉栗一必畢息七日叱乙筆密律 聿律卹	en
	諄	勻綸倫均旬遵脣迍	準	尹準允	稕		術	聿律卹	ün un
	臻	詵臻					櫛	瑟櫛	en
	文	云文分	吻	粉吻	問	運問	物	物勿弗	un ün
	殷	欣斤	隱	隱謹	焮	焮靳	迄	乞訖迄	in
	元	言軒袁煩元	阮	偃幰阮晚遠	願	万建堰願万怨販	月	竭謁許歇月厥伐越發	ian uan / üan
	魂	渾昆魂奔尊	混	本袞損忖	慁	困悶寸	沒	忽骨沒勃	un en
	痕	痕根恩	很	很懇	恨	恨艮			en

续表

摄	平聲韵		上聲韵		去聲韵		入聲韵		備注
山	寒 桓 刪 山 先 仙	寒干安 丸官端潘 顏姦還班頑關 閑山間頑 賢堅年前顛田 先煙玄涓 延乾焉連仙然 員圓全攣緣泉 宣川權專	旱 緩 潸 產 銑 獮	旱但笴 滿管緩伴旱 纂 板版縮赧 限簡綰 典繭峴殄泫 畎 輦演寋善展 免辨淺剪轉 篆克緬	翰 換 諫 襉 霰 線	案旰按旦贊 玩喚換貫亂幔 半筭段 晏鴈諫澗赧患 慣 莧襉辨 電甸練麵佃縣 絢 戰扇輾箭見面 賤線膳倦卷掾 變戀眷絹囀釧	曷 末 點 鎋 屑 薛	達曷割葛 活括末撥 點八拔滑 鎋刮 屑結蔑穴決 劣雪悅絕爇 輟	an a e uan o ian a uan ua an uan ian ie uan ue an ian uan ie e
效	蕭 宵 肴 豪	堯幺聊彫蕭 遙宵招霄消焦 邀昭喬囂嬌驕 漉 看交矛嘲 勞刀牢毛袍褒 曹遭	篠 小 巧 皓	了皎鳥蔦* 夭小表矯兆 沼少 巧絞飽爪 老浩晧抱道 早	嘯 笑 效 号	弔嘯叫 要妙笑肖召廟 照 孝教皃稍 到導耗報			iao iao ao iao ao ao
果	歌 戈	俄何歌 禾靴戈和波婆 伽	哿 果	我可 火果	箇 過	賀箇个佐邏 臥貨唾過			o e uo
假	麻	牙加巴霞華瓜 邪嗟奢遮車賒	馬	疋下賈雅瓦 寡也野姐者 冶	禡	訝駕亞嫁夜謝			a ia ie
宕	陽 唐	良羊方莊章張 陽王 郎岡剛當黃光 旁	養 蕩	兩丈网養掌 獎往昉 朗黨晃廣	漾 宕	亮向讓樣況放 妄訪 浪宕曠謗	藥 鐸	勺約虐略雀 爵若藥灼縛 钁 落各博郭穫	ang iang ue uo ang uang

续表

摄		平聲韵		上聲韵		去聲韵		入聲韵	備注
梗	庚	行庚盲橫卿京明兵嶸	梗	杏梗猛影永景丙憬	映	孟更慶敬病命	陌	伯格陌白劇戟逆卻	eng e o / i ü
	耕	莖耕萌宏	耿	幸耿	諍	諍迸	麥	核革戹厄責摘獲麥摑	eng ing / e ai uo
	清	盈成貞并情征營傾	靜	郢井靜整潁頃	勁	正鄭姓政盛	昔	益亦炙辟昔迹積易石隻役	eng ing / i
	青	靈經丁刑螢扃	迥	挺到鼎醒泝頂迥穎	徑	定徑佞	錫	歷擊激狄闃鷊臭	ing ü
曾	蒸	陵兢衿升冰仍蒸膺乘	拯	拯	證	證孕應甑	職	力側逼即翼職直	eng ing / i e
	登	恒滕登朋崩棱增弘肱	等	等肯	嶝	鄧互隥亙贈	德	得則德勒墨北或國	eng en / e ei uo
流	尤	求鳩流由尤謀浮秋周州	有	有久九柳否酉	宥	祐救副富就溜僦呪又			iu ou u
	侯	侯婁鉤	厚	厚后口垢苟斗	候	候遘豆奏漏			ou
	幽	虯幽烋彪	黝	黝糾	幼	謬幼			iu iao
深	侵	林深心淫針任尋金吟簪今	寢	甚稔凜朕荏枕葚錦飲	沁	蔭禁鴆任譖	緝	立及入戢執急汲	in en / i
咸	覃	南含男	感	禫感唵	勘	暗紺	合	沓荅合答閤	an e a
	談	三甘酣談	敢	覽敢	闞	謔濫暫瞰	盍	盍臘	an e a
	鹽	廉鹽占淹炎	琰	琰斂冉漸染掩檢	豔	豔贍窆驗	葉	涉葉接攝輒	an ian / e ie
	添	甜兼	忝	玷簟忝點	掭	念店	帖	協愜牒頰	ian ie
	咸	咸讒	豏	斬減	陷	陷賺韽	洽	洽夾	an ian
	銜	銜監	檻	檻黤	鑑	懺鑑	狎	狎甲	an ian
	嚴	嚴	儼	广掩	釅	釅欠劍	業	怯劫業	ian an
	凡	凡咸	范	犯泛范	梵	欠劍梵泛	乏	法乏	an ian

常 用 詞（五）

卑 ①低下，低賤，與“尊”相對。《說文》：“卑，賤也。”《繫辭上》：“天尊地卑。”②卑順，謙恭。《繫辭上》：“知崇禮卑。”

畀 ①予，給予。《說文》：“畀，相付與之物在凰上也。”②賜予。《洪範》：“不畀洪範九疇。”

賓 ①賓客。《說文》：“賓，所敬也。”《齊侯疥痁》：“諸侯之賓問疾者多在。”②八政之一。禮賓之官。《洪範》：“七曰賓”。③迎接，引導。《堯典》：“寅賓日出。”④敬。《法儀》：“使立爲天子，天下諸侯皆賓事之。”

成 ①成就，形成。《說文》：“成，就也。”《繫辭上》：“默而成之。”《老子六章》：“功成而弗居。”②生成，具備。《繫辭上》：“成之者性也。”③成熟，成實。《洪範》：“百穀用不成。”④成功。《論語二十章》：“言不順，則事不成。”⑤定。《繫辭上》：“成位乎其中矣。”

臭 ①用鼻聞氣味。《說文》：“臭，禽走臭而知其迹者犬也。”《本生》：“鼻臭矣。”②氣味。《繫辭》：“其臭如蘭。”《雜氣論》：“況無聲無臭。”③（chòu）穢惡難聞之氣味，與“香”相對。《自京赴奉先縣詠懷五百字》：“朱門酒肉臭，路有凍死骨。”

出 ①出生。《說文》：“進也。象草木益滋上出達也。”②外出，與“入”相對。《大學》：“是故言悖而出者亦悖而入，貨悖而入者亦悖而出。”③出仕，任職。《繫辭上》：“或出或處。”④超出，越過。《論語二十章》：“祭肉不出三日。”⑤出嗣，過繼。《皇甫謐傳》：“出後叔父。”

耑 ①同“端”，植物萌芽之发端。《說文》：“耑，物初生之題也。上象生形，下象根也。”②開端。《漢書藝文志序》：“言感物造耑。”③（zhuān）同“專”。《說文》“耑”段注：“古發端字作此。今則‘端’行而‘耑’廢，乃多用‘耑’爲‘專’矣。”

斷 ①截斷。《說文》：“斷，截也”《繫辭》：“斷木爲杵。”②分，分開。《繫辭上》：“剛柔斷矣。”③斷絕。《黃帝內經素問注序》：“其中簡脫文斷、義不相接者。”④隔絕，停止。《類經序》：“斷流之水，可以鑒形。”⑤判斷，決斷。《丹溪翁傳》：“爲之敷湯三家之旨，而一斷於經。”⑥裁決，斷定。《雜氣論》：“斷爲非雜氣也。”⑦決然無疑，絕對。《類經序》：“仰大聖上智于千古之遠，斷乎不能矣。”

敦 ①責問。《說文》：“敦，怒也，詆也，一曰誰何也。”段注：“皆責問之意。”②敦厚。《繫辭上》：“安土敦乎仁。”③（duī）孤獨貌。《東山》：“敦彼獨宿，亦在車下。”④（tuán）通“團”，圓形。《東山》：“有敦瓜苦，烝在栗薪。”

範 ①範軷，出行前之祭儀。《說文》：“範，範軷也。”②鑄造用的模具。《荀子·強國》：“刑範正，金錫類。”③用模子鑄造。《新修本草序》：“範金揉木。”④法度。《洪範》：“不畀洪範九疇。”⑤規範，儀範。《繫辭上》：“範圍天地之化而不過。”

革 ①獸皮。《說文》：“獸皮治去其毛曰革。”《堯典》：“鳥獸希革。”《漢書藝文志序》：“割革爲甲。”②更改。《說文》：“革，更也。”即改變之義。《洪範》：“金曰從革。”《墨子之齊》：“舍言革思者，是猶舍穫而攈粟也。”③甲冑。《中庸》：“衽金革，死而不厭，北方之强也”④八音之一，指鼓類。《國語·周語下》：“革木一聲。”⑤（jí）通“亟”，急。《檀弓》：“夫子之病革矣。”

共 ①共同。《說文》：“共，同也。”《本生》：“萬人操弓共射其一招。”②同，同有。《論語二十章》：“願車馬衣輕裘與朋友共，敝之而無憾。”③共同應對。《虛實》：“是以十共其一也。”④（gōng）供給。《醫師章》：“聚毒藥以共醫事。”《王孫圉論楚寶》：“所以共幣帛，以賓享於諸侯者也。”

辜 ①罪。《說文》：“辜，辠（罪）也。”《洪範》：“時人斯其辜。”《法儀》：“殺不辜者，得不祥焉。”②分裂肢體。《周禮·秋官·掌戮》：“殺王之親者辜之。”鄭注：“辜，謂磔之。”

汩 ①（gǔ）亂，擾亂。《小爾雅·廣言》：“汩，亂也。”《洪範》：“汩陳其五行。”《諸家得失策》：“夫何喜怒哀樂、心思嗜慾之汩於中。”②（yù）迅疾貌。《楚辭·離騷》：“汩余若將不及兮，恐年歲之不吾與。”③（hú）湧出的泉水。《莊子·達生》：“與齊俱入，與汩偕出。”

乖 ①違背，背戾。《說文》：“乖，戾也。”《虛實》：“敵不得與我戰者，乖其所之也。”《天倫》：“父子相疑，上下乖離。”②分歧。《漢書藝文志序》：“七十子喪而大義乖。”

睆 ①大目。《說文》：“睅，大目也。睆，睅或从完。”②果實圓潤貌。《詩·杕杜》：“有杕之杜，有睆其實。”③光亮貌。《詩·大東》：“睆彼牽牛，不以服箱。”④光潔。《檀弓》：“華而睆，大夫之簀與？”

皇 ①偉大。《說文》：“皇，大也。”《洪範》：“建用皇極。”②指上天或祖宗。《離騷》：“皇覽揆余于初度兮，肇錫余以嘉名。”③馬毛色黃白。《東山》：“之子於歸，皇駁其馬。”④鳳凰。《離騷》：“鸞皇爲余先戒兮，雷師告余以未具。”⑤皇皇：通“惶惶”，心不安貌。《武王踐阼》：“机之銘曰：皇皇惟敬。”

稽 ①稽留，留止。《說文》：“稽，留止也。”②考察。《堯典》：“曰若稽古帝堯。”③考核。《醫師章》：“歲終，則稽其醫事，以制其食。”④至，到。《莊子·逍遙遊》：“大浸稽天而不溺。”⑤根據。《類經序》：“此其意度無稽。”《孔子世家》：“夫儒者滑稽而不可軌法。”⑥卜問。《洪範》：“明用稽疑。”⑦（qǐ）跪下叩頭。《晉靈公不君》：“稽首而對。”《檀弓》：“稽顙而不拜。”

疾 ①疾病。《說文》：“疾，病也。”析言之，疾輕病重。《檀弓》：“曾子寢疾，病。”②憂患，困苦。《檀弓》：“忘君之疾”。③恨。《迹府》：“疾名實之散亂。”④毛病，缺點。《孟子·梁惠王》：“寡人有疾，寡人好色。”⑤嫉妒。《東垣老人傳》：“朋儕頗疾之。”⑥急速。《繫辭上》：“唯神也，故不疾而速。”《師傳》：“胃中熱，腸中寒，則疾飢。”

極 ①脊檁，棟梁。《說文》：“極，棟也。”段注：“凡至高至遠皆謂之極。”②頂點，終極。《虛實》：“故形兵之極，至於無形。”《子華子論醫》：“北方陰極而生寒。”③中正，準則。《洪範》：“建用皇極。”孔傳：“極，中也。”《離騷》：“瞻前而顧後兮，相觀民之計極。”④盡，窮盡。《繫辭上》：“極數知來之謂占。”《大醫精誠》：“故學者必須博極醫源。”⑤疲困，疲倦。《素問·六节藏象論》：“肝者，罷極之本。”《華佗傳》：“人體欲得勞動，但不當使極爾。”⑥最，非常。《小兒則總論》：“表裏寒熱之證，極易辨也。”⑦通“亟”，急。《荀子·賦》：“出入甚極，莫知其門。”

殛 誅殺。《說文》：“殛，誅也。《虞書》曰：殛鯀於羽山。”《洪範》：“鯀則殛死。”

繫 ①（jì）絮綿。《說文》：“繫，繫繡也，一曰惡絮。”②（xì）連接，拴。《繫辭》：“其亡其亡。繫于苞桑。”③繫屬。《繫辭上》：“繫辭焉而明吉凶。”④捆綁，拘囚。《莊辛説楚襄王》：“繫己以朱絲而見之也。”⑤關係。《銅人腧穴針灸圖經序》：“人命所繫。”

假 ①非真，與“真”相對。《說文》：“假，非真也。”《病家兩要說》：“昧真中之有假。”②假日，假期。《華佗傳》：“寬假限日。”③借，借助。《迹府》：“假物取譬。”《黃帝内經素問注序》：“蓋教之著矣，亦天之假也。”④憑藉。《漢書藝文志序》：“假藥物之滋。”⑤假使，假如。《黃帝内經素問注序》：“假若天機迅發。”⑥通“格”，至，到。《詩經·玄鳥》：“肇域彼四海，四海來假。”

稼 ①穀物。《說文》：“禾之秀實爲稼。一曰稼，家事也。一曰在野曰稼。”②耕種。《洪範》：“土爰稼穡。”

見 ①看見。《說文》：“見，視也。”《繫辭上》：“知者見之謂之知，仁者見之謂之仁。”《養生論》：“夫神仙雖不目見。”②謁見，拜見。《扁鵲傳》：“入朝見。”③見解。《東恒老人傳》：“出己見，妄下之。”④發現。《大學》：“見賢而不能舉。”⑤被。《類經序》：“將見擇于聖人矣，何幸如之！”《汗下吐三法該盡治病詮》：“醫者與其逆病人之心而不見用。”⑥指代我。《皇甫謐傳》：“父兄見出，妻息長訣。”⑦（xiàn）同“現”，顯現。《繫辭上》：“吉凶見矣。”《扁鵲傳》：“病應見於大表。”⑧同“現”，現有的。《局方發揮》：“尋贖見成丸散。”《高祖還鄉》：“明標着册曆，見放着文書。”

介 ①畫界。《說文》：“介，畫也。”②纖介，細小。《繫辭上》：“憂悔吝者，存乎介。”③甲，指甲殼之類的蟲或水族。《曾子天圓》：“介蟲，介而後生。”《黃帝内經素問注序》：“深泉淨瀅，鱗介咸分。”④甲士，武士。《晉靈公不君》：“既而與爲公介，倒戟以禦公徒。”《五蠹》：“國平養儒俠，難至用介士。”⑤耿直，獨特。《五蠹》：“則耿介之士寡而高價之民多矣。”《丹溪翁傳》：“翁簡愨貞良，剛嚴介特。”⑥助，輔佐。《銅人針灸腧穴圖經序》：“保我黎烝，介乎壽考。”⑦關係，關及。《漢書·匡衡傳》：“情欲之感，無介乎容儀。”⑧個。《書·泰誓》：“如有一介臣。”⑨隔。《齊侯疥痁》：“逼介之關，暴征其私。”⑩側，畔。《楚辭·哀郢》：“哀州土之平樂兮，悲江介之遺風。”⑪耿介。《繫辭》：“介于石，不終日貞吉。”⑫介然：堅固貌。《修身》：“善在身，介然必以自好也。”

藉 ①草墊，鋪墊。《說文》：“藉，祭藉也。”《繫辭上》：“藉用白茅。”②踐踏，凌辱。《莊子·讓王》：“殺夫子者無罪，藉夫子者無禁。”③憑藉，依據。《汗下吐三法該盡治病詮》：“庶幾來者有所憑藉耳。”④借給。《諫逐客疏》：“藉寇兵而資盜糧也。”⑤假設，卽使。《醫學心悟》：“藉非白虎湯之類，鮮克有濟也。”⑥（jí）狼藉，雜亂。《前赤壁賦》：“杯盤狼藉。”

倨 ①傲慢。《說文》：“倨，不遜也。”《保傅》：“獨處而不倨。”②微曲。《禮記·樂記》：“倨中矩，句中鉤。”③通“踞”，蹲踞。《莊子·天運》：“老聃方將倨堂。”

爵 ①禮器，酒器。《說文》：“爵，禮器也。”《晉靈公不君》：“臣侍君宴。過三爵，非禮也。”②爵位。《禮·禮器》：“王者之制祿爵，公、候、伯、子、男凡五等。”注：“祿，所受食；爵，秩次也。”《中庸》：“爵祿可辭也。”《四时》：“賦爵列，授祿位。”③指酒。《繫辭》：“我有好爵，吾與爾靡之。”

捃 拾取。《說文》作“攈”，曰：“攈，拾也。”《漢書藝文志序》：“捃摭遺逸。”

亢 ①頸，喉嚨。《說文》：“亢，人頸也。”②星宿名，二十八宿之一。《素問·五運行大論》：“素天之氣，經於亢氐昴畢。”③高。《繫辭上》：“亢龍有悔。”④過甚。《素問·六微旨大論》：“亢則害，承乃制。”

扐 手指之間。《說文》：“扐，易筮再扐而後卦。”《繫辭上》：“歸奇於扐以象閏。”

懼 ①心憂。《說文》新附：“懼，心憂也。” ②憂患。《詩·兔爰》：“我生之後，逢此百懼。”③遭遇，陷于。《洪範》：“不懼於咎。”

詈 罵。《說文》：“詈，罵也。”《保傅》：“雖怒而不詈。”

斂 ①收聚。《說文》：“斂，收也。”《洪範》：“斂時五福。”②賦稅。《中庸》：“時使薄斂，所以勸百姓也。”③通“殮”，爲死者更衣入棺。

論 ①議論。《說文》：“論，議也。”《秋水》：“是所以語大義之方，論萬物之理也。”②評，評定。《四時》：“一政曰論幼孤，舍有罪。”《和氏》：“然猶兩足斬而寶乃論。”③理論，學說。《迹府》：“爲守白之論。” ④撰，編撰。《漢書藝文志序》：“故論其書，以序方技爲四種。”⑤（lún）《論語》簡稱。

靡 ①披靡。《說文》：“靡，披靡也。”段注：“分散下垂之貌。”②細膩。《本生》：“靡曼皓齒。” ③無。《晉靈公不君》：“靡不有初，鮮克有終。”《齊侯疥痁》：“韱鿆無言，時靡有爭。”④遲遲。《黍離》：“行邁靡靡，中心搖搖。” ⑤（mí）分散。《繫辭》：“我有好爵，吾與爾靡之。”韓康伯注：“我有好爵，與物散之。”⑥浪費，奢侈。《莊辛說楚襄王》：“專淫逸侈靡，不顧國政。”《檀弓》：“若是其靡也，死不如速朽之愈也。”

閔 ①憐憫。《說文》：“閔，弔者在門也。”段注：“引申爲凡痛惜之詞。”②憂慮。《漢書藝文志序》：“朕甚閔焉。”③閔閔：微妙無窮貌。《疏五過論》：“閔閔乎若視深淵。”王冰注：“閔閔乎，言妙用之不窮也。”

摩 ①研摩。《說文》：“摩，研也。”②摩擦，兩物交感相搏。《繫辭上》：“剛柔相摩。”③摩戛：摩擦。《自京赴奉先縣詠懷五百字》：“瑤池氣鬱律，羽林相摩戛。”

念 ①思念，懷念。《說文》：“念，常思也。”《怨詩楚調示龐主簿鄧參軍》：“結髮念善事，僶俛六九年。”《自京赴奉先縣詠懷五百字》：“默思失業徒，因念遠戍卒。”②考慮。《洪範》：“凡厥庶民，有猷有爲有守，汝則念之。”

農 ①耕種。《說文》：“農，耕也。”②農民。《論語·子路》：“吾不如老農。” ③厚，謂努力。《洪範》：“農用八政。”

旁 ①廣大，廣博。《說文》：“旁，溥也。”《丹溪翁傳》：“而旁通張從正、李杲二家之說。”②廣泛。《繫辭上》：“旁行而不流。”③普遍。《書·說命》：“旁招俊乂。”④旁邊，側。《銅人腧穴針灸圖經序》：“內分腑臟，旁注豀谷。”⑤邪。《荀子·議兵》：“旁辟曲私之屬爲之化而公。”⑥（bàng）通“傍”，依，近。《莊子·齊物論》：“旁日月，挾宇宙。”

齊 ①整齊。《說文》：“齊，禾麥吐穗上平也。”《秋水》：“萬物一齊，孰短孰長？”②整飭，使整齊。《大學》：“欲治其國者，先齊其家。”③同時，一起。《素問·五常政大論》：“德流四政，五化齊修。”④相同，相等。《許行章》：“夫物之不齊，物之情也。”《鞏經古方論》：“雖顯晦不齊。”⑤疾，敏捷。《修身》：“齊給便利，則節之以動止。”⑥通“臍”。《素問·至眞要大論》：“心下熱善饑，齊下反痛。”⑦（jì）同“劑”，調劑，方劑。《醫師章》：“食醫掌 王之六食、六飲、六膳、百羞、百醬、八珍之齊。”《漢書·藝文志序》：“至齊之德，猶慈石取鐵。”⑧（zhāi）通“齋”，齋戒。《武王踐阼》：“王欲聞之則齊矣。”《中庸》：“齊明盛服，非禮不動，所以脩身也。”

迄 ①至，到。《說文》新附：“迄，至也。”《漢書藝文志序》：“迄孝武世。”《醫方集解序》：“迄明始有吳鶴臯之集《醫方考》。”②畢竟，終究。《後漢書·孔融傳》：“才疏意廣，迄無成功。”李賢注：“迄，竟也。”

欽 ①張口哈欠貌。《說文》：“欽，欠貌。”②敬，恭敬。《尚書》：“欽若昊天。”《堯典》：“欽明文思安安。”

情 ①感情，性情。《說文》：“情，人之陰氣有欲者。”指人的欲望、要求、情感等心理情況。《人情》：“何謂人情？喜、怒、哀、懼、愛、惡、欲，七者弗學而能。”《不失人情論》：”此乃病人之情，不可不察者也。”②眞，實情。《繫辭上》：“設卦以盡情僞。”《許行章》：“夫物之不齊，物之情也。”③忠誠。《齊侯疥痁》：“言於晉國，竭情無私。”④情況。《曾子天圓》：“合五味之調以察民情。”

睿 ①深明。《說文》：“叡，深明也。睿，古文叡。”②聖明，通達。《洪範》：“睿作聖。”

穡 ①穀物。《說文》：“穀可收曰穡。”②種植穀物。《洪範》：“土爰稼穡。”③收穫。《詩·伐檀》：“不稼不穡，胡取禾三百廛兮。”

刪 ①刪除。《說文》：“刪，剟也。”②節取。《漢書藝文志序》：“今刪其要，以備篇籍。”顏師古注：“刪去浮冗，取其指要也。”

剡 ①銳利。《說文》：“剡，銳利也。”②削尖，使銳利。《漢書藝文志序》：“易曰古者弦木爲弧，剡木爲矢。”

揲 ①取而數之。《說文》：“揲，閱持也。”卽“取”之義。《繫辭上》：“揲之以四。”②持取。《扁鵲傳》：“揲荒爪幕。”

神 ①天神。《說文》：“神，天神，引出萬物者也。”《大同》：“列於鬼神。”《天倫》：“不見其事而見其功，夫是之謂神。” ②神妙。《繫辭上》：“陰陽不測之謂神。”《虛實》：“神乎神乎，至於無聲，故能爲敵之司命。” ③精神。《曾子天圓》：“陽之精氣曰神，陰之精氣曰靈。”

甚 ①尤安樂。《說文》：“甚，尤安樂也。”②超過。《召公諫弭謗》：“防民之口，甚于防川。”《雜氣論》：“但有甚於他氣。”③嚴重。《常樅有疾》：“先生疾甚矣。”④很。《天瑞》：“吾樂甚多。”《儵忽與渾沌》：“渾沌待之甚善。”⑤太。《檀弓》：“甚哉有子之言似夫子也。"

著 ①著草。《說文》："著，蒿屬，生千歲三百莖。易以爲數。天子著九尺，諸侯七尺，大夫五尺，士三尺。"《繫辭上》："成天下之亹亹者，莫大乎著龜。" ②用著莖算卦。《周易・繫辭下》："著之德圓而神，卦之德方以智。"

食 ①食品。《說文》："食，米也。"《論語二十章》："食不厭精。"《檀弓》："黔敖爲食於路。"②奉祿。《醫師章》："歲終，則稽其醫事，以制其食。"③吃。《論語二十章》："色惡不食。"④接受。《不失人情論》："有食其酬報而薦者。"⑤日月虧蝕。《詩・十月之交》："日有食之。"⑥（sì）使之食，給吃。《論語二十章》："殺雞爲黍而食之" ⑦同飼，飼養。《醫師章》："養之，食之。"⑧供養。《許行章》："治於人者食人。"

時 ①四時，四季。《說文》："時，四時也。"《醫師章》："食齊視春時。"②時間，光陰。《原病》："陽氣與時消息也。"③時代。《荀子・堯問》："時世不同。"④時機。《檀弓》："時亦不可失也。"⑤按時。《論語・學而》："學而時習之。"⑥伺，窺伺。《論語・陽貨》："孔子時其亡也而往拜之。"⑦通"蒔"，栽種。《書・舜典》："汝后稷播時百穀。"⑧通"是"，此。《洪範》："斂時五福。"

樞 ①門軸。《說文》："樞，戶樞也。"段注："戶所以轉動開閉之樞機也。"《子華子論醫》："戶樞之不蠹。以其運故也。" ②關鍵。《繫辭上》："言行，君子之樞機。"《諸家得失策》："陰陽者，造化之樞紐"

述 ①遵循，依照。《說文》："述，循也。"《漢書藝文志序》："索隱行怪，後世有述焉。"②敍述，講述。《論語・述而》："述而不作，信而好古。"

斯 ①析，砍。《說文》："斯，析也。"《詩・墓門》："墓門有棘，斧以斯之。"②此。《禮記・檀弓下》："歌於斯，哭於斯。"③則，就。《老子六章》："天下皆知美之爲美，斯惡矣。"《秋燥論》："春月地氣動而濕勝，斯草木暢茂。"④語氣助詞，無義。《類經序》："吁！余何人斯。"

肅 ①恭敬。《說文》："肅，持事振敬也。"《洪範》："恭作肅"。②嚴肅。《韓非子・難》："廣庭嚴居，衆人之所肅也。"③峻急。《國語・齊語》："是故父兄之教不肅而成。"④收斂。《秋燥論》："秋月天氣肅而燥勝。"⑤拜見。《陽曲傅先生事略》："孺子，來前肅客。"

隼 鷂鷹，猛禽類。《說文》："隼，鷙鳥也。"《繫辭》："公用射隼。"《詩・采芑》："鴥彼飛隼，其飛戾天。"鄭箋："隼，急疾之鳥也。"

忒 ①更變。《說文》："忒，更也。"②差錯。《洪範》："衍忒，立時作卜筮。"《大學》："其儀不忒，正是四國。"《黃帝內經素問注序》："驗之事不忒。"③作惡，作亂。《洪範》："民用僭忒。"④太，過甚。宋・楊萬里《題張垣夫腴莊圖》詩："不分腴莊最無賴，一時奄有忒傷廉。"

玩 ①玩弄。《說文》："玩，弄也。"②玩物。《王孫圉論楚寶》："若夫白珩，先王之玩也，何寶之焉？"③玩味，研究。《繫辭上》："君子觀其象而玩其辭。"《本草綱目原序》："予開卷細玩。"

威 ①婆母。《說文》："威，姑也。"段注："引申爲有威可畏。"②威嚴，威風。《洪範》："惟辟作威。"③威懾，威脅。《孫子列傳》："西破強楚入郢，北威齊晉。"《漢書藝文志序》："弧矢之利，以威天下。"④畏懼，警戒。《洪範》："威用六極。"《繫辭》："不見利不勸。不威不懲。"《馬蹄》："而後有鞭策之威。"

惟 ①思維，思考。《說文》："惟，凡思也。"《洪範》："惟皇之極。"②想。《離騷》："惟草木之零落兮，恐美人之遲暮。"③希望。《病家兩要說》："惟好生者晷察之。"④惟獨，衹有。《洪範》："惟天陰騭下民。"《秋燥論》："此惟土生之金。"⑤語首助詞，無義。《洪範》："惟十有三祀。"《離騷》："攝提貞于孟陬兮，惟庚寅吾以降。"段玉裁云："按經傳多用爲發語之詞。毛《詩》皆作'維'，《論語》皆作'唯'，《尚書》皆作'惟'。"

翕 ①起。《說文》："翕，起也。"段注："鳥將起必斂翼也。"②合。《繫辭上》："夫坤，其靜也翕。"③和睦。《詩·常棣》："兄弟既翕，和樂且湛。"

嚮 ①面向，向着。《許行章》："入揖於子貢，相嚮而哭。"②向望，勸導。《洪範》："次九曰嚮用五福。"③（xiǎng）通"響"，回聲。《養生主》："砉然嚮然。"

校 ①木制刑具，枷械之類。《說文》："校，木囚也。"《繫辭》："屨校滅趾。"②計較，較量。《論語·泰伯》："有若無，實若虛，犯而不校。"③考核。《荀子·君道》："日月積久，校之以功。"④校對，考訂。《漢書藝文志序》"詔光祿大夫劉向校經傳。"⑤（xiào）學校。《左傳·襄公三十一年》："鄭人遊於鄉校。"⑥軍職級別。《漢書藝文志序》："步兵校尉任宏校兵書。"

協 ①协和。《說文》："協，同心之和。"卽和洽、調和之義。《洪範》："惟天陰騭下民，相協厥居。"又曰："協用五紀。"②合。《堯典》："百姓昭明，協和萬邦。"《洪範》："不協于極，不罹于咎，汝則受之。"

燮 ①調和。《說文》："燮，和也。"《洪範》："燮友柔克。"孔傳："燮，和也。"②和，友善。張衡《東京賦》："北燮丁令，南諧越裳。"

凶 ①不吉利，與"吉"相對。《說文》："凶，惡也，象地穿交陷其中也。"《繫辭上》："方以類聚，物以羣分，吉凶生矣。"②惡。《洪範》："其害於而家，凶於而國。"《天論》："妖怪不能使之凶。"

羞 ①進獻。《說文》："羞，進獻也。"《洪範》："使羞其行。"②美食。《醫師章》："食醫掌王之百羞之齊。"《楚辭·離騷》："折瓊枝以爲羞兮。"按：此義後作"饈"。③恥辱。《武王踐阼》："少間弗忍，終身之羞。"④以为羞恥。《管子列傳》："鮑叔不以爲無恥，知我不羞小節。"

須 ①鬍鬚。《說文》："須，頤下毛也。"②等待。《鑒藥》："須其疾瘳而止。"③配合。《漢書藝文志序》"五常之道，相須而備。"④需要，應該。《類經序》："蓋彼無須類。"

序 ①正堂兩邊之牆。《說文》："序，東西牆也。"②古代鄉學之名。《孟子·滕文公上》："設爲學校庠序以教之……夏曰校，殷曰序，周曰庠。"③次序。《荀子·君子》："長幼有序。"④按次序排列。《晉侯有疾》："序爲五節。"《漢書藝文志序》："序六藝爲九種。"⑤序言。如《黃帝內經素問注序》。⑥唐宋以後相贈之文體。如《贈醫師葛某序》。

衍 ①水歸大海。《說文》："衍，水朝宗於海也。"段注："盛也。"②衍溢，滿出。《詩·伐木》："伐木於阪，釃酒有衍。"③漫衍，繁多。《秋水》："何貴何賤，是謂反衍。"《類經序》：“正以經文奧衍，研閱誠難。”④衍文，文獻中多出的字句。 ⑤推衍。《繫辭上》：“大衍之數五十。”⑥低窪之地。《召公諫弭謗》：“猶其有原隰衍沃也。”注：“下平曰衍。”

耀：①照耀。《說文》作“燿”，曰：“燿，照也。” ②光芒。《天瑞》：“日月星宿，亦積氣中之有光耀者。”③（shuò）通“鑠”，銷熔。《漢書藝文志序》：“耀金爲刃。”顏師古注：“耀，讀與‘鑠’同，謂銷也。”

彝 ①祭祀用器皿。《說文》：“彝，宗廟常器也。”②常。《洪範》：“彝倫攸敘。”

乂 ①割草。《說文》：“乂，芟草也。”②治，治理。《洪範》：“乂用三德。”

益 ①同“溢”。《說文》：“益，饒也。從水皿。水皿，益之意也。”②有益。《論語二十章》：“益者三友，……友直、直涼，友多聞，益矣。”③增加。《用藥如用兵論》：“更益精銳。”④助，資助。《繫辭上》：“莫益之。”⑤逐漸，漸漸。《丹溪翁傳》：“益聞道德性命之說。”⑥更，更加。《丹溪翁傳》：“於是，翁之醫益聞。”

裔 ①衣服之邊緣。《說文》：“裔，衣裾也。”段注：“以子孫爲裔者，取下垂義也。”②後代，玄孫之後曰裔。《晉侯有疾》：“昔金天氏有裔子曰昧。”《離騷》：“帝高陽之苗裔兮，朕皇考曰伯庸。” ③末流。《漢書藝文志序》：“亦六經之支與流裔。”

斁 ①（yì）厭。《說文》：“斁，解也。詩曰：‘服之無斁。’ 斁，厭也。一曰終也。”②（dù）敗，敗壞。《洪範》：“彝倫攸斁。”

寅 ①地支之三。《說文》：“寅，螾也。正月陽氣動，去黃泉欲上出，陰尚強也。”段注：“寅，言萬物始生螾然出。”《離騷》：“攝提貞於孟陬兮，惟庚寅吾以降。”②敬，恭敬。《堯典》：“寅賓日出。”

墉 城牆。《說文》：“墉，城垣也。”《繫辭》：“于高墉之上。”

猷 ①獷類。《說文》作“猶”，曰：“猶，玃屬。”段注：“今字分猷謀字，犬在右；語助字，犬在左。經典絕無此例。” ②計謀，謀畫。《洪範》：“有猷有爲有守。”

於 ①（wū）古文“烏”。《說文》：“於，象古文烏省。”②讚歎詞。《堯典》：“於！鯀哉！”③（yú）在。《論語二十章》：“敏於事而慎於言。”④從。《老子六章》：“千里之行，始於足下。”⑤到。《召公諫弭謗》：“乃流王於彘。”⑥如，比。《系辭》：“介於石。”《檀弓》：“苛政猛於虎。”⑦給，對。《論語二十章》：“己所不欲，勿施於人。”又：“不義而富且貴，於我如浮雲。”⑧被。《繫辭》：“困於石，據於蒺藜。”⑧以，用。《韓非子·解老》：“滋，於戰則勝，於守則固。”⑨猶“與”。《戰國策·齊策》：“今趙之與秦，猶齊之於魯也。”

隅 ①角落。《說文》：“隅，陬也。”《廣雅》：“陬，角也。”《大醫精誠》：“夫一人向隅，滿堂不樂。”②四角。《原病》：“在方隅有厚薄。”③牆角。《檀弓》：“童子隅坐而執燭。”④海角。《予豈好辯哉》：“驅飛廉於海隅而戮之。”

隩 ①（yù）水岸彎曲處。《說文》：“隩，水隈厓也。”②室內。《堯典》：“厥民隩，鳥獸毛毨。”孔傳：“隩，室也。民改歲入此室處，以避風寒。”③（ào）通“奧”，室內之西南隅。

爰 ①語助詞，同“曰”。《說文》：“爰，引也。”《洪範》：“土爰稼穡。”②於此。《荀子·賦》：“爰有大物，非絲非帛。” ③于何。《詩·擊鼓》：“爰居爰處，爰喪其馬。”

原 ①水源。《說文》："原，從泉出厂下。"按：今作"源"。②起源，根源。《雜氣論》："百病皆原於風寒暑濕燥火。"③推求，探究。《繫辭上》："原始反終。"《漢書藝文志序》："醫經者，原人血脈、經落、骨髓、陰陽、表裏。"④原來，本來。《風痹脈論》："原未夢見何者爲脾胃，何者爲命門。"

允 ①誠信。《說文》："允，信也。"《堯典》："允恭克讓。"②用以，以。《堯典》："允釐百工。"

緼：①亂麻，棉絮。《說文》："緼，紼也。"段注："紼，亂麻。"《論語·子罕》："衣敝緼袍，与衣狐貉者立，而不耻者，其由也与？"②深奧。《繫辭上》："乾坤，其易之緼也。"③藏。《保傅》："王后所求聲音非禮樂，則太師緼瑟，而稱不習。"④絪緼（yūn）：陰陽二氣交會狀。《繫辭》："天地絪緼。萬物化醇。"

再 ①兩次。《繫辭上》："五歲再閏。"《丹溪翁傳》："遂北面再拜以謁。"②第二次。杜甫《洛陽》："龍須幸再攀。"

賾 ①精微，深奧。《繫辭上》："探賾索隱，致遠鉤深。"②謂事物複雜。《繫辭上》："聖人有以見天下之賾，而擬諸其形容。"（朱熹注：雜亂也。）

詔 ①告訴。《說文》："詔，告也。"《檀弓》："太師也，不以詔。"②皇帝的命令。《漢書藝文志序》："詔光祿大夫劉向校經傳。"

知 ①知識。《說文》："知，[識]詞也。"段注："此'詞也'之上亦當有'識'字，知識義同……識敏出於'口'者，疾如'矢'也。"②知道。《繫辭上》："易則易知。"《傷寒論序》："生而知之者上。"③瞭解。《予豈好辯哉》："知我者，其惟春秋乎。"《大學》："人莫知其子之惡。"④感知，感覺。《靈樞·經筋》："治在燔針劫刺，以知爲度。"⑤主持，掌管。《繫辭上》："乾知大始，坤作成物。"《甲乙經序》："若知直祭酒劉季琰病發於畏惡。"⑥病減，病愈。《素問·腹中論》："一劑知，二劑已。"⑦（zhì）同"智"。《繫辭上》："知者見之謂之知。"《論語十則》"知者樂水，仁者樂山。"

摯 ①握持。《說文》："摯，握持也。"《沉醉東風·送別》："手摯着餞行杯，眼擱着別離淚。"②人名，伊尹名摯。《离骚》："湯禹嚴而求合兮，摯咎繇而能調。"③通"贄。"古人見面時所帶的禮物。《檀弓》："哀公執摯請見之。"

騭 ①公馬。《説文》："騭，牡馬也。"②定，安定。《洪範》："惟天陰騭下民。"③評騭：評定。《溫病條辨敘》："遂相與評騭而授之梓。"④登，升。《爾雅·釋詁》："騭，陞也。"

笏 ①手板，笏。《說文》："笏，六寸簿也。"段注："疑上奪'二尺'字。《玉藻》曰：'笏度二尺有六寸。'"②專一。《繫辭上》："夫乾，其靜也專。"《莊辛說楚襄王》："專淫逸侈靡，不顧國政。"③專擅，獨攬。《扁鵲傳》："趙簡子爲大夫，專國事。"《離騷》："椒專佞以慢慆兮。"④單一，單純。《齊侯疥痁》："若琴瑟之專壹，誰能聽之？"⑤通"摶"。《曾子天圓》："陽之專氣爲雹，陰之專氣爲霰。"⑥獨佔。《本草綱目原序》："故辨專車之骨，必俟魯儒。"

準 ①平，水平。《說文》："準，平也。"②均等。《繫辭上》："易與天地準。"③標準，準則。《局方發揮》："仲景諸方，實萬世醫門之規矩準繩也。"④依照，以之爲準。《華佗傳》：“普依準佗療。”⑤鼻子。《史記·高祖本紀》：“高祖爲人，隆準而龍顔。”⑥鼻尖。《醫門法律·望色論》：“仲景更出精微一法，其要則中央鼻準。”

尊　①酒器，古代用作祭祀的禮器。《說文》：“尊，酒器也。”②尊貴，高貴。《繫辭上》：“天尊地卑”。③敬重，推崇。《論語·堯曰》：“尊五美，屛四惡。”④稱帝王。如至尊。⑤父親。如家尊，令尊。⑥長輩。如尊長。⑦量詞。如一尊佛像。

練 習（五）

一、單項選擇

1. 下列各句中的"知"表"主"、"主管"義的是 （　　）
　　Ａ．知周乎萬物而道濟天下。　　　Ｂ．乾知太始，坤作成物。
　　Ｃ．易則易知，簡則易從。　　　　Ｄ．通乎晝夜之道而知。
2. "憂悔吝者，存乎介"中"介"之義爲 （　　）
　　Ａ．界限　　　Ｂ．疆界　　　　Ｃ．通"丐"　　　Ｄ．細小
3. "安土敦乎仁，故能愛"中"敦"之義爲 （　　）
　　Ａ．誠　　　　Ｂ．厚　　　　　Ｃ．篤　　　　　Ｄ．實
4. "易與天地準，故能彌綸天地之道"中"彌綸"之義爲 （　　）
　　Ａ．包羅　　　Ｂ．彌合　　　　Ｃ．補充　　　　Ｄ．成就
5. "聖人有以見天下之賾"中"賾"之義爲 （　　）
　　Ａ．深遠　　　Ｂ．繁多　　　　Ｃ．簡易　　　　Ｄ．複雜
6. "歸奇於扐，以象閏"中"扐"之義爲 （　　）
　　Ａ．集中　　　Ｂ．收縮　　　　Ｃ．勒緊　　　　Ｄ．兩指之間
7. "惟天陰騭下民"中"騭"之義爲 （　　）
　　Ａ．駿馬　　　Ｂ．驚馬　　　　Ｃ．安定　　　　Ｄ．庇護
8. 以下哪一句中含有與"舉而錯之"中"舉"之同義詞 （　　）
　　Ａ．錯綜其數　　　　　　　　　Ｂ．苟錯諸地而可矣
　　Ｃ．斂時五福　　　　　　　　　Ｄ．揲之以四
9. "農用八政"中"農"之義爲 （　　）
　　Ａ．農民　　　Ｂ．農田　　　　Ｃ．農事　　　　Ｄ．努力
10. "不罹於咎"中"罹"之義爲 （　　）
　　Ａ．遭受　　　Ｂ．蒙難　　　　Ｃ．懲罰　　　　Ｄ．罪過
11. "君子之食恒放焉"中"放"之義爲 （　　）
　　Ａ．放蕩　　　Ｂ．過分　　　　Ｃ．揮霍　　　　Ｄ．仿照
12. "華而睆，大夫之簀與"中"睆"之義爲 （　　）
　　Ａ．溫暖　　　Ｂ．光潔　　　　Ｃ．美麗　　　　Ｄ．照耀
13. "七十子喪而大義乖"中"乖"之義爲 （　　）
　　Ａ．歪曲　　　Ｂ．巧妙　　　　Ｃ．分歧　　　　Ｄ．散失
14. "五常之道，相須而備"中"須"之義爲 （　　）
　　Ａ．等待　　　Ｂ．須要　　　　Ｃ．不久　　　　Ｄ．配合

15. "古者弦木爲弧，剡木爲矢"中"剡"之義爲 　　　　　　　　　　（　　）

    A．銳利　　　　B．尖銳　　　　　C．削尖　　　　　D．尖刻

16. "黔敖爲食于路，以待餓者食之"中後一"食"字之義爲 　　　　（　　）

    A．食物　　　　B．飼養　　　　　C．吃飯　　　　　D．給他吃

17. 我國現存最早的目錄分類著作是 　　　　　　　　　　　　　　（　　）

    A．《別錄》　　B．《七略》　　C．《漢書藝文志》　D．《四庫全書總目提要》

18. "庶績咸熙"中"庶"之義爲 　　　　　　　　　　　　　　　　（　　）

    A．衆多　　　　B．大概　　　　　C．希望　　　　　D．百姓

19. 以下哪一句中含有與"欽明文思安安"中"欽"之義爲相同的詞 　　（　　）

    A．獨處而不倨　　　　　　　　B．哀公執摯請見之

    C．寅賓日出　　　　　　　　　D．允釐百工

20. 以下各句中的"易"作"善"解的是 　　　　　　　　　　　　　（　　）

    A．易則易知　　　　　　　　　B．易與天地准

    C．卦有大小，辭有險易　　　　D．乾坤毀，則無以見易

二、多項選擇

1. 下列各句中的"書"表文字義的有 　　　　　　　　　　　　　（　　）

    A．書不盡言，言不盡意。　　　　B．死終則各書其所以，而入于醫師。

    C．迄孝武世，書缺簡脫，禮壞樂崩。D．每一書已，向輒條其篇目。

    E．古者蒼頡之作書也。

2. 以下句中含有"敬"義之詞的是 　　　　　　　　　　　　　（　　）

    A．恭作肅，從作乂，明作哲。　　B．乃命羲和，欽若昊天。

    C．寅賓日出，平秩東作。　　　　D．寅餞納日，平秩西成。

    E．厤象日月星辰，敬受人時。

3. 以下句中有名詞用作動詞的是 　　　　　　　　　　　　　（　　）

    A．卑高以陳，貴賤位矣。　　　　B．分命羲仲宅嵎夷，曰暘谷。

    C．序六藝爲九種。　　　　　　　D．五歲再閏，故再扐而後掛

    E．古者弦木爲弧，剡木爲矢。

4. 以下句中有"取"義之詞的是 　　　　　　　　　　　　　（　　）

    A．舉而錯之天下之民謂之事業。　B．帝乃震怒，不畀洪範九疇。

    C．今刪其要，以備篇籍。　　　　D．揲之以四，以象四時。

    E．向輒條其篇目，撮其指意，錄而奏之。

5. 以下句中加線號的詞爲通假字的是 　　　　　　　　　　　（　　）

    A．屈<u>信</u>相感而利生焉。　　　　B．易曰：<u>何</u>校滅耳，凶。

    C．天乃<u>錫</u>禹洪範九疇。　　　　D．九曰<u>嚮</u>用五福，<u>威</u>用六極。

    E．夫子<u>式</u>而聽之，使子路問之。

6. 下列句中有名詞用作狀語的是 　　　　　　　　　　　　　（　　）

    A．知周乎萬物而道濟天下，故不過。

  B．童子隅坐而執燭。

  C．百姓日用而不知，故君子之道鮮矣。

  D．不歌而誦謂之賦，登高能賦可以爲大夫。

  E．每一書已，向輒條其篇目。

7．以下句中有兼詞的有　　　　　　　　　　　　　　　　　（　　　　　　）

  A．設卦以盡情僞，系辭焉以盡其言。

  B．顯諸仁，藏諸用，鼓萬物而不與生人同憂。

  C．子曰：非所困而困焉，名必辱。

  D．凡有瘍者，受其藥焉。

  E．聖上喟然而稱曰：朕甚閔焉。

8．以下句中含有使動用法之詞的是　　　　　　　　　　　　（　　　　　　）

  A．通閉解結，反之于平。

  B．生生謂之易。

  C．方技者，皆生生之具。

  D．六藝之文，樂以和神，仁之表也。

  E．至秦患之，乃燔滅文章，以愚黔首。

9．以下句中加點號的詞屬於古今字中古字的是　　　　　　　（　　　　　　）

  A．縣象著明莫大乎明。

  B．知崇禮卑，崇效天，卑法地。

  C．鳴鶴在陰，其子和之。

  D．醫師掌醫之政令，聚毒藥以共醫師。

  E．娶妻嫁女，必擇孝弟世世有行義者。

10．以下句中含有"改變"、"更換"義之詞的有　　　　　　　（　　　　　　）

  A．斯季孫之賜也，我未之能易也。

  B．夫子之病革矣。

  C．水曰潤下，火曰炎上，木曰曲直，金曰從革。

  D．乾坤毀，則無以見易。

  E．易則易知，簡則易從。

三、**詞語解釋**（解釋下列句中加點號的詞語）

1．是故，剛柔相摩，八卦相盪。

2．易與天地準，故能彌綸天地之道。

3．唯幾也，故能成天下之務。唯神也，故不疾而速，不行而至。

4．惟天陰騭下民，相協厥居，我不知其彝倫攸敘。

5．鯀陻洪水，汩陳其五行，帝乃震怒，不畀洪範九疇。

6．人無有比德，惟皇作極。

7. 歲終，則稽其醫事，以制其食。

8. 兩之以九竅之變，參之以九藏之動。

9. 凡療獸瘍，灌而劑之，以發其惡。

10. 獻公之喪。秦穆公使人弔公子重耳。

11. 雖吾子儼然在憂服之中。喪亦不可久也。

12. 夫子式而聽之，使子路問之曰："子之哭也，壹似重有憂者。"

13. 昔仲尼沒而微言絕，七十子喪而大義乖。

14. 五者，蓋五常之道，相須而備，而易爲之原。

15. 古者弦木爲弧，剡木爲矢，……後世燿金爲刃，割革爲甲。

四、 詞義辨析

1. 知：
   ①乾知太始（《系辭》） ②易則易知（《系辭》）
   ③知者見之謂之知（《系辭》） ④知崇禮卑（《系辭》）

2. 易：
   ①易則易知（《系辭》） ②易與天地準（《系辭》）
   ③卦有大小，辭有險易（《系辭》） ④乾坤毀，則無以見易（《系辭》）

3. 時：
   ①斂時五福（《洪範》） ②曰時（《洪範》）
   ③食齊視春時（《醫師章》） ④立時人作卜筮（《洪範》）

4. 食：
   ①以制其食（《醫師章》） ②八政，一曰食（《洪範》）
   ③黔敖爲食于路（《檀弓》） ④以待餓者食之（《檀弓》）

5. 會：
   ①會向卒（《漢書藝文志序》） ②周人作會，而民始疑（《檀弓》）
   ③凡會膳食之宜（《醫師章》） ④會其有極（《洪範》）

五、今譯

1. 易與天地準，故能彌綸天地之道。仰以觀於天文，俯以察於地理，是故知幽明之故。原始反終，故知死生之說。精氣爲物，遊魂爲變，是故知鬼神之情狀。

2. 一陰一陽之謂道。繼之者善也，成之者性也。仁者見之謂之仁，知者見之謂之知，百姓日用而不知，故君子之道鮮矣。

3. 惟十有三祀，王訪於箕子，王乃言曰：嗚呼箕子！惟天陰騭下民，相協厥居，我不知其彝倫攸敘。

4. 凡厥庶民，無有淫朋，人無有比德，惟皇作極。凡厥庶民，有猷有爲有守，汝則念之。不協於極，不罹於咎，皇則受之。而康而色，曰：予攸好德，汝則錫之福。時人斯其惟皇之極。無虐煢獨，而畏高明。

5．醫師掌醫之政令，聚毒藥以共醫事。凡邦之有疾病者，有疕瘍者造焉，則使醫分而治之。歲終，則稽其醫事，以制其食：十全爲上，十失一次之，十失二次之，十失三次之，十失四爲下。

6．凡療獸病，灌而行之，以節之，以動其氣，觀其所發而養之。凡療獸瘍，灌而劀之，以發其惡，然後藥之，養之，食之。凡獸之有病者、有瘍者，使療之。死則計其數以進退之。

7．曾子聞之，瞿然曰：“呼！”曰：“華而睆。大夫之簀與？”曾子曰：“然。斯季孫之賜也，我未之能易也。元，起，易簀！”曾元曰：“夫子之病革矣，不可以變，幸而至於旦，請敬易之。”

8．齊大饑，黔敖爲食於路，以待餓者而食之。有餓者蒙袂輯屨，貿貿然來。黔敖左奉食，右執飲，曰：“嗟，來食！”揚其目而視之，曰：“予唯不食嗟來之食，以至於斯也！”從而謝焉。終不食而死。

9．昔仲尼沒而微言絕，七十子喪而大義乖。故春秋分爲五，詩分爲四，易有數家之傳。戰國從衡，眞僞分爭，諸子之言紛然殽亂。至秦患之，乃燔滅文章，以愚黔首。

10．傳曰：“不歌而誦謂之賦。登高能賦可以爲大夫。”言感物造耑，材知深美，可與圖事，故可以爲列大夫也。古者諸侯卿大夫交接鄰國，以微言相感，當揖讓之時，必稱詩以諭其志，蓋以別賢不肖而觀盛衰焉。

六、簡答

1．校讎學包括哪些內容？各自的研究任務是什麼？

2．“版、本”二字的由來是什麼？試解釋下列版本名詞術語：①孤本；②珍本，③善本，④袖珍本，⑤巾箱本，⑥版心 ，⑦魚尾，⑧版心文字，⑨經折裝，⑩旋風裝，⑪蝴蝶裝， ⑫卷軸裝，⑬七閣， ⑭慶餘，⑮出相。

3．何謂三十六字母？試述三十六字母與普通話二十一聲母的異同。

4．普通話有三十五個韻母，中古音《廣韻》爲何有二百零六韻之多？如果舉平聲以概括上去入三聲，實有幾韻？合併後的《詩韻》平聲實有幾韻？

七、填空

1．我國最早的目錄學著作是西漢劉向的＿＿＿＿＿＿＿，最早的目錄分類著作是＿＿＿＿＿＿。

2．我國古代圖書編目分類法有＿＿＿＿＿＿、＿＿＿＿＿兩種。

3．　我國古代的目錄書按其旨趣分有＿＿＿、＿＿＿＿、＿＿＿＿、＿＿＿＿。按其撰家分有＿＿＿＿＿＿＿＿＿＿＿＿＿＿。

4．鑒別古書眞僞，其內容包括＿＿＿＿、＿＿＿＿、＿＿＿＿、＿＿＿＿。

5．　校勘的任務是指＿＿＿＿＿＿＿＿＿＿＿，校勘的方法有＿＿＿＿、＿＿＿＿、＿＿＿＿、＿＿＿＿。

6．“塞”，九輦切，其聲爲＿＿＿母，韻爲＿＿＿韻，調爲＿＿＿聲。

7．“溽”，而蜀切，其聲爲＿＿＿母，韻爲＿＿＿韻，調爲＿＿＿聲。

8．“盻”，胡禮切，其聲爲＿＿＿母，韻爲＿＿＿韻，調爲＿＿＿聲，今音＿＿＿。

9．“柬”，古限切，其聲爲＿＿＿母，韻爲＿＿＿韻，調爲＿＿＿聲，今音＿＿＿。

10.“棨”，康禮切，其聲爲＿＿＿母，韻爲＿＿＿＿韻，調爲＿＿＿＿聲，今音＿＿＿＿。

八、閱讀

讓太常博士書

昔唐虞既衰，而三代迭興，聖帝明王，累起相襲，其道甚著。周室既微，而禮樂不正，道之難全也如此。是故孔子憂道之不行，歷國應聘。自衛反魯，然後樂正，雅頌乃得其所；修易，序書，制作春秋，以紀帝王之道。及夫子没而微言絕，七十子終而大義乖。重遭戰國，棄籩豆之禮，理軍旅之陳，孔氏之道抑，而孫吳之術興。陵夷至于暴秦，燔經書，殺儒士，設挾書之法，行是古之罪，道術由是遂滅。漢興，去聖帝明王遐遠，仲尼之道又絕，法度無所因襲。時獨有一叔孫通略定禮儀，天下唯有易卜，未有它書。至孝惠之世，乃除挾書之律，然公卿大臣，絳灌之屬，皆介胄武夫，莫以爲意。至孝文皇帝，始使掌故朝錯從伏生受尚書。尚書初出于屋壁，朽折散絕，今其書見在，時師傳讀而已。詩始萌芽。天下衆書往往頗出，皆諸子傳說，猶廣立於學官，爲置博士。在漢朝之儒，唯賈生而已。至孝武皇帝，然後鄒、魯、梁、趙頗有詩、禮、春秋先師，皆起於建元之間。當此之時，一人不能獨盡其經，或爲雅，或爲頌，相合而成。泰誓後得，博士集而讀之，故詔書稱曰：“禮壞樂崩，書缺簡脱，朕甚閔焉。”時漢興七八十年，離於全經，固已遠矣。

及魯恭王壞孔子宅，欲以爲宮，而得古文於壞壁之中，逸禮有三十九，書十六篇。天漢之後，孔安國獻之，遭巫蠱倉卒之難，未及施行。及春秋左氏丘明所修，皆古文舊書，多者二十餘通，藏於祕府，伏而未發。孝成皇帝閔學殘文缺，稍離其眞，乃陳發祕藏，校理舊文，得此三事，以考學官所得，經或脱簡，傳或間編。傳問民間，則有魯國桓公、趙國貫公、膠東庸生之遺學與此同，抑而未施。此乃有識者之所惜閔，士君子之所嗟痛也。往者綴學之士不思廢絕之闕，苟因陋就寡，分文析字，煩言碎辭，學者罷老且不能究其一藝，信口說而背傳記，是末師而非往古，至於國家將有大事，若立辟雍、封禪、巡狩之儀則幽冥而莫知其原。猶欲保殘守缺，挾恐見破之私意，而無從善服義之公心，或懷妒嫉，不考情實，雷同相從，隨聲是非，抑此三學，以尚書爲備，謂左氏爲不傳春秋，豈不哀哉！

今聖上德通神明，繼統揚業，亦閔文學錯亂，學士若茲，雖昭其情，猶依違謙讓，樂與士君子同之。故下明詔，試左氏可立不，遣近臣奉指銜命，將以輔弱扶微，與二三君子比意同力，冀得廢遺。今則不然，深閉固距，而不肯試，猥以不誦絕之，欲以杜塞餘道，絕滅微學。夫可與樂成，難與慮始，此乃衆庶之所爲耳，非所望士君子也。且此數家之事，皆先帝所親論，今上所考視，其古文舊書，皆有徵驗，外内相應，豈苟而已哉！

夫禮失求之於野，古文不猶愈於野乎？往者博士書有歐陽，春秋公羊，易則施孟，然孝宣皇帝猶復廣立穀梁春秋、梁丘易、大小夏侯尚書，義雖相反，猶並置之。何則？與其過而廢之也，寧過而立之。傳曰：“文武之道未墜於地，在人；賢者志其大者，不賢者志其小者。”今此數家之言，所以兼包大小之義，豈可偏絕哉！若必專己守殘，黨同門，妒道眞，違明詔，

失聖意，以陷於文吏之議，其爲二三君子不取也。（劉歆作。摘自《漢書・劉歆傳》）

　　要求：1.注釋加點之詞。

　　　　　2.今譯加線的語句。

二十六、

詩經三首

關 雎[1]（周南）

關關雎鳩[2]，在河之洲[3]。窈窕淑女[4]，君子好逑[5]。
參差荇菜[6]，左右流之[7]。窈窕淑女，寤寐求之[8]。
求之不得，寤寐思服[9]。悠哉悠哉[10]，輾轉反側。
參差荇菜，右右采之。 窈窕淑女，琴瑟友之[11]。
參差荇菜，左右芼之[12]。窈窕淑女，鍾鼓樂之[13]。

東 山 （豳風）

我徂東山[14]，慆慆不歸[15]。我來自東，零雨其濛[16]。我東曰歸[17]，我

---

[1] 關雎（jū 居）：《詩經》篇名。《詩經》每篇都選用第一句裏的幾個字（多是兩個字）作爲篇名。

[2] 關關：鳥的和鳴聲。 雎鳩：水鳥名，亦稱"王雎"。《禽經》："王雎，雎鳩，魚鷹也。"

[3] 洲：水中的陸地。

[4] 窈窕（yǎo tiǎo 杳挑）：美好貌，幽閒貌。 淑：善良。

[5] 逑（qiú 求）：通"仇"，配偶。

[6] 參差：長短不齊貌。 荇（xìng 杏）菜：一種水生植物。根生水底，莖如釵股，上青下白，葉呈紫赤色，浮在水面，可供食用。

[7] 流：猶"采"，求取。一說：順水之流而取。見朱熹《詩經集傳》。

[8] 寤寐：猶言日夜。寤，睡醒。寐，睡着。

[9] 思服：想念。同義詞複用。毛傳："服，思之也。"

[10] 悠哉：思念深長貌。

[11] 琴瑟：古代樂器。琴有五弦或七弦，瑟有二十五弦或五十弦。 友：親愛，親近。鄭箋："同志爲友。"

[12] 芼（mào 冒）：擇取。

[13] 鍾：樂器。或作"鐘"。《經典文字》云："今經典或通用'鍾'爲樂器。"

[14] 徂（cú 粗陽平）：往。 東山：詩中軍士遠戍之地。

[15] 慆慆（tāo tāo 滔滔）：久久。毛傳："慆慆，言久也。"

[16] 零雨：細雨，小雨。 其濛：猶蒙蒙。雨細貌。

[17] 曰：言。一說：爲語助詞，無實義。

心西悲。制彼裳衣[1]，勿士行枚[2]。蜎蜎者蠋[3]，烝在桑野[4]。敦彼獨宿[5]，亦在車下。

我徂東山，慆慆不歸。我來自東，零雨其濛。果臝之實[6]，亦施于宇[7]。伊威在室[8]，蠨蛸在戶[9]。町畽鹿場[10]，熠燿宵行[11]。不可畏也，伊可懷也。

我徂東山，慆慆不歸。我來自東，零雨其濛。鸛鳴于垤[12]，婦歎于室。洒埽穹窒[13]，我征聿至[14]。有敦瓜苦[15]，烝在栗薪。自我不見，于今三年。

我徂東山，慆慆不歸。我來自東，零雨其濛。倉庚于飛[16]，熠燿其羽。之子于歸[17]，皇駁其馬[18]。親結其縭[19]，九十其儀。其新孔嘉[20]，其舊如之何？

---

[1] 制：同"製"，製作。　裳衣：下裳和上衣。古代男子衣服上衣下裳，但戎服不分衣和裳。此指日常家居所穿的衣服。

[2] 士：通"事"，從事。用作動詞。　行枚：行，音義同橫。枚，形狀略似筷子。古代行軍時，爲避免出聲而被敵人發覺，卽在口中橫銜着枚。一作"銜枚"。

[3] 蜎蜎（juān juān 娟娟）：蟲蠕動貌。　蠋（zhú 燭）：桑樹間的野蠶。

[4] 烝：久。毛傳："烝，實也。"鄭箋："蠋蜎蜎然特行，久處桑野，有似勞苦者。古者聲實塡塵同也。"塵，久。一說：發語詞。朱熹集傳："烝，發語辭。"

[5] 敦：團團。此形容戰士獨宿車下，身體縮成一團。

[6] 果臝（luǒ 裸）：卽栝樓，亦名瓜蔞。蔓生的葫蘆科植物。

[7] 施（yì 易）：蔓延。

[8] 伊威：蟲名，一名鼠婦，潮蟲。體長約三分餘，橢圓而扁，灰色多足，常棲於陰濕之處。

[9] 蠨蛸（xiāo shāo 蕭梢）：蟲名，一名長踦，卽蟢蛛。爲一種長脚的小蜘蛛。

[10] 町畽（tǐng tuǎn 挺團上聲）：亦作"町疃"，禽獸踐踏之迹。毛傳："町疃，鹿迹也。"

[11] 熠（yì 意）燿：閃爍發光貌。此謂鬼火。《說文》："熠，盛光也。"毛傳："熠燿，燐也。"燿，"耀"的異體字。　宵行：夜間流動。

[12] 鸛（guàn 灌）：水鳥名，形似鶴。一說：鸛雀。　垤（dié 迭）：蟻塚，小土堆。

[13] 穹窒：堵塞空隙。毛傳："穹，窮。窒，塞也。"

[14] 聿：語助詞，無實義。

[15] 有敦：猶敦敦、團團。此言瓜的形狀。　瓜苦：卽瓜瓠，瓠瓜，葫蘆類。余冠英注：古人結婚行合卺之禮，卽以一瓠分作兩瓢，夫婦各執一瓢盛酒漱口，此"瓜苦"似指合卺的瓠。

[16] 倉庚：鳥名，卽黃鸝。　于：助詞。湊足音節。

[17] 之子：此女子。此指戰士的妻子。之，此。　于歸：猶言出嫁。于，往。歸，嫁。

[18] 皇：黃白色。　駁：馬毛色不純。

[19] 縭：佩巾。古代女子出嫁，母親親自給女兒結好佩巾的帶子。

[20] 新：指女子新婚時。　孔：很。　嘉：美，善。

玄 鳥 （商頌）

天命玄鳥¹，降而生商²，宅殷土芒芒³。

古帝命武湯⁴，正域彼四方⁵。方命厥后⁶，奄有九有⁷。

商之先后，受命不殆⁸。在武丁孫子⁹，武丁孫子。武王靡不勝，龍
旂十乘¹⁰，大糦是承¹¹。

邦畿千里¹²，維民所止¹³。肇域彼四海¹⁴，四海來假¹⁵。來假祁祁¹⁶，
景員維河¹⁷。殷受命咸宜，百祿是何¹⁸。

【題解】 本文選自《毛詩》，據《十三經註疏》本。《漢書·藝文志》：“《書》曰：‘詩言志，歌詠言。’故哀樂之心感，而歌詠之聲發。誦其言謂之詩，詠其聲謂之歌。故古有采詩之官，王者所以觀風俗，知得失，自考正也。孔子純取周詩，上采殷，下取魯，凡三百五篇。遭秦而全者，以其諷誦，不獨在竹帛故也。漢興，魯申公爲詩訓故，而齊轅固、燕韓生皆爲之傳。或取《春秋》，采雜說，咸非其本義。與不得已，魯最爲近之。三家皆列於學官。又有毛公之學，自謂子夏所傳，而河間獻王好之，未得立。”此言《詩》之所興及其流傳。《莊子·天下篇》曰：“《詩》以道志。”太史公曰：“《詩》記山川溪谷禽獸草木牝牡雌雄，

---

¹ 玄鳥：燕子。一說：爲五色神鳥，即鳳凰。

² 生商：傳說玄鳥丟下一個卵，被有娀（sōng 松）氏的女兒簡狄吞吃而生商的始祖契。

³ 宅：居。 殷：地名。 芒芒：廣大貌。

⁴ 帝：天帝。 武湯：有武德之湯王。

⁵ 正域：長期擁有。毛傳：“正，長；域，有也。”

⁶ 方命：遍告。 后：君。下同。

⁷ 奄：覆蓋。 九有：即九州。

⁸ 殆：通“怠”，懈怠。

⁹ 武丁：殷高宗。據說他爲成湯九世孫。武丁前，殷商國勢衰微，武丁用傅說作相，國勢漸強大。

¹⁰ 龍旂（qí 奇）：龍旗。旂，“旗”的異體字。

¹¹ 大糦（chì 熾）是承：即承大糦。賓語前置。承，載。糦，同“饎”，祭祀的米糧。

¹² 邦畿：古代指直屬於天子的疆域。

¹³ 止：居。

¹⁴ 肇（zhào 兆）：肇，“肇”的異體字，開始。一說：肇，當作“兆”。

¹⁵ 假（gé 隔）：通“格”，至，到。鄭玄箋：“假，至也。”

¹⁶ 祁祁：衆多貌。

¹⁷ 景：山名，此指河南景山。朱熹注：“或曰：景，山名，商所都也”。 員：周圍。 維：語助詞。

¹⁸ 百祿是何（hè 荷）：即何百祿。賓語前置。何，同“荷”，承受。

故長於風。"又曰："《詩》以達意。"此言《詩》之爲書多系採集語言生動的民歌，長於諷詠，可藉以言志達意。《詩經》是我國最早的一部詩歌總集，先秦時稱爲"詩"或"詩三百"，漢代學者奉爲儒家經典，故稱《詩經》。《詩經》中的詩大約產生於西周初年到春秋中葉。分爲"風"、"雅"、"頌"三類。"風"有十五國風，共一百六十篇，大多數是民間歌謠，反映勞動人民的鬥爭生活和思想感情。"雅"分爲"大雅"和"小雅"，共一百零五篇，大多數是奴隸主貴族和朝廷官吏的作品，內容涉及周代政治生活的某些方面。"頌"包括"周頌"、"魯頌"和"商頌"，共四十篇，大體是西周和魯國、宋國的統治者用於宗廟祭祀或其他重大典禮的樂歌。《詩經》根據不同內容的需要，分別採用賦、比、興的藝術手法，較爲深刻地反映了當時的社會現實，開創了我國詩歌創作中的現實主義傳統。《詩經》句式以四言爲主，多用重章疊句，語言樸素優美，音韻自然和諧，富有藝術感染力。漢代學者傳詩者有魯、齊、韓、毛四家，前三家列於學官，皆先後亡佚。今僅存《毛詩》。今存歷代爲《詩經》作注解的有漢毛亨《毛詩故訓傳》，東漢鄭玄《毛詩箋》，唐孔穎達《毛詩正義》（上三家存《十三經注疏》）、宋朱熹《詩經集傳》、清陳奐《詩毛氏傳疏》、馬瑞辰《毛詩傳箋通釋》等。

《關雎》是國風《周南》中的一篇描寫男子思慕並設法追求女子的情歌。《東山》是國風《豳風》中的一篇描寫長期遠戍的士卒在還鄉途中思念家鄉，表現其勝利返鄉喜悅心情的詩。《玄鳥》是《商頌》中的一篇祭祀之詩，是殷商人或殷商後代宋人敍述其先祖開國以至中興的詩篇，帶有明顯的神話色彩。

【閱讀】

將 仲 子 （鄭風）

將仲子兮[1]，無踰我里[2]，無折我樹杞[3]。豈敢愛之[4]？畏我父母。仲可懷也[5]，父母之言，亦可畏也。

將仲子兮，無踰我牆，無折我樹桑。豈敢愛之？畏我諸兄。仲可懷也，諸兄之言，亦可畏也。

---

[1] 將（qiāng 槍）：願，請。

[2] 踰："逾"的異體字。 里：鄉村的廬舍，古時居民聚居的地方。《說文》："里，居也。"一說：里牆。古代二十五家爲一里，里外有牆。

[3] 杞（qǐ 起）：木名，杞柳。朱熹注："杞，柳屬也。生水旁，樹如柳，葉粗而白，色理微赤，蓋里之地域溝樹也。"

[4] 愛：吝惜，捨不得。

[5] 懷：思念，思戀。

將仲子兮，無踰我園[1]，無折我樹檀。豈敢愛之？畏人之多言。仲可懷也，人之多言，亦可畏也。（選自《詩經·鄭風》）

牆 有 茨 （鄘風）

牆有茨[2]，不可埽也[3]。中冓之言[4]，不可道也。所可道也，言之醜也。

牆有茨，不可襄也[5]。中冓之言，不可詳也。所可詳也，言之長也。

牆有茨，不可束也[6]。中冓之言。不可讀也。所可讀也，言之辱也。（選自《詩經·鄘風》）

黍 離 （王風）

彼黍離離[7]，彼稷之苗。行邁靡靡[8]，中心搖搖。知我者，謂我心憂；不知我者，謂我何求。悠悠蒼天，此何人哉？

彼黍離離，彼稷之穗。行邁靡靡，中心如醉[9]。知我者，謂我心憂；不知我者，謂我何求。悠悠蒼天，此何人哉？

彼黍離離，彼稷之實。行邁靡靡，中心如噎。知我者，謂我心憂；不知我者，謂我何求。悠悠蒼天，此何人哉？（選自《詩經·王風》）

---

[1] 園：種植花果、樹木、菜蔬之地，在四周圍有垣籬的通常叫園。《說文》："園，所以樹果也。"毛傳："園，所以樹木也。"

[2] 茨（cí 詞）：蒺藜。

[3] 埽：同"掃"，掃除。

[4] 中冓（gòu 購）：內室，閨門之內。此指宮闈內部。

[5] 襄：攘除。

[6] 束：收拾乾淨。

[7] 離離：茂盛貌。

[8] 邁：遠行。《說文》："邁，遠行也。"　　靡靡：腳步緩慢貌。

[9] 醉：心中憂愁如同醉酒然。毛傳："醉於憂也。"

二十七、

楚　辭

離　騷

　　帝高陽之苗裔兮¹，朕皇考曰伯庸²。攝提貞于孟陬兮³，惟庚寅吾以降⁴。皇覽揆余初度兮⁵，肇錫余以嘉名⁶：名余曰正則兮⁷，字余曰靈均⁸。

　　紛吾既有此內美兮，又重之以脩能⁹。扈江離與辟芷兮¹⁰，紉秋蘭以爲佩¹¹。汩余若將不及兮¹²，恐年歲之不吾與¹³。朝搴阰之木蘭兮¹⁴，夕攬洲之宿莽¹⁵。日月忽其不淹兮¹⁶，春與秋其代序¹⁷。惟草木之零落

---

1 高陽：上古帝王顓頊（zhuān xū 專虛）的稱號。相傳顓頊爲楚國國君的祖先。　苗裔：後代子孫。朱熹注：“苗者，草之莖葉，根所生也；裔者，衣裾之末，衣之餘也。故以爲遠末子孫之稱也。”顓頊後人熊繹，周成王時曾封於楚，傳國至楚成王熊通，楚成王之子瑕受封於屈邑，其子孫於是以屈爲氏。屈原卽瑕後人，故其自稱爲上古帝王高陽氏之苗裔。　兮：語氣詞，多用於韻文，相當於“啊”。

2 朕（zhèn 陣）：我。第一人稱代詞。上古無論貴賤，均自稱朕。自秦始皇起，方定爲皇帝專用自稱。　皇考：對已故父親的尊稱。皇，大，美，猶言偉大。考，古人稱已故的父親。　伯庸：屈原父親的字。

3 攝提：“攝提格”的簡稱，寅年的別名。《爾雅·釋天》：“太歲在寅曰攝提格。”　貞：正，正當。　孟陬（zōu 鄒）：孟春正月。孟，開始。《爾雅·釋天》：“正月爲陬。”正月斗柄指寅位，故也稱寅月。

4 惟：句首語氣詞。　庚寅：卽庚寅日。

5 皇：“皇考”的簡稱。　覽：觀察。　揆（kuí 葵）：揣度。　初度：初生的時節。度，時節。一說：度，姿態。

6 肇（zhào 照）：始。　錫：通“賜”，賜予。

7 名：爲……取名。　正則：公正而有法則。屈原名平，字原，“正則”隱含“平”字意義。

8 字：爲……取字。　靈均：地之善而均平。“靈均”隱含“原”字意義。

9 重（zhòng 眾）：加上。戴震注：“重，猶加也。”或讀（chóng 蟲）。脩：通“修”，長。　能：才。

10 扈（hù 戶）：披。楚地方言。　江離：香草名，卽川芎。　辟芷：生於幽僻處的白芷。辟，同“僻”。芷，白芷，香草名。王逸注：“江離、芷，皆香草名。”

11 紉：連結。　秋蘭：一種秋天開白花、香氣馥鬱的蘭草。

12 汩（yù 育）：水流疾速貌。王逸注：“汩，去貌，疾若水流也。”

13 不吾與：不等待我。賓語前置。與，相與。此指等待。

14 搴（qiān 千）：拔取。　阰（pí 琵）：古楚地山名。　木蘭：一種皮似桂、花內白外紫的香木名。

15 攬：采。　宿莽：經冬不死的莽草。

16 淹：久留。

17 代序：遞相更代，輪替。代，更遞。序，次序。

兮[1]，恐美人之遲暮[2]。不撫壯而棄穢兮[3]，何不改乎此度[4]？乘騏驥以馳
騁兮[5]，來吾道夫先路[6]！

　　昔三后之純粹兮[7]，固衆芳之所在[8]。雜申椒與菌桂兮[9]，豈維紉夫
蕙茝[10]？彼堯、舜之耿介兮[11]，既遵道而得路。何桀、紂之猖披兮[12]，
夫唯捷徑以窘步[13]！惟夫黨人之偷樂兮[14]，路幽昧以險隘[15]。豈余身之
憚殃兮[16]，恐皇輿之敗績[17]。忽奔走以先後兮[18]，及前王之踵武[19]。荃不
察余之中情兮[20]，反信讒而齌怒[21]。余固知謇謇之爲患兮[22]，忍而不能
舍也。指九天以爲正兮[23]，夫唯靈脩之故也[24]。曰黃昏以爲期兮[25]，羌
中道而改路[26]。初既與余成言兮[27]，後悔遁而有他[28]。余既不難夫離別

---

[1] 惟：想，思。
[2] 美人：喻楚懷王。　遲暮：猶晚暮。指年老。
[3] 撫：憑着，趁着。　穢：此指惡行。
[4] 度：法度。此指處事態度。
[5] 騏驥：駿馬名。此喻賢智之士。
[6] 道：通"導"。
[7] 三后：禹、湯、文王。后，君主。一說：三后當指楚國的先君熊繹、若敖、蚡（fén 墳）冒。　純粹：完美無疵的德行。
[8] 衆芳：喻衆多賢臣。
[9] 申：地名。一說：山名。　椒：花椒。　菌桂：香木名，皮卷似箇竹，故名。菌，亦作箇。
[10] 維：通"唯"，獨。　蕙：香草名。古人佩戴或作香焚以避疫。　茝（chǎi 釵上聲）：香草名。王逸注："蕙、茝，皆香草也。"
[11] 耿介：光明正大。耿，光明。介，大。
[12] 猖披：衣不束帶貌。比喻行爲放縱無檢束。
[13] 捷徑：邪出的小路。捷，邪出。　窘步：困窘不能行走，此指走投無路。窘，窮迫。
[14] 黨人：指結黨營私的小人。黨，朋黨。　偷樂：苟圖安樂。偷，苟且。
[15] 幽昧：昏暗不明。
[16] 憚殃：懼禍。憚，害怕。
[17] 皇輿：國君所乘的車。此喻國家。
[18] 忽：迅疾貌。此指匆忙、快速。
[19] 及：趕上。　踵武：足迹。
[20] 荃：香草名。此喻楚懷王。
[21] 齌（jì 既）怒：暴怒。齌，疾速。
[22] 謇謇（jiǎn jiǎn 簡簡）：同"蹇蹇"，忠誠，正直貌。此指進忠言。
[23] 九天：九重天。古人以爲天有九重，故言九天。一說：指八方與中央之天。總之指上天。　正：同"證"。此言指天爲誓，可證自己之忠貞不貳。
[24] 唯：因爲。　靈脩：指楚懷王。王逸注："靈，神也；脩，遠也。能神明遠見者，君德也。故以喻君。"
[25] 曰：敍述當初約定的話，故用"曰"字。　黃昏：古時結婚迎娶的時候。此借喻君臣遇合。
[26] 羌：楚人發語詞，猶"乃"、"却"。　改路：變卦。按：此二句疑爲後人所加，應刪去。宋洪興祖《楚辭補注》："一本有此二句，王逸無注，至下文'羌內恕己以量人'句始釋'羌'義，疑此二句後人增。"
[27] 成言：約定。
[28] 悔遁：反悔回避。

䮗[1]，傷靈脩之數化[2]。

余既滋蘭之九畹兮[3]，又樹蕙之百畝。畦留夷與揭車兮[4]，雜杜衡與芳芷[5]。冀枝葉之峻茂兮[6]，願竢時乎吾將刈[7]。雖萎絕其亦何傷兮，哀衆芳之蕪穢[8]。衆皆競進以貪婪兮[9]，憑不猒乎求索[10]。羌内恕己以量人兮，各興心而嫉妒[11]。忽馳騖以追逐兮[12]，非余心之所急。老冉冉其將至兮，恐脩名之不立[13]。朝飲木蘭之墜露兮，夕餐秋菊之落英[14]。苟余情其信姱以練要兮[15]，長顑頷亦何傷[16]。擥木根以結茝兮[17]，貫薜荔之落蘂[18]。矯菌桂以紉蕙兮[19]，索胡繩之纚纚[20]。謇吾法夫前脩兮[21]，非世俗之所服[22]；雖不周於今之人兮[23]，願依彭咸之遺則[24]。

長太息以掩涕兮[25]，哀民生之多艱。余雖好脩姱以鞿羈兮[26]，謇朝

---

[1] 䮗：懼怕。
[2] 數化：屢次變化，反復無常。
[3] 滋：培植。　畹（wǎn 碗）：十二畝。一說：二十畝或三十畝。
[4] 畦（qí 其）：田壟。此用作動詞，一壟壟地栽種。　留夷：香草名，即芍藥。　揭車：香草名，一名乞輿，味辛，花白。
[5] 杜衡：香草名，俗稱馬蹄香。　芳芷：香草名，即白芷。
[6] 峻：高大。
[7] 竢（sì 四）：同“俟”，等待。
[8] 蕪穢：荒蕪污穢。此喻後輩群賢的變節墮落。
[9] 衆：指臣僚中的衆小人。　競進：爭着求進。此指爭相追逐利祿權勢。　貪婪：貪得無厭。王逸注：“愛財曰貪，愛食曰婪。”
[10] 憑：滿。　猒：同“厭”，滿足。
[11] 興：起，生。　妒：“妒”的異體字。
[12] 馳騖：馬奔跑貌。此指奔走。
[13] 脩名：美好的名聲。
[14] 落英：墜落的花。一說：落英爲初開的花。《爾雅》：“落，始也。”
[15] 信：確實。　姱（kuā 誇）：美好。　以：而。　練要：精要，精誠專一。練，精。要，操守堅定。朱熹注：“言所脩精練，所守要約也。”
[16] 顑頷（kǎn hàn 砍憾）：因飢餓而面貌憔悴。洪興祖注：“顑頷，食不飽，面黃貌。”　傷：妨礙，妨害。
[17] 擥：同“攬”，持。
[18] 薜荔（bì lì 閉力）：香草名。常綠藤本植物，緣木而生。　蘂：“蕊”的異體字，花心。
[19] 矯：舉。
[20] 索：搓，編結。用作動詞。　胡繩：香草名。有莖葉，可作繩索。　纚纚（xǐ xǐ 洗洗）：相連貌。此形容繩索的美好。
[21] 謇：句首語氣詞。楚地方言。　法：效法。用作動詞。　前脩：前代賢人。
[22] 服：用。
[23] 周：合。
[24] 彭咸：殷代賢大夫。相傳因諫其君而不聽，遂自投水而死。　遺則：留下的行爲準則。
[25] 太息：嘆息。　掩涕：擦拭眼淚。
[26] 鞿羈（jī jī 基基）：馬韁繩和馬絡頭。用作動詞。喻自我檢束，不放縱。一說：指屈原以馬自喻，謂爲人所牽累而不能貫徹主張。

誶而夕替[1]。既替余以蕙纕兮[2]，又申之以攬茞[3]。亦余心之所善兮[4]，雖九死其猶未悔。怨靈脩之浩蕩兮[5]，終不察夫民心。衆女嫉余之蛾眉兮[6]，謠諑謂余以善淫[7]。固時俗之工巧兮[8]，偭規矩而改錯[9]。背繩墨以追曲兮[10]，競周容以爲度[11]。忳鬱邑余侘傺兮[12]，吾獨窮困乎此時也！寧溘死以流亡兮[13]，余不忍爲此態也！鷙鳥之不羣兮[14]，自前世而固然。何方圜之能周兮[15]，夫孰異道而相安！屈心而抑志兮，忍尤而攘詬[16]。伏清白以死直兮[17]，固前聖之所厚[18]。

悔相道之不察兮[19]，延佇乎吾將反[20]。回朕車以復路兮[21]，及行迷之未遠。步余馬於蘭皋兮[22]，馳椒丘且焉止息[23]。進不入以離尤兮[24]，退將復脩吾初服[25]。製芰荷以爲衣兮[26]，集芙蓉以爲裳。不吾知其亦已兮[27]，苟余情其信芳。高余冠之岌岌兮[28]，長余佩之陸

---

[1] 誶（suì 歲）：進諫。　替：廢棄。此句言自己早上進諫，晚上卽遭廢棄。

[2] 蕙纕（xiāng 箱）：蕙草制成的佩帶。纕，佩帶。

[3] 申：重複。

[4] 善：愛好，崇尚。

[5] 浩蕩：無思慮貌。此指糊塗。一說：指放縱貌。

[6] 衆女：指衆奸臣。　蛾眉：眉如蠶蛾，形容貌美。此喻己之賢才。

[7] 謠諑（zhuó 濁）：造謠毀謗。諑，讒謗。

[8] 工巧：善於取巧作僞。

[9] 偭（miǎn 緬）：違背。王逸注：“偭，背也。”　規矩：法則。規，定圓形的工具；矩，定方形的工具。錯：同“措”，措施。

[10] 繩墨：匠人用以畫直線的工具。此喻正直之道。　追：追隨。　曲：邪曲。

[11] 周容：苟合求容。　度：法則。

[12] 忳（tún 屯）：憂愁貌。　鬱邑：鬱悶憂愁貌。　侘傺（chà chì 詫翅）：失意貌。

[13] 溘（kè 克）：忽然。　以：或者。

[14] 鷙（zhì 至）：鷹隼（sǔn 筍）類猛禽。

[15] 圜：通“圓”。

[16] 忍尤：忍受旁人加己之罪。尤，罪過。　攘詬：容忍旁人的詬罵。攘，忍受。詬，詬罵。一說：攘，取，指不推辭。詬，恥辱。

[17] 伏：守，保持。　死：爲……而死。　直：忠直。

[18] 厚：重視，看重。

[19] 相（xiàng 象）：觀看。　察：明審。

[20] 延：長久。　佇：站立。　反：同“返”。

[21] 復路：原來所行的路。

[22] 步：使……徐行。　蘭皋：長滿蘭草的水邊高地。皋，近水的高地。

[23] 椒丘：長着椒的山丘。　且：暫且。　焉：於此。兼詞。　止息：休息。

[24] 離：通“罹”，遭遇。

[25] 初服：未仕前的服飾。此指詩人一貫堅持的理想。下文的“衣”、“裳”、“冠”、“佩”均言“初服”。

[26] 芰（jì 技）：菱。

[27] 不吾知：卽不知吾。賓語前置。

[28] 岌岌：高貌。

離¹。芳與澤其雜糅兮，唯昭質其猶未虧²。忽反顧以遊目兮³，將往觀乎四荒⁴。佩繽紛其繁飾兮，芳菲菲其彌章⁵。民生各有所樂兮，余獨好脩以爲常。雖體解吾猶未變兮⁶，豈余心之可懲⁷！

　　女嬃之嬋媛兮⁸，申申其詈予⁹。曰："鯀婞直以亡身兮¹⁰，終然殀乎羽之野¹¹。汝何博謇而好脩兮¹²，紛獨有此姱節¹³？薋菉葹以盈室兮¹⁴，判獨離而不服¹⁵。衆不可戶說兮¹⁶，孰云察余之中情¹⁷？世並舉而好朋兮¹⁸，夫何煢獨而不予聽¹⁹！"

　　依前聖以節中兮，喟憑心而歷茲²⁰。濟沅、湘以南征兮²¹，就重華而陳詞²²："啓九辯與九歌兮²³，夏康娛以自縱²⁴。不顧難以圖後兮，五子用失乎家巷²⁵。羿淫遊以佚畋兮²⁶，又好射夫封狐²⁷。固亂流其鮮

---

¹ 陸離：長貌。一說：參差不齊貌。

² 昭質：光明潔白的質地。此指自己美好純潔的品質。　　虧：虧損。

³ 遊目：放眼遠望。

⁴ 四荒：四方邊遠之地。荒，遠。

⁵ 菲菲：香氣濃烈。　　章：同"彰"，顯著。

⁶ 體解：肢解。古代的一種酷刑。

⁷ 懲：戒懼。此指改變。

⁸ 女嬃（xū 須）：王逸注："屈原姊也。"一說：女伴，侍妾。　　嬋媛：牽掛。王逸注："嬋媛，猶牽引也。"此形容由於內心關切而表現出牽掛不捨的樣子。一說：嬋媛，通"嘽咺（tān xuān 攤喧）"，指女嬃因代屈原憂懼而呼吸急促。嘽，喘息。咺，懼。

⁹ 申申：反復地。　　詈（lì 利）：責罵。

¹⁰ 鯀：同"鯀"，夏禹的父親。　　婞（xìng 幸）直：剛直。　　亡：通"忘"。

¹¹ 殀：早死。一說：囚禁。　　羽之野：羽山（在今山東蓬萊東南）之郊。

¹² 汝：女嬃稱屈原。　　博謇：學識淵博而志行忠直。

¹³ 姱節：美好的節操。

¹⁴ 薋（cí 瓷）：草多貌。此用作動詞。堆積。菉（lù 路）：王芻，即今之淡竹葉。　　葹（shī 施）：菜（xǐ 徙）耳，蒼耳。此二物均爲惡草，比喻奸邪之小人。　　盈室：滿室，喻充滿朝廷。

¹⁵ 判：分別，區別。　　服：用。

¹⁶ 衆：指一般人。　　戶：一戶戶地。活用作狀語。

¹⁷ 余：指屈原。爲女嬃代屈原而言。

¹⁸ 並舉：相互抬舉。　　朋：朋黨，此指結黨營私。

¹⁹ 煢（qióng 瓊）獨：孤獨。　　不予聽：即不聽予。賓語前置。予，我，女嬃自稱。

²⁰ 喟：嘆息。　　憑：憤懣。　　歷茲：至此，至今。

²¹ 濟：渡過。　　沅湘：皆水名，在今湖南省境內。

²² 重華：舜名。相傳舜死後葬於九疑山。九疑山在沅、湘之間。

²³ 啓：夏啓，禹的兒子。　　九辯九歌：皆樂章名。相傳二者皆爲天帝樂曲名，是啓登天偷來用於人間的。

²⁴ 夏：指啓。　　康娛：耽於安樂。

²⁵ 五子：即五觀（一作武觀），啓之幼子。相傳五子因啓之耽於淫樂而發動叛變。　　用：因而。　　失：衍字。家巷：內訌。巷，通"閧"，爭鬥。

²⁶ 淫：過度，過分。　　佚：放縱。　　畋（tián 田）：打獵。

²⁷ 封狐：大狐。此泛指大的野獸。封，大。

終兮[1]，浞又貪夫厥家[2]。澆身被服強圉兮[3]，縱欲而不忍。日康娛而自忘兮，厥首用夫顛隕[4]。夏桀之常違兮，乃遂焉而逢殃[5]。后辛之菹醢兮[6]，殷宗用而不長[7]。湯禹儼而祗敬兮[8]，周論道而莫差；舉賢而授能兮，循繩墨而不頗[9]。皇天無私阿兮[10]，覽民德焉錯輔[11]。夫維聖哲以茂行兮，苟得用此下土[12]。瞻前而顧後兮，相觀民之計極[13]。夫孰非義而可用兮[14]，孰非善而可服[15]？阽余身而危死兮[16]，覽余初其猶未悔[17]。不量鑿而正枘兮[18]，固前脩以菹醢。曾歔欷余鬱邑兮[19]，哀朕時之不當[20]。攬茹蕙以掩涕兮[21]，霑余襟之浪浪[22]。

　　跪敷衽以陳辭兮[23]，耿吾既得此中正[24]。駟玉虯以乘鷖兮[25]，溘埃風余上征[26]。朝發軔於蒼梧兮[27]，夕余至乎縣圃[28]。欲少留此靈瑣兮[29]，日

---

[1] 亂流：好亂之徒，歹徒。一說：不順理。王夫之《楚辭通釋》：“橫流而渡曰亂流，言不順理也。”

[2] 浞（zhuó 濁）：寒浞，爲后羿相。他派家臣逢蒙殺羿，並強佔后羿之妻。　家：妻室。此指后羿的妻子。

[3] 澆（ào 傲）：寒浞之子。　被服：穿戴。此指依仗負恃。被，通“披”。　強圉（yǔ 語）：強暴有力。一說：強圉指堅甲。被服強圉，指穿着堅甲。

[4] 用：因。　顛隕：掉落。

[5] 遂：安。

[6] 后辛：紂王。商代的最後一個國君。　菹醢（zū hǎi 租海）：古代的一種酷刑，把人剁成肉醬。

[7] 殷宗：殷朝的宗祀。

[8] 儼：畏，知所戒懼。　祗（zhī 支）：恭敬。

[9] 頗：偏私。

[10] 私阿：偏愛，偏私。

[11] 錯：通“措”，置。

[12] 用：享用。　下土：此指天下。

[13] 計極：衡量事物的標準。計，衡量，考慮。極，標準，準則。

[14] 用：施行。

[15] 服：用。

[16] 阽（diàn 電）：猶“危”。此指臨近危境。

[17] 余初：我當初的志向。此指改革楚國政治的決心。

[18] “不量鑿”句：喻不能以小人的行徑去迎合環境。鑿，謂卯孔。　枘（ruì 芮）：謂榫子。

[19] 曾：同“增”，屢次。

[20] 時之不當：猶言生不逢時。

[21] 茹：柔軟。

[22] 霑：“沾”的異體字，沾濕。　浪浪：淚留不止貌。

[23] 敷：鋪開。　衽：衣的前襟。

[24] 中正：指中正之道。

[25] 駟：四匹馬駕的車子。此猶“駕”。用作動詞。　虯：無角的龍。　鷖（yī 衣）：五彩鳥名，即鳳凰。

[26] 溘（kè 克）：掩蓋。一說：溘，乘着。　埃風：夾帶塵埃的風。

[27] 發軔（rèn 刃）：出發，啓程。　蒼梧：即九疑山。舜所葬之地。

[28] 縣圃：神話傳說中山名。爲神人所居之地，在昆侖山上。縣，同“懸”。

[29] 靈瑣：指神人所居的宮門。瑣，門上所刻花紋，形如連瑣。此指代門。

忽忽其將暮。吾令羲和弭節兮[1]，望崦嵫而勿迫[2]。路曼曼其脩遠兮[3]，吾將上下而求索。飲余馬於咸池兮[4]，總余轡乎扶桑[5]。折若木以拂日兮[6]，聊逍遙以相羊[7]。前望舒使先驅兮[8]，後飛廉使奔屬[9]。鸞皇爲余先戒兮[10]，雷師告余以未具[11]。吾令鳳鳥飛騰兮，繼之以日夜。飄風屯其相離兮[12]，帥雲霓而來御[13]。紛總總其離合兮[14]，斑陸離其上下[15]。吾令帝閽開關兮[16]，倚閶闔而望予[17]。時曖曖其將罷兮[18]，結幽蘭而延佇。世溷濁而不分兮[19]，好蔽美而嫉妒。

　　朝吾將濟於白水兮[20]，登閬風而緤馬[21]。忽反顧以流涕兮，哀高丘之無女[22]。溘吾遊此春宮兮[23]，折瓊枝以繼佩[24]。及榮華之未落兮[25]，相下女之可詒[26]。吾令豐隆乘雲兮[27]，求宓妃之所在[28]。解佩纕以結言兮[29]，

---

[1] 羲和：神話中駕日車的神。相傳他以六龍爲太陽駕車。　弭節：指停止鞭龍使車緩行。弭，止。節，鞭子。

[2] 崦嵫（yān zī 淹茲）：山名。在今甘肅天水市西境。古代常用以指日落的地方。

[3] 曼曼：同"漫漫"，遙遠貌。

[4] 咸池：神話中水名。相傳爲太陽沐浴的地方。朱熹《楚辭集注》："咸池，日浴處也。"

[5] 總：繫結。　扶桑：神話中樹名。《淮南子》："日出於暘谷，浴於咸池，拂於扶桑。"

[6] 若木：神木名。傳說長在昆侖山的西極。一說：即扶桑。　拂：遮蔽。一說：拂拭。

[7] 相羊：同"徜徉"，徘徊。

[8] 望舒：神話中的人物。相傳是爲月亮駕車的神。

[9] 飛廉：神話中的風神，即風伯。　奔屬：跟在後面奔走。屬，跟隨。

[10] 鸞：鳥名，鳳凰之類。　皇：即凰，雌鳳。　先戒：先行爲之戒備。

[11] 雷師：雷神，名叫"豐隆"。

[12] 飄風：方向無定的風，旋風。　屯：聚合。　離：通"罹"，遭遇。

[13] 帥：率領。　霓：雌虹。　御：通"迓（yà 訝）"，迎接。王逸注："御，迎也。"

[14] 總總：聚集貌。此指天空中雲霓之多。　離合：忽離忽合。

[15] 斑：亂貌。此形容五光十色的樣子。　陸離：參差錯綜。

[16] 帝閽（hūn 昏）：指爲天帝守門的人。閽，守門者。　開關：開門。關，門栓。

[17] 閶闔：傳說中的天門。

[18] 曖曖（ài ài 愛愛）：昏暗貌。

[19] 溷（hùn 諢）濁：混濁。

[20] 白水：神話中水名。源出於昆侖山。

[21] 閬（làng 浪）風：山峰名。在昆侖山上，相傳爲神仙所居之處。　緤（xiè 謝）：繫。

[22] 高丘：山名。在楚國。一說：在閬風山上。

[23] 春宮：神話中東方青帝所居住的宮殿。

[24] 瓊枝：玉樹的枝條。

[25] 榮華：此指瓊枝的花。草本植物所開花稱榮，木本植物所開花稱華。

[26] 下女：下界之女，即人間之女。指下文宓妃、簡狄及有虞二姚。　詒：通"貽"，贈送。

[27] 豐隆：古代神話傳說中的雷神。一說：雲神。王逸注："豐隆，雲師，一曰雷師。"

[28] 宓妃：相傳是伏羲氏的女兒，溺死於洛水，遂成爲洛水女神。　宓：通"伏"。

[29] 佩纕：佩帶。　結言：指締結盟約。

吾令蹇脩以爲理[1]。紛總總其離合兮，忽緯繣其難遷[2]。夕歸次於窮石兮[3]，朝濯髮乎洧盤[4]。保厥美以驕傲兮[5]，日康娛以淫遊。雖信美而無禮兮，來違棄而改求[6]。覽相觀於四極兮[7]，周流乎天余乃下[8]。望瑤臺之偃蹇兮[9]，見有娀之佚女[10]。吾令鴆爲媒兮[11]，鴆告余以不好。雄鳩之鳴逝兮[12]，余猶惡其佻巧[13]。心猶豫而狐疑兮，欲自適而不可。鳳皇既受詒兮[14]，恐高辛之先我。欲遠集而無所止兮[15]，聊浮遊以逍遙。及少康之未家兮[16]，留有虞之二姚[17]。理弱而媒拙兮，恐導言之不固[18]。世溷濁而嫉賢兮，好蔽美而稱惡[19]。閨中既已邃遠兮[20]，哲王又不寤[21]。懷朕情而不發兮，余焉能忍與此終古。

　　索藑茅以筳篿兮[22]，命靈氛爲余占之[23]。曰："兩美其必合兮[24]，孰信脩而慕之？思九州之博大兮，豈唯是其有女？"曰："勉遠逝而無狐疑兮，孰求美而釋女[25]？何所獨無芳草兮，爾何懷乎故宇[26]？"世幽

---

[1] 蹇脩：相傳爲伏羲氏之臣。　　理：媒人，使者。

[2] 緯繣（wěi huà 偉畫）：乖戾。　　遷：遷就。

[3] 次：止宿，住宿。　　窮石：山名。在今甘肅張掖市。

[4] 濯：洗。　　洧（wěi 偉）盤：神話中水名。相傳源於崦嵫山。

[5] 保：仗恃。

[6] 來：乃。　　違棄：放棄。

[7] 覽相觀：看。三字同義連用。　　四極：四方極遠之處。

[8] 周流：周游。

[9] 瑤臺：玉臺。　　偃蹇：高聳貌。

[10] 有娀（sōng 松）：古代國名。相傳有娀氏有兩個美女，居住在高臺之上，其中一個名叫簡狄，後嫁給帝嚳（即高辛氏），生子契。　　佚女：美女，此指簡狄。

[11] 鴆（zhèn 鎮）：鳥名。羽毛有毒。此喻佞人。

[12] 鳩：鳥名。即斑鳩鳥。　　鳴逝：邊叫邊飛走。

[13] 佻：輕佻。

[14] 受詒：接受委託。

[15] 集：鳥棲止於樹木上。此指棲止。　　止：停。

[16] 少康：夏后相之子。相傳寒浞使澆殺夏后相，少康逃至有虞，有虞就把兩個女兒（即二姚）嫁給他。後來少康滅澆，恢復並中興夏朝。　　家：成家。用作動詞。

[17] 有虞：夏代的一個部落，姚姓，舜的後代。

[18] 導言：通達雙方意見之言。此指媒人撮合的言辭。　　固：牢靠。此指結成盟約。

[19] 稱：贊揚。

[20] 閨：女子所居之處。此指楚王宮中。

[21] 哲王：賢智之王。此指楚懷王。　　寤：覺醒。

[22] 藑（qióng 瓊）茅：一種靈草，可用以占卜。王逸注："藑茅，靈草也"。　　以：與，和。　　筳（tíng 廷）：折斷的小竹枝。　　篿（zhuān 專）：古代的一種占卜法。相傳楚人用結草折竹來占卜叫篿。

[23] 靈氛：古代善於占卜之人。

[24] "兩美"句：喻良臣必定會遇到明君。

[25] 釋女：舍掉你。女，同"汝"。

[26] 懷：思戀。　　故宇：故居。

昧以眩曜兮[1]，孰云察余之善惡？民好惡其不同兮，惟此黨人其獨異！戶服艾以盈要兮[2]，謂幽蘭其不可佩。覽察草木其猶未得兮，豈珵美之能當[3]？蘇糞壤以充幃兮[4]，謂申椒其不芳。

　欲從靈氛之吉占兮，心猶豫而狐疑。巫咸將夕降兮[5]，懷椒糈而要之[6]。百神翳其備降兮[7]，九疑繽其並迎[8]。皇剡剡其揚靈兮[9]，告余以吉故[10]。曰："勉陞降以上下兮[11]，求榘矱之所同[12]。湯、禹嚴而求合兮[13]，摯、咎繇而能調[14]。苟中情其好脩兮，又何必用夫行媒？說操築於傅巖兮[15]，武丁用而不疑[16]。呂望之鼓刀兮[17]，遭周文而得舉[18]。甯戚之謳歌兮[19]，齊桓聞以該輔[20]。及年歲之未晏兮[21]，時亦猶其未央[22]。恐鵜鴃之先鳴兮[23]，使夫百草為之不芳。"

　何瓊佩之偃蹇兮[24]，眾薆然而蔽之[25]？惟此黨人之不諒兮[26]，恐嫉妬

---

[1] 眩曜：日光強烈。此指惑亂貌。

[2] 艾：惡草名，蒿屬。　要：同"腰"。

[3] 珵（chéng 呈）：美玉。

[4] 蘇：索取。　糞壤：糞土。　充：填滿。　幃：香囊。

[5] 巫咸：古代神話中的神巫，名咸。

[6] 懷：藏，儲備。　糈（xǔ 許）：精米。用以享神者。　要：通"邀"，迎接。

[7] 翳：遮蔽。　備：齊，全部。

[8] 九疑：此指九疑山的神。

[9] 皇：此指百神。　剡剡（yǎn yǎn 衍衍）：發光貌。此指光芒四射。

[10] 故：事由，消息。

[11] 陞降、上下：謂上下求索。

[12] 榘矱（jǔ huò 矩彟）：規矩，法度。榘，"矩"的異體字，用以畫方形的工具。矱，度量長短的工具。

[13] 嚴：敬。　合：指志同道合的賢者。

[14] 摯：商湯時賢相伊尹之名。　咎繇：即皋陶。禹之賢臣。

[15] 說（yuè 悅）：即傅說，殷朝武丁時賢相。　築：建築時打牆用的木杵。　傅巖：地名，在今山西平陸縣東。相傳是傅說為奴隸時操杵築牆之地。

[16] 武丁：殷高宗名。

[17] 呂望：即姜尚，民間稱姜太公。　鼓刀：鳴刀。屠宰時必敲擊其刀有聲，故稱。傳說姜尚曾在朝歌（今河南淇縣）做過屠夫，年老釣於渭水，遇周文王，被舉為師。佐武王伐紂，建立周朝。

[18] 周文：指周文王。　舉：提拔。

[19] 甯戚：春秋時人。甯戚曾為商賈，宿於齊東門外，桓公夜出，甯戚正在飼牛，便手扣牛角而歌，齊桓公聽到後，知其賢，用他為卿。

[20] 該輔：備為輔佐。該，備。

[21] 晏：晚。

[22] 央：盡。

[23] 鵜鴃（tí jué 提決）：鳥名。即杜鵑。一說：伯勞。

[24] 瓊佩：此為作者自喻其美德。　偃蹇：眾盛貌。一說：困頓失意貌。

[25] 薆（ài 愛）然：掩蔽貌。

[26] 諒：誠信。

而折之¹。時繽紛其變易兮²，又何可以淹留？蘭芷變而不芳兮，荃蕙化而爲茅。何昔日之芳草兮，今直爲此蕭艾也³？豈其有他故兮，莫好脩之害也！余以蘭爲可恃兮，羌無實而容長⁴。委厥美以從俗兮，苟得列乎衆芳！椒專佞以慢慆兮⁵，樧又欲充夫佩幃⁶。既干進而務入兮⁷，又何芳之能祗？固時俗之流從兮⁸，又孰能無變化？覽椒蘭其若茲兮，又況揭車與江離？惟茲佩之可貴兮，委厥美而歷茲。芳菲菲而難虧兮，芬至今猶未沬⁹。和調度以自娛兮¹⁰，聊浮游而求女。及余飾之方壯兮，周流觀乎上下。

靈氛既告余以吉占兮，歷吉日乎吾將行¹¹。折瓊枝以爲羞兮¹²，精瓊靡以爲粻¹³。爲余駕飛龍兮，雜瑤象以爲車¹⁴。何離心之可同兮¹⁵，吾將遠逝以自疏！邅吾道夫崑崙兮¹⁶，路脩遠以周流。揚雲霓之晻藹兮¹⁷，鳴玉鸞之啾啾¹⁸。朝發軔於天津兮¹⁹，夕余至乎西極。鳳皇翼其承旂兮²⁰，高翱翔之翼翼²¹。忽吾行此流沙兮²²，遵赤水而容與²³。麾蛟龍使梁津兮²⁴，詔西皇使涉予²⁵。路脩遠以多艱兮，騰衆車使徑待²⁶。

---

¹ 折：摧折。

² 繽紛：紛亂貌。　變易：變化無常。

³ 蕭艾：賤草名。均爲有怪味的惡草。此喻變節不肖之人。

⁴ 容：外表。　長：美好。

⁵ 專：專擅。　慢慆（tāo 滔）：傲慢，放肆。

⁶ 樧（shā 殺）：惡草名。似茱萸而小，今名吳茱萸。

⁷ 干進、務入：皆指鑽營向上爬。干，干求，求取。務，追求，謀求。

⁸ 流從：隨波逐流。此指從惡如流。

⁹ 沬（mèi 昧）：已。王逸注：「沬，已也。」一作「沬」，義爲消散。

¹⁰ 和：調和，調節。　調度：人行走時所佩帶瓊玉的鏗鏘之聲。調，指玉之鏗鏘。度，指步伐整齊。

¹¹ 歷：選擇。

¹² 羞：同「饈」，富有滋味的食物。

¹³ 精：搗碎。用作動詞。　靡（mí 糜）：細末屑。　粻（zhāng 張）：糧。

¹⁴ 瑤：美玉。　象：象牙。

¹⁵ 離心：指意見不合。

¹⁶ 邅（zhān 沾）：轉。楚地方言。

¹⁷ 揚：舉起。　雲霓：此指畫有雲霓的旌旗。一說：以雲霓爲旗。　晻藹：暗冥貌。形容旌旗蔽日。

¹⁸ 玉鸞：玉石做的車鈴，作鸞鳥形。　啾啾（jiū jiū 糾糾）：鳴聲。

¹⁹ 天津：天河。在天空的東極箕、斗二星之間。

²⁰ 翼：張開翅膀。用作動詞。一說：敬。　承：奉持。　旂：畫有交叉龍形的旗。

²¹ 翱翔：鳥高飛。鳥翼上下扇動而飛叫翱，翼不動而滑翔叫翔。　翼翼：舒緩和諧貌。此指鳥飛得有節奏。

²² 流沙：此指我國西北部沙漠地帶。

²³ 赤水：神話中水名。據說發源於昆侖山。　容與：從容遊戲貌。一說：從容不迫地走着。

²⁴ 麾（huī 揮）：指揮。　梁：橋。此指架橋。用作動詞。　津：渡口。

²⁵ 詔：命令。　西皇：西方之神，指古帝王少皞氏。

²⁶ 騰：越過。一說：吩咐，傳告。　徑：直。　待：應作「侍」，侍衛。

路不周以左轉兮[1]，指西海以爲期[2]。屯余車其千乘兮，齊玉軑而並馳[3]。
駕八龍之婉婉兮[4]，載雲旗之委蛇[5]。抑志而弭節兮[6]，神高馳之邈邈。
奏九歌而舞韶兮[7]，聊假日以媮樂[8]。陟陞皇之赫戲兮[9]，忽臨睨夫舊鄉[10]。
僕夫悲余馬懷兮[11]，蜷局顧而不行[12]。

　　亂曰[13]：已矣哉[14]！國無人莫我知兮[15]，又何懷乎故都！既莫足與爲
美政兮，吾將從彭咸之所居[16]。

　　【題解】　本篇選自東漢王逸《楚辭章句》，據《四部叢刊》影印明繙宋本。作者屈原（約
公元前340年－前278年），名平，字原，戰國時楚國人，爲楚王同姓貴族，我國最早的偉大
愛國詩人。他學識淵博，善於辭令，具有遠大政治理想，主張任用賢能，修明法度，抵抗秦
國侵略，頗得懷王信任。曾擔任左徒、三閭大夫等職。後因保守勢力誹謗，被懷王疏遠。頃
襄王繼位後，被流放至江南。最後因強秦不斷侵凌，楚國兵敗地削，迫近危亡，屈原悲憤憂
鬱，自投汨羅江而死。屈原在長期流放生涯中，面對楚國政治腐敗、國運垂危之勢，寫下了
許多憂國憂民的不朽詩篇。作品有《離騷》、《九歌》、《九章》、《天問》、《招魂》等。屈原的
這些作品，揭露了統治集團的腐朽與罪惡，反映了他進步的政治思想、真摯的愛國感情和高
尚情操。作品中運用了大量的神話傳說和奇妙比喻，構思奇特，想象豐富，文辭絢麗，是古
代積極浪漫主義的典範。以屈原爲代表的楚國人在學習楚國民歌的基礎上，加工創造形成了
一種新的詩歌形式——楚辭，它"書楚語，作楚聲，紀楚地，名楚物"，地方特色鮮明。它
打破了《詩經》以四言爲主的格調，句法參差錯落，篇幅也較長，適於反映複雜的思想內容。
現存最早的《楚辭》注本是東漢王逸的《楚辭章句》，後有宋洪興祖《楚辭補注》、朱熹《楚
辭集注》、清王夫之《楚辭通釋》、清戴震《屈原賦注》、蔣驥《山帶閣注楚辭》等，近當代人
聞一多、郭沫若、游國恩、姜亮夫等對《楚辭》也頗有研究，影響較大。
　　《離騷》是《楚辭》中最長，同時也是中國古代文學作品中最長的一首抒情詩，是屈原

---

[1] 路：路過。用作動詞。　　　不周：神話中山名。在昆侖山西北。
[2] 西海：神話中最西方的海。　　期：相會。一說：指目的地。
[3] 軑（dài 帶）：車輨，車轂端金屬帽蓋。此指車輪。
[4] 婉婉：同"蜿蜒"，蜿蜒貌。此形容龍身遊動之狀。一本作"蜿蜿"。
[5] 雲旗：飾有雲霓的旗。　　委蛇（yí 夷）：旗隨風飄動貌。
[6] 抑志：壓抑心志。一說：垂下旗幟。志，通"幟"。
[7] 韶：虞舜時音樂名。《論語・八佾》："子謂《韶》，盡美矣，又盡善也。"
[8] 假：假借。　　媮（yú 俞）：通"愉"，愉樂。一說：媮，同"偷"。
[9] 陟：登，上升。　　皇：皇天。謂廣大的天空。　　赫戲：光明貌。此謂日出之時光輝奪目。
[10] 臨：此指居高而視下。　　睨（nì 溺）：旁視。　　舊鄉：故鄉。
[11] 僕夫：駕車的人。
[12] 蜷（quán 拳）局：拳曲不行貌。指把身體彎曲起來，不肯前進。　　顧：回頭看。
[13] 亂：終篇的結語。樂歌的最後一章。
[14] 已矣哉：算了吧。王逸注："絕望之辭。"
[15] 莫我知：即莫知我。賓語前置。
[16] 從：追隨。

的代表作，約寫於屈原被楚懷王疏遠以後。全詩集中表現了詩人追求理想、熱愛祖國、不願與世浮沉的高尚情操，並申訴了詩人自己政治理想不得實現的苦悶之情。關於"離騷"之義，通常有兩種說法：一是遭遇憂愁。離，通"罹"，遭到；騷，憂。一是離別之憂愁。離，離別；騷，愁。

【閱讀】

漁 父[1]

　　屈原既放，遊於江潭[2]，行吟澤畔，顏色憔悴，形容枯槁。漁父見而問之曰："子非三閭大夫與[3]？何故至於斯？"

　　屈原曰："舉世皆濁我獨清，眾人皆醉我獨醒，是以見放。"

　　漁父曰："聖人不凝滯於物[4]，而能與世推移。世人皆濁，何不淈其泥而揚其波[5]？眾人皆醉，何不餔其糟而歠其醨[6]？何故深思高舉[7]，自令放為[8]？"

　　屈原曰："吾聞之：新沐者必彈冠[9]，新浴者必振衣。安能以身之察察[10]，受物之汶汶者乎[11]？寧赴湘流，葬身於江魚之腹中，安能以皓皓之白，而蒙世俗之塵埃乎？"

　　漁父莞爾而笑[12]，鼓枻而去[13]。歌曰："滄浪之水清兮[14]，可以濯吾纓[15]；滄浪之水濁兮，可以濯吾足。"遂去，不復與言。（選自《楚辭章句》）

---

[1] 漁父（fǔ 腐）：漁翁。父，男子的美稱，又是從事某種行業的人的通稱。
[2] 江潭：此泛指江湖之間。
[3] 三閭大夫：官名，戰國時楚國設置，掌管楚國昭、屈、景三姓王族的事務。　　與：同"歟"。
[4] 凝滯：拘泥，固執不變。　　物：指客觀時勢。
[5] 淈（gǔ 古）：攪亂。
[6] 餔（bū 逋）：吃。　糟：酒糟。　歠（chuò 輟）：飲，喝。　醨（lí 離）：薄酒。此泛指酒。
[7] 深思：憂思深遠。此指憂國憂民。　　高舉：舉止超凡。
[8] 為：句末語氣詞，表疑問。
[9] 沐：洗頭。　彈冠：彈掉帽子上的灰塵。
[10] 察察：潔白。
[11] 汶汶（mén mén 門門）：昏暗不明貌。此指污濁。
[12] 莞（wǎn 晚）爾：微笑貌。爾，詞尾。
[13] 鼓枻（yì 義）：拍打船舷。枻，船舷。一說：搖動船槳。
[14] 滄浪：水名。實指不詳。一說：即漢水支流滄浪江。
[15] 濯：洗滌。　纓：帽帶子。

二十八、

唐詩六首

自京赴奉先縣詠懷五百字[1]　　　杜 甫

　　杜陵有布衣[2]，老大意轉拙[3]。許身一何愚，竊比稷與契[4]！居然成濩落[5]，白首甘契闊[6]。蓋棺事則已，此志常覬豁[7]。窮年憂黎元[8]，歎息腸內熱。取笑同學翁[9]，浩歌彌激烈[10]。非無江海志[11]，蕭灑送日月。生逢堯舜君[12]，不忍便永訣[13]。當今廊廟具[14]，構廈豈云缺？葵藿傾太陽[15]，物性固莫奪。顧惟螻蟻輩[16]，但自求其穴。胡爲慕大鯨[17]，輒擬偃溟渤[18]？以茲悟生理[19]，獨恥事干謁[20]。兀兀遂至今[21]，忍爲塵埃沒。終愧

---

1 奉先縣：今陝西蒲城縣。時杜甫在長安，家眷在奉先。杜甫於天寶十四年冬十一月前往奉先探視。
2 杜陵：古縣名。在今陝西西安市東南，秦時爲杜縣，後漢宣帝劉詢葬此，故稱杜陵。杜陵東南爲宣帝許皇后墓地，叫少陵。杜甫遠祖杜預爲杜陵人，杜甫自己在長安時，亦曾在杜陵以北、少陵以西住過，故常自稱爲"杜陵布衣"、"少陵野老"，後人也常稱杜甫爲"杜少陵"。　布衣：平民，沒有官職的人。
3 拙：笨拙，不靈活。此爲謙詞，下文"愚"同此。
4 稷：后稷。相傳爲周之始祖，堯時爲農官，教民播種五穀。　契（xiè 謝）：也作"偰"，傳說中商之祖先名。
5 濩（hù 護）落：卽瓠落、廓落。指大而無用之物。此爲謙詞。《莊子・逍遙游》："剖之以爲瓠，則瓠落無所容。非不呺然大也，吾爲其無用而掊之。"
6 契（qiè 妾）闊：勞苦。
7 覬（jì 記）：希望。　豁：施展。
8 窮年：終年，一年到頭。　黎元：百姓。
9 取笑：此謂引起（別人的）嗤笑。
10 浩歌：放聲歌唱。
11 江海志：放浪江海的志願。此指隱居的志願。
12 堯舜君：此借指唐玄宗。爲恭維之言。
13 永訣：永別。此指避世隱居。
14 廊廟：指朝廷。　具：器。此喻棟梁之臣。
15 葵藿：葵和豆。因花葉傾向太陽，故古人每用爲下對上自謙之詞。此爲杜甫自比，喻臣忠於君。
16 螻蟻輩：螻蛄螞蟻之流。此喻目光短淺、追求名利的小人。
17 胡爲：卽爲何。介詞賓語前置。胡，何。　大鯨：此喻有遠大抱負的人。
18 擬：度，考慮。　偃：仰臥。此謂游息。　溟渤：指大海。溟，北海。渤，渤海。
19 悟：悟出。一本作"悞"。
20 恥："耻"的異體字。此爲形容詞意動用法，以……爲恥。干謁：求請。此指依附權貴，營求名利。
21 兀兀：勤勞困苦貌。

巢與由[1]，未能易其節。沈飲聊自適[2]，放歌頗愁絕[3]。

歲暮百草零，疾風高岡裂。天衢陰崢嶸[4]，客子中夜發[5]。霜嚴衣帶斷，指直不得結[6]。凌晨過驪山，御榻在嵽嵲[7]。蚩尤塞寒空[8]，蹴蹋崖谷滑[9]。瑤池氣鬱律[10]，羽林相摩戛[11]。君臣留懽娛[12]，樂動殷膠葛[13]。賜浴皆長纓[14]，與宴非短褐[15]。彤庭所分帛[16]，本自寒女出。鞭撻其夫家，聚斂貢城闕[17]。聖人筐篚恩[18]，實欲邦國活。臣如忽至理，君豈棄此物？多士盈朝廷，仁者宜戰慄。況聞內金盤[19]，盡在衛霍室[20]。中堂舞神仙[21]，煙霧蒙玉質[22]。煖客貂鼠裘[23]，悲管逐清瑟[24]。勸客駝蹄羹[25]，霜橙壓香橘。朱門酒肉臭，路有凍死骨。榮枯咫尺異[26]，惆悵難再述。

---

[1] 巢與由：巢父和許由。兩人均爲堯時高士。

[2] 適：安慰。一本作"遣"，消遣。

[3] 頗：甚。一本作"破"。

[4] 天衢（qú 瞿）：天空。衢，四通八達的道路。　陰：陰寒之氣。　崢嶸：高峻貌。此借指寒氣很盛。

[5] 客子：行人。此爲杜甫自稱。

[6] 得：一本作"能"。

[7] 御榻：皇帝的坐榻。此借指皇帝。　嵽嵲（dié niè 迭涅）：山高峻貌。此指驪山高處。唐玄宗每年十月卽往驪山過冬，歲盡方回長安。

[8] 蚩尤：古代傳說中能造霧之人。據說他與黃帝作戰時，曾興起大霧，黃帝發明指南車辨明方向，才擒住他。此借指大霧。一說：天上有一種赤氣，叫蚩尤旗。蚩尤出現，預示兵亂將興。

[9] 蹴（cù 促）：踩。　蹋：一本作"踏"。

[10] 瑤池：仙境，古代傳說中昆侖山上的池名。相傳爲西王母所居。此指驪山的華清池溫泉。　鬱律：暖氣蒸騰貌。

[11] 羽林：皇帝的禁衛軍。　摩戛：摩擦，碰撞。此指武器互相摩擦撞擊。形容衛兵很多。

[12] 留：留戀。　懽："歡"的異體字。

[13] 殷（yǐn 引）：震動。　膠葛：曠遠貌。此指天空。

[14] 長纓：長長的帽帶。爲貴人服飾。此借指達官貴族。

[15] 短褐：平民所穿的粗麻布短衫。此借指平民。

[16] 彤庭：朝廷。皇帝的宮殿多用朱紅塗飾，故稱。彤，朱紅色。

[17] 城闕：指京都。

[18] 聖人：唐人對皇帝的習慣稱呼。　筐篚（fěi 匪）恩：指賜帛之恩。筐、篚，均爲盛帛的竹器。方形叫筐，圓形叫篚。

[19] 內金盤：泛指皇宮內的珍奇寶物。內，指皇宮內。

[20] 衛霍：指衛青、霍去病。兩人均爲漢武帝的外戚，又同爲大將，深得寵幸。此影射楊國忠兄弟姊妹。

[21] 舞：一本作"有"。　神仙：唐代對歌姬、舞妓的美稱。此指貴妃及諸姨。

[22] 煙霧：形容輕紗製成衣裳的輕薄飄舉。　玉質：指潔美的肌膚。

[23] 煖："暖"的異體字。

[24] 逐：伴隨。

[25] 駝蹄羹：此指最珍貴的食品。

[26] 榮：開花，茂盛。此指富裕豪華。　枯：枯萎。此指困苦飢寒。

北轅就涇渭[1]，官渡又改轍[2]。羣冰從西下[3]，極目高崒兀[4]。疑是崆峒來[5]，恐觸天柱折。河梁幸未坼[6]，枝撐聲窸窣[7]。行旅相攀援[8]，川廣不可越。老妻寄異縣[9]，十口隔風雪。誰能久不顧，庶往共飢渴。入門聞號咷[10]，幼子飢已卒[11]。吾寧捨一哀，里巷亦嗚咽。所愧爲人父，無食致夭折。豈知秋禾登[12]，貧窶有倉卒[13]？生常免租稅，名不隸征伐。撫跡猶酸辛[14]，平人固騷屑[15]。默思失業徒，因念遠戍卒。憂端齊終南[16]，澒洞不可掇[17]。（五言古詩）

輞川閒居贈裴秀才迪[18]　　　王　維

寒山轉蒼翠，秋水日潺湲[19]。倚杖柴門外，臨風聽暮蟬。渡頭餘落日，墟里上孤煙[20]。復值接輿醉[21]，狂歌五柳前[22]。（五言律詩）

---

[1] 北轅：車轅向北，卽車向北走。　就：靠近，走向。　涇渭：二水名，交會於陝西臨潼縣。

[2] 官渡：指官家所設渡口。　改轍：改道。因此渡口在唐代時遷徙無常，故言"又改轍"。

[3] 羣冰：河流中的浮冰。一本作"羣水"。

[4] 崒（zú 族）兀：高峻而危險貌。崒，"崒"的異體字。

[5] 崆峒：山名。在今甘肅平涼市西。

[6] 梁：橋。　坼：斷裂，毀壞。

[7] 枝撐：橋的支柱。　窸窣（xī sù 悉素）：象聲詞。此形容橋柱動搖所發出的聲音。

[8] 行旅：行人。一本作"行李"。

[9] 寄：托身，寄居。　異縣：指奉先。此爲相對故鄉而言。

[10] 號咷（táo 桃）：痛哭聲。

[11] 飢：飢餓。一本作"餓"。

[12] 登：成熟，收割。

[13] 貧窶（jù 據）：貧窮。　倉卒：匆忙貌。此指突然發生的事情，卽幼子夭折。

[14] 撫跡：此指追念家中的慘況。撫，反復思量。跡，"迹"的異體字。此指生活中發生過的事。

[15] 平人：卽平民。避唐太宗李世民諱而改"民"爲"人"。　騷屑：形容風聲。此表騷動不安貌。

[16] 憂端：憂愁的思緒。　終南：終南山。在今陝西西安市南。

[17] 澒（hòng 訌）洞：水浩大貌。此指憂思之漫無邊際。　掇：收拾。

[18] 輞（wǎng 網）川：水名，卽輞谷水。諸水會合如車輞環湊，故名。在今陝西藍田縣南的終南山腳下。王維在此置有別墅。　閒：同"閑"。　裴秀才迪：卽裴迪，王維的好友，與王維游於輞川，以賦詩相酬爲樂。

[19] 潺湲（chán yuán 讒元）：水緩緩流動貌。

[20] 墟里：村落。

[21] 值：當，碰上。　接輿：春秋時楚國的隱士。爲了避世，假裝瘋狂，故稱楚狂。此喻裴迪。

[22] 五柳：指陶淵明。陶淵明曾作《五柳先生傳》以自況。此爲王維自比。

於易水送人[1]　　　駱賓王

此地別燕丹[2]，壯士髮衝冠。昔時人已沒，今日水猶寒。　(五言絕句)

宣州謝朓樓餞別校書叔雲[3]　　　李　白

棄我去者，昨日之日不可留；亂我心者，今日之日多煩憂。長風萬里送秋雁，對此可以酣高樓[4]。蓬萊文章建安骨[5]，中間小謝又清發[6]。俱懷逸興壯思飛，欲上青天覽日月[7]。抽刀斷水水更流，舉杯銷愁愁更愁[8]。人生在世不稱意，明朝散髮弄扁舟[9]。　(七言古詩)

登柳州城樓寄漳汀封連四州[10]　　　柳宗元

城上高樓接大荒[11]，海天愁思正茫茫。驚風亂颭芙蓉水[12]，密雨斜

---

[1] 易水：水名。在河北西部，源出於河北易縣。

[2] 燕（yān 煙）丹：燕太子丹。戰國時期燕國太子丹使荊軻去刺殺秦王，送別荊軻於易水之上。

[3] 宣州：今安徽宣州市。　謝朓樓：南齊詩人謝朓任宣城太守時所建，又名北樓、謝公樓，唐時改爲疊嶂樓。校書：官名，唐代秘書省校書郎的簡稱。　叔雲：李白族叔李雲，爲當時著名散文家，曾任校書郎、監察御史官職。唐代稱監察御史爲侍御，李雲又名華，故本詩題又作《陪侍御叔華登樓歌》。

[4] 酣：盡情暢飲。

[5] 蓬萊：海中神山，相傳仙府的書籍均藏於此。此借指秘書省校書郎李雲。　建安骨：建安風骨，指建安年間曹氏父子和建安七子等人的作品所體現的剛健清新的風格。建安（公元 196 年—219 年），漢獻帝年號。

[6] 小謝：指謝朓。世稱謝靈運爲大謝，謝朓爲小謝。　清發：清新秀發，此指謝朓的詩風。

[7] 覽：同“攬”，摘取。　日月：一本作“明月”。

[8] 銷：通“消”。一本作“消”。　愁更愁：一本作“愁復愁”。

[9] “散髮”句：謂避世隱居。此暗用范蠡“乘扁舟浮於江湖”的典故。扁舟，小舟。

[10] 柳州：在今廣西柳州市一帶。　漳：漳州，在今福建漳州市一帶。　汀：汀州，在今福建長汀縣一帶。　封：封州，在今廣東封開縣一帶。　連：連州，在今廣東連州市一帶。唐順宗永貞元年（公元 805 年），柳宗元等八人因參加王叔文的政治革新運動而遭貶謫。十年後，八人中除凌准、韋執誼已去世，程異另有任用以外，其餘五人均奉詔進京。但由於腐朽勢力的阻撓和反對，他们很快又被貶到更爲邊遠的地方。柳宗元任柳州刺史，韓泰任漳州刺史，韓曄任汀州刺史，陳諫任封州刺史，劉禹錫任連州刺史。此詩題又作《登柳州城樓寄漳汀封連四州刺史》。

[11] 接：目接，遠眺。一說：接連。　大荒：廣闊而荒遠的地方。

[12] 驚風：急風。　颭（zhǎn 展）：風吹動。《正字通》：“颭，凡風動物與物受風搖曳者皆謂之颭。”　芙蓉：荷花。

侵薜荔牆[1]。嶺樹重遮千里目[2]，江流曲似九廻腸[3]。共來百越文身地[4]，猶自音書滯一鄉。（七言律詩）

烏衣巷[5]　　劉禹錫

　　朱雀橋邊野草花[6]，烏衣巷口夕陽斜。舊時王謝堂前燕，飛入尋常百姓家。（七言絕句）

　　【解題】　詩歌是唐代文學的代表樣式。唐代詩歌創作空前繁榮，名家輩出，各種風格流派異彩紛呈，可謂詩歌史上的黃金時期。本課文選取六位唐代詩人的六首詩歌。

　　《自京赴奉先縣詠懷五百字》選自《全唐詩》，據中華書局 1960 年版本。作者杜甫（公元 712 年—770 年），字子美，自號少陵野老。原籍襄陽（今湖北襄樊），生於鞏縣（今河南鞏義）。盛唐時期偉大的現實主義詩人。杜甫出身於一個“奉儒守官”的官僚家庭，受儒家思想影響很深。開元後期，舉進士不第，便漫遊各地，後寓居於長安（今陝西西安）近十年。安史之亂起，他逃至鳳翔，謁見肅宗，官左拾遺。收復長安後回京，因直言勸諫，貶爲華州司功參軍。不久，棄官入蜀，一度在劍南節度使嚴武幕中任參謀，又經嚴武推薦任檢校工部員外郎，故世稱“杜工部”。大歷三年（公元 768 年）攜家出陝，漂泊鄂湘一帶，後死於赴郴州途中。杜甫生活在唐王朝由盛轉衰的時期，仕途失意，遭遇坎坷，又歷經戰亂，故而能深刻體驗民間疾苦，瞭解當時社會的種種矛盾，這些都爲他的詩歌創作不斷增添現實主義的光輝。杜詩全面而深刻地反映了當時的種種社會現實，具有高度的人民性。其詩以古體律詩見長，風格多樣，而以沈鬱頓挫爲主，語言精練，具有極強的表達能力。杜詩歷來被人們所推崇，對後代影響很大，宋以後杜甫被尊爲“詩聖”。有《杜工部集》。通行注本有清人錢謙益《錢注杜詩》、仇兆鰲《杜少陵集詳注》、楊倫《杜詩鏡詮》、浦起龍《讀杜心解》和今人蕭滌非《杜甫詩選》等。《自京赴奉先縣詠懷五百字》寫於天寶十四載（公元 755 年）杜甫自京城回到奉先縣探親之時。詩中抒寫了詩人的抱負、途中見聞及家中不幸，譴責了統治者的荒淫，反映了民衆苦難，高度概括了安史之亂前夕危機四伏的社會狀況，表達了詩人憂國憂民的思想。敘事、抒情和說理有機結合，堪稱典範。

---

[1] 薜荔：又名木蓮。一種常綠的蔓生香草，可以攀附在樹上或牆上生長。

[2] 重（chóng 蟲）：一層層地。

[3] 江：此指柳江。　　九廻腸：指愁思的纏結。廻，“迴”的異體字。司馬遷《報任安書》：“腸一日而九迴。”

[4] 百越：亦作“百粵”。我國古代對五嶺以南各地少數民族的稱謂。　　文身：在身上繪刺圖案。相傳爲我國古代百越人的一種風俗。

[5] 烏衣巷：在今江蘇南京市東南秦淮河畔。因三國時吳國戍守石頭城的部隊在此駐軍設防，軍士均穿黑色制服，故稱。東晉時，大臣王導、謝安等豪門大族均住於此。

[6] 朱雀橋：又名朱雀航。爲秦淮河上一座浮橋，因其面對城的正南門朱雀門，故名。爲當時出入京師的交通要道。　　花：開花。用作動詞。

　　《輞川閒居贈裴秀才迪》選自《全唐詩》，據中華書局 1960 年版本。作者王維（公元 701年—761 年），字摩詰，原籍太原祁州（今山西祁縣），其父遷居蒲州（今山西永濟縣西），遂爲河東人，盛唐山水田園詩人。開元九年（公元 721 年）進士，累官至給事中。安史之亂時，爲叛軍俘獲，被迫接受僞職，叛亂平定後，以從賊論罪，降爲太子中允，後官至尚書右丞，故世稱王右丞。王維前期寫過一些以邊塞爲題材的詩篇，表現將士爲保衛疆土而獻身的英雄氣概，情調慷慨激昂。後期主要寫山水詩，通過對田園山水的描繪，宣揚隱士生活和佛教禪理。由於他工書畫，通音樂，故能以繪畫、音樂之理通於詩。其詩構思精巧，意境高遠，體物精細，狀寫傳神，語言清新，達到了很高的造詣。有《王右丞集》。通行注本有清人趙殿成《王右丞集箋注》等。《輞川閒居贈裴秀才迪》作於王維隱居輞川之時，爲王維與好友裴迪相酬爲樂之作。詩中抒寫閒居的樂趣和對友人的眞切情誼，山水田園景色與人物形象的刻畫交替行文，形成了物我一體、情景交融的藝術境界，故雖題名爲酬贈之作，然其情景兼勝，是一首詩、畫和音樂完美結合的五律。

　　《於易水送人》選自《全唐詩》，據中華書局 1960 年版本。作者駱賓王（約公元 638年—？），婺州義烏（今屬浙江）人，唐代初期文學家。武后時，曾任侍御史，後因事下獄，降爲臨海丞。徐敬業起兵反對武則天時，駱賓王追隨，並爲徐起草了《代李敬業（卽徐敬業）傳檄天下文》（後人改題作《討武曌檄》），敬業兵敗後，駱賓王下落不明，或說被殺，或說爲僧。駱賓王詩文並茂，爲"初唐四傑"之一。其詩以七言歌行見長，多悲憤之詞。風格凝煉細緻。有《駱賓王文集》。清人陳熙晉編撰的《駱臨海集箋注》十卷，是較好的注本。《於易水送人》雖題爲送人，然純粹是抒懷詠志，抒發詩人壓抑不得志的苦悶憤激之情。這種寫法開送別詩絕句風氣之先。

　　《宣州謝朓樓餞別校書叔雲》選自《全唐詩》，據中華書局 1960 年版本。作者李白（公元 701 年—762 年），字太白，自號青蓮居士，盛唐時期偉大的浪漫主義詩人。自稱祖籍隴西成紀（今甘肅靜寧西南），隋末其先世因罪徙居西域，李白卽生於安西都護府的碎葉城（今吉爾吉斯斯坦北部托克馬克附近），約五歲時隨父遷居綿州昌隆（今四川江油）的青蓮鄉。二十五歲時離開四川，在全國各地漫遊。四十二歲時，應召入京，供奉翰林。因傲視權貴，放誕不羈，不到三年，卽受到排擠而離開京都。安史之亂起，曾參加永王李璘的幕府，不久李璘兵敗，李白也被判流放夜郎（今貴州桐梓），途中遇赦得還。晚年漂泊困苦，卒於當塗（今安徽當塗縣）。李白性格豪邁，嚮往建功立業，痛恨昏庸腐朽的幸臣權貴。在詩歌創作中，他強烈抨擊黑暗的社會現實和腐朽的統治集團，熱情歌頌祖國的大好河山，深切同情下層人民的疾苦，但其詩歌也往往流露出一些飲酒求仙、及時行樂的消極情緒。李白善於從民歌和神話傳說中汲取營養和素材，想像豐富奇特，詩風雄奇豪放，色彩瑰瑋絢麗，語言流轉自然，音律和諧多變，富有積極浪漫主義精神。現存詩九百多首，有《李太白集》。較爲詳備的注本有清人王琦輯注的《李太白全集》和今人瞿蛻園、朱金城的《李白集校注》、詹鍈的《李白全集校注》等。《宣州謝朓樓餞別校書叔雲》作於天寶末年李白游宣州餞別李雲之時，詩中抒發了懷才不遇的苦惱，表達了對人生現實的不平憤懣，展現了詩人複雜矛盾的内心世界，亦流露出出世思想。感情強烈，語辭激昂慷慨，跳躍性大，浪漫主義色彩濃厚。

　　《登柳州城樓寄漳汀封連四州》選自《全唐詩》，據中華書局 1960 年版本。作者柳宗元

（公元 773 年—819 年），字子厚，河東解（今山西運城西）人，世稱柳河東，中唐傑出的文學家。貞元九年（公元 793 年）進士，又中博學宏詞科，授校書郎，調藍田尉，升監察御史。參與王叔文爲首的政治革新活動，任禮部員外郎。革新失敗後，貶爲永州司馬，十年後改任柳州刺史，死於柳州。世又稱柳柳州。柳宗元爲唐代古文運動的積極倡導者，詩文皆工，其詩歌風格深沉簡峭、清新淡雅，詩中常流露出樸素唯物論的自然主義思想。現存詩 160 多首。在他去世後，劉禹錫將其詩文彙編成集。較爲通行的注本有宋人廖瑩中的《柳河東集》和明人蔣之翹的《柳河東集》等。《登柳州城樓寄漳汀封連四州》作於唐憲宗元和十年（公元 815 年）柳宗元擔任柳州刺史之時。詩中通過登樓遠眺，借助雨驟風狂的景色描寫，抒發了詩人對同遭貶謫的劉禹錫等人的深切懷念之情和遭受貶逐的感慨。氣勢壯闊，感情沈鬱。

《烏衣巷》選自《全唐詩》，據中華書局 1960 年版本。作者劉禹錫（公元 772 年—842 年），字夢得，洛陽（今河南洛陽市）人，中唐著名詩人。貞元七年（公元 791 年）進士，又中博學宏詞科，授監察御史。因參加以王叔文爲首的政治革新運動，被貶爲郎州司馬，後任連州刺史，在外地二十多年。五十六歲時，方回京都，入朝任主客郎中，晚年官至太子賓客，加檢校禮部尚書。世稱劉賓客。其詩歌與社會現實關聯密切，諷喻、詠物詩在一定程度上揭露了當時唐王朝內部的許多醜惡現象，諷刺了當朝權貴；懷古詩則深寓歷史興亡的教訓。其詩風格沈着穩練，清新明朗，善用比興寄託手法。《竹枝詞》、《楊柳枝詞》和《插田歌》等組詩，富有民歌特色，爲唐詩中別開生面之作，對後世影響很大。現存詩歌 800 餘首。有《劉夢得文集》。《烏衣巷》作於劉禹錫任和州刺史之時，爲撫今吊古之詩。詩人借烏衣巷的衰落，傷懷、嘲諷昔日權貴，意境深邃，寓意深刻。

【閱讀】

詩 七 首

長 歌 行 古詩

青青園中葵，朝露待日晞。陽春布德澤，萬物生光輝。常恐秋節至，焜黃華葉衰[1]。百川東到海，何時復西歸？少壯不努力，老大徒傷悲。（古詩。選自《樂府詩集》）

---

[1] 焜（hùn 混）：色衰枯黃貌。　華：同"花"。

怨詩楚調示龐主簿鄧治中[1]　　陶 潛

天道幽且遠，鬼神茫昧然。結髮念善事[2]，僶俛六九年[3]。弱冠逢世阻，始室喪其偏[4]。炎火屢焚如[5]，螟蜮恣中田[6]。風雨縱橫至，收斂不盈廛[7]。夏日長抱飢，寒夜無被眠。造夕思雞鳴，及晨願烏遷。在己何怨天，離憂悽目前。吁嗟身後名，於我若浮煙。慷慨獨悲歌，鍾期信爲賢。（古詩。選自《陶淵明集》）

古 風　　李 白

大車揚飛塵，亭午暗阡陌。中貴多黃金[8]，連雲開甲宅。路逢鬬雞者，冠蓋何輝赫！鼻息干虹蜺[9]，行人皆怵惕。世無洗耳翁[10]，誰知堯與跖？（古詩。選自《全唐詩》）

與諸子登峴山[11]　　孟浩然

人事有代謝，往來成古今。江山留勝跡，我輩復登臨。水落魚梁淺[12]，天寒夢澤深[13]。羊公碑尚在[14]，讀罷淚沾襟。（五言律詩。選自《全唐詩》）

聽 彈 琴[15]　　劉長卿

泠泠七弦上，靜聽松風寒。古調雖自愛，今人多不彈。（五言絕句。選自《全唐詩》）

---

[1] 怨詩楚調：因漢樂府楚調曲有《怨詩行》，此仿其體，故稱。　　龐主簿：名遵，詩人的朋友。主簿，府縣掌管文書簿籍的官吏。一本"主簿"下有"遵"字。　　鄧治中：不詳，當亦是詩人的友人。治中，州郡掌理諸曹文書的官吏。

[2] 結髮：指十五歲。

[3] 僶俛（mǐn miǎn 敏免）：勤勉努力。　　六九年：五十四歲。

[4] 始室：三十歲。　　喪其偏：喪妻。

[5] 炎火：指旱天烈日。

[6] 螟蜮：兩種莊稼害蟲。《呂氏春秋·任地》："又無螟蜮。"高誘注："食心曰螟，食葉曰蜮。"

[7] 廛（chán 纏）：一夫所居曰廛。此爲量詞。《詩·伐檀》："胡取禾三百廛兮。"

[8] 中貴：中貴人的簡稱。指皇帝寵愛的宦官。

[9] 干：沖犯，衝破。　　虹蜺（ní 倪）：即虹霓。此形容鬬雞者氣焰沖天。

[10] 洗耳翁：指堯時的高士許由。皇甫謐《高士傳》載：堯曾欲把帝位讓給許由，許由不肯接受，至潁水之陽隱居。後堯使他爲九州長，他認爲這話玷污了他，於是跑到潁水邊去洗耳。

[11] 峴（xiàn 現）山：一名峴首山，在湖北襄陽南。

[12] 魚梁：洲名。在襄陽附近沔水（即漢水）中。一說：江中捕魚的籪（duàn 斷）。

[13] 夢澤：即雲夢澤。古代著名沼澤地帶，在今湖北東南部。

[14] 羊公：羊祜，西晉大臣。鎮守襄陽，頗有政績，甚得民心。死後，百姓於峴山爲他樹碑立傳。閱碑之人無不爲其政績感動落淚，故稱其碑爲墮淚碑。

[15] 聽彈琴：此詩題一作"彈琴"。

西塞山懷古[1]　　　劉禹錫

王濬樓船下益州[2]，金陵王氣黯然收。千尋鐵鎖沉江底，一片降旛出石頭[3]。人世幾回傷往事，山形依舊枕寒流。從今四海爲家日，故壘蕭蕭蘆荻秋。（七言律詩。選自《劉賓客文集》）

芙蓉樓送辛漸[4]　　　王昌齡

寒雨連江夜入吳，平明送客楚山孤。洛陽親友如相問，一片冰心在玉壺[5]。（七言絕句。選自《全唐詩》）

---

[1] 西塞山：又名道士洑磯。在今湖北黃石市東。

[2] 王濬：晉代將軍。晉咸甯五年，大舉伐吳，遣龍驤將軍王濬等下巴蜀。吳人於江中要害之處以鐵鎖橫截之。王濬作大筏數十，方百餘步，作火炬，大數十圍，遇鐵鎖燃炬燒之，須臾融化斷絕，船無所礙。自武昌順流徑趨建業，入於石頭，吳主孫皓面縛輿櫬，詣軍門降。

[3] 降旛（fān 帆）：投降時所舉旗。旛，"幡"的異體字。　　　石頭：即石頭城。在今南京市清涼山一帶。

[4] 芙蓉樓：樓名。故址在今江蘇鎮江市西北角。　　辛漸：王昌齡的好友。

[5] "一片冰心"句：言自己清廉自守，心如冰之在玉壺。鮑照《白頭吟》：-"直如朱絲繩，清如玉壺冰。"

二十九、宋詞六首

江城子·密州出獵[1]　　蘇　軾

老夫聊發少年狂，左牽黄，右擎蒼[2]。錦帽貂裘[3]，千騎卷平岡。爲報傾城隨太守[4]，親射虎，看孫郎[5]。　　酒酣胸膽尚開張，鬢微霜，又何妨？持節雲中[6]，何日遣馮唐[7]？會挽雕弓如滿月[8]，西北望，射天狼[9]。

水調歌頭·泛湘江[10]　　張孝祥

濯足夜灘急[11]，晞髮北風涼[12]。吳山楚澤行徧[13]，只欠到瀟湘。買

---

[1] 江城子：詞牌名。首見於《花間集》，韋莊所作。或云因歐陽炯用此調所填詞中有"如西子鏡，照江城"語而取名。至宋時爲雙調，七十字。　　密州：治所在今山東諸城。

[2] "左牽黄"二句：左手牽着黄狗，右手架着蒼鷹。黄，黄狗。擎，舉，架着。蒼，蒼鷹。黄狗和蒼鷹均爲古時打獵追捕獵物所用。

[3] 錦帽貂裘：爲漢朝羽林軍服裝。此指蘇軾隨從將士的服裝。貂裘，貂皮衣。

[4] 太守：宋代稱知州爲太守，爲一州的行政長官。此爲作者自指。

[5] 孫郎：指三國時孫權。《三國志·吳志·孫權傳》："[建安]二十三年十月，權將如吳，親乘馬射虎於庱亭，馬爲虎所傷，權投以雙戟，虎卻廢。常從張世擊以戈，獲之。"此以孫權事喻自己親自參加射獵。

[6] 持節：帶着皇帝的符節命令。節，符節，古代使者所執信物。　　雲中：漢時郡名。在今内蒙古自治區托克托縣一帶，包括山西西北部一部分地區。

[7] 馮唐：西漢時人。《史記·馮唐列傳》載，漢文帝時，雲中郡守魏尚愛惜士卒，優待軍吏賓客，使匈奴不敢靠近邊塞。後因在報功狀上多寫了六顆首級而被判刑。當時，馮唐任郎中署長，他向文帝列舉了魏尚的功勞，指出文帝賞罰不當，不善用將。文帝聽了很高興，"是日遣馮唐持節赦魏尚，復以爲雲中守，而拜馮唐爲車騎都尉"。蘇軾此時亦爲太守，政治上不甚得意，故以魏尚自比，希望得到朝廷的信任。

[8] 會：會當，將要。　　雕弓：弓背上雕有花紋的弓。

[9] 天狼：星名，亦稱犬星。舊說此星主侵擾。此喻侵犯北宋的遼國和西夏。

[10] 水調歌頭：詞牌名。唐大曲有《水調歌》，爲隋煬帝開鑿汴河時所作。凡是大曲均有幾個樂章組成，"歌頭"就是開頭一段。《水調歌頭》卽截取《水調歌》的開頭一段另創的新調。又名《元會曲》、《凱歌》等。泛湘江：一本題作《過瀟湘寺》。

[11] 濯足：洗脚。見本書《漁父》"滄浪之水濁兮，可以濯吾足"。

[12] 晞髮：曬乾頭髮。《楚辭·九歌·少司命》："晞女（汝）髮兮陽之阿。"　　北風涼：語出《詩·北風》："北風其涼。"涼，"凉"的異體字。

[13] 徧："遍"的異體字。

得扁舟歸去，此事天公付我，六月下滄浪[1]。蟬蛻塵埃外[2]，蝶夢水雲鄉[3]。　　製荷衣，紉蘭佩[4]，把瓊芳[5]。湘妃起舞一笑，撫瑟奏清商[6]。喚起《九歌》忠憤，拂拭三閭文字[7]，還與日爭光。莫遣兒輩覺[8]，此樂未渠央[9]。

訴 衷 情[10]　　陸 游

當年萬里覓封侯[11]，匹馬戍梁州[12]。關河夢斷何處[13]？塵暗舊貂裘[14]。　　胡未滅，鬢先秋[15]，淚空流。此生誰料，心在天山[16]，身老滄州[17]。

---

[1] 滄浪：水名。此指湘水。見本書《漁父》"滄浪之水清兮，可以濯吾纓"。

[2] "蟬蛻"句：語本《史記·屈原賈生列傳》"蟬蛻於濁穢，以浮游塵埃之外，不獲世之滋垢，皭然泥而不滓者也"。此句既是對屈原身處濁世而不同流合污高潔品格的贊美，又是詞人自喻。

[3] 蝶夢：夢蝶。《莊子·齊物論》："昔者莊周夢爲胡（蝴）蝶，栩栩然胡（蝴）蝶也。"　　水雲鄉：古代多指隱者所居之地。

[4] "製荷衣"二句：化用《楚辭·離騷》中"製芰荷以爲衣兮"和"紉秋蘭以爲佩"。

[5] 把瓊芳：謂手裏拿着美麗的花草。化用《楚辭·九歌·東皇太一》"盍將把兮瓊芳"。

[6] 清商：清商曲。此指悲哀的聲調。

[7] 三閭：三閭大夫。此指屈原，因屈原曾任楚國三閭大夫之職。

[8] "莫遣"句：典出《晉書·王羲之傳》"恒恐兒輩覺，損其歡樂之趣"。

[9] 未渠央：即未遽央。央，盡。《詩·庭燎》："夜如何其？夜未央。"

[10] 訴衷情：本爲唐玄宗時教坊曲名，後用作詞牌名。此詞雙調，四十四字。

[11] 覓封侯：尋覓建功立業以博取封侯的機會。此暗用班超投筆從戎而封侯的故事。《後漢書·班超傳》載：班超初做抄寫工作，有一天投筆歎道："大丈夫無他志略，猶當效傅介子、張騫立功異域，以取封侯，安能久事筆研（硯）間乎！"後來從軍，在西域建立大功，封定遠侯。

[12] 梁州：我國古九州之一，包括今陝西和四川部分地區。此指漢中（今陝西漢中市一帶）。陸游四十八歲時曾在漢中擔任川陝安撫使王炎的幹辦公事。

[13] 關河：關塞與河防。此指邊境。

[14] "塵暗"句：灰塵使得貂裘顏色變暗。暗喻自己的志願未能實現。

[15] 秋：秋霜。此形容白髮。

[16] 天山：在新疆境內。此借指當時的抗金前線。

[17] 滄州：水邊陸地。古代用來代表隱者居住的地方。此借指詞人晚年在紹興鏡湖邊的住所。

摸　魚　兒[1]　　辛棄疾

淳熙己亥[2]，自湖北漕移湖南[3]，同官王正之置酒小山亭[4]，爲賦。

更能消、幾番風雨[5]，匆匆春又歸去。惜春長怕花開早，何況落紅無數[6]。春且住，見說道、天涯芳草無歸路[7]。怨春不語，算只有殷勤，畫簷蛛網，盡日惹飛絮[8]。　　　長門事，準擬佳期又誤。蛾眉曾有人妒。千金縱買相如賦，脈脈此情誰訴[9]？君莫舞，君不見、玉環飛燕皆塵土[10]。閒愁最苦。休去倚危欄[11]，斜陽正在、煙柳斷腸處。

賀新郎·送陳眞州子華[12]　　劉克莊

北望神州路[13]，試平章、這場公事[14]，怎生分付[15]？記得太行山百萬[16]，

1　摸魚兒：一名《摸魚子》，唐玄宗時教坊曲名，後用爲詞牌名。此詞雙調，一百一十六字。本詞題亦作"暮春"，或作"晚春"。
2　淳熙己亥：公元1179年。淳熙，宋孝宗的第三個年號。
3　漕：漕司。宋朝轉運使的通稱，掌管一路財賦。
4　同官：同僚。謂官吏共事者。　　王正之：名特起，爲辛棄疾舊交，曾任右司郎官、太府卿等官職，淳熙六年接替辛的官職，任湖北轉運副使。　　小山亭：在湖北轉運副使官署內。府署在鄂州（今湖北武漢市）。
5　消：消受，經得起。
6　紅：指花。
7　見說道：聽說。　　天涯芳草無歸路：天涯長滿了芳草，遮斷了春的歸路。
8　"算只有"三句：算來只有屋檐下的蛛網殷勤地整天沾惹飄飛的柳絮，像是要把春留住似的。
9　"長門事"五句：漢武帝皇后陳阿嬌失寵後，被遺棄於長門宮。她曾以黃金百斤爲酬，請司馬相如寫《長門賦》，希望借此感悟漢武帝，以重新得寵。之所以"準擬佳期又誤"，是由於"蛾眉曾有人妒"。蛾眉，女子長而美的眉毛，借指美女。此指陳皇后。脈脈，含情貌。
10　玉環：即楊貴妃。唐玄宗寵幸的妃子。　　飛燕：即趙飛燕。漢成帝寵幸的皇后。
11　危欄：高樓上的欄杆。危，高。
12　賀新郎：宋人常用詞牌之一。雙調，一百一十六字。首見於蘇軾詞，因詞中有"晚涼新浴"句，題名《賀新涼》。後人將"涼"誤作"郎"，故詞牌名成《賀新郎》。詞題或題作"送陳倉部知眞州"，或題作"送陳子華赴眞州"。陳韡，字子華，福建侯官（今福建省福州市）人，開禧元年（公元1205年）進士。曾在前方決策抗金，取得勝利。陳韡此時以倉部員外郎知眞州，故稱。眞州，在今江蘇儀征市，南宋時屬淮南東路所轄，爲當時抗金前哨陣地。
13　神州：本指全中國，此指中原淪陷地區。
14　平章：評論，籌劃。　　公事：指抗擊金兵，恢復中原的大事。
15　分付：囑咐。此指處理。
16　"記得"句：熊克《中興小紀》卷十九載："自靖康以來，中原之民不從金者，於太行山相保聚。"山，一作"兵"。

曾入宗爺駕馭[1]。今把作握蛇騎虎[2]。君去京東豪傑喜[3]，想投戈下拜眞吾父[4]。談笑裏，定齊魯[5]。　兩河蕭瑟惟狐兔[6]，問當年、祖生去後[7]，有人來否？多少新亭揮淚客[8]，誰夢中原塊土[9]？算事業須由人做。應笑書生心膽怯，向車中、閉置如新婦[10]。空目送，塞鴻去[11]。

南 鄉 子[12]　　　紹興太學生

洪邁被拘留[13]，稽首垂哀告敵仇[14]。一日忍飢猶不耐，堪羞！蘇武爭禁十九秋[15]？　厥父旣無謀[16]，厥子安能解國憂[17]？萬里歸來誇舌辨[18]，

---

[1] 宗爺：北宋末年著名民族英雄宗澤。曾任東京留守，力主抗金，收編義軍百萬人，堅持抗金，金人很怕他，不敢進犯，稱他宗爺爺。　　駕馭：統率。

[2] 把作：當作。　　握蛇騎虎：比喻危險。

[3] 京東：宋時路名，管轄今山東、河南東部及江蘇北部。因地處京城汴梁之東，故名。　　豪傑：指抗金的義軍將士。

[4] 投戈：放下武器投降。　　眞吾父：《宋史·岳飛傳》載：張用作亂，岳飛以書曉之，張用得書曰："眞吾父也！"遂降。

[5] 齊魯：在今山東。春秋時山東分屬齊、魯等國，故稱。

[6] 兩河：指黃河兩岸地區。一說：指河北東路與河北西路（今河北與河南黃河以北地區）。

[7] 祖生：卽祖逖。《晉書·祖逖傳》載：晉元帝時，祖逖統兵北伐，擊破石勒，收復黃河以南地區。此借指宗澤、岳飛等曾經在中原抗金的名將。

[8] 新亭：一名勞勞亭，三國時吳國所建，舊址在今江蘇南京市南。《世說新語》："過江諸人，每至美日，輒相邀新亭，藉卉飲宴。周侯中坐而歎曰：'風景不殊，舉目有山河之異。'皆相視流淚。唯王丞相愀然變色曰：'當共勠力王室，克復神州，何至作楚囚相對！'"

[9] 誰夢：一作"不夢"。夢，想念。

[10] "向車中"二句：《梁書·曹景宗傳》載：景宗謂所親曰："今來揚州作貴人，動轉不得。路行開車幔，小人輒言不可，閉置車中如三日新婦。遭此邑邑，使人無氣。"

[11] 塞鴻去：因鴻雁生長於北方邊塞之地，故稱。此喻陳鞾北行。

[12] 南鄉子：唐教坊曲名，後用作詞牌名。單調，二十七字。

[13] 洪邁：字景盧，號容齋，別號野處，鄱陽（今江西波陽）人，南宋文學家。紹興進士，學識淵博，撰有《容齋隨筆》、《夷堅志》等，編有《萬首唐人絕句》。《宋史·洪邁傳》載：宋高宗末年（公元1162年），洪邁以翰林學士身份出使金國，初時要求以對等國禮晉見金主，不願自稱"陪臣"，金人便將他鎖於使館，"自旦至暮，水漿不進"，僅一天時間，洪邁屈服，向金主跪拜稱臣。

[14] 稽首：叩頭。　　敵仇：指金人。

[15] 蘇武：西漢漢武帝時，蘇武以中郎將身份出使匈奴被扣，匈奴貴族多方威脅利誘，終不屈服，居北海（今貝加爾湖）荒原牧羊十九年，受盡種種折磨，直至匈奴與漢和好，方被放歸漢朝。

[16] 厥父：其父，指洪皓。洪皓曾於宋高宗建炎中（公元1127年）以禮部尚書身份出使金國，堅不屈從，被拘十五年後，方得獲釋返國，保持了民族氣節。不過，洪皓在激烈的主戰主和矛盾中，缺乏謀略，爲奸臣秦檜所忌，終被貶，並病死於貶所。

[17] 厥子：其子。指洪邁。

[18] 誇舌辨：自誇能說會道。辨，通"辯"。一本作"辯"。

村牛[1]！好擺頭時便擺頭[2]。

【解題】 詞是盛唐以後興起并配合燕樂歌唱的一種新詩體。詞最早起源於民間，中唐以後文人染指漸多，到宋代發展到了鼎盛，成爲一代文學的主要標誌。本課文選取宋代詞人的詞六首。

《江城子·密州出獵》選自胡雲翼《宋詞選》，據中華書局 1962 年版本。作者蘇軾（公元 1037 年—1101 年），字子瞻，自號東坡居士，眉州眉山（今四川眉山縣）人，北宋著名文學家、書畫家。宋仁宗嘉祐二年（公元 1057 年）進士。英宗時爲直館史。神宗熙寧時王安石推行新法，蘇軾持不同意見，上書論其不便，自請出外，爲杭州通判，又徙湖州（今浙江湖州市），後來又貶謫黃州（今湖北黃岡市）。哲宗時召還，爲翰林學士、端明殿侍讀學士，曾知杭州、潁州（在今安徽阜陽市）等，官至禮部尚書。後又貶謫惠州，六十三歲又遠徙瓊州。赦還後第二年死於常州，南宋時追謚文忠。蘇軾作品題材廣泛，內容豐富多彩。散文、詩、詞均對後代文學創作影響很大。其詞一掃當時綺豔柔靡的風尚，首開豪放一派。其作品保存下來的共有 110 卷，收入《東坡七集》，其中有詞 350 餘首。另有詞集《東坡樂府》。注釋較詳的本子有今人石聲淮等人編的《東坡詞編年箋注》、鄭孟彤的《蘇東坡詩詞文譯釋》等。《江城子·密州出獵》作於宋神宗熙寧八年（公元 1075 年）冬蘇軾任密州知州之時，爲蘇軾最早的一首豪放詞。全詞通過記述一次冬獵盛況，表達了詞人爲鞏固北宋王朝統治，反擊遼和西夏等外族侵擾的強烈願望。感情深沈，氣勢豪邁，場面壯觀。

《水調歌頭·泛湘江》選自胡雲翼《宋詞選》，據中華書局 1962 年版本。作者張孝祥（公元 1132 年—1169 年），字安國，號于湖居士，蜀簡州（今四川簡陽）人，後卜居歷陽烏江（今安徽和縣烏江鎮），南宋愛國詞人。宋高宗紹興二十四年（公元 1154 年）進士第一。因秦檜誣陷下獄，直至秦檜去世方得獲釋。歷任中書舍人、直學士院等職。任建康（今江蘇南京市）留守時，極力贊助張浚北伐，恢復中原，反對隆興和議，因而兩度被彈劾落職。後曾爲荆南兼湖北路安撫使。晚年退居蕪湖，徜徉山水。其詞多以抗金爲主旨，氣勢豪邁，淋漓痛快，上承東坡，下啓稼軒，在南宋詞壇影響很大。另有些寫景寄懷之作，則往往清疏淡遠。集有《于湖詞》。《水調歌頭·泛湘江》作於宋孝宗乾道二年（公元 1166 年）張孝祥在廣西桂林任遭讒落職北歸後。全詞抒寫泛舟湘江的所見所感，深切展示了詞人忠憤、高潔的胸懷。詞中多處運用《詩經》、《楚辭》、《史記》詞語和歷史典故，落筆則自然靈活，匠心獨具。

《訴衷情》選自胡雲翼《宋詞選》，據中華書局 1962 年版本。作者陸游（公元 1125 年—1210 年），字務觀，自號放翁，越州山陰（今浙江紹興）人，南宋傑出的愛國詩人。宋高宗紹興二十三年（公元 1153 年）考進士，名在前列，但因觸怒秦檜，被黜免。孝宗時，賜進士出身，歷官隆興、夔州通判，並參加王炎、范成大幕府，贊理軍務。光宗時，官朝議大夫、禮部郎中，後被彈劾去職，晚年退居家鄉。陸游生當民族矛盾尖銳、國勢危迫的南宋時期，

---

[1] 村牛：罵人話，言蠻不講理。

[2] "好擺頭"句：據羅大經《鶴林玉露》記載：洪邁"素有風疾，頭常微掉"。此以其頭常搖擺顫動的生理缺陷進行挖苦諷刺。

"掃胡塵"、"靖國難"，是他生平志事所在，雖屢受投降派排擠打擊，但仍堅持真理，始終不渝。陸游工於詩，詞和散文成就亦很高。其詞現存 100 多首，兼有豪放和婉約兩種風格。集有《放翁詞》。今人夏承燾、吳熊和的《放翁詞編年箋注》可資參考。《訴衷情》作於陸游晚年，詞中抒發了詞人金兵未滅、壯志未酬而英雄已老的苦悶與悲憤。

《摸魚兒》選自胡雲翼《宋詞選》，據中華書局 1962 年版本。作者辛棄疾（公元 1140 年—1207 年），字幼安，號稼軒，歷城（今山東濟南）人。南宋傑出的豪放派詞人。他生在中原淪陷、民族災難極為深重的時代，自幼即受到祖父愛國主義思想的熏陶，二十多歲時曾聚衆二千參加耿京的抗金起義軍，失敗後，南歸。歷任建康府通判、江西提點刑獄以及湖南、江西、福建安撫使等職。曾多次上書朝廷，力主收復中原，統一國土。然其主張不但未被採納，反而因此遭到投降派排斥打擊，被免職，閒居江西農村達二十年之久。開禧年間，韓侂冑倡議北伐，辛棄疾一度出任浙東安撫使和鎮江知府，但不久又被彈劾落職。後憂憤成疾而死。辛詞題材廣泛，內容豐富，意境深遠。風格以豪放悲壯為主，但亦不拘一格，沈鬱、明快、激厲、嫵媚，兼而有之。其詞除了抗金題材外，還用多彩的畫筆反映當時的社會生活，描繪農村風光，詠贊壯麗河山，進一步擴大了詞的表現範圍，推動了南宋前期詞風的變化，對後世產生了深遠的影響。今存詞 600 餘首，集有《稼軒長短句》十二卷與《稼軒詞》四卷兩種刊本。今人鄧廣銘《稼軒詞編年箋注》可資參考。《摸魚兒》作於宋孝宗淳熙六年（公元 1179 年）辛棄疾由湖北路轉運副使調任湖南路轉運副使時，為賦別之作。此詞以春為喻，借寫惜春、怨春之情，曲折巧妙地表達了詞人對主和派的憤慨和對國家前途的憂慮。表面委婉，其實感情強烈，以致引起"孝宗見此詞頗不悅"。

《賀新郎·送陳真州子華》選自胡雲翼《宋詞選》，據中華書局 1962 年版本。作者劉克莊（公元 1187 年—1269 年），初名灼，字潛夫，號後村居士，莆田（今福建莆田）人，南宋後期愛國詞人。以蔭補官。為建陽（今福建建陽）令時，嘗作《落梅》詩，言官指為訕謗，免官廢棄多年。宋理宗淳祐中特賜同進士出身，任史事。累官至工部尚書兼侍讀。在朝有直聲。其詩詞繼承陸游、辛棄疾的愛國精神及其豪放風格，作品數量極其豐富。其詞內容以傷時念亂之作見稱於世，風格則進一步朝散文化、議論化方向發展，不受格律束縛，但由於議論過多，韻味略嫌不足。有《後村先生大全集》，內有《長短句》五卷。《賀新郎·送陳真州子華》作於宋理宗寶慶三年（公元 1227 年），為劉克莊送陳子華知真州而作。詞中辛辣嘲諷當權者的怯懦無能、苟且偷安，對陳子華赴任後組織義軍收復失地寄予厚望，愛國精神尤為昂揚。

《南鄉子》選自胡雲翼《宋詞選》，據中華書局 1962 年版本。作者為紹興太學生，具體人名不詳。這首詞運用對比手法，以無情的筆調，辛辣嘲諷了宋使洪邁對金人的屈服行為，揭露了當朝權貴恐懼金人的醜陋面貌，深刻表達了詞人對南宋統治者屈服投降的國策和奸臣秦檜的強烈憤懣之情，頗具民間文學風格。

【閱讀】

詞 六 首

漁歌子[1]　　　張志和

西塞山前白鷺飛[2]，桃花流水鱖魚肥。青箬笠[3]，綠簑衣[4]，斜風細雨不須歸。（選自《尊前集》）

浪淘沙[5]　　　李　煜

簾外雨潺潺[6]，春意闌珊[7]。羅衾不耐五更寒。夢裏不知身是客，一晌貪歡[8]。　　獨自莫憑闌，無限江山。別時容易見時難。流水落花春去也，天上人間。（選自《南唐二主詞》）

長相思[9]　　　林　逋

吳山青，越山青，兩岸青山相送迎，誰知離別情？　　君淚盈，妾淚盈，羅帶同心結未成[10]，江頭潮已平。（選自《宋詞選》）

蘇幕遮·怀古[11]　　　范仲淹

碧雲天，黃葉地，秋色連波，波上寒煙翠。山映斜陽天接水，芳草無情，更在斜陽外。　　黯鄉魂[12]，追旅思[13]，夜夜除非，好夢留人睡。明月樓高休獨倚。酒入愁腸，化作相思淚。（選自《宋詞選》）

---

[1] 漁歌子：唐玄宗時教坊曲名，後用爲詞牌名，又名《漁父》、《漁父樂》。單調，二十七字。此詞牌可能出於民間漁歌。

[2] 西塞山：此指湖州磁（慈）湖鎮道士磯，在今浙江吳興城西南。

[3] 箬（ruò 弱）笠：箬竹葉編成用以遮陽擋雨的帽子。箬，竹之一種。

[4] 簑（suō 縮）衣：用草或棕編織而成的雨衣。簑，"蓑"的異體字。

[5] 浪淘沙：原爲唐玄宗時教坊曲名，後用作詞牌名，又名《浪淘沙令》，李煜始作，雙調，五十四字。

[6] 潺潺（chán chán 讒讒）：水流聲。此形容雨聲。

[7] 闌珊：衰殘，將盡。一本作"將闌"。

[8] 一晌：片刻，一會兒。晌，一本作"餉"。

[9] 長相思：唐玄宗時教坊曲名，後用爲詞牌名。雙調，三十六字。因梁陳樂府《長相思》而得名。

[10] "羅帶"句：指愛情生活橫遭不幸。古時男女定情時，往往用絲綢帶編成心形結，叫同心結，以象徵堅貞的愛情。

[11] 蘇幕遮：唐玄宗時教坊曲名，來自西域，後用爲詞牌名。雙調，六十二字。此詞題一作"別恨"。

[12] 黯鄉魂：思念家鄉，黯然銷魂。化用江淹《別賦》"黯然銷魂者，惟別而已矣"。

[13] 追：追念。　旅思：羈旅的愁思。思，一作"意"。

鷓鴣天·西都作[1]　　　朱敦儒

我是清都山水郎[2]，天教懶慢帶疏狂。曾批給露支風敕，累奏留雲借月章。　詩萬首，酒千觴，幾曾着眼看侯王？玉樓金闕慵歸去，且插梅花醉洛陽。（選自《宋詞選》）

卜 算 子[3]　　　李之儀

我住長江頭，君住長江尾。日日思君不見君，共飲長江水。　此水幾時休，此恨何時已。只願君心似我心，定不負相思意。（選自《宋詞選》）

---

[1] 鷓鴣天：詞牌名。雙調，五十五字。調名取義不詳。　西都：洛陽。
[2] 清都：神話傳說中天帝居住的宮闕。　山水郎：爲天帝身邊管理名山大川的侍從官。
[3] 卜算子：詞牌名。雙調，四十四字。萬樹《詞律》："毛氏云：'駱義烏（駱賓王）詩用數名，人謂爲"卜算子"，故牌名取之。'按山谷詞'似扶著賣卜算'，蓋取義以今賣卜算命之人也。"

三十、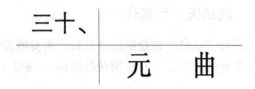 元 曲

〔般涉调〕哨遍[1]·高祖還鄉[2]　　　　　睢景臣

　　社長排門告示[3]，但有的差使無推故。這差使不尋俗[4]，一壁廂納草也根[5]，一邊又要差夫，索應付[6]。又言是車駕，都說是鑾輿[7]，今日還鄉故[8]。王鄉老執定瓦臺盤[9]，趙忙郎抱着酒胡蘆[10]。新刷來的頭巾，恰糨來的綢衫[11]，暢好是粧么大戶[12]。

　　〔耍孩兒〕[13]瞎王留引定火喬男女[14]，胡踢蹬吹笛擂鼓[15]。見一飈人馬到莊門[16]，匹頭裏幾面旗舒[17]：一面旗白胡闌套住箇迎霜兔[18]，一面

---

[1] 般涉調：宮調名。　　哨遍：曲牌名。本篇爲套曲，是把同屬般涉調這一宮調的"哨遍"、"耍孩兒"、"煞曲"、"尾曲"四個曲調聯綴，其中的"煞曲"，連用了五遍。

[2] 高祖：卽漢高祖劉邦。

[3] 社長：一社之長。社，古時地方基層單位。漢代以二十五家爲一社，元代以五十家爲一社。　　排門告示：挨門挨戶通知。元代農村，在各家門前立有粉壁，遇有科斂差使時便寫在上面通知大家。

[4] 尋俗：尋常，平常。

[5] 一壁廂：一邊。廂，"廂"的異體字。　　納草也根：供給馬飼料。也根，襯字，無意義。一本作"除"。

[6] 索：要。

[7] 車駕、鑾輿：皇帝所乘的車。此均爲皇帝的代稱。

[8] 鄉故：卽故鄉。

[9] 鄉老：鄉里較有地位的頭面人物。　　瓦臺盤：泥燒製的高脚盤子。用以盛禮品。

[10] 忙郎：農民通稱。宋元時俗語。　　胡蘆：同"葫蘆"。

[11] 糨（jiàng 醬）：同"漿"，漿洗。衣服洗淨後用米湯浸泡，使之乾後平整。

[12] 暢好是：簡直是。　　粧么：裝模作樣。粧，"妝"的異體字。

[13] 耍孩兒：曲牌名。

[14] 瞎：壞，胡鬧。　　王留：元曲雜劇中慣用的農村好事者名字。　　火：同"夥"，一夥。　　喬：駡人之言，卽惡，壞，怪。　　男女：元代對男人的賤稱。元曲中奴僕對主人也自稱男女。

[15] 胡踢蹬：瞎胡鬧，亂來。

[16] 一飈（biāo 標）：猶言一幫，一大隊，一大群。飈，量詞，用於車馬隊伍。一本作"彪"。

[17] 匹頭裏：同"劈頭裏"，迎面，當頭。　　舒：展開。

[18] "白胡闌"句：此寫月旗。胡闌，卽"環"。迎霜兔，白兔。古代神話傳說月中有玉兔搗藥，故用白環套住個兔子代表月亮。箇，"個"的異體字。

旗紅曲連打着箇畢月烏[1]，一面旗雞學舞[2]，一面旗狗生雙翅[3]，一面旗蛇纏胡蘆[4]。

〔五煞〕紅漆了叉，銀錚了斧[5]。甜瓜苦瓜黃金鍍[6]。明晃晃馬鐙鎗尖上挑[7]，白雪雪鵝毛扇上鋪。這幾個喬人物，拿着些不曾見的器仗，穿着些大作怪衣服。

〔四煞〕轅條上都是馬，套頂上不見驢。黃羅傘柄天生曲[8]。車前八個天曹判[9]，車後若干遞送夫[10]。更幾個多嬌女，一般穿着，一樣粧梳。

〔三煞〕那大漢下的車，衆人施禮數。那大漢覷得人如無物[11]。衆鄉老展脚舒腰拜，那大漢挪身着手扶。猛可裏擡頭覷[12]，覷多時認得，險氣破我胸脯！

〔二煞〕你須身姓劉，你妻須姓呂[13]。把你兩家兒根脚從頭數[14]：你本身做亭長躭幾盞酒[15]。你丈人教村學讀幾卷書。曾在俺莊東住，也曾與我喂牛切草，拽埧扶鋤[16]。

〔一煞〕春採了桑，冬借了俺粟。零支了米麥無重數。換田契強秤了麻三秤[17]，還酒債偷量了豆幾斛。有甚胡突處[18]？明標着册曆[19]，

---

[1] "紅曲連"句：此寫日旗。曲連，即"圈"。紅曲連，日之形狀。畢月烏，傳說日中有三足金烏。古代星曆家以七曜（日月火水木金土）配二十八宿，又以各種鳥獸配二十八宿，如"昴日雞"、"畢月烏"等，此"畢月烏"指烏。

[2] 雞學舞：此寫舞鳳旗。雞，"鷄"的異體字。

[3] 狗生雙翅：此寫飛虎旗。

[4] 蛇纏胡蘆：此寫蟠龍戲珠旗。

[5] 錚（zhēng 爭）：鍍。

[6] "甜瓜"句：指臥瓜、立瓜等金瓜錘，皇帝的儀仗之一。

[7] 馬鐙：指"朝天鐙"，皇帝的儀仗之一。鐙，同"鐙"。

[8] 黃羅傘：指一種名叫曲蓋的儀仗。

[9] 天曹判：天上的判官。此指皇帝儀仗隊中表情呆板的導駕官。

[10] 遞送夫：指侍從人員。他們手裏拿着準備皇帝隨時使用的各種東西，故稱。

[11] 覷（qù 去）：偷看。此指看。

[12] 猛可裏：猛然間。

[13] 須身姓劉：應該自姓劉。　　須姓呂：應該姓呂。

[14] 根脚：根底，出身。

[15] 亭長：秦制，十里爲亭，亭有亭長。相當于後世里長。據《史記》記載，劉邦曾做過泗上亭長，喜歡喝酒。躭："耽"的異體字，嗜好。

[16] 拽埧（jù 具）扶鋤：泛指田裏的活。埧，鄉間以兩牛並耕爲一埧。埧，一本作"壩"，通"耙"，一種碎土、平整土地的農具。

[17] 秤：通"稱"，稱量。　　麻三秤：即三秤麻。秤，量詞，古代重量單位，十五斤爲一秤。一說爲十斤。

[18] 胡突：糊塗。

[19] 標：寫。　　册曆：帳簿。

見放着文書[1]。

〔尾〕少我的錢，差發內旋撥還[2]；欠我的粟，稅糧中私准除[3]。只道劉三[4]，誰肯把你揪捽住[5]，白甚麼改了姓、更了名喚做漢高祖[6]！

【解題】 本文選自隋樹森《全元散曲》，據中華書局 1964 年版本。作者睢景臣，字景賢（或作嘉賢），生卒年不詳，大德年間在世，揚州（今屬江蘇）人，元代散曲家。據元代鍾嗣成《錄鬼簿》記載，他自幼聰明勤奮，由於幼時讀書常用水澆臉，以至兩眼發紅，不能遠視。喜歡音律，然仕途坎坷，終不得志。元成宗大德七年（公元 1303 年）自揚州到杭州，曾作《屈原投江》等三種雜劇，均已失傳。今存散曲套數三支及殘套數一支。後人輯有《睢景臣詞》。

《高祖還鄉》是作者代表作。本曲借助一個鄉民的口吻，歷述了漢高祖劉邦衣錦還鄉時迎駕的見聞和感歎，以大膽辛辣之筆，嘲弄和諷刺了"神聖尊嚴"的封建帝王，揭示了他的無賴老底。構思巧妙，形象鮮明，情節生動，頗具諷刺文學的特色。一向被認爲是元代散曲中最有價值的代表作之一。據元代鍾嗣成《錄鬼簿》記載，當時"維揚諸公，俱作《高祖還鄉》套數，惟公《哨遍》製作新奇，皆出於其下"。

【閱讀】

曲 六 首

〔雙調〕沉醉東風·送別[7]　　　　關漢卿

咫尺的天南地北，霎時間月缺花飛。手執着餞行杯，眼閣着別離淚[8]。剛道得聲保重將息，痛煞煞教人捨不得。好去者望前程萬里！（選自《全元散曲》）

〔中呂〕陽春曲·題情　　　　白　樸

從來好事天生儉，自古瓜兒苦後甜。嬭娘催逼緊拘鉗[9]，甚是嚴，越間阻越情忺[10]。（選自

---

[1] 見：同"現"。　　文書：借據、憑證之類。
[2] 差發：當官差。　　旋：不久，立刻。
[3] 私准除：暗中扣除。私，暗中。
[4] 劉三：劉邦，字季，即排行第三，故稱。
[5] 揪捽（zuó 昨）住：即揪住，拉住。捽，揪。
[6] 白：平白無故。
[7] 送別：此題原作"失題"，後人加補爲"送別"。
[8] 閣：同"擱"，放置，含。
[9] 嬭娘：即娘。嬭，"奶"的異體字。　　拘鉗：拘束鉗制。
[10] 間阻：從中作梗，橫加阻攔。　　情忺（xiān 掀）：情投意合。忺，合意。

《全元散曲》

〔中呂〕賣花聲·懷古　　　張可久

美人自刎烏江岸[1]，戰火曾燒赤壁山，將軍空老玉門關[2]。傷心秦漢，生民塗炭，讀書人一聲長嘆。（選自《全元散曲》）

〔雙調〕水仙子·譏時　　　張鳴善

鋪眉苫眼早三公[3]，裸袖揎拳享萬鍾[4]，胡言亂語成時用[5]，大剛來都是哄[6]。說英雄誰是英雄？五眼雞岐山鳴鳳[7]，兩頭蛇南陽臥龍[8]，三腳貓渭水飛熊[9]。（選自《全元散曲》）

〔正宮〕醉太平·譏貪小利者　　　無名氏

奪泥燕口，削鐵鍼頭，刮金佛面細搜求，無中覓有。鵪鶉膆裏尋豌豆[10]，鷺鷥腿上劈精肉，蚊子腹內刳脂油，虧老先生下手。（選自《全元散曲》）

〔正宮〕塞鴻秋·山行警　　　無名氏

東邊路西邊路南邊路，五里鋪七里鋪十里鋪[11]，行一步盼一步懶一步，霎時間天也暮日也暮雲也暮。斜陽滿地鋪，回首生煙霧，兀的不山無數水無數情無數[12]。（選自《全元散曲》）

---

[1] 美人：指虞姬，項羽的寵姬。事見《史記·項羽本紀》。　烏江：在今安徽和縣北。

[2] 將軍：指東漢名將班超。　玉門關：漢置，在今甘肅敦煌西北。《後漢書·班超傳》載：班超出使西域前後三十一年，爲國立功封侯。後年老思歸，上疏云："臣不敢望到酒泉郡，但願生入玉門關。"

[3] 鋪眉苫（shān 山）眼：大模大樣，臉上毫無表情。此指蠻橫的人。一說：擠眉弄眼，不正派貌。此形容裝模作樣。　早：早已。　三公：大司馬、大司徒、大司空。此泛指高官。

[4] 裸袖揎（xuān 喧）拳：捋起袖子露出胳膊。此也指蠻橫的人。揎，卷起或捋起袖子。　萬鍾：指萬鍾粟米。古時官吏俸祿常用糧食計算。鍾，六斛八斗爲一鍾。

[5] 成時用：成爲現時有用的。此指吃得開。

[6] 大剛來：總之。一作"大綱來"。　哄：胡鬧。哄，原誤作"烘"。

[7] 五眼雞：與下文"兩頭蛇"、"三腳貓"均指怪物。　岐山：在今陝西岐山縣東北。傳說西周興起時，有鳳凰在岐山鳴叫。鳳凰又喻賢才。

[8] 南陽臥龍：指諸葛亮。他年輕時，居住在南陽（今湖北襄樊隆中），自號臥龍先生。

[9] 渭水飛熊：指呂尚。《史記·齊世家》載：文王要出獵，先占卜，卜辭說："所獲非龍非彲（chī 吃），非熊非羆（pí 皮），所獲霸王之輔。"後來果然在渭水之陽遇到呂尚。後世俗語把"非熊"誤爲"飛熊"，以"飛熊入夢"代表文王遇呂尚之事。

[10] 膆：同"嗉"，鳥類食管末端暫時貯藏食物的膨大部分，形如袋。

[11] 鋪：古時的驛站或兵站。

[12] 兀的不：這豈不，如何不。兀的，猶言"這"。

通論十一、音韻(下)

上 古 音

(一)今音與古音

上古音講的是先秦兩漢之語音。上古音之學，較之中古音則爲晚出。中古音的研究，始終是以當時應用的語言爲研究對象，因此又謂之今音。今音的研究自魏晉南北朝至唐宋，日臻完備，出了《切韻》《廣韻》《禮部韻略》《韻鏡》《切韻指掌圖》等韻書。上古音的研究則是以古文獻的書面語言爲研究對象，因此又謂之古音。對於先秦兩漢的古籍，後世都是以當時的語音來讀，很少有人考慮古代讀音如何，因此上古音的研究一直處於被忽略的狀態。遇到《詩經》等先秦兩漢韻文，用當時的語音讀起來有時就不押韻，於是便想出"叶韻"的辦法，任意改變字之讀音，以押韻。《詩經·行露》："誰謂女無家？何以速我獄？"朱熹注："家，叶音谷。"其下章："誰謂女無家？何以速我訟？"朱熹注："家，叶各空反。"一个"家"字，忽而讀谷，忽而讀貢，歌之者難爲音，聽之者難爲耳。更有甚者，唐明皇讀《尚書·洪範》"無偏無頗，遵王之義"，以爲"頗"與"義"不押韻，遂下令改作"無偏無陂，遵王之義"，改"頗"爲"陂"。豈不知古人讀"義"如"我"，正與"頗"押韻。顧炎武《答李子德書》曰："三代《六經》之音失其傳也久矣。其文之存於世者，多後人所不能通。以其不能通而輒以今世之音改之，於是乎有改經之病。其病始自唐明皇改《尚書》，而後人往往效之。則古人之音亡，而文亦亡，此尤可嘆者也。"此皆由昧於古音之故。

上古音的研究，漢代訓詁大師雖然提到古音，但真正的上古音研究，還是始於宋代吳棫的《韻補》、鄭庠的《古音辨》、明代陳第的《毛詩古音考》、《屈宋古音義》。陳第《毛詩古音考自序》曰："蓋時有古今，地有南北，字有更革，音有轉移，亦勢所必至。故以今之音讀古之作，不免乖刺而不入，於是悉委之叶。夫其果出於叶也？作之非一人，采之非一國，何'母'必讀'米'，非韻'杞'韻'止'，則韻'祉'韻'喜'矣；'馬'必讀'姥'，非韻'組'韻'黼'，則韻'旅'韻'土'矣；'京'必讀'疆'，非韻'堂'韻'將'，則韻'常'韻'王'；'福'必讀'逼'，非韻'食'韻'翼'，則韻'德'韻'億'矣。厥類實繁，難以殫舉。其矩律之嚴，即唐韻不啻。此其故何耶？又《左》《國》《易象》《離騷》《楚辭》、秦碑、漢賦，以至上古歌謠、箴銘、贊誦，往往韻與《詩》合，實古音之證也。"至清代上古音的研究蔚然成風，最爲昌盛。顧炎武、潘耒、江永、戴震、段玉裁、錢大昕、孔廣森、王念孫、江有誥、陈澧，皆爲名家，各有創獲。至清末民初章太炎、黄侃，集其大成，所謂前修未密，後出轉精。古音之學，至此大備。今人亦各有所見，精益求精。

(二)上古音之聲母

1. 上古聲母之考求

前人以中古音三十六字母爲基础，以先秦兩漢之文字資料爲依據，考求上古之聲母。其主要方法如下：

(1)據形聲字之聲符以求上古聲母，因爲同聲符者必同母。如：從"登"得聲之字，燈、簦，爲端母字；證，則爲照母三等字，是照母三等與端母上古爲同母。從"方"得聲之字，坊、枋、肪、放、妨、訪、防、房皆輕脣音，而旁、彷及由"旁"得聲之榜、蒡、謗、傍、膀、滂、螃，則爲重脣音，可知上古音輕脣重脣不分。

(2)據古之"讀若"以求上古聲母，因爲"讀若"之字與被注音字必同母。如：《説文》："諄，讀若庉。"諄，章倫切，照母三等字。庉，定母字。可知上古照、定二母混同。

(3)據反切之類隔以求上古聲母，因爲今之類隔古必音和同母。如：眉，本武悲切，更目悲切。"武"是輕脣音微母字，"目"是重脣音明母字，可知上古輕脣重脣不分。

(4)據古之聲訓以求上古聲母，因爲訓釋字與被訓字古必同音。《釋名》："男，任也。"又曰："南之言，任也。"男、南皆泥母字，而任則爲日母字，可知上古泥、日同母。

(5)據古文通假、經傳異文以求上古聲母，因爲通假之字必同音。如：《詩》"凡民有喪，匍匐救之"，匍匐《禮記·檀弓》引作"扶服"，《孔子家語》引作"扶伏"。扶爲輕脣音奉母字；匍則爲重脣音並母字。是上古奉、並同母。

(6)據古之音譯以求上古聲母，因爲音譯者必同音。《本草綱目》："梵書謂馬爲阿濕婆。"阿濕婆，梵語爲asva。婆爲重脣音並母字，而va則爲輕脣音奉母，可知上古無輕脣重脣之分。

(7)驗之現代音以求上古聲母，因爲有古音保留於今者。如：父，古音輕脣重脣不分，讀如ba；今亦謂父曰"爸"。尔，古音泥、日二母不分，讀如ni；今亦謂尔曰"你"。

方法種種，未能遍舉，所得結論，如出一轍。此其考求方法之大略。

2. 上古音二十七聲母

各家考證的結果，多少不盡相同。今取二十七母說，列表如下：

清濁 部位	全　清	次　清	全　濁	次　濁
喉音（舌根音）	曉 影		匣(喻三)	
牙音（舌根音）	見	溪	羣	疑
舌音（舌尖中音）	端(知)	透(徹)	定(澄、喻四)	泥(孃) 來

续表

清濁 部位		全 清	次 清	全 濁	次 濁
齒音	(舌尖前音)	精(照二) 心(審二)	清(穿二)	從(牀二) 邪	
	(舌面前音)	照(三) 審(三)	穿(三)	牀(三) 禪	日
脣音（雙脣音）		幫(非)	滂(敷)	並(奉)	明(微)

3. 諸家古聲說

有關各家古聲母之學說，摘其要者，略述如下：

(1) 錢大昕古無輕脣說。凡今人所謂輕脣者，漢魏以前皆讀重脣。如："伏羲"即"庖羲"。《帝王世紀》云："取犧牲以供庖厨，故号庖犧皇。""伯服"即"伯犕"。《左傳·襄公三年》"王使伯服游孫伯如鄭"，《史記·鄭世家》引作"伯犕"。"士魴"即"士彭"。《左傳·成公十八年》"晉侯使士魴來乞師"，《公羊傳》作"士彭"。"扶服"即"匍匐"。《詩·谷風》"匍匐救之"，《禮記·檀弓》引作"扶服"。"附婁"即"部婁"。《左傳·襄二十四年》"部婁無松柏"，《説文》引作"附婁"。"汶山"即"岷山"。《尚書·禹貢》"岷山之陽"，《史記·夏本紀》引作"汶山"。"望諸"即"孟諸"。《周禮·職方氏》"其澤藪曰望諸"，注："望諸，明都也。"疏："明都，即宋之孟諸。""芯芬"即"馥芬"。《詩·楚茨》"芯芬孝祀"，《韓詩》作"馥芬"。"封域"即"邦域"。《論語》"且在邦域之中矣"，《釋文》："邦，或作封。"《釋名》："邦，封也，有功于是，故封之也。""亹亹"即"勉勉"。《詩·棫樸》"勉勉我王"，《荀子·富國》引作"亹亹"。"蕪菁"即"蔓菁"。陸機《詩疏》："葑，蕪菁也。"鄭玄注《坊記》："葑，蔓菁也。"古讀"佛"如"弼"。《詩·敬之》"佛時仔肩"，《釋文》云："鄭音弼。"疏云："鄭讀佛爲輔弼之弼。"古讀"妃"如"配"。《詩·皇矣》"天立厥配"，《釋文》云："本亦作妃。"古讀"負"如"背"。《尚書·禹貢》"至于陪尾"，《史記》引作"負尾"，《漢書》作"倍尾"。《釋名》云："負，背也，置項背也。"古讀"鳳"如"鵬"。《説文》："朋，古文鳳。鵬，亦古文鳳。"等等。

(2) 錢大昕古無舌頭舌上之分説。古無舌頭舌上之分，知、徹、澄三母，以今音讀之，與照、穿、牀無別；求之古音，則與端、透、定無異。如：《説文》："沖，讀若動。"《書》："惟予沖人。"《釋文》"直忠切"。古讀"直"如"特"，"沖子"猶"童子"。古讀"蟲"如"同"，《詩》"蘊隆蟲蟲。"《釋文》："直忠反，徐徒冬反。"《爾雅》作"爞爞"。郭璞注："都冬反。"《韓詩》作"烔烔"，音徒冬反。《左傳·成公五年》"同盟于蟲牢"，杜預注："陳留封丘縣北有桐牢。"是"蟲"與"桐"音同之證。上古音"中"如"得"。《周禮·師氏》："掌王中失之事。"故書"中"爲"得"。杜子春注："當爲得。記君得失，若《春秋》是也。"《三倉》云："中，得也。"《史記·封禪書》："康后與王不相中。"《周勃傳》："勃子勝之尚公主，不相中。"司馬貞皆訓"中"爲"得"。《呂覽》"以中帝心"，注："中，猶得。"

（3）章太炎古音孃日歸泥說。古音有舌頭泥紐，其後支別，則舌上有孃紐，半舌半齒有日紐，於古皆泥紐。如："涅"從"日"聲，《廣雅·釋詁》："涅，泥也。"《論語·陽貨》"涅而不緇"，《史記·屈賈列傳》作"泥而不滓"。是日、泥音同。古文以"入"爲"內"。《釋名》："入，內也。""內，使還也。"是則"入"聲同"內"，在泥紐。古讀"而"如"耐"，如"能"。"而"，今日母字。"而"聲則有"耐"。《易·屯卦》"宜建侯而不寧"、《淮南·原道训》"行柔而剛，用弱而强"，鄭康成、高誘注皆讀"而"爲"能"。是古音"而"同"耐"、"能"，在泥纽。古讀"如"同"奴"，同"奈"。"如"，日母字，而從"女"得声，古音與"奴"同。音轉而爲"奈"。《公羊传》"如丈夫何"，《解詁》："如，犹奈也。"又轉而爲"能"。《大雅》"柔遠能邇"，箋云："能，犹如也。"是"如"與"奈"、"能"雙聲，同在泥紐。今音"男女"字在孃母，"爾汝"字在日母。古音"女"本如"孥"，"妻孥"、"鳥孥"，其字則一。《天文志》顏師古注："孥，雌也。"是則"孥"即"女"。"爾汝"之音，展轉爲"乃"，有泥紐，無孃紐。是古音日母、孃母皆歸泥紐。

（4）黄侃古聲照分舌齒說。黄侃据陈澧《切韻考》，將正齒音照、穿、牀、審四母各分爲二母，其一二等曰：莊、初、牀、疏，其三等曰：照、穿、神、審。其三等字上古歸舌頭音，其一二等字上古歸齒頭音。如：古音"種"如"童"。《左傳》"予髮如此種種"，徐先民作"董董"。"種"，其聲符爲"童"，舌頭音端母字；"董"，其聲符爲"重"，正齒音照母三等字。《周易》"憧憧往来"，"憧"，尺容切，穿母三等字，徐仙民音童。童，徒紅切，則舌頭音定母字。古讀"周"如"雕"。《考工记》"玉楖雕矢磬"，注："故书'雕'或爲'舟'。"是"舟"有"雕"音，故可通假。舟，職流切，照母三等字；雕，都聊切，舌頭音端母字。《詩·公劉》"何以舟之"，傳云："舟，带也。"带亦端母字。古讀"專"如"耑"。"剬"即"斷"之或體，而從"專"得聲。專，職緣切，照母三等字；剬，舌頭音端母字。古讀"世"如"太"。《禮記》"不敢與世子同名"，鄭箋："'世'或作'太'。"《左傳》"衛太叔儀"，《经》作"世叔儀"。世，舒制切，審母三等字；太，舌頭音透母字。《字詁》曰："'太'古音'替'，故或作'世'。如'太叔'爲'世叔'，'太室'爲'世室'，'太子'爲'世子'，'太祖'爲'世祖'之類是也。觀'屜'字從'世'，便得'世''太'轉音之義。"屜，亦透母字。古讀"旃"如"端"。《爾雅》"太歲在乙曰旃蒙"，《史記》作"端蒙"。旃，諸延切，照母三等字；端，則舌頭音端母字。是照母三等古同端母之證。古讀"窗"如"聰"。《釋名》："窗，聰也，于内窥外，为聪明也。"窗，楚江切，穿母二等字；聰，倉紅切，齒頭音清母字。是照穿牀審二等歸齒頭音之證。

（5）曾運乾喻三歸匣喻四歸定說。曾氏謂喻母非影母之濁音，其三等字，古隸屬於牙音匣母；其四等字古隸屬於舌音定母。如：《左傳·襄二十七年》"陳孔奂"，《公羊傳》作"陳孔瑗"。《左傳·襄十九年》"齊侯環"，《公羊傳》作"齊侯瑗"。《詩·皇矣》"無然畔援"，《漢書·叙傳》引作"畔换"。《吕氏春秋·審應覽》"然則先生聖于"，高诱注"于，乎也"。《漢書·古今人表》"楚靈王圍"，《史記·楚施加》作"回"。以上諸例，瑗、援、于、圍，皆喻母之三等字。夬、換、環、乎、回，皆匣母字，是古音喻三歸匣之證。古讀"夷"如"弟"。《周易》渙卦"匪夷所思"，《釋文》"夷，荀本作弟"。明夷"夷于左股"。子夏本"夷"作"睇"。困卦"來徐徐"。子夏本作"荼荼"。王肅作"余余"。《管子·戒篇》"易牙"，《大戴禮記·保傅》、《論衡·譴告》均作"狄牙"。《詩·谷風》"棄予如遺"，《文選·嘆逝賦》注引《韓詩》"遺"作"隤"。以上諸例，夷、余、易、遺，皆喻母之四等字；弟、睇、荼、狄、隤，皆定母字，是古音喻四歸定之證。

（三）上古音之韻部

上古韻之研究，主要依靠詩騷歌謠等韻文及經傳諸子文中的押韻字，其他古聲母考求各種方法也可用來參考互證。

上古韻之分部，始自宋代鄭庠《古音辨》。《古音辨》以《廣韻》韻部爲參照，考之詩騷韻文、說文諧聲，證之異文通假、讀若聲訓等等，觀其分合，分上古韻爲六部：一曰東部，包括中古《廣韻》東、冬、鍾、江、陽、唐、庚、耕、清、青、蒸、登諸韻（舉平聲以賅上去入三聲）；二曰支部，包括支、脂、之、微、齊、佳、皆、灰、咍諸韻；三曰魚部，包括魚、模、歌、戈、麻、虞諸韻；四曰真部，包括真、諄、臻、殷、元、魂、痕、寒、桓、刪、山、仙、先諸韻；五曰蕭部，包括蕭、宵、肴、豪、尤、侯、幽諸韻；六曰侵部，包括侵、覃、談、鹽、添、咸、銜、嚴、凡諸韻。雖得古音通轉之大界，而上古之韻部究竟不會如此之疏略。到了清代，古音之學大盛，顧炎武分上古韻爲十部，江永分爲十三部，段玉裁分爲十七部，戴震分爲二十五部，孔廣森分爲十八部，王念孫分爲二十一部，夏炘分爲二十二部，近人章太炎論古韻分爲二十三部，黃侃承諸家之後，集其大成，分爲二十八部。諸家分部既有不同，所用名稱亦多有異，此就今人通用之古韻三十部列表如下。

古韻三十部表

	陰聲類	入聲類	陽聲類
第一類	1. 之部	2. 職部	3. 蒸部
第二類	4. 幽部	5. 覺部	6. 冬部
第三類	7. 宵部	8. 藥部	
第四類	9. 侯部	10. 屋部	11. 東部
第五類	12. 魚部	13. 鐸部	14. 陽部
第六類	15. 支部	16. 錫部	17. 耕部
第七類	18. 脂部	19. 質部	20. 真部
第八類	21. 微部	22. 物部	23. 文部
第九類	24. 歌部	25. 月部	26. 元部
第十類		27. 緝部	28. 侵部
第十一類		29. 葉部	30. 談部

古韻三十部表，以其聲調之不同，分爲平聲、入聲兩大類；平聲諸韻又以其韻尾之不同，分爲陰聲韻與陽聲韻兩類。故列陰聲、入聲、陽聲三欄。同欄者，聲調同，韻尾同。同橫行陰、陽、入相承者，其洪細開合相同，亦即主要元音相同。此其縱橫之關係。明此縱橫關係，則可通曉古音通轉之理。

段玉裁云：“六書之有諧聲，文字之所以日滋也。攷周秦有韵之文，某聲必在某部，至賾而不可亂。故視其偏旁以何字爲聲，而知其音在某部，易簡而天下之理得也。”提出“同諧聲者必同部”之說，編有《古十七部諧聲表》。後世各家也據各自分部，編有不同的字表，皆可據以查考諸字之上古韻部。這裏雜采各家編制《古音字表》附於篇後（見附錄），以便檢索。表中所列各字可作諧聲字看待：以表中字作聲符的一些字，其古音當同部；與表中字同諧聲的一些字，其古音亦當同部。

(四)古音通轉

聲韻之變遷，謂之通轉。此就聲轉、韻轉分別講述。

1. 古聲母之間的相轉

章太炎《與人論學書》云：“喉、牙互相涉入，侈之則喉、牙爲脣、齒、舌，斂之則舌、齒、脣復歸喉、牙；故有同從一聲而紐位相異者。”喉音與牙音兩類就其發音部位而言是相同的，同爲舌根音。章氏認爲“喉牙貫穿諸音”，發音時寬舒一些，則喉音、牙音可轉變爲脣音、牙音、齒音；發音時收斂一些，則牙音、齒音、脣音都可轉變爲喉音、牙音。其《古雙聲說》言之頗詳，略述條列如下。

(1)喉音牙音相轉。如“公”聲爲“翁”，“古”聲爲“胡”，“圭”聲爲“黿”，“干”聲爲“汗”，“咼”聲爲“禍”，“區”聲爲“歐”，“谷”聲爲“浴”，“高”聲爲“蒿”，“斤”聲爲“欣”，“軍”聲爲“運”，以上這些是喉音而轉爲牙音者；“異”聲爲“翼”，“羊”聲爲“姜”，“或”聲爲“國”，“奚”聲爲“鷄”，“益”聲爲“齸”，“昌”聲爲“涓”，“與”聲爲“舉”，“爻”聲爲“教”，“衍”聲爲“愆”，“咸”聲爲“感”，以上這些是牙音而轉爲喉音者。

(2)喉牙與舌音相轉。如“攸”聲有“條”，“由”聲有“笛”，“弋”聲有“代”“忒”，“舀”聲有“稻”“韜”，“余”聲有“荼”，“俞”聲有“媮”，“易”聲有“湯”，“甬”聲有“通”，“貴”聲有“積”，“堯”聲有“嬈”，以上這些是喉音而轉爲舌音者；“天”音如“顯”，“地”音如“易”，“弟”讀爲“圛”，“田”讀若“引”，“彖”聲爲“緣”，“虫”聲爲“融”，“多”聲爲“移”，“兌”聲爲“閱”，“殳”聲爲“股”“殺”，“内”聲爲“裔”“雟”，以上這些是舌音而轉爲喉音牙音者。

(3)喉牙與齒音相轉。如“魚”聲有“穌”，“戶”聲有“所”，“羊”聲有“詳”，“易”聲有“傷”，“乙”聲有“失”，“亘”聲有“宣”，“公”聲有“松”，“谷”聲有“俗”，“牙”聲有“邪”，“彦”聲有“産”，以上這些是喉牙而轉爲齒音者；“出”聲爲“屈”，“歲”聲爲“薉”，“世”聲爲“勘”，“隹”聲爲“唯”，“川”聲爲“訓”，“支”聲爲“芰”“跂”，“旨”聲爲“詣”“稽”，“僉”聲爲“劍”“險”，以“疋”爲“雅”，以“所”爲“許”，以上這些是齒音而轉爲喉牙音者。

(4)喉牙與脣音相轉。如"囧"聲有"朙"，"黑"聲有"默"，"昏"聲有"緡"，"久"聲有"畝"，"交"聲有"駁"，以上這些是喉牙音而轉爲脣音者；"丙"聲爲"更"，"采"聲爲"卷"，"冒"聲爲"勖"，"勿"聲爲"忽"，"网"聲爲"岡"，"亡"聲爲"巟"，"文"聲爲"虔"，"未"聲爲"沫"，"豹""約"同聲，"父""矩"音訓，以上這些是脣音而轉爲喉牙音者。

(5)喉牙與半舌音相轉。如"各"聲有"路"，"京"聲有"凉"，"咎"聲有"綹"，"柬"聲有"闌"，"果"聲有"裸"，"兼"聲有"廉"，"監"聲有"濫"，"聿"聲有"律"，以上這些是喉牙音而轉爲半舌音者；"里"聲爲"悝"，"翏"聲爲"膠"，"鬲"聲爲"隔"，"呂"聲爲"莒"，"劍""歛"同聲，"蛾""羅"一名，以上這些是半舌音而轉爲喉牙音者。

章氏古聲分二十一紐，喉音：影（喻）、曉、匣；牙音：見、溪、羣、疑；舌音：端（知）、透（徹）、定（澄）、泥（孃日）、來；齒音：照（精）、穿（清）、牀（從）、審（心）、禪（邪）；脣音：幫（非）、滂（敷）、並（奉）、明（微）。其照穿牀審與喻母尚未分析爲二，故與今所講二十七母不同。其所舉例字，都是依照他的聲母體系說的。浴、異、羊、與等字，都是喻母字，章氏歸喉音，今則喻三等字歸喉音匣母，喻四等字歸舌音定母了，所以多有不合。雖然，其所講聲轉之理是可以借鑒的。

2.古韵部之間的通轉

古韻通轉之理，章太炎作《成均圖》，言之甚詳。其目有近旁轉、次旁轉、正對轉、次對轉、交紐轉、隔越轉。黃侃約而言之云："凡陰聲、陽聲互相轉，曰對轉；陰聲、陽聲同類音近相轉者，曰旁轉；以得對轉者，曰旁對轉。"明此三條，則音韻通轉之理都盡。今以《古韻三十部表》言之，則凡同橫行陰陽入三韻部之間相轉者爲對轉，凡同豎列諸陰韻之間、或諸陽韻之間、或諸入韻之間相轉者爲旁轉，凡經同豎列旁轉後再同橫行對轉者（既初非同豎行又非同橫列之諸韻部）爲旁對轉。此分別舉例說明如下。

(1)旁轉。

"窮"之與"空"，《詩·節南山》"不宜空我師"，傳以"空"爲"窮"。又"窮乏""空乏"，其義大同，一語之轉。"窮"在冬部，"空"在東部。這便是爲冬東旁轉。"臨"之與"隆"，《詩·皇矣》"與爾臨衝"，《韓詩》作"與爾隆衝"；《荀子·强國篇》"逾常山乃有臨慮"，《漢書·地理志》作"隆慮"。"臨衝"之與"隆衝"，"臨慮"之與"隆慮"，一語之轉。"臨"在侵部，"隆"在冬部，此爲冬侵旁轉。"淋"之與"癃"，一語之轉。《素問·宣明五氣論》"膀胱不利爲癃"，《六書故》："癃、淋實一聲也。人病小便不通者，今謂之淋，古作癃。""淋"在侵部，癃在冬部，亦爲冬侵旁轉。"空候"之作"坎侯"，"趙同"之作"趙談"，"空""同"，皆在東部，"坎""談"，皆在談部。此爲東談旁轉。"顛"之與"頂"，"顛"在真部，"頂"在耕部。此爲真耕旁轉。"身"之與"娠"，"身"在真部，"娠"在文部。此爲真文旁轉。"蘊積"之作"宛積"，"蘊"在文部，"宛"在元部。此爲元文旁轉。"熒熒"之作"繯繯"，"自營"之作"自環"，"熒""營"，皆在耕部；"繯""環"，皆在元部。此爲耕元旁轉。以上是陽聲韻旁轉之例。

如："菽"之與"豆"，"菽"在覺部，"豆"在侯部。此爲覺侯旁轉。《毛詩》"鑣鑣俟俟"。《韓詩》作"坯坯俟俟"。"鑣"在宵部，"坯"在之部。此爲宵之旁轉。"受"之與"付"，"受"在幽部，"付"在侯部。此爲幽侯旁轉。"皋陶"亦作"咎繇"，"陶"在幽部，"繇"在宵部。此爲幽宵旁轉。以上是陰聲韻旁轉之例。

(2)對轉。

如："爲"之與"蝯"，一語之轉。《說文》："爲，母猴也。""母猴"即"獼猴"。《說文》："蝯，善援禺屬。"今作"猿"，或作"猨"。禺屬即猴類。"爲"在歌部，"蝯"在元部，此爲歌元對轉。"載"之於"乘"，一語之轉。《說文》："載，乘也。""乘"在蒸部，"載"在之部，此爲之蒸對轉。"待"之於"等"，一語之轉。《說文》："待，俟也。""俟"即等候。"待"在之部，"等"在蒸部。此爲之蒸對轉。以上是陰陽對轉之例。

如："悉"之與"盡"，"栗"之與"冷"，"抑"之與"印"，"躓"之與"顛"，皆一語之轉。"悉""栗""抑""躓"皆在質部，盡、冷、印、顛，皆在真部。此爲之真對轉。"拙"之與"鈍"，"鬱"之與"慍"，一語之轉。"拙""鬱"皆在物部，"鈍""慍"皆在文部。此爲物文對轉。以上是陽入對轉之例。

如："何"之與"曷"，"柁"之與"大"，"嵯峨"之與"巀嶭"，一語之轉。"何""柁""嵯峨"皆在歌部，"曷""大""巀嶭"皆在月部。此爲歌月對轉。以上是陰入對轉之例。

(3)旁對轉。

如："芼"之與"蔓"，"蹻"之與"健"，"囂"之與"讙"，"澆"之與"灌"，"豪"之與"翰"，都是一聲之轉。芼、蹻、囂、澆、豪都是宵部字，而蔓、健、讙、灌、翰都是元部字，此謂宵元旁對轉。"董"之與"督"（借董爲督），"用"之與"由"（用由義同），"蒙"之與"霿"（霿从瞀聲而音義同蒙），董、用、蒙都在東部，而督、由、霿幽部，此謂東幽旁對轉。《左傳•僖公三十二年》："爾墓之木拱矣。"《公羊傳》作"宰上之木拱矣"。何休注："宰，冢也。"冢在東部，宰在之部，此謂東之旁對轉。

古音通轉之常例一般是聲變者則仍保持疊韻，韻變者仍保持雙聲。故有的以雙聲、疊韻兩條以概括之，兩字爲聲轉者，則曰某某疊韻；兩字爲韻轉者，則曰某某雙聲。

此爲音韻通轉之理。明乎此，方能通曉文字之孳乳派生，轉注假借；明乎此，方能通曉古今之異言，方俗之殊語。古音通轉乃聲音訓詁之要領。

附錄：

古 音 字 表

韵部	喉牙音	舌音		齒音	脣音	附注
1. 之部 （陰聲）	喜、海、熙、熙、 改、其、基、再、 已、己、紀、忌、 起、疑、又、友、 有、右、醢、尤、 郵、龜、久、丘、 舊、牛、亥、裘、 悝	之、㞢、蚩、市、 詩、待、菑、以、 矣、能、台、詒、 止、沚、恥、齒、 乃、鼐、而、耳、 來、資、李、里、 裏、釐、嫠		才、在、哉、 載、豺、宰、 梓、淄、葘、 茲、絲、思、 子、采、司、 辭、似、粗、 寺、俟、士、 事、史、使	不、坏、 否、音、 倍、啚、 佩、婦、 負、母、 某、梅、 敏、畝	①又聲有右友有。②㞢即之字。㞢聲有蚩寺。時恃又從寺得聲。③菑即以字。菑聲有似矣台能。④才聲有哉載在。⑤宰聲有梓。⑥不聲有否丕。
2. 職部 （入聲）	意、億、革、戒、 棘、亟、或、域、 惑、國、馘、克、 黑	直、悳、德、得、 弋、代、忒、匿、 懋、陟、敕、翼、 特、戠、職、食、 飾、奭、異、力		則、賊、稷、 塞、息、悉、 色、嗇、穡、 仄	麥、北、 畐、福、 服、伏、 備、牧、 默	①棘聲有稵。②弋聲有忒式。③食聲有飾蝕。④則聲有賊。⑤北聲有背。⑥備聲有犕精。
3. 蒸部 （陽聲）	膺、應、興、互、 恆、兢、肯、薨、 厷、雄、肱、弘、 弓、穹	登、等、丞、烝、 蒸、蠅、承、朕、 騰、勝、再、稱、 乘、升、承、徵、 懲、仍、炎、陵		曾、贈	朋、崩、 夲、冰、 馮、曹、 夢	①互聲有恆。②厷聲有雄。③朕聲有勝騰塍。④夲即冰字。⑤曹聲有夢薨。
4. 幽部 （陰聲）	幽、幼、昊、好、 丂、朽、巧、考、 孝、丩、叫、糾、 休、求、九、仇、 軌、浩、逑、曰、 舅、咎、韭、膠	舟、周、壽、鳥、 酉、丣、留、聊、 誘、牖、首、道、 舀、稻、匋、陶、 討、攸、條、帚、 守、手、受、收、 臭、雔、售、獸、 老、由、笛、游、 柔、丑、狃、咻、 憂、擾、翏、牢、 流、綹		艸、早、皂、 草、棗、爪、 蚤、騷、秋、 曹、酒、蝤、 埽、囚、秀、 椒、造、叟、 蕭、修、就、 羞	勹、包、 裒、保、 鴇、報、 彪、寶、 缶、孚、 阜、矛、 牟、卯、 貿、冃、 戊、茂	①丂聲有考栲朽。②舟聲有朝。③丣即古文酉字。丣聲有劉酉（留）桺（柳）。④雔聲有讎。⑤早聲有阜草。⑥勹古包字。冃即帽字。⑦缶聲有寶。⑧卯聲有昴聊。⑨冃聲有冒。

续表

韵部	喉牙音	舌音	齒音	脣音	附　注
5.**覺部** （入聲）	奧、薁、愮、勖、告、學、覺、菊、鞠、	竹、篤、毒、育、畜、逐、滌、粥、祝、熟、肉、尢、奎、陸、稑、蓼、迪、穆、ᵗ、叔、菽	戚、蹙、夙、宿、肅	复、目、穆	①學聲有覺。②竹聲有篤。③肉聲有育。④尢聲有奎陸。⑤ᵗ即菽字。
6.**冬部** （陽聲）	夅、降、宮、躬、窮	冬、彤、中、充、蟲、融、眾、農、戎、隆、癃	宗、宋、戎	凡、風、鳳、乏、貶、品	①宮聲有躳（躬）窮（窮）竆。②蟲聲有融。
7.**宵部** （陰聲）	要、夭、幺、杳、高、蒿、羔、豪、喬、囂、号、鴞、爻、肴、敫、教、耗、交、傚、杲、徼、皦、翹、敖	到、刀、盜、召、朝、弔、兆、遙、繇、趙、肇、少、堯、嬈、蕘、勞、寮、僚、了、料、	枭、藻、焦、巢、小、肖、悄、笑	麃、鑣、票、毛、苗、藐、廟、猋、表	①高聲有喬，喬聲有驕等。②小聲有肖，肖聲有消悄。③猋聲有飆。
8.**藥部** （入聲）	沃、約、蹻、隺、鶴、羋、虐、謔、熇	卓、勺、的、翟、躍、濯、弱、溺、樂、犖	爵、雀、鑿、削	暴、皃、貌、駁、豹	①羋聲有鑿。②勺聲有的。③皃即貌字。
9.**侯部** （陰聲）	矦、候、后、後、厚、句、鈎、者、冓、遘、區、歐、具、屨、口、禺、偶、飫	斗、豆、殳、投、朱、晝、俞、婾、臾、豆、樹、澍、厨、主、駐、戍、孺、婁、扁、漏	走、奏、須、需、取、趣、叒、趨、數(shù)	付、孜、侮	①豆聲有樹厨，厨聲有躕樹。
10.**屋部** （入聲）	屋、谷、穀、角、局、曲、玉、岳、獄	賣、讀、豕、琢、斲、浴、欲、裕、蜀、濁、束、辱、鹿、彔、祿	足、族、粟、續、俗、速、數(shuò)	卜、粦、樸、木	①"賣"音余六切。賣聲有"讀""續"。②豕聲有"琢""涿"等。
11.**東部** （陽聲）	工、空、邛、鴻、恐、雍、邕、公、翁、共、巷、講、孔、顒、凶、邕	東、童、重、同、用、庸、甬、勇、通、容、舂、弄、龍、冢、	㮤、從、囪、聰、松、送、竦	丰、夆、封、奉、龐、蒙、龙	①工聲有江鴻。②共聲有巷。③東聲有童重。④用聲有庸誦勇等。⑤丰聲有邦逢。

续表

韵部	喉牙音	舌音	齒音	唇音	附注
12. **魚部** (陰聲)	烏、於、于、汙、吁、乎、虎、戲、虛、㫄、舉、午、許、滸、疋、車、古、胡、居、賈、罟、家、叚、瑕、下、夏、股、殳、瓜、寡、鼓、瞿、懼、去、夸、巨、矩、五、吾、魚、牙、迓、雅、御、禹、華、戶、互、禹、亞、雨、羽、吳、虞、莒	者、都、書、土、徒、兔、余、涂、除、茶、舍、舒、予、野、豫、宁、紵、与、與、宁、佇、鼠、女、如、奴、魯、呂、旅、盧、處、鹵	且、素、穌、蘇、楚、所、疏、胥、邪、徐、緒、序、寫	巴、布、夫、父、甫、普、步、無、憮、巫、武、馬	①于聲有華。②疋即雅字。疋聲有胥楚。③五聲有吾語。④牙聲有邪。⑤戶聲有所顧。女聲有奴如。⑥者聲有書。⑦土聲有徒。⑧余聲有舍舒。⑨与聲有舉。⑩宁古貯字。⑪父聲有甫。
13. **鐸部** (入聲)	惡、堊、赫、貉、各、戟、郭、隙、谷、咢、鄂、㦬、逆、霍、蔓、獲	鐸、澤、亦、庶、度、乇、宅、尺、赤、炙、射、石、碩、蟄、若、洛、路	乍、作、昔、夕、舄	百、白、莫、博、薄	①谷其虐切。谷聲有綌。②乇聲有朔㯗㯩。③亦聲有夜。④庶聲有度席。⑤乇聲有宅託。
14. **陽部** (陽聲)	向、亢、庚、更、京、光、慶、竟、羌、卬、享、香、皀、兄、行、黃、永、王、央、岡、綱、剛、荒、皇、徨	唐、尚、堂、常、曾、羊、易、陽、湯、傷、章、商、昌、囊、讓、良、梁、量、兩、諒、涼、丈、長、上	襄、爿、倉、匠、爿、戕、爽、相、桑、象、詳	兵、丙、方、彷、徬、彭、明、皿、亡、网	①庚聲有唐康。②皀音香。皀聲有鄉卿。③行聲有衡。④爿即牆字。爿聲有梁粱。⑤爿聲有將臧牀莊。⑥丙聲有更。⑦亡聲有良喪。⑧网聲有岡剛。
15. **支部** (陰聲)	圭、鼀、規、奊、鷄、巂、攜、兮、盻、芰、跂、伎	支、忮、知、只、虒、遞、是、題、氏、兒、麗、䍦	此、斯	卑、牌、派	
16. **錫部** (入聲)	益、𧢲、糸、狊、闃、觳、擊、繫、解、𠤳、搤、軶、隔	帝、啻、適、易、謫、叀、狄、鬲、秝、𠔼、歷	責、束、刺、錫、析、冊、脊	辟、派、脈、霹、汩	①狊聲有鷄闃。②帝聲有禘啻適。③束即刺字。束聲有刺責績。

续表

韵部	喉牙音	舌音	齒音	脣音	附 注
17.**耕部** （陽聲）	嬰、馨、刑、耕、 耿、敬、巠、經、 熒、鶯、桼、頃、 傾、囧、坰、洞、 幸、夐、瓊、贏、 盈、穎	正、定、丁、頂、 成、亭、貞、鼎、 奠、營、壬、聖、 呈、廷、聽、殸、 聲、宭、寧、霝、 靈、令、冷	生、青、省、 爭、井、	并、竝、 平、甹、 聘、鳴、 名、命、 冥	①熒聲有榮營縈。② 頃聲有穎潁。③正聲 有定。④丁聲有成。 ⑤壬音挺。壬聲有廷 庭聽醒程。⑥生聲有 青。
18.**脂部** （陰聲）	伊、奚、皆、启、 几、飢、稽、繼、 耆、𥄂、癸、祁	旨、脂、氐、豐、 體、禮、遲、弟、 夷、彝、棣、氏、 祇、眞、示、視、 尸、矢、豕、尼、 泥、爾、二、犀、	次、妻、齊、 姊、厶、死、 兕、師、細	匕、比、 眉、彎、 美、米、 迷、弭、 彌	①豐聲有禮體。②示 聲有祁視。③矢聲有 医翳。④爾聲有邇 薾。⑤二聲有次資 茨。⑥厶古私字。⑦ 匕聲有旨指。
19.**質部** （入聲）	一、壹、乙、抑、 吉、計、季、棄、 器、血、穴、惠	至、質、躓、宲、 肆、替、失、贄、 實、戩、鐵、逸、 設、日、呈、涅、 栗、戾、利、隸、 洡	即、卩、節、 七、切、桼、 漆、疾、自、 四、肆	必、畁、 痹、畢、 匹、閉、 密	①乙聲有失秩怢。② 吉聲有壹噎懿。③至 聲有室。④替古音 鐵。⑤卩即節字。卩 聲有即櫛。⑥必聲 有瑟密毖。
20.**真部** （陽聲）	因、恩、賢、淵、 玄、勻、均、印	真、顛、天、申、 電、陳、田、塵、 寅、引、尹、胤、 臣、身、人、粦	晉、進、盡、 千、秦、辛、 莘、親、信、 兟、訊、旬	扁、賓、 頻、民、 縉	①申聲有神陳。②臣聲 有堅賢。③人聲有仁。 ④千聲有秊。⑤卂聲有 訊迅。⑥頻聲有賓。
21.**微部** （陰聲）	衣、哀、依、希、 晞、幾、畿、開、 豈、凱、威、委、 畏、韋、鬼、回、 徊、虫、虺、毀、 火、褢、懷、冀	追、佳、唯、推、 水、畾、壘、厽、 雷	崔、摧、雖、 衰、皋、綏	非、俳、 徘、飛、 肥、微、 尾、枚、 妃	①衣聲有哀。②虫， 許偉切。虫聲有虺。 ③佳聲有崔唯隹。④ 畾聲有畾（雷）纍 （累）。⑤皋即罪字。
22.**物部** （入聲）	愛、尉、旡、既、 骨、屈、乞、迄、 气、忽、位、胃、 兀、豙、毅、貴、 隤、匱、鬱、卉、 沬、彚	突、出、拙、隊、 墜、對、懟、退、 尢、內、類、聿、 律	卒、醉、崒、 翠、粹、碎、 祟、率、帥	弗、拂、 未、妹、 昧、孛、 悖、勿、 沒	①旡聲有既愛。②乞 聲有仡。③豙聲有 毅。④⑤貴聲有遺 匱。⑥卒聲有醉萃 瘁。

续表

韵部	喉牙音	舌音	齒音	脣音	附注
23. **文部**（陽聲）	殷、慇、隱、垠、洇、斤、欣、巾、堇、昆、慍、溫、蘊、昏、軍、運、輝、熏、訓、云、員、袞、昆、君、困、囷、壼、艮	辰、振、娠、珍、春、川、舜、刃、忍、軔、敦、諄、屯、頓、盾、允、典、侖、論	先、洗、西、尊、俊、竣、寸、忖、存、孫、飧、隼	卆、奔、賁、糞、奮、分、貧、焚、門、文、免、勉	①卆（卉）聲有奔賁。②門聲有聞問。③尹聲有君群。④斤聲有祈旂頎。⑤軍聲有輝翬。⑥壼同閫。⑦昏聲有緡睧。
24. **歌部**（陰聲）	歌、可、阿、何、戈、加、果、咼、過、剮、禍、我、峨、義、羲、犧、宜、化、訛、危、摩、禾、兮、瓦、爲、虧	多、移、朵、妥、也、他、地、施、它、柁、蛇、佗、䵺、那、儺、羅、離、隋、墮、垂、吹、惴、蕊、蠃、裸	左、差、嵯、坐、挫、剉、沙、隨	播、皮、波、罷、羆、麻、磨、縻	①罷聲有羆。②多聲有侈移扅（宜）。③也聲有地施馳池。④妥聲有綏。⑤可聲有奇。⑥我聲有義儀。
25. **月部**（入聲）	月、戉、鉞、越、介、夬、決、快、會、欮、厥、契、桀、乂、艾、刈、外、喙、濊、薉、活、括、話、害、衛、蓋、孑、埶、藝、曷	帶、怛、折、哲、叕、輟、掇、泰、徹、世、剟、制、舌、大、太、羍、達、曳、拽、熱、厲、列、烈、兌、闒、奪、贅、抳、劣、設、裔	祭、截、殺、泄、最、撮、絕、歲、彗、雪、辥、薛、毳	別、罰、貝、敝、瞥、拔、拜、沛、肺、末、秫、發、伐、吠、邁、蔑	①戉聲有越鉞。②害聲有轄。③叕聲有綴輟愓掇。④世聲有泄剟。⑤大聲有奪達。⑥兌聲有脫說閱。⑦祭聲有察。⑧彗聲有雪。⑨貝聲有敗。
26. **元部**（陽聲）	元、寒、塞、安、晏、宴、匽、焉、燕、干、軒、韓、翰、沿、間、姦、柬、肩、屵、卷、开、趼、見、建、官、毌、貫、遣、犬、虔、彥、雁、言、叩、萑、憲、免、顯、袁、環、繯、爰、暖、完、丸、萑、亘、桓、肙、涓、夗、宛	丹、旃、單、亶、旦、延、誕、展、尚、象、段、廛、專、扇、善、狀、臾、難、歎、樂、亂、連、典、然、蘭、遄、斷、穿、闌、蘭	遷、僭、戔、箋、全、泉、巽、選、前、湔、散、鮮、山、產、祈、孨、薦、餐、粲、羨、贊、宣、旋	半、反、片、采、番、潘、弁、般、盤、樊、便、面、丏、滿、曼、萬、邊、繁、蠻	①元聲有完冠。②屮聲有關。③毌即古貫字。犬聲有然。④叩古喧字。叩聲有單癉蟬。⑤袁聲有遠還環。⑥亘聲有垣宣。⑦丹聲有㫓。⑧難聲有歎熯漢。⑨采古辨字。采聲有番卷蕃。⑩萬聲有厲邁蠆。

续表

韵部	喉牙音	舌音	齒音	屑音	附 注
27. **缉部** （入聲）	邑、咠、揖、合、 翕、及、急、泣	沓、汁、湇、濕、 十、執、蟄、入、 納、軜、立	湒、輯、緝、 集、習、躩		
28. **侵部** （陽聲）	音、歆、諳、暗、 盦、弇、今、衾、 禽、金、淦、贛、 含、咸	覃、朕、南、男、 林、淋、臨、冘、 淫、稟、凛、廩、 罙、深、甚、壬、 任	侵、參、心、 三、彡、尋、 先、僭、譖	稟、凡、 風、品	①今聲有念含金。② 冘聲有枕髧耽。③彡 聲有參驂。④先聲有 僭譖。⑤品聲有臨。
29. **葉部** （入聲）	劦、協、脅、盍、 嗑、曄、燁、夾、 頰、俠、挾、甲、 狎、劫、業、	枼、葉、蝶、牒、 諜、鰈、聶、攝、 涉、疊、榻、耴、 巤、獵、帖	妾、捷、臿、 燮、	法、乏、	
30. **談部** （陽聲）	奄、厭、敢、嚴、 險、驗、劍、函、 函、欠、坎、甘、 監、兼、蒹、炎、 咸、銜、臽、陷	忝、占、冉、染、 談、痰、詹、澹、 儋、瞻、蟾、贍、 藍、襤、覽、攬、 擊、廉、灎、斂	斬、漸、僉、 韱、籤、纖、 毚、讒、攙	貶	①敢聲有嚴儼巖。

通論十二、詩詞曲格律

古人在創作詩詞曲時，都遵循一定的格律。所謂格律，是指創作詩詞曲時所依照的格式和韻律，包括詩詞曲的字數、句式、押韻、平仄、對仗等規律。

（一）詩　律

1. 古體詩與近體詩

詩是我國古代運用最廣的一種文學樣式，門類衆多，體式紛繁。若以詩句的字數言，詩可分爲四言詩、五言詩、六言詩、七言詩、雜言詩等，其中四言詩以《詩經》爲代表，六言詩以《楚辭》爲代表。唐代以後，四言詩、六言詩創作均很少見。若以體裁言，《詩經》之外有楚辭體、樂府體、歌行體、古體、律體等。楚辭體詩打破了《詩經》四言體詩的格式，在同一詩篇中，句式長短不齊，富於變化，而以六言一句最爲常見，同時詩中大量運用語氣詞"兮"來表達語氣，如本書中屈原的《離騷》。樂府體是指産生於漢魏時代的民間歌謠和文人詩，可配樂演唱。歌行體則是指漢魏以後由樂府發展而來的一種古體詩，其音節、格律較自由，語言通俗流暢，文辭比較鋪展，形式採用五言、七言、雜言的古體，富於變化。唐代人把從《詩經》到南北朝的庾信所寫的詩以及後人依照此體寫的詩統稱爲古體詩，或稱之爲古詩、古風。其形式比較自由，不受格律的束縛，通常不講究平仄和對仗，押韻也較寬鬆，每首詩的句式、句數等均無嚴格的規定。南北朝齊梁之際講求聲律，發展到唐代逐漸形成了定型的格律詩，這就是近體詩，又稱今體詩。近體詩是唐代以後最基本詩體之一，並且是自唐至清科舉考試的重要應制文體之一。在句數、字數、平仄、對仗、押韻諸方面，均有着一系列較爲嚴格的規定和要求。

以格律而分的近體詩和古體詩是唐代以後的主要詩體。由於古體詩除押韻以外，幾乎不受任何格律的束縛，所以本章節着重介紹近體詩的格律。

2. 近體詩之篇式句數

近體詩以篇式句數言，可分爲絕句、律詩和排律（又稱長律）三種；以每句字數言，一般有五言和七言兩種。絕句每首四句，律詩一般每首八句，排律則每首至少十句，均兩句爲一聯，其句數必須是偶數。律詩第一、二句稱爲首聯，第三、四句稱爲頷聯，第五、六句稱爲頸聯，第七、八句稱爲尾聯。每聯的上句稱爲出句，下句稱爲對句。超過八句的律詩稱爲排律或長律。唐宋以來流行的體式有五言絕句、七言絕句、五言律詩、七言律詩和五言排律。五言絕句簡稱爲五絕，每首四句，每句五字，全詩共二十字。如本書中駱賓王的《於易水送人》詩即是。七言絕句簡稱爲七絕，每首四句，每句七字，全詩共二十八字。如本書中劉禹錫的《烏衣巷》詩即是。五言律詩簡稱爲五律，每首八句，每句五字，全詩共四十字。如本書中王維的《輞川閒居贈裴秀才迪》詩即是。七言律詩簡稱爲七律，每首八句，每句七字，全詩共五十六字。如本書中柳宗元的《登柳州城樓寄漳汀封連四州》詩即是。五言排律簡稱爲五排，全篇至少十句五十字。

3. 關於押韻

古人寫律詩，要嚴格依照韻書來押韻，《詩韻》共有一百零六韻，平聲三十韻，上聲二十九韻，去聲三十韻，入聲十七韻。押韻是詩律（同時也是詞律、曲律）的基本要素之一。所謂押韻，就是把同韻的兩個或更多的字放在同一位置上，一般總是放在句子末尾，所以又叫韻脚。押韻的目的是爲了聲韻的諧和。因爲把同類的樂音放在同一位置上進行重復，就構成了一種聲音回環的美。近體詩押韻的位置是固定的，律詩是第二、四、六、八句押韻，絕句是第二、四句押韻。如本書中劉禹錫的《西塞山懷古》詩："王濬樓船下益州，金陵王氣黯然收。千尋鐵鎖沈江底，一片降幡出石頭。人世幾回傷往事，山形依舊枕寒流。從今四海爲家日，故壘蕭蕭蘆荻秋。"詩中"州"、"收"、"頭"、"流"、"秋"爲韻脚，這幾個字均屬於平聲尤韻，它們是押韻的；再如本書中劉長卿的《聽彈琴》詩："泠泠七弦上，靜聽松風寒。古調雖自愛，今人多不彈。"詩中"寒""彈"爲韻脚，這兩個字均屬於平聲寒韻，它們是押韻的。此外，在漢語拼音中，a、o、e 前面可以有韻頭 i、u、ü，押韻時，不同韻頭的字也算是同韻字，也可以押韻。如本書中劉禹錫的《烏衣巷》詩："朱雀橋邊野草花，烏衣巷口夕陽斜。舊時王謝堂前燕，飛入尋常百姓家。"詩中"花"、"斜"、"家"三字爲韻脚，其韻母分別爲ua、ia（"斜"字今音讀xié，但在唐代讀siá，而且s 讀濁音）、ia，韻母雖不完全相同，但它們屬同韻字，均屬平聲麻韻，押起韻來同樣諧和。無論是律詩還是絕句，首句可以用韻，也可以不用韻。一般而言，五絕、五律的首句以不押韻者爲多，七絕、七律的首句則以押韻者爲多。近體詩用韻的要求很嚴格，一般只押平聲韻，必須一韻到底，鄰韻一般不許通押。如本書中《聽彈琴》首句不押韻，《烏衣巷》、《西塞山懷古》首句押韻。《聽彈琴》押的是平聲寒韻，《烏衣巷》、《西塞山懷古》分別押的是平聲麻韻、平聲尤韻。

古體詩押韻時既可以押平聲韻，也可以押仄聲韻，平上去入四個聲韻均可以押，只是一般不同聲調不可以相押，但上聲韻和去聲韻偶然可以相押，並且在同一首詩中還可以換韻。如本書中李白的《宣州謝朓樓餞別校書叔雲》詩："棄我去者，昨日之日不可留；亂我心者，今日之日多煩憂。長風萬里送秋雁，對此可以酣高樓。蓬萊文章建安骨，中間小謝又清發。俱懷逸興壯思飛，欲上青天覽日月。抽刀斷水水更流，舉杯銷愁愁更愁。人生在世不稱意，明朝散髮弄扁舟。"詩中"留"、"憂"、"樓"爲平聲尤韻，"骨"、"發"、"月"爲入聲月韻，"流"、"愁"、"舟"爲平聲尤韻，詩中既押了平聲韻，又押了入聲韻，並且每四句換一次韻。此外，古體詩押韻比近體詩寬，鄰近的韻可以通押。如本書中杜甫的《自京赴奉先縣詠懷五百字》詩，全詩共一百句，押了五十個韻，一韻到底，用的是入聲鄰韻，質、物、月、曷、黠、屑等六個入聲韻通押，其中質部用了八韻，物部用了一韻，月部用了十三韻，曷部用了八韻，黠部用了兩韻，屑部用了十八韻。

4. 關於平仄

平仄是近體詩最重要的格律因素，講究平仄是近體詩的一個本質特徵。平仄在詩歌中的作用是構成一種節奏，創造出一種聲律之美。平，是指中古音四聲中的平聲；仄，是指中古音四聲中的上聲、去聲和入聲。近體詩的平仄規則主要有兩點：

（1）平仄在本句中是交替的，即要以平仄相間的原理調配每句詩中各個字的聲調，使得每句詩中每間隔兩個字或者三個字更替平仄。近體詩的五言詩平仄排列有四種基本格式：

① ○仄平平仄
② 平平○仄平
③ ○平平仄仄
④ ○仄仄平平（加○字爲可平可仄）

七言詩平仄排列也有四種基本格式：

① ○平○仄平平仄
② ○仄平平○仄平
③ ○仄○平平仄仄
④ ○平○仄仄平平（加○字爲可平可仄）

上述八種基本格式，是近體詩單句平仄的一般規則，各種類型的絕句和律詩，均由這些基本格式組配而成。

（2）平仄在對句中是對立的，即要以粘對循環的原理組接每首詩中的各個單句。

對，是指處於偶數位置上的詩句（對句），其平仄格式必須與它的上一句（出句）對立，就是平對仄，仄對平。五律的對，只有兩副對聯的形式，即：

① 仄仄平平仄，平平仄仄平
② 平平平仄仄，仄仄仄平平

七律的對，也只有兩副對聯的形式，即：

① 平平仄仄平平仄，仄仄平平仄仄平
② 仄仄平平平仄仄，平平仄仄仄平平

但假如首句用韻，那麼五律的首聯就成爲

　　　　仄仄仄平平，平平仄仄平

　或　平平仄仄平，仄仄仄平平

七律的首聯就成爲

　　　　平平仄仄仄平平，仄仄平平仄仄平

　或　仄仄平平仄仄平，平平仄仄仄平平

寫詩時違反了對的平仄原則，稱爲“失對”。

粘，是指後聯出句第二字的平仄必須跟前聯對句第二字相一致，即第三句跟第二句相粘，第五句跟第四句相粘，第七句跟第六句相粘，就是平粘平，仄粘仄。如五絕第二句是“平平仄仄平”，那麼第三句應該爲“平平平仄仄”，七律第四句是“平平仄仄仄平平”，那麼第五句必須爲“平平仄仄平平仄”，寫詩時如果違反了這一規則，稱爲“失粘”。粘對的作用，是使聲調多樣化，如果不粘，前後兩聯的平仄就雷同；如果不對，上下兩句的平仄又雷同。粘對的格律要求，在盛唐以前並不嚴格，到中唐以後，漸漸嚴格起來，以至到宋代把失粘失對看成是詩家之大忌。

下面以本書爲例，說明詩歌的平仄規則。如劉禹錫《西塞山懷古》詩：

王濬樓船下益州， 金陵王氣黯然收。
⊗仄平平仄仄平　平平⊗仄仄平平
千尋鐵鎖沈江底， 一片降旛出石頭。
平平仄仄平平仄　仄仄平平仄仄平
人世幾回傷往事， 山形依舊枕寒流。
⊗仄⊕平平仄仄　平平⊗仄仄平平
從今四海爲家日， 故壘蕭蕭蘆荻秋。
平平仄仄平平仄　仄仄平平⊗仄平

再如，劉禹錫的《烏衣巷》詩：

朱雀橋邊野草花， 烏衣巷口夕陽斜。
⊗仄平平仄仄平　平平仄仄仄平平
舊時王謝堂前燕， 飛入尋常百姓家。
⊕平⊗仄平平仄　⊗仄平平仄仄平

此外，律詩還要避免孤平，講究拗救。關於孤平與拗救，此不再贅言。

古體詩的平仄並沒有任何規定，漢魏六朝詩的平仄完全是自由的，唐代以後古體詩受到律詩的影響，平仄上才有了一些講究，由此，古體詩可分爲兩種，一種是純粹的古風，一種是入律的古風。純粹的古風的平仄基本上是自由的，只是唐代以後有些詩人在寫古風的時候，爲了有意避免律句，以使古體詩盡可能和律詩的形式相區別，在無形中就造成了一種風氣，形成了古體詩句子的某些特點，如三平調、不粘不對等。如本書中李白的《古風》詩："大車揚飛塵，亭午暗阡陌。中貴多黃金，連雲開甲宅。路逢鬥雞者，冠蓋何輝赫！鼻息干虹蜺，行人皆怵惕。世無洗耳翁，誰知堯與跖？"詩中"揚飛塵"、"多黃金"、"干虹蜺"即爲三平調。入律的古風則和純粹的古風完全相反，它盡可能地採用律句，它和律詩的不同主要在於句數不定、平仄韻交替、常常四句一換韻等方面，而且，這種情況一般只存在於七言古風中。如本書中李白的《宣州謝朓樓餞別校書叔雲》詩共十二句，平聲尤韻和入聲月韻交替，四句一換韻。

5. 關於對仗

對仗也是近體詩的格律要求之一。近體詩要求必須對仗的有律詩和排律，絕句則四句中可不對仗，也可有一聯對仗，也可有兩聯對仗，完全由詩人隨意決定。構成對仗的條件除了平仄之外，主要有兩個：

（1）要求一聯中的出句與對句句法結構一致，要求處於同一位置上的詞語詞性相當。如本書中柳宗元的《登柳州城樓寄漳汀封連四州》詩："城上高樓接大荒，海天愁思正茫茫。驚風亂颭芙蓉水，密雨斜侵薜荔牆。嶺樹重遮千里目，江流曲似九廻腸。共來百越文身地，猶自音書滯一鄉。"詩中"驚風亂颭芙蓉水，密雨斜侵薜荔牆"、"嶺樹重遮千里目，江流曲似九廻腸"，兩聯出句與對句的句法結構一致，處於同一位置上的詞性也相當。

（2）要求一聯中的詞類也要相對，因爲詞的分類是近體詩對仗的基礎。如本書中劉禹錫的《西塞山懷古》詩的頷聯中"千尋"對"一片"，"鐵鎖"對"降旛"，"沈江底"對"出石頭"。古代詩人在應用對仗時所分的詞類，跟今天語法上所分的詞類大同小異。古人在近體詩中用於對仗的詞類大約可分爲九類：①名詞、②動詞、③形容詞、④數詞（數目字）、⑤顏色詞、⑥方位詞、⑦副詞、⑧虛詞、⑨代詞。古人在運用對仗時，還特別注意到了名詞的義類。《聲律啓蒙》所附《學對歌訣》中名詞的義類就分 24 類：①天文：晴對雨，地對天，日月對山川；②地理：溪對谷，水對山，峻嶺對狂瀾；③時令：朝對暮，夏對春，五戊對三庚；④宮室：樓對閣，院對宮，棟宇對垣墻；⑤國號：今對古，漢對唐，五帝對三皇；⑥倫道：夫對婦，主對賓，父子對君臣；⑦姓名：韓對趙，呂對申，張耳對李膺；⑧身體：心對口，面對身，肝膽對腹心；⑨衣帛：襦對襪，帛對巾，束帶對垂紳；⑩文史：經對史，賦對詩，典謨對風雅；⑪珍寶：犀對象，玉對金，寶瑟對銀箏；⑫器皿：硯匣對棋枰，藤床對竹几；⑬食饌：茶對酒，飯對羹，美醞對香粳；⑭果品：柑對橘，榧對菱，圓眼對欖仁；⑮蔬菜：薑對菽，藻對蘋，捋筍對采芹；⑯麨食：酥對脆，粿對餳，米果對麻球；⑯茶酒：斟對酌，盞對瓶，酒譜對茶經；⑰草木：松對柏，柳對花，紫萼對紅葩；⑱藥石：丸對散，灸對針，枳殼對桃仁；⑲鳥獸：麟對鳳，鷺對鶯，馬走對牛鳴；⑳水介：蝦對蟹，鯽對鯿，雙鯉對三鱔；㉑蟲名：蟲對豸，蚓對蠅，蛤蚧對螟蛉；㉒聲色：聲對色，艷對香，月影對星光；㉓方隅：南對北，上對中，後閣對前宮；㉔分別：中對外，後對前，日下對雲邊。等等。其他還有講動詞、形容詞、文言虛詞等對仗的。此外，在近體詩對仗中用到連綿詞時，還必須依其所屬詞類相對，一般必須是相同詞性的連綿詞相對，即名詞性連綿詞與名詞性連綿詞相對，形容詞性連綿詞與形容詞性連綿詞相對，動詞性連綿詞與動詞性連綿詞相對。如岌岌對融融，依依對灼灼，喔喔對雍雍。在近體詩的對仗中，常見的類型是工對，即同類的詞相對，如上所述。另外，還有流水對、錯對等特殊的對仗，此不贅述。

作爲格律要求，律詩對仗的常規是中間兩聯用對仗，首聯尾聯則可不用對仗，如柳宗元的《登柳州城樓寄漳汀封連四州》詩。但也有僅頸聯用對仗的，如本書中孟浩然的《與諸子登峴山》詩："人事有代謝，往來成古今。江山留勝跡，我輩復登臨。水落魚梁淺，天寒夢澤深。羊公碑尚在，讀罷淚沾襟。"詩中僅有頸聯"水落魚梁淺，天寒夢澤深"對仗。近體詩的對仗，一般避免用同字相對。

古體詩的對仗是極端自由的，一般而言是不講究對仗；如有些地方用了對仗，也只是出於修辭上的需要，而不是格律的要求。

（二）詞律

詞是隨着隋唐燕樂的興盛流行，由音樂與詩歌結合而形成的一種新型格律詩。古代的詞，都合樂歌唱，故唐五代時，詞多稱爲曲、曲子、曲詞或曲子詞，入宋以後才稱爲詞。詞體萌芽於隋唐之際（一說萌芽於南朝），形成於唐代，盛行於宋代。詞的句子長短不齊，故也稱爲長短句，另外又有詩餘、樂府、樂章、琴趣、歌曲、語業等別稱。

1. 詞牌與詞譜

詞是配樂歌唱的，所以每首詞都有一個詞調，每個詞調都有一個名稱，如本書中的《江城子》、《水調歌頭》等。詞調本來是指寫詞時所依據的樂譜，但後來隨着詞與音樂關係的逐漸疏遠直至最終脫離，詞調就僅僅作爲一首詞的字句、聲律、押韻等方面固定格式的一種標誌罷了。在唐宋時代，詞調大致來源於民間音樂（如《摸魚兒》即爲內地漁夫的歌曲）、邊地或外域音樂（如《蘇幕遮》本是從古高昌，即今天的新疆吐魯番傳來的"渾脫舞"舞曲。"渾脫"爲"囊袋"之意。據說，跳舞時舞者用油囊裝水，互相潑灑，故唐代人又稱之爲"潑寒胡戲"。表演者爲了不使冷水澆到頭臉，就戴一種塗了油的帽子，高昌語叫"蘇幕遮"，因而樂曲和後來依照樂曲填出的詞也就被稱爲"蘇幕遮"了）、樂工歌妓創制或改制（如《雨霖鈴》即爲唐玄宗避安祿山叛亂入蜀，在叛亂平息自蜀返京途中，聞雨淋鑾鈴，因思念楊玉環而令樂工張野狐撰爲曲名）、詞人創制（如《漁歌子》即由張志和創制）、國家音樂機構或詞曲家依據古曲、大曲改制而成（如《水調歌頭》是摘取唐大曲《水調歌》的開頭一段改制而成）等方面。詞調很多，每種詞調都有不同的名稱，這就叫詞牌。詞牌，就是詞的格式的名稱，是填詞用的曲調名。關於詞牌的來源，大致有以下三種情況：（1）本來是樂曲的名稱，如《蘇幕遮》是渾脫舞曲名；（2）原曲題已失，最初填詞者也沒有留下詞題，人們只是摘取詞文中的幾個字作爲題目，後人沿用爲詞牌。如《賀新郎》又名《賀新涼》，是因蘇軾詞中有"晚涼新浴"句而得名，後人將"涼"誤作"郎"，於是就成爲《賀新郎》了；後人又因蘇軾詞中有"乳燕飛華屋"句而將《賀新郎》改稱爲《乳燕飛》；此詞調後來還因葉夢得有"誰爲我，唱金縷？"而改稱爲《金縷曲》；（3）本來就是詞的題目，如《漁歌子》首見於唐張志和詞，詠的是打魚，歌唱漁夫生活，故以之爲名。就大多數詞作來說，詞題和詞牌一般不發生任何關係，如一首《浪淘沙》可以完全不講到浪和沙，本書李煜的《浪淘沙》即是，詞牌只是詞譜的代號罷了。

　　詞譜是集合詞調各種體式，經過分類編排，給填詞者作依據的書。它是把前人每一種詞調作品的句法和平仄分別加以概括而建立起來的各種詞調的格式。填詞時，作者考慮的是某個詞調是否符合自己表達的需要，至於其原有名稱的含義和原來詞曲的内容則基本不管。每個詞調，都有其所限定的句數、字數、句式、聲韻，即所謂"調有定句，句有定字，字有定聲"。如《浪淘沙》這個詞調，正規格式爲五十四字，分上、下兩片，各有五句，均爲五四七七四句式，上、下兩片各四句用韻，用平韻。如本書中李煜《浪淘沙》詞：

　　　　㊉仄仄平平，㊉仄平平。㊉平㊉仄仄平平。㊉仄㊉平平仄仄，㊉仄平平。
　　　　簾外雨潺潺，春意闌珊。羅衾不耐五更寒。夢裏不知身是客，一晌貪歡。
　　　　㊉仄仄平平，㊉仄平平。㊉平㊉仄仄平平。㊉仄㊉平平仄仄，㊉仄平平。
　　　　獨自莫憑欄，無限江山。別時容易見時難。流水落花春去也，天上人間。
　　　　　　　　　　　（加橫線字爲韻腳）

　　宋代以後的人在作詞時，有時爲了既保留原詞牌，又標明自己創作的内容及背景，往往在詞牌下面再加上詞題或小序。如本書蘇軾的《江城子》詞中"密州出獵"即爲詞題，辛棄疾的《摸魚兒》詞中"淳熙己亥，自湖北漕移湖南，同官王正之置酒小山亭，爲賦。"即爲小序。

　　詞牌的名稱不同，其格律也就不一樣。詞牌名目衆多，格律紛繁，清代康熙年間王奕清等人奉敕編寫的《欽定詞譜》收了唐宋元詞八百二十六調，二千三百零六體，因此對其規律很難作抽象的概括。要具體瞭解某一詞牌的格律要求，最簡捷的方法便是翻檢詞譜。在現有詞譜中，搜羅比較完備的有清人萬樹編著的《詞律》和康熙命詞臣王奕清等人編撰的《欽定詞譜》；比較簡明實用的則爲今人龍榆生所編的《唐宋詞格律》。

2．詞的篇制

詞的篇制有短有長，差異很大。明嘉靖時顧從敬《類編草堂詩餘》、清人毛先舒《填詞名解》卷一均談到，根據詞的篇制長短，可將所有的詞調分爲小令、中調和長調三類：五十八字以內爲小令，五十九字至九十字爲中調，九十一字以外爲長調。根據這種分類法，那麽本書中陸游的《訴衷情》爲小令，蘇軾的《江城子》爲中調，辛棄疾的《摸魚兒》爲長調。這種分類標準並不很科學，且太拘泥、太絕對化，曾遭清人萬樹《詞律》批駁，因爲事實上存在着同一詞調不同字數的體式，如《滿江紅》詞調就有八十九字體、九十一字體，根本就無法歸屬。但因其自有舉說便利之處，所以自明清以來沿用至今。

從分段來看，詞有單調、雙調、三疊、四疊的區別。詞的一段叫做闋，或叫片。單調的詞只有一段，往往就是一首小令，如本書中張志和的《漁歌子》；雙調的詞在詞中最常見，它們一般分爲前後（或上下）兩闋，第一段稱爲前闋、前片或上闋、上片，第二段稱爲後闋、後片或下闋、下片。兩闋的字數相等或基本相等，如本書李煜的《浪淘沙》共五十四字，上、下片各二十七字，兩闋的字數相等；李之儀的《卜算子》共五十五字，上片二十二字，下片二十三字，兩闋的字數僅差一字，基本相等。兩闋的字數不相等的大多數是前後闋起首的兩三句字數不同或平仄不同，如本書張孝祥的《水調歌頭》即是。雙調詞下片的首句叫過片，如其與上片首句句式相同，稱爲重頭，如其與上片首句句式不同，則稱爲換頭。雙調的詞有的是小令，如本書中李之儀的《卜算子》；有的是中調，如本書中蘇軾的《江城子》；有的是長調，如本書中辛棄疾的《摸魚兒》。三疊、四疊的詞都是長調，較爲少見，此不再贅言。必須注意的是在詞調中存在着同調異名和同調異體的兩種情況，如《卜算子》又名《缺月挂疏桐》、《百尺樓》、《楚天遙》、《眉峰碧》、《黃鶴洞中仙》，《江城子》則既有單調的，也有雙調的。

3．詞的押韻

古人填詞并沒有特別規定的詞韻。所謂詞韻，基本上也就是詩韻，只是詞韻比詩韻更寬些、更自由些而已。清人戈載的《詞林正韻》把詞韻分爲十九部，其中平上去三聲分爲十四部，入聲分爲五部。這其實不過是詩韻的大致合并，和古體詩的寬韻相差無幾。必須指出的是每個詞調，都有其獨特的押韻規定，有些詞調必須一韻到底，中間不換韻。一韻到底用平韻的如本書中李煜的《浪淘沙》，一韻到底用仄韻的如本書中李之儀所作《卜算子》。在仄聲韻中，同韻部的上聲韻和去聲韻常常通押，但入聲韻的獨立性很強，一般都是單獨使用。上聲韻和去聲韻通押的如本書中劉克莊的《賀新郎》。有些詞調規定要平仄互押，有些詞調規定要平仄換韻。實際上，詞的押韻比近體詩更爲複雜，要詳盡瞭解，除翻檢詞譜別無捷徑。

4．詞的平仄與句式

詞句基本上是律句，最明顯的律句是七言律句和五言律句，但詞句常常是不粘不對的。詞句中最短的是一字句，最長的是十一字句。實際上，一字句和二字句均很少見，本書中，紹興太學生的《南鄉子》詞中"堪羞"、"村牛"爲二字句，它們均爲平平格式。在詞句中，較爲常見的是三字句、四字句、五字句、六字句和七字句。

三字句平仄格式大多是截取五言律句或七言律句的後三字，有平平仄、平仄仄、仄平平等格式。平平仄，如"長門事"（本書辛棄疾《摸魚兒》）；平仄仄，如"春且住"（本書辛棄疾《摸魚兒》）；⊕平平，如"又何妨"（本書蘇軾《江城子》）。

四字句一般是用七言律句的上四字，有⊕平⊕仄、⊕仄平平等格式。⊕平⊕仄，如"祖生去後"（本書劉克莊《賀新郎》）；⊕仄平平，如"一晌貪歡"（本書李煜《浪淘沙》）。四字句中最常見的是⊕平平仄（第三字必平）的格式，這是一種特殊的四字律句，如"此生誰料"（本書陸游《訴衷情》）。四字句最常見的句法是二二節奏，如"此生誰料"（本書陸游《訴衷情》）、"一晌貪歡"（本書李煜《浪淘沙》）。

五字句很常見，一般爲律句，有⊕仄平平仄、⊕平平仄仄、⊕仄仄平平等格式。⊕仄平平仄，如"好夢留人睡"（本書范仲淹《蘇幕遮》）；⊕平平仄仄，如"玉階空佇立"（李白《菩薩蠻》）；⊕仄仄平平，如"簾外雨潺潺"（本書李煜《浪淘沙》）。大多數的五字句可分爲上二下三兩個較大的節奏單位，如"匹馬戍梁州"（本書陸游《訴衷情》）；也有些五字句爲上一下四節奏，如"算只有殷勤"（本書辛棄疾《摸魚兒》）。

六字句是四字句的擴展，是在四字句上面加兩個字，在平起的四字句前加⊕仄，在仄起的四字句前加⊕平。六字句有⊕仄⊕平⊕仄、⊕平⊕仄平平等格式。⊕仄⊕平⊕仄，如"此事天公付我"（本書張孝祥《水調歌頭》）；⊕平⊕仄平平，如"醉裏挑燈看劍"（辛棄疾《破陣子》）。六字句常見的是⊕仄⊕平平仄（第五字必平）這種特殊的六字律句格式，如"脈脈此情誰訴"（本書辛棄疾《摸魚兒》）。六字句拗句頗多，常見的有⊕平平仄平仄、平平仄仄平仄等格式。⊕平平仄平仄，如"匆匆春又歸去"（本書辛棄疾《摸魚兒》）；平平仄仄平仄，如"關河夢斷何處"（本書陸游《訴衷情》）。六字句的句法一般是上二下四，如"匆匆春又歸去"（本書辛棄疾《摸魚兒》）。但也有上四下二節奏的，如"準擬佳期又誤"（本書辛棄疾《摸魚兒》）。

七字句也很常見，一般也多是律句，七字句有⊕平⊕仄仄平平、⊕仄⊕平平仄仄等格式。⊕平⊕仄仄平平，如"羅衾不耐五更寒"（本書李煜《浪淘沙》）；⊕仄⊕平平仄仄，如"流水落花春去也"（本書李煜《浪淘沙》）。七字句可以分爲上四下三或上三下四兩個較大的節奏單位，上四下三如"君去京東豪傑喜"（本書劉克莊《賀新郎》），上三下四如"更能消、幾番風雨"（本書辛棄疾《摸魚兒》）。

八個字以上的句子，均可以看作是七字以下兩句複合而成。無論平仄格式還是節奏，它們都是合二爲一的，只是意思是連貫而下的。八字句最常見的是上三下五兩句的複合，如"想投戈、下拜真吾父"（本書劉克莊《賀新郎》）。

九字句最常見的是上三下六的複合，如"浪淘盡、千古風流人物"（蘇軾《念奴嬌》）。此外，也有上四下五等句子的複合，如"錦帽貂裘、千騎卷平岡"（本書蘇軾《江城子》）。

十字句很少見，一般是上三下七的複合，如"見說道、天涯芳草無歸路"（本書辛棄疾《摸魚兒》）。

十一字句更少見，常見的有上六下五、上四下七等格式。上六下五如"不知天上宮闕、今夕是何年"（蘇軾《水調歌頭》），上四下七如"不應有恨、何事長向別時圓"（蘇軾《水調歌頭》）。

此外，在詞句中還存在着一字豆現象。一字豆是詞的句法特點之一。豆，即逗，爲句中的停頓。一字豆最常見的是出現在四字句前面構成五字句（上一下四），如"算只有殷勤"（本書辛棄疾《摸鱼儿》）。一字豆大多數是虛詞，如但、正、又、漸、更、甚、且、縱等，也有些是大多數爲去聲的動詞，如對、望、看、念、算、料、想、恨、怕、問等。

5. 詞的對仗

詞的對仗不像近體詩那麼嚴格，對仗的位置也不那麼固定。詞的對仗和律詩的對仗大致有三點不同：第一，詞的對仗不限於平仄相對，即不一定要平對仄，仄對平，如"左牽黃、右擎蒼"（本書蘇軾《江城子》），"左"對"右"是仄對仄，"牽"對"擎"、"黃"對"蒼"均是平對平；又如"心在天山，身老滄州"（本書陸游《訴衷情》），"心"對"身"是平對平，"在"對"老"是仄對仄，"天山"對"滄州"是平平對平平；第二，詞的對仗可以允許同字相對，如"我住長江頭，君住長江尾"（本書李之儀《卜算子》），"住長江"三字爲同字相對；第三，詞的對仗很少有固定的位置，這是因爲詞是長短句，必須相連的兩句字數相同，才有配對的可能。一般而言，作爲每闋的起首二句，如果字數相等，則一般都用對仗，如"碧雲天，黃葉地"（本書范仲淹《蘇幕遮》）。

總而言之，詞韵、詞的平仄和對仗都是從律詩的基礎上加以變化而來的，詩律研究透了，詞律的掌握也就容易了。

（三）曲律

1. 南曲與北曲

曲是配合音樂的長短句，在元代時，一般稱之爲詞和樂府，是宋末元初興起於民間，元明時期盛行於文壇的一種詩體。曲有南曲、北曲之別。南曲是宋元時期南方戲曲、散曲所用各種曲調的統稱，與北曲相對，大多數淵源於唐宋大曲、宋詞和南方民間的曲調，盛行於元明，用韵以南方（今江浙一帶）語音爲標準，有平上去入四聲，明中葉以後也兼從《中原音韵》。北曲則是宋元時期北方戲曲、散曲所用各種曲調的統稱，與南曲相對，大都淵源於唐宋大曲、宋詞和北方民間的曲調，并吸收了金元音樂，盛行於元代，用韵以《中原音韵》爲標準，無入聲字。元雜劇都用北曲。由于北曲是元曲的正宗，并且影響深遠，故本章節只談北曲曲律，不涉及南曲。

北曲最初流行於河北一帶，元以後逐漸推向全國。北曲有雜劇和散曲之分。雜劇是一種帶有科（動作）、白（道白），并有人物故事、分折分場的歌劇；散曲則和詞的性質相近，它沒有科白，不用來在舞臺上表演故事，只是用來清唱。我們研究曲律，主要是研究戲曲的唱詞部分和歌者文人的散曲。

散曲有小令和套數兩種形式。小令在元代又叫"葉兒"，它是單獨的一支曲子，相當於一首單調的詞，如本書《醉太平》（譏貪小利者）；套數則是由兩個以上的同一宮調的曲子按照一定的規則聯綴起來的套曲。套數結構複雜，它是吸收了宋大曲、轉踏、諸宮調等聯套的方法，把同一宮調的許多曲子聯綴起來歌唱，各套曲子的聯綴有着一定的順序，一般用一二支小曲開端，用"煞調"、"尾聲"結束。中間選用的調數可多可少，少者只有三四調，多者可聯綴二三十調。如本書睢景臣的《般涉調·哨遍·高祖還鄉》。雜劇只有套數，而沒有小令。一個套數稱爲一折。全劇通常分爲四折，有時還要再加上一個楔子，或用在全劇之首起介紹劇情、人物作用，或用在兩折之間起轉折、過渡作用。各種曲體對于宮調曲牌的選用有一定的限制，有些曲調只用於小令，如《山坡羊》；有些曲調只用於套數，如《端正好》；有些曲調小令和套數通用，如本書《塞鴻秋》等。

2．曲調與曲牌

曲作爲一種文體，是合樂歌唱的詩，每一首曲都有一定的樂譜，即"曲調"，每種曲調都有一個名稱，即"曲牌"。每一種曲牌，曲調、唱法一定，字數、句法、平仄等也都有基本定法，可據以填寫新曲詞。曲牌大都來自民間，也有一部分由詞發展而來，故曲牌名有的與詞牌名相同，如《念奴嬌》，有的與詞牌名名稱相同但格律迥異，如《賣花聲》。此外，也有一些專供演奏的曲牌，大多只有曲調而無曲詞。每種曲調都隸屬於一定的宮調。北曲共有六宮十一調，具體名稱如下：

六　宮：1.正宮　　2.中呂宮　　3.道宮　　4.南呂宮　5.仙呂宮　6.黃鐘宮

十一調：1.大石調　2.雙調　　　3.小石調　4.歇指調　5.商調　　6.越調

　　　　7.般涉調　8.高平調　　9.宮調　　10.角調　　11.商角調

元代雜劇實際上只有正宮、中呂宮、南呂宮、仙呂宮和黃鐘宮五宮及大石調、雙調、商調和越調四調，合起來稱爲九宮。如本書中張鳴善的《水仙子》屬於〔雙調〕、無名氏的《醉太平》屬於〔正宮〕、睢景臣的《哨遍》屬於〔般涉調〕等。不過，也有一些曲調調名雖相同，但却分屬不同的宮調，音律也完全不同，如本書中的〔雙調〕《水仙子》既不同於〔黃鐘宮〕《水仙子》，也不同於〔商調〕《水仙子》。此外，雜劇的套數裏有時可以借宮，即借用屬於其他宮調的曲調入套，而散曲的套數則不可借宮，如本書《哨遍》全用〔般涉調〕。曲跟詞有雙調、三疊、四疊不同，它一般都是單調，如果作曲的人意猶未盡，可以把前調重復一遍，再寫么（yāo）篇。么篇的字句有時比前調稍有增損。

3．曲的押韻

與詩有詩韻、詞有詞韻一樣，曲也有曲韻，曲的用韻有明確而獨立的嚴密體系。曲韻和詩韻、詞韻不同，元曲作家是根據當時的實際語音來用韻的，元代北曲所用的基本上是當時北方的口頭語言。元人周德清根據當時的北曲寫成的《中原音韻》一書，是我國最早的一部曲韻韻書。其聲韻系統就是建立在元代北方口語音系基礎上的，反映了當時北方的實際語音系統，是一部供北曲作家作曲押韻審音辨字的工具書。爲了適應曲韻平上去三聲通押的需要，這本韻書把"平水韻"的一百零六韻歸幷爲十九個韻部，每個韻部下再分陰平聲、陽平聲、上聲、去聲四聲。其入聲字根據當時北方語音實際分別歸到平、上、去三聲中。每韻部用兩個字作標目。現將標目開列如下：

1.東鍾　　2.江陽　　3.支思　　4.齊微　　5.魚模　　6.皆來　　7.真文　　8.寒山

9.桓歡　　10.先天　11.蕭豪　12.歌戈　13.家麻　14.車遮　15.庚青　16.尤侯

17.侵尋　18.監咸　19.廉纖

北曲的用韻主要有以下一些特點：第一是同韻部平上去三聲通押，也就是平仄通押。曲韻以平仄通押爲常規，平仄不通押則很少見到。如本書中張可久的《中呂·賣花聲·懷古》：

㊀平㊀仄平平去　　　　美人自刎烏江<u>岸</u>，

㊁仄平平仄仄平　　　　戰火曾燒赤壁<u>山</u>，

㊀平㊀仄仄平平　　　　將軍空老玉門<u>關</u>。

⊕平平<u>去</u>　　　　　　　傷心秦<u>漢</u>,
⊕平平<u>去</u>　　　　　　　生民塗<u>炭</u>,
仄平平、仄平平<u>去</u>　　　讀書人一聲長<u>嘆</u>。

這裏，"岸"、"漢"、"炭"、"嘆"在《中原音韻》中是寒山韻去聲，"山"和"關"在《中原音韻》中是寒山韻平聲，平仄通押。第二是在元曲中，無論小令和套數，曲韻一般都是一韻到底，中間不換韻，如上例用的是寒山韻。再如本書中睢景臣所作套數《般涉調・哨遍・高祖還鄉》用的是魚模韻。第三是詩（尤其是近體詩）詞忌重韻（所謂重韻，就是在一首曲子裏出現相同的韻腳字），元曲則不同，它不忌重韻。如本書睢景臣的《般涉調・哨遍・高祖還鄉》韻腳爲"故，俗，夫，付，輿，故，蘆，戶"，其中"故"重復出現，即爲重韻。此外，曲可以有贅韻的情況。所謂贅韻，是在不必用韻的地方用韻。

　　北曲的聲調和今天的普通話一樣，分爲陰平聲、陽平聲、上聲和去聲四聲，沒有入聲，因爲當時北方話中入聲可能已經消失，歸入到平上去三聲中了。北曲的聲調中把平聲分爲陰平和陽平，把中古的一部分上聲字如"戶"等歸併到去聲，均和今天的普通話相一致，它和今天的普通話不完全一致的主要是入聲字的歸屬，如入聲字"國"，普通話歸入陽平，北曲中則屬於上聲字，因此若要確切知道某一入聲字在元曲中歸入某聲調，須查《中原音韻》一書。

　　在北曲的四聲中，平聲雖然有陰平、陽平之分，但從曲譜中可以看出，曲律上并沒有規定平聲要細分陰陽，只是《中原音韻》一書中談到在某種情況下平聲要分陰和陽而已。一般來說，北曲中對上聲和去聲的分別很嚴，因爲上聲和去聲雖然同屬於仄聲，但在元曲裏上聲韻比較接近平聲韻，押韻字的上聲和平聲有些可以互易，該用上聲韻的地方偶然可以用平聲韻，該用平聲韻的地方偶然可以用上聲韻；而去聲的獨立性則很強，在某些地方，尤其是用于韻腳的地方，該用上聲的不能用去聲，反之亦然，而且，該用去聲韵的地方一般也不可以用平聲韻。

　　曲韻雖以平仄通押爲常規，但并非每個韻腳均可平可仄，事實上，何處押平聲，何處押仄聲，完全取決於曲調的規定。有些曲調，最後一句不但平仄固定，甚至其中某個字該用上聲，某個字該用去聲，也有講究。如本書中《賣花聲》的末句是仄平平、仄平平去。如果這一句最後兩個字都是仄聲，曲律就要求避免重復：句末是上聲，則其上一字要求去聲；句末是去聲，則其上一字要求上聲。如本書中關漢卿的《雙調・沈醉東風・送別》"好去者望前程萬里"，句末"里"字爲上聲，上一字"萬"則爲去聲。當然，在曲律中，也有些地方只論平仄，仄聲之中不細分上去。如本書中《水仙子》的末句是仄仄平平，《陽春曲》的末句是仄仄仄平平等。

4. 曲句中的襯字

　　曲句可用襯字，這也是曲律的特點之一。襯字是在規定的字數以外所添加的字，襯字一般不占樂曲的節拍、音調，襯字一般是有節奏地、快速輕匀地一帶而過，因此襯字只能加在句首或句中而不能加在句尾。加在句首的，可以是實詞，也可以是虛詞；加在句中的，以虛詞爲多，但不限於虛詞。襯字不拘平仄，不拘多少，一句之中，襯字可以多至一二十字，以六七字最爲常見。一般而言，句首襯字三四字左右，句中襯字則少些。一般的情況是：小令襯字少，套數襯字多，散曲襯字少，劇曲襯字多。如本書中張鳴善所作〔雙調〕《水仙子》：

⊕平⊗仄仄平平	鋪眉苫眼早三<u>公</u>，
⊗仄平平仄仄平	裸袖揎拳享萬<u>鍾</u>，
⊕平⊗仄平平去	胡言亂語成時<u>用</u>，
仄平平、平去平	大剛來，都是<u>哄</u>。
⊕平仄仄平平	說英雄誰是英<u>雄</u>？
平平⊕仄	五眼雞岐山鳴<u>鳳</u>，
平平仄平	兩頭蛇南陽臥<u>龍</u>，
⊗仄平平	三脚貓渭水飛<u>熊</u>。

這裏"說"、"五眼雞"、"兩頭蛇"、"三脚貓"均爲襯字，其中，"說"爲動詞，"五眼雞"、"兩頭蛇"、"三脚貓"爲名詞，它們都是實詞，而且都用在句首。套數中用襯字者較多，如本書中睢景臣的《般涉調・哨遍・高祖還鄉》裏的尾聲：

平平仄仄平	<u>少我的錢差發內</u>旋撥<u>還</u>，
仄平平仄平	<u>欠我的粟稅糧中</u>私准<u>除</u>。
⊕平⊗仄平平仄	<u>只道劉三誰肯把你</u>揪摔<u>住</u>，
仄仄平平去平上	<u>白甚麼改了姓更了名喚做漢高祖</u>。

這裏，每句都有襯字，一句中至少有兩處地方用襯字——句首和句中。有的襯字是實詞，有的則是虛詞。在談到襯字時，必須注意和曲調字句的增損相區別。襯字是曲調正文以外的字，一般不占音節；增損則是曲句和正文本身的增損，所增損的字句直接跟曲調密切相關，增則占據節拍，損則出現拖腔，如同詞的"又一體"，即詞的同調異體現象。這種情況在曲譜上稱爲不同的格。關於這方面的知識，可參看清人李玄玉編訂的《北詞廣正譜》和近人吳梅所編的《南北詞簡譜》。這兩本書中襯字均用小字寫出。

　　至於曲的對仗，則與詞的對仗相似，它不像律詩那麼嚴格，也沒有具體規定何曲何處必須用對仗。曲的對仗一般用在相鄰兩句字數相同的情況下，用了對仗以後，曲文語句就顯得飽滿而富有氣勢。

常 用 詞（六）

愛 ①行貌。《說文》："愛，行皃。"按：愛本行貌，借作親愛之愛。②親愛。《兼愛》："皆起不相愛。" ③仁愛。《天論》："君人者，隆禮尊賢而王，重法愛民而霸，好利多詐而危。"④喜歡。劉長卿《聽彈琴》："古調雖自愛，今人多不彈。"⑤愛惜，憐惜。《韓非子·解老》："是以聖人愛精神，貴處靜。" ⑥吝惜。《將仲子》："豈敢愛之？"

保 ①撫養。《說文》："保，養也。"《大學》："《康誥》曰：'若保赤子。'"②安定。《王孫圉論楚寶》："寡君其可以免罪於諸侯，而國民保焉。"③保全，守住。《養生論》："故修性以保神。"④保證。《類經序》："駒隙百年，誰保無恙？"⑤仗恃。《離騷》："保厥美以驕傲兮，日康娛以淫遊。"

標 ①樹梢。《說文》："標，木杪末也。" ②末端。《素問·六微旨大論》："此所謂氣之標。" ③中醫學術語，與"本"相對。《小兒則總論》："必其果有實邪，果有火證，則不得不爲治標。"④始，與"終"相對。《素問·天元紀大論》："少陰所謂標也，厥陰所謂終也。"⑤寫，記。《高祖還鄉》："有甚胡突處？明標着冊曆，見放着文書。"

駁 ①馬毛色不純。《說文》："駁，馬色不純。"《東山》："之子于歸，皇駁其馬。"②雜亂。《新修本草序》："與桐、雷衆記，頗或踳駁。"③辯論是非，辯駁。《類經序》："故凡遇駁正之處，每多不諱。"

長 ①久遠。《說文》："長，久遠也。"《老子六章》："天長地久。"②永遠地。《扁鵲傳》："長終而不得反。"③擅長。《大醫精誠》："醫人不得恃己所長，專心經略財物。"④長處。《漢書藝文志序》："舍短取長，則可以通萬方之略矣。"⑤美好。《離騷》："余以蘭爲可恃兮，羌無實而容長。"⑥（zhǎng）生長。《馬蹄》："禽獸成羣，草木遂長。"⑦長大，成年。《孔子世家》："孔子貧且賤，及長，嘗爲季氏史。"⑧長輩，年高者。《大醫精誠》："不得問其貴賤貧富，長幼妍蚩。"⑨主宰。《素問·太陰陽明論》："脾者，土也，治中央，常以四時長四臟。"⑩首位，第一。《素問·風論》："風者，百病之長。"⑪首領，主管人。《扁鵲傳》："少時爲人舍長。"⑫（zhàng）多餘。《本草綱目原序》："解其裝，無長物，有《本草綱目》數十卷。"

坼 ①裂開。《說文》："坼，裂也。"《良方自序》："露下而蚊喙坼。"②斷裂，毀壞。《自京赴奉先縣詠懷五百字》："河梁幸未坼。"③裂縫。《四時》："（秋）四政曰：'補缺塞坼。'"

茨 ①用茅葦蓋屋。《說文》："茨，以茅葦蓋屋。"②茅葦蓋的屋頂。《五蠹》："堯之王天下也，茅茨不翦。"③堆積。《淮南子·泰族》："掘其所流而深之，茨其所決而高之。"④蒺藜。《牆有茨》："牆有茨，不可埽也。"

徂 ①往。《說文》："徂，往也。"《東山》："我徂東山，慆慆不歸。"②已往的，過去的。《後漢書·馬援傳贊》："徂年已流，壯情方勇。"③同"殂"，死亡。《史記·伯夷列傳》："于嗟徂兮，命之衰矣！"

蹴 ①（cù）踩。《說文》："蹴，躡也。"《自京赴奉先縣詠懷五百字》："蚩尤塞寒空，蹴蹋崖谷滑。"②踢。《史記·扁鵲倉公列傳》："（項）處後蹴踘。"③（zú）恭敬貌。《禮記·哀公問》："孔子蹴然辟席而對。"

登 ①上車。《說文》："登，上車也。"②升，自下而上。《漢書藝文志序》："登高能賦可以爲大夫。"③高。《國語·晉語九》："哀名之不令，不哀年之不登。"④升遷，提拔。《書·堯典》："疇咨若時登庸？"⑤成熟，收穫。《四時》："五穀百果乃登。"《自京赴奉先縣詠懷五百字》："豈知秋禾登，貧窶有倉卒？"⑥立刻。《抱朴子·道意》："能令盲者登視，躄者即行。"

伏 ①守候。《說文》："伏，司（伺）也。"②俯伏，趴下。《子華子論醫》："其神爲伏虎。"③潛伏。《四時》："所惡必伏。"《天瑞》："君子息焉，小人伏焉。"④埋伏。《晉靈公不君》："晉侯飲趙盾酒，伏甲將攻之。"《漢書藝文志序》："出奇設伏，變詐之兵並作。"⑤守，保持。《離騷》："伏清白以死直兮，固前聖之所厚。"⑥伏脈。中醫脈象之一。《脈經序》："謂沈爲伏，則方治永乖。"⑦敬辭。《李時珍傳》："伏念本草一書，關係頗重。"

服 ①從事，擔當。《說文》："服，用也。"《五蠹》："是故服事者簡其業。"《論語·爲政》："有事，弟子服其勞。"②駕車。《戰國策·楚策》："驥之齒至矣，服鹽車而上太行。"③任用，使用。《離騷》："謇吾法夫前脩兮，非世俗之所服。"④吃，服用。《養生論》："夫服藥求汗，或有弗獲。"⑤佩戴，穿戴。《離騷》："戶服艾以盈要兮，謂幽蘭其不可佩。"⑥衣服。《論語二十章》："莫春者，春服既成。"⑦想，思念。《關雎》："求之不得，寤寐思服。"⑧服從，歸順。《四時》："四方乃服。"⑨制服，降服。《子產論政寬猛》："唯有德者能以寬服民。"⑩佩服。《丹溪翁傳》："於是諸醫之笑且排者，始皆心服口譽。"⑪事。《素問·八正神明論》："用針之服，必有法則焉。"⑫（fù）藥劑量詞。一劑爲一服。⑬（bì）通"愊"，鬱結。《扁鵲傳》："因噓唏服臆，魂精泄橫。"

撫 ①安撫。《說文》："撫，安也。一曰：循也。"《左傳·定公四年》："若以君靈，撫之。"②撫摩。《自京赴奉先縣詠懷五百字》："撫跡猶酸辛。"③用手按住。《禮記·曲禮上》："客跪撫席而辭。"④撥弄，彈奏。《韓非子·十過》："（師涓）因靜坐撫琴而寫之。"⑤按，握。《左傳·襄公二十六年》："撫劍從之。"⑥佔有。《左傳·襄公十三年》："撫有蠻夷。"⑦握持，乘着。《離騷》："不撫壯而棄穢兮，何不改乎此度？"

父 ①（fù）父親。《說文》："父，矩也，家長率教者。"《溫病條辨叙》："父以授子。"②（fǔ）對老人的尊稱。《郭玉傳》："初，有老父不知何出，常漁釣於涪水，因號涪翁。"③古代對男子的美稱。《詩·韓奕》："顯父餞之，清酒百壺。"④從事某種行業的人的通稱。《漁父》："漁父見而問之。"⑤開始。《老子》第四十二章："強梁者不得其死，吾將以爲教父。"⑥天。《易·說卦》："乾，天也，故稱乎父。"

干 ①沖犯。《說文》："干，犯也。"李白《古風》："鼻息干虹蜺，行人皆怵惕。"②擾亂，干擾。《國語·周語上》："王事唯農是務，無有求利於其官以干農功。"③求取。《離騷》："既干進而務入兮，又何芳之能祗。"④關涉。《南唐書·馮延巳傳》："吹皺一池春水，何干卿事？”⑤盾牌。《孫思邈傳》：“《詩》曰：‘赳赳武夫，公侯干城。’大之謂也。”⑥岸。《詩·伐檀》：“坎坎伐檀兮，寘之河之干也。”⑦天干。《素問·本病論》：“甲子十干十二支。”

閣　①門開後插在兩旁用來固定門扇的長木樁。《說文》：“閣，所以止扉也。”②小門。《古詩·上山采蘼蕪》：“新人從門入，故人從閣去。”③收藏書籍的房子。《漢書·揚雄傳》：“時雄校書天祿閣上。”④我國古代中央官署。《後漢書·仲長統傳》：“雖置三公，事歸臺閣。”⑤棧道。《戰國策·齊策六》：“爲棧道木閣而迎王與后於城陽山中。”⑥樓與樓之間的架空複道。《文選·上林賦》：“高廊四注，重坐曲閣。”⑦同“擱”，放置，含。關漢卿《送別》：“眼閣着別離淚。”⑧尤閣：耽擱。《病家兩要說》：“得穩當之名者，有尤閣之誤。”

耿　①失眠而耳熱。《說文》：“耿，耳箸頰也。”《詩·柏舟》：“耿耿不寐，如有隱憂。”②光明。《離騷》：“跪敷衽以陳辭兮，耿吾既得此中正。”③照耀。《國語·晉語三》：“若入，必伯諸侯以見天子，其光耿於民矣。”④正直，剛正不阿。《離騷》：“彼堯、舜之耿介兮，既遵道而得路。”

何　①（hè）同“荷”，擔，挑。《說文》：“何，儋（擔）也。”按：“何”爲負荷之本字，假借作疑問詞，故後借“荷”表負荷之義，以相區別。②同“荷”，承受。《玄鳥》：“殷受命咸宜，百祿是何。”③（hé）疑問代詞，什麼。《黍離》：“悠悠蒼天，此何人哉？”④疑問代詞，爲什麼。《離騷》：“何不改乎此度？”⑤疑問副詞，怎麼。《論語二十章》：“賜也何敢望回？”⑥程度副詞，何等，多麼。李白《古風》：“冠蓋何輝赫！”

紅　①淺赤色的帛。《說文》：“紅，帛赤白色。”②淺紅，粉紅。《論語·鄉黨》：“紅紫不以爲褻服。”③赤，大红。《高祖還鄉》：“紅漆了叉，銀錚了斧。”④指代鮮血。《續名醫類案·吐血》：“春末患吐紅。”⑤指代花。辛棄疾《摸魚兒》：“惜春長怕花開早，何況落紅無數。”⑥（gōng）通“工”，指婦女紡織、縫紉、刺繡等工作。《漢書·景帝紀》：“錦繡纂組，害女紅者也。”

厚　①篤厚，與“薄”相對。《說文》：“厚，山陵之厚也。”《大醫精誠》：“肌膚筋骨，有厚薄剛柔之異。”②豐厚。《晉侯夢大厲》：“厚爲之禮而歸之。”③重，大。《晉靈公不君》：“晉靈公不君，厚斂以彫牆。”④味濃。《養生論》：“識厚味之害性，故棄而弗顧。”⑤重視。《離騷》：“伏清白以死直兮，固前聖之所厚。”

扈　①古國名，在今陝西戶縣（原作鄠縣）。《說文》：“扈，夏后同姓所封。”②侍從，隨行人員。《公羊傳·宣公十二年》：“廝役扈養死者數百人。”③披。《離騷》：“扈江離與辟芷兮，紉秋蘭以爲佩。”④制止。《左傳·昭公十七年》：“扈民無淫者也。”⑤人名。《扁鵲易心》：“魯公扈、趙齊嬰二人有疾。”

荒　①荒蕪。《說文》：“荒，蕪也。”②荒廢。《天論》：“本荒而用侈，則天不能使之富。”③大，光大。《天論》：“《詩》曰：‘天作高山，大王荒之。’”④遠。《離騷》：“忽反顧以遊目兮，將往觀乎四荒。”⑤荒誕：虛誇無稽。《羣經古方論》：“其託偽荒誕如此。”⑥通“肓”。《扁鵲傳》：“搦髓腦，揲荒爪幕。”

穢　①荒蕪。《說文》作“薉”，曰：“薉，蕪也。”《天論》：“田穢稼惡。”《離騷》：“哀衆芳之蕪穢。”王逸《招魂》注：“不治曰蕪，多草曰穢。”②骯髒，污穢。《大醫精誠》：

“其有患瘡痍、下痢、臭穢不可瞻視，人所惡見者。”③醜惡，惡行。《離騷》：“不撫壯而棄穢兮，何不改乎此度？”④腐敗，變質。《金匱要略·禽獸魚蟲禁忌》：“穢飯、餒肉、臭魚，食之皆傷人。”

豁 ①開闊的山谷。《說文》：“豁，通谷也。”②開朗，寬敞。《漢書·揚雄傳》：“灑沈菑於豁瀆兮，播九河於東瀕。”③豁達，大度。《史記·高祖本紀》：“仁而愛人，喜施，意豁如也。”④施展，實現。《自京赴奉先縣詠懷五百字》：“蓋棺事則已，此志常覬豁。”⑤（huō）殘缺，裂開。韓愈《進學解》：“頭童齒豁，竟死何裨？”

火 ①火焰。《鼻對》：“踞爐而坐，火燎其裳。”②焚燒。《鼻對》：“今火帛之臭亦烈矣。”③五行之一。《洪範》：“五行，一曰水，二曰火，三曰木，四曰金，五曰土。”④中醫病因六淫之一。《串雅序》：“金張子和以吐、汗、下三法，風、寒、暑、濕、火、燥六門，為醫之關鍵。”⑤同“夥”，一夥。《高祖還鄉》：“瞎王留引定火喬男女，胡踢蹬吹笛擂鼓。”

寄 ①託付，寄託。《說文》：“寄，託也。”②依附。《天瑞》：“杞國有人憂天地崩墜，身亡所寄，廢寢食者。”③寓居，客居。《自京赴奉先縣詠懷五百字》：“老妻寄異縣。”④立。《四時》：“是故聖王務時而寄政焉。”

冀 ①冀州，古九州之一。《說文》：“冀，北方州也。”段注：“《周禮》曰：河內曰冀州。《爾雅》曰：兩河間曰冀州。”《病家兩要說》：“何非冀北駑羣？”②希望。《五蠹》：“因釋其末而守株，冀復得兔。”《離騷》：“冀枝葉之峻茂兮，願竢時乎吾將刈。”

覬 ①希望，欲得到。《說文》：“覬，幸也。”《自京赴奉先縣詠懷五百字》：“蓋棺事則已，此志常覬豁。”②覬覦：非分的希望，謀圖。《左傳·桓公二年》：“是以民服侍其上，而下無覬覦。”

家 ①住所。《說文》：“家，居也。”②家庭。《傷寒論序》：“各承家技，終始順舊。”③娶妻成家。《離騷》：“及少康之未家兮，留有虞之二姚。”④妻室。《離騷》：“淫又貪夫厥家。”⑤古代卿大夫及其家族或封地。《兼愛》：“雖至大夫之相亂家。”⑥有專門學術者。《類經序》：“及乎近代諸家，尤不過順文敷演。”⑦古代醫書上指患有某種病的人。《傷寒論·太陽病上》：“喘家作，桂枝湯，加厚樸、杏子佳。”

嘉 ①美，善。《說文》：“嘉，美也。”《東山》：“其新孔嘉，其舊如之何？”②良。《養生論》：“望嘉穀於旱苗者也。”③表彰，嘉獎。《東垣老人傳》：“嘉其久而不倦也。”④樂，歡娛。《禮記·禮運》：“君與夫人交獻，以嘉魂魄。”

矯 ①古代一種揉箭使直的箝子。《說文》：“矯，揉箭箝也。”②使彎曲的物體變直。《荀子·性惡》：“故枸木必將待檃栝烝矯然後直。”③糾正。《良方自序》：“矯易其故常。”④假傳（命令）。《戰國策·齊策四》：“矯命以責賜諸民。”⑤強貌。《中庸》：“故君子和而不流，強哉矯。”⑥舉。《離騷》：“矯菌桂以紉蕙兮，索胡繩之纚纚。”

接 ①連接，交會。《說文》：“接，交也。”范仲淹《懷古》：“山映斜陽天接水。”②交往，接觸。《漢書藝文志序》：“古者諸侯卿大夫交接鄰國，以微言相感。”《東垣老人傳》：“與人相接，無戲言。”③相見。《丹溪翁傳》：“凡數往返，不與接。”④目接，遠眺。《登柳州城樓寄漳汀封連四州》：“城上高樓接大荒，海天愁思正茫茫。”⑤接待。《孟子·萬章下》：“其交也以道，其接也以禮。”

　　舉 ①雙手舉起。《說文》："舉，對舉也。"《孟子·梁惠王上》："吾力足以舉百鈞，而不足以舉一羽。"②推薦，舉薦。《離騷》："舉賢而授能兮，循繩墨而不頗。"《五蠹》："仲尼以爲孝，舉而上之。"③升起。《曾子天圓》："龍非風不舉，龜非火不兆。"④行。《中庸》："其人存，則其政舉。"孔穎達疏："舉，猶行也。"⑤興。《五蠹》："舉兵伐徐，遂滅之。"《中庸》："繼絕世，舉廢國。"⑥繁盛。《人情》："以天地爲本，故物可舉也。"⑦攻取。《莊辛說楚襄王》："秦果舉鄢郢巫上蔡陳之地。"⑧拿去。《秋水》："年不可舉，時不可止。"⑨舉動，措施。《天論》："舉錯不時。"⑩稱舉，稱引。《五蠹》："故舉先王言仁義者盈廷，而政不免於亂。"⑪皆，全。《漁父》："舉世皆濁我獨清。"

　　開 ①張開。《說文》："開，張也。"《子華子論醫》："靜與陰同閉，動與陽同開。"②開闢。《漢書藝文志序》："廣開獻書之路。"③啓發，開導。《師傳》："導之以其所便，開之以其所苦。"《丹溪翁傳》："或以醫來見者，未嘗不以葆精毓神開其心。"④解說，表達。《繫辭下》："開而當名，辨物正言。"⑤通達。《繫辭上》："開物成務，冒天下之道，如斯而已者也。"⑥開列，排列。李白《古風》："中貴多黃金，連雲開甲宅。"

　　溘 ①（kè）忽然。《說文》新附："溘，奄忽也。"《離騷》："寧溘死以流亡兮，余不忍爲此態也！"②掩。《離騷》："駟玉虯以乘鷖兮，溘埃風余上征。"王逸注："溘，猶掩也。"

　　孔 ①通達。《說文》："孔，通也。嘉美之詞。從乙子。乙，請子之候鳥也。乙至而得子，嘉美之也。故古人名嘉，字子孔。"②深貌，大貌。《淮南子·精神訓》："有二神混生，經天營地，孔乎莫知其所終極。"③甚，很。《東山》："其新孔嘉，其舊如之何？"《修身》："《詩》曰：'嗃嗃呰呰，亦孔之哀。'"④孔洞，孔穴。《師傳》："鼻孔在外，膀胱漏泄。"《銅人腧穴針灸圖經序》："井滎所會，孔穴所安"⑤姓。《孔子世家》："故因名丘云，字仲尼，姓孔氏。"

　　喟 ①嘆息。《說文》："喟，大息也。"《離騷》："依前聖以節中兮，喟憑心而歷茲。"②喟然：嘆息貌，感慨地。《論語二十章》："夫子喟然歎曰：吾與點也！"《不失人情論》："喟然歎軒歧之入人深也。"

　　攬 ①同"攬"，持，執。《說文》："攬，撮持也。"《離騷》："攬木根以結茝兮，貫薜荔之落蘂。"②攬涕：擦乾眼淚。屈原《九章·思美人》："思美人兮，攬涕而竚眙。"

　　覽 ①觀看。《說文》："覽，觀也。"《離騷》："皇覽揆余初度兮，肇錫余以嘉名。"②閱讀。《傷寒論序》："余每覽越人入虢之診。"③同"攬"，摘取。《宣州謝朓樓餞別校書叔雲》："欲上青天覽日月。"

　　里 ①住宅。古時居民聚居的地方。《說文》："里，居也。"《將仲子》："將仲子兮，無踰我里。"②鄉里。古代居民的基層組織。《周禮·遂人》："五家爲鄰，五鄰爲里。"《老子列傳》："老子者，楚苦縣厲鄉曲仁里人也。"③長度單位。古三百步或三百六十步爲一里。《老子六章》："千里之行，始於足下。"④區域面積單位。《莊辛說楚襄王》："臣聞昔湯武以百里昌，桀紂以天下亡。"⑤通"理"。《素問·陰陽應象大論》："天有八紀，地有五里。"

　　歷 ①經歷，經過。《說文》："歷，過也。"《黃帝內經素問注序》："歷十二年，方臻理要。"②越過。《孟子·離婁下》："禮，朝廷不歷位而相與言，不逾階而相揖也。"③遍。

沈亞之《表醫者郭常》："歷請他醫，莫能治。"④依次。《檀弓》："歷階而升。"⑤選擇。《離騷》："靈氛既告余以吉占兮，歷吉日乎吾將行。"⑥同"曆"，曆法。《堯典》："歷象日月星辰，敬授人時。"蔡沉注："歷，所以紀數之書。"

練 ①把生絲或織品煮練使柔軟潔白。《說文》："練，涷繒也。"《淮南子·說林》："墨子見練絲而泣之。"②已經練制成的白色熟絹。《墨子·兼愛中》："練帛之冠。"③小祥祭。古代居喪十三個月而舉行的一種祭奠儀式。因需穿練服，故稱。《禮記·檀弓上》："練而慨然。"④精。《離騷》："苟余情其信姱以練要兮，長顑頷亦何傷。"⑤訓練，操練。《汗下吐三法該盡治病詮》："況予所論之三法，識練日久，有得無失。"

梁 ①橋。《說文》："梁，水橋也。"《四時》："正津梁。"《自京赴奉先縣詠懷五百字》："河梁幸未坼。"②架橋。《離騷》："麾蛟龍使梁津兮。"③堤堰，魚堰。孟浩然《與諸子登峴山》："水落魚梁淺，天寒夢澤深。"④屋梁。《孔子世家》："太山壞乎，梁柱摧乎，哲人萎乎。"⑤通"粱"。《素問·通評虛實論》："甘肥貴人，則高梁之疾也。"

邁 ①遠行。《說文》："邁，遠行也。"《黍離》："行邁靡靡，中心搖搖。"②超越。《新修本草序》："功侔造化，恩邁財成。"③豪邁，高遠。《壽世保元》："精識高邁，夜無夢思。"④年老。《傷寒瑣言》："某今年七十有七，衰邁殊甚。"

寐 入睡，睡着。《說文》："寐，臥也。"《關雎》："窈窕淑女，寤寐求之。"《晉靈公不君》："坐而假寐。"

偭 ①向，面向。《說文》："偭，鄉（向）也。"②違背。《離騷》："偭規矩而改錯。"

沬 ①（huì）洗臉。《說文》："沬，洒（洗）面也。"②（mèi）通"昧"，微暗不明。《易·豐》："日中見沬。"王弼注："沬，微昧之明也。"③已，止。《離騷》："芳菲菲而難虧兮，芬至今猶未沬。"

沫 ①水名。即今四川省大渡河。《說文》："沫，沫水，出蜀西南徼外，東南入江。"②水泡，泡沫。宋玉《高唐賦》："沫潼潼而高屬。"③口中津液，唾沫。《莊子·大宗師》："泉涸，魚相與處於陸，相呴以濕，相濡以沫，不如相忘於江湖。"

憑 ①倚，靠。《說文》作"凭"，曰："凭，依几也。"李煜《浪淘沙》："獨自莫憑闌。"②依仗，依賴。《南史·梁武帝紀上》："退保朱雀，憑淮自固。"③憑藉，依據。《汗下吐三法該盡治病詮》："庶幾來者有所憑藉耳。"④憤懣。《離騷》："依前聖以節中兮，喟憑心而歷茲。"⑤滿。《離騷》："憑不猒乎求索。"⑥大。《列子·湯問》："帝憑怒。"

羌 ①西戎游牧民族。《說文》："羌，西戎牧羊人也。"②發語詞。《離騷》："曰黃昏以爲期兮，羌中道而改路。"

擎 舉着。《玉篇》："擎，持高也，撐也。"蘇軾《密州出獵》："左牽黃，右擎蒼。"

秋 ①莊稼成熟。《說文》："秋，禾穀孰也。"②秋季。《離騷》："春與秋其代序。"③秋霜，形容白髮。陆游《訴衷情》："胡未滅，鬢先秋。"

逑 ①聚合。《說文》："逑，斂聚也。"②配偶。《關雎》："窈窕淑女，君子好逑。"

覷 ①同"覰"，窺伺，看。《說文》曰："覷，覼覷也。"《高祖還鄉》："猛可裏擡頭覷。"②把眼睛眯成一條縫。《紅樓夢》："（賈瑞）覷着眼看鳳姐的荷包。"③照看，照顧。《水滸全傳》："恩主時常覷老漢，又蒙與終身壽具。"

紉 ①搓繩。《說文》："紉，繹繩也。" ②連綴，縫紉。《離騷》："扈江離與辟芷兮，紉秋蘭以爲佩。"③以線穿針。《禮記·內則》："衣裳綻裂，紉箴請補綴。"

茹 ①喂牛馬。《說文》："茹，飤（飼）馬也。"②含，吞咽。《鼻對》："方當茹冰嚼雪，塊枕草坐。"③蔬菜之總稱。枚乘《七發》："秋黃之蘇，白露之茹。" ④柔軟。《離騷》："攬茹蕙以掩涕兮。"⑤茹藘：草名，卽茜草。

傷 ①創傷。《說文》："傷，創也。"②傷害。《召公諫弭謗》："川壅而潰，傷人必多。"③損害。《養生論》："知名位之傷德，故忽而不營。"④妨礙。《離騷》："苟余情其信姱以練要兮，長顑頷亦何傷。"⑤爲……悲傷。《倉公傳》："傷父言。"《傷寒論序》："感往昔之淪喪，傷橫夭之莫救。"

申 ①地支之第九位。《說文》："申，神也，七月含（陰）氣成，體自申束。"段注："神不可通，當是本作申。"②伸展，舒展。《戰國策·魏策四》："衣焦不申，頭塵不去。"③約束。《說苑·脩文》："脩德束躬，以自申飭。" ④說明，申述。《孫子列傳》："卽三令五申之。"⑤重複。《離騷》："又申之以攬茝。"

舒 ①伸展，展開。《說文》："舒，伸也。"《高祖還鄉》："匹頭裏幾面旗舒。"又曰："衆鄉老展腳舒腰拜。"②宣泄積滯。《離騷》："聊以舒吾憂心。"③舒緩。《大學》："爲之者疾，用之者舒。"④古國名。楚之附庸國。《許行章》："戎狄是膺，荊舒是懲。"⑤望舒：月神。《離騷》："前望舒使先驅兮，後飛廉使奔屬。"

束 ①捆縛。《說文》："束，縛也。"《保傅》："束髮而就大學。"《溫病條辨敘》："譬如拯溺救焚，豈待整冠束髮？"②束縛，局限。《秋水》："曲士不可以語於道者，束於教也。"③收拾乾淨。《牆有茨》："牆有茨，不可束也。"④軍令，紀律。《孫子列傳》："約束既布。"

私 ①禾名。《說文》："私，禾也。北道名禾主人曰私主人。"②私有。《詩·七月》："言私其豵。"③私生活。《論語·爲政》："退而省其私，亦足以發。"④避開衆人。《扁鵲傳》："乃呼扁鵲私坐。"⑤暗中。《高祖還鄉》："欠我的粟，稅糧中私准除。"⑥偏愛。《離騷》："皇天無私阿兮，覽民德焉錯輔。"⑦親近。《晏子不死君難》："非其私暱，誰敢任之。"

蘇 ①紫蘇。《說文》："蘇，桂荏也。"②柴草。《列子·周穆王》："王俯而視之，其宮榭若累塊積蘇焉。"③割草。《莊子·天運》："及其已陳也，行者踐其首脊，蘇者取而爨之而已。"④蘇醒，再生。《扁鵲傳》："有間，太子蘇。"⑤索取。《離騷》："蘇糞壤以充幃兮，謂申椒其不芳。"

索 ①繩索。《說文》："索，艸有莖葉可作繩索。"《天瑞》："鹿裘帶索。"②搓，編結。《離騷》："索胡繩之纚纚。"③索取。《華佗傳》："佗亦不彊，索火燒之。"④要。《高祖還鄉》："一邊又要差夫，索應付。"⑤探索。《類經序》："由是徧索兩經，先求難易。"⑥思索。《對山醫話·脈理不可臆斷》："有所疑，則終日默坐苦思而力索之。" ⑦搜尋。《溫病條辨敘》："不能舉一反三，惟務按圖索驥。"⑧孤獨。《禮記·檀弓上》："吾離群而索居。"⑨盡，離散。《素問·示從容論》："怵然少氣者，是水道不行，形氣消索也。"

愮 ①喜悅。《說文》："愮，說（悅）也。"②使淫亂，惑亂。《晉侯有疾》："於是有煩手淫聲，愮堙心耳。"又："君子之近琴瑟，以儀節也，非以愮心也。"③淫。《離騷》："椒專佞以慢愮兮，樧又欲充夫佩幃。" ④愮愮：長久。《東山》："我徂東山，愮愮不歸。"

替 ①廢棄，廢除。《說文》：“替，廢也。”《離騷》：“謇朝誶而夕替。”②代替。《古今醫統》：“以巫而替醫，故曰巫醫也。”

屯 ①（zhūn）困難。《說文》：“屯，難也。屯象草木之初生，屯然而難。”②（tún）聚合。《離騷》：“飄風屯其相離兮，帥雲霓而來御。”③駐兵。《史記·李將軍列傳》：“就善水草屯。”④安。《孫思邈傳》：“天有盈虛，人有屯危。”

維 ①維繫物的大繩。《說文》：“維，車蓋維也。”《淮南子·天文》：“（共工）怒而觸不周之山，天柱折，地維絕。”②拴，繫。《詩·白駒》：“縶之維之，以永今朝。”③維持，保持。《清代名醫醫案精華》：“陰陽或可維續。”④綱紀，支撐點。《管子列傳》：“四維不張，國乃滅亡。”《景岳全書》：“人參、附子、熟地、大黃爲藥中四維。”⑤是。《玄鳥》：“邦畿千里，維民所止。”⑥語氣詞。《玄鳥》：“來假祁祁，景員維河。”⑦通“唯”，獨。《離騷》：“雜申椒與菌桂兮，豈維紉夫蕙茞？”⑧通“惟”，思維，思考。《黃帝内經素問直解》：“所以追維上古，而重上古之全神也。”

寤 ①睡醒。《說文》：“寤，寐覺而有言曰寤。”《扁鵲傳》：“居二日半，簡子寤。”②通“悟”，覺醒，醒悟。《離騷》：“哲王又不寤。”③通“牾（牾）”，逆。《左傳·隱公元年》：“莊公寤生，驚姜氏。”

晞 ①晒乾，乾燥。《說文》：“晞，乾也。”《詩·湛露》：“湛湛露斯，匪陽不晞。”張孝祥《泛湘江》：“晞髮北風涼。”②曉，天剛明。《詩·東方未明》：“東方未晞，顛倒裳衣。”孔穎達疏：“晞，謂將旦之時。”

錫 ①金屬，五金之一。《說文》：“錫，銀鉛之閒也。”《新修本草序》：“鉛錫莫辨，橙柚不分。”②（cì）通“賜”，賜給。《洪範》：“天乃錫禹洪範九疇。”《離騷》：“肇錫余以嘉名。”③與。《堯典》：“師錫帝曰：‘有鰥在下，曰虞舜。’”

縣 ①（xuán）同“懸”，吊挂。《說文》：“縣，繫也。”《華佗傳》：“見佗北壁縣此蛇輩約以十數。”②懸垂之器，以量垂直。《法儀》：“正以縣。”③關繫，維繫。《華佗傳》：“佗術實工，人命所縣，宜含宥之。”④懸隔。《潛夫論·思賢》：“縣年一紀，限隔九州。”⑤懸殊，差距大。《天論》：“君子小人所以相縣者，在此耳。”⑥（xiàn）政治區劃之一種。《丹溪翁傳》：“自前至今，驗者何人，何縣里。”

襄 ①解衣耕地。《說文》：“襄，漢令：解衣耕謂之襄。”②沖上。《堯典》：“湯湯洪水方割，蕩蕩懷山襄陵，浩浩滔天。”③通“攘”，除去。《牆有茨》：“墙有茨，不可襄也。”④謚號之一。《謚法》：“辟地有德曰襄。”又曰：“甲胄有勞曰襄。”

巷 ①居里中的道路，胡同。《說文》：“巷，里中道也。”《論語·雍也》：“在陋巷。”《自京赴奉先縣詠懷五百字》：“吾寧捨一哀，里巷亦嗚咽。”②中醫術語，指氣脈流通往來處。《靈樞·邪氣藏腑病形篇》：“中氣穴，則鍼遊於巷。”③通“鬨”，爭鬥。《離騷》：“不顧難以圖後兮，五子用失乎家巷。”

旋 ①旋轉。《說文》：“旋，周旋，旌旗之指麾也。”《良方自序》：“二物相遇，不旋踵而嘔。”②返回，歸來。《冷廬醫話》：“戊午季春，余自武林旋里。”③隨卽，立刻。《倉公傳》：“旋乳。”《高祖還鄉》：“少我的錢，差發內旋撥還。”

奄 ①（yǎn）覆蓋。《說文》：“奄，覆也。”《玄鳥》：“方命厥后，奄有九有。”②同

“掩”，忽然。《楚辭·九辨》：“白露既下百草兮，奄離披此梧楸。”③（yān）古國名。《予豈好辯哉》：“周公相武王，誅紂伐奄。”④氣息微弱貌。《冷廬醫話》：“惟神倦懶言，奄奄一息。”

偃　①仰倒。《說文》：“偃，僵也。”《詩·北山》：“或息偃在床。”②倒伏。《論語·顏淵》：“草上之風，必偃。”③棲息。《自京赴奉先縣詠懷五百字》：“胡爲慕大鯨，輒擬偃溟渤？”④停息，特指不動干戈。《書·武成》：“乃偃武修文。”

晏　①晴朗。《說文》：“晏，天清也。”②柔和，溫和。《詩·氓》：“言笑晏晏，信誓旦旦。”③平靜，安逸。《莊子·知北遊》：“今日晏閒，敢問至道。”④晚。《離騷》：“及年歲之未晏兮，時亦猶其未央。”

央　①中央。《說文》：“央，中央也。”②久，遠。《素問·四氣調神大論》：“與道相失，則未央絕滅。”③盡。《離騷》：“及年歲之未晏兮，時亦猶其未央。”④通“殃”。《素問·生氣通天論》：“味過於辛，筋脈沮弛，精神乃央。”

揚　①飛起，飛揚。《說文》：“揚，飛舉也。”李白《古風》：“大車揚飛塵。”②高舉，舉起。《離騷》：“揚雲霓之晻藹兮，鳴玉鸞之啾啾。”③拋起，播揚。《漁父》：“世人皆濁，何不淈其泥而揚其波。”④振揚。《周禮·環人》：“訟敵國，揚軍旅。”⑤傳播，表揚。《禮記·中庸》：“隱惡而揚善。”⑥薦舉。《堯典》：“明明揚側陋。”

詒　①（dài）欺騙。《說文》：“詒，相欺詒也。”《列子·仲尼》：“吾笑龍之詒孔穿。”②（yí）通“貽”，贈送。《離騷》：“及榮華之未落兮，相下女之可詒。”③（tái）懈倦貌。《莊子·達生》：“誒詒爲病，數日不出。”

佚　①佚民。《說文》：“佚，佚民也。”②棄用，隱遁。《孟子·公孫丑上》：“遺佚而不怨。”③放蕩，放縱。《四時》：“居不敢淫佚。”《離騷》：“羿淫遊以佚畋兮，又好射夫封狐。”④美。《離騷》：“見有娀之佚女。”⑤通“逸”，安逸，與“勞”相對。《虛實》：“凡先處戰地而待敵者佚。”《天瑞》：“知老之憊，未知老之佚。”

淫　①浸淫，浸漬。《說文》：“淫，浸淫隨理也。”②逐漸擴散，蔓延。《管子·內業》：“正形攝德，天仁地義，則淫然而自至。”③潤澤，滋養。《素問·經脈別論》：“淫氣於筋。”④太過，過度。《晉侯有疾》：“淫生六疾。”《離騷》：“羿淫遊以佚畋兮。”⑤大。《列子·黃帝》：“朕之過淫矣。”⑥邪惡。《洪範》：“凡厥庶民，無有淫朋。”⑦迷惑，使昏亂。《孟子·滕文公下》：“富貴不能淫，威武不能屈。”⑧不正當的男女關係，淫邪。《離騷》：“謠諑謂余以善淫。”

悠　①憂思。《說文》：“悠，憂也。”《關雎》：“悠哉悠哉，輾轉反側。”②遼遠貌。《黍離》：“悠悠蒼天！此何人哉？”③衆多貌。《養生論》：“夫悠悠者既以未效不求。”④閒適貌。陶潛《飲酒詩》：“采菊東籬下，悠然見南山。”

尤　①特異的，突出的。《說文》：“尤，異也。”②罪過。《離騷》：“進不入以離尤兮，退將復脩吾初服。”③怨恨，責怪。《鼻對》：“今子不務自尤，而維鼻是訾。”④尤其，更。《類經序》：“及乎近代諸家，尤不過順文敷演。”

于　①於，介詞。《說文》：“于，於也。”《東山》：“鸛鳴于垤。”②往，去。《東山》：“之子于歸，皇駁其馬。”③取。《孟子·萬章下》：“殺越人于貨。”④如，好象。《繫辭》：

“介于石，不終日，貞吉。”⑤到。《東山》：“自我不見，于今三年。”⑥助詞，湊足音節。《東山》：“倉庚于飛，熠燿其羽。”

聿 ①筆。《說文》：“聿，所以書也。” ②語氣詞，無實義。《東山》：“洒埽穹窒，我征聿至。”

員 ①數量。《說文》：“員，物數也。” ②同“圓”。《素問·八正神明論》：“補必用員，員者行也。”或作“負”，《曾子天圓》：“天負而地方者，誠有之乎？”按：員，今本作圓。 ③周圍。《玄鳥》：“來假祁祁，景員維河。”④部分。《靈樞·百病始生篇》：“上下中外，分爲三員。”

造 ①成就，功績。《說文》：“造，就也。”《詩·思齊》：“肆成人有德，小子有造。”②到，往。《齊侯疥痁》：“子猶馳而造焉。”《怨詩楚調示龐主簿鄧治中》：“造夕思雞鳴，及晨願烏遷。”③拜訪。《華佗傳》：“立吐蚘一枚，縣車邊，欲造佗。”④達到某一境界。《孟子·離婁下》：“君子深造之以道，欲其自得之也。”⑤製作。《偃師獻技》：“臣之所造能倡者。”⑥造化：大自然。《偃師獻技》：“人之巧乃可與造化者同功乎。”

章 ①樂曲結束爲一章。《說文》：“章，樂竟爲一章。”②詩文的一章。《文心雕龍·鎔裁》：“引而申之，則兩句敷爲一章；約以貫之，則一章刪成兩句。”③章法，條理。《沈氏女科輯要箋正》：“方且嫌其雜亂無章。”④通“彰”，顯示。《孫思邈傳》：“流爲榮衛，章爲氣色，發爲聲音。”⑤通“彰”，彰明。《新修本草序》：“鉛翰昭章。”⑥通“彰”，顯著。《離騷》：“佩繽紛其繁飾兮，芳菲菲其彌章。”⑦通“樟”，樟樹。《養生論》：“譬猶豫章生七年，然後可覺耳。”

肇 ①打擊。《說文》：“肇，擊也。” ②開始。《離騷》：“肇錫余以嘉名。” ③圖謀。《詩·江漢》：“召公是似，肇敏戎公，用錫爾祉。”毛傳：“肇，謀。”④端正。《國語·齊語》：“溥本肇末。”韋昭注：“肇，正也。”

朕 ①我。第一人稱代詞。《說文》：“朕，我也。”《離騷》：“朕皇考曰伯庸。”②皇帝自稱。《史記·秦始皇本紀》：“天子自稱曰朕。”《漢書藝文志序》：“朕甚閔焉。”③形迹，預兆。《莊子·應帝王》：“體盡無窮，而遊無朕。”

烝 ①火氣上升。《說文》：“烝，火氣上行也。”按：後世多借“蒸”爲之。②用火烘烤。《荀子·性惡》：“故枸木必將待檃括烝矯然後直。”③熱氣盛。杜甫《早秋苦熱》：“七月六日苦炎烝。”④用熱氣熏蒸東西。《詩·生民》：“釋之叟叟，烝之浮浮。”⑤進，獻。《詩·甫田》：“攸介攸止，烝我髦士。”⑥以下淫上曰烝。指和母輩通姦。《左傳·桓公十六年》：“衛宣公烝於夷姜。”⑦衆多。《詩·烝民》：“天生烝民，有物有則。”⑧久。《東山》：“蜎蜎者蠋，烝在桑野。”

值 ①措置。《說文》：“值，措也。”②逢遇，碰上。《傷寒論序》：“遇災值禍，身居厄地。”《輞川閒居贈裴秀才迪》：“復值接輿醉。”

重 ①（zhòng）厚重。《說文》：“重，厚也。”《繫辭上》：“夫茅之爲物薄，而用可重也。”②重量大，與“輕”相對。《許行章》：“麻縷絲絮輕重同，則賈相若。”③濃烈。《呂氏春秋·盡數》：“凡食，無彊厚味，無以烈味重酒，是以謂之疾首。”④重要。《論語二十章》：“曾子曰：‘士不可以不弘毅，任重而道遠。”⑤看重。《扁鵲傳》：“輕身重財，二不治也。"⑥甚，很。《扁鵲傳》："有此一者，則重難治也。"⑦莊重。《論語·學而》："君子不重則不威，學則不固。"⑧（chóng）一層層地。柳宗元《登柳州城樓寄漳汀封連四州》："嶺樹重遮千里目。"⑨加上。《離騷》："紛吾旣有此內美兮，又重之以脩能。"⑩重新。《串雅序》："因錄其所授，重加芟訂。"

洲 ①水中的陸地。《說文》作"州"，曰："州，水中可居者曰州。"《關雎》："關關雎鳩，在河之洲。"《離騷》："朝搴阰之木蘭兮，夕攬洲之宿莽。"②聚。《釋名》："洲，聚也，人及鳥獸所聚息之處也。"③大陸。《明史·外國傳》："萬歷時，其國人利瑪竇至京師，爲萬國全圖，言天下有五大洲。"

逐 ①追逐，追趕。《說文》："逐，追也。"《華佗傳》："郡守子知之，屬使勿逐。"②競爭。《五蠹》："上古競於道德，中世逐於智謀，當今爭於氣力。"③追求。《新修本草序》："範金揉木，逐欲之道方滋。"④驅逐。《孔子世家》："斥於齊，逐乎宋衛。"《史記·李斯列傳》："非秦者去，爲客者逐。"⑤追隨，伴隨。《自京赴奉先縣詠懷五百字》："悲管逐清瑟。"

追 ①追趕，追逐。《說文》："追，逐也。"《虛實》："退而不可追者，速而不可及也。"《華佗傳》："令人追捉殺佗。"②追隨，追求。《離騷》："背繩墨以追曲兮，競周容以爲度。"③追念。范仲淹《蘇幕遮·懷古》："黯鄉魂，追旅思。"④補救。《論語二十章》："往者不可諫，來者猶可追。"

濯 ①洗滌。《說文》："濯，瀚也。"《漁父》："滄浪之水清兮，可以濯吾纓；滄浪之水濁兮，可以濯吾足。"張孝祥《泛湘江》："濯足夜灘急。"②清洗，祛除邪惡。《左傳·襄公二十一年》："在上位者，洒濯其心。"③大。《詩·常武》："不測不克，濯征徐國。"毛傳："濯，大也。"

滋 ①增長。《說文》："滋，益也。"《新修本草序》："逐欲之道方滋。"②培植。《離騷》："余旣滋蘭之九畹兮，又樹蕙之百畝。"③滋養，滋補。《醫方集解》："五味子止嗽痰且滋腎水。"④美味，又指膏粱之食。《養生論》："滋味煎其府藏。"⑤汁液，引申爲藥物的作用。《漢書藝文志序》："假藥味之滋。"⑥更加。《孟子·公孫丑上》："若是，則弟子之惑滋甚。"

總 ①聚束。《說文》："總，聚束也。"②繫結。《離騷》："飲余馬於咸池兮，總余轡乎扶桑。"③總匯，聚集。《漢書藝文志序》："於是總羣書而奏其七略。"《銅人腧穴針灸圖經序》："總會諸說，勒成三篇。"④統領，統帥。《尚書·伊訓》："百官總己，以聽冢宰。"⑤統，全。《汗下吐三法該盡治病詮》："各斷以酸苦甘辛鹹淡以總括之。"⑥總總：衆多貌。《離騷》："紛總總其離合兮，斑陸離其上下。"

練　習（六）

一、單項選擇

1. "將仲子兮，無踰我里，無折我樹杞。豈敢愛之？畏我父母"中
"愛"義爲　　　　　　　　　　　　　　　　　　　　　　　（　　）
　　　A. 喜愛　　　　B. 吝惜　　　　C. 私通　　　　D. 同情

2. "嶺樹重遮千里目，江流曲似九廻腸"中"重"義爲　　　　　（　　）
　　　A. 重要　　　　B. 重新　　　　C. 莊重　　　　D. 一層層地

3. "日月忽其不淹兮，春與秋其代序"中"代"義爲　　　　　　（　　）
　　　A. 代替　　　　B. 朝代　　　　C. 世代　　　　D. 更遞

4. "持節雲中，何日遣馮唐"中"節"義爲　　　　　　　　　　（　　）
　　　A. 符節　　　　B. 節日　　　　C. 禮節　　　　D. 節操

5. 下列句子中"于"義爲"到"的句子是　　　　　　　　　　（　　）
　　　A. 鸛鳴于垤，婦歎于室。　　B. 之子于歸，皇駁其馬。
　　　C. 自我不見，于今三年。　　D. 倉庚于飛，熠燿其羽。

6. "吾令蹇脩以爲理"中"理"義爲　　　　　　　　　　　　（　　）
　　　A. 媒人　　　　B. 道理　　　　C. 理解　　　　D. 條理

7. "忽奔走以先後兮，及前王之踵武"中"及"義爲　　　　　（　　）
　　　A. 及時　　　　B. 到達　　　　C. 趁着　　　　D. 趕上

8. "瞻前而顧後兮，相觀民之計極"中"極"義爲　　　　　　（　　）
　　　A. 標準　　　　B. 盡頭　　　　C. 非常　　　　D. 屋脊

9. "呂望之鼓刀兮，遭周文而得舉"中"舉"義爲　　　　　　（　　）
　　　A. 舉起　　　　B. 提拔　　　　C. 舉動　　　　D. 舉辦

10. "矯菌桂以紉蕙兮，索胡繩之纚纚"中"索"義爲　　　　　（　　）
　　　A. 必須　　　　B. 搓　　　　　C. 索取　　　　D. 繩子

11. "衆不可戶說兮，孰云察余之中情"中"戶"的用法和意義是（　　）
　　　A. 用作狀語，在家　　　　　B. 名词，門戶
　　　C. 用作狀語，一戶戶地　　　D. 用作狀語，用門

12. 下列句中含有通假字的是　　　　　　　　　　　　　　（　　）
　　　A. 澆身被服強圉兮，縱欲而不忍。　B. 求之不得，寤寐思服。
　　　C. 伏清白以死直兮，固前聖之所厚。D. 歷吉日乎吾將行。

13. 下列句中含有異體字的是　　　　　　　　　　　　　　（　　）
　　　A. 芬至今猶未沬　　　　　　　B. 明標着册曆，見放着文書

　　　　C.乘騏驥以馳騁兮，來吾道夫先路　　D.町畽鹿場，熠燿宵行
14.下列不含通假字的句子是　　　　　　　　　　　　　　　　　　　　（　　）
　　　　A.肇域彼四海，四海來假　　　　　　B.乘騏驥以馳騁兮，來吾道夫先路
　　　　C.雜申椒與菌桂兮，豈維紉夫蕙茞　　D.攬茹蕙以掩涕兮，霑余襟之浪浪
15.下列不含異體字的句子是　　　　　　　　　　　　　　　　　　　　（　　）
　　　　A.夏桀之常違兮，乃遂焉而逢殃　　　B.羌內恕己以量人兮，各興心而嫉妒
　　　　C.擥木根以結茞兮，貫薜荔之落蘂　　D.鷙鳥之不羣兮，自前世而固然
16.下列句中含有名詞作狀語的是　　　　　　　　　　　　　　　　　　（　　）
　　　　A.衆不可戶說兮，孰云察余之中情　　B.及少康之未家兮，留有虞之二姚
　　　　C.飲余馬於咸池兮，總余轡乎扶桑　　D.和調度以自娛兮，聊浮遊而求女
17.下列句中含有意動用法的是　　　　　　　　　　　　　　　　　　　（　　）
　　　　A.以茲悟生理，獨恥事干謁　　　　　B.駟玉虯以乘鷖兮，溘埃風余上征
　　　　D.世人皆濁，何不淈其泥而揚其波　　D.紛吾既有此內美兮，又重之以脩能
18.下列句中不含名詞用作動詞的句子是　　　　　　　　　　　　　　　（　　）
　　　　A.謇吾法夫前脩兮，非世俗之所服　　B.朱雀橋邊野草花，烏衣巷口夕陽斜
　　　　C.麾蛟龍使梁津兮，詔西皇使涉予　　D.舉賢而授能兮，循繩墨而不頗
19."邦畿千里，維民所止"中"維"是　　　　　　　　　　　　　　　　（　　）
　　　　A.句中語氣詞　　B.判斷詞，是　　　C.通"唯"，獨　　D.通"唯"，因爲
20."名余曰正則兮，字余曰靈均"中"名"用作　　　　　　　　　　　　（　　）
　　　　A.意動　　　　　　B.動詞　　　　　　C.狀語　　　　　D.爲動

二、多項選擇
　1.含有通假字的句子是　　　　　　　　　　　　　　　　　　（　　　　）
　　　　A.商之先后，受命不殆。
　　　　B.乘騏驥以馳騁兮，來吾道夫先路。
　　　　C.帝高陽之苗裔兮，朕皇考曰伯庸。
　　　　D.不撫壯而棄穢兮，何不改乎此度？
　　　　E.忽馳騖以追逐兮，非余心之所急。
　2.含有爲動用法的句子是　　　　　　　　　　　　　　　　　（　　　　）
　　　　A.畦留夷與揭車兮，雜杜衡與芳芷。
　　　　B.名余曰正則兮。
　　　　C.伏清白以死直兮，固前聖之所厚。
　　　　D.字余曰靈均。
　　　　E.步余馬於蘭臯兮，馳椒丘且焉止息。
　3.含有使動用法的句子是　　　　　　　　　　　　　　　　　（　　　　）
　　　　A.步余馬於蘭臯兮，馳椒丘且焉止息。
　　　　B.飲余馬於咸池兮，總余轡乎扶桑。
　　　　C.曰黄昏以爲期兮，羌中道而改路。

D. 女嬃之嬋媛兮，申申其詈予。

E. 羿淫遊以佚畋兮，又好射夫封狐。

4. 含有名詞用作動詞的句子是 （　　　　　）

A. 朱雀橋邊野草花，烏衣巷口夕陽斜。

B. 不顧難以圖後兮，五子用失乎家巷。

C. 民生各有所樂兮，余獨好脩以爲常。

D. 及少康之未家兮，留有虞之二姚。

E. 默思失業徒，因念遠戍卒。

5. 不含通假字的句子是 （　　　　　）

A. 飄風屯其相離兮，帥雲霓而來御。

B. 及榮華之未落兮，相下女之可詒。

C. 吾令鴆爲媒兮，鴆告余以不好。

D. 覽相觀於四極兮，周流乎天余乃下。

E. 欲從靈氛之吉占兮，心猶豫而狐疑。

6. 含有異體字的句子是 （　　　　　）

A. 君臣留懽娛，樂動殷膠葛。

B. 煖客貂鼠裘，悲管逐清瑟。

C. 羣冰從西下，極目高崒兀。

D. 撫跡猶酸辛，平人固騷屑。

E. 抽刀斷水水更流，舉杯銷愁愁更愁。

7. 不含異體字的句子是 （　　　　　）

A. 江山留勝跡，我輩復登臨。

B. 路逢鬥雞者，冠蓋何輝赫！

C. 吳山楚澤行徧，只欠到瀟湘。

D. 蟬蛻塵埃外，蝶夢水雲鄉。

E. 胡未滅，鬢先秋。

8. 含有賓語前置的句子是 （　　　　　）

A. 行邁靡靡，中心搖搖。

B. 人之多言，亦可畏也。

C. 武王靡不勝，龍旂十乘，大糦是承。

D. 殷受命咸宜，百祿是何。

E. 親結其縭，九十其儀。

9. 不含有賓語前置的句子是 （　　　　　）

A. 彼堯舜之耿介兮，既遵道而得路。

B. 初既與余成言兮，後悔遁而有他。

C. 汩余若將不及兮，恐年歲之不吾與。

D. 不吾知其亦已兮，苟余情其信芳。

E. 國無人莫我知兮，又何懷乎故都！

10. 不含有使動用法的句子是 （　　　　　　　）

A. 大車揚飛塵，亭午暗阡陌。

B 世人皆濁，何不淈其泥而揚其波？

C. 那大漢下的車，衆人施禮數。

D. 秋色連波，波上寒煙翠。

E. 老冉冉其將至兮，恐脩名之不立。

三、詞語注釋（注釋下列句中加點的詞語）

1. 夕歸次於窮石兮，朝濯髮乎洧盤。

2. 我徂東山，慆慆不歸。

3. 豈知秋禾登，貧窶有倉卒？

4. 蓋棺事則已，此志常覬豁。

5. 寧溘死以流亡兮，余不忍爲此態也！

6. 余既不難夫離別兮，傷靈脩之數化。

7. 攬茹蕙以掩涕兮，霑余襟之浪浪。

8. 方命厥后，奄有九有。

9. 羿淫遊以佚畋兮，又好射夫封狐。

10. 少我的錢，差發內旋撥還；欠我的粟，稅糧中私准除。

四、今譯

1. 皇覽揆余初度兮，肇錫余以嘉名：名余曰正則兮，字余曰靈均。

2. 怨靈脩之浩蕩兮，終不察夫民心。衆女嫉余之蛾眉兮，謠諑謂余以善淫。

3. 民生各有所樂兮，余獨好脩以爲常。雖體解吾猶未變兮，豈余心之可懲！

4. 國無人莫我知兮，又何懷乎故都！既莫足與爲美政兮，吾將從彭咸之所居。

5. 只道劉三，誰肯把你揪捽住，白甚麽改了姓、更了名喚作漢高祖。

五、簡答

1. 上古音聲母是哪些？與中古音三十六字母有何不同？

2. 何謂古音通轉？試舉例說明。

3. 何謂近體詩？舉例說明。

4. 何謂詞調？舉例說明。

六、填空

1. "曦"字古音屬____部____音。

2. "覽"字聲符爲"監"，兩字上古音聲母關係是_____。

3. 《說文》："孚，卵孚也。"即孵字。《廣韻》："菢，鳥伏卵。"是"孚"通"菢"。"孚"字古音____部，"菢"字古音____部。二字是____轉。

4. 《本生》："万人操弓共射一招，招无不中。"高誘注："招，埻的也。"是"招"

通"的"。"招"字古音＿＿部，"的"字古音＿＿部，二字是＿＿＿＿轉。

5.《爾雅·釋草》："果蠃之實栝樓。"郝懿行云："栝樓、果蠃，聲相轉。"栝樓古音在＿＿部、＿＿部，果蠃古音在＿＿部、＿＿部，是＿＿＿＿轉。

6. 若以格律論，詩可分爲＿＿＿＿＿與＿＿＿＿＿兩大類。

7. 詩韻共有＿＿＿＿＿韻。

8. 近體詩的一個本質特徵是＿＿＿＿＿。

9. 詞形成於＿＿＿＿，盛行於＿＿＿＿。

10. 散曲有＿＿＿＿和＿＿＿＿＿兩種形式。

七、閱讀

凡音之起由人心生也人心之動物使之然也感於物而動故形於聲聲相應故生變變成方謂之音比音而樂之及干戚羽旄謂之樂樂者音之所由生也其本在人心之感於物也是故其哀心感者其聲噍以殺其樂心感者其聲嘽以緩其喜心感者其聲發以散其怒心感者其聲粗以厲其敬心感者其聲直以廉其愛心感者其聲和以柔六者非性也感於物而後動是故先王慎所以感之者故禮以道其志樂以和其聲政以一其行刑以防其姦禮樂刑政其極一也所以同民心而出治道也

凡音者生人心者也情動於中故形於聲聲成文謂之音是故治世之音安以樂其政和亂世之音怨以怒其政乖亡國之音哀以思其民困聲音之道與政通矣宮爲君商爲臣角爲民徵爲事羽爲物五者不亂則無怗懘之音矣宮亂則荒其君驕商亂則陂其官壞角亂則憂其民怨徵亂則哀其事勤羽亂則危其財匱五者皆亂迭相陵謂之慢如此則國之滅亡無日矣

人生而靜天之性也感於物而動性之欲也物至知知然後好惡形焉好惡無節於內知誘於外不能反躬天理滅矣夫物之感人無窮而人之好惡無節則是物至而人化物也人化物也者滅天理而窮人欲者也於是有悖逆詐偽之心有淫泆作亂之事是故強者脅弱衆者暴寡知者詐愚勇者苦怯疾病不養老幼孤獨不得其所此大亂之道也

天地之道寒暑不時則疾風雨不節則饑教者民之寒暑也教不時則傷世事者民之風雨也事不節則無功然則先王之爲樂也以法治也

樂也者聖人之所樂也而可以善民心其感人深其移風易俗故先王著其教焉（節選自《禮記·樂記》）

要求：

1. 給上文標點

2. 注釋文中加點號的詞語

3. 今譯文中加橫線的句子

三十一、

扁 鵲 傳

　　扁鵲者[1]，勃海郡鄭人也[2]，姓秦氏[3]，名越人。少時爲人舍長[4]。舍客長桑君過[5]，扁鵲獨奇之[6]，常謹遇之[7]。長桑君亦知扁鵲非常人也。出入十餘年，乃呼扁鵲私坐[8]，閒與語曰[9]："我有禁方[10]，年老，欲傳與公，公毋泄[11]。"扁鵲曰："敬諾[12]。"乃出其懷中藥予扁鵲："飲是以上池之水三十日[13]，當知物矣[14]。"乃悉取其禁方書盡與扁鵲。忽然不見，殆非人也[15]。扁鵲以其言飲藥三十日，視見垣一方人[16]。以此視病，盡見五藏癥結[17]，特以診脈爲名耳[18]。爲醫或在齊[19]，或在趙。在趙者名扁鵲。

---

[1] 扁鵲：戰國時期的名醫秦越人。

[2] "勃海"句：據下文乃齊勃海人而曾家于鄭。郡，衍文。關于此句歷來有分歧。晉代徐廣曰："'鄭'當爲'鄚'。鄚，縣名，今屬河間。"唐代司馬貞《史記索隱》亦曰："勃海無鄭縣，當作鄚縣，音莫，今屬河間。"按《說文》："鄚，涿郡縣。"亦不屬勃海郡。清代張文虎《史記劄記》駁之曰："扁鵲時未置勃海郡。據下文，乃齊人而家于鄭。'鄭'字非誤。"西漢揚雄《法言》："扁鵲，盧人也，而醫多盧。"盧，齊地，在今山東長清境。

[3] 姓秦氏：姓秦。上古"姓"、"氏"有別。姓爲族號，氏是姓的支系。秦漢以後，姓、氏不分，或言姓，或言氏，或兼言姓氏，所以有"姓秦氏"之稱。

[4] 舍長：客館的主管人。舍，客館，接待賓客之處。

[5] 長桑君：長桑，複姓。君，尊稱之詞。　過：至，到達。此指到客館住宿。

[6] 奇之：認爲他奇特。

[7] 謹：恭敬。　遇：接待。

[8] 私坐：避開衆人而坐。謂私下見面。

[9] 閒：私下，悄悄地。一說：閑暇。唐代張守節《史記正義》："閒，音閑。"

[10] 禁方：秘方。指不公開的方術。

[11] 毋：不要。禁止之詞。

[12] 敬諾：猶言"遵命"。諾，答應的聲音，表示同意。

[13] 是：此。指藥。　上池之水：未曾沾及地面的露水。《史記正義佚文輯校》："謂以器物高承天露之水飲藥也。"《本草綱目·半天河》："上池水，陶弘景曰：此竹籬頭水及空樹穴中水也。"

[14] 知物：當見怪異。指視力異常。《索隱》曰："當見鬼物也。"

[15] 殆：大概。

[16] 垣（yuán 原）：牆。　方：邊，面。

[17] 癥結：腹中結塊。此泛指疾病所在。

[18] 特：只是。

[19] 爲醫：行醫。　或在齊：有時在齊國。

　　當晉昭公時[1]，諸大夫彊而公族弱[2]，趙簡子爲大夫[3]，專國事[4]。簡子疾，五日不知人，大夫皆懼，於是召扁鵲。扁鵲入，視病，出，董安于問扁鵲[5]，扁鵲曰：“血脈治也[6]，而何怪[7]！昔秦穆公嘗如此[8]，七日而寤[9]。今主君之病與之同[10]，不出三日必閒[11]。”居二日半[12]，簡子寤。

　　其後扁鵲過虢[13]。虢太子死，扁鵲至虢宮門下，問中庶子喜方者曰[14]：“太子何病，國中治穰過於衆事[15]？”中庶子曰：“太子病血氣不時[16]，交錯而不得泄，暴發於外[17]，則爲中害[18]。精神不能止邪氣[19]，邪氣畜積而不得泄[20]，是以陽緩而陰急[21]，故暴蹷而死[22]。”扁鵲曰：“其死何如時？”曰：“雞鳴至今[23]。”曰：“收乎[24]？”曰：“未也，其死未

---

[1] 當：值，在。　晉昭公：春秋時晉國國君，姓姬，名夷（公元前 531 年－前 526 年在位）。《史記·趙世家》載趙簡子疾在晉定公十一年（公元前 501 年）。

[2] 大夫：官階名。春秋時，諸侯國國君以下分三等，卽卿、大夫、士。　彊：同“強”。　公族：又稱公姓。諸侯國國君的家族。

[3] 趙簡子：卽趙鞅，又名孟。本姓嬴，與秦國國君同祖，因先人封於趙，故以趙爲姓，數世爲晉國正卿。簡子是諡號。按趙簡子專國事，在晉頃公和定公年間，而非昭公之時。

[4] 專：專擅，獨攬。

[5] 董安于：趙簡子的家臣。亦作“董安閼”。

[6] 治：正常，與“亂”相對。

[7] 而：通“爾”，你。　何怪：驚怪什麼。

[8] 秦穆公：春秋時秦國國君，姓嬴，名任好（公元前 659 年－前 621 年在位），是春秋五霸之一。

[9] 寤（wù 悟）：醒。

[10] 主君：對大夫之稱。

[11] 閒：病癒。

[12] 居：過。

[13] 虢（guó 國）：古國名。公元前十一世紀周分封的諸侯國，姬姓。

[14] “中庶子”句：愛好方術的中庶子。中庶子，古代官名，負責諸侯卿大夫的庶子的教育管理。漢以後爲太子的屬官。

[15] 國：指國都，都城。　治：舉行。　穰：通“禳”，祛邪求福的祭祀。

[16] 不時：失常，不按時運行。

[17] 暴發：突然發作。

[18] 中害：內臟受害。中，中臟，古人謂內臟爲中臟。

[19] 精神：此指正氣。

[20] 畜積：積聚。

[21] “陽緩”句：陽蹻脈緩和，陰蹻脈拘急。《難經·二十九難》：“陰蹻爲病，陽緩而陰急；陽蹻爲病，陰緩而陽急。”呂廣注：“陰蹻在內踝上，病則其脈從內踝以上急，外踝以上緩也。陽蹻在外踝上，病則其脈從外踝以上急，內踝以上緩也。”丁德用注：“其陰陽緩急者，卽是虛實之義。陰蹻爲病，則陽緩而陰急，卽病陰厥，足脛直而五絡不通。”一說：精氣衰微，陰邪亢盛。

[22] 暴蹷：突然昏倒不省人事的病證。蹷，通“厥”，厥逆之證。

[23] 雞鳴：古代時段名，卽丑時（相當於凌晨 1~3 時）。

[24] 收：收殮。

能半日也。""言臣齊勃海秦越人也，家在於鄭，未嘗得望精光[1]，侍謁於前也。聞太子不幸而死，臣能生之[2]。"中庶子曰："先生得無誕之乎[3]？何以言太子可生也？臣聞上古之時，醫有俞跗[4]，治病不以湯液醴灑[5]、鑱石撟引[6]、案扤毒熨[7]，一撥見病之應[8]，因五藏之輸[9]，乃割皮解肌，訣脈結筋[10]，搦髓腦[11]，揲荒爪幕[12]，湔浣腸胃[13]，漱滌五藏，練精易形[14]。先生之方能若是，則太子可生也；不能若是，而欲生之，曾不可以告咳嬰之兒[15]！"終日[16]，扁鵲仰天歎曰："夫子之爲方也，若以管窺天[17]，以郄視文[18]。越人之爲方也，不待切脈、望色、聽聲、寫形[19]，言病之所在。聞病之陽，論得其陰[20]；聞病之陰，論得其陽。病應見於大表[21]，不出千里，決者至衆[22]，不可曲止也[23]。子以吾言爲不誠，試入診太子，

---

[1] 得：能。　精光：指面部神采。猶"尊顏"、"尊容"。

[2] 生之：使他回生。

[3] 得無：莫非是，該不是。表示推測語氣。　誕：欺騙。《史記正義佚文輯校》："誕，欺也。"

[4] 俞跗：相傳爲黃帝時名醫。又作踰跗、俞附、榆柎、臾附等。

[5] 湯液：湯劑。　醴灑（shī 師）：酒劑。醴，甜酒。灑，通"釃"，濾過的酒。按：宋張杲《醫說》引作"醪醴"。《素問》有"湯液醪醴論"。

[6] 鑱（chán 纏）石：石針。鑱，古代有鑱針，爲九針之一。　撟（jiǎo 矯）引：導引。類似氣功、體育療法。撟，舉起。指舉手腳。引，引伸，指引伸肢體。

[7] 案扤：指推拿、按摩療法。案，通"按"。扤，當作"抏"。《史記索隱》："抏，音玩，亦謂按摩而玩弄身體使調也。"宋代婁機《斑馬字類》、清代《康熙字典》、民國年間《中華大字典》所引并同，均作"抏"。音義同"玩"。　毒熨（wèi 畏）：用藥物加熱熨貼。毒，指藥物。熨，一種熱敷療法。

[8] 撥：診察。　應：反應。此指證候。

[9] 因：依循。　輸：通"腧"，腧穴。

[10] 訣脈：疏通脈絡。訣，通"決"，疏導。《華佗別傳》："令弟子數人以鈹刀決脈。"　結筋：連結筋脈。

[11] 搦（nuò 諾）：按治，按摩。

[12] 揲（shé 舌）荒：按治膏肓。揲，持，引申爲按治。荒，通"肓"，指膏肓。　爪幕：疏理膈膜。爪，通"抓"，謂以指抓掐。幕，通"膜"，指橫膈膜。

[13] 湔（jiān 煎）浣：洗滌。下句"漱滌"義同此。

[14] 練精易形：修練精氣，矯易形體。古代修道之術。《漢武內傳》："愛精握固，閉氣吞液，氣化爲血，血化爲精，精化爲液，液化爲骨。行之不倦，一年易氣，二年盈血，三年盈脉，四年易肉，五年易髓，六年易筋，七年易骨，八年易髮，九年易形。形變化則道成，道成則位爲仙人。"

[15] 曾（zēng 增）：竟，簡直。　咳（hái 孩）嬰：剛會笑的嬰兒。咳，古又作"孩"，嬰兒笑。

[16] 終日：許久，好久。

[17] 以管窺天：比喻見識狹窄。語出《莊子・秋水》。

[18] 郄（xì 隙）：同"郤"，通"隙"，縫隙。　文：同"紋"，線條交錯的圖紋。

[19] 寫形：審察病人的體態。寫，描摹，此指審察。

[20] "聞病"二句：瞭解疾病的陽分，就能論斷其陰分。陽，陽分，指外表症狀；陰，陰分，指內在病機。

[21] 病應：疾病的反應。指證候。　見：同"現"。呈現。　大表：體表。

[22] 決者：謂決斷疾病的方法。

[23] 不可曲止：意爲不能一一盡述。曲，委曲，詳盡。止，已。《索隱》："止，語助也。不可委曲具言。"《正義》："言皆有應見，不可曲言病之止住所在也。"

當聞其耳鳴而鼻張，循其兩股[1]，以至於陰[2]，當尚溫也。"中庶子聞扁鵲言，目眩然而不瞚[3]，舌撟然而不下[4]，乃以扁鵲言入報虢君。

虢君聞之大驚，出見扁鵲於中闕[5]，曰："竊聞高義之日久矣[6]，然未嘗得拜謁於前也。先生過小國，幸而舉之[7]，偏國寡臣幸甚[8]，有先生則活，無先生則棄捐填溝壑[9]，長終而不得反[10]。言未卒，因嘘唏服臆[11]，魂精泄橫[12]，流涕長潸[13]，忽忽承䀹[14]，悲不能自止，容貌變更。扁鵲曰："若太子病，所謂尸蹷者也[15]。太子未死也。"扁鵲乃使弟子子陽厲鍼砥石[16]，以取外三陽五會[17]。有閒[18]，太子蘇。乃使子豹為五分之熨[19]，以八減之齊和煮之[20]，以更熨兩脅下[21]。太子起坐。更適陰陽[22]，但服湯二旬而復故[23]。故天下盡以扁鵲為能生死人[24]。扁鵲曰："越人非能生死人也，此自當生者，越人能使之起耳[25]。"

扁鵲過齊，齊桓侯客之[26]。入朝見，曰："君有疾在腠理[27]，不治

---

[1] 循：捫循，撫摸。

[2] 陰：指陰部。

[3] 眩（xuàn 渲）然：眼睛昏花貌。　　瞚：同"瞬"，眨眼。

[4] 撟然：翹起貌。

[5] 中闕（què 碻）：宮廷的中門。闕，宮廷前兩側對稱的門樓，又為宮門的代稱。

[6] 竊：猶言"私下"。　　高義：崇高的義行。

[7] 舉：救助。

[8] 寡臣：指虢太子。馬敘倫《讀書續記》卷一："偏國寡臣幸甚，此虢君對扁鵲稱太子也。"

[9] "棄捐"句："死"的婉辭。《釋名·釋喪制》："不得埋曰棄，謂棄之於野也。不得其屍曰捐，捐於他境也。"壑（hè 賀），山溝。

[10] 長終：永遠死去。終，死。　　反：同"返"。此指回生。

[11] 嘘唏：悲咽抽泣聲。亦作"歔欷"。　　服臆：亦作"愊臆"、"膈臆"、"愊抑"。因哀憤憂傷而氣滿鬱結。

[12] 魂精：精神。　　泄：散失。　　橫：錯亂。

[13] 涕：淚。　　潸（shān 山）：淚流貌。

[14] 忽忽：淚珠滾動貌。　　承䀹（jié 劫）：謂淚珠掛在睫毛上。承，承接。䀹，同"睫"。

[15] 尸蹷：古病名，一種假死的病證。突然昏仆，其狀如尸。《傷寒論·平脈法》："尸厥者，為其從厥而生，形無所知，其狀如尸，故名尸厥。"

[16] 厲鍼砥（dǐ 底）石：磨礪針石。厲，同"礪"。砥，磨刀石。用作動詞，磨。

[17] 外：指外表。　　三陽五合：即百會穴。在頭頂中央凹陷處。

[18] 有閒：有頃之間，不久。閒，一會兒。

[19] 五分之熨：用藥物熨病，使溫暖之氣深入體內五分的熨法。

[20] 八減之齊：古方劑名，今不傳。齊，同"劑"。

[21] 更（gèng 耕）：交替，輪流。

[22] 更適陰陽：謂再調整體內的陰陽，使其恢復平衡。更，再。適，調適。

[23] 但：只是，僅僅。　　復故：猶"復原"。

[24] 生死人：使死人復生。

[25] 起：病愈，康復。

[26] 齊桓侯：春秋戰國時先後有兩個齊桓公。一是春秋五霸之一齊桓公小白（公元前685年－前643年在位）；一是戰國時齊桓公田午（公元前374年－前357年在位）。另《韓非子·喻老》作"蔡桓侯"。　　客之：把他當作客人。

[27] 腠理：指人體肌膚的紋理，是氣血流通灌注之處。

將深。"桓侯曰："寡人無病。"扁鵲出，桓侯謂左右曰："醫之好利也，欲以不疾者爲功。"後五日，扁鵲復見，曰："君有疾在血脈，不治恐深。"桓侯曰："寡人無疾。"扁鵲出，桓侯不悅。後五日，扁鵲復見，曰："君有疾在腸胃間，不治將深。"桓侯不應[1]。扁鵲出，桓侯不悅。後五日，扁鵲復見，望見桓侯而退走[2]。桓侯使人問其故。扁鵲曰："疾之居腠理也，湯熨之所及也；在血脈，鍼石之所及也；其在腸胃，酒醪之所及也[3]；其在骨髓，雖司命無奈之何[4]！今在骨髓，臣是以無請也[5]。"後五日，桓侯體病[6]，使人召扁鵲，扁鵲已逃去。桓侯遂死。

使聖人預知微，能使良醫得蚤從事[7]，則疾可已[8]，身可活也。人之所病[9]，病疾多；而醫之所病，病道少。故病有六不治：驕恣不論於理[10]，一不治也；輕身重財[11]，二不治也；衣食不能適，三不治也；陰陽并[12]，藏氣不定[13]，四不治也；形羸不能服藥[14]，五不治也；信巫不信醫，六不治也。有此一者，則重難治也[15]。

扁鵲名聞天下。過邯鄲[16]，聞貴婦人[17]，即爲帶下醫[18]；過雒陽[19]，聞周人愛老人[20]，即爲耳目痺醫[21]；來入咸陽[22]，聞秦人爱小兒，即爲

---

[1] 應：應答。

[2] 走：跑。

[3] 酒醪（láo 勞）：酒劑。

[4] 司命：古代傳說中掌管人的生命之神。　　無奈之何：不能對它怎麼樣。

[5] 無請：不再請求給齊桓侯治病。請，請求。

[6] 體病：身體病重。

[7] 蚤：通"早"。

[8] 已：痊愈。

[9] 病：擔憂，憂慮。下文三個"病"義同此。

[10] 驕恣（zì 自）：驕橫放縱。

[11] 輕身重財：把身體看得輕，把錢財看得重。輕、重，皆意動用法。

[12] 陰陽并：指陰陽偏勝，血氣錯亂。《素問·調經論》："血氣未并，五藏安定……陰與陽并，血氣以并，病形以成。"張介賓注："并，偏聚也。"

[13] 藏氣不定：謂臟腑精氣不安和，失去正常功能。

[14] 形羸（léi 雷）：形體瘦弱。羸，瘦弱。

[15] 重（zhòng 衆）：甚，非常。

[16] 邯（hán 寒）鄲：趙國的都城，在今河北邯鄲市西南。

[17] 貴：尊重。

[18] 帶下醫：婦科醫生的古稱。帶下，帶脈以下，婦女所患多爲經血帶產諸病，故名。

[19] 雒（luò 洛）陽：即洛陽，東周王都所在地。在今河南洛陽市。雒，同"洛"。

[20] 周人：指當時洛陽一帶的人。

[21] 耳目痺醫：老年病以耳目之疾及痺證居多，故稱。

[22] 咸陽：秦國國都，在今陝西咸陽市一帶。

小兒醫：隨俗爲變¹。秦太醫令李醯自知伎不如扁鵲也²，使人刺殺之。至今天下言脈者，由扁鵲也³。

【題解】 本文選自《史記·扁鵲倉公列傳》，據 1959 年中華書局校點本。作者司馬遷（約公元前 145 年—前 86 年），字子長，夏陽（今陝西韓城）人，西漢傑出的歷史學家和文學家。他少而好學，壯而遍遊全國，後繼承其父司馬談任太史令。因替投降匈奴的李陵辯解而獲罪，下獄受腐刑。出獄後任中書令，遂忍辱含詬，發憤著述。

《史記》是我國第一部紀傳體通史，記載上自黃帝、下至漢武帝長達三千多年的歷史。分十二本紀、十表、八書、三十世家、七十列傳，共一百三十篇。善於以簡煉生動的語言塑造人物形象，刻劃人物性格。魯迅評價它爲“史家之絕唱，無韻之離騷”。爲《史記》作注者多家，今存南北朝宋裴駰《史記集解》、唐司馬貞《史記索隱》、張守節《史記正義》。

本文是一篇傳記。作者綜合歷代傳聞，選取典型事迹，記叙了戰國時代扁鵲這一位在歷史上享有盛譽，深受人民愛戴的古代名醫的動人事迹。扁鵲具有豐富的醫療經驗，精於脈學和望診，擅長各科，隨俗爲醫，從他身上反映了二千多年前我國的醫學成就。文中並批駁了“信巫不信醫”的迷信習俗。

【閱讀】

倉 公 傳

太倉公者，齊太倉長⁴，臨菑人也⁵，姓淳于氏，名意。少而喜醫方術。高后八年⁶，更受師同郡元里公乘陽慶⁷。慶年七十餘，無子，使意盡去其故方，更悉以禁方予之，傳黃帝、扁鵲之脈書，五色診病，知人死生，決嫌疑，定可治，及藥論，甚精。受之三年，爲人治病，決死生多驗。然左右行游諸侯⁸，不以家爲家，或不爲人治病，病家多怨之者。文帝四年中⁹，人上書言意，以刑罪當傳西之長安¹⁰。意有五女，隨而泣。意怒，罵曰：“生子不生男，緩急無可使者！”於是少女緹縈傷父之言，乃隨父西，上書曰：“妾父爲吏，齊中稱

---

¹ 隨俗爲變：謂扁鵲的醫道能隨習俗不同而變通，以適應社會需要。
² 太醫令：秦制，主管醫藥的官員叫太醫令、丞。　　李醯（xī 西）：人名。　　伎：通“技”。
³ 由：從，遵循。
⁴ 齊太倉長：齊國都城糧倉的主管。太倉，都城儲糧的大倉。
⁵ 臨菑（zī 資）：齊國都城。今山東臨淄。
⁶ 高后八年：公元前 180 年。高后，漢高祖劉邦之妻呂雉。其子惠帝劉盈死後，她臨朝專政八年。
⁷ 元里：地名。　　公乘：秦漢時爵位名，爲第八爵。
⁸ “然左右”句：據本傳下文“故移名數左右，不修家生，出行遊國中”，是“左右”前當有“移名數”三字。《史記正義》曰：“以名籍屬左右之人。”顏師古《漢書》注曰：“名數，謂戶籍也。”
⁹ 文帝四年：即公元前 176 年。文帝，漢文帝劉恒。按據《史記·孝文本紀》載，淳于公有罪當刑在文帝十三年夏五月，非文帝四年。
¹⁰ 傳：傳乘。指押送、遞解。　　西之長安：往西到長安去。之，往。

其廉平，今坐法當刑。妾切痛死者不可復本復生，而刑者不可復續，雖欲改過自新，其道莫由，終不可得。妾願入身爲官婢，以贖父之刑罪，使得改行自新也。"書聞，上悲其意，此歲中亦除肉刑法。

齊中大夫病齲齒[1]，臣意灸其左大陽明脈，卽爲苦參湯，日嗽三升，出入五六日，病已。得之風，及臥開口，食而不嗽。

菑川王美人懷子而不乳[2]，來召臣意。臣意往，飲以莨蕩藥一撮[3]，以酒飲之，旋乳。臣意復診其脈，而脈躁。躁者，有餘病，卽飲以硝石一齊，出血，血如豆，比五六枚。

齊王黃姬兄黃長卿家有酒召客，召臣意。諸客坐，未上食。臣意望見王后弟宋建，告曰："君有病，往四五日，君要脅痛，不可俛仰[4]，又不得小溲。不亟治，病卽入濡腎[5]。及其未舍五藏，急治之。病方今客腎濡，此所謂腎痹也。"宋建曰："然，建故有要脊痛。往四五日，天雨，黃氏諸倩見建家京下方石[6]，卽弄之，建亦欲效之，效之不能起，卽復置之。暮，要脊痛，不得溺，至今不愈。"建病得之好持重。所以知建病者，臣意見其色，太陽色乾[7]，腎部上及界要以下者枯四分所，故以往四五日知其發也。臣意卽爲柔湯使服之，十八日所而病愈。

臣意曰：他所診期決死生及所治已病衆多，久頗忘之，不能盡識，不敢以對。

問臣意："所診治病，病名多同而診異，或死或不死，何也？"對曰："病名多相類，不可知，故聖人爲之脈法，以起度量，立規矩，縣權衡，案繩墨，調陰陽，別人之脈各名之，與天地相應，參合於人，故乃別百病以異之。有數者能異之[8]，無數者同之。然脈法不可勝驗，診疾人以度異之[9]，乃可別同名，命病主在所居[10]。今臣意所診者，皆有診籍[11]，所以別之者，臣意所受師方適成，師死，以故表籍所診，期決死生，觀所失所得者合脈法，以故至今知之。"

太史公曰：女無美惡，居宮見妒；士無賢不肖，入朝見疑。故扁鵲以其伎見殃，倉公乃匿迹自隱而當刑。緹縈通尺牘[12]，父得以後寧。故老子曰："美好者，不祥之器。"豈謂扁鵲等邪？若倉公者，可謂近之矣。（節選自《史記·扁鵲倉公列傳》）

---

[1] 齲（qǔ 曲）齒：牙齒由侵蝕而出現的空洞，俗名蟲牙。

[2] 菑川王：菑川國王。菑川國爲漢代的封國，在今山東壽光一帶。　美人：漢代嬪妃的稱號。　不乳：指難產。乳，生產。《史記正義佚文輯校》："人及鳥生子曰乳。乳卽產。"

[3] 莨蕩（làng dàng 浪檔）：藥名，卽莨菪。有解痙、鎮靜作用。

[4] 要：同"腰"。

[5] 濡腎：染及腎臟。濡，浸染。

[6] 京：倉庫。

[7] 太陽：疑指"顳顬（nie rú 聶如）"，在眼眶的外後方。一說：當爲"大腸"。大腸經的色診部位在面部中央。

[8] 數：謂方術。

[9] 度：尺度。指診斷的標準。

[10] 命：指稱謂。　病主：卽病家。《診籍》中俱載病家姓名里居。

[11] 診籍：診病的記錄簿冊。類似今之醫案、病史。

[12] 通尺牘：謂上書。通，傳達，傳遞。尺牘，本指寫上詔書的木板，長一尺一寸，簡稱尺牘。後指書信。

三十二、

華佗傳

華佗，字元化，沛國譙人也[1]，一名旉[2]。遊學徐土[3]，兼通數經[4]。沛相陳珪舉孝廉[5]，太尉黃琬辟[6]，皆不就。曉養性之術，時人以爲年且百歲，而貌有壯容。又精方藥，其療疾，合湯不過數種，心解分劑[7]，不復稱量，煮熟便飲，語其節度[8]，舍去輒愈。若當灸，不過一兩處，每處不過七八壯[9]，病亦應除。若當針，亦不過一兩處，下針言“當引某許，若至，語人”，病者言“已到”，應便拔針，病亦行差[10]。若病結積在內，針藥所不能及，當須刳割者[11]，便飲其麻沸散，須臾便如醉死，無所知，因破取。病若在腸中，便斷腸湔洗，縫腹膏摩，四五日差，不痛，人亦不自寤，一月之間，卽平復矣。

府吏兒尋、李延共止[12]，俱頭痛身熱，所苦正同。佗曰：“尋當下之，延當發汗。”或難其異，佗曰：“尋外實，延內實[13]，故治之宜殊。”卽各與藥，明旦並起。

佗行道，見一人病咽塞，嗜食而不得下，家人車載欲往就醫。佗

---

[1] 沛國：漢代分封的一個王國，在今安徽、江蘇、河南三省交界處，治所在宿縣。　譙（qiáo 憔）：沛國縣名，今安徽亳（bó 博）縣。

[2] 旉：同“敷”。

[3] 遊學：外出求學。　徐土：今徐州一帶。土，地。

[4] 經：指儒家經典，如《詩》、《書》、《易》、《禮》、《春秋》等。

[5] 沛相：沛國的相。漢制，王國設相，由朝廷直接委派，掌握王國政事。　陳珪：字漢瑜，下邳（今江蘇邳縣）人。　孝廉：漢代選舉人材的科目。孝指孝子，廉指廉潔之士。後合稱孝廉。

[6] 太尉：官名。漢代掌握軍權的最高長官。　黃琬：字子琰，江夏安陸（今湖北安陸）人，漢靈帝中平六年至獻帝初平元年（公元 189 年－190 年）任太尉。　辟（bì 必）：徵召。

[7] 分劑：指合湯的藥物分量和藥物配伍的比例。

[8] 節度：指服藥的注意事項。

[9] 壯：量詞。艾灸時，一灼爲一壯。

[10] 行：立卽。　差：同“瘥”，病愈。

[11] 刳（kū 枯）：剖開。

[12] 府吏：郡府中的小吏。　兒：同“倪”，姓氏。　止：居住。

[13] “尋外實”二句：當作“尋內實，延外實”。《太平禦覽·醫二》、《類證普濟本事方》卷九引此均作“尋內實，延外實”。北宋龐安時《傷寒總病論》卷六《解華佗內外實》中稱：“某疑陳壽誤用內、外字，非華佗本意也。”是宋代已有誤者。

聞其呻吟，駐車往視，語之曰："向來道邊有賣餅家，蒜韲大酢[1]，從取三升飲之，病自當去。"卽如佗言，立吐虵一枚[2]，縣車邊[3]，欲造佗[4]。佗尙未還，小兒戲門前，逆見[5]，自相謂曰："似逢我公，車邊病是也[6]。"疾者前入坐，見佗北壁縣此虵輩約以十數。

又有一郡守病，佗以爲其人盛怒則差，乃多受其貨而不加治，無何棄去，留書罵之。郡守果大怒，令人追捉殺佗。郡守子知之，屬使勿逐[7]。守瞋恚既甚[8]，吐黑血數升而愈。

又有一士大夫不快，佗云："君病深，當破腹取。然君壽亦不過十年，病不能殺君，忍病十歲，壽俱當盡，不足故自刳裂[9]。"士大夫不耐痛癢，必欲除之。佗遂下手，所患尋差，十年竟死。

廣陵太守陳登得病[10]，胸中煩懣[11]，面赤不食。佗脈之曰："府君胃中有蟲數升[12]，欲成內疽[13]，食腥物所爲也[14]。"卽作湯二升，先服一升，斯須盡服之。食頃[15]，吐出三升許蟲，赤頭皆動，半身是生魚膾也[16]，所苦便愈。佗曰："此病後三期當發[17]，遇良醫乃可濟救。"依期果發動，時佗不在，如言而死。

太祖聞而召佗[18]，佗常在左右。太祖苦頭風[19]，每發，心亂目眩，佗針鬲[20]，隨手而差。

---

[1] 蒜韲（jī 跻）：用蒜葉淹漬黃韲菜之菜汁。《本草綱目·蒜葉》："華佗用蒜韲，卽此蒜也。"又《本草綱目·韲水》："此乃作黃韲菜水也。酸鹹無毒，吐諸痰飲宿食。"一說：蒜汁。　酢:同"醋"，酸。

[2] 虵："蛇"的異體字。此指蚘蟲。

[3] 縣：同"懸"。

[4] 造：往，到。

[5] 逆：迎，迎面。

[6] 病：病物。此指挂在車邊的寄生蟲。

[7] 屬（zhǔ 主）：同"囑"，囑託。

[8] 瞋恚（huì 惠）：憤怒。瞋，發怒時瞪大眼睛。恚，憤怒。

[9] 不足：不值得。　故：特地。　刳裂：指開刀剖腹。

[10] 廣陵：漢代郡名，郡治在今江蘇揚州。　陳登：字元龍，陳珪之子。建安二年，曹操任以廣陵太守。

[11] 煩懣：煩悶。

[12] 府君：漢代對太守的敬稱。

[13] 內疽：病名。腹內腫瘍。

[14] 腥物：指生魚肉。腥，生肉。

[15] 食頃：吃一頓飯的時間。

[16] 生魚膾：切成薄片的鮮活魚，又名魚生。膾，細切的魚肉。

[17] 期（jī 基）：周年。亦作"朞"。下文"依期"的"期"（qí 其）指"期限"。

[18] 太祖：指曹操。曹丕稱帝後，追尊曹操爲武皇帝，其孫子曹叡又定曹操的廟號爲太祖。

[19] 頭風：卽頭風痛。

[20] 鬲：同"膈"。指膈俞穴。

　　李將軍妻病甚[1]，呼佗視脈，曰："傷娠而胎不去[2]。"將軍言："聞實傷娠，胎已去矣。"佗曰："案脈[3]，胎未去也。"將軍以爲不然。佗舍去，婦稍小差[4]。百餘日復動，更呼佗，佗曰："此脈故事有胎[5]。前當生兩兒，一兒先出，血出甚多，後兒不及生；母不自覺，旁人亦不寤，不復迎，遂不得生。胎死，血脈不復歸，必燥著母脊[6]，故使多脊痛。今當與湯，並針一處，此死胎必出。"湯針既加，婦痛急如欲生者。佗曰："此死胎久枯，不能自出，宜使人探之。"果得一死男，手足完具，色黑，長可尺所[7]。

　　佗之絕技，凡此類也。然本作士人，以醫見業[8]，意常自悔。後太祖親理，得病篤重[9]，使佗專視。佗曰："此近難濟，恒事攻治[10]，可延歲月。"佗久遠家思歸，因曰："當得家書[11]，方欲暫還耳[12]。"到家，辭以妻病，數乞期不反。太祖累書呼[13]，又敕郡縣發遣[14]。佗恃能厭食事[15]，猶不上道。太祖大怒，使人往檢：若妻信病[16]，賜小豆四十斛[17]，寬假限日；若其虛詐，便收送之[18]。於是傳付許獄[19]，考驗首服[20]。

────────────────

[1] 李將軍：沈欽韓曰："《抱朴子》說此事，云是李通。"李通，字文達，平春（今河南信陽西北）人，以功封都亭侯，拜汝南太守。

[2] 傷娠（shēn 身）：小產。

[3] 案：察。

[4] 稍：漸漸。　　小：稍微。

[5] 故事：慣例。此謂按照慣例。

[6] 燥著母脊：指死胎乾枯後附著於母體內脊部。著，同"着"，附着。《本草綱目·人胞》："兒在胎中，臍系于胞，胞系母脊。"

[7] 可：大約。　　所：左右。表約數。

[8] 見業：猶立業。

[9] 篤重：危重。

[10] 恒：長久。

[11] 當：方才。

[12] 方：正。　　暫：短暫，不久。

[13] 累：屢次，接連。

[14] 敕（chì 斥）：命令。

[15] 食事：謂食俸祿侍奉人。

[16] 信：確實。

[17] 斛（hú 胡）：容量單位。古代十斗爲一斛，南宋末年改五斗爲一斛。

[18] 收：逮捕。

[19] 傳：遞解。　　許獄：許昌的監獄。建安元年（公元196年），曹操將東漢都城由洛陽遷至許昌（今屬河南）。

[20] 考驗：審訊驗實。　　首服：招供服罪。

荀彧請曰[1]："佗術實工，人命所縣[2]，宜含宥之[3]。"太祖曰："不憂，天下當無此鼠輩耶[4]？"遂考竟佗[5]。佗臨死，出一卷書與獄吏，曰："此可以活人。"吏畏法不受，佗亦不彊[6]，索火燒之。佗死後，太祖頭風未除。太祖曰："佗能愈此。小人養吾病[7]，欲以自重，然吾不殺此子，亦終當不爲我斷此根原耳。"及後愛子倉舒病困[8]，太祖歎曰："吾悔殺華佗，令此兒彊死也[9]。"

初，軍吏李成苦欬嗽，晝夜不寤[10]，時吐膿血，以問佗。佗言："君病腸臃[11]，欬之所吐，非從肺來也。與君散兩錢[12]，當吐二升餘膿血訖[13]，快[14]，自養，一月可小起，好自將愛[15]，一年便健。十八歲當一小發，服此散，亦行復差[16]。若不得此藥，故當死[17]。"復與兩錢散，成得藥去。五六歲，親中人有病如成者，謂成曰："卿今彊健，我欲死，何忍無急去藥[18]，以待不祥[19]？先持貸我，我差，爲卿從華佗更索。"成與之。已故到譙[20]，適值佗見收[21]，怱怱不忍從求[22]。後十八歲，成病竟發，無藥可服，以至於死。

廣陵吳普、彭城樊阿皆從佗學[23]。普依準佗治，多所全濟。佗語普

---

[1] 荀彧（yù 育）：字文若，潁川潁陰（今河南許昌）人，曹操的謀士。曾任尚書令，參軍國大事。後以反對曹操稱魏公，被迫自殺。

[2] 縣：同"懸"，懸繫，關繫。

[3] 含宥（yòu 又）：寬恕。

[4] 鼠輩：鄙視他人之詞。猶言小子。

[5] 考竟：在獄中處死。

[6] 彊："強"的異體字，勉強。

[7] 養吾病：謂故意拖延病情，不予根治。

[8] 倉舒：即曹沖，曹操的幼子，字倉舒，病死於建安十三年。

[9] 彊死：死於非命。

[10] 寤：當作"寐"。《後漢書·方術例傳》作"寐"。

[11] 臃："癰"的異體字。

[12] 錢：指錢匕。用漢代五銖錢抄藥末以不落爲度，爲一錢匕，約今二克。

[13] 訖：停止。

[14] 快：暢快。

[15] 將愛：將養愛護。

[16] 行：行將。

[17] 故：通"固"，固然。

[18] 去（jú 舉）：通"弆"，收藏。

[19] 不祥：不吉。此指疾病。

[20] 已：已而，隨即。 故：特地。

[21] 適：正好。 見：被。

[22] 怱怱：即匆匆。倉促貌。怱，"匆"的異體字。

[23] 彭城：漢代郡國名，治今江蘇徐州。

曰：“人體欲得勞動[1]，但不當使極爾。動搖則穀氣得消[2]，血脈流通，病不得生，譬猶戶樞不朽是也[3]。是以古之仙者爲導引之事[4]，熊頸鴟顧[5]，引輓腰體[6]，動諸關節，以求難老。吾有一術，名五禽之戲[7]：一曰虎，二曰鹿，三曰熊，四曰猨[8]，五曰鳥。亦以除疾，並利蹄足，以當導引。體中不快，起作一禽之戲，沾濡汗出[9]，因上著粉[10]，身體輕便，腹中欲食。”普施行之，年九十餘，耳目聰明[11]，齒牙完堅。阿善針術。凡醫咸言背及胷藏之間不可妄針，針之不過四分，而阿針背入一二寸，巨闕胷藏針下五六寸[12]，而病輒皆瘳[13]。阿從佗求可服食益於人者，佗授以漆葉青黏散[14]。漆葉屑一升，青黏屑十四兩，以是爲率[15]。言久服去三蟲[16]，利五藏，輕體，使人頭不白。阿從其言，壽百餘歲。漆葉處所而有[17]，青黏生於豐、沛、彭城及朝歌云[18]。

【題解】 本文選自《三國志·魏書·方技傳》，據 1959 年中華書局校點本，有刪節。作者陳壽（公元 233 年—297 年），字承祚，巴西安漢（今四川南充）人，曾在蜀漢和晉初任過觀閣令史和著作郎。《三國志》是一部紀傳體史書，記事較翔實，反映魏、蜀、吳三國鼎立錯綜複雜的政治形勢，對曹操、諸葛亮等在歷史上曾起過積極作用的人物，評價比較公允。南朝劉宋裴松之援引大量資料爲之作注，彌補了原著史料簡略的不足。

本文全面地記載了東漢末年傑出的醫學家華佗的醫學成就及其最後的不幸遭遇。他長期在中原地區行醫，而不願專門侍奉曹操，終於被殺。他技術全面，精通各科，尤長於外科，發明全身麻醉劑“麻沸散”，用於剖開腹背，切除胃腸等大手術，比歐洲人使用麻醉劑早一

---

[1] 勞動：活動。

[2] 動搖：猶言活動。 穀氣：水穀之氣。此泛指食物。

[3] 戶樞：門的轉軸。《呂氏春秋·盡數》：“流水不腐，戶樞不螻，動也。”

[4] 導引： 古代的一種健身除病的養生方法。謂“導氣令和，引體令柔”。 一作“道引”。

[5] 熊頸：象熊那樣攀援（樹枝）。一作“熊經”。 經，懸挂。 鴟（chī 斥）顧：象鴟梟那樣左右顧盼。鴟，即鴟梟，常常身不動而頭回顧。

[6] 引輓：牽引，屈伸。輓，“挽”的異體字，牽挽。

[7] 五禽之戲：華佗模仿五種動物姿態而創造的體操。禽，鳥獸等動物的通稱。

[8] 猨：“猿”的異體字，猿猴。

[9] 沾濡：沾濕，濕潤。

[10] 著粉：猶撲粉。用以止汗爽身。

[11] 聰明：耳聰目明。謂視聽靈敏。

[12] 巨闕：穴位名。在臍上六寸。

[13] 瘳（chōu 抽）：病癒。

[14] 漆葉青黏散：古代藥劑名。能補虛，益精，殺蟲，滋養脾肺腎。漆葉，即漆樹的葉。青黏，即黃精。

[15] 率（lù 律）：比例，標準。

[16] 三蟲：習慣上指蛔蟲、赤蟲（薑片蟲）和蟯蟲等三種寄生蟲。

[17] 處所：處處。

[18] 豐：今江蘇豐縣。 沛：今江蘇沛縣東。 朝歌：今河南淇縣。 云：句末語氣詞。

千六百多年。他不僅善於治病，更重視預防保健，創造了"五禽戲"，強調運動對於人體保健的作用。反映了我國古代醫學又發展到一個新的高度。文筆質樸簡煉，於字裏行間表達了惋惜之情。

【閱讀】

郭 玉 傳

　　郭玉者，廣漢雒人也[1]。初，有老父不知何出，常漁釣於涪水[2]，因號涪翁。乞食人間，見有疾者，時下針石，輒應時而效。乃著《針經》、《診脈法》傳於世。弟子程高尋求積年，翁乃授之。高亦隱跡不仕。玉少師事高，學方診六微之技[3]，陰陽隱側之術。和帝時，爲太醫丞[4]，多有效應。帝奇之，仍試令嬖臣美手腕者[5]，與女子雜處帷中，使玉各診一手，問所疾苦。玉曰："左陽右陰，脈有男女，狀若異人[6]。臣疑其故。"帝歎息稱善。玉仁愛不矜，雖貧賤廝養[7]，必盡其心力。而醫療貴人，時或不愈。帝乃令貴人贏服變處[8]，一針即差。召玉詰問其狀，對曰："醫之爲言意也。腠理至微，隨氣用巧；針石之間，毫芒即乖。神存於心手之際，可得解而不可得言也，夫貴者處尊高以臨臣，臣懷怖懾以承之。其爲療也，有四難焉：自用意而不任臣，一難也；將身不謹，二難也；骨節不彊，不能使藥，三難也；好逸惡勞，四難也。針有分寸，時有破漏；重以恐懼之心[9]，加以裁愼之志，臣意且猶不盡[10]，何有於病哉[11]？此其所爲不愈也。"帝善其對。年老卒官[12]。（選自《後漢書·方術列傳》）

---

[1] 廣漢：漢郡名。在今四川西北部、甘肅東南部一帶地區。　　雒（luò 洛）：漢縣名。治在今四川廣漢北部。

[2] 漁：捕魚。　　涪（fú 扶）水：即涪江。嘉陵江的支流。

[3] 六微：指三陰三陽的脈候（從清代沈欽韓說）。《素問》有《六微旨大論》探討自然界六氣變化與人的關係。

[4] 太醫丞：太醫令的屬官。

[5] 仍：因而，乃。　　嬖（bì 必）臣：皇帝寵愛的近侍。

[6] 異人：怪異之人。指一人而具男女兩性之脈。

[7] 廝養：供人驅使的奴僕。

[8] 贏服：貧賤人的衣服。此用作動詞。　　變處：改變（原來的）居處。

[9] 重（zhòng 衆）：加上。

[10] "臣意"句：意爲我的心思對以上種種尚且應付不完。

[11] 何有於病：意爲還有什麼心思用在治病上？

[12] 卒官：即卒於官。死在（太醫丞）任上。

三十三、

孫思邈傳

　　孫思邈，京兆華原人也[1]。七歲就學，日誦千餘言。弱冠[2]，善談莊、老及百家之說[3]，兼好釋典[4]。洛州總管獨孤信見而歎曰[5]："此聖童也[6]，但恨其器大適小，難爲用也[7]。"周宣帝時[8]，思邈以王室多故，乃隱居太白山[9]。隋文帝輔政[10]，徵爲國子博士[11]，稱疾不起。嘗謂所親曰："過五十年，當有聖人出，吾方助之以濟人。"及太宗即位[12]，召詣京師[13]，嗟其容色甚少[14]，謂曰："故知有道者，誠可尊重，羨門、廣成[15]，豈虛言哉！"將授以爵位，固辭不受。顯慶四年[16]，高宗召見，拜諫議大夫[17]，又固辭不受。

　　上元元年[18]，辭疾請歸，特賜良馬，及鄱陽公主邑司以居焉[19]。當

1 京兆華原：京兆，隋爲郡，唐改爲府。其轄縣華原，即今陝西耀縣。孫思邈的故居，即在此縣的孫家塬。
2 弱冠：指男子二十歲。古代男子二十歲行冠禮，體猶未壯，故稱弱。《禮記·曲禮上》："二十曰弱，冠。"
3 莊：指莊子。　老：指老子。
4 釋典：佛教的經典。釋，釋迦牟尼的簡稱，用來指代佛教。
5 洛州：即洛陽。　總管：地方高級軍政長官，原稱督軍、都督。　獨孤信：本名如願，原爲北魏將領，後仕北周，賜名信，封衛國公，不久即爲大司馬宇文護所逼而自殺。按《北史》及《周書》本傳。獨孤信於西魏文帝三年（公元537年）任大都督，率衆與馮翊、王元、季海入洛陽。
6 聖童：猶言"神童"。
7 "但恨"句：謂只憾其才器過於宏大，置於低位，反而難以發揮作用。恨，遺憾。器，才能。适，放置。
8 周宣帝：即北周宣帝宇文贇（公元578年—579年在位）。
9 太白山：秦嶺山脈中的太乙山，在陝西郿縣南。一說：爲終南山，因終年積雪，故名。
10 隋文帝：即隋朝開國之君楊堅。未稱帝時，曾輔佐北周，於周宣帝宣政元年（公元578年）任上柱國大司馬。周靜帝大象二年（公元580年）自爲大丞相。"輔政"當指此時。
11 徵：徵聘。　國子博士：爲當時最高學府國子學中的教授之官。
12 太宗：即唐太宗李世民（公元626年—649年在位）。
13 京師：指京城長安。
14 嗟：歎美。　容色：容貌顏色。
15 羨門：神話人物。《史記·秦始皇本紀》："始皇之碣石，使燕人盧生求羨門、高誓。"　廣成：即廣成子。神話人物。《莊子·在宥》謂其隱於崆峒山石室，黃帝曾問以養生之要。
16 顯慶四年：公元659年。顯慶（公元656年—660年），唐高宗李治（公元649年—683年在位）年號。
17 拜：授官。　諫議大夫：掌侍從規諫之官。
18 上元：唐高宗年號（公元674年—676年）。
19 "鄱陽"句：指已故鄱陽公主的府第。邑司，公主的府第，府中設有邑司令丞，掌管家產財賦收支等事。

時知名之士宋令文、孟詵、盧照鄰等[1]，執師資之禮以事焉[2]。思邈嘗從幸九成宮[3]，照鄰留在其宅。時庭前有病梨樹，照鄰爲之賦[4]，其序曰：“癸酉之歲[5]，余臥疾長安光德坊之官舍[6]。父老云：‘是鄱陽公主邑司，昔公主未嫁而卒，故其邑廢。’時有孫思邈處士居之[7]。邈道合古今[8]，學殫數術[9]。高談正一[10]，則古之蒙莊子[11]；深入不二[12]，則今之維摩詰[13]。其推步甲乙[14]，度量乾坤[15]，則洛下閎、安期先生之儔也[16]。”照鄰有惡疾，醫所不能愈，乃問思邈：“名醫愈疾，其道何如？”思邈曰：“吾聞善言天者，必質之於人；善言人者，亦本之於天[17]。天有四時五行，寒暑迭代，其轉運也[18]，和而爲雨，怒而爲風，凝而爲霜雪，張而爲虹蜺[19]，此天地之常數也[20]。人有四支五藏[21]，一覺一寐，

---

[1] 宋令文：唐高宗時任東臺詳正學士，善文辭，工書隸，有力過人，世稱三絕。　孟詵：初唐醫藥學家，進士出身，官至同州刺史，著有《食療本草》等。　盧照鄰：初唐文學家，與王勃、楊炯、駱賓王合稱“初唐四傑”，終生多病，後憤投潁水而死。有《盧昇之集》。

[2] 師資：猶言師。《穀梁傳·僖公三十二年》楊士勳疏：“師者教人以不及，故謂師爲師資也。”

[3] 幸：臨幸。指帝王駕臨。　九成宮：爲唐朝皇帝避暑之宮，在陝西麟游縣西。

[4] 照鄰爲賦：盧氏寫有《病梨樹賦》一文，系自歎身患惡疾不愈，藉託病梨樹而作。文載於《盧昇之集》。

[5] 癸酉之歲：高宗咸亨四年（公元 673 年）。按此時思邈尚未獲賜此宅，照鄰等豈能居之？疑記時有誤。

[6] 光德坊：長安城分五十四坊，光德坊位於朱雀街西第三街，爲其中十三坊之一。

[7] 處士：古時稱有才德而隱居不仕的人。

[8] 道合古今：謂孫氏學問廣博，能貫通古今。合，融合。

[9] 殫（dān 丹）：盡。　數術：一稱“術數”。“術”指方術，“數”爲氣數。即以各種方法，觀察自然界可注意的現象，來推測人和國家的氣數和命運。後世一般專指星相、占卜等技藝。

[10] 正一：謂正形一志。爲道家學說中的純正理論。《庄子·知北遊》云：“正汝形，一汝志，天和將至。”後世道教傳正一法，並有正一道，與全真道同爲道教兩大教派。

[11] 蒙莊子：莊子，戰國時宋國蒙（今河南商丘縣東北）人，故稱。

[12] 不二：佛家語。佛法講真如平等，彼此無別，故言“不二”。凡悟入此等境界，稱爲“入不二法門”。

[13] 維摩詰：人名，梵語的音譯，意譯爲“淨名”。《維摩詰經》中說他是一位大乘居士，與釋迦牟尼同時。爲佛典中現身說法、辨才無礙的代表人物。

[14] 推步：古稱推算曆法之學，意謂日月星辰轉運於天，猶如人之行步，可推算而知。　甲乙：十天干之名。此指代歲月。

[15] 乾坤：天地。

[16] 洛下閎（hóng 宏）：字長公，漢代巴人，通曉天文，隱於洛下，曾爲漢武帝改顓頊曆爲太初曆。　安期先生：即安期生。皇甫謐《高士傳》：“安期生者，瑯琊人也，受學河上丈人，賣藥海邊，老而不仕，時人謂之千歲公。”　儔（chóu 仇）：輩，同一類的人物。

[17] “善言天者”四句：意謂善談天地之變者，必須參證於人事；善談人身之病者，亦須根據天道。《素問·舉痛論》云：“余聞善言天者，必有驗於人；善言古者，必有合於今；善言人者，必有厭於己。”

[18] 轉運：迴環運行。

[19] 虹蜺：即虹霓。虹有主虹、副虹。主虹稱爲虹，位於光弧內側；副虹稱爲霓，位於光弧外側。蜺，“霓”的異體字。

[20] 常數：猶言常度。意爲一定的規律。

[21] 支：同“肢”。　藏：同“臟”。

呼吸吐納[1]，精氣往來[2]，流而爲榮衛[3]，彰而爲氣色[4]，發而爲音聲，此人之常數也。陽用其形，陰用其精[5]，天人之所同也。及其失也[6]，蒸則生熱[7]，否則生寒[8]，結而爲瘤贅[9]，陷而爲癰疽[10]，奔而爲喘乏[11]，竭而爲燋枯[12]，診發乎面[13]，變動乎形[14]。推此以及天地亦如之。故五緯盈縮[15]，星辰錯行，日月薄蝕[16]，孛彗飛流[17]，此天地之危診也。寒暑不時，天地之蒸否也；石立土踊[18]，天地之瘤贅也；山崩土陷，天地之癰疽也；奔風暴雨，天地之喘乏也；川瀆竭涸[19]，天地之燋枯也。良醫導之以藥石，救之以鍼劑；聖人和之以至德，輔之以人事。故形體有可愈之疾，天地有可消之災。”又曰：“膽欲大而心欲小[20]，智欲圓而行欲方[21]。《詩》曰‘如臨深淵，如履薄冰’[22]，謂小心也；‘赳赳武夫，公侯干城’[23]，謂大膽也。‘不爲利回，不爲義疚’[24]，行之

---

[1] 呼吸吐納：出息爲呼，入息爲吸。呼出濁氣爲吐，吸入清氣爲納。謂吐故納新。此爲古代養生導引之術。

[2] 精氣：指飲食水穀的精華。

[3] 流：流注。　榮衛：營氣和衛氣。榮，通“營”。

[4] 彰：顯示。　氣色：神采和面色。

[5] “陽用其形”二句：意謂陽之氣表現於外，即爲事物之體態形貌；陰之氣蘊聚於內，即爲事物之性質功能。

[6] 及其失：指陰陽失常。

[7] 蒸：火氣上行。

[8] 否（pǐ 匹）：閉塞不通。

[9] 結：指氣血結聚。

[10] 陷：指氣血下陷。

[11] 奔：指氣行狂越。

[12] 竭：指氣血虛竭。　燋枯：形容枯槁。燋，通“焦”。

[13] 診發乎面：謂證候呈現於顏面。診，視。謂可視之證候。

[14] 變動乎形：謂病變發生於形體。

[15] 五緯：指金、木、水、火、土五個行星。　盈縮：盈爲進，縮爲退。此指五星運行遲速失常。

[16] 日月薄蝕：指日蝕和月蝕。薄，相迫。

[17] 孛（bèi 倍）彗：彗星，俗名“掃帚星”。孛，彗星的一種。　飛流：飛掃流逝。

[18] 踊：向上踊起。

[19] 瀆（dú 讀）：小溝渠。

[20] “膽欲大”句：謂要膽大心細。《新唐書·孫思邈傳》：“膽爲之將，以果決爲務，故欲大。”“心爲之君，君尚恭，故欲小。”

[21] “智欲圓”句：謂智慧要圓通，品行要方正。《新唐書·孫思邈傳》：“智者動，天之象，故欲圓。”“仁者靜，地之象，故欲方。”

[22] “如臨深淵”二句：喻小心。臨，面對。履，踩踏。語見《詩·小旻》。

[23] “赳赳武夫”二句：喻大膽。意爲勇敢的武將，是公侯的捍衛者。赳赳，武貌。干城，捍衛。干，謂盾牌。城，謂城郭。語見《詩·兔罝》。

[24] “不爲利回”二句：喻行方。意謂仁者不會因圖謀私利而違禮，也不會因不見義勇爲而內疚。回，乖違。語見《左傳·昭公三十一年》。

方也；‘見機而作，不俟終日’[1]，智之圓也。”

　　思邈自云開皇辛酉歲生[2]，至今年九十三矣[3]。詢之鄉里，咸云數百歲人，話周、齊間事，歷歷如眼見[4]，以此參之，不啻百歲人矣[5]。然猶視聽不衰，神采甚茂，可謂古之聰明博達不死者也。

　　初，魏徵等受詔修齊、梁、陳、周、隋五代史[6]，恐有遺漏，屢訪之，思邈口以傳授，有如目觀。東臺侍郎孫處約將其五子俊、侹、俊、佑、佺以謁思邈[7]。思邈曰：“俊當先貴，佑當晚達，佺最名重，禍在執兵[8]。”後皆如其言。太子詹事盧齊卿童幼時[9]，請問人倫之事。思邈曰：“汝後五十年位登方伯[10]，吾孫當爲屬吏，可自保也。”後齊卿爲徐州刺史，思邈孫溥果爲徐州蕭縣丞[11]。思邈初謂齊卿之時，溥猶未生，而預知其事。凡諸異迹，多此類也。

　　永淳元年卒[12]。遺令薄葬，不藏冥器[13]，祭祀無牲牢[14]。經月餘，顏貌不改，舉屍就木[15]，猶若空衣，時人異之。自注《老子》、《莊子》，撰《千金方》三十卷，行於代，又撰《福祿論》三卷，《攝生眞錄》及《枕中素書》、《會三教論》各一卷[16]。

　　子行，天授中爲鳳閣侍郎[17]。

---

[1] “見機而作”二句：喻智圓。意謂智者在事態尚處於隱微不顯之時，卽能洞察其細微動向，並立卽動作以應之，而不坐等終日。機，幾微的迹象。俟（sì 四），等待。語見《易·繫辭下》。

[2] 開皇：隋文帝年號（公元 581 年—600 年）。　　辛酉：《四庫全書》本《盧昇之集》作“辛丑”。辛丑卽開皇元年。人們據此定孫思邈生年爲公元 581 年。馬伯英《孫思邈生年考及年譜簡編》則以爲孫思邈生年當爲公元 541 年。按：從“自云”以下十一句，引自《病梨樹賦序》。

[3] 九十三：《四庫全書》本《盧昇之集》同，《全唐文》卷一百六十六《病梨樹賦序》作“九十二”。

[4] 歷歷：分明可數貌。

[5] 不啻（chì 翅）：不止。

[6] 魏徵：字玄成，館陶（今屬河北）人，唐初政治家。唐太宗貞觀三年（公元 629 年）任秘書監，參預朝政，受命對諸史總加修定。

[7] 東臺侍郎：官名。唐高宗龍朔二年改黃門侍郎爲此名。　　將：挈領。

[8] 禍在執兵：據《新唐書》載，孫佺在唐睿宗延和元年（公元 712 年）任左羽林大將軍，征契丹戰歿。

[9] 太子詹事：官名。爲太子屬官之長，職掌東宮事務。

[10] 方伯：舊謂一方之長。漢唐時用作對刺史的稱呼。

[11] 蕭縣：今屬安徽。　　丞：縣令的輔佐之官。

[12] 永淳：唐高宗李治的年號（公元 682 年—683 年）。

[13] 冥器：同“明器”，古代殉葬的器物。一般用陶或木、石製成。自宋代起，多指焚化給死者的紙制器物。

[14] 牲牢：祭祀用牛、羊、豕三牲。

[15] 就木：入棺。

[16] “自注”以下：所載諸書，除《千金方》行於世，其餘皆佚，唯書名著錄於《新唐書·藝文志》。代，“世”的避諱字。

[17] 天授：武后則天的年號（公元 690 年—691 年）。　　鳳閣侍郎：卽中書侍郎，掌草詔。武后光宅元年，改中書省爲鳳閣，故稱。

【題解】 本文選自《舊唐書·孫思邈傳》，據 1975 年中華書局校點本。《舊唐書》是一部紀傳體唐代史。原名《唐書》，因與《新唐書》區別，故稱。編撰於後晉天福五年至開運二年間（公元 940 年—945 年），由劉昫監修，作者爲張昭遠、賈緯等。全書共二百卷。

本文記敍了唐代著名醫學家孫思邈頗具神奇色彩的一生。文中著重叙述的一些觀點，如闡述"陰陽失常卽易致疾"的理論，提出"心小膽大行方智圓"的原則，皆爲孫氏醫學思想的精髓，對後世影響很大。

【閱讀】

許胤宗傳

許胤宗，常州義興人也[1]，初事陳爲新蔡王外兵參軍[2]。時柳太后病風不言[3]，名醫皆不愈，脈益沉而噤[4]。胤宗曰："口不可下藥，宜以湯氣薰之，令藥入腠理，週理卽差[5]。"乃造黃耆防風湯數十斛，置於牀下，氣如煙霧，其夜便得語。由是超拜義興太守[6]。陳亡入隋，歷尚藥奉御[7]。武德初[8]，累授散騎侍郎[9]。時關中多骨蒸病[10]，得之必死，遞相連染，諸醫無能療者。胤宗每療，無不愈。或謂曰："公醫術若神，何不著書以貽將來[11]？"胤宗曰："醫者，意也，在人思慮。又脈侯幽微，苦其難別，意之所解，口莫能宣。且古之名手，唯是別脈，脈旣精別，然後識病。夫病之於藥，有正相當者[12]，唯須單用一味，直攻彼病，藥力旣純，病卽立愈。今人不能別脈，莫識病源，以情臆度，多安藥味，譬之於獵，未知兔所，多發人馬，空地遮圍[13]，或冀一人偶然逢也。如此療疾，不亦疏乎！假令一藥偶然當病，復共他味相和，君臣相制[14]，氣勢不行，所以難差，諒由於此。脈之深趣，旣不可言，虛設經方，豈加於舊[15]？吾思之久矣，故不能著述耳。"年九十餘卒。（摘自《舊唐書·許胤宗傳》）

---

[1] 義興：今江蘇宜興縣。

[2] 新蔡王：南朝陳宣帝第十一子陳叔齊，宣帝太建七年(公元 575 年)封新蔡王。　外兵參軍：王府的僚屬，掌參謀軍務。

[3] 柳太后：名敬言，爲陳宣帝皇后。後主卽位，尊爲皇太后。

[4] 噤（jìn 近）：牙關緊閉，不能講話。

[5] 週理：通達腠理。週，周流，引申爲通達。　差：同"瘥"，痊愈。

[6] 超拜：越級授官。

[7] 尚藥奉御：隋代設尚藥局，置典御（唐代稱奉御）二人，掌合御藥及診候之事。

[8] 武德：唐高祖李淵年號（公元 618 年－626 年）。

[9] 散騎侍郎：唐時爲文散官。

[10] 關中：古稱函谷關以西爲關中，卽今之陝西省一帶。　骨蒸病：屬勞瘵之類，多見於結核性疾病。

[11] 貽（yí 怡）：遺留。

[12] 當：適合。

[13] 遮圍：攔截包圍。

[14] 君臣：指方劑中藥物配伍。君，主藥。臣，輔藥。　制：制約。

[15] 加：超過。　舊：以往（的方書）。

三十四、

丹溪翁傳

　　丹溪翁者[1]，婺之義烏人也[2]，姓朱氏，諱震亨，字彥修，學者尊之曰丹溪翁。翁自幼好學，日記千言。稍長，從鄉先生治經，爲舉子業[3]。後聞許文懿公得朱子四傳之學[4]，講道八華山[5]，復往拜焉。益聞道德性命之說[6]，宏深粹密[7]，遂爲專門。一日，文懿謂曰："吾臥病久，非精於醫者，不能以起之。子聰明異常人，其肯游藝於醫乎[8]？"翁以母病脾，於醫亦粗習，及聞文懿之言，即慨然曰："士苟精一藝，以推及物之仁[9]，雖不仕於時[10]，猶仕也。"乃悉焚棄向所習舉子業[11]，一於醫致力焉[12]。

　　時方盛行陳師文、裴宗元所定大觀二百九十七方[13]，翁窮晝夜是習[14]。既而悟曰："操古方以治今病，其勢不能以盡合。苟將起度量，立規矩，稱權衡[15]，必也《素》、《難》諸經乎！然吾鄉諸醫鮮克知之

1　丹溪翁：朱震亨，號丹溪翁。宋濂《故丹溪先生朱公石表辭》："先生所居曰丹溪，學者尊之而不敢字，故因其地稱之曰丹溪先生云。"
2　婺（wù 務）：婺州。今浙江金華地區。　　義烏：婺州所轄的屬縣。
3　舉子業：應試科舉的學業。被舉薦的士子稱舉子。
4　許文懿：名謙，字益之，自號白雲山人，金華人，元代理學家。　　朱子四傳：朱子，即朱熹，字元晦，一字仲晦，號晦庵，徽州婺源人，寓居福建建陽，南宋著名理學家。其學傳於其女婿黃榦，再傳於何基，三傳於王柏，四傳於金履祥。許是金的弟子，但亦曾師事王柏，故云"得朱子四傳之學"。
5　八華山：在金華縣境。
6　"道德"句：指朱熹的性理學說。朱氏認爲性卽是理，人與物的性都是天理的體現；仁義禮智等封建道德是永恒的天理，是人性所固有的，應絕對遵奉。
7　宏深：博大深遠。　　粹密：精湛嚴密。
8　遊藝：指從事某項技藝。《論語·述而》："志於道，據於德，依於仁，遊於藝。"
9　及物：即"推己及物"的省稱。謂將心比心，設身處地地爲別人著想。物，指他人。今通作"推己及人"。
10　仕：做官。
11　向：從前。
12　一：專一。　　致力：集中力量。即把力量用在某個方面。
13　大觀方：指《太平惠民和劑局方》。北宋徽宗大觀（公元 1107 年—1110 年）年間，由庫部郎中陳師文、裴宗元等將當時太醫局熟藥所的處方校正補充而成，共六卷，凡二十一門，二百九十七方，流傳甚廣。
14　是習：即"習是"。是，此。
15　"起度量"三句：謂確立診治疾病的法度、原則、標準。語出《史記·倉公列傳》。度量、規矩、權衡，均爲法度、準則之義。權衡，本指秤。權，秤錘，衡，秤桿。此引申爲標準。

者[1]。"遂治裝出遊[2]，求他師而叩之[3]。乃渡浙河，走吳中，出宛陵，抵南徐，達建業[4]，皆無所遇。及還武林[5]，忽有以其郡羅氏告者。羅名知悌[6]，字子敬，世稱太無先生，宋理宗朝寺人[7]，學精於醫，得金劉完素之再傳[8]，而旁通張從正、李杲二家之說[9]。然性褊甚[10]，恃能厭事，難得意。翁往謁焉，凡數往返，不與接。已而求見愈篤，羅乃進之，曰："子非朱彥修乎？"時翁已有醫名，羅故知之。翁既得見，遂北面再拜以謁[11]，受其所教。羅遇翁亦甚懽，卽授以劉、張、李諸書，爲之敷揚三家之旨[12]，而一斷於經[13]，且曰："盡去而舊學，非是也[14]。"翁聞其言，渙焉無少凝滯於胸臆[15]。居無何，盡得其學以歸。

　　鄉之諸醫泥陳、裴之學者，聞翁言，卽大驚而笑且排，獨文懿喜曰："吾疾其遂瘳矣乎[16]！"文懿得末疾[17]，醫不能療者餘十年，翁以其法治之，良驗。於是諸醫之笑且排者，始皆心服口譽。數年之間，聲聞頓著[18]。翁不自滿足，益以三家之說推廣之。謂劉、張之學，其論臟腑氣化有六，而於濕熱相火三氣致病爲最多[19]，遂以推陳致新瀉火

---

[1] 鮮：少。　克：能。

[2] 治裝：整理行裝。

[3] 叩：詢問。

[4] "度浙河"五句：浙河，卽錢塘江。吳中，今江蘇吳縣。宛陵，今安徽宣城。南徐，今江蘇鎮江。建業，今南京。

[5] 武林：舊時杭州的別稱，以武林山得名。

[6] 羅名知悌：羅知悌，杭州名醫，荊山浮屠的弟子，著有《心印紺珠》一卷，已佚。

[7] 宋理宗：卽南宋皇帝趙昀（公元1224年—1264年在位）。　寺人：宮中近侍。

[8] 劉完素：字守眞，自號通玄處士，河間（今屬河北）人，世稱劉河間，金代著名醫家。著有《素問玄機原病式》等。　　再傳：羅氏曾學醫於荊山浮屠，浮屠爲劉完素的門人，故羅氏是劉的再傳弟子。

[9] 旁：廣。

[10] 褊（biǎn 匾）：狹隘。

[11] 北面：面向北行拜師之禮。　再拜：古代的一種禮節先後拜兩次，表示禮節隆重。

[12] 敷揚：猶"敷暢"，陳述闡發。

[13] 一斷於經：謂一概以醫學經典爲標準。

[14] 而：通"爾"，你。

[15] 渙焉：消散貌。　少：稍。　胸臆：心胸。臆，胸。

[16] 瘳（chōu 抽）：病愈。

[17] 末疾：四肢的疾病。據《續名醫類案》卷十六載，許氏的末疾因積痰兼冒寒濕而成，以至氣血不暢，行動不便，纏綿十餘年，後由朱氏調治而愈。

[18] 聲聞（wèn 問）：名聲。

[19] "其論"二句：劉完素、張從正論述臟腑感受邪氣，有風寒暑濕燥火六種，其中尤以濕、熱和相火三氣致病爲最多。語見《素問玄機原病式·六氣爲病》。張氏亦宗其說。

之法療之[1]，此固高出前代矣。然有陰虛火動[2]，或陰陽兩虛濕熱自盛者[3]，又當消息而用之[4]。謂李之論飲食勞倦，內傷脾胃，則胃脘之陽不能以升舉[5]，并及心肺之氣，陷入中焦，而用補中益氣之劑治之[6]，此亦前人之所無也。然天不足於西北，地不滿於東南[7]。天，陽也；地，陰也。西北之人，陽氣易於降；東南之人，陰火易於升[8]。苟不知此，而徒守其法，則氣之降者固可愈，而於其升者亦從而用之，吾恐反增其病矣。乃以三家之論，去其短而用其長，又復參之以太極之理[9]，《易》、《禮記》、《通書》、《正蒙》諸書之義[10]，貫穿《內經》之言，以尋其指歸[11]。而謂《內經》之言火，蓋與太極動而生陽，五性感動之說有合[12]；其言陰道虛，則又與《禮記》之養陰意同[13]。因作相火及陽有餘而陰不足二論，以發揮之[14]。

　　於是，翁之醫益聞。四方以病來迎者，遂輻湊於道[15]，翁咸往赴之。其所治病凡幾，病之狀何如，施何良方，飲何藥而愈，自前至今，驗者何人，何縣里、主名[16]，得諸見聞，班班可紀[17]。

---

[1] 推陳致新：謂在治療上改革舊法，創導新法。卽以寒涼之藥清熱瀉火。

[2] 陰虛火動：指人體陰津不足，相火妄動的病理現象。

[3] "或陰陽"句：凡陰津虛衰，必生內熱；陽氣虛衰．多不化濕。故陰陽兩虛的人，多現濕熱過盛之證。

[4] 消息：斟酌。消，消減；息，增加。

[5] 胃脘之陽：指胃氣。李氏認爲胃氣是諸陽升發之本，故云。

[6] "補中益氣"句：李氏重脾胃，強調升發胃氣．故在治療上以升陽益氣法調治脾胃。他所制的補中益氣湯，由黃芪、人參、甘草、當歸、橘皮、白术、升麻、柴胡等藥組成，功能調補脾胃，升陽益氣。見《脾胃論·飲食勞倦所傷始爲熱中論》。

[7] "天不足"二句：語見《素問·陰陽應象大論》。這是就我國地勢和陰陽的關係而言的。西北方氣候寒冷則屬陰，陰盛而陽不足；東南方氣候濕熱屬陽，陽盛而陰不足。氣候環境如此，人身的陰陽也與之相應。

[8] 陰火：指心火．

[9] 太極之理：古人以'太極'爲派生萬物的本原，最早見於《易·繫辭上》。北宋哲學家周敦頤據此繪《太極圖》，並撰《太極圖說》，以爲"太極動而生陽，靜而生陰"。朱氏采其說，而以相火立論，提出"陽有餘陰不足"的論點。

[10] 通書：指周敦頤的《周子通書》，其內容主要是進一步發揮《太極圖說》中的思想。　正蒙：北宋張載著。以爲宇宙萬物皆原於氣。朱氏的醫學思想，多參合以上諸書的哲理。

[11] 指歸：意旨所在。

[12] 五性感動：語出《太極圖說》。原謂五行各有屬性，動而化生萬物。朱氏引用爲人的五藏之性，爲物所感，不能不有所動，火卽由動而生，因而斷以"相火爲病，出於臟腑"。

[13] "其言"二句："陰道虛"一語見《素問·太陰陽明論》，指人身的精血陰氣最易損耗。朱氏在《格致餘論》中論"陽有餘陰不足"云："又按《禮記》注曰：'人惟五十，然後養陰。'"這也是他主張養陰的理論根據之一。

[14] "因作"句：這兩論見於《格致餘論》。其書爲朱氏的代表醫著。

[15] 輻湊：謂如車輻湊集於轂上。喻聚集

[16] 何縣里：何縣何里。里，舊時縣以下的基層行政單位。　主名：指病人的姓名。

[17] 班班：亦作"斑斑"，明顯貌。　紀：通"記"，記錄。

　　浦江鄭義士病滯下[1]，一夕忽昏仆，目上視，溲注而汗泄[2]。翁診之，脈大無倫[3]，即告曰："此陰虛而陽暴絕也，蓋得之病後酒且內[4]，然吾能愈之。"即命治人參膏，而且促灸其氣海[5]。頃之手動[6]，又頃而脣動。及參膏成，三飲之甦矣[7]。其後服參膏盡數斤，病已。

　　天臺周進士病惡寒[8]，雖暑亦必以綿蒙其首，服附子數百[9]，增劇。翁診之，脈滑而數，即告曰："此熱甚而反寒也。"乃以辛涼之劑，吐痰一升許，而蒙首之綿減半；仍用防風通聖飲之[10]，愈。周固喜甚，翁曰："病愈後須淡食以養胃，內觀以養神[11]，則水可生，火可降；否則，附毒必發，殆不可救。"彼不能然，後告疽發背死[12]。

　　一男子病小便不通，醫治以利藥，益甚。翁診之，右寸頗弦滑，曰："此積痰病也，積痰在肺。肺爲上焦，而膀胱爲下焦，上焦閉則下焦塞，辟如滴水之器[13]，必上竅通而後下竅之水出焉。"乃以法大吐之，吐已，病如失。

　　一婦人產後有物不上如衣裾[14]，醫不能喻[15]。翁曰："此子宮也，氣血虛故隨子而下。"即與黃芪當歸之劑[16]，而加升麻舉之[17]，仍用皮工之法[18]，以五倍子作湯洗濯[19]，皺其皮。少選[20]，子宮上。翁慰之曰："三年後可再生兒，無憂也。"如之。

---

[1] 浦江：今屬浙江。
[2] 溲注：謂大小便失禁，如灌注一般。溲，大小便
[3] 倫：次序。
[4] 酒且內：謂飲酒後又行房事。酒，用作動詞。
[5] 氣海：穴位名。屬任脈，位於腹正中線臍下一寸五分處。
[6] 頃之：不久。下文"頃而"義同。之、而，均爲助詞。
[7] 甦："蘇"的異體字。
[8] 天臺：今屬浙江。
[9] 百：當作"日"。《格致餘論》作"日"。下文"數百"之"百"同此。
[10] 仍：乃。　防風通聖：即防風通聖散。劉完素所制，清熱解毒，解表通裏。
[11] 內觀：猶"內視"。謂排除雜念。
[12] 疽（jū 居）：癰疽。
[13] 辟：通"譬"。　滴水之器：古代文具名。儲水以供磨墨用，又名水滴。
[14] 衣裾（jū 居）：衣裛。《說文》："裾，衣裛也。"此謂胎衣。
[15] 喻：曉喻，明白。
[16] 黃芪當歸：這一類藥都有補氣或補血作用。
[17] 升麻：有升陽的作用。
[18] 皮工之法：皮工以五倍子浸水鞣制生皮，使其性柔。五倍子又有收斂作用，朱氏仿皮工以五倍子煎湯浸洗脫垂的子宮，使之收縮。
[19] 濯（zhuó 濁）：洗滌。
[20] 少選：不久。

一貧婦寡居病癩[1]，翁見之惻然[2]，乃曰："是疾世號難治者[3]，不守禁忌耳。是婦貧而無厚味[4]，寡而無欲，庶幾可療也[5]。"卽自具藥療之，病癒。後復投四物湯數百[6]，遂不發動。

翁之爲醫，皆此類也。蓋其遇病施治，不膠於古方[7]，而所療則中；然於諸家方論，則靡所不通。他人靳靳守古[8]，翁則操縱取捨[9]，而卒與古合。一時學者咸聲隨影附[10]，翁教之亹亹忘疲[11]。

翁春秋既高[12]，乃徇張翼等所請[13]，而著《格致餘論》《局方發揮》、《傷寒辨疑》、《本草衍義補遺》、《外科精要新論》諸書，學者多誦習而取則焉[14]。

翁簡愨貞良[15]，剛嚴介特[16]；執心以正，立身以誠；而孝友之行[17]，實本乎天質。奉時祀也[18]，訂其禮文而敬泣之[19]。事母夫人也，時其節宣以忠養之[20]。寧歉於己，而必致豐於兄弟，寧薄於己子，而必施厚於兄弟之子。非其友不友[21]，非其道不道。好論古今得失，慨然有天下之憂。世之名公卿多折節下之[22]，翁爲直陳治道，無所顧忌。然但

---

[1] 癩：惡疾。《諸病源候論》有"癩病候"，相當於麻風病。

[2] 惻然：悲傷貌。

[3] 者：助詞，表提頓。

[4] 厚味：指膏（脂肪肉食）粱（細糧）之類。

[5] 庶幾：或許。表示希望。

[6] 四物湯：方劑名。由熟地、白芍、當歸、川芎四味藥組成，能補血和氣調經。

[7] 膠：粘住。引申爲拘泥。

[8] 靳靳（jìn jìn 近近）：固執拘泥貌。

[9] 操縱取捨：本謂收、放、拿、棄，此比喻治療靈活多變，運用自如。

[10] 聲隨影附：象回聲一樣隨踪，象影子一樣依附。形容依隨緊密。聲，此指回聲。聲、影，均用作狀語。

[11] 亹亹（wěi wěi 偉偉）：勤勉不倦貌。

[12] 春秋：指年齡。

[13] 徇：依從。

[14] 則：準則。 焉：於之。兼詞。

[15] 簡愨（què 確）貞良：簡樸誠摯堅貞善良。《諡法》云"一德不懈曰簡"，"行見中外曰愨"，"清白自守曰貞"，"溫良好樂曰良"。

[16] 介特：介立特行。謂行爲耿直清高，不隨波逐流。

[17] 孝友：孝順父母，友愛兄弟。《詩·六月》毛傳："善父母爲孝，善兄弟爲友。"

[18] 時祀：每年四季對祖先的常規祭掃。

[19] 禮文：指舉行祭祀的禮節規定。 敬泣：謂祭祀時對祖先表示敬意和哀泣。

[20] 時其節宣：使其節宣以時。謂按時調節其生活起居，使勞逸有常，氣血宣通。節宣，見本書《晋侯有疾》後常以節宣，指養生之道。

[21] "非其友"句：《孟子·公孫丑上》："伯夷非其君不事，非其友不友。"不友，不結交。友，用作動詞。

[22] 折節：屈己下人。指降低自己的身份。 下：下問。指向朱氏請教。

語及榮利事，則拂衣而起[1]。與人交，一以三綱五紀爲去就[2]。嘗曰：
天下有道，則行有枝葉；天下無道，則辭有枝葉[3]。夫行，本也；辭，
從而生者也。苟見枝葉之辭，去本而末是務[4]，輒怒溢顏面，若將浼焉[5]。
翁之卓卓如是[6]，則醫特一事而已。然翁講學行事之大方[7]，已具吾友
宋太史濂所爲翁墓誌[8]，兹故不錄，而竊錄其醫之可傳者爲翁傳，庶使
後之君子得以互考焉。

　　論曰[9]：昔漢嚴君平[10]，博學無不通，賣卜成都。人有邪惡非正之
問，則依蓍龜爲陳其利害[11]。與人子言，依於孝；依人弟言，依於順；
與人臣言，依於忠。史稱其風聲氣節[12]，足以激貪而厲俗[13]。翁在婺得
道學之源委[14]，而混迹於醫[15]。或以醫來見者，未嘗不以葆精毓神開其
心[16]。至於一語一默，一出一處，凡有關於倫理者，尤諄諄訓誨，使
人奮迅感慨激厲之不暇[17]。左丘明有云[18]："仁人之言，其利溥哉[19]！"
信矣。若翁者，殆古所謂直諒多聞之益友[20]，又可以醫師少之哉[21]？

---

[1] 拂衣：猶"拂袖"。表示憤怒。
[2] 三綱五紀：卽三綱五常，封建社會的道德標準。三綱，指君臣、父子、夫婦；五常，卽仁、義、禮、智、
信。　　去就：猶取捨。謂離開或接近。
[3] "天下有道"四句：語見《禮記·表記》。鄭玄注："行有枝葉，所以益德也；言有枝葉，是衆虛華也。
枝葉依幹而生，言行亦由體出。"
[4] 末是務：卽"務末"。追求末節。
[5] 浼（měi 每）：玷污。
[6] 卓卓：超群獨立貌。
[7] 大方：大道。
[8] 太史：宋濂曾任編修《元史》的總裁，故稱"太史"。　　墓誌：放在墓中刻有死者傳記的石刻。此指宋
濂所著《故丹溪先生朱公石表辭》。
[9] 論：亦稱"贊"、"評"、"詮"等。附在史傳後面的評語。總稱爲"論贊"。
[10] 嚴君平：名遵，蜀人，西漢隱士。在成都街頭賣卜，以忠孝信義教人。著有《道德眞經指歸》。
[11] 蓍（shī 詩）龜：謂卜筮。蓍草用來筮卦，龜甲用來占卜。　　利害：偏義於"害"，危害。
[12] 史：史書，此指《漢書》。語見《漢書·王貢兩龔鮑傳序》。　　風聲：風采聲望。　　氣節：志氣節操。
[13] "激貪"句：使貪卑之人受到激發，使風俗得到勉勵。厲，通"勵"，勸勉。
[14] 道學：卽理學，宋儒的哲學思想。以繼承孔孟"道統"，宣揚"性命義理"之學爲主。　　源委：同"原
委"，本指水的發源和聚集之處，引申爲事情的本末。
[15] 混迹：猶言"置身"。
[16] 葆精毓（yù 育）神：保全養育精神。葆，通"保"。毓，養育。　　開：開導，啓發。
[17] 奮迅：精神振奮，行動迅速。　　感慨：有所感觸而慨歎。此形容因受到開導而引起思想情緒的高漲昂揚。
激厲：同"激勵"。受到激發而振作。　　不暇：沒有時間。此形容心情迫不及待。
[18] 左丘明：春秋時魯國的史官，相傳曾著《左傳》。
[19] "仁人之言"二句：語見《左傳·昭公三年》。溥（pǔ 普），廣大。
[20] "直諒多聞"句：《論語·季氏》："友直，友諒，友多聞，益矣。"諒，誠信。
[21] 少：輕視。

【題解】 本文節選自《九靈山房集》卷十，據《四部叢刊》本。作者戴良（公元 1317 年—1383 年），字叔能，號九靈山人，浦江（今屬浙江）人， 元代學者。與朱丹溪鄰縣。他通經史百家之說，愛好醫學，長於詩文，曾任淮南江北等處行中書省儒學提舉。元亡後，隱居四明山。明洪武十五年（公元 1382 年），被召至南京，以老病辭官不受，下獄死。著有《九靈山房集》三十卷、《春秋經傳考》三十二卷、《和陶詩》一卷等。其《九靈山房集》分 "山居稿"、 "吳游稿"、 "鄞游稿" 和 "越游稿" 四部分。其中除《丹溪翁傳》外，尚有《抱一翁（項彥章）傳》、《滄洲翁（呂複）傳》和《脾胃論後序》等有關醫學方面的著作多篇。

本文較全面地反映了元代著名醫家朱震亨的一生。詳細記敍他的學醫經歷，說明他不自滿於已取得的成就，能深入研究劉、張、李三家之學，去其短而用其長，並進而提出 "相火易動"、 "陽常有餘，陰常不足" 等學術觀點。強調治病 "不拘於古方"，及其對弟子誨而不倦，爲人耿直誠正，不慕榮利等品德。

【閱讀】

東垣老人傳

東垣老人李君，諱杲，字明之。其先世居眞定[1]，富於金財。大定初[2]，校籍眞定河間[3]，戶冠兩路[4]。君之幼也，異於羣兒；及長，忠信篤敬，慎交游，與人相接，無戲言。衢間眾人以爲懽洽處，足迹未嘗到，蓋天性然也。朋儕頗疾之，密議一席，使妓戲狎，或引其衣，即怒罵，解衣焚之。由鄉豪接待國使[5]，府尹聞其妙齡有守也，諷妓強之酒[6]，不得辭，稍飲，遂大吐而出。其自愛如此。受《論語》、《孟子》於王內翰從之[7]，受《春秋》於馮內翰叔獻。宅有隙地，建書院，延待儒士。或不給者，盡周之[8]。泰和中[9]，歲饑，民多流亡，君極力賑捄，全活者甚衆。母王氏寢疾，命里中數醫拯之，温涼寒熱，其說異同，百藥備嘗，以水濟水[10]，竟莫知爲何證而斃。君痛悼不知醫而失其親，有願曰： "若遇良醫，當力學以志吾過。" 聞易水潔古老人張君元素，醫名天下，捐金帛詣之。學數年，盡得其法。進納得官，監濟源稅[11]。彼中民感時行疫癘，俗呼爲大頭天行。醫工遍閱方書，無與對證者；出己見，妄下之，

---

[1] 眞定：今河北正定。

[2] 大定：金世宗完顔雍的年號（公元 1161 年—1189 年）。

[3] 校籍：查核戶籍。 河間：今屬河北。

[4] 戶冠兩路：指李家〈財富〉居眞定、河間兩個地區之首。路,宋元時代的地方行政區域名。元代的路相當於今之地區。

[5] 國使：國家派出的使節。此指南宋派往金朝的使者。

[6] 諷：用語言暗示。 強之酒：強使他（李杲）飲酒。酒,用作動詞。

[7] 內翰：翰林的別稱。

[8] 周：通 "賙"，周濟，救濟。

[9] 泰和：金章宗完顔璟的年號（公元 1201 年—1208 年）。

[10] 以水濟水：用白水烹調白水。喻無益於救治。見本書《齊侯疥痁》。

[11] 監：監察，主管。 濟源：地名。今屬河南。

不效；復下之，比比至死。醫不以爲過，病家不以爲非。君獨惻然於心，廢寢食，循流討源，察標求本，製一方，與服之，乃效。特壽之於木，刻揭於耳目聚集之地，用之者無不效，時以爲僊人所傳，而鑿之於石碣。君初不以醫爲名，人亦不知君之深於醫也。君避兵汴梁[1]，遂以醫游公卿間，其明效大驗，具載別書。壬辰北渡[2]，寓東平[3]；至甲辰還鄉里[4]。一日，謂友人周都運德父曰：“吾老，欲道傳後世，艱其人奈何？”德父曰：“廉臺羅天益謙甫，性行敦樸[5]，嘗恨所業未精，有志於學，君欲傳道，斯人其可也。”他日，偕往拜之。君一見曰：“汝來學覓錢醫人乎？學傳道醫人乎？”謙甫曰：“亦傳道耳。”遂就學，日用飲食，仰給於君。學三年，嘉其久而不倦也，予之白金二十兩，曰：“吾知汝活計甚難，恐汝動心，半途而止，可以此給妻子。”謙甫力辭不受。君曰：“吾大者不惜，何吝乎細？汝勿復辭。”君所期者可知矣。臨終，平日所著書檢勘卷帙，以類相從，列於几前，囑謙甫曰：“此書付汝，非爲李明之、羅謙甫，蓋爲天下後世，愼勿湮沒，推而行之。”行年七十有二，實辛亥二月二十五日也[6]。君歿，迨今十有七年，謙甫言猶在耳，念之益新。噫嘻！君之學，知所託矣。（摘自硯堅《醫史》）

---

[1] 汴梁：今河南開封。金宣宗完顏珣爲避蒙軍，自燕京遷都於此。

[2] 壬辰：金哀宗開興元年（公元 1232 年）。是年，蒙軍南下，大舉攻金，圍困汴梁。

[3] 東平：今屬山東。

[4] 甲辰：公元 1244 年。

[5] 羅天益：字謙甫，元代醫家。

[6] 辛亥：卽南宋理宗淳祐四年（公元 1251 年）。

三十五、

陽曲傅先生事略

　　朱衣道人者，陽曲傅山先生也[1]。初字青竹，尋改字青主，或別署曰公之它，亦曰石道人，又字嗇廬。家世以學行師表晉中[2]。先生六歲，啖黃精[3]，不樂穀食，強之，乃復飯。少讀書，上口數過，卽成誦。顧任俠，見天下且喪亂，諸號爲薦紳先生者[4]，多腐惡不足道，憤之，乃堅苦持氣節，不肯少與時婠婀[5]。提學袁公繼咸[6]，爲巡按張孫振所誣[7]。孫振故奄黨也[8]。先生約其同學曹公良直等，詣匭使，三上書訟之[9]，不得達，乃伏闕陳情。時撫軍吳公甡亦直袁[10]，竟得雪，而先生以是名聞天下。馬文忠公世奇爲作傳[11]，以爲裴瑜、魏劭復出[12]。已而曹公任在兵科[13]，貽之書曰："諫官當言天下第一等事，以不負故人之期。"曹公瞿然，卽疏劾首輔宜興及駱錦衣養性[14]，直聲大震。

　　先生少長晉中，得其山川雄深之氣，思以濟世自見，而不屑爲空

<hr>

[1] 陽曲：縣名。在山西太原北部。因當汾曲（今汾河）之陽，故名。

[2] 晉：今山西省。

[3] 黃精：多年生草本，夏季開花，白色，如鍾狀而下垂。根莖用爲補益藥。古人認爲食之可延年益壽。

[4] 薦紳：同"搢紳"，搢，插。《晉書·輿服志》："所謂搢紳之士者，搢笏而垂紳帶也。"

[5] 婠婀（ān ē 庵阿）：圓通應世。婀，"婀"的異體字。

[6] 提學：官名。明初設儒學提舉司，管理所屬州縣學校和教育行政，簡稱提學。　袁公繼咸：袁繼咸，字季通，號臨侯，江西宜春人，崇禎七年擢山西提學僉事。官至右僉都御史、總督江西湖廣軍務。

[7] 巡按：官名。明朝於十三省各置巡按御史一人，負責糾察官吏等。　張孫振：是依附宦官魏忠賢的閹黨。

[8] 奄黨：指以太監魏忠賢等爲首的集團。奄，通"閹"，閹割。

[9] 匭（guǐ 軌）使：官名。唐垂拱二年（公元686年），置四銅匭於朝堂，有進書言事者，聽投之，以受四方之書，並設立理匭使管理。天寶九載（公元750年），改理匭使爲獻納使，後又改爲知匭使。宋景德中，改爲登聞檢院，別立登聞鼓院。進狀者先詣鼓院，若爲所抑，則詣檢院，明代屬通政司。匭，匣子，小箱子。

[10] 撫軍：卽巡撫。　吳甡（shēn 申）：字鹿友，江蘇揚州人，崇禎七年（公元1634年）爲僉都禦史，巡撫山西，官至東閣大學士。明亡後，卒於家。　直袁：以袁爲直。直，正直，有理。

[11] 馬文忠：馬世奇，字君常，江蘇無錫人。崇禎進士，官至左庶子。農民起義軍李自成破北京，世奇自縊死。諡文忠。

[12] 裴瑜魏劭：都是東漢末人。河東太守史弼爲宦官侯覽誣陷，被逮入京，只有裴瑜爲他送行。史弼要被處死刑，魏劭變賣家產賄賂侯覽，始未被處死。

[13] 曹公：指曹良直。　兵科：明代設吏、戶、禮、兵、刑、工六科給事中，掌侍從規諫，補闕拾遺，稽查六部百司之事。

[14] 首輔宜興：指周延儒。延儒，字玉繩，江蘇宜興人，崇禎三年入閣爲首輔。　駱錦衣養性：駱養性，湖北嘉魚人，曾掌錦衣衛事。

言。於是蔡忠襄公撫晉[1]，時寇已亟，講學於三立書院，亦爲軍政、軍器之屬。先生往聽之，曰："迂哉，蔡公之言，非可以起而行者也。"甲申[2]，夢天帝賜之黃冠[3]，乃衣朱衣，居土穴以養母。次年，袁公自九江羈於燕邸[4]，以難中詩貽先生曰："晉士，惟門下知我最深[5]，蓋棺不遠，斷不敢負知己，使異日羞稱友生也[6]。"先生得書痛哭曰："公乎，吾亦安敢負公哉！"甲午，以連染遭刑戮，抗詞不屈，絕粒九日，幾死。門人有以奇計救之者，得免。然先生深自咤恨，以爲不如速死之爲愈，而其仰視天、俛畫地者並未嘗一日止[7]。凡如是者二十年，天下大定，自是始以黃冠自放，稍稍出土穴與客接。然間有問學者，則告之曰："老夫學莊、列者也[8]，於此間諸仁義事實羞道之，即強言之亦不工。"又雅不喜歐公以後之文[9]，曰："是所謂江南之文也。"平定張際者[10]，亦遺民也，以不謹得疾死。先生撫其屍哭之曰："今世之醇酒婦人[11]，以求必死者有幾人哉？嗚呼，張生！是與沙場之痛等也。"又自歎曰："彎強躍駿之骨[12]，而以佔畢朽之[13]，是則埋吾血千年而碧不可滅者矣[14]。"或強以宋諸儒之學問[15]，則曰："必不得已，吾取同甫[16]。"

先生工書，自大小篆隸以下，無不精。兼工畫。嘗自論其書曰：

---

[1] 蔡忠襄：名懋德，字維立，江蘇崑山人。官至右僉都御史。巡撫山西，農民起義軍李自成攻佔太原，懋德自縊死，諡忠襄。

[2] 甲申：崇禎十七年(公元1644年)。是年李自成破北京，清兵入關。

[3] 黃冠：道士所戴之冠，其色尚黃，故稱。因爲不便明說不歸附清朝，故假托天帝命作道士。

[4] "袁公"句：左良玉至九江，邀總督袁繼咸往談。會良玉卒，衆推其子夢庚爲帥。夢庚降清，遂執繼咸至北京，繼咸不屈被殺。

[5] 門下：謂門下弟子，即門生。

[6] 友生：舊時師長對門生自稱的謙詞。《稱謂錄》卷八："余在姚畫溪公家，克公座主王槐野名帖稱友生。"

[7] "仰視天"句：意思是有所籌畫。《史記·魏其武安侯列傳》："蚡所愛，倡優巧匠之屬；不如魏其、灌夫日夜招聚天下豪傑壯士與議論，腹誹而心謗，不仰視天而俯畫地，辟倪兩宮間，幸天下有變而欲有大功。"

[8] 莊列：莊子和列子。

[9] 歐公：歐陽修。

[10] 平定：今山西平定縣。

[11] 醇酒婦人：沉迷於酒色。《史記·信陵君列傳》："飲醇酒，多近婦女，日夜爲樂飲者四歲，竟病酒而卒。"

[12] 彎強躍駿：彎強弓，躍駿馬。

[13] 佔畢：謂誦讀。《禮記·學記》："今之教者，呻其佔畢。"鄭注："呻，吟也。佔，視也。簡謂之畢。"

[14] 碧不可滅：化爲碧玉而不泯滅。《莊子·外物》："萇弘死于蜀，藏其血，三年而化爲碧。"成玄英疏："萇弘遭譖，被放歸蜀。自恨忠而遭譖，遂剖腸而死。蜀人感之，以匱藏其血，三年而化爲碧玉，乃精誠之至也。"

[15] "或強"句：謂強問宋儒之學，硬是要他對宋儒之學表態。

[16] 同甫：宋陳亮，字同甫。

"弱冠學晉唐人楷法，皆不能肖，及得松雪香山墨蹟[1]，愛其員轉流麗，稍臨之，則遂亂眞矣。已而乃媿之[2]，曰：是如學正人君子者，每覺其觚稜難近；降與匪人遊，不覺其日親者。松雪曷嘗不學右軍[3]？而結果淺俗，至類駒王之無骨[4]，心術壞而手隨之也。於是復學顏太師[5]。"因語人："學書之法，寧拙毋巧，寧醜毋媚，寧支離毋輕滑，寧眞率毋安排。"君子以爲先生非止言書也。

先生既絕世事，而家傳故有禁方，乃資以自活。其子曰眉，字壽髦，能養志，每日樵於山中，置書擔上，休擔則取書讀之。中州有吏部郎者[6]，故名士。訪先生，既見，問曰："郎君安往？"先生答曰："少需之[7]，且至矣。"俄而有負薪而歸者，先生呼曰："孺子來前肅客[8]。"吏部頗驚。抵暮，先生令伴客寢，則與敍中州之文獻，滔滔不置[9]，吏部或不能盡答也。詰朝[10]，謝先生曰："吾甚慚於郎君。"先生故喜苦酒，自稱老蘗禪，眉乃自稱曰小蘗禪。或出遊，眉與子共輓車，暮宿逆旅，仍篝燈課讀經、史、騷、選諸書[11]，詰旦，必成誦始行，否則予杖。故先生之家學，大河以北，莫能窺其藩者。嘗批歐公《集古錄》曰[12]："吾今乃知此老眞不讀書也。"

戊午，天子有大科之命[13]，給事中李宗孔、劉沛先以先生薦。時，先生年七十有四，而眉以病先卒，固辭。有司不可。先生稱疾，有司乃令役夫舁其牀以行[14]，二孫侍。既至京師三十里，以死拒，不入城。

[1] 松雪：元代趙孟頫，號松雪道人，工書法。　香山：當爲"香光"之誤。明代董其昌，號香光，工書法。
[2] 媿："愧"的異體字。
[3] 右軍：王羲之，字逸少，官至右軍將軍，世稱"王右軍"，爲晉代著名書法家。
[4] 駒王：指徐偃王。西周穆王時徐國君。《尸子》："徐偃王有筋無骨。"《禮記·檀弓下》："昔我先君駒王，西討濟於河，無所不用斯言也。"鄭玄注："駒王，徐先君僭號。"
[5] 顏太師：顏眞卿，字清臣，官至太子太師。善正草書。
[6] 中州：泛指今河南一帶地方。
[7] 需：待。
[8] 肅客：拜客。
[9] 文獻：此指典籍與賢才。
[10] 詰朝：明晨。
[11] 篝燈：置燈燭於籠中。
[12] 集古錄：宋代歐陽修撰，十卷。收集歷代石刻跋尾四百餘篇，爲我國現存最早研究石刻文字的專書。　引語見《集古錄跋尾》
[13] 大科：清康熙十八年，開博學鴻儒以網羅當世宿學。
[14] 舁（yú 魚）：擡。

於是，益都馮公首過之[1]，公卿畢至。先生臥牀，不具迎送禮。蔚州魏公乃以其老病上聞[2]，詔免試，許放還山。時，徵士中報罷而年老者恩賜以官[3]。益都密請以先生與杜徵君紫峰[4]，雖皆未豫試，然人望也。於是亦特加中書舍人以寵之[5]。益都乃詣先生曰：“恩命出自格外，雖病，其爲我強入一謝。”先生不可。益都令其賓客百輩說之，遂稱疾篤。乃使人舁以入。望見午門[6]，淚涔涔下。益都強之使謝，則仆於地。蔚州進曰：“止，止，是卽謝矣。”次日遽歸。大學士以下皆出城送之。先生歎曰：“自今以還，其脫然無累哉！”既而又曰：“使後世或妄以劉因輩賢我[7]，且死不瞑目矣。”聞者咋舌。

　　及卒，以朱衣黃冠殮。著述之僅傳者，曰《霜紅龕集》十二卷，眉之詩亦附焉。眉詩名《我詩集》。同邑人張君刻之宜興。

　　先生嘗走平定山中，爲人視疾，失足墮崩崖，僕夫驚哭曰：“死矣。”先生旁皇四顧，見有風峪甚深，中通天光，一百二十六石柱林立，則高齊所書佛經也[8]。摩挲視之，終日而出，欣然忘食。蓋其嗜奇如此。惟顧亭林之稱先生曰[9]：“蕭然物外，自得天機。”予則以爲是特先生晚年之蹤跡，而尚非其眞性所在。卓爾堪曰[10]：“青主蓋時時懷翟義之志者[11]。”可謂知先生者矣。

　　吾友周君景柱守太原，以先生之行述請，乃作事略一篇致之，使上之史館。予固知先生之不以靜修自屈者[12]。其文當不爲先生之所唾，但所媿者，未免爲江南之文爾。

　　【題解】　本文選自《鮚埼亭集》，據《四部叢刊》本。作者全祖望（公元 1705 年—1755

[1] 益都：今山東益都縣。　馮公：名溥，字孔博。累官文華殿大學士兼吏部尚書。卒謚文毅。
[2] 蔚州：今河北蔚縣。　魏公：名象樞，字環極，一字庸齋，順治進士，官至刑部尚書。上聞：稟告皇上。
[3] 徵士：經帝王徵聘者爲徵士或徵君。此指被薦應博學鴻儒科的人。　報罷：沒有錄取。
[4] 杜紫峰：名越，字君異，河北定興人，有《紫峰集》十四卷。
[5] 中書舍人：官名。掌書寫機密文書及撰擬、記載、翻譯等事務。
[6] 午門：紫禁城正門。
[7] 劉因：字蘿吉，號靜修，元代河北容城人。至元（公元 1264 年—1294 年）間被徵召入朝，授右贊善大夫，不久卽辭官還家。
[8] 高齊：南北朝時的北齊。
[9] 顧亭林：初名絳，明亡後，改名炎武，號寧人，別號亭林。二語見《亭林文集·廣師》。
[10] 卓爾堪：字子立，自號寶香山人。工詩，有《近青堂集》。
[11] “青主”句：此句係卓爾堪《明末四百家遺民詩》中傅青主小傳中語。翟義，字文仲，漢汝南上蔡（今河南上蔡縣）人。王莽稱帝，義時爲東郡太守，起兵討莽，兵敗而死。
[12] “不以”句：不肯如劉因之被徵出仕。

年），字紹衣，自署鮚埼亭長，學者稱謝山先生，鄞縣（今浙江寧波市）人，清代史學家、文學家。乾隆元年進士，選翰林院庶吉士，因受權貴排斥，以知縣候選，遂辭歸里，不復出仕。主講蕺山、端溪書院，以著述終老。他一生致力經史，也寫了不少碑傳，歌頌明清之際具有民族氣節的志士。著有《鮚埼亭集》。

　　本文主要是敘述清代名醫傅山的一生，並歌頌他愛憎分明、耿介不屈的的品質，和甘居貧賤，不仕清王朝的志節。文辭簡練而含蓄，能以一些突出的事例，對傅山作了生動傳神的描寫。

　　【閱讀】

宋　清　傳

　　宋清，長安西部藥市人也，居善藥[1]。有自山澤來者，必歸宋清氏，清優主之。長安醫工得清藥輔其方，輒易讎[2]，咸譽清。疾病疕瘍者，亦皆樂就清求藥，冀速已，清皆樂然響應。雖不持錢者，皆與善藥，積券如山[3]，未嘗詣取直[4]。或不識，遙與券，清不爲辭。歲終，度不能報，輒焚券，終不復言。市人以其異，皆笑之，曰：“清，蚩妄人也[5]。”或曰：“清其有道者歟！”清聞之，曰：“清逐利以活妻子耳，非有道也；然謂我蚩妄者亦謬。”清居藥四十年，所焚券者百數十人，或至大官，或連數州，受俸博。其餽遺清者，相屬於戶。雖不能立報，而以賒死者千百[6]，不害清之爲富也。清之取利遠，遠故大，豈若小市人哉？一不得直，則怫然怒，再則罵而仇耳。彼之爲利，不亦翦翦乎[7]！吾見蚩之有在也。清誠以是得大利，又不爲妄，執其道不廢，卒以富。求者益衆，其應益廣。或斥棄沉廢，親與交視之落然者[8]，清不以怠，遇其人，必與善藥如故。一旦復柄用[9]，益厚報清。其遠取利，皆類此。吾觀今之交乎人者，炎而附，寒而棄，鮮有能類清之爲者，世之言徒曰市道交[10]。嗚呼！清，市人也[11]，今之交有能望報如清之遠者乎？幸而庶幾，則天下之窮困廢辱得不死亡者衆矣，“市道交”豈可少耶？或曰：“清，非市道人也。”柳先生曰：“清居市不爲市之道；然而居朝廷，居官府，居庠塾鄉黨以士大夫自名者[12]，反爭爲之不已，悲夫！然則清非獨異於市人也。（選自柳宗元《柳宗元集》）

---

[1] 居：積聚，積蓄。

[2] 讎（chóu 籌）：出售。亦作“讐”。

[3] 券：書面憑證。此指欠款單據。

[4] 直：同“值”，錢值。此指藥款。

[5] 蚩妄：愚昧無知。蚩，無知。妄，荒謬，荒唐。

[6] “以賒（shē 奢）死”句：意爲已經使成千上百個病者免於死亡，以，通“已”。賒，賒欠，此指寬緩、免除。

[7] 翦翦：淺薄狹窄貌。

[8] “親與”句：意爲親近友好的人都冷漠地看待他們。親與，親近友好的人。交，俱，皆。落然，冷落貌。

[9] 柄用：受到信任而掌握權力。柄，權柄，權力。

[10] 市道交：以作買賣的手段結交朋友。比喻以權勢財利爲交友的標準。市道，市儈手段。

[11] 市人：市井之人，商人。

[12] 庠塾：古代的地方學校。鄉學稱庠，家學稱塾。

通論十三、訓詁（上）

訓詁資料 體例 內容

訓詁學是中國傳統小學的一個門類。所謂訓詁，即解釋之義。用語言解釋語言，就是訓詁。陳澧云："蓋時有古今，猶地之有東西，有南北；相隔遠，則言語不通矣。地遠則有翻譯，時遠則有訓詁。有翻譯，則能使別國如鄉鄰；有訓詁，則能使古今如旦暮，所謂通之也。訓詁之功大矣哉！"（見《東塾讀書記》）由此言之，訓詁就是通過語言的解釋，使今人能夠瞭解古語，其功用就是溝通古今。所以邵晉涵云："文字日滋，聲音遞變，六藝之文，非通其訓詁，莫由得其指歸。"（《爾雅正義序》）要想通曉經典古籍的指歸，必須首先通曉歷代古人的解釋，即通其訓詁。

訓詁的由來可以說很久遠了。書契既興，即有訓詁。及至周代，文章大備，訓詁日滋。周公作《爾雅》，以通訓詁之指歸；孔子定六藝，以教授生徒，子夏之徒亦有所述。秦代雖焚書坑儒，亦有博士之設。至漢代，除挾書之律，開獻書之路，搜求圖籍，倡導學術，訓詁之學，因之大盛。經魏晉，歷唐宋，而至於清代，訓詁由原先之訓詁實踐，逐漸走向"論其法式，明其義例，專求語言文字之系統與根源"；由原先的經學附庸，而成卓然獨立的訓詁學。

這裏從訓詁的資料、體例、內容、方法等方面，分別作一簡述。

(一)訓詁資料

訓詁既然是對古籍語言的解釋，我們就要首先瞭解古人對古籍語言的解釋。因爲古人去古未遠，能確知其意，他們的解釋無疑是可貴的資料。研究訓詁，首先應當研究這些資料。這些資料以其存在方式的不同，可分以下四種。

1. 訓詁專書中的訓詁

訓詁專書，以《爾雅》爲鼻祖。郭璞《爾雅序》云："夫《爾雅》者，所以通訓詁之指歸，敘詩人之興詠，摁絕代之離詞，辯同實而殊號者也。誠九流之津涉，六藝之鈐鍵，學覽者之潭奧，摛翰者之華苑也。若乃可以博物不惑，多識於鳥獸草木之名者，莫近於《爾雅》。"《爾雅》一書凡十九篇，其體例是同義之詞匯總解釋。例如《爾雅·釋詁》首條："初、哉、首、基、肇、祖、元、胎、俶落、權輿，始也。"言"初"等十餘詞，其義皆爲"始"。知道這一條，孫思邈《千金方序》"三才肇基，五行俶落"，便不難理解了。相傳周公作《爾雅》，或云仲尼所增，或云子夏所益，或云叔孫通所補，或云沛郡梁文所考(見《進廣雅表》)。蓋非出一人之手，亦非一代之作。古代爲《爾雅》作注者多人，今唯晉代郭璞之注傳世。至宋代有邢昺作《爾雅註疏》，在《十三經註疏》中。清代有邵晉涵《爾雅正義》、郝懿行《爾雅義疏》皆多發明。另有魏代張揖撰《廣雅》，以其所識，擇撢羣藝，文同義異，音轉失讀，八方殊語，庶物易名，不在《爾雅》者，詳著於篇(見《上廣雅表》)。清代王念孫爲作《廣雅疏證》，最爲精粹。

《方言》，全稱《輶軒使者絕代語釋別國方言》，凡十三卷。漢代揚雄撰。其書"考九服之逸言，標六代之絕語，類離詞之指韻，明乖途而同致，辨章風謠而區分，曲通萬殊而不雜。"(見郭璞《方言序》)備列古今方俗之殊語，詳察絕代異域之流變，也是《爾雅》一類。其體例是以通語釋方言。爲《方言》作注者有晉代郭璞之注、清代戴震的疏證、錢繹箋疏。

《釋名》八卷。漢代劉熙撰。其序云："夫名之與實，各有義類。百姓日稱而不知其所以之意，故撰天地、陰陽、四時、邦國、都鄙、車服、喪紀，下及民庶應用之器，論述指歸，謂之《釋名》。"其書專用音訓之法，就名物以釋其命名之義。"其音訓條例，自發凡於書中，解釋詞源，每詳略而互見。闡述事物稱名之意，推求古人制度之遺，甚至說解文字，咸較他書爲精密；詳推訓詁，堪稱許鄭之功臣。"(見易雲秋《釋名新疏叙例》)爲《釋名》作注者有清代畢沅、江聲、顧千里等校正，王先謙的疏證補。

《說文》，全稱《說文解字》，三十卷，後漢許慎撰。其書"博綜篆籀古文之體，發明六書之指，因形見義，分別部居，讀者可因此上溯造字之原，下辨分隸行草遞變之跡，實爲中國文字學上第一部有系統之創作"(見《說文解字前言》)。爲《說文》作注釋的主要有南唐徐鉉的校正、徐鍇的《說文解字繫傳》、清代段玉裁的《說文解字注》、桂馥的《說文解字義證》、王筠的《說文句讀》、朱駿聲的《說文通訓定聲》等。

以上皆訓詁專書之典要者。《爾雅》之訓詁主於義，《釋名》之訓詁主於音，《說文》之訓詁主於形，各具特點。其他如《小爾雅》、《埤雅》、《駢雅》、《續方言》、《新方言》、《續釋名》、《廣釋名》、《釋骨》、《釋人》等，不一而足，皆《爾雅》之流。

2.經傳本文中的訓詁

阮元云："經傳本文即有訓詁。如'和，會也'、'勤，勞也'(《周書·諡法》)、'基，始也'、'命，信也'(《國語·周語下》)、'需，須也'、'師，衆也'(《易象上傳》)、'畜君者，好君也'(《孟子·梁惠王下》)、'親之也者，親之也'(《大戴禮記·哀公問於孔子》)、'敬，文之恭也；忠，文之實也；正，德之道也；端，德之信也'(並《周語下》)、'忠，德之正也；信，德之固也'(《左氏文元年傳》)、'禮，身之幹也；敬，身之基也'(《成十三年傳》)、'元，體之長也；亨，嘉之會也'(《襄九年傳》)、'陳，水屬也；火，水妃也'(《昭九年傳》)、'黃，中之色也；裳，下之飾也'(《昭十二年傳》)、'漢，水祥也；水，火之牡也'(《昭十七年傳》)、'春曰祠，夏曰礿'(《公羊桓八年傳》)、'春曰田，夏曰苗'(《穀梁桓四年傳》)、'師衆以順曰武'(《左氏襄三年傳》)、'經緯天地曰文'(《昭廿八年傳》)、'咨才爲諏'(《魯語下》)、'咨親爲詢'(《左氏襄四年傳》)、'止戈爲武'(《宣十二年傳》)、'皿蟲爲蠱'(《昭元年傳》)、'無患曰樂，樂義曰終'(《大戴禮記·小辨》)、'約信曰誓，涖牲曰盟'(《禮記·曲禮下》)，以及'乾爲天'(《易說卦傳》)、'震爲土'(《左氏閔元年傳》。按：震爲土，謂震變爲土，非訓詁)、'乾剛坤柔'(《易雜卦記》)、'屯固比入'(《左氏閔元年傳》)之類。"(見《經籍籑詁·凡例》)中醫經典中也不乏其例，如"榮者，水穀之精氣也；衛者，水穀之悍氣也。"(《素問·痹論》)、"聚者，堅也；博者，大也。"(《素問·病能論》)。這些都是經典本文中的訓詁，是最可貴的資料。

3. 注疏中的訓詁

注疏是指古人對經典古籍的解釋，其名稱或曰傳，或曰箋，或曰注，或曰疏，或曰故，或曰微，或曰說，或曰記，或曰通，或曰解，或曰章句，或曰正義，或曰音義，或曰釋文，等等不一。其重要者略舉如下。

（1）經部有《十三經註疏》，是由清代阮元主持校刻的經部叢書。計有《周易》魏·王弼、韓康伯注，唐·孔穎達正義；《尚書》漢·孔安國傳（魏晉間人假託，非孔安國撰），唐·孔穎達正義；《毛詩》漢·毛亨傳，鄭玄箋，孔穎達正義；《周禮》鄭玄注，唐·賈公彥疏；《儀禮》鄭玄注，賈公彥疏；《禮記》鄭玄注，孔穎達正義；《春秋左氏傳》晉·杜預注，孔穎達正義；《春秋公羊傳》漢·何休解詁，唐·徐彥疏；《春秋穀梁傳》晉·范甯集解，唐·楊士勛疏；《論語》魏·何晏注，宋·邢昺疏；《孝經》唐玄宗李隆基注，邢昺疏；《爾雅》晉·郭璞注，邢昺疏；《孟子》漢·趙歧注，宋·孫奭疏。另有唐·陸德明撰《經典釋文》三十卷，也是解釋諸部經典的，今已分條附刊於經典本文之下。清代解釋經典之作，多收入阮元所輯《皇清經解》與王先謙所輯《續皇清經解》中。如孫星衍《尚書古今文註疏》、陳奐《毛詩傳疏》、孫詒讓《周禮正義》、胡培翬《儀禮正義》、朱彬《禮記訓纂》、劉文祺《春秋左傳舊註疏證》、陳立《公羊義疏》、鐘文烝《穀梁補註》、劉寶楠《論語正義》、皮錫瑞《孝經鄭註疏》、焦循《孟子正義》等。

（2）史部之注疏，重要的有《史記》晉·徐廣音義，劉宋·裴駰集解，唐·張守節正義，司馬貞索隱；《漢書》漢·服虔、應劭音義，唐·顏師古注；《三國志》劉宋·裴松之注；《戰國策》漢·高誘注；《國語》吳·韋昭注；以及後魏·酈道元《水經注》。

（3）子部之注疏，重要的有《老子》漢·河上公注（蓋後人假託），魏·王弼注，清·魏源本義，今人馬敘倫校詁，高亨正詁，朱謙之校釋；《莊子》晉·郭象注，清·王先謙集解，郭慶藩集釋，今人劉武集解內篇補正；《列子》晉·張湛注，今人楊伯峻集釋；《管子》唐·尹知章注，郭沫若等集校，馬非百輕重篇新詮；《墨子》清·孫詒讓間詁，今人高亨校詮，譚戒甫發微，岑仲勉守城各篇簡注；《荀子》唐·楊倞注，王先謙集解；《呂氏春秋》漢·高誘注，今人楊寬、沈延國集釋；《世說新語》梁·劉孝標注等。

（4）集部之注疏，重要的如《楚辭》漢·王逸章句，宋·洪興祖補注，朱熹集注，清·戴震注，蔣驥注；梁代昭明太子蕭統所編《文選》有唐·李善注，呂延濟、劉良、張銑、呂向、李周翰五臣注等。

（5）醫籍之注疏，重要的有《黃帝內經太素》隋·楊上善注（按楊當是唐初人）；《黃帝內經素問》唐·王冰注，宋·林億、高保衡等新校正，明·吳崑注，馬蒔注證發微，清·張志聰集注，張琦釋義；《靈樞經》明·馬蒔注證發微；《難經》明·王九思等集注（集吳·呂廣、唐·楊玄操、宋·丁德用、虞庶、楊康候等人之注），元·滑壽本義；《類經》明·張介賓注；《神農本草經》梁·陶弘景集注，唐·蘇敬《本草音義》、《本草圖經》，宋·唐慎微《經史證類備急本草》，寇宗奭《本草衍義》，明·李時珍《本草綱目》，繆希雍《本草經疏》，清·鄒澍《本經疏證》等。醫書本屬子部，以其爲本專業，故特單獨列出。

4. 纂集之訓詁

將羣書之訓詁纂集一處，匯總成書者，阮元主編的《經籍籑詁》一書可作代表。該書總《易》、《書》、《詩》、三《禮》、《春秋》三傳、《論語》、《孝經》、《爾雅》、《方言》、《說文》、《釋名》、《孟子》、《老子》，以至於《内經素問》、《齊民要術》等古籍凡八十餘種，匯毛亨、孔安國、馬融、鄭玄等九十餘家的注疏，爲先秦以至隋唐，各代訓詁之總彙。其編制按詩韻一百零六韻編排。王引之序曰：“展一韻而衆字畢備，檢一字而諸訓皆存，尋一訓而原書可識，所謂握六藝之鈐鍵，廓九流之潭奥者矣。”錢大昕序曰：“夫六經定於至聖，舍經則無以爲學；學道要於好古，蔑古則無以見道。此書出而窮經之彥焯然有遵循，鄉壁虛造之輩，不得滕其說以衒世。學術正而士習端，其必由是矣。小學云乎哉！”

以上所講四項，都是訓詁資料的所在，皆學覽者之潭奥。

（二）訓詁體例

訓詁既然是用語言解釋語言，其解釋之體例，以及其所用術語，必須瞭解。今就其常見者略述於下。

1. “某某也”或“某者某也”

此爲判斷句式，其前項爲被訓釋之詞語，後項爲用以訓釋之詞語。例如：

①淑，善也。（《詩·關雎》“窈窕淑女”毛傳）

②範，法也。（《書·洪範》“洪範”傳）

③驚，定也。（《書·洪範》“天陰驚下民”傳）

④薄，迫也。（《太素·調陰陽》“形乃困薄”楊注）

⑤仁者，親也，覺也。（《太素·痹論》“其不仁者”注）

⑥風者，陽也，火也。（《太素·水論》“夫風之中目”注）

2. “某曰某”或“某爲某”

爲、曰，皆“稱爲”“叫做”之義，也可直接解作“是”，猶云“某稱爲某”，“某叫做某”，“某是某”。是立義界的訓詁方式。被訓釋之詞語在後，用以訓釋之詞語在前。例如：

①同門曰朋，同志曰友。（《論語》“有朋自願方來”鄭注）

②洗心曰齋，防患曰戒。（《周易·繫辭上》“聖人以此齋戒”注）

③多喜曰癲，多怒曰狂。（《素問·腹中論》“石藥發癲，芳草發狂”注）

④後倒曰僵，前倒曰仆。（《太素·經脈厥》“僵仆嘔血”注）

⑤徐緩爲氣，急疾爲風。（《太素·諸風數類》"風之傷人"注）

⑥心能制義曰度，德正應和曰莫，照臨四方曰明，勤施無私曰類，教誨不倦曰長，賞慶刑威曰君，慈和遍服曰順，擇善而從之曰比，經緯天地曰文。（《左傳·昭公二十八年》正文中對《詩》曰"唯此文王，帝度其心。莫其德音，其德克明。克明克類，克長克君。王此大國，克順克比。比于文王，其德靡悔。既受帝祉，施於孫子"的訓詁。）

3. "某謂之某"或"某之謂某"

謂之某，即稱他爲某。被訓釋的詞語在後，用以訓釋的詞語在前。例如：

①闔戶之謂坤，闢戶謂之乾，一闔一闢謂之變，往來不窮謂之通，見乃謂之象，形乃謂之器，制而用之謂之法，利用出入，民咸用之謂之神。（《周易·繫辭上》正文）

②富有之謂大業，日新之謂盛德，生生之謂易，成象之謂乾，效法之謂坤，極數知來之謂占，通變之謂事，陰陽不測之謂神。（《周易·繫辭上》正文。）

③望而知之謂之神，聞而知之謂之聖，問而知之謂之工，切脈而知之謂之巧。（《難經·六十一難》正文）

④太初之元，謂之道也；太極未形，物得以生，謂之德也；未形德者，有分且然無間，謂之命也；此命流動生物，物成生理，謂之形也；形體保神，各有所儀，謂之性也。（《太素·五臟命分》"周於性命"注）

⑤心之神用，謂之情也；情之所喜，謂之欲也。（《太素·七邪》"心有所欲，神有所惡"注）

⑥脊節之謂椎，脊窮之謂骶。（《素問·刺熱》"七椎下間主腎熱，榮在骶也"注）

4. "某謂某也"或"某言某也"

此兩式用來通其意之所指。猶云"某說的是某""某是指某"。被訓釋的詞語在前，用來訓釋的詞語在後。例如：

①利國，謂安社稷，利百姓也。（《國語·晉語》"利國謂之仁"韋注）

②眾女，謂眾臣。（《離騷》"眾女嫉余之蛾眉兮"王逸注）

③蝎，謂腹中蟲如桑蠹也。（《太素·五臟脈診》"蟲毒蛕蝎"注）按：《爾雅·釋蟲》："蝤蠐，蝎。"郭注："在木中。今雖通名爲蝎，所在異。"蝎本木中蟲，非人體所有，說的是人腹中蟲如桑中蠹者。

④間，謂多也。甚，謂少也。多，謂多形證而輕易。少，謂少形證而重難也。（《素問·標本病傳論》"謹察間甚"注）按：《中華大字典》據此斷章取義曰："間，多也。"間謂病輕易，非謂間有多義。

⑤匍匐，言盡力也。（《詩·谷風》"匍匐救之"鄭注）

⑥不稱者，言德薄而服尊。（《詩·候人》"不稱其服"鄭箋）

5. "某猶某也"

猶，譬況之詞，猶言"如同"。段玉裁云："凡漢人作注云'猶'者，皆義隔而通之。"言其本訓懸隔，而此處相通。被訓釋的詞語在前，用來訓釋的詞語在後。例如：

①漂，猶吹也。（《詩·蘀兮》"風其漂女"鄭箋）按：前章云"風其吹女"，次章云"風其漂女"，漂與吹本訓不同，在此則其義同。

②好，猶宜也。（《詩·緇衣》"緇衣之好兮"毛傳）按：前章言"宜"，此章言"好"，義同。

③淒淒，猶蒼蒼也。（《詩·蒹葭》"蒹葭淒淒"毛傳）按：前章言"蒼蒼"，此章言"淒淒"，義同。

④體，猶分也。（《周禮·天官》"體國經野"鄭注）按：賈公彥疏云："謂若人之手足分四體，故爲分也。"

⑤敦，猶專專也。（《詩·東山》"有敦瓜苦"毛傳）按："有"爲"敦"之前綴，"有敦"同"敦敦"，敦敦，猶專專，皆聚貌。

⑥孫，猶孫（遜）也。內諱奔，謂之孫。（《春秋·莊公元年》"夫人孫于齊"公羊傳）

6. "某某貌"或"某某狀"

貌，謂形貌；狀，謂狀態。都是道物之形貌，猶言某某的樣子。被訓釋的詞語在前，用來訓釋的詞語在後。例如：

①恂恂，恭順貌。（《論語·鄉黨》"孔子於鄉黨，恂恂如也"鄭注）

②便便，言辨貌。（《論語·鄉黨》"其在宗廟朝廷，便便言"鄭注）

③鍾鍾，行不止住貌。（《太素·陰陽合》"陰陽鍾鍾"注）

④洒洒，惡寒貌。音洗，謂如水灑洗寒也。（《太素·經脈》"洒洒振寒"注）

⑤貞貞，頭痛甚貌。（《太素·厥頭痛》"貞貞頭重而痛"注）

⑥漯漯、吸吸，皆虛乏狀也。（《太素·少氣》"身漯漯也，言吸吸也"注）

7. "某之言某也"或"某之爲言某也"

此爲據音而推究其語源的句式，是聲訓的句式。段玉裁云："凡云'之言'者，皆就字之本音本義而轉之。"（見《說文》"憮"字注）"言"猶"字""詞"。謂某這個詞，源於某。既源於某，則其義相通。可直云某就是某之義。被訓釋的詞語在前，用來訓釋的詞語在後，前後兩字讀音相同或相近。例如：

①蘋之言，賓也。藻之言，澡也。婦人之行尚柔順，自潔清，故取名以爲戒。（《詩·采蘋》"於以采蘋""於以采藻"鄭注）按：蘋賓，真部疊韻，並幫旁母雙聲。藻澡，同精母宵部字。"賓"取其"柔順"義，"澡"取其"潔清"義。

②卿之言，章，章善明理也。（《白虎通德論·爵》正文）按：卿章，陽部疊韻。

③死之言，澌也，精神澌盡也。（《禮記·曲禮》"庶人曰死"鄭注）

④醫之爲言，意也。（《後漢書·郭玉傳》正文）按：醫意，影母雙聲，之職旁轉。

⑤春之爲言，蠢也，產生萬物者也。（《禮記·鄉飲酒義》正文）按：春蠢，同穿母文部字。

⑥冬之爲言，中也。中者，藏也。（《禮記·鄉飲酒義》正文）按：《白虎通德論》曰："冬之爲言，終也。"一是取春生夏長秋收冬藏之義，一是取一年之終結之義。冬、中，同冬部端母字。冬終，冬部疊韻。

8. "某讀如某"或"某讀若某"

此爲擬其讀音的句式。謂某字之讀音如同某字。阮元云："有云'讀如'者，比擬其音也。"這就是所謂譬況注音法。早期也有用來明通假的。"如""若"皆譬況之詞，猶云"如同"。被注音的字在前,用來注音的字在後。

①橎,讀若樊。(《說文·木部》 附轅切)按:橎樊,同並母元部字。

②羜,讀若煮。(《說文·羊部》 直呂切)按:羜煮,魚部疊韻。

③楎,讀若渾天之渾。(《說文·木部》 戶昆切)按:楎渾,同匣母文部字。

④漁,讀若相語之語。(《呂氏春秋·季夏紀》"令漁師伐蛟取鼉"高注)按:漁語,同疑母魚部字。

⑤酏,讀如《詩》"虵虵碩言"之虵。(《呂氏春秋·重己》"其爲飲食酏醴"高注)按:酏虵,歌部疊韻。

⑥泐,讀如"再扐而後卦"之扐。(《周禮·考功記》注引鄭司農說)按:泐扐,同來母職部字。

9. "某讀爲某"或"某讀曰某"

此爲說明通假的句式。讀爲某,即當作某字讀之。阮元云:"有云'讀爲'者,就其音以易其字也。"謂據其讀音,破其通假之字,而改用本字讀之。被訓釋的假借字在前,用來訓釋的本字在後。例如:

①厲,讀爲賴。(《論語·子張》"未信則以爲厲己也"鄭注)按:賴,猶病。君子若在上位,當先示信於民,而後勞役其民,則民忘其苦。未信則民以爲妄加困病於己。

②勯,讀爲單。單,盡也。(《呂氏春秋·重己》"尾絕力勯"高注)按:單訓盡,讀爲殫。

③煇,讀爲亶。亶,厚也。(《呂氏春秋·重己》"衣不煇熱"高注)

④鞇,讀爲懑。不勝食氣爲懑病也。(《呂氏春秋·重己》"胃充則中大鞇"高注)

⑤當,讀爲嘗。(《墨子·兼愛》"當察亂何自起"孫詒讓注)

⑥揄,讀爲搖,謂搖動也。(《素問·骨空論》"折使揄臂齊肘正"注)

10. "某某同"或"某與某同"

此爲說明古今字、異體字的句式。猶云"某同某"。被訓釋的字在前,用來訓釋的字在後。例如:

①齎,資同耳。其字以齊、次爲聲,從貝變易。古字亦多或。(《周禮·外府》"齎賜予之財用"鄭注)按:《說文》:"齎,持遺也。從貝,齊聲。""資,貨也。從貝,次聲。"是本兩字,鄭注以爲一字之或體,故云"齎資同"。

②古字材,哉同。(《論語·公冶長》"由也好勇過我,無所取材"鄭注)即無所取哉。

③㕨,與伏同。(《素問·氣厥論》"爲㕨瘕"注)即爲伏瘕。

④俛,俯同。(《類經·法陰陽》"喘麤爲之俛仰"注)

⑤空,孔同。(《類經·九鍼之要》"機之動,不離其空"注)按:《說文》:"空,竅也。從穴,工聲。"是孔穴之字本作"空",借"孔"爲之。"孔"通行而"空"反成生字。

⑥泣,澀同。(《類經·五臟所合》"多食鹹則脈凝泣而變色"注)按:泣之與澀,音義相懸。蓋泣者澀之殘字。

11. "某一作某"或"某亦作某""某或作某"

此皆舉異文的句式。版本不同，字或有異，舉出以備參考，乃校勘之事。所出原文字在前，所舉異文在後。例如：

①嬪，故書作賓。（《周禮·天官》"嬪貢"注）

②故書齎作資。（《周禮·典枲》"以待時頒功而授齎"注）

③棘門，或爲材門。（《周禮·掌舍》"爲壇壝宮棘門"注）

④苛，有本爲苟。（《太素·痹論》"人之肉苛者何也"注）

⑤詳悲，一作思。當作思。（《素問·異法方宜論》注"內，謂喜怒悲憂恐及飲食男女之過甚也"新校正）

⑥《素問》痹作脾。（《太素·陰陽雜論》"二陽之病發心痹"蕭延平校）

12. "某當爲某"或"某當作某"

此爲諟正文字的句式。阮元云："有云'當爲'者，定其字之誤也。"古籍版本不同，文字有異，當以某字爲是。文中誤字在前，校正之字在後。例如：

①齊，當爲齎。（《周禮·醢人》"以五齊七醢七菹三臡實之"注）

②祝，當爲注，讀如注病之注，聲之誤也。（《周禮·瘍醫》"祝藥"鄭注）

③猶，當爲搖，聲之誤也。秦人猶搖聲相近。（《禮記·檀弓上》"詠斯猶"鄭注）

④周，當作舟。（《周禮·考功記》"作舟以行水"注"故書舟作周"鄭司農云）

⑤胕，義當腐。（《太素·知方地》"嗜酸而食胕"注。）

⑥凑，義當凝也。（《太素·調食》"血與鹹相得則血凑"注）按：《靈樞》正作"凝"。

以上十二條，乃訓詁之常例。雖不能盡其體式，亦可資隅反。

(三)訓詁內容

訓詁的宗旨在於疏通語言，溝通古今，使今人瞭解古籍中的義理。錢大昕云："訓詁者，義理之所由出，非別有義理出於訓詁之外者也。"（見《經籍纂詁序》）如此則訓詁的內容，當以詞義的訓釋爲中心，兼及句意章旨，旁涉校勘正誤。分別講述如下。

1. 訓釋詞義

綴詞以成文，撰文以載道。讀古人書，在通其道；欲通其道，必通其文；欲通其文，必通其詞。通其詞則在於對詞義的訓釋。其在文章，有用其本義者，有用其引申義者，有用其假借義者，必曲盡其妙，才能心知其意。

(1)訓釋本義者。文章中有的用字之本義，必通其本義而後明。例如：

①《靈樞·九鍼十二原》："知機之道者，不可掛以髮；不知機道，叩之不發。"張介賓《類經》注："機之道者，一氣而已，不可掛以髮，極言其精不可亂也。叩之不發，用失其道，則氣不至矣。"此解失之籠統。《說文》："機，主發謂之機。"機，謂弩機，由弩牙組成，主弓弩之發射，猶今槍械的扳機。它能以微小的力量，啟動強大的動力。這就是"機之道"。懂得這個道理，在扳機的弩牙上，是不可掛一髮之微力的。若不通機關之道，任你叩打，箭也不會發射。《說文》："發，射發也。從弓，癹聲。"可見這個"發"字也是與弓弩有關的。在這裏是用弩機之理，說明針刺之道。懂得針刺

之道，準確取穴，準確把握氣機，則可輕易取效；不懂針刺之道，任你怎麼刺，也不會取效。明白機字之本義，才能更具體地理會這幾句話的含意。

②《靈樞·衛氣失常》："人有肥，有膏，有肉。""䐃肉堅皮滿者肥，䐃肉不堅皮緩者膏，皮肉不相離者肉。""膏者多氣而皮縱緩，故能縱腹垂腴。""脂者其身收小。"《類經》注："此言偉壯之人，而有脂膏肉三者之異：脂者緊而滿，故下文曰肉堅身小；膏者澤而大，故下文曰肉淖垂腴；皮肉連實而上下相應者曰肉，故下文曰身體容大。"按：脂膏二字，今人曰脂肪，曰油膏，兩者含混。《說文》："脂，戴角者脂，無角者膏。""戴角者"謂牛羊屬，"無角者"謂豕屬。《禮記·內則》"脂膏以滑之"注："肥凝者爲脂，釋者爲膏。"是體質如牛羊，緊而凝聚收小者，爲脂型體質；體質如豬，皮緩肉鬆，縱腹垂腴者，爲膏型體質。只有通過本義的考查，才能弄清二者的區別。

(2)訓釋引申義者。文章中有的字，不是用其本義，而是用的展轉引申之義，則必須展轉引申以通其義。例如：

①《莊子·知北遊》："汝齊戒疏瀹而心，澡雪而精神。"郭慶藩疏云："澡雪，猶精潔也。"按：澡雪而精神，謂清淨其神識。《說文》："雪，凝雨說物者。"雪之爲物，潔白如洗，故引申之而爲洗滌、洗刷之義。《靈樞·九鍼十二原》："汙雖久，猶可雪也。"謂可清洗。《呂氏春秋·不苟》："故雪殽之恥而西至於河。"高誘注："雪，除也。"除謂洗刷，洗刷軍敗於殽之恥辱。雪之訓潔，訓除，皆引申之義。

②《素問·陰陽應象大論》："觀權衡規矩而知病所主。"王冰注："權，謂秤權；衡，謂星衡。"按：秤權，即秤砣；星衡，即秤桿。秤物之時，秤砣下沉，秤桿浮平。用來譬況人之脈象，則衡比秋脈之浮，權比冬脈之沉。《素問·脈要精微論》："以春應中規，夏應中矩，秋應中衡，冬應中權。"王注云："秋脈浮毛，輕澀而散，如權衡之象，高下必平，故以秋應中衡。冬脈如石，兼沉而滑，如秤權之象，下遠於衡，故以冬應中權也。以秋中衡、冬中權者，言脈之高下異處如此爾。此則隨陰陽之氣，故有斯四應不同也。"權訓作沉，訓作冬脈，衡訓作浮，訓作秋脈，皆其譬況引申之義。

(3)訓釋假借義者。文章中有的字，即非用其本義，亦非用其引申義，而是被借作他字用的，則必須循聲尋覓，找出本字，以通其假借之義。例如：

①《周易·否象》："天地不交，否。君子以儉德辟難，不可榮以祿。"孔穎達正義云："君子以儉德辟難者，言君子於此否塞之時，以節儉爲德，辟其危難，不可榮華其身，以居倖位。"朱熹注云："收斂其德，不行於外，以避小人之難，人不得以祿榮之。"按：孔朱二氏皆以榮華釋榮。王引之云："虞翻本'榮'作'營'。引之謹按：營字是也。高誘注《呂氏春秋·尊師篇》、《淮南·原道篇》並曰：'營，惑也。'《大戴禮·文王官人篇》曰：'煩亂以事而志不營。'不可營以祿者，世莫能惑以祿也。云不可者，若云'匹夫不可奪志'，非不可求榮祿之謂也。"(見《經義述聞·不可榮以祿》)是榮乃營之通假字，其義當訓惑，言世不能以爵祿惑其志。"破其假借之字而讀以本字，則渙然冰釋；如其假借之字強爲之解，則詰鞠爲病矣"。榮，讀作營，而有惑義。此即其假借義。

②《周易·繫辭上》："聖人以此洗心。"韓康伯注："洗濯萬物之心。"孔氏正

義云："聖人以此易之卜筮洗蕩萬物之心。萬物有疑則卜之，是蕩其疑心。行善得吉，行惡遇凶，是蕩其惡心也。"《釋文》："洗，王肅、韓，悉禮反。京荀虞董張蜀才作'先'，石經同。"《集解》載虞注，以先心爲知來。王引之云："作'先'之義長。蓋先，猶導也。大司馬：'以先愷樂獻於社。'鄭注曰：'先，猶道也。'《釋文》：'道，音導。'此謂蓍卦六爻也。聖人以此先心者，心所欲至，而卜筮先知，若爲之先導然。猶言是興神物以先民用也。《洪範》曰：'女則有大疑，謀及乃心，謀及卜筮。'《孔子閒居》曰：'清明在躬，氣志如神。耆欲將至，有開心先。'鄭注：'謂聖人耆欲將至，神有以開之。'夫清明在躬，氣志如神者，聖人也。耆欲將至者，心也。有開心先者，神明先之也。正所謂神以知來也。班固《幽通賦》曰：'神先心以定命。'義本《繫辭傳》也。先，或作洗，乃文字之假借，猶'先馬'之通作'洗馬'矣。解者不知讀洗爲先，而謂'洗濯萬物之心'。夫傳言洗心，不言洗萬物之心，增義以解經，於文有所不合。若謂自洗其心，則是聰明睿智之聖人而亦如愚人之心待於洗濯也，義更有所不安。"洗，讀作先，訓導，是其假借義。

2. 疏通意旨

字義既明，有句意、章旨尚不明者，則訓釋的單位擴大爲文句、篇章，總統而訓釋之，疏通其意旨。此分別講述如下。

(1)疏通句意者。不以單詞爲訓釋對象，而以文句爲訓釋對象。例如：

①《周易·繫辭上》："精氣爲物，遊魂爲變，是故知鬼神之情狀。"韓康伯注云："精氣烟熅，聚而成物。聚極則散，而遊魂爲變也。遊魂言其遊散也。盡聚散之理，則能知變化之道，無幽而不通也。"孔氏正義云："精氣爲物者，謂陰陽精靈之氣氤氳積聚而爲萬物也。遊魂爲變者，物既積聚，極則分散，將散之時，浮遊精魂去離物形，而爲改變，則生變爲死，成變爲敗，或未死之間，變爲異類也。能窮易理，盡生死變化，以此之故，能知鬼神之內外情狀也。物既以聚而生，以散而死，皆是鬼神所爲，但極聚散之理，則知鬼神之情狀也。言聖人以易之理而能然也。"按：這三句話中，沒有生僻之字詞，所須訓釋者是所講聚散之理。《莊子·知北遊》云："人之生，氣之聚也。聚則爲生，散則爲死。若死生爲徒，吾又何患？故萬物一也。"古人認爲人與萬物都是自然界的一氣，氣聚合起來便形成有生命之物；氣分散了便又回到自然界，這便是死亡。不論是生還是死，都是一氣變化的不同存在形態。懂得這個聚散的道理，便可知道生前死後的情狀。這便是以文句爲訓釋物件的訓詁。

②《素問·鍼解》："如臨深淵者，不敢墮也；手如握虎者，欲其壯也；神無營於衆物者，靜志觀病人，無左右視也；義無邪下者，欲端以正也；必正其神者，欲瞻病人目制其神，令氣易行也。"按：例中所引"如臨深淵"、"手如握虎"、"神無營於衆物"三句被訓釋文句，乃《素問·寶命全形論》原文。"義無邪下"、"必正其神"兩句，或者當是《寶命全形論》之佚文。這裏對五個語句的訓釋，在於指出其旨意所在。這種在一部書中，一篇經文對另一篇經文逐句進行訓釋，實不多見。蓋《素問》一書非一時之作，亦非出自一人之手，有經有傳，後人將有關文章彙集成冊，總爲一書。雖然如此，這些作訓釋者也是去古未遠，深知其意者。

(2)揭示章旨者。不是以單詞、文句爲訓釋對象,而是以更大的單位章(章謂文章的段落)爲訓釋對象,揭示一章的主旨。例如:

①《孟子·離婁上》:"不仁者可與言哉!安其危,利其菑,樂其所以亡者。不仁而可與言,則何亡國敗家之有?有孺子歌曰:'滄浪之水清兮,可以濯我纓;滄浪之水濁兮可以濯我足。'孔子曰:'小子聽之:清斯濯纓,濁斯濯足矣,自取之也。'夫人必自侮,然後人侮之;家必自毀,然後人毀之;國必自伐,然後人伐之。太甲曰:'天作孽,猶可違;自作孽,不可活。'此之謂也。"趙歧章句云:"章指:言人之安危,皆由於己;先自毀伐,人乃攻討。甚於天孽,敬慎而已。如臨深淵,戰戰恐慄也。"總之,安危成敗存亡,關鍵在自身。這就是此章的主旨。

②《太素·順養》:"黃帝曰:順之奈何?岐伯曰:入國問俗,入家問諱,上堂問禮,臨病人問所便。"楊上善注:"夫爲國爲家爲身之道各有其理。不循其理而欲正之身者,未之有也。所以並須問者,欲各知其理而順之也。俗諱禮便,人之理也;陰陽四時,天地之理也。存生之道,闕一不可,故常問之也。便,宜也,謂問病人寒熱等病,量其所宜,隨順調之,故問所便也。"這裏雖沒有明言章指,也是叙述一段文字之大意,亦屬於章指之類。

3.校正文字

此爲校勘之事。古籍傳抄日久,屢經翻刻,魯魚亥豕,在所難免。故讀古書首先必須校正文字,恢復其本來面貌,如此方能得先賢本意。否則,訛以傳訛,順文作解,難免郢書燕說之譏。《抱朴子》曰:"書三寫,魯爲魚,虛成虎。"由此可見,校勘之事不可忽視,此亦訓詁之一個組成部分。復舉例如下:

①《列子·天瑞》:"渾淪者,言萬物相渾淪而未相離也。視之不見,聽之不聞,循之不得,故曰易也。一變而爲七,七變而爲九。九變者,究也。乃複變而爲一。一者,形變之始也。"按:關於其中"九變者,究也"句,俞樾《諸子平議》云:"上'變'字衍文。本作'九者,究也,乃複變而爲一。'因涉上文'一變''七變',而誤爲'九變',則於詞贅矣。"孫詒讓《札迻》云:"此章與《易緯乾鑿度》文同。'九變者,究也。'《緯》作'九者,氣變之究也。'與下文'一者,形變之始也',文正相對。此書當亦與彼同。今本'變'字誤移著'者'字上,又脫'氣之'二字耳。"王重民云:"孫說是也。《御覽》一引作'九變者之究也',亦有脫誤。蓋《御覽》所據本已脫'氣'字,又因'一變''七變',而誤移'變'字於'者'上,後人以'之'爲贅,遂以意削之也。幸所引尚存'之'字,足證《列子》原文當同于《易緯》。俞氏以'變'字爲衍文,誤矣。"王叔岷云:"孫說是也。《法苑珠林》七引作'九者,變之究也',僅脫一'氣'字。"此段原文講的是宇宙之形成,是由太初之氣,一變而爲七,七變而爲九。這是氣的變化始終。一爲始,九爲終。物極必反,周而復始,由九又變爲一。然而,這個一,已不是原來的一了,而是更高一層的一。原來的一,是"氣變之始",而現在的一,則是已經進入形變範疇,是"形變之始"矣。九者,究也。究者,終也,盡也。從一至九,爲一個過程之終始。一個過程完了,便開始一新的過程,又是從一個新的一,至一個新的九。如此周而復始,螺旋式前進。諸家對於"九變者究也"一句,進

行討論。俞氏首先發現其誤，其篳路襤褸之功，自不可埋沒。他是從訓詁的角度，以文例校之，當作："九者，究也。"如此，則"變"字爲多餘之字，故云衍也。孫氏則以他校之法，引《易緯》來校讀，故云當作："九者，氣變之究也。"且以下文"一者，形變之始也"相例。以爲非但"變"字非衍，尚有脫文。堪稱真知卓見。是繼承了俞氏"九者，究也"的結論，又進一步提出"九者，氣變之究也"的結論。王重民、王叔岷亦以他校之法，分別引《御覽》、《法苑珠林》所引本書以校之。一則作"九變者之究也"，較今本多一"之"字；一則作"九者變之究也"，較今本"變者"互乙，漸次接近於原貌，僅脫一"氣"字耳。二氏雖未提出新的結論，卻對孫氏的結論提出新的佐證，使其結論更爲可信。從此例可以看出，諸家治學態度之嚴謹。如此方能漸次恢復古籍原貌，給以正確訓釋。

②《史記·扁鵲倉公列傳》："高后八年，得見師臨淄元里公乘陽慶。慶年七十餘。"又云："事之三年，爲人治病，決死生多驗。""文帝四年中，人上書言意，以刑罪當傳西之長安。""今慶死十年所，臣意年盡三年，年三十九歲也。"按：這些文字好似沒有問題，然而仔細考察起來，則會發現年代上是有問題的。高后八年，即公元前180年；漢文帝四年，即公元前176年。如此則倉公于公元前180年拜陽慶爲師，至前176年以刑罪押至長安，相距只有四年時間。其間還有三年學徒期，出徒後僅一年時間。可是，其師陽慶卻已"死十年所"。既然陽慶十年之前已經死了，倉公在一年之前怎麼能跟他學習呢？時間上對不起頭來。說明這些年代記載有誤。在"高后八年"下，《史記集解》云："意年三十六歲。"是高后八年，倉公三十六歲，故下文云："臣意年盡三年，年三十九歲也。"年盡三年，是指學徒期滿。三十九歲，是出徒時年齡。出徒之後，其師即死。其死至倉公當刑罪至長安寫奏章之時已十年，則倉公當刑寫奏章之時年當四十九歲。因此，從入徒之年至刑罪之年，其間當有十三年的時間。如此則非"高后八年"有誤，即"文帝四年"有誤，二者必有誤者。以本書《史記·孝文本紀》校之，則曰："十三年夏……五月，齊太倉令淳于公有罪當刑，詔獄逮徙長安。"《漢書·刑法志》亦云："(孝文)即位十三年，齊太倉令淳于意有罪當刑。"是"文帝四年"，當是"文帝十三年"之誤。文帝十三年，即公元前167年。這是以本書、他書相校得出的結論。只有經過校勘，方能得到對古書的正確理解。

以上所講三項，都是訓詁的基本內容。當然，訓詁內容不限於此，如解釋句讀、語法、修辭等，然而這些都是爲闡釋義理服務的。

通論十四、訓詁(下)

訓詁方法與雜論

(四)訓詁方法

訓詁既然是用語言解釋語言，訓詁方法便是解釋語言的方法。文字既然有形、音、義三要素，則訓詁之法亦有形訓、音訓、義訓三種方法。段玉裁云："小學有形，有音，有義，三者互相求，舉一可得其二。有古形，有今形，有古音，有今音，有古義，有今義，六者互相求，舉一可得其五。"(見《廣雅疏證序》)訓詁雖分三法，實踐中常綜合運用，即三者、六者互相求，展轉以通其義。此就形訓、音訓、義訓三者，分別講述如下。

1. 形訓

就字形以說其義者，謂之形訓。文字都是記錄有聲語言的符號體系，就其本質而言，都是記音的。這是天下文字之公例。漢字就其特點而言，又保留其原始的表意性能，這是與其他拼音文字不同處。正是因爲漢字形體有表意性能，故可就字形來解說字義。形訓之法由來已久，"止戈爲武"、"皿蟲爲蠱"，見諸《春秋左氏傳》；"自環爲厶，背厶爲公"，見諸《韓非子·五蠹》。形訓專書，則首推許慎《說文解字》，故顏之推云："若不信《說文》，則冥冥不知一點一畫爲何意焉。"(見《顏氏家訓·書證篇》)此復舉數列如下：

①枚乘《七發》："於是澡槩胷中，灑練五藏，澹澂手足，頮濯髮齒。"按：頮，古沫字。《說文》："沫，洒(洗)面也。从水，未聲。頮，古文沫。从臼水，从頁。"頁，謂頭面。臼，竦手也。臼水，兩手捧水而舉之於頭面，洗臉之義，躍然紙上。

②《素問·至真要大論》："諸轉反戾，水液渾濁，皆屬於熱。"王冰注："反戾，筋轉也。"按：《說文》："戾，曲也。从犬出戶下。犬出戶下爲戾者，身曲戾也。"舊時之門戶，門扉與地面之間有一空隙，以安裝門檻。有時不安門檻，以供犬之出入。犬從門下爬出，上爲門扉所限，身必反曲，故訓曲也。反曲，即反戾。人體有前曲、後曲之異，前曲於體爲順，後曲則乖戾不順。向前彎曲曰蜷，向後彎曲則曰戾。是反戾，即角弓反張之義。王注蓋有脫誤。其訓"筋轉"，乃"諸轉"之義，非"反戾"之義。當云："轉，筋轉也。戾，曲戾也。"

③《太素·陰陽》："陰勝則身寒，汗出，身常清，數慄而寒，寒則厥，厥則腹滿死，能冬不能夏。"楊注："厥，寒則手足逆冷也。"《素問·生氣通天論》："秋傷

於濕，上逆而咳，發爲痿厥。"王注："厥，謂逆氣也。"按：厥，通"瘚"。《說文》："瘚，逆氣也。从疒，从屰欠。"屰，即倒"大"字之形，倒則爲逆。"欠，張口氣悟也。象氣從人上出之形。"（見《說文》）欠，亦氣也。故屰欠，即逆氣。可見瘚之爲字，就是"逆氣之病"。

文字之六書，前四書爲體，後二書爲用。故就字之形體構造而言，不外乎象形、指事、會意、形聲四者。四者之中，象形之字，固可觸目心會；指事之字，亦可察而見意；會意之字，可就所會諸形，以見其指歸；形聲之字，亦有一半可表意類之所屬。正因如此，才有就形以說義的可能。這便是形訓之基础。漢字雖有表意特點，質而言之，亦以記音爲本。故造字之初，雖多表意特徵，然用字之時，假借蓋多。若必字字以本義讀之，則文章不可通。故形訓之用，大有局限。不可如測字先生之流，不據六書之理，妄加離析字形，穿鑿附會。如"病"字，《說文》："病，疾加也。从疒，丙聲。"是病字本是形聲字，只可據字形之疒看出疾之義類，丙則爲注音符號。而參元子則云："病字從丙。丙，火也，百病皆生於火。"沂陽生則云："病字內丙固火，外二點從水。內火盛而外水微，且相間隔，則病。水火既濟，則無病。仙家火候，火降則水升，水火一也。偏則爲二，二則爭。"（見王文祿《醫先》）又如"活"字，《說文》："活，水流聲。从水，昏聲。"是"活"字本爲形聲字，水流聲，故从水。昏爲注音符號，與佸秳括桰蛞姡适楷等字聲符相同，並非口舌之舌。而李念莪則云："古人制'活'字，從'水'、從'舌'者，言'舌水'可以活人也。'舌'字從'千'、從'口'，言'千口水'成'活'也。"（見《內經知要》）所講醫理，或可成立；其說文字，實爲大謬。蓋受王安石《字說》的影响。如王安石解"篤"字則曰"以竹鞭馬爲篤"，其解"坡"字則曰"坡者，土之皮"，其解"霄"字則曰"凡气至此而消焉"，其解"直"字則曰"在隱可使十目視者直"。如此解說文字，實爲形訓之大忌。後學不可步其後塵。苏轼《調謔篇》："東坡聞荊公《字說》新成，戲曰：以竹鞭馬爲'篤'，不知以竹鞭犬有何可'笑'？東坡嘗舉'坡'字問荊公何義，公曰：'坡者土之皮。'東坡曰：'然則滑者水之骨乎？'荊公默然。"可見當時王安石《字說》已是人們取笑的話柄。

2. 音訓

因字音以釋其義者，謂之音訓，或云聲訓，亦即以音同、音近之字訓釋其義。文字之孳乳寖多，往往以聲音相貫；語言的古今不同，常常是聲韻相轉。故可因音以釋其義。王念孫云："訓詁之旨，本於聲音，故有聲同字異，聲近義同。雖或類聚群分，實亦同條共貫。"（見《廣雅疏證序》）此誠不刊之論。音訓之法，由來已久。"乾，建也"、"坤，順也"，見於《周易·說卦》；"明，孟也"、"幽，幼也"，見於《大戴禮記》。《說文》之釋義大多爲音訓，如"天，顛也"、"旁，溥也"、"古，故也"、"帝，諦也"、"政，正也"、"馴，順也"之類。《白虎通德論》亦不乏其例，如"公，通也"、"侯，候也"、"子、孳也"、"男，任也"之類。及漢劉熙撰《釋名》，則純用此法，遂成音訓之專書，如"宿，宿也。星各止宿其處也"、"天，顯也。在上高顯也"、"雲，猶云云，衆盛意也"、"兄，荒也，荒，大也"等等。

音訓既因音釋義，則不拘形體。其用有三：曰破通假，曰明孳乳，曰通語轉。此分別講述如下。

(1)破通假。義本無涉，徒音相同，借而爲義，此謂通假。通假以形言，以文字形體之職分言。任其本職者爲本用，任非本職者爲通假。王念孫云："訓詁之旨，存乎聲音。字之聲同聲近者，經傳往往假借。學者以聲求義，破其通假之字，而讀以本字，則渙然冰釋。如其假借之字而強爲之解，則詰屈爲病矣。"(見《經義述聞》引)此復舉數例如下：

①《太素·氣穴》："黃帝捧手遵循而卻曰：夫子之開余道也，目未見其處，耳未聞其數，而目以明、耳以聰矣。"楊注："遵循，音逡巡，窮究尋也。"按：遵循，逡巡之通假字。《爾雅·釋言》："逡，退也。"郝懿行疏云："《方言》：逡，循也。循與逡，古音同，有去義。故或言逡遁，或言逡循，又言逡巡，並古字假借，皆言卻退不進也。"如此則"黃帝遵循而卻"，乃"黃帝逡巡而卻"，逡巡，徘徊不進貌。《素問·氣穴論》正作"逡巡"。楊注"窮究尋"非是。

②《素問·脈要精微論》："心脈搏堅而長，當病舌卷不能言；其耎而散者，當消環自已。"王注："諸脈耎散，皆爲氣實血虛也。消，謂消散。環，謂環周。言其經氣，如環之周，當其火王，自消散也。"按：環，旋之假借。還旋二字，元部疊韻，故可通假。《周禮·樂師》："環拜。"鄭司農注："環，謂旋也。"《周禮·筮人》："九曰巫環。"《禮記·曲禮上》疏引作"九曰巫旋"。是環旋相通之證。《漢書·晁錯傳》："前死不還踵。"《禮記·樂記》："周還象風雨。"注云："還，音旋。"是環、還、旋三字古通用，都訓旋。驗之醫經，《素問·診要經終論》："甚者傳氣，間者環也。"王注："傳，謂相傳。環，謂循環也。相傳則傳所不勝，循環則周回於五氣也。"新校正："按《太素》'環也'作'環已'。"當從新校正作"間者環已"。環已，即旋愈。以其爲間者(病之輕淺者)，故旋即病已。同篇又云："凡刺胸腹者，必避五藏。中心者環死。"王注："氣行如環之一周則死也。正謂周十二辰也。"孫詒讓云："環與還通。《儀禮·士喪禮》'布巾環幅'，注云：'古文環作還。'蓋中心死最速，還死者，頃刻即死也。《史記·天官書》云'殃還至'，《索隱》云：'還，旋疾也。'"也是講環、還通旋。《靈樞·邪氣藏府病形》："微緩爲洞。洞者，食下嗌還出。"還出，即旋出。王注概以環周、循環釋之，難免詰屈爲病。

(2)明孳乳。由同一語根派生新字，此謂孳乳。孳乳以義言，以一義之形體繁衍言。本一義一形，而分化爲數義，因造出數字，這便是文字的孳乳。派生之字，必求其語根，方能更好把握其義。例如：

①《莊子·秋水》："秋水時至，百川灌河，徑流之大，兩涘渚崖之間，不辨牛馬。"徑流，即直流。《爾雅·釋水》："大波爲瀾，小波爲淪，直波爲徑。"《釋名·釋水》作"涇"，云："水直波曰涇。涇，徑也，言如道徑也。"《廣韻·青韻》作"巠"，云："直波爲巠。"是徑、涇、巠三字同源，聲近義通，皆有直義。織物之直者爲經，從糸。《說文》："經，織絲縱也。"縱，亦直義。於人體脈絡，亦直行曰經，支而橫者曰絡。草木之直者爲莖，從艸。《說文》："莖，枝柱也。"枝爲橫者，則柱謂直者。人體之直者而在上者曰頸，從頁。《說文》："頸，頭莖也。"《釋名》："頸，徑也，徑梃而長也。"人體之直而在下者曰脛，從肉。《說文》："脛，胻也。"《釋名》：

"脛，莖也，直而長，似物莖也。"是巠、徑、涇、經、莖、脛、頸等字爲同源字，是由同一語根所派生，字異而聲近義通。至於以刀斫頸曰到，從刀。則到字又是由頸字所孳乳。

②《周易·咸卦》："憧憧往來，朋從爾思。"《釋文》："憧憧，馬云'行貌'，王肅云'往來不絕貌'。"《廣雅·釋訓》："憧憧，往來也。"又曰："衝衝，行也。"是憧憧、衝衝，皆往來行貌。字異而義通。《素問·陰陽離合論》："陰陽霷霷，積傳爲一周。"王注："霷霷，言氣之往來也。"新校正云："別本霷霷作衝衝。"是憧憧、衝衝、霷霷，並字異而義通。以其爲往來行義，故字從行，作衝；以其爲意之往來不定，故字從心，作憧；以其爲氣之往來行，故字從雲，作霷。故以聲音爲依據，便可不拘形體，觸類旁通。

(3)通語轉。時有古今，音有轉移，音形雖異，其義則通，此謂語轉。語轉以音言，一義一音，音轉爲二，或孳乳而造新字，或假借他字以表其音。清人姚文田云："竊嘗論漢人釋經，一則曰聲相近，一則曰聲之轉。大抵諧聲之法，亦不出此兩途。聲近者，則屢變而不離其宗；聲轉者，則再傳而即爲異類。譬如子姓，聲近者，其族屬；聲轉者，則女子適人者也。"（見其《說文聲系》）是說孳乳之字，皆聲近而義通，猶如同族之子孫，是有血緣關係者，其姓相同；語轉之字，皆音異而義通，猶如同族之女子，雖嫁於外姓，也是有血緣關係者。例如：

①《詩·七月》："晝爾于茅，宵爾索綯。"鄭箋云："爾，汝也。"《書·益稷》："安汝止。"《史記·夏本紀》作"安爾止"。是爾與汝義同。《國語·晉語》："曩而戲言乎。"注："而，汝也。"《書·舜典》："乃言底可績。"傳云："乃，汝也。"《漢書·項籍傳》："必欲烹迺翁，幸分我一盃羹。"顏師古注："迺，亦汝也。"《國語·晉語》："命曰三日，若宿而至。"注："若，汝也。"《廣韻》："你，秦人呼旁人之稱。乃裏切。"爾尔同，乃迺同。爾、尔、而、若、汝，皆日母字，乃、迺、女、你，皆泥母字，上古音日母歸泥母，所以這些字都是雙聲。故可通用。孔鮒《小爾雅·廣詁》曰："而、乃、爾、若，汝也。"方以智《通雅》曰："爾、汝、而、若、乃，一聲之轉。爾又爲尔，尔又爲你，俗書作你。"今通作"你"字。

②《爾雅·釋草》："葵，蘆萉。"注云："萉，宜爲菔。蘆菔，蕪菁屬。"《說文》："蘆，蘆菔也。"又曰："菔，蘆菔，似蕪菁，實如小未者。"段注："今之蘿蔔也。"徐灝云："蘆萉，即萊菔，俗云蘿蔔，皆一聲之轉也。"即今萝卜。是蘆萉、蘆菔、萊菔、蘿蔔、萝卜皆一聲之轉。中藥有萊菔子，即蘿蔔種。蘆、萊、蘿雙聲，萉、菔輕脣雙聲，蔔、卜重脣雙聲。古無輕脣，故萉菔蔔卜皆雙聲。名雖有異，實同一物。

文字根於語言，語言發乎聲音。則聲音者，文字之關鍵；音訓者訓詁之樞紐。明乎音訓之理，則可貫通古今方俗語言文字之變遷。雖言殊聲，字殊形，亦可因而通之。

3. 義訓

據字義以釋其義者，謂之義訓。義訓之法最爲常見，因爲訓詁之實用，最終在於明其義蘊，若能直接說明其義蘊，則訓詁之事也就完成。義訓是不借助字形、聲音的辨析，或直釋詞語之概念，或以同義、近義之詞展轉相訓釋，或描摹其形貌、狀態、聲音。其法有三：一曰義界，二曰互訓，三曰描摹。分別講述如下。

(1)義界。所謂義界，又稱宛述、界說，就是爲一詞之概念下一個定義，用語言婉轉表述其界說。黃侃云："義界者，謂此字別於他字之寬狹通別也。凡以一句釋一字之義者，即謂之義界。"(見《文字聲音訓詁筆記》)例如：

①《荀子・修身》："以善先人者謂之教，以善和人者謂之順，以不善先人者謂之諂，以不善和人者謂之諛，是是非非謂之知，非是是非謂之愚，傷良曰讒，害良曰賊，是謂是非謂非曰直，竊貨曰盜，匿行曰詐，易言曰誕，趣舍無定謂之無常，保利棄義謂之至賊，多聞曰博，少聞曰淺，多見曰閑，少見曰陋，難進曰偍，易忘曰漏，少而理曰治，多而亂曰耗。"這裏爲教、順、諂、諛、知、愚、讒、賊、直、盜、詐、誕、無常、至賊、博、淺、閑、陋、偍、漏、治耗等詞下定義。是正文中的訓詁。

②《靈樞・本神》："天之在我者德也，地之在我者氣也，德流氣薄而生者也。故生之來謂之精，兩精相搏謂之神，隨神往來者謂之魂，並精出入者謂之魄，所以任物者謂之心，心有所憶謂之意，意之所存謂之志，因志而存變謂之思，因思而遠慕謂之慮，因慮而處物謂之智。"這裏爲德、氣、精、神、魂、魄、心、意、志、思、慮、智等詞下定義

③《說文》："霿，地氣發，天不應曰霿。"又曰："霧，天氣下，地不應曰霧。霧，晦也。"段注："許以霧系天氣，以霿系地氣，亦分別井然。大氐霿下霧上，霿淫霧乾。霿讀如務，霧讀如蒙。霿之或體作霧，霧之或體作蒙，不可亂也。"這裏爲霿、霧二字下定義。

④《內經知要》："神明之府也。"李念莪注云："變化不測之謂神，品物流形之謂明。"這裏爲神、明二字下定義。謂萬物之化生，當兩精相搏尚處未萌狀態，神秘莫測，此謂之神；當由無形漸成物形，已屬明朗，此謂之明。

⑤《素問・藏氣法時論》："毒藥攻邪。"注云："毒藥，謂金玉土石草木菜果蟲魚鳥獸之類，皆可以祛邪養正者也。然辟邪安正，惟毒乃能，以其能然，故通謂之毒藥也。"這是爲毒藥下定義。

義界是義訓中之功用顯著者。其立界之法，種種不一，或就其形狀言，如"廣平曰原"，"大陵曰阿"；或就其質料言，如"木曰豆，瓦曰登"；或就其功用言，如"園，所以樹木"，"囿，所以域養禽獸也"；或就其位置言，如"上曰衣，下曰裳"；或就其性質言，如"檀，強忍之木"，"柳，柔脆之木"；或就其顏色言，如"純黑曰驪"，"赤黃曰騂"；或就其時間言，如"冬曰狩，夏曰苗"。如此之類，不可遍舉。

(2)互訓。所謂互訓，或稱直訓、翻譯、代語、異言相代，即以義同、義近之詞相訓釋。黃侃云："凡一義可以種種不同之聲音表現之，故一意可造多字。即此同意之字爲訓，或互相爲訓。"(見《文字聲音訓詁筆記》)例如：

①《洪範》："洪範。"傳云："洪，大。範，法也。"洪即大，範即法，洪範，即可翻譯爲大法。此爲以今言釋古語。

②《左傳・宣四年》："楚人謂乳穀，謂虎於菟，故命之曰鬬穀於菟。"鬬伯比之子名鬬穀於菟。因是私生子，曾棄於雲夢，虎乳之。楚語乳曰穀，虎曰於菟，故名之鬬

穀於菟。此以通語釋方言。魯迅詩云："無情未必真豪傑，憐子如何不丈夫。試看興風狂嘯者，回眸時看小於菟。"即用此典。興風狂嘯者，指老虎；小於菟，即小老虎。

③《太素·十五絡》："足少陰之別，名曰大鍾。"注云："鍾，注也。此穴是少陰大絡別注之處，故曰大鍾。"鍾，聚也。其訓"注"，義相近。是以義近之詞相訓釋。

④《周禮·醫師》："獸醫。"注云："獸，牛馬之類。"獸爲大名，牛馬爲小名。此以小名釋大名。

⑤《太素·風逆》："肉清取榮。"注云："肉者，土也；榮者，火也。火以生土，故取榮溫肉也。"肉是小名，五行屬土，土是大名。此以大名釋小名。

(3)描摹。所謂描摹，謂描摹其形貌、狀態、聲音，或稱描寫、譬況、比擬事物。例如：

①《四時》："五漫漫，六惽惽。"尹知章注："漫漫，曠遠貌。惽惽，微暗貌。"曠遠貌，即空曠遼遠的樣子。他仿此。

②《論語·鄉黨》："孔子於鄉黨，恂恂如也。"集解云："王曰：恂恂，溫恭之貌。"

③《秋水》："望洋向若而歎。"注云："《釋文》'望'作'盳'，云'盳洋，猶望羊，仰視貌。'"是"望洋"乃仰面而視的樣子。不可就字面分開解釋。

④《太素·知鍼石》："見其烏烏，見其稷稷。"注云："烏烏稷稷，鳳凰雄雌聲也。"

⑤《中庸》："率性之爲道。"注："道，猶道路也。"道路，人所以行；道，謂規律，亦人所當遵行者，故曰道猶道路。此爲用譬況法，以具體釋抽象。

訓詁之法雖離析爲形訓、音訓、義訓三途，實則殊途同歸。臨事當相互結合，綜合運用，多方研求，廣泛求證，考之古義而有徵，驗之典籍而不違，如此方可成立。不可執一端而妄加臆斷。此三法是僅就單詞的訓釋而言，也是最基本的方法。至於語句的訓釋，則又有分析句讀、闡明語法、說明修辭等方法。

(五)訓詁雜論

歷代訓詁學家都曾總結出訓詁的一些規律性的結論，提出一些學說，對後人頗有啟發。此擇其常見者簡單介紹如下。

1.以聲爲義說

以聲爲義者，謂形聲字之聲符不但表音，同時也表義。形聲字多左右結構，左形右聲，因此又稱右文說。宋代王聖美倡此說。《夢溪筆談》云："王聖美治字學，演其義以爲右文。古之字書，皆從左文。凡字，其類在左，其義在右。如木類，其左皆從木。所謂右文者，如戔，小也，水之小者曰淺，金之小者曰錢，歹之小者曰殘，貝之小者曰賤。如此之類，皆以戔爲義也。"

後人多宗之者，如段玉裁《說文》"真"字注云："引申爲真誠。凡積、鎮、瞋、謓、膜、填、寘、闐、嗔、滇、鬒、瑱、瓋、慎字，皆以真爲聲，多取充實之義。其顛、槙字，以頂爲義者，亦充實上升之意也。慎字今訓謹，古則訓誠。《小雅》'慎爾優遊'、

'予慎無罪'，傳皆云'誠也'。"

又如《說文》"洞"字注："此與辵部迵、馬部駉，音義同。"洞從同得聲，而爲疾流之義。《靈樞•邪氣藏府病形》："洞者，食不化下嗌還出。"《說文》"迵，迵疊也"、"駉，馳馬洞去也"，都從同得聲，與疾流之義相通。

他如《說文》："句，曲也。"從句得聲之字多有曲義。"拘，止也。從手句，句亦聲。""笱，曲竹捕魚笱也。從竹句，句亦聲。""鉤，曲鈎也。從金句，句亦聲。""跔，天寒足跔也。從足，句聲。"注云："跔者，句跔不伸之意。""痀，曲脊也。""胸，脯挺也。從肉，句聲。"注云："屈曰胸，申曰脡。"這些都是從句得聲之字，都有曲屈之義。

質言之，以聲爲義說，也是音訓之屬。同聲符者，古必同音，或原本一字，以施用不同，遂加不同形符以區別其用，孳乳而成一批同族字，故字形雖不同，其義相通。此說之局限在於仍拘於字形。因爲同聲符者未必其義皆通，聲近義同者未必皆同聲符。章太炎《文始•略例》云："夫同音之字非止一二，取義於彼，見形於此者，往往而有。若農聲之字，多訓厚大，然農無厚大義；支聲之字多訓傾衺，然支無傾衺義。蓋同韻同紐者別有所受，非可望形爲驗。況複旁轉、對轉，音理多途，雙聲馳驟，其流無限。而欲於形內索之，斯子韶(聖美名)所以爲荆舒(王安石)之徒。"

2. 聲近義同說

聲近義同者，謂字音相近者，其義多相同。王念孫云："訓詁之旨，本於聲音，故有聲同字異，聲近義同。"(見《廣雅疏證序》)黃侃云："古無訓詁書，聲音即訓詁也。故古代經典文字多同音相借，訓詁多聲近相授。詳考吾國文字，多以聲音相訓，其不以聲音相訓者，百不及五六。"(見《文字聲韻訓詁筆記》)

文字中確有如此者。例如：《廣雅•釋詁》："殷，大也。"王念孫疏證云："殷者，《喪大記》：'主人具殷奠之禮。'鄭注云：'殷，猶大也。'《莊子•秋水篇》云：'夫精，小之微也；垺，大之殷也。'微亦小也，殷亦大也。《山木篇》：'翼殷不逝，目大不覩。'《楚辭•九歎》：'帶隱虹之透蚳。'王逸注：'隱，大也。'隱與殷，聲近義同。"按：殷隱古音同影母文部字。

又如：《廣雅•釋詁》："般，大也。"疏證云："般，《方言》：'般，大也。'郭璞音盤桓之盤。《大學》：'心寬體胖。'鄭注：'胖，猶大也。'《士冠禮》注云：'弁名出於槃。槃，大也，言所以自光大也。'槃、胖並與般通。《說文》：'幋，覆衣大巾也。''鞶，大帶也。'《訟上九》：'或賜之鞶帶。'馬融注云：'鞶，大也。'《文選•嘯賦》注引《聲類》云：'磐，大石也。'義並與般同。《說文》：'伴，大貌。'伴與般，亦聲近義同。"按：般、胖、槃、幋、鞶、磐、伴，古音同並母元部字。

聲近義同之說，誠能觸類旁通，不限形體，廣開音訓之途徑，然亦不可濫用，因爲聲同者尚未必全都義同，況聲近者？音有盡而義無窮，音同而義不相涉者也不乏其例。

3. 一聲之轉說

一聲之轉，或謂一語之轉，或謂語之轉，或謂語轉，或謂轉語，謂本爲一字，音轉字異，音形雖殊，其義相通。揚雄撰《方言》首倡其說，郭璞注群書，亦多有發明，後世多宗之者。例如：《方言》："庸謂之佽，轉語也。"錢繹箋疏云："庸、佽、甬聲義並相近。保佽與保庸，亦同是轉語。"按：甬佽東部疊韻，聲母齒喉相轉。又如：《方言》："鋌，空也。語之轉也。"郭璞注《方言》也是每言語轉。例如：《方言》："秦晉之間曰獪，楚謂之剼，或曰蹶；楚鄭曰蔿。"郭注："亦獪聲之轉也。"又如：《方言》："蔿、譌，讙，化也。"郭注："皆化聲之轉也。"

後世宗其說者，例如：《廣雅·釋詁》："或、方、撫，有也。"王念孫疏證云："或者，《微子》：'殷其弗或，亂正四方。'《史記·宋世家》作'殷不有治政，不治四方'。《洪範》：'無有作好。'《呂氏春秋·貴公篇》作'無或作好'。高誘注：'或，有也。'《小雅·天保篇》：'無不爾或承。'鄭箋云：'或之言，有也。'或即邦域之域，《說文》：'或，邦也。從口，戈以守一。一，地也。或從土作域。'或、有，一聲之轉，故《商頌·元鳥篇》：'正域彼四方。'毛傳云：'域，有也。'方者，《召南·鵲巢篇》：'維鳩方之。'毛傳云：'方，有之也。'撫者，《爾雅》：'憮、敉，撫也。'又云：'衿憐，撫掩之也。'撫爲相親有，故或謂之撫有。《昭元年左傳》：'君辱貺寡大夫圍，謂圍將使豐氏撫有而室。'《三年傳》：'若惠顧敝邑，撫有晉國，賜之內主。'皆是也。撫又爲奄有之有。《成十一年左傳》：'使諸侯撫封。'杜注云：'各撫有其封內之地。'《文王世子》：'西方有九國焉，君王其終撫諸。'鄭注云：'撫，猶有也。'撫、方，一聲之轉。"

又如：《墨子·尚賢篇》："以勞殿賞。"孫詒讓注云："殿，定也。殿與定，一聲之轉。《文選·江賦》注曰：'澱與淀，古字通。'殿之與定，猶澱之與淀也。《詩·采菽篇》：'殿天下之邦。'毛傳曰：'殿，鎮也。'鎮，即定義。《小爾雅·廣詁》：'殿，填也。'填與奠通。《禮記·檀弓篇》：'主人既祖填池。'鄭注'填池，當爲奠徹'是也。奠亦定也。《周官·司士職》曰'以久奠食'，此云'以勞殿賞'，句法一律。奠、殿，文異而義通。"

又例如：《廣雅·釋訓》："俳佪，便旋也。"王念孫疏證云："此疊韻之變轉也。俳佪之正轉者爲盤桓，變之則爲便旋。薛綜注《西京賦》云：'盤桓，便旋也。'便旋，猶盤旋耳。俳佪，各本作徘徊。《漢書·高后紀》注云：'俳佪，猶彷徨，不進之意也。'《史記·司馬相如傳》：'於是楚王乃彌節裴回。'《漢書》作'俳佪'，《文選》作'徘徊'，《後漢書·張衡傳》作'俳回'，並字異而義同。"是俳回(微部)，字或作徘徊、裴回，音轉而爲盤桓(元部)，此爲微元旁對轉。再轉而爲彷徨(陽部)，此爲元陽旁轉。而俳、盤、傍皆並母雙聲，佪、桓、徨皆匣母雙聲，韻轉而聲未變，皆一語之轉。便旋、盤旋，乃其變轉者。

4. 徐言疾言說

徐言、疾言，或稱慢聲、急聲，謂急疾言之，則兩字爲一音；徐緩言之，則一音爲二字。顧炎武《音論》云："宋沈括謂古語已有二聲合爲一字者，如'不可'爲'叵'，'何不'爲'盍'，'如是'爲'爾'，'而已'爲'耳'，'之乎'爲'諸'。（徐言之則爲'之乎'，疾言之則爲'諸'，一也。《小爾雅》：'諸，之乎也。'）鄭樵謂慢聲爲二，急聲爲一。慢聲爲'者焉'，急聲爲'旃'；慢聲爲'者與'，急聲爲'諸'；

慢聲爲‘而已’，急聲爲‘耳’；慢聲爲‘之矣’。急聲爲‘只’是也。愚嘗考之經傳，蓋不止此。如《詩·牆有茨》傳：‘茨，蒺藜也。’‘蒺藜’正切‘茨’字。‘八月斷壺’，今人謂之‘胡盧’，《北史·后妃傳》作‘瓠蘆’，‘瓠蘆’正切‘壺’。《左傳》：‘有山鞠窮乎。’‘鞠窮’是‘芎藭’。‘鞠窮’正切‘芎’字。‘著於丁寧’注：‘丁寧，鉦也。’《廣韻》：‘丁，中莖切。’‘丁寧’正切‘鉦’字。‘守埤者皆哭’注：‘埤，城上僻倪。’僻，音避。‘僻倪’正切‘埤’字。‘棄甲則那’，那，何也。後人言‘奈何’。‘奈何’正切‘那’字。‘六卿三族降聽政’注：‘降，和同也。’‘和同’正切‘降’字。《春秋·桓十二年》：‘公與宋公燕人盟於穀丘。’《左傳》作‘句瀆之丘’。‘句瀆’正切‘穀’字。《公羊傳》：‘邾婁後名鄒。’‘邾婁’正切‘鄒’字。《禮記·檀弓》：‘銘，明旌也。’‘明旌’正切‘銘’字。《玉藻》：‘終葵，椎也。’《方言》齊人謂椎爲終葵。’‘終葵’正切‘椎’字。《爾雅》：‘禘，大祭也。’‘大祭’正切‘禘’字。‘不律謂之筆’，‘不律’正切‘筆’字。‘須，薡蕫’，‘薡蕫’正切‘須’字。《列子》：‘楊朱南之沛。’《莊子》‘陽子居南之沛’，‘子居’正切‘朱’字。古人謂‘耳’爲‘聰’，《易傳》：‘聰不明也。’《靈樞經》：‘少陽根於竅陰，結於窗籠。窗籠者，耳中也。’‘窗籠’正切‘聰’字。《方言》：‘竃竃(蜘蛛)或謂之蠨蛸。’‘蠨蛸’正切‘竃’字。‘壻謂之倩’注：‘今俗呼女壻爲卒便。’‘卒便’正切‘倩’字。《說文》：‘鈴，令丁也。’‘令丁’正切‘鈴’字。‘鳩，鶻鵃也(古忽、張流二切)。’‘鶻鵃’正切‘鳩’字。‘痤，一曰族絫。’徐鉉以爲即《左傳》之瘯蠡(力戈反)。‘瘯蠡’正切‘痤’字。《釋名》：‘韠，蔽膝也，所以蔽膝前也。’‘蔽膝’正切‘韠’字。王子年《拾遺記》：‘晉武帝賜張華側理紙。’‘側理’正切‘紙’字。《水經注》晏謨伏琛云：‘濰水即扶淇之水也。’‘扶淇’正切‘濰’字。《廣韻》：‘狻猊，獅子。’‘狻猊’正切‘獅’字。”(見《音學五書·音論·反切之始》)

顧氏所列，都是徐言之則爲二字，疾言之則爲一字者。如此之類，不勝枚舉。例如：《高祖還鄉》：“一面旗白胡闌套住個迎霜兔，一面旗紅麴連打著個畢月烏。”胡闌，即環；曲連，即圈。疾言之則爲“環”，爲“圈”；徐言之則爲“胡闌”，爲“曲連”。《莊子·逍遙遊》：“摶扶搖羊角而上。”扶搖，即飆。《靈樞·厥病》：“耳痛不可刺者，耳中有膿，若有乾耵聹。”耵聹，即丁。都是疾言之爲一字，徐言之爲二字之例。

5. 析言渾言說

析言、渾言，謂析言之則二字有異，渾言之則二字無別。析，謂析其異；渾，謂渾其同。或稱對文、散文，謂對文則別，散文則通。言詞義有兩者相對，分析言之，則其義各別；散在各用，渾而言之，則其義相通。

例如：《說文》：“走，趨也。”段注：“《釋名》‘徐行曰步，疾行曰趨，疾趨曰走。’此析言之。許渾言不別也，”析言之，則疾趨曰走，是走疾於趨，二義有別。渾言之，則走亦趨也，二義不復區別。

《說文》：“哯，不歐而吐也。”段注：“欠部曰：‘歐，吐也。’渾言之。此云‘不歐而吐也’者，析言之。歐以胸喉言，吐以出口言也。有胸喉不作惡而已吐出者，謂之呃。”歐，今作嘔。是析言之，則嘔是嘔，吐是吐，二字不同義；渾言之，則嘔亦吐也，二字不分別。

《說文》：“餳，飴和饊者也。”段注：“不和饊謂之飴，和饊謂之餳。故成國云飴弱於餳也。《方言》曰：‘凡飴謂之餳。自關而東，陳楚宋衛之間通語也。’揚子渾言之，許析言之。”是析言之則餳與飴有別，渾言之則飴與餳不分。

王念孫《廣雅疏證》云：“傷者，《月令》：‘命理瞻察創。’鄭注：‘創之淺者曰傷。’此對文也。散文則創亦謂之傷。故《說文》云：‘傷，創也。’《僖二十二年左傳》：‘君子不重傷。’《文十一年穀梁傳》作‘不重創’，其義一也。”是傷之與創，相對爲文，則其義有別；散在各用，其義則通。亦析言則別，渾言則通。

他如畜之與獸，析言之，則“在野曰獸，在家曰畜”（《爾雅》）；渾言之，則畜亦謂獸。《周禮·醫師》：“獸醫下士四人。”疏云：“此醫唯療家畜，不療野獸。畜獸義通。”

綱之與紀，析言之，則“大曰綱，小曰紀”；渾言之，則紀亦謂綱。《素問·六節藏象論》：“氣數者，所以紀化生之用也。”王注：“紀，謂綱紀。”

徑之與道，析言之，則步道爲徑，徑小於道；渾言之，則徑亦謂道。《論語·雍也》：“有澹臺滅明者，行不由徑，非公事未嘗至於偃之室也。”徑謂步道、小道。不走小道，言其人方正不苟且。此析言之。《素問注序》：“未嘗有行不由徑，出不由戶者也。”此徑通言道路。渾言之，不可再作小道解。

如此之類，舉不勝舉。詞之本義，固有常訓；使用之義，亦多變通。故於典籍訓詁，亦當彼析言之，則析而訓之；彼渾言之，則渾而訓之。不然，析言而渾訓之，渾言而析訓之，則圓鑿而方柄，難以相協了。

6.相對爲文說

相對爲文，或稱對文，亦有稱互文者，謂相對稱文字，其義亦須相對而訓。文章組織，條理井然，相對之文，可相發明。俞樾云：“凡大小、長短、是非、美惡之類，兩字對文，人所多曉也。然亦有其文稍晦，致失其解者。如《尚書·洪範篇》：‘木曰曲直，金曰從革。’曲直對文，從革亦對文。《漢書·外戚傳》注曰：‘從，因也，由也。’蓋從之義爲由，故亦爲因。從革，即因革也。金之性可因可革，謂之從革，猶木之性可曲可直，謂之曲直也。人知因革，莫知從革，斯失其解矣。《周書·文政篇》：‘充虛爲害。’按：充虛二字對文。《荀子·儒效篇》：‘若夫充虛之相施易也。’楊倞注：‘充，實也。’是充虛即實虛也。《大聚篇》：‘殷政總總若風草，有所積，有所虛。’此即充虛爲害之義。人知虛實，莫知充虛，斯失其解矣。《國語·楚語》：‘吾聞君子唯獨居思念前世之崇替。’按：崇替二字對文。韋注：‘崇，終也；替，廢也。’是未達崇字之義。《文選·東京賦》薛綜注：‘崇，猶興也。’然則崇替猶言興廢。《管子·五輔篇》：‘修道途，便關市，慎將宿。’按：將宿二字對文。《廣雅·釋詁》：‘將，行也；宿，止也。’然則將宿猶言行止。”（見《古書疑義舉例·兩字對文而誤解例》）

王念孫《讀書雜志》云：“‘強自取柱，柔自取束。’楊注曰：‘凡物強則以爲柱而任勞，柔自見束而約急，皆其自取也。’引之曰：楊說強自取柱之義甚迂。柱與束相對爲文，則柱非謂屋柱之柱也。柱當讀爲祝。《哀公十四年公羊傳》：‘天祝予。’《十三年穀梁傳》：‘祝髮文身。’何、范注並曰：‘祝，斷也。’此言物強則自取斷折，所謂太剛則折也。《大戴記》作‘強自取折’，是其明證矣。《南山經》：‘招搖之山有草焉，其名祝餘。’祝餘或作柱荼，是祝與柱通也(祝之通作柱，猶注之通作祝。《周官》‘瘍醫祝藥。’鄭注曰：‘祝，當爲注，聲之傳也’)。”

以上所舉，皆相對爲文之例。前人此說，對古籍訓詁多有啓發。

7. 互文見義說

互文見義，謂前後異詞，相互補充，其義乃全。唐代賈公彦《儀禮》疏云：“凡言互文者，是兩物各舉一邊而省文，故云互文。”《詩·大序》：“動天地，感鬼神。”孔穎達正義云：“天地云動，鬼神云感，互言耳。”互言，即互文。感與動爲互文，動天地，謂感動天地；感鬼神，謂感動鬼神。前句云動而省感，後句云感而省動，故須相互補充，其義乃全。

王引之《經義述聞》云：“‘職幣，掌式法以斂官府都鄙與凡用邦財者之幣，振掌事者之餘財’，鄭注曰：‘振，猶抍也，檢也。先言斂幣，後言振財，互之。’家大人曰：‘經言斂，言振，注言抍，言檢，皆謂收取之也……上言斂幣而不言振財，下言振財而不言斂幣者，言幣則兼財，言財則兼幣，互文耳。故云先言斂幣後言振財，互之。’”是財與幣爲互文。

俞樾《古書疑義舉例》云：“古人之文，有參互以見義者。《禮記·文王世子篇》：‘諸父守貴宮貴室，諸子諸孫守下宮下室。’又云：‘諸父諸兄守貴室，子弟守下室，而讓道達矣。’鄭注曰：‘上言父子孫，此言兄弟，互相備也。’又，《雜記上篇》：‘有三年之練冠，則以大功之麻易之。’鄭注曰：‘言練冠易麻，互言之也。’疏曰：‘麻，謂經帶。大功，言經帶。明三年練亦有經帶。三年練云冠，明大功亦有冠。是大功冠與經帶，易三年冠及經帶，故云互言之。’又，《祭統篇》：‘王后蠶於北郊，以供純服；夫人蠶於北郊，以供冕服。’鄭注曰：‘純服，亦冕服也，互言之爾。純以見繒色，冕以著祭服。’凡此皆參互以見義者也……《周易·雜卦傳》：‘乾剛坤柔，比樂師憂。’皆兩兩相對，他卦雖未必然，而語意必相稱。獨‘晉，晝也；明夷，誅也。’其義不倫。愚謂此亦參互以見義也。知‘晉’之爲‘晝’，則‘明夷’之爲‘晦’可知矣。‘明入地中’，非晦而何？知‘明夷’之爲‘誅’，則‘晉’之爲‘賞’可知矣。‘康侯用賜馬蕃庶’，非賞而何？自來言《易》者，未見及此也。”

他如羅大經《鶴林玉露》云：“杜少陵詩云：‘風含翠篠娟娟淨，雨裏紅蕖冉冉香。’上句風中有雨，下句雨中有風。謂之互體。”劉禹錫《鑒藥》：“藏鮮能安穀，府鮮能母氣。”上句言藏(臟)，亦包含府(腑)，受納水穀者，正是胃府；下句言府，亦包含藏，運化母氣者，正是脾臟。言臟腑鮮能安穀母氣。《傷寒論序》：“感往昔之淪喪，傷橫夭之莫救。”感之與傷，亦互文見義。

以上所舉都是互文見義之例。修辭中有此手法，訓釋者亦當如此訓之，方爲得體。

8. 变文避復说

變文避復，有人也稱之互文，謂行文之際爲避免重復而改變用字，文雖有異，其義則同。例如：《尚書·舜典》："流共工於幽洲，放驩兜於崇山，竄三苗于三危，殛鯀於羽山。四罪而天下咸服。"注云："殛、竄、放、流，皆誅也。異其文，述作之體。"王耕野《讀書管見》云："流、放、竄、殛，變文耳，其實皆遷徙也。猶之命官一也，而曰詢，曰咨；祭祀一也，而曰類，曰禋，曰望，曰徧，皆作書者錯綜用字。謂其罪有大小而刑有輕重者，非也。"對四人之誅罰用四個不同的字，這就是變文之例，四字並無實質差異。

《尚書·洪範》："水曰潤下，火曰炎上，木曰曲直，金曰從革，土爰稼穡。"孔疏云："爰，亦曰也。變曰言爰，以見此異也。"謂"曰"與"爰"同，變文而已。此異，土之異于水火木金者，潤下、炎上、曲直、從革皆言其本性，而稼穡乃人事，非土之本性，此其異。

他如：《素問·六元正紀大論》："無失天信，無逆氣宜；無翼其勝，無贊其複。"王注："翼、贊，皆佐之。"是翼、贊同義，都是佐助之義，變其文以避複。《傷寒論序》："卒然遭邪風之氣，嬰非常之疾。"又曰："齎百年之壽命，持至貴之重器。"遭之與嬰，齎之與持，都是變文避複之例。如此之類，只爲避複而變其文者，訓釋之時固不必斤斤辨析其字義之差異。如"上窮天紀，下極地理"（見《重廣補注黃帝內經素問序》），窮、極，都是盡之義，變文避複。說成"上極天紀，下窮地理"亦無不可。

以上所講述各論，以聲爲義說、聲近義同說、一聲之轉說、徐言疾言說，此四者都是音訓之屬；析言渾言說、相對爲文說、互文見義說、變文避複說，此四者都是修辭之屬。前者就詞而訓其本義，後者則就文而釋其實用之義，二者不可偏廢。

常 用 詞（七）

　　拜 ①古代的一種禮節。《說文》："拜，首至地也。"②拜謝。《呂氏春秋·分職》："明日不拜樂己者，而拜主人。"③授官。《孫思邈傳》："拜諫議大夫。"《許胤宗傳》："由是超拜義興太守。"④上，奉。李密《陳情表》："臣不勝犬馬恐懼之情，謹拜表以聞。"⑤拜訪。《論語·陽貨》："孔子時其亡也，而往拜之。"

　　痹 ①濕病。《說文》："痹，濕也。"②氣血鬱滯而造成的疼痛病。《素問·痹論》："風寒濕三氣雜至，合而爲痹也。"《扁鵲傳》："卽爲耳目痹醫。"③麻木。《素問·五藏生成論》："臥出而風吹之，血凝於膚者爲痹。"

　　褊 ①衣服狹小。《說文》："褊，衣小也。"②狹小。《孟子·梁惠王上》："齊國雖褊小，吾何愛一牛？"③心胸狹隘。《丹溪翁傳》："然性褊甚。"④急躁。《詩·葛屨》："維是褊心，是以爲刺。"

　　怖 ①惶恐，害怕。《說文》："怖，惶也。"《郭玉傳》："臣懷怖懾以承之。"②恐嚇。《後漢書·第五倫傳》："其巫祝有依託鬼神，詐怖愚民，皆案論之。"

　　惻 ①憂傷。《說文》："惻，痛也。"②憂傷，悲痛。《易·井》："井渫不食，爲我心惻。"《丹溪翁傳》："翁見之惻然。"③惻隱：不忍，同情。《孟子·公孫丑上》："今人乍見孺子將入於井，皆有怵惕惻隱之心。"朱熹注："惻，傷之切也。隱，痛之深也。"《大醫精誠》："無欲無求，先發大慈惻隱之心。"

　　潦 ①澇，久雨而潰。《說文》："潦，漬也。"②路上的積水。《淮南子·泛論》："夫牛蹄之潦，不能生鱓鮪。"③潦潦：淚落不止貌。《陽曲傅先生事略》："淚潦潦下。"

　　儕 ①同輩。《說文》："儕，等輩也。"《東垣老人傳》："朋儕頗疾之。"②同等。《列子·湯問》："長幼儕居。"

　　嘗 ①品嘗滋味。《說文》："嘗，口味之也。"②吃。《東垣老人傳》："百藥備嘗。"③曾經。《扁鵲傳》："昔秦穆公嘗如此。"《丹溪翁傳》："嘗曰：天下有道，則行有枝葉；天下無道，則辭有枝葉。"④通"常"《東垣老人傳》："性行敦樸，嘗恨所業未精。"

　　瞋 ①睜大眼睛。《說文》："瞋，張目也。"《莊子·秋水》："晝出，瞋目而不見丘山。"②發怒，生氣。《素問·上古天真論》："適嗜欲於世俗之間，無恚瞋之心。"《華佗傳》："守瞋恚旣甚。"

　　蚩 ①一種蟲子。《說文》："蚩，蟲名。"②癡呆，無知。《宋清傳》："清，蚩妄人也。"③通"媸"，醜。《大醫精誠》："長幼妍蚩。"③通"嗤"，譏笑。《三國志·呂蒙傳》："他日與蒙會，又蚩辱之。"

　　敕 ①告誡。《說文》："敕，誡也。"②皇帝命令。《華佗傳》："又敕郡縣發遣。"③言行謹慎。《漢書·禮樂志》："敕身齊戒，施教申申。"④整治。《韓非子·主道》："賢者救其材，以備君之任用。”

腠 ①肌膚的紋理。《玉篇》：“腠，膚奏也。”《扁鵲傳》：“君有疾在腠理。”②汗孔，毛竅。《靈樞·五癃津液別》：“天寒則腠理閉。”

粹 ①純淨的米。《說文》：“粹，不雜也。”②精粹。《丹溪翁傳》：“益聞道德性命之說，宏深粹密。”③淳厚。《三國志·袁渙傳》：“清粹閑素，有父風。”④通“萃”，聚。《荀子·正名》：“凡人之取也，所欲未嘗粹而來也。”

殫 ①盡。《說文》：“殫，極盡也。”②窮盡，完全掌握。《孫思邈傳》：“學殫數術。”③通“癉”，病。《淮南子·覽冥》：“斬艾百姓，殫盡大半。”④通“憚”，懼怕。班固《西都賦》：“六師發逐，白獸駭殫。”

但 ①袒露。《說文》：“但，裼也。”按：此義後作“袒”。②僅，只。《扁鵲傳》：“但服湯二旬而復故。”③只是。《華佗傳》：“人體欲得勞動，但不當使極耳。”④儘管。《吳醫彙講·書方宜人共識說》：“但方書原有古名，而取用宜乎通俗。”

啖 ①吃。《說文》：“啖，噍啖也。”《陽曲傅先生事略》：“先生六歲，啖黃精。”②給吃。《漢書·王吉傳》：“吉婦取棗以啖吉。”③通“淡”，味薄。《史記·劉敬叔孫通列傳》：“呂后與陛下攻苦食啖。”

迭 ①更替。《說文》：“迭，更迭也。”《孫思邈傳》：“寒暑迭代。”《大醫精誠》：“珍羞迭薦，食如無味。”②屢次，接連。《呂氏春秋·知分》：“以處於晉，而迭聞晉事。”

獨 ①單獨。《說文》：“獨，犬相得而鬥也。”又曰：“羊為群，犬為獨。”《中庸》：“故君子必慎其獨也。”②惟獨。《扁鵲列傳》：“扁鵲獨奇之。”③老而無子。《孟子·梁惠王》：“老而無妻曰鰥，老而無夫曰寡，老而無子曰獨，幼而無父曰孤。”《四時》：“論孤獨，恤長老。”《大同》：“矜寡孤獨廢疾者皆有所養。”④單，只。《大同》：“故人不獨親其親，不獨子其子。”⑤只有。《老子列傳》：“其人與骨皆已朽矣，獨其言在耳。”⑥難道。《莊辛說楚襄王》：“王獨不見夫蜻蛉乎？”

藩 ①藩籬，屏障。《說文》：“藩，屏也”②邊界，邊兒。《陽曲傅先生事略》：“莫能窺其藩者。”③護衛。《左傳·哀公十六年》：“舍諸邊竟，使衛藩焉。”④封建王朝分封的諸侯國。《後漢書·明帝紀》：“東平王蒼罷歸藩。”

更 ①改。《說文》：“更，改也。”《扁鵲傳》：“容貌變更。”②更換，更替。《扁鵲傳》：“以更熨兩脅下。”③經歷。《類經序》：“反復更秋，稍得其緒。”④再，又。《倉公傳》：“高後八年，更受師同郡元裏公乘陽慶。”

股 ①大腿。《說文》：“股，髀也。”《扁鵲傳》：“循其兩股。”②胯至足踵的通稱。《詩·采薇》：“赤芾在股，邪幅在下。”

劾 ①定罪。《說文》：“劾，法有辜也。”《史記·魏其武安侯列傳》：“劾灌夫罵坐不敬，系居室。”②彈劾，檢舉揭發罪狀。《陽曲傅先生事略》：“即疏劾首輔宜興及駱錦衣養性。”

浣 ①洗滌衣物。《說文》：“浣，濯衣垢也。”②洗。《扁鵲傳》：“湔浣腸胃。”

回 ①回轉。《說文》：“回，轉也。”②扭轉，改變。《孫思邈傳》：“不為利回。”③曲，違背。《孟子·盡心下》：“經德不回，非以干祿也。”④返回。《不失人情論》：“極其詳慎，猶冀回春。”回春，喻病癒。

恚 憤怒，怨恨。《說文》：“恚，恨也。”《素問·經脈別論》：“凡人之驚恐恚勞動靜，（脈）皆爲之變。”《華佗傳》：“守瞋恚既甚。”

紀 ①絲縷的頭緒。《說文》：“紀，絲別也。”②綱紀。《大同》：“禮儀以爲紀。”《素問·脈要精微論》：“微妙在脈，不可不察，察之有紀，從陰陽始。”③準則。《倉公傳》：“此謂論之大體也，必有綱紀。”④橫行的脈絡叫紀。《素問·皮部論》：“脈有經紀。”⑤通“記”，記載。《丹溪翁傳》：“得諸見聞，班班可紀。”

湔 ①古水名。《說文》：“湔，湔水。”②洗。《說文》：“一曰：湔，半澣也。”段注：“半澣者，澣衣不全濯之，僅濯其垢处曰湔。”《扁鵲傳》：“湔浣腸胃。”《華佗傳》：“病若在腸中，便斷腸湔洗”③洗雪，清除。《金史·張特立傳》：“近降赦恩，謀反大逆，皆蒙湔雪。”

檢 ①古代封書題簽。《說文》：“檢，書署也。”②法度。《荀子·儒效》：“禮者，人主之所以爲群臣寸尺尋丈檢式也。”③約束，限制。《書·伊訓》：“與人不求備，檢身若不及。”④察驗，偵察。《華佗傳》：“使人往檢。”

燋 ①引火的柴。《說文》：“燋，所以然持火也。”②通“焦”，乾枯。《孫思邈傳》：“竭而爲燋枯。”③通“憔”，憔悴。《莊子·天地》：“孝子操藥以修慈父，其色燋然，聖人羞之。”

噤 ①口閉。《說文》：“噤，口閉也。”《許胤宗傳》：“脈益沈而噤。”②寒而閉口。《宋史·蘇軾傳》：“會大雪苦寒，士坐庭中，噤未能言。”

敬 ①恭敬。《說文》：“敬，肅也。”《丹溪翁傳》：“訂其禮文而敬泣之。”《東垣老人傳》：“及長，忠信篤敬。”②慎重。《論語·子路》：“居處恭，執事敬，與人忠。”③警惕。《詩·常武》：“既敬既戒，惠此南國。”

赳 ①矯健有力。《說文》：“赳，輕勁有才力也。”②強勁貌。《女仙外史》第二十三回：“又一日赳然有陣大風從東南來，刮得山谷震動。”③赳赳：剛毅勇武貌。《孫思邈傳》：“赳赳武夫。”

疚 ①久病，患病。《集韻》：“疚，久病也。”②內疚，慚愧。《孫思邈傳》：“不爲義疚。”③憂傷。《詩·閔予小子》：“閔予小子，遭家不造，嬛嬛在疚。”④害，災殃。《易·履》：“剛中正，履帝位而不疚，光明也。”

疽 ①癰疽。《說文》：“疽，癰也。”按：此混言之，癰、疽不分。《華佗傳》：“欲成內疽。”②癰之深者曰疽。按：此析言之，癰淺而疽深。《正字通》：“癰之深者曰疽。疽深而惡，癰淺而大。”《靈樞經·癰疽》：“熱氣惇盛，下陷肌肉，筋髓枯，內連五藏，血氣竭。當其癰下，筋骨良肉皆無餘，故命曰疽。”③瘺病。《集韻》：“疽，瘺病。”

俱 ①共同，一起。《說文》：“俱，偕也。”②相同。《素問·三部九侯論》：“所謂後者，應不俱也。”③全，都。《華佗傳》：“俱頭痛身熱。”

遽 ①驛車，驛馬。《說文》：“遽，傳也。”②迅速，急促。《陽曲傅先生事略》：“次日遽歸。”③恐懼，惶恐。《楚辭·惜誦》：“眾駭遽以離心兮，又何以爲此伴也？”④遂，就。《呂氏春秋·察今》：“其父雖善遊，其子豈遽善遊哉？”

瞿 ①驚視貌。《說文》："瞿，鷹隼之視也。"《陽曲傅先生事略》："曹公瞿然。" ②③同"懼"，害怕。《禮記·雜記下》："見似目瞿，聞名心瞿。"

蹷 ①跌倒。《說文》："蹷，僵也。"②挫敗。《孫子·軍爭》："五十里而爭利，則蹷上將軍，其法半至。" ③氣逆。《倉公傳》："蹷上爲重，頭痛身熱，使人煩懣。"④通"厥"，昏厥，厥逆。《扁鵲傳》："故暴蹷而死。"又曰："若太子病，所謂尸蹷者也。"

咳 ①嬰兒笑。《說文》："咳，小兒笑也。"《扁鵲傳》："曾不可以告咳嬰之兒。"②咳嗽。又寫作欬。《素問·咳論》："五藏六腑皆令人咳，非獨肺也。"

膾 ①細切肉。《說文》："膾，細切肉也。"《論語二十章》："食不厭精，膾不厭細。"②肉片。《華佗傳》："吐出三升許蟲，赤頭皆動，半身是生魚膾也。"③切，割。《爾雅·釋詁》："膾，割也。"

餽 ①祭祀鬼神。《說文》："吳人謂祭曰餽。"②饋贈。《宋清傳》："其餽遺清者，相屬於戶。"③糧餉。《史記·高祖本紀》："鎮國家，撫百姓，給餽饟，不絕糧道，吾不如蕭何。"

醪 ①汁渣混合的酒。《說文》："醪，汁滓酒也。"②酒的總稱。《扁鵲傳》："其在腸胃，酒醪之所及也。"《素問·玉版論要》："其見大深者，醪酒主治，百日已。"

羸 ①瘦弱。《說文》："羸，瘦也。"《扁鵲傳》："形羸不能服藥。" ②疲憊。《禮記·問喪》："身病體羸，以杖扶病也。"③凋落，毀壞。《呂氏春秋·首時》："秋霜既下，衆林皆羸。" ④纏繞。《易·大壯》："羝羊觸藩，羸其角。"

廉 ①堂的側邊。《說文》："廉，仄也。"②側邊。《靈樞·經脈》："臑臂內前廉痛厥，掌中熱。"③棱角。柳宗元《與崔連州論石鐘乳書》："其肌廉以微。"一說：潔淨。④廉潔。《倉公傳》："齊中稱其廉平。"⑤考查，查訪。《後漢書·華佗傳》："使人廉之，知妻詐疾。"

吝 ①悔恨。《說文》："吝，恨惜也。"②吝惜，吝嗇。《東垣老人傳》："吾大者不惜，何吝乎細？"③遺憾。《後漢書·馬援傳》："援與妻子生訣，無悔吝之心。"④悔吝：憂虞。《繫辭上》："悔吝者，憂虞之象也。"注："得失之小者，足以致憂虞而已。"

履 ①鞋。《說文》："履，足所依也。" 《莊子·讓王》："原憲華冠縱履，杖藜而應門。"②踐，踏。《詩·小旻》："戰戰兢兢，如臨深淵，如履薄冰。"《孫思邈傳》："如履薄冰。"③經歷。《後漢書·張衡傳》："親履艱難者知下情，備經險易者達物僞。"④履行，實行。《國語·吳語》："夫謀必素見成事焉，而後履之。"

倫 ①類，輩。《說文》："倫，輩也。"②道理。《禮記·中庸》："今天下車同軌，書同文，行同倫。" ③倫常，人際等級關係。《孫思邈傳》："請問人倫之事。"《丹溪翁傳》："凡有關於倫理者。"④次序。《丹溪翁傳》："脈大無倫。"⑤選擇。《儀禮·少牢饋食禮》："雍人倫膚九，實于一鼎。"鄭玄注："倫，擇也。"

涊 ①污染《說文》："涊，汗也。"②玷污。《丹溪翁傳》："若將涊焉。"③水流平貌。《詩·新臺》："新臺有灑，河水涊涊。"

懣 ①煩悶。《說文》："懣，煩也。"《華佗傳》："胸中煩懣。"②憤慨。《楚辭·哀時命》："惟煩懣而盈匈。"王逸注："懣，憤也。"

耐 ①古代剃除頰須的刑罰。《說文》："耏，罪不至髡也。耐，或從寸。諸法度字從寸。"②耐受，忍受。《華佗傳》："士大夫不耐痛癢。"③適合。高適《廣陵別鄭處士》："溪水堪垂釣，江田耐插秧。"④同"能"。《禮記·禮運》："故聖人耐以天下爲一家，以中國爲一人者，非意之也。"

泥 ①（ní）古水名。《說文》："泥，泥水。"②水和土爲泥。無名氏《醉太平·譏貪小利者》："奪泥燕口。"③（nì）用泥塗。《武王踐阼》："擾阻以泥之。"《雷公炮炙論·白礬》："以六一泥泥於火畔，炙之令乾。"④凝滯。《本草綱木·牽牛子》："服養血潤燥藥，則泥膈不快。"⑤陷滯不通。《論語·子張》："雖小道，必有可觀者焉，致遠恐泥。"⑥拘泥。《丹溪翁傳》："鄉之諸醫泥陳、裴之學者。"⑦（niè）通"涅"，黑色染料。《大戴礼記·曾子制言》："白沙在泥，与之皆黑。"

逆 ①迎。《說文》："逆，迎也。"《華佗傳》："小兒戲門前，逆見。"②接受。《禮記·聘禮》："衆介皆逆命不辭。"③不順。《錢乙傳》："乙曰：肝乘肺，此逆候。"④叛逆，叛亂。《後漢書·蘇竟傳》："八魁，上帝開塞之將也，主退惡攘逆。"

搦 ①按壓。《說文》："搦，按也。"②按摩。《扁鵲傳》："搦髓腦。"③握，持。《醫學心悟·吳識》："天未曙，則剪燭搦管。"

諾 ①答應聲。《說文》："諾，應也。"《扁鵲傳》："敬諾。"②答應，允許。《老子》第六十三章："夫輕諾必寡信，多易必多難。"

歉 ①銜食不満口。《說文》："歉，歉食不満。"②穀物收成不好。《宋史·黃廉傳》："是使民遇豐年而思歉歲也。"③缺少，不足。《丹溪翁傳》："寧歉於己，而必致豐於兄弟。"④抱愧，心中不安。王安石《酬吳季野見寄》："俯仰謬恩方自歉，慚君將比洛陽人。"

竊 ①偷盜。《說文》："竊，盜自中出曰竊。"②竊取。《串雅序》："剽竊醫緒，倡爲詭異。"③私下。謙詞。《扁鵲傳》："竊聞高義之日久矣。"《丹溪翁傳》："而竊錄其醫之可傳者爲翁傳。"

頃 ①（qīng）頭不正。《說文》："頃，頭不正也。"②頃斜，偏側。《詩·卷耳》："采采卷耳，不盈頃筐。"③（qǐng）土地面積單位。百畝爲頃。④短時間。《華佗傳》："食頃，吐出三升許蟲。"《雜氣論》："急者頃刻而亡。"⑤往時。《後漢書·光武帝紀》："頃者師旅未解，用度不足，故行什一之稅。"

衢 ①四通的道路。《說文》："衢，四達謂之衢。"②十字街頭。《東垣老人傳》："衢間衆人以爲懂洽處。"③分岔的道路。《荀子·勸學》："行衢道者不至，事兩君者不容。"④樹枝分杈。《山海經·中山經》："宣山，其上有桑焉，大五十尺，其枝四衢。"

汝 ①古水名。《說文》："汝，汝水，出弘農盧氏還歸山，東入淮。"②你。代詞。《東垣老人傳》："汝來學覓錢醫人乎？"

乳 ①生子。《說文》："乳，人及鳥生子曰乳。"《倉公傳》："淄川王美人懷子而不乳。"②孵化。《漢書·律曆志》："立春，雞始乳。"③乳房。《素問·刺禁論》："刺乳者，中乳房，爲腫根蝕。"⑤奶水。《本草綱目·鮫鯉》："穿山甲，王不留，婦人食了乳長流。"④乳牙：幼兒初生牙齒。《溫病條辨·俗傳兒科爲純陽辨》：："故七月生乳牙。"

潸 淚流貌。《說文》："潸，涕流貌。"《扁鵲傳》："流涕長潸。"

稍 ①漸進。《說文》："稍，出物有漸也。" ②小。《周禮·膳夫》："凡王之稍事，設薦脯醢。" ③漸漸。《華佗傳》："婦稍小差。" ④稍微。《丹溪翁傳》："稍長，從鄉先生治經。"

慴 ①恐懼，喪氣。《說文》："慴，失氣也。"《郭玉傳》："臣懷怖慴以承之。" ②威慴，使屈服。《白虎通·文質》："誘之以食，慴之以威。"

仕 ①學習政事。《說文》："仕，學也。"②做官。《郭玉傳》："高亦隱跡不仕。"《丹溪翁傳》："雖不仕於時，猶仕也。"③通"事" 《荀子·大略》："故塞而避縮短，移而從所仕。"④通"士" 《韓非子·說難》："此非能仕之所恥也。"

輸 ①運送。《說文》："輸，委輸也。"《素問·經脈別論》："飲入于胃，遊溢精氣，上輸於脾。"②負，在較量中失敗。《世說新語·任誕》："桓宣武少家貧，戲大輸，債主敦求甚切。"③同"腧"，腧穴。《扁鵲傳》："因五藏之輸。"

贖 ①用財物換回人身自由或抵押品。《說文》："贖，貿也。"②用財物抵罪。《倉公傳》："以贖父之刑罪。"③購買。《局方發揮》："尋贖見成丸散，病痛便可安痊。"

署 ①佈置。《說文》："署，部署，有所網屬。"②官署。《新唐書·李程》："學士入署，常規日影爲候。"③代理。《後漢書·范滂》："請署功曹，委任政事。"④署名。《陽曲傅先生事略》："或別署曰公之它。"

漱 ①含水蕩洗口腔。《說文》："漱，盪口也。"②沖刷，洗滌。《扁鵲傳》："漱滌五藏。" ③沖蕩。《本草綱目·水部》："凡暴湧漱湍之水，飲之令人有頸疾。"

俟 ①大。《說文》："俟，大也。"②等待。《孫思邈傳》："不俟終日。"

訟 ①爭論。《說文》："訟，爭也。"②訴訟。《陽曲傅先生事略》："三上書訟之。"③責備。《論語·公冶長》："吾未見能見其過而內自訟者也。"④通"容"，包容。《淮南子·泰族》："藏精於心，靜莫恬淡，訟繆匈中。"

涕 ①眼淚。《說文》："涕，泣也。"《扁鵲傳》："流涕長潸。" ②鼻涕。《素問·解精微論》："髓者，骨之充也，故腦滲爲涕。"

土 ①土壤，泥土。《說文》："土，地之吐萬物者也。"②地，地域。《華佗傳》："遊學徐土。"③特定產地。《與崔連州論石鐘乳書》："以爲土之所出乃良，無不可者，是將不然。"④故土，鄉里。《論語·裏仁》："君子懷德，小人懷土。"⑤五行之一。《書·洪範》："五行：一曰水，二曰火，三曰木，四曰金，五曰土。"⑥中醫學上指脾。《錢仲陽傳》："以土勝水，木得其平，則風自止。"

望 ①遠看。《說文》："望，出亡在外，望其還也。"《扁鵲傳》："望見桓侯而退走。"②盼望。《大醫精誠》："而望其生，吾見其死矣。" ③四診之一。指察看病人氣色。《扁鵲傳》："不待切脈、望色、聽聲、寫形，言病之所在。"④人望：眾人所仰望，有聲望的人。《陽曲傅先生事略》："然人望也。"

帷 ①帳幕。《說文》："帷，在旁曰帷。"《郭玉傳》："仍試令嬖臣美手腕者，與女子雜處帷中。" ②用幕布遮擋。《新語·連語》："周武王乃使人帷而守之。"④帷幄：軍帳，軍營。《病家兩要說》："帷幄有神籌，幾見圯橋傑豎。"

亹 ①勤勉不倦貌。《繫辭上》："成天下之亹亹者，莫大乎蓍龜。"《丹溪翁傳》："翁教之亹亹忘疲。"②不倦貌。梁鍾嶸《詩品》："音韻鏗鏘，使人味之，亹亹不倦。"

毋 ①不要。《說文》："毋，止之也。"《扁鵲傳》："公毋泄。"《陽曲傅先生事略》："學書之法，寧拙毋巧，寧醜毋媚。" ②沒有誰。代詞。《史記·酷吏列傳》："盡十二月，郡中毋聲，毋敢夜行。" ③同"無"，沒有。《墨子·非命上》："言而毋儀，譬如運鈞之上，而立朝夕者也。"

咸 ①都，全。《說文》："咸，皆也，悉也。"《華佗傳》："凡醫咸言背及智藏之間不可妄針。" ②普遍。《莊子·知北遊》："周、徧、咸三者，異名同實，其指一也。"③六十四卦之一。《易·咸》："象曰：山上有澤，咸。"

肖 ①類似。《說文》："肖，骨肉相似也。"《陽曲傅先生事略》："皆不能肖。"②仿效。王安石《張君玉墓誌銘》："我肖其滌，以清厥身。"③不肖：愚，無能。《中庸》："賢者過之，不肖者不及也。"

脅 ①腋下至肋骨處。《說文》："脅，兩膀也。"《扁鵲傳》："以更熨兩脅下。"《倉公傳》："君要脅痛，不可俛仰。" ②收斂。《墨子·兼愛中》："故靈王之臣，皆以一飯爲節，脅息然後帶。"③逼迫。《漢書·常惠傳》："使使脅求公主。"

泄 ①古水名。《說文》："泄，泄水。"②排出。《素問·四氣調神大論》："使氣得泄。"《扁鵲傳》"交錯而不得泄。" ③泄露。《扁鵲傳》："公毋泄。"④水瀉。《素問·六元正紀大論》："厥陰所至，爲脅痛嘔泄。"⑤古病名。《金匱要略·中風歷節病脈證並治》："味酸則傷筋，筋傷則緩，名曰泄。"

選 ①遣送。《說文》："選，遣也。"②選擇。《禮記·禮運》："選賢與能，講信修睦。"③德行。《漢書·王莽傳》："君以選故，而辭以疾，君任重，不可闕。"④須臾，片刻。《丹溪翁傳》："少選，子宮上。"

熏 ①火煙上出。《說文》："熏，火煙上出也。"②用火煙熏炙。《許胤宗傳》："宜以湯氣薰之。"③燒灼。《詩·雲漢》："我心憚暑，憂心如熏。"④熏蒸。《養生論》："熏之使黃而無使堅？"

湮 ①淹沒。《說文》："湮，沒也。"②沈沒，埋沒。《東垣老人傳》："慎勿湮沒。"③阻塞。《汗下吐三法該盡治病詮》："如鯀湮洪水，不知五行之道。"

驗 ①馬名。《說文》："驗，馬名。"②靈驗，效驗。《倉公傳》："決死生多驗。" ③驗證。《張氏醫通·驗胎》："婦人經候不行已三月，欲驗有胎否。" ④徵象，徵兆。《論衡·道虛》："黃爲物熟驗，白爲人老效。"

貽 ①贈送。《說文》："貽，贈遺也。"②遺留。《書·五子之歌》："有典有則，貽厥子孫。"《許胤宗傳》："何不著書以貽將來？"

迎 ①相逢。《說文》："迎，逢也。"②迎接。《儀禮·士昏禮》："主人如賓服迎於外。"③面向。《孫臏兵法·地葆》："絕水、迎陵、逆流、居殺地、迎衆樹者，均舉也。五者皆不勝。" ④接產。《華佗傳》："旁人亦不寤，不復迎。"

宥 ①寬裕。《說文》："宥，寬也。"《莊子·在宥》："聞在宥天下也，不聞治天下也。"②寬恕，赦免。《華佗傳》："宜含宥之。"③通"囿"，局限。《呂氏春秋·去宥》："夫人有所宥者，固以晝爲昏，以白爲黑。"

舁 ①擡，舉起。《說文》：“舁，共舉也。”《陽曲傅先生事略》：“有司乃令役夫舁其牀以行。”②帶，載。《金史·宋可傳》：“因呼妻子舁金歸之，鄉里用是重之。”③通“輿”，轎子。白居易《途中作》：“早起上肩舁，一盃平旦醉。”

喻 ①告知。《後漢書·班超傳》：“今將喻子五篇之詩。”②說明。《淮南子·修務》：“曉然意有所通於物，故作書以喻。”③明白。《天瑞》：“子貢聞之，不喻其意。”《丹溪翁傳》：“醫不能喻。”④比喻。《論衡·自紀》：“何以爲辯？喻深以淺。”

垣 ①牆。《說文》：“垣，牆也。”《扁鵲傳》：“視見垣一方人。” ②糧倉。《荀子·富國》：“垣窌倉廩者材之末也。”注：“垣，築墙四周以藏穀也。”

熨 ①（yùn）用烙鐵或熨斗燙平衣物。《說文》作“尉”，曰：“尉，從上按下也。”《廣韻》：“熨，火展帛也。”②貼身暖之。《世說新語·惑溺》：“自取冷還，以身熨之。”③（wèi）用藥物熱敷。《扁鵲傳》：“案扤毒熨。”又曰：“以更熨兩脅下。”

蚤 ①跳蚤。《說文》：“蚤，齧人跳蚤。”②通“早”。《扁鵲傳》：“能使良醫得蚤從事。” ③通“爪”。《史記·魯周公世家》：“周公乃自揃其蚤沈之河。”

咋 ①大聲。《玉篇》：“咋，聲大也。”②咬，嚙。《顏氏家訓·勉學》：“且負甲爲兵，咋筆爲吏。”③咋舌：驚怕不敢出聲。《陽曲傅先生事略》：“聞者咋舌。” ④同“乍”，突然。《左傳·定公八年》：“桓子咋謂林楚曰：‘而先皆季氏之良也，爾是以繼之。’”

輒 ①古代車箱的左右兩板。《說文》：“輒，車兩輢也。”②兩足不能相過之疾。劉禹錫《鑒藥》：“輒者造焉而善馳。” ③不動。《莊子·達生》：“輒然忘吾有四枝（肢）形體也。”④每，總是。《華佗傳》：“舍去輒愈。”又曰：“巨闕胸藏針下五六寸，而病輒皆瘳。”

鍼 ①縫衣物的用具。《說文》：“針，所以縫也。”②針刺所用的針。《扁鵲傳》：“在血脈，鍼石之所及也。” ③刺。《華佗傳》：“若當鍼，亦不過一兩處。”④或作“箴”，一種含有針砭性的文體。《邵公諫厲王弭謗》：“師箴。”

診 ①省視，查考。《說文》：“診，視也。” 《扁鵲傳》：“試入診太子。”②候脈。《扁鵲傳》：“特以診脈爲名耳。”③症狀。《素問·風論》：“願聞其診及其病能。”《孫思邈傳》：“診發乎面。”

賑 ①富裕。《說文》：“賑，富也。”張衡《西京賦》：“鄉邑殷賑。” ②賑濟，救濟。《東垣老人傳》：“民多流亡，君極力賑捄。”

諄 ①教誨不倦貌。《說文》：“諄，告曉之孰也。”《丹溪翁傳》：“尤諄諄訓誨。”②忠誠，謹慎。《後漢書·卓茂傳》：“勞心諄諄，視人如子。”

坐 ①止息方式之一。《說文》：“坐，止也。”②席位。《韓非子·外儲左上》：“鄭人有且置履者，先自度其足而置之其坐。”③獲罪。《韓非子·定法》：“公孫鞅之治秦也，設告相坐而責其實。”《倉公傳》：“今坐法當刑。”④空，徒然。《不失人情論》：“使深危之病，坐而待亡。”

練　習（七）

一、單項選擇

1. 以下各句中的"若"字義爲"如果"的是　　　　　　　　　　（　）

    A. 若太子病，所谓尸蹷者也。

    B. 左陽右陰，脈有男女，狀若異人。

    C. 若翁者，殆古所謂直諒多聞之益友，又可以醫師少之哉？

    D. 若病結積在內，針藥所不能及，當須刳割者，便飲其麻沸散。

2. 以下各句中的"而"字義爲"你"的是　　　　　　　　　　（　）

    A. 舉世皆曰平穩，誤人而不見其迹。

    B. 盡去而舊學，非是也。

    C. 此熱甚而反寒也。

    D. 不能若是，而欲生之，曾不可以告咳嬰之兒。

3. 以下各句中的"治"字義爲"整理"的是　　　　　　　　　　（　）

    A. 翁以其法治之。

    B. 遂治裝出遊。

    C. 稍長，從鄉先生治經。

    D. 血脈治也，而何怪？

4. 以下各句中的"少"字義爲"輕視"的是　　　　　　　　　　（　）

    A. 玉少師事高。

    B. 若翁者，殆古所謂直諒多聞之益友，又可以醫師少之哉？

    C. 少時爲人舍長。

    D. 少而喜醫方術。

5. 以下各句中的"去"字義爲"藏"的是　　　　　　　　　　（　）

    A. 傷娠而胎不去。

    B. 卿今強健，我欲死，何忍無急去藥？

    C. 言久服去三蟲，利五藏。

    D. 盡去而舊學，非是也。

6. 以下各句中的"差"字義爲"差錯"的是　　　　　　　　　　（　）

    A. 帝乃令貴人贏服變處，一針即差。

    B. 偶然治差一病，則昂頭戴面，而有自許之貌。

    C. 第其中舛謬差訛遺漏，不可枚數。

    D. 佗遂下手，所患尋差。

7. "今主君之病與之同，不出三日必閒"的"閒"義爲　　　　　（　　）
   A.間斷　　　　　　B.離間　　　　　　C.病癒　　　　　　D.悄悄

8. "扁鵲復見，望見桓侯而退走"的"走"義爲（　　　）
   A.慢走　　　　　　B.快跑　　　　　　C.倒退　　　　　　D.行走

9. "立吐虵一枚，縣車邊，欲造佗"的"造"義爲　　　　　　　（　　）
   A.到達　　　　　　B.製造　　　　　　C.拜訪　　　　　　D.報告

10. "佗尚末還，小兒戲門前，逆見"的"逆"義爲　　　　　　　（　　）
    A.反面　　　　　　B.倒過來　　　　　C.迎面　　　　　　D.叛逆

11. "果得一死男，手足完具，色黑，長可尺所"的"可"義爲　　（　　）
    A.大約　　　　　　B.可以　　　　　　C.可能　　　　　　D.值得

12. "若其虛詐，便收送之"的"收"義爲　　　　　　　　　　　（　　）
    A.收集　　　　　　B.逮捕　　　　　　C.收入　　　　　　D.收留

13. "病輒皆瘳"的"瘳"義爲　　　　　　　　　　　　　　　　（　　）
    A.治療　　　　　　B.病癒　　　　　　C.傳染　　　　　　D.病重

14. "然吾鄉諸先生鮮克知之者"的"克"義爲　　　　　　　　　（　　）
    A.能夠　　　　　　B.克服　　　　　　C.戰勝　　　　　　D.克制

15. 下列句中含有通假字的句子是　　　　　　　　　　　　　（　　）
    A.郡守子知之，屬使勿逐。　　　　　B.辟如滴水之器。
    C.扁鵲乃使弟子子陽厲針砥石。　　　D.積券如山，未嘗詣取直。

16. 下列不含通假字的句子是　　　　　　　　　　　　　　　（　　）
    A.太子何病，國中治穰過於眾事。　　B.四五日差，不痛，人亦不自寤。
    C.使聖人預知微，能使良醫得蚤從事。　D.未嘗不以葆精毓神開其心。

17. "血脈治也，而何怪"的"何怪"，語序變化屬於　　　　　　（　　）
    A.疑問代詞賓語前置　　　　　　B.否定句代詞賓語前置
    C.定語後置　　　　　　　　　　D.主謂倒裝

18. "扁鵲至虢宮門下，問中庶子喜方者"中的"中庶子喜方者"，語序變化屬於（　　）
    A.主謂倒裝　　　　　　　　　　B.定語後置
    C.疑問代詞賓語前置　　　　　　D.介詞賓語前置

19. "鄉之諸醫泥陳裴之學者聞翁言"中的"諸醫泥陳裴之學者"，語序變化屬於
    　　　　　　　　　　　　　　　　　　　　　　　　　　（　　）
    A.主謂倒裝　　　　　　　　　　B.定語後置
    C.疑問代詞賓語前置　　　　　　D."之、是"標誌賓語前置

20. "諸醫之笑且排者，始皆心服口譽"中的"諸醫之笑且排者"，語序變化屬於（　　）
    A.定語後置　　　　　　　　　　B.疑問代詞賓語前置
    C.主謂倒裝　　　　　　　　　　D."之、是"標誌賓語前置

二、多項選擇：

1.以下各句中的"因"字應解作"於是"、"因而"的有　　　　（　　　　）

A.一撥見病之應，因五藏之輸，乃割皮解肌。

B.須臾便如醉死，無所知，因破取。

C.體中不快，起作一禽之戲，沾濡汗出，因上著粉。

D.因敢忘陋效顰，勉圖蚊負。

E.因奮然鼓念，冀有以發隱就明。

2.以下各句中的"更"字應解作"變換"、"交替"的有 （　　　　　）

A.悲不能自止，容貌變更。

B.乃使子豹爲五分之熨，以八減之劑和煮之，以更熨兩脅下。

C.太子起坐，更適陰陽，但服腸二旬而復故。

D.先持貸我，我差，爲卿從華佗更索。

E.由是遍索兩經，先求難易，反復更秋，稍得其緒。

3.以下各句中的"特"字應解作"僅僅"的有 （　　　　　）

A.翁簡愨貞良，剛嚴介特。

B.翁之卓卓如是，則醫特一事而已。

C.以此視病，盡見五藏癥結，特以診脈爲名耳。

D.詔書特下，拜臣郎中。

E.而彭祖乃今以久特聞，衆人匹之，不亦悲乎？

4.以下各句中的"之"字應解作代詞的有 （　　　　　）

A.疾之居腠理也，湯熨之所及也。

B.醫之爲言意也。

C.士大夫不耐痛癢，必欲除之。

D.聞太子不幸而死，臣能生之。

E.其餘五氣，概末之及。

5."扁鵲獨奇之"的"奇"，正確解釋是 （　　　　　）

A.使動用法　　　　B.意動用法　　　　C.名詞活用作動詞

D.以之爲奇　　　　E.認爲奇特

6."聞太子不幸而死，臣能生之"的"生"，正確解釋是 （　　　　　）

A.使動用法　　　　B.使復生　　　　C.救活他

D.意動用法　　　　E.名詞活用作動詞

7."齊桓侯客之"的"客"，正確解釋是 （　　　　　）

A.使動用法　　　　B.名詞活用作動詞　　C.意動用法

D.以之爲客　　　　E.把當作客人

8."家人車載欲往就醫"的"車"，正確解釋是 （　　　　　）

A.使動用法　　　　B.意動用法　　　　C.用車

D.名詞活用作狀語　　E.名詞活用作動詞

9."吾臥病久，非精於醫者，不能以起之"的"起"，正確解釋是 （　　　　　）

A.使動用法　　　　B.意動用法　　　　C.治癒

  D. 使治癒   E. 起來

10. "一時學者咸聲隨影附"的"聲"和"影"，正確解釋是   (   )

  A. 使動用法   B. 意動用法   C. 名詞活用作狀語

  D. 像聲音和影子一樣 E. 名詞活用作動詞

三、注釋（注釋下列句中加點的詞語）

1. 扁鵲獨奇之，常謹遇之。

2. 先生得無誕之乎？

3. 視見垣一方人。

4. 人體欲得勞動，但不當使極爾。

5. 此脈故事有胎。

6. 太尉黃琬辟，皆不就。

7. 翁春秋既高，乃徇張翼等所請。

8. 仁人之言，其利溥哉！

9. 翁聞其言，渙焉無少凝滯於胸臆。

10. 或陰陽兩虛濕熱自盛者，又當消息而用之。

四、今譯

1. 羅遇翁亦甚歡，即授以劉張李諸書，爲之敷揚三家之旨，而一斷於經，且曰："盡去而舊學，非是也。"

2. 鄉之諸醫泥陳裴之學者，聞翁言，即大驚而笑且排，獨文懿喜曰："吾疾其遂瘳矣乎！"文懿得末疾，醫不能療者餘十年，翁以其法治之，良驗。

3. 扁鵲者，勃海郡鄭人也，姓秦氏，名越人。少時爲人舍長。舍客長桑君過，扁鵲獨奇之，常謹遇之。

4. 使聖人預知微，能使良醫得蚤從事，則疾可已，身可活也。人之所病，病疾多；而醫之所病，病道少。

5. 若病結積在內，針藥所不能及，當須刳割者，便飲其麻沸散，須臾便如醉死，無所知，因破取。

五、簡答

1. 訓詁資料有哪些種類？

2. 訓詁內容有哪些方面？

3. 何謂形訓？

4. 何謂音訓？

六、填空

1. 鄭玄是漢代訓詁大師，他的主要著作有《_____》《_____》《_____》《_____》。

2. 爲《爾雅》作注釋的有_____、_____、_____、_____。

3.爲《說文》作注釋的有_____、_____、_____、_____。

4.“醫之爲言意也”，是____訓體例。其被訓釋的字是____，用來訓釋的字是____。

5.“讀若”是_____的訓詁術語，“讀爲”是_____的術語，“當作”是_____的術語。

6.以聲爲義說又稱_____，其倡導者_____，其局限在_____。

7.疾言徐言說又稱_____，是說疾言之則_____，徐言之則_____。

8.析言渾言說又稱_____，是說析言之則_____，渾言之則_____。

9.相對爲文說又稱_____，是說對稱文字，其訓_____。

10.互文見義說，是說_____，_____。

七、閲讀

鼻　對

方子病鼻寒鼻窒不通踞爐而坐火燎其裳裳卽及膝始覺而驚引而視之煜煜然紅蓋裳之火者半也於是罵鼻曰夫十二官各有主司維鼻何司別臭察微臭之不察何以鼻爲今火帛之臭亦烈矣而爾頑若不知邊俾火毒爐裳及衣壅蔽之禍豈不大可悲乎久之鼻忽有聲聲與口同曰我受命爲子之鼻今二十又二冬蘭茝椒桂其氣芯芳我聞我知俾子佩藏槁猶腐鮑風腥氣惡我覺其穢俾子避匿子足不妄履而山不遇毒者皆我之得職也今子乃昧於治身宜煖而寒去袂就單爲風所加外鑠內鬱壅我鼻觀遂至火燎切膚而不知其然皆子之過也於鼻何罪焉假使服食以節起處有常順陰燮陽無所敗傷寧有不聞馨香乎<u>且古之志士至於耄老猶且居不求適維道是奮大雪皴肌而爐不暇近恐適意之致毒知炎上之生災可不慎也今子當始弱之時有荼毒之禍方當茹冰嚼雪塊枕草坐愁思怵迫凍餓摧挫猶恐不可而乃放不加思恣肆頹惰當祁寒時邊自溺於火爲身計者良已左矣</u>不此之責而反誚我爲何哉夫壅蔽之禍厥有攸自秦亥蠱昏趙高乃弑彼梁偏任始有朱異隋廣淫酗而世基以肆木不虛中蟲何由萃此三主者苟以至公爲嗜好以衆庶爲耳鼻上宣下暢無所凝滯雖有奸邪何惡之遂顧乃偏僻猜忌執一遺二以蕕爲薰椒蘭是棄由是禍亂交興宗覆社圮今子不務自尤而維鼻是訾一身之理且不達況於政治也哉方子仰而嗟俯而愧屏火捐爐凝神養氣旣而鼻疾果愈（選自明代方孝孺《遜志齋集》）

要求：

1.給上文標點。

2.注釋文中加點的詞語。

3.今譯文中加橫線的句子。

三十六、

傷寒論序

　　論曰：余每覽越人入虢之診，望齊侯之色，未嘗不慨然歎其才秀也[1]。怪當今居世之士，曾不留神醫藥[2]，精究方術，上以療君親之疾，下以救貧賤之厄[3]，中以保身長全[4]，以養其身。但競逐榮勢，企踵權豪[5]，孜孜汲汲[6]，惟名利是務，崇飾其末[7]，忽棄其本[8]，華其外而悴其內。皮之不存，毛將安附焉[9]？卒然遭邪風之氣[10]，嬰非常之疾[11]，患及禍至，而方震慄[12]。降志屈節，欽望巫祝[13]，告窮歸天，束手受敗。齎百年之壽命[14]，持至貴之重器[15]，委付凡醫，恣其所措。咄嗟嗚呼！厥身已斃，神明消滅，變爲異物[16]，幽潛重泉，徒爲啼泣。痛夫！舉世昏迷，莫能覺悟，不惜其命，若是輕生，彼何榮勢之云哉？而進不能愛人知人[17]，退不能愛身知己[18]，遇災值禍，身居厄地，蒙蒙昧昧，惷若游魂[19]。哀乎！趨世之士，馳競浮華，不固根本，忘軀徇物[20]，危若

---

[1] 秀：優異出衆。

[2] 曾（zēng 增）：竟然。

[3] 厄：病困

[4] 中：與前文“上”、“下”相對而言，指“自身”。

[5] 企踵：猶“舉踵”，踮起腳跟。意爲仰慕。

[6] 孜孜汲汲：急遽迫切貌。此謂急急忙忙、迫不及待貌。孜孜，亦作“滋滋”、“孳孳”，努力不倦貌。汲汲，亦作“伋伋”。

[7] 末：末節。此指名利地位。

[8] 本：根本。此指身體。

[9] “皮之不存”二句：語出《左傳·僖公十四年》。安附，即附安。賓語前置。

[10] 卒然：突然。卒，通“猝”。

[11] 嬰：纏繞，遭受。

[12] 慄：顫慄。

[13] 巫祝：古代以通鬼神者。巫，指女巫。《說文》：“巫，女能事巫形，以舞降神者也”。祝，指男巫。《說文》：“祝，祭主贊詞者。”

[14] 齎（jī 肌）：持。

[15] 重器：珍貴的寶器。此喻身體。

[16] 異物：鬼物。司馬貞《史記索隱》曰：“謂死而形化爲鬼，是爲異物。”

[17] 進：進身爲官。

[18] 退：隱居爲民。

[19] 惷：“蠢”的異體字。　　游魂：游蕩的鬼魂。喻沒有頭腦的無用之人。漢魏之際熟語。

[20] 徇：謀求，營求。

冰谷[1]，至於是也！

余宗族素多，向餘二百[2]。建安紀年以來[3]，猶未十稔[4]，其死亡者，三分有二，傷寒十居其七。感往昔之淪喪，傷橫夭之莫救[5]，乃勤求古訓，博采衆方，撰用《素問》、《九卷》、《八十一難》、《陰陽大論》、《胎臚藥錄》，并平脈辨證，爲《傷寒雜病論》[6]，合十六卷。雖未能盡愈諸病，庶可以見病知源[7]。若能尋余所集[8]，思過半矣[9]。

夫天布五行，以運萬類，人稟五常[10]，以有五藏，經絡府俞[11]，陰陽會通；玄冥幽微，變化難極。自非才高識妙[12]，豈能探其理致哉[13]？上古有神農、黃帝、岐伯、伯高、雷公、少俞、少師、仲文[14]，中世有長桑、扁鵲，漢有公乘陽慶及倉公。下此以往，未之聞也。觀今之醫，不念思求經旨，以演其所知[15]，各承家技，終始順舊。省病問疾，務在口給[16]；相對斯須[17]，便處湯藥。按寸不及尺，握手不及足；人迎趺陽[18]，三部不參[19]；動數發息[20]，不滿五十。短期未知決

---

[1] 冰谷：謂如履薄冰，如臨深谷。喻身臨險境。語本《詩·小宛》。
[2] 向：先前，過去。
[3] 建安：漢獻帝劉協的年號（公元196年—219年）。
[4] 稔（rěn 忍）：年。本義爲穀物成熟。古代穀物一年一熟，故以稔爲年。
[5] 橫夭：橫謂橫死，夭謂夭折。
[6] "撰用"句：謂用《素問》等，撰爲《傷寒雜病論》。用，介詞，猶"以"，與《素問》等組成介賓詞組，作動詞"撰"的補語。一說：撰，通"選"。九卷，《黃帝內經》十八卷中《素問》九卷以外的九卷，後世稱之爲《鍼經》，或《靈樞》。八十一難，即《難經》，古醫經。陰陽大論，古醫書名。林億等《素問》新校正曰："仍觀《天元紀大論》、《五運行論》、《六微旨論》、《氣交變論》、《五常政論》、《六元正紀論》、《至眞要論》七篇……乃《陰陽大論》之文。"胎臚藥錄，古醫書名，已佚。平，通"辨"。
[7] 庶：猶"庶幾"，或許，可能。
[8] 尋：運用。《左傳·僖公五年》："三年將尋師焉，焉用慄？"杜注："尋，用也。"又《說苑·敬慎》："青青不伐，將尋斧柯。"一說：尋，探究。
[9] 思過半：謂收益很大。《易·繫辭下》："知者觀其象辭，則思過半矣。"孔穎達疏："能思慮有益，以過半矣。"
[10] 五常：五行之常氣。
[11] 府俞：氣府腧穴。經氣聚會之處爲府，脈氣灌注之處爲腧。俞，通"腧"。
[12] 自非：猶"若非"。
[13] 理致：道理要旨。致，情致，旨趣。
[14] "上古"句：岐伯等六人，爲黃帝論醫之臣，稱"六臣"。
[15] 演：推衍。根據事理引申發揮。
[16] 務：力求，追求。　　口給：言辭敏捷，能說會道。
[17] 相：特殊副詞，兼指代作用。此指病人。
[18] 人迎：結喉兩側頸動脈。　　趺陽：足背前動脈。　　人迎、趺陽，皆爲古代診脈部位。
[19] 三部：謂上部人迎脈，中部寸口脈，下部趺陽脈。一說：寸、關、尺三部。
[20] "動數"二句：指候脈之搏動次數不足五十次，此謂失診。見《靈樞·根結》。　　發息：呼吸。古代醫生診脈根據自己呼吸，測定病人脈動的快慢。

診[1]，九候曾無髣髴[2]；明堂闕庭[3]，盡不見察。所謂窺管而已[4]。夫欲視死別生，實爲難矣！

孔子云：生而知之者上[5]，學則亞之。多聞博識[6]，知之次也。余宿尚方術[7]，請事斯語。

【題解】 本文選自《傷寒論》，據明代趙開美刻《仲景全書》本。作者張機（約公元150年—219年），字仲景，南郡涅陽（今河南南陽）人，東漢末年著名醫學家。學醫於同郡名醫張伯祖，盡得其傳，工於治療，尤精經方，大有時譽。漢靈帝時舉孝廉，官至長沙太守，故世稱"張長沙"。東漢末年戰亂頻仍，災荒不斷，疫氣流行。張仲景宏覽《素問》、《靈樞》、《難經》、《藥錄》等醫藥典籍，結合自己平生之醫療實踐，寫成了傳世之作《傷寒雜病論》。

《傷寒雜病論》爲中國醫學經典之一，它研究外感熱病，提出六經分證及辨證論治的治療原則，並將理、法、方、藥有機的結合，奠定了中醫臨床理論的基礎，具有很高學術價值。迄今仍指導着臨床實踐，爲歷代醫家必讀之書，故後世稱之爲"方書之祖"。該書因戰亂而失散，经晉代王叔和整理，編成《傷寒論》和《金匱要略》兩書。

本文盛贊醫學的重要作用，痛斥了"唯名利是務"和"不留神醫藥"的居世之士；敍述了自己從事醫學活動的緣由及撰寫《傷寒雜病論》的經過，批評了當時因循守舊，敷衍塞責的醫療作風；規勸醫生要注意醫德修養，鑽研醫術。文章情文並茂，寓意深遠，不愧爲醫學典籍序跋中優秀名篇之一。

【閱讀】

醫方集解序

孔子曰近能取譬可謂仁之方也已[8]夫仁爲心性之學尚不可以無方況於百家衆藝可以無方而能善此乎諸藝之中醫尤爲重以其爲生人之司命而聖人之所必慎者也竊嘗思之凡病必有症症者證也有斯病必形[9]斯候者也證必有脈脈者藏腑經絡虛實寒熱所由分也有與證相符者有與證

---

[1] 短期：病危將死之期。見《太素·人迎脈口診》楊上善注。 決診：確診。
[2] 九候：古代九處候脈的部位。見《素問·三部九候論》。一說：寸、關、尺三部，各分浮、中、沉三種脈象取之，合稱九部脈候。見《難經·十八難》。 髣髴："仿佛"的異體字，又作"彷彿"。謂印象模糊。
[3] 明堂闕庭：指鼻子、眉間和前額。《靈樞·五色》"明堂，鼻也。闕者，眉間也。庭者，顏（額）也。"
[4] 窺管："以管窺天"的略語。喻見識狹小片面。
[5] "生而"二句：語本《論語·季氏》。亞，次等。
[6] "多聞"二句：語本《論語·述而》。識(zhì 志)，記。
[7] 宿：平素，向來。
[8] "能近"二句：意爲能近取諸身，推及別人，可以說是實行仁道的方法了。《論語·雍也》："夫仁者，己欲立而立人，己欲達而達人。能近取譬，可謂仁之方也已。"朱熹注："近取諸身，以己所欲譬之他人。"
[9] 形：表現，顯現。

不相符者必參驗之而後可施治者也察脈辨證而方立焉方者一定不可易之名有是病者必主是藥非可移游彼此用之爲嘗試者也方之祖始於仲景後人觸類擴而充之不可計殫然皆不能越仲景之範圍蓋前人作法後人因[1]焉創始者難爲用後起者易爲功取古人已驗之成規而斟酌用之爲效不既易乎然而執方醫病而病不能瘳甚或反而殺人者又何以說焉則以脈候未辨藥性未明惑於似而反失其真知有方而不知方之解故也方之有解始於成無己無己慨仲景之書後人罕識爰取傷寒論而訓詁之詮證釋方使觀者有所循入誠哉仲景之功臣而後覺之先導矣厥後名賢輩出謂當踵事增華[2]析微闡奧使古方時方大明於世寧不愉快夫何著方者日益多註方者不再見豈金鍼不度[3]歟抑工於醫者未必工於文詞不能達意遂置而不講歟迄明始有吳鶴皋之集醫方考文義清疏同人膾炙是以梨棗再易[4]豈爲空谷足音[5]故見之而喜歟然吳氏但一家之言其於致遠鉤深[6]或未徹盡茲特博采廣搜網羅羣書精窮奧蘊或同或異各存所見以備參稽使探寶者不止一藏[7]嘗鼎者不僅一臠[8]庶幾病者觀之得以印證用者據之不致徑庭寧非衛生之一助歟或曰善師者不陳[9]得魚者忘筌[10]運用之妙在於一心何以方爲余曰般倕[11]不棄規矩[12]師曠[13]不廢六律夫易之爲書變動不居[14]然亦有變易不易[15]二義故曰著之德圓而神卦之德方以智夫卦誠方矣豈方智之中遂無圓神之妙也哉吾願讀吾書者取是方而圓用之斯真爲得方之解也已（選自清代汪昂《醫方集解》）

---

[1] 因：因襲，沿襲。

[2] 踵事增華：繼承前人的事業並發揚光大。語本梁·蕭統《文選序》。

[3] 金鍼不度：喻秘訣失傳。典出唐·馮翊《桂苑叢談·史遺》。

[4] 梨棗再易：指書籍多次再版。梨棗，梨木與棗木，用來雕刻書版的木料。

[5] 空谷足音：喻難得遇見的人或事。語本《莊子·徐無鬼》。

[6] 致遠鉤深：喻闡明發掘深奧的道理。語本《繫辭上》

[7] 藏(zàng 臟)：寶庫。

[8] "嘗鼎"句：品嘗美味，不僅嘗一鼎中的肉塊。比喻不局限於一家之说。《呂氏春秋·察今》："嘗一臠（同臠）肉而知一鑊之味，一鼎之調。"

[9] 陳：同"陣"，陣式。古代打仗排成戰鬥隊列。

[10] 得魚忘筌：捕得魚了，捕魚用的筌便可忘掉。語本《莊子·外物》。

[11] 班倕：班，公輸班，春秋時魯國人，又稱魯班，古代巧匠。倕，又作垂，堯舜時巧匠。

[12] 規矩：圓規，矩尺。

[13] 師曠：春秋時晉國樂師。

[14] 變動不居：謂運動變化不停止。居，停。《易·繫辭下》："《易》之爲書也不可遠，爲道也屢遷。變動不居，周流六虛，上下無常，剛柔相易，不可爲典要，唯變所適。"

[15] 變易不易：鄭玄《易論》曰："易一名而含三義：易簡，一也；變易，二也；不易，三也。"

三十七、

黃帝內經素問注序

夫釋縛脫艱[1]，全眞導氣[2]，拯黎元於仁壽[3]，濟羸劣以獲安者，非三聖道，則不能致之矣[4]。孔安國序《尚書》曰[5]："伏羲、神農、黃帝之書，謂之三墳[6]，言大道也。"班固《漢書·藝文志》曰："《黃帝內經》十八卷。"《素問》卽其經之九卷也，兼《靈樞》九卷，迺其數焉[7]。雖復年移代革，而授學猶存。懼非其人[8]，而時有所隱，故第七一卷，師氏藏之[9]，今之奉行，惟八卷爾。然而其文簡，其意博，其理奧，其趣深[10]。天地之象分，陰陽之候列[11]，變化之由表，死生之兆彰。不謀而遐邇自同[12]，勿約而幽明斯契[13]。稽其言有徵[14]，驗之事不忒[15]。誠可謂至道之宗[16]，奉生之始矣[17]。

假若天機迅發[18]，妙識玄通，蔵謀雖屬乎生知[19]，標格亦資於詁訓[20]，

---

[1] 釋縛脫艱：解除疾病的纏繞，擺脫疾病的困苦。艱，困苦。

[2] 全眞導氣：保全眞精，通導元氣。

[3] 黎元：卽"黎民"，百姓。 仁壽：長壽。語本《論語·雍也》"仁者壽"。

[4] 三聖道：伏羲、神農、黃帝的醫學之道。相傳伏羲制九針，神農嘗百草，黃帝創醫學。

[5] 孔安國：西漢經學家，研究《尚書》而爲漢武帝時博士。 序：爲……作序。爲動用法。

[6] 三墳：三皇之書。墳，大。《左傳·昭公十二年》："是良史也，子善視之。是能讀《三墳》《五典》《八索》《九丘》。"

[7] 迺："乃"的異體字。

[8] 其人：指合宜的人。《素問·氣交變大論》："得其人不教，是謂失道；傳非其人，慢泄天寶。"此古人愼傳之道。

[9] 師氏：古代主管貴族子弟教育的官員。

[10] 趣：旨意，旨趣。

[11] 候：徵候。此指陰陽變化徵候。

[12] 遐邇：遠近。此指遠近的事理。

[13] 幽明：指無形的和有形的。

[14] 徵：證驗。

[15] 忒（tè 特）：差錯。

[16] 宗：本源，根本。

[17] 奉生：養生。

[18] 天機：指天資。

[19] 蔵（chǎn 產）：完善，完備。 生知："生而知之"略語。

[20] 標格：規範。此指對經文正確理解的標準。 詁訓：卽訓詁。此指對古書的注釋。

未嘗有行不由逕[1]，出不由戶者也。然刻意研精，探微索隱，或識契眞要[2]，則目牛無全[3]。故動則有成，猶鬼神幽贊[4]，而命世奇傑[5]，時時閒出焉。則周有秦公，漢有淳于公，魏有張公、華公，皆得斯妙道者也。咸日新其用[6]，大濟蒸人[7]，華葉遞榮[8]，聲實相副。蓋教之著矣[9]，亦天之假也[10]。

　　冰弱齡慕道[11]，夙好養生，幸遇眞經，式爲龜鏡[12]。而世本紕繆，篇目重疊，前後不倫[13]，文義懸隔，施行不易，披會亦難[14]。歲月既淹[15]，襲以成弊。或一篇重出，而別立二名[16]；或兩論併吞，而都爲一目[17]；或問答未已，別樹篇題[18]；或脫簡不書，而云世闕[19]。重《經合》而冠《鍼服》[20]，併《方宜》而爲《欬篇》[21]；隔《虛實》而爲

---

[1] 甞，"嘗"的異體字。行不由逕：行走不從道路。語本《論語·雍也》。本謂走正路不抄小道捷徑。逕，"徑"的異體字。本指步道。此泛指道路。

[2] 眞要：眞諦要旨。

[3] 目牛無全：喻技藝達到精深純熟的境界，運用自如。語本《莊子·養生主》。目，看。用作動詞。

[4] 贊："贊"的異體字：幫助。

[5] 命世：猶"名世"，聞名於世。　奇，"奇"的異體字。

[6] 新：使…創新。使動用法。　　其用：指醫學的功用。

[7] 蒸人：即"烝民"，民衆。《詩·烝民》："天生烝民。"傳："烝，衆。"蒸，通"烝"。《避諱錄》："太宗名世民，唐'世'以'代'字代。如'治世'曰'治代'，'世宗'曰'代宗'是也。'民'以'人''甿'代，如'烝民'曰'烝人'。"

[8] 華葉遞榮：喻醫學事業不斷繁榮昌盛。華，同"花"。

[9] 教：指《素問》理論對歷代醫家的哺育教化。

[10] 假：借，借助。

[11] 弱齡：弱冠之年，指男子二十歲。《禮記·曲禮上》："二十曰弱，冠。"

[12] 式：用。　　龜鏡：亦作"龜鑒"。古人以龜卜知吉凶，以照鏡知美醜。喻借鑒。

[13] 倫：條理，次序。

[14] 披會：翻閱領會。

[15] 淹：久。

[16] "或一篇"二句：同一內容的篇章重復出現，卻另立兩個篇名。如《離合眞邪論》，新校正云："全元起本在第一卷，名《經合》；第二卷重出，名《眞邪論》。"

[17] "或兩論"二句：兩篇文章合併，而總題一個篇名。如《刺要論》，新校正云："按全元起本，在第六卷《刺齊篇》中"都，總。

[18] "或問答"二句：在一篇中問答未完，就將下文另設篇題。如《陰陽類論》，新校正云："全元起本從'雷公曰：請聞短期'以下，別爲一篇，名《四時病類》"。　答，"答"的異體字。

[19] "或脫簡"二句：書簡脫落之處未能辨明寫出，卻說歷代均殘缺。如《逆調論》篇末。王冰指出經文中"三義悉闕而未論，亦古之脫簡也"。

[20] "重經合"句：在重出的《經合》篇首，冠以"鍼服"之名。按《素問》無"鍼服"篇名，疑指《八正神明論》，因其篇首有"用鍼之服"句。冠，戴，加在頭上。用作動詞。

[21] "並方宜"句：指全本將《異法方宜論》並入《欬篇》中，王氏後分之。

《逆從》[1]。合《經絡》而爲《論要》[2]；節《皮部》爲《經絡》[3]，退至教以先鍼[4]。諸如此流，不可勝數。且將升岱嶽[5]，非逕奚爲？欲詣扶桑[6]，無舟莫適[7]。乃精勤博訪，而并有其人。歷十二年，方臻理要，詢謀得失[8]，深遂夙心[9]。時於先生郭子齋堂[10]，受得先師張公秘本，文字昭晰，義理環周，一以參詳，群疑冰釋。恐散於末學[11]，絕彼師資[12]，因而撰注，用傳不朽。兼舊藏之卷，合爲八十一篇二十四卷，勒成一部[13]。冀乎究尾明首，尋註會經，開發童蒙[14]，宣揚至理而已。

　　其中簡脫文斷，義不相接者，搜求經論所有，遷移以補其處；篇目墜缺，指事不明者，量其意趣，加字以昭其義；篇論吞并，義不相涉，闕漏名目者，區分事類，別目以冠篇首；君臣請問[15]，禮儀乖失者，考校尊卑，增益以光其意；錯簡碎文[16]，前後重疊者，詳其指趣[17]，削去繁雜，以存其要；辭理秘密，難粗論述者，別撰《玄珠》[18]，以陳其道。凡所加字，皆朱書其文[19]，使今古必分，字不雜揉。庶厥昭彰聖旨，敷暢玄言，有如列宿高懸[20]，奎張不亂[21]，深泉淨瀅，鱗介咸

---

[1] “隔虛實”句：指全本將《四時刺逆從論》分成兩部。據新校正云：“厥陰有餘”至“筋急目痛”，全本放在第六卷。而“春氣在經脈”至篇末，全本放在第一卷。

[2] “合經絡”句：把《診要經終論》合併到《玉版論要》中。經絡，似爲“經終”之訛。

[3] “節皮部”句：把《皮部論》分解開，節錄部分爲《經絡論》。《經絡論》新校正云：“按全元起本，在《皮部論》末，王氏分。”

[4] “退至教”句：指全本把記載有“夫上古聖人之教下也”等語的《上古天眞論》退置於九卷，而將論針法的《調經論》、《四時刺逆從論》前置於第一卷。

[5] 岱嶽：泰山的別名。嶽，“岳”的異體字。

[6] 扶桑：神木名。神话傳說中日出之處。見《梁書·扶桑國傳》。

[7] 適：往，到…去。

[8] 得失：義偏於得，收穫。

[9] 遂：滿足，稱心。

[10] 齋堂：書齋，書房。

[11] 末學：後學。

[12] 師資：此指授學的依據。資，憑藉，依靠。

[13] 勒：約束。此指總成，彙成。

[14] 童蒙：童幼無知之人。此指初學醫的人。

[15] 請問：《玉篇·言部》：“請，問也。”同義詞連用，此指“問答”。

[16] 錯簡碎文：書簡次序錯亂，文字殘缺不全。

[17] 指：旨意，意向。

[18] 玄珠：王冰所撰之書，已佚。現傳《玄珠秘語》十卷，系後人託名之作。

[19] 朱書：用紅筆書寫。朱，用作狀語。

[20] 宿(xiù 秀)：星宿。古代把天上沿日月運行軌道上的二十八個恒星的集合體稱二十八宿。

[21] 奎張不亂：比喻經文的篇章文句如天上衆星宿一樣，位次井然有序。奎張，二十八宿中奎宿與張宿。

分。君臣無夭枉之期，夷夏有延齡之望[1]。俾工徒勿誤[2]，學者惟明[3]，至道流行，徽音累屬[4]，千載之後，方知大聖之慈惠無窮。

時大唐寶應元年歲次壬寅序[5]。

【題解】 本文選自《重廣補注黃帝内經素問》，據 1956 年人民衛生出版社影印明顧從德翻宋本。作者王冰，號啓玄子，唐代中期著名醫學家，生平不詳。曾任唐太僕令，後世尊稱"王太僕"。年八十餘，以壽終。《素問》一書，傳至唐代，紕繆甚多，内容混亂，授學亦難。王冰遂立志收集整理，注釋編排，用十二年的時間，於唐代宗寶應元年（公元 726 年）撰成《重廣補注黃帝内經素問》，共二十四卷八十一篇。這是繼南朝全元起之後，對《素問》進行的又一次重大的整理注釋。因全本已失，王本就成爲《素問》最古傳本，並爲歷代《内經》注本中，流行最廣，影響最大的一部著作，是後世學習《素問》的通行本，爲後人學習《内經》開闢了門徑。王冰注釋極爲精當，也是最重要的醫學經典訓詁文獻之一。其注釋已收入清代阮元主編的《经籍篹诂》中。

本文高度評價了《内經》的學術價值及其影響，指出它是"至道之宗"，"奉生之始"，後代名醫莫不得教益於此。同時闡明訓詁爲學經必由之路，指出世本的錯誤，說明編次整理的方法、目的及其深遠意義。

【閱讀】

銅人腧穴鍼灸圖經序

臣聞聖人之有天下也，論病以及國，原診以知政。王澤不流，則姦生於下，故辨淑慝以制治[6]；真氣不榮，則疢動於體，故謹醫砭以救民。昔我聖祖之問岐伯也，以爲善言天者，必有驗於人。天之數十有二，人經絡以應之；周天之度，三百六十有五，人氣穴以應之。上下有紀，左右有象，督任有會，腧合有數。窮妙于血脉，參變乎陰陽，始命盡書其言，藏於金蘭之室[7]。洎雷公請問其道[8]，廼坐明堂以授之，後世之言明堂者以此。由是鍼灸鍼刺之術備焉[9]，神聖工巧之藝生焉。若越人起死，華佗愈躄，王纂驅邪，秋夫療鬼，非有神哉，皆此法

---

[1] 夷夏：泛指各族人民。夷，古代東方少數民族。夏，古代漢民族自稱。
[2] 俾(bǐ 彼)：使。 工徒：指醫生。古代以醫生爲治病之工。
[3] 惟：句中語氣詞，表肯定語氣。
[4] 徽音：佳音，福音。徽，美好。 累屬(zhǔ 主)：接連不斷。累，重疊。屬，接續。
[5] 寶應元年：公元 726 年。寶應，唐代宗李豫年號。 次：值。
[6] 淑慝：善惡。
[7] 金蘭之室：古代帝王收藏珍貴文書的地方。金蘭，金匱、靈蘭。《素問·氣穴論》："請藏之金匱，不敢復出。"《素問·六元正紀大論》："請藏之靈蘭之室，署曰六元正紀。"
[8] 洎(jì 記)：及，等到。
[9] 鍼灸：即鍼灸，針灸。語本《史記·扁鵲倉公列傳》。鍼，"鍼"的異體字。別本作"鍼"。

也。

去聖寖遠[1]，其學難精。雖列在經訣，繪之圖素，而粉墨易糅，豕亥多譌[2]。丸艾而壞肝，投鍼而失胃。平民受弊而莫贖[3]，庸醫承誤而不思。非夫聖人，孰救茲患？洪惟我后[4]，勤哀兆庶，迪帝軒之遺烈[5]，祇文母之慈訓[6]，命百工以脩政令，敕大醫以謹方技。深惟鍼艾之法。舊列王官之守。人命所繫，日用尤急，思革其謬，永濟于民。殿中省尚藥奉御王惟一素授禁方，尤工厲石，竭心奉詔，精意參神。定偃側於人形[7]，正分寸於腧募。增古今之救驗，刊日相之破漏。總會諸說，勒成三篇。

上又以古經訓詁至精，學者封執多失[8]，傳心豈如會目，著辭不若案形，復令創鑄銅人爲式。內分腑臟，旁注谿谷，井滎所會，孔穴所安，竅而達中，刻題于側。使觀者爛然而有第，疑者渙然而冰釋。在昔未臻，惟帝時憲，乃命侍臣爲之序引，名曰《新鑄銅人腧穴鍼灸圖經》。肇頒四方，景式萬代[9]，將使多瘠咸詔，巨刺靡差。案說蠲痾[10]，若對談於涪水；披圖洞視，如舊飲於上池。保我黎烝，介乎壽考[11]。昔夏后敘六極以辨疾[12]，帝炎問百藥以惠人，固當讓德今辰，歸功聖域者矣。

時天聖四年歲次析木秋八月丙申謹上。（選自宋代王惟一《銅人腧穴鍼灸圖經》，作者夏竦）

---

[1] 寖：同"浸"，逐漸，漸漸。
[2] 豕亥多譌：指文字上多形似而誤。典出《呂氏春秋·察傳》。譌，"訛"的異體字。
[3] 贖：彌補，補救。
[4] 洪：句首語氣詞。　　后：君主。
[5] 迪：繼承。
[6] 祇（zhī 支）：恭敬。此作動詞"敬奉"。
[7] 偃側：指人體的前後兩側經絡的循行路線。偃，仰臥。
[8] 封執：保守，固執。
[9] 景式：最好的模式。景，大，最好。
[10] 痾："疴"的異體字，疾病。
[11] 介：佐助。《詩·七月》："以介眉壽。"鄭箋："介，助也。"
[12] 六極：六種兇惡的事。語見本書《洪範》。

三十八、

新修本草序

　　蓋聞天地之大德曰生[1]，運陰陽以播物[2]；含靈之所保曰命，資亭育以盡年[3]。蟄穴棲巢[4]，感物之情蓋寡[5]；範金揉木[6]，逐欲之道方滋。而五味或爽[7]，時昧甘辛之節；六氣斯沴[8]，易愆寒燠之宜[9]。中外交侵，形神分戰。飲食伺釁[10]，成腸胃之眚[11]；風濕候隙，遘手足之災[12]。幾纏膚腠[13]，莫知救止；漸固膏肓，期於夭折[14]。暨炎暉紀物[15]，識藥石之功；雲瑞名官[16]，窮診候之術。草木咸得其性，鬼神無所遁情。刳麝剸犀[17]，驅泄邪惡；飛丹煉石[18]，引納清和[19]。大庇蒼生，普濟黔首。功侔造化[20]，恩邁財成[21]。日用不知，於今是賴。岐、和、彭、緩，騰絕軌於前[22]；李、華、張、吳[23]，振英聲於後。昔秦政煨燔，茲經不預，

---

[1] 生：謂化生萬物。

[2] 播：此指繁殖。

[3] 亭育：養育。亭，養。

[4] 蟄穴棲巢：指遠古穴居、巢居的原始時代。

[5] 感物之情：謂物質引誘。感，感受。外感於物，內動于情。

[6] 範金揉木：用模型鑄造金屬器具，使木條彎曲以造車輪及農具。此指中古時期。人們開始追求物質享受。範，鑄造金屬器具的模子。用作動詞。

[7] 五味或爽：指飲食失節。或，句中語氣詞，無義。爽，敗壞，傷害。

[8] 沴（lì 利）：相亂，不和。

[9] 愆（qiān 千）：差錯，失誤。　燠（yù 欲）：熱。

[10] 釁：間隙，破綻。《證類本草》作「疊」，同「釁」。

[11] 眚（shěng 省）：眼睛生翳。此泛指疾病。

[12] 遘：通「構」，構成，造成。《證類本草》作「構」。

[13] 幾：微，苗頭。此指初期的疾病。

[14] 期：必定。

[15] 暨（jì 際）：及，到。　炎輝紀物：指炎帝神農氏記錄藥物。指撰《神農本草經》。紀，通「記」。

[16] 雲瑞名官：指黃帝與岐伯等眾官研討醫事。相傳黃帝出，有祥雲相應，遂以雲命名百官。後把「雲瑞名官」指黃帝時代。語見《左傳·昭公十七年》及《史記·五帝本紀》

[17] 刳麝剸（tuán 團）犀：割取麝香，截斷犀角。泛指收集炮製藥物。剸，割，截。

[18] 飛丹煉石：水飛丹砂，火煉金石。泛指煉製丹藥。

[19] 引納清和：收納清靜平和之氣。

[20] 侔（móu 謀）：等同。　　造化：指創造化育萬物的自然界。

[21] 財成：指籌謀成就萬物的聖人。語見《易·泰卦》。財，通「裁」，籌劃。《本草綱目》引作「裁成」。

[22] 絕軌：卓越的功績。

[23] 李華張吳：李，疑指東漢蜀醫李助，通經方本草。華，華佗。張，張仲景。吳，吳普。

永嘉喪亂[1]，斯道尚存。

　　梁陶宏景雅好攝生[2]，研精藥術。以爲《本草經》者，神農之所作，不刊之書也[3]。惜其年代浸遠[4]，簡編殘蠹，與桐、雷衆記[5]，頗或踳駁[6]。興言撰緝[7]，勒成一家[8]，亦以雕琢經方，潤色醫業。然而時鍾鼎峙[9]，聞見闕於殊方[10]；事非僉義[11]，詮釋拘於獨學。至如重建平之防己[12]，棄槐里之半夏[13]。秋採榆人[14]，冬收雲實[15]。謬粱米之黃、白，混荆子之牡、蔓[16]。異繁縷於雞腸[17]，合由跋於鳶尾[18]。防葵、狼毒[19]，妄曰同根；鉤吻、黃精[20]，引爲連類。鉛、錫莫辨，橙、柚不分。凡此比例[21]，蓋亦多矣。自時厥後[22]，以迄於今，雖方技分鑣，名醫繼軌，更相祖述[23]，罕能釐正[24]。乃復採杜衡於及己[25]，求忍冬於絡石[26]；捨陟釐而取蓏藤[27]，

---

[1] 永嘉喪亂：晉代永嘉五年（公元311年）匈奴貴族劉聰舉兵破晉都洛陽，俘懷帝，燒掠宮殿和書籍，史稱"永嘉喪亂"。永嘉，西晉懷帝司馬熾的年號。

[2] 雅：平素，向來。

[3] 不刊：不能改動。刊，削除。古人書于竹簡，有誤卽用刀刪削。

[4] 浸：漸漸。

[5] 桐雷：桐君、雷公，兩人均爲黃帝時醫官。古有《桐君藥錄》、《雷公藥對》等，已佚。

[6] 踳(chǔn 蠢)駁：即"舛駁"，差錯雜亂。

[7] 緝：通"輯"。

[8] 勒：刻，編寫。

[9] 鍾：當，正值。　　鼎峙：指南北朝時天下不統一，南朝的梁，北朝的東魏、西魏三個政權鼎足而立。

[10] 殊方：他方，異域。此指北方。

[11] 僉(qiān 千)：衆。

[12] 建平：古郡名。今四川巫山。

[13] 槐里：地名。今陝西省興平縣東南。

[14] 榆人：卽榆仁。人，通"仁"。

[15] 雲實：豆科植物。晚秋採摘，陶誤爲冬收。

[16] 牡蔓：牡荆與蔓荆。

[17] 繁縷：卽雞腸草的別名。陶氏誤爲兩種藥物。

[18] 由跋：又名小南星。　　鳶(yuān 冤)尾：其根名鳶頭，入藥。陶氏把由拔、鳶尾二者混爲一談。

[19] 防葵：傘形科植物。　　狼毒：瑞香科植物。

[20] 鉤吻：馬錢科植物。鉤，"鉤"的異體字。　　黃精：百合科植物。

[21] 比例：猶"比類"，近似的例子。魏晉時熟語。

[22] 時：通"是"，此。　　厥：其。

[23] 祖：師法，效法。

[24] 釐：改正，訂正。釐，"厘"的異體字。

[25] 杜衡：屬馬兜鈴科植物，別名蹄香。　　及己：屬金粟蘭科植物。《新修本草》指出杜衡"今俗以及己代之，謬矣"。

[26] 忍冬：卽金銀花藤。　　絡石：卽絡石藤。屬夾竹桃科藤本植物。《新修本草》指出忍冬"今人或以絡石當之，非也"。

[27] 陟(zhì 志)釐：蕨類植物，生水中，又名石髮。可止痢。　　蓏(bié 別)藤：不詳。

退飛廉而用馬薊[1]。承疑行妄，曾無有覺，疾瘵多殆[2]，良深慨嘆。

既而朝議郎行右監門府長史騎都尉臣蘇敬，摭陶氏之乖違[3]，辨俗用之紕紊[4]，遂表請修定，深副聖懷。乃詔太尉揚州都督監修國史上柱國趙國公臣無忌、太中大夫行尚藥奉御臣許孝崇等二十二人，與蘇敬詳撰。竊以動植形生[5]，因方舛性；春秋節變，感氣殊功[6]。離其本土，則質同而效異；乖於採摘，乃物是而時非。名實既爽[7]，寒溫多謬。用之凡庶[8]，其欺已甚；施之君父，逆莫大焉。於是上稟神規[9]，下詢眾議，普頒天下，營求藥物。羽、毛、鱗、介，無遠不臻；根、莖、花、實，有名咸萃[10]。遂乃詳探秘要，博綜方術。《本經》雖闕，有驗必書；《別錄》雖存，無稽必正。考其同異，擇其去取。鉛翰昭章[11]，定羣言之得失；丹青綺煥[12]，備庶物之形容[13]。撰本草並圖經、目錄等，凡成五十四卷[14]。庶以網羅今古，開滌耳目，盡醫方之妙極，拯生靈之性命，傳萬祀而無昧，懸百王而不朽[15]。

【題解】 本文選自《新修本草》，據 1981 年安徽科學技術出版社輯復本，校以《重修政和經史證類備用本草》。作者孔志約，唐初人，貫籍及生平不詳，曾任禮部郎中兼弘文館學士，參加《新修本草》的編纂。還著有《本草音義》二十卷，已佚。

《新修本草》，又稱《唐本草》、《英公本草》。由蘇敬建議，唐高宗批准，太尉長孫無忌受命組織二十餘人編寫。歷時兩年，于高宗顯慶四年（公元 659 年）完成。全書 53 卷，共收藥 850 種，是我國第一部由朝廷組織編寫的藥典，也是世界上最早的國家藥典，比西方紐倫

---

[1] 飛廉：菊科植物，形似薊。 馬薊（jì 計）：又名大薊。因馬薊似飛廉，遂用馬薊，而飛廉"俗方殆無用"者。
[2] 瘵（zhài 債）：癆病。此泛指疾病。
[3] 摭（zhí 值）：拾取，摘取。
[4] 紕（pī 披）紊：紕繆、紊亂。紕，錯誤，差錯。
[5] 生：通"性"。
[6] 感氣：感受四季不同氣候。
[7] 爽：差錯。此指不相符合。
[8] 凡庶：平民百姓。庶，庶民。
[9] 神規：神農的規範。一說：指皇帝的意圖。
[10] 萃（cuì 翠）：聚集，收集。
[11] 鉛翰：猶"筆墨"。此指文章。鉛，鉛粉，用以塗改誤字，點校書籍。翰，毛筆。
[12] 丹青：指《新修本草》中所繪的彩色藥物圖譜。丹，丹砂。青，青膺。兩種礦物繪畫顏料，後泛指顏料。
[13] 形容：形態，狀貌。此指圖形。
[14] 五十四卷：唐英公《進本草表》云："勒成本草二十卷、目錄一卷、藥圖二十五卷、圖經七卷，凡五十三卷。"李含光《本草音義》云："正經二十卷、目錄一卷、又別立圖二十五卷、目錄一卷、圖經七卷，凡五十四卷。"有此兩說。後者多藥圖目錄一卷。
[15] 懸百王：流傳百代。懸，懸挂，此指流傳。

堡藥典早八百多年。到北宋漸散失，但基本內容保存在宋代唐慎微《證類本草》中。1889 年在敦煌發現部分殘卷，在日本也發現有相當於我國唐代手抄卷子本殘卷。

本文簡述藥物學起源、發展及其意義，高度評價陶宏景《本草經集注》，並指出其中的不足，闡明重修的原因。最後說明編寫此書的原則及過程。此文爲駢體，但無雕琢之迹，用典遣詞樸實，叙事要而不繁。

【閱讀】

本草綱目原序

　　紀稱：望龍光知古劍[1]，覘寶氣辨明珠[2]。故萍實商羊[3]，非天明莫洞。厥後博物稱華[4]，辨字稱康[5]，析寶玉稱倚頓[6]，亦僅僅晨星耳。

　　楚蘄陽李君東璧，一日過予弇山園謁予，留飲數日。予窺其人，睟然貌也，癯然身也，津津然譚議也[7]，眞北斗以南一人。解其裝，無長物，有《本草綱目》數十卷。謂予曰：“時珍，荊楚鄙人也。幼多羸疾，質成鈍椎，長耽典籍，若啖蔗飴。遂漁獵羣書，搜羅百氏，凡子、史、經、傳、聲韻、農圃、醫卜、星相、樂府諸家，稍有得處，輒著數言。古有《本草》一書，自炎皇及漢、梁、唐、宋，下迨國朝，註解羣氏舊矣。第其中舛謬差訛遺漏，不可枚數。乃敢奮編摩之志，僭纂述之權[8]。歲歷三十稔，書考八百餘家，稿凡三易。複者芟之[9]，闕者緝之，訛者繩之[10]。舊本一千五百一十八種，今增藥三百七十四種，分爲一十六部，著成五十二卷。雖非集成，亦粗大備，僭名曰《本草綱目》。願乞一言，以托不朽。”

　　予開卷細玩，每藥標正名爲綱，附釋名爲目，正始也；次以集解、辨疑、正誤，詳其土產形狀也；次以氣味、主治、附方，著其體用也。上自墳典，下及傳奇，凡有相關，靡不備採。如入金谷之園，種色奪目；如登龍君之宮，寶藏悉陳；如對冰壺玉鑒，毛髮可指數也。博而不繁，詳而有要，綜核究竟，直窺淵海。茲豈僅以醫書覯哉？實性理之精微，格物之通典[11]，帝王之秘錄，臣民之重寶也。李君用心嘉惠何勤哉！噫！碔玉莫剖，朱紫相傾，弊也

---

[1] “望龍光”句：望見龍泉古劍之光氣，便知寶劍之所在。見《晉書・張華傳》。

[2] “覘（chān 攙）寶氣”句：看到珍寶神光異氣，便知明珠所在。見蘇鶚《杜陽雜編》。覘，窺看。

[3] 萍實：水萍的果實。此物直觸楚昭王所乘之船，唯孔子識之。事見《藝文類聚・草部下》引《孔子家語》。商羊：傳說中的鳥名。常在大雨前屈一足起舞。事見《孔子家語・辨政》。

[4] 華：指西晉張華，著有《博物志》十篇。《晉書》本傳稱他強記博識，廣學多聞，當時推爲第一。

[5] 康：嵇康。《藝文類聚》卷七十八記晉代王烈於抱犢山中，發現一座石室，內有兩卷帛書。王不識其文字，記下十幾個字的形體，請嵇康辨認，康盡識其字。

[6] 倚頓：亦作“猗頓”，春秋時魯國富豪，以能識珠寶著稱。事見《淮南子・氾論訓》。

[7] 譚：通“談”。

[8] 僭（jiàn 薦）：超越本份。

[9] 芟：刪去。

[10] 繩：糾正。

[11] 格物：推究事物的原理。見本書《大學》。

久矣。故辨專車之骨，必俟魯儒[1]；博支機之石，必訪賣卜[2]。予方著《弇州卮言》，恚博古如《丹鉛卮言》後乏人也[3]，何幸覯茲集哉！茲集也，藏之深山石室無當，盍鍥之[4]，以共天下後世味《太玄》如子雲者？

　　時萬曆歲庚寅春上元日，弇州山人鳳洲王世貞拜撰。（選自李時珍《本草綱目》，作者王世貞）

---

[1] "辨專車"二句：要辨別獨占一車的巨骨，必定要等待孔子。見《國語・魯語下》。專車之骨，獨佔一車的巨骨。魯儒，指孔子。

[2] "博支機"二句：要通曉織女的支機石，必定要詢問賣卜的嚴君平。事見《太平御覽》卷八引劉義慶《集林》。博，通曉。支機之石，指織女的墊織機的石塊。賣卜，即以給人占卜爲生。此指漢代嚴君平。

[3] 恚(huì 會)：怨恨，此作"可惜"、"遺憾"。

[4] 盍：何不。

三十九、

類 經 序

　　《內經》者，三墳之一。蓋自軒轅帝同岐伯、鬼臾區等六臣互相討論，發明至理[1]，以遺教後世。其文義高古淵微，上極天文，下窮地紀[2]，中悉人事[3]。大而陰陽變化[4]，小而草木昆蟲，音律象數之肇端[5]，藏府經絡之曲折[6]，靡不縷指而臚列焉[7]。大哉！至哉！垂不朽之仁慈，開生民之壽域。其爲德也，與天地同，與日月並，豈直規規治疾方術已哉[8]？

　　按晉皇甫士安《甲乙經序》曰[9]："《黃帝內經》十八卷。今《鍼經》九卷，《素問》九卷，即《內經》也。"而或者謂《素問》、《鍼經》、《明堂》三書，非黃帝書，似出於戰國[10]。夫戰國之文能是乎？宋臣高保衡等敘[11]，業已辟之[12]。此其臆度無稽，固不足深辨。而又有目醫爲小道，并是書且弁髦置之者[13]，是豈巨慧明眼人歟？觀坡仙《楞伽經跋》云："經之有《難經》，句句皆理，字字皆法。"亦豈知《難經》出自《內經》，而僅得其什一[14]。《難經》而然，《內經》可知矣。夫《內經》之生全民命，豈殺於《十三經》之啓植民心[15]？故玄晏先

---

[1] 發明：闡發說明。

[2] 地紀：地理。《廣韻》："紀，理也。"亦稱"地維"。

[3] 人事：此指人的生理病理之事。

[4] 而：通"如"。

[5] 象數：卜筮之術。象，謂灼龜裂紋所顯示之象。數，謂用蓍草分揲所得之數。《左傳·僖公十五年》杜預注："言龜以象示，筮以數告，象數相因而生，然後有占，占所以知吉凶。"

[6] 曲折：原委本末。

[7] 縷：詳細，詳盡。　臚列：羅列，列舉。臚，陳列。

[8] 規規：細小貌。一說：淺陋拘泥貌。

[9] 按：考察。

[10] "似出"句：宋代程頤《伊川先生語錄》："《素問》一書，必出於戰國之末，觀其氣象知之。"

[11] "宋臣"句：宋代高保衡、孫奇、林億等奉詔校正《素問》，在其序言中稱《內經》"猶是三皇遺文，爛然可觀"。

[12] 業：已經。　辟：駁斥。

[13] 弁(biàn 辨)髦：喻無用之物。弁，緇布冠。髦，兒童額前垂髮。古代男子成年行冠禮後並棄弁髦。

[14] 什一：十分之一。

[15] 殺(shài 曬)：少，減少。《廣雅·釋詁》："殺，減也。"　十三經：指《易》、《書》、《詩》、《周禮》、《儀禮》、《禮記》、《春秋左傳》、《公羊傳》、《穀梁傳》、《論語》、《孝經》、《爾雅》、《孟子》十三部經典。

生曰："人受先人之體，有八尺之軀，而不知醫事，此所謂遊魂耳！雖有忠孝之心，慈惠之性，君父危困，赤子塗地[1]，無以濟之。此聖賢所以精思極論盡其理也。"繇此言之[2]，儒其可不盡心是書乎？奈何今之業醫者，亦置《靈》、《素》於罔聞，昧性命之玄要，盛盛虛虛[3]，而遺人夭殃，致邪失正，而絕人長命。所謂業擅專門者，如是哉！此其故，正以經文奧衍[4]，研閱誠難。其於至道未明，而欲冀夫通神運微，仰大聖上智於千古之邈[5]，斷乎不能矣。

自唐以來，雖賴有啓玄子之註，其發明玄秘盡多，而遺漏亦復不少。蓋有遇難而默者，有於義未始合者[6]，有互見深藏而不便檢閱者[7]。凡其闡揚未盡，《靈樞》未註，皆不能無遺憾焉。及乎近代諸家，尤不過順文敷演，而難者仍未能明，精處仍不能發，其何裨之與有？

余初究心是書，嘗爲摘要，將以自資。繼而繹之久[8]，久則言言金石[9]，字字珠璣[10]，竟不知孰可摘而孰可遺。因奮然鼓念，冀有以發隱就明，轉難爲易，盡啓其秘而公之於人。務俾後學瞭然[11]，見便得趣，由堂入室[12]，具悉本源，斯不致誤己誤人，咸臻至善。於是乎詳求其法，則唯有盡易舊制，顛倒一番，從類分門，然後附意闡發，庶晰其韞[13]。然懼擅動聖經，猶未敢也。

粵稽往古，則周有扁鵲之摘難[14]，晉有玄晏先生之類分[15]，唐有王太仆之補削[16]，元有滑攖寧之撮鈔[17]，鑒此四君子而後意決。且此非《十

---

[1] 赤子：百姓。　塗地：猶"塗炭"，爛泥與炭火。比喻災難困苦。
[2] 繇：通"由"。
[3] 盛盛虛虛：使邪盛者更盛，使正虛者更虛。謂診治失誤。本句及以下三句，語本《素問·五常正大論》。
[4] 衍：繁多。
[5] 仰：仰慕。　邈：遙遠。
[6] 未始：未嘗。
[7] 互見深藏：指經文有前後互見者，前已加注，則後面省略。而前注文深藏於篇卷之中，不便檢索翻閱。
[8] 繹：尋繹，探究。
[9] 金石：謂擲地有金石聲。喻文辭精煉優美。
[10] 珠璣：喻內容寶貴。大爲珠，小爲璣。
[11] 了然：清楚，明白。
[12] 由堂入室：從廳堂進入內室。喻由淺入深，達到高深的境界。語出《論語·先進》。
[13] 韞(yùn 運)：蘊藏。此指蘊藏的內容。
[14] 摘難：謂秦越人摘取《內經》精旨，設爲問答形式，編撰成《難經》八十一篇。
[15] 類分：謂皇甫謐將《素問》、《針經》、《明堂孔穴針灸治要》三部內容，按類編排，撰成《針灸甲乙經》。
[16] 補削：謂王冰對《素問》進行補充編次注釋，著成《黃帝內經素問注》。
[17] 撮鈔：謂元代滑壽摘錄《素問》條文，類編成《讀素問鈔》。鈔，同"抄"。

三經》之比[1]，蓋彼無須類，而此欲醒瞶指迷，則不容不類，以求便也。由是徧索兩經，先求難易，反復更秋[2]，稍得其緒。然後合兩爲一，命曰《類經》。類之者，以《靈樞》啓《素問》之微，《素問》發《靈樞》之秘，相爲表裏，通其義也。

　　兩經既合，乃分爲十二類：夫人之大事，莫若死生，能葆其眞[3]，合乎天矣，故首曰攝生類。生成之道，兩儀主之[4]，陰陽既立，三才位矣[5]，故二曰陰陽類。人之有生，藏氣爲本，五內洞然[6]，三垣治矣[7]，故三曰藏象類。欲知其內，須察其外，脈色通神，吉凶判矣，故四曰脈色類。藏府治內[8]，經絡治外，能明終始，四大安矣[9]，故五曰經絡類。萬事萬殊，必有本末，知所先後，握其要矣，故六曰標本類。人之所賴，藥食爲天[10]，氣味得宜[11]，五宮強矣[12]，故七曰氣味類。駒隙百年[13]，誰保無恙？治之弗失，危者安矣，故八曰論治類。疾之中人，變態莫測，明能燭幽，二豎遁矣[14]，故九曰疾病類。藥餌不及，古有鍼砭，九法搜玄[15]，道超凡矣，故十曰鍼刺類。至若天道茫茫，運行今古，苞無窮[16]，協惟一[17]，推之以理，指諸掌矣[18]，故十一曰運氣類。又若經文連屬，難以強分，或附見於別門，欲求之而不得，分條索隱，血脈貫矣，故十二曰會通類。匯分三十二卷。此外復附著《圖翼》十五卷[19]。蓋以義

---

[1] 比：類。

[2] 更（gēng　耕）秋：經歷多年。秋，年。

[3] 葆：通“保”。

[4] 兩儀：天地。

[5] 三才：指天、地、人。　　位：位置確立。用作動詞。

[6] 五內：猶“五中”，指五臟。　　洞然：通暢貌。

[7] 三垣：古代將星空分爲紫微垣、太微垣、天市垣。此指人體上、中、下三焦。　　治：太平，正常。

[8] 治：主宰。

[9] 四大：人身，佛教認爲人身與萬物都由地、水、火、風四大物質構成，故亦指“四大”爲人身。

[10] 天：指最重要的。《史記·酈生陸賈列傳》：“王者以民爲天，而民以食爲天。”

[11] 氣味：四氣五味，即性味。

[12] 五宮：指五臟。

[13] 駒隙百年：謂人生百年如白駒過隙，忽然而已。喻人生短暫。語本《莊子·知北遊》。

[14] 二豎：指疾病。又稱“晉豎”“疾豎”“豎子”。語本《左傳·成公十年》。豎，“竪”的異體字。

[15] 九法：九針之法。亦作“九刺”。語見《靈樞·官針》。

[16] 苞：通“包”。

[17] 一：天地自然之道。

[18] 指諸掌：即了如指掌。喻事理易明。語本《禮記·仲尼燕居》。諸，之於。

[19] 圖翼：指《類經圖翼》十一卷和《類經附翼》四卷。

有深邃，而言不能該者[1]，不拾以圖[2]，其精莫聚；圖象雖顯，而意有未達者，不翼以說[3]，其奧難窺。自是而條理分，綱目舉，晦者明，隱者見，巨細通融，歧貳畢徹[4]，一展卷而重門洞開，秋毫在目。不惟廣裨乎來學，即凡志切尊生者[5]，欲求茲妙，無不信手可拈矣[6]。

是役也，余誠以前代諸賢註有未備，間有舛錯，掩質埋光，俾至道不明於世者，迨四千餘祀矣[7]。因敢忘陋效矉[8]，勉圖蚊負[9]，固非敢弄斧班門，然不屑沿街持缽[10]。故凡遇駁正之處，每多不諱，誠知非雅。第以人心積習既久[11]，訛以傳訛，即決長波猶虞難滌[12]，使辨之不力，將終無救正日矣。此余之所以載思而不敢避也[13]。

吁！余何人斯[14]，敢妄正先賢之訓？言之未竟，知必有闞余之謬而隨議其後者[15]。其是其非，此不在余，而在乎後之明哲矣。雖然，他山之石，可以攻玉[16]；斷流之水，可以鑒形[17]；即壁影螢光[18]，能資志士；竹頭木屑[19]，曾利兵家。是編者倘亦有千慮之一得[20]，將見擇於聖人矣，何幸如之！獨以應策多門，操觚隻手[21]，一言一字，偷隙毫端[22]。

---

[1] 該：通"賅"，包括，概括。

[2] 拾：拾遺，補錄。此謂一一拾取。《筐謬正俗》："拾者，猶言一一拾取。"

[3] 翼：輔助。

[4] 貳：不一致。

[5] 尊生：養生，奉生。

[6] 信手：隨手。　拈：取，拿。

[7] 迨：及，到。　祀：年。

[8] 效矉(pín 貧)：即東施效顰。喻不善模仿，弄巧成拙。語本《莊子·天運》。矉，同"顰"，皺眉。

[9] 蚊負：即蚊虻負山。喻才能微薄，而擔負重任。語本《莊子·秋水》。

[10] 沿街持缽：沿街乞討。此指一味地依賴別人。缽，"鉢"的異體字，僧徒的食器。

[11] 第：只是。

[12] 虞：擔憂，擔心。

[13] 載：通"再"。

[14] 斯：句末語氣詞。

[15] 闞(kàn 勘)：看到。

[16] "他山"二句：意爲他山的石頭，也可以用來磨治自己的玉。喻借助外力，輔助自己。語見《詩·鶴鳴》。

[17] "斷流"二句：喻借鑒。語見《莊子·德充符》。鑒，照。

[18] "壁影"二句：指鑿壁借光和借螢光照書勤學苦讀事。此喻借鑒和幫助。壁影，事見《西京雜記》卷二。螢火，事見《晉書·車武子傳》。

[19] "竹頭"二句：喻細小無用之物，有時也大有用處。事見《晉書·陶侃傳》

[20] 千慮一得：謂愚者的意見也有可取之處。《晏子春秋·雜下》："聖人千慮，必有一失；愚人千慮，必有一得。"

[21] 操觚(gū 孤)：執簡。謂寫作。觚，書寫的木簡。

[22] 毫端：筆端。此謂寫作。

凡歷歲者三旬，易稿者數四，方就其業。所謂河海一流，泰山一壤[1]，蓋亦欲共掖其高深耳[2]。後世有子雲其憫余勞而錫之斤正焉[3]，豈非幸中又幸？而相成之德，謂孰非後進之吾師云。

　　時大明天啓四年[4]，歲次甲子黄鍾之吉[5]，景岳子自序於通一齋。

　　【題解】　本文選自《類經》，据 1959 年上海科技出版社影印本。作者張介賓（公元 1563 年—1640 年），字會卿，號景岳，別號通一子，山陰（今浙江紹興）人，明代著名醫學家。少年從名醫金英學醫，中年從軍，數年後回鄉致力於醫學。治病主張補益真陰元陽，提出“陽非有餘，真陰不足”的觀點，慎用寒涼及攻伐之藥，是明代溫補學派的代表人物之一。其主要著作有《類經》和《景岳全書》。

　　《類經》三十二卷，是張氏歷時三十年研究《黄帝内經》的成果。他將《素問》《靈樞》兩書内容“顛倒一番”，“從類分門”，分十二大類，並加以注釋及圖解，突出了兩書精華。是一部編次有特點，注釋有新意的著作，是學習研究《黄帝内經》的一部重要參考書。

　　本文盛稱《黄帝内經》的學術價值，對它推崇備至，但對前代醫家注釋深感不足，繼而詳盡地敍述了對《類經》的編寫情況、分類意義及寫作目的。全文氣勢壯闊，談理透徹，詞彙豐富。

　　【閱讀】

良 方 自 序

　　予嘗論治病有五難：辨疾、治疾、飲藥、處方、別藥，此五也。

　　今之視疾者，惟候氣口六脈而已。古之人視疾，必察其聲音、顏色[6]、舉動、膚理、情性、嗜好，問其所爲，考其所行，已得其大半，而又徧診人迎、氣口十二動脈。疾發於五藏，則五色爲之應，五聲爲之變，五味爲之偏，十二脈爲之動。求之如此其詳，然而猶懼失之。此辨疾之難，一也。

　　今之治疾者，以一二藥，書其服餌之節，授之而已。古之治疾者，先知陰陽運歷之變故，山林川澤之竅發[7]。而又視其人老少、肥瘠、貴賤、居養、性術、好惡、憂喜、勞逸，順其所

---

[1] “河海”兩句：意爲彙成河海的小水之一，聚成泰山的塊土之一。喻不嫌棄細少，方能成就高深。語見李斯《諫逐客書》。

[2] 掖(yè 夜)：扶助，扶持。

[3] 錫：通“賜”，賜予。　斤正：即“斧正”，修定，改正。語本《莊子・徐無鬼》。

[4] 天啓四年：公元 1624 年。天啓，明熹宗朱由校年號。

[5] 黄鍾：十二律之一。此指農曆十一月。　吉：農曆每月初一。

[6] 顏色：面色。顏，本指額部，此指臉面。《素問・刺熱論》：“心熱病者，顏先赤。”

[7] 竅發：指地氣升發變化的狀況。竅，孔竅。

宜，違其所不宜。或藥，或火，或刺，或砭，或湯，或液，矯易其故常，捭摩其性理，擣而索之[1]，投幾順變[2]，間不容髮[3]。而又調其衣服，理其飲食，異其居處，因其情變，或治以天，或治以人。五運六氣，冬寒夏暑，暘雨電電，鬼靈厭蠱[4]，甘苦寒溫之節，後先勝復之用，此天理也。盛衰強弱，五藏異稟，循其所同，察其所偏，不以此形彼，亦不以一人例衆人，此人事也。言不能傳之於書，亦不能喻之於口，其精過於承蜩[5]，其察甚於刻棘[6]。目不舍色，耳不失聲，手不釋脈，猶懼其差也。授藥遂去，而希其十全，不其難哉？此治疾之難，二也。

古之飲藥者，煑煉有節，飲啜有宜。藥有可以久煑，有不可以久煑者；有宜熾火，有宜溫火者。此煑煉之節也。宜溫宜寒，或緩或速；或乘飲食喜怒，而飲食喜怒爲用者；有違飲食喜怒，而飲食喜怒爲敵者。此飲啜之宜也。而水泉有美惡，操藥之人有勤惰。如此而責藥之不效者，非藥之罪也。此服藥之難，三也。

藥之單用爲易知，藥之複用爲難知。世之處方者，以一藥爲不足，又以衆藥益之。殊不知藥之有相使者，相反者，有相合而性易者。方書雖有使佐畏惡之性，而古人所未言，人情所不測者，庸可盡哉！如酒之於人，有飲之踰石而不亂者，有濡吻則顛眩者；漆之於人，有終日搏漉而無害者，有觸之則瘡爛者。焉知藥之於人，無似此之異者？此稟賦之異也。南人食豬魚以生，北人食豬魚以病，此風氣之異也[7]。水銀得硫黃而赤如丹，得礬石而白如雪。人之欲酸者，無過於醋矣；以醋爲未足，又益之以橙，二酸相濟，宜甚酸而反甘。巴豆善利也，以巴豆之利爲未足，而又益之以大黃，則其利反折。蟹與柿，嘗食之而無害也，二物相遇，不旋踵而嘔[8]。此色爲易見，味爲易知，而嘔、利爲大變，故人人知之。至於相合而之他藏，致他疾者，庸可易知耶？如乳石之忌參、术，觸者多死；至於五石散則皆用參、术，此古人處方之妙，而人或未喻也。此處方之難，四也。

醫誠藝也，方誠善也，用之中節也，而藥或非良，其奈何哉！橘過江而爲枳，麥得濕而爲蛾，雞踰嶺而黑，鸜鵒踰嶺而白，月虧而蚌蛤消，露下而蚊喙坼[9]，此形器之易知者也。性豈獨不然乎？予觀越人藝茶畦稻[10]，一溝一隴之異，遠不能數步，則色味頓殊；況藥之所生，秦、越、燕、楚之相遠，而又有山澤、膏瘠、燥濕之異稟，豈能物物盡其所宜？又《素問》說：陽明在天，則花實戕氣[11]；少陽在泉，則金石失理。如此之論，採掇者固未嘗晰也。抑又取之有早晚，藏之有哴焙[12]；風雨燥濕，動有槁暴。今之處藥，或有惡火者，必日之而後咀，

---

1 擣（dǎo 島）：同"搗"。此作"綜合"，"揉合"。
2 投幾順變：適應時機，順從疾病的變化。幾，通"機"。
3 間不容髮：不允許有絲毫差錯。語出枚乘《上書諫吳王》。
4 厭：通"魘"，夢魘。
5 承蜩：捕蟬。喻全神貫注，技藝高超。蜩，蟬。語出《莊子·達生》。
6 刻棘：在細棘端雕刻彌猴。喻觀察深刻，精細入神。語出《韓非子·外儲說左上》。
7 風氣：風俗習慣，風土習氣。
8 不旋踵：意爲來不及轉身。形容時間短促。亦作"不還踵"。
9 坼（chè 徹）：裂開。
10 藝：種植。　畦：栽種。
11 戕（qiāng 槍）：殘害。
12 哴（làng 浪）：晾曬。　焙（bèi 倍）：微火烘烤。

然安知採藏之家不常烘煜哉[1]？又不能必。此辨藥之難，五也。

此五者，大概而已。其微至於言不能宣，其詳至於書不能載，豈庸庸之人而可以易言醫哉？

予治方最久。有方之良者，輒爲疏之[2]。世之爲方者，稱其治效，常喜過實。《千金》、《肘後》之類，猶多溢言，使人不敢復信。予所謂良方者，必目睹其驗，始著於篇，聞不預也。然人之疾，如向所謂五難者，方豈能必良哉？一睹其驗，卽謂之良，殆不異乎刻舟以求遺劍者！予所以詳著其狀於方尾，疾有相似者，庶幾偶值云爾。篇無次序，隨得隨註，隨以與人。拯道貴速，故不暇待完也。（選自宋代沈括蘇軾《蘇沈良方》，作者沈括）

---

[1] 常：通"嘗"，曾。　烘煜（yù 喻）：火烤。
[2] 疏：分條記錄。

四十、

溫病條辨敘

　　昔淳于公有言[1]：人之所病，病病多；醫之所病，病方少[2]。夫病多而方少，未有甚於溫病者矣。何也？六氣之中，君相二火無論已[3]，風濕與燥無不兼溫，惟寒水與溫相反，然傷寒者必病熱[4]。天下之病孰有多於溫病者乎？方書始於仲景。仲景之書專論傷寒，此六氣中之一氣耳。其中有兼言風者，亦有兼言溫者，然所謂風者，寒中之風，所謂溫者，寒中之溫，以其書本論傷寒也。其餘五氣，概未之及，是以後世無傳焉。雖然，作者謂聖，述者謂明[5]，學者誠能究其文，通其義，化而裁之，推而行之[6]，以治六氣可也，以治內傷可也。亡如世鮮知十之才士[7]，以闕如為恥[8]，不能舉一反三，惟務按圖索驥[9]。

　　蓋自叔和而下，大約皆以傷寒之法療六氣之痾[10]，禦風以絺[11]，指鹿為馬[12]，迨試而輒困[13]，亦知其術之疏也。因而沿習故方，略變藥味，沖和、解肌諸湯紛然著錄。至陶氏之書出[14]，遂居然以杜撰之傷寒，治天下之六氣。不獨仲景之書所未言者不能發明，並仲景已定之書盡遭竄易。世俗樂其淺近，相與宗之，而生民之禍亟矣[15]。又有吳又可

---

[1] 淳于公：西漢名醫淳于意，見本書《倉公傳》。

[2] “人之所病”四句：見本書《扁鵲傳》，但並非淳于意所言。

[3] 君相兩火：指“少陰君火”與“少陽相火”。即六氣中的火與暑。　　已：通“矣”。語氣詞。

[4] “伤寒”句：《素問·生氣通天論》：“冬傷於寒，春必溫病。”

[5] 作者：首創的人。　　述者：傳述的人。語見《禮記·樂記》。

[6] “化而”二句：謂掌握規律，根據具體情況變化而靈活運用。見本書《繫辭上》。

[7] 亡如：猶“無奈”。亡，通“無”。　　知十：“聞一知十”的略語。意為觸類旁通，由已知推求未知。語出《論語·公冶長》。

[8] 闕如：缺而不言。語見《論語·子罕》。如，詞尾。猶“然”。

[9] 按圖索驥：按圖去尋求駿馬。喻拘泥不知變通。語本《漢書·梅福傳》。

[10] 痾(kē 科)：病。

[11] 禦風以絺(chī 癡)：用細葛夏布之衣抵禦嚴冬寒風。喻方法不對，無濟於事。絺，細葛布。

[12] 指鹿為馬：喻不同事物相混淆。語本《史記·秦二世本紀》。此指混淆了傷寒和溫病。

[13] 試：試用。指臨床治療。

[14] 陶氏之書：指明代醫家陶華所著的《傷寒六書》。

[15] 亟(qì 氣)：多，頻繁。

者[1]，著《瘟疫論》，其方本治一時之時疫[2]，而世誤以治常候之溫熱。最後若方中行、喻嘉言諸子[3]，雖列溫病於傷寒之外，而治法則終未離乎傷寒之中。惟金源劉河間守真氏者[4]，獨知熱病，超出諸家，所著六書[5]，分三焦論治，而不墨守六經，庶幾幽室一鐙[6]，中流一柱[7]。惜其人樸而少文，其論簡而未暢，其方時亦雜而不精。承其後者又不能闡明其意，裨補其疏。而下士聞道若張景岳之徒[8]，方且怪而訾之[9]。於是其學不明，其說不行。而世之俗醫遇溫熱之病，無不首先發表[10]，雜以消導，繼則峻投攻下，或妄用溫補，輕者以重，重者以死。倖免則自謂己功，致死則不言己過。卽病者亦但知膏肓難挽，而不悟藥石殺人。父以授子，師以傳弟，舉世同風，牢不可破。肺腑無語，冤鬼夜嗥[11]，二千餘年，略同一轍[12]，可勝慨哉！

　　我朝治洽學明[13]，名賢輩出，咸知溯原《靈》、《素》[14]，問道長沙。自吳人葉天士氏《溫病論》、《溫病續論》出[15]，然後當名辨物[16]。好學之士，咸知向方[17]；而貪常習故之流，猶且各是師說，惡聞至論；其粗工則又略知疎節，未達精旨，施之於用，罕得十全[18]。吾友鞠通吳子，懷救世之心，秉超悟之哲[19]，嗜學不厭[20]，研理務精，抗志以希古

---

[1] 吳又可：名有性，姑蘇（今江蘇吳縣）人，明代著名溫病學家。著有《瘟疫論》一書。

[2] 時疫：流行性傳染病。

[3] 方中行：名有執，明末醫家。著有《傷寒論條辨》等。　　喻嘉言：名昌，明末清初醫家。著有《傷寒尚論篇》、《醫門法律》等。

[4] 金源：金朝的別稱。

[5] 六書：指《河間六書》。卽劉完素的《黃帝素問宣明方》、《素問玄機原病式》、《素問病機氣宜保命集》、《傷寒直格論方》、《傷寒標本心法類萃》，以及馬宗素所撰《傷寒醫鑒》，後人輯稱《河間六書》。

[6] 鐙：同“燈”，照明用具。

[7] 中流一柱：卽“中流砥柱”。語本《晏子春秋·諫下》。

[8] 下士聞道：謂下等愚笨的人聽了高明的理論。語出《老子·四十一章》。

[9] 方且：正將。　訾(zǐ 子)：詆毀。

[10] 發表：發汗解表。

[11] “肺腑”二句：由於肺腑不會講話，於是被誤治而死的冤鬼到處夜嗥。梁簡文《與湘東王書》：“山川而能語，葬師食無所。臟腑而能語，醫師色如土。”嗥，“嗥”的異體字。

[12] 一轍：卽如出一轍，同一軌迹。謂走的是一條路。

[13] 治洽學明：政治安定，學術昌明。

[14] 泝：“溯”的異體字，溯流而上。

[15] 葉天士：名桂，字香岩，清代名醫，著名溫病學家。

[16] 當名辨物：根據事物的名稱，辨明事物的實質。語本《易·繫辭下》。名、物指溫病的名與實。

[17] 向方：趨向正道，遵循正確的方向。

[18] 十全：指很好的療效。見本書《醫師章》。全，同“痊”。

[19] 哲：明智，聰慧。

[20] 厭：同“饜”，滿足。

人[1]，虛心而師百氏。病斯世之貿貿也[2]，述先賢之格言，攄生平之心得[3]，窮源竟委[4]，作爲是書。然猶未敢自信，且懼世之未信之也，藏諸笥者久之[5]。予謂學者之心，固無自信時也。然以天下至多之病，而竟無應病之方，幸而得之，亟宜出而公之[6]。譬如拯溺救焚，豈待整冠束髮？況乎心理無異，大道不孤，是書一出，子雲其人必當旦暮遇之，且將有闡明其意，裨補其疏，使夭札之民咸登仁壽者。此天下後世之幸，亦吳子之幸也。若夫《折楊》、《皇荂》[7]，听然而笑[8]，《陽春》、《白雪》[9]，和僅數人，自古如斯。知我罪我，一任當世，豈不善乎？吳子以爲然，遂相與評騭而授之梓[10]。

　　嘉慶十有七年壯月既望[11]，同里愚弟汪廷珍謹序[12]。

　　【題解】　本文選自吳瑭《溫病條辨》，據清同治庚午（公元 1870 年）六安求我齋重刻本。作者汪廷珍（公元 1757 年－1827 年），字瑟庵，山陰（今江蘇淮安）人。清乾隆年間進士，官至禮部尚書。學識淵博，著有《實事求是齋詩文集》。

　　《溫病條辨》一書，作者吳瑭（公元 1758 年－1836 年），字鞠通，江蘇淮陰人，清代著名溫病學家。此書除卷首外，分爲六卷，集前人有關溫病的論述及個人臨床經驗，總結研究了溫病，以三焦論治，發掘和制定了有效的方劑，爲溫病學的研究作出了貢獻。

　　本文論述了吳瑭所著《溫病條辨》一書的重要意義，及公之於世的經過，概述了溫病的歷史淵源，以及歷代醫家“以傷寒之法療六氣之疴”所造成的嚴重後果。讚揚吳瑭創新研究的精神，充分肯定了此書的價值，並鼓勵吳瑭爲拯救溫病患者，早日公之於世。

---

[1] 抗志：高尚其志。　　希：仰慕。
[2] 貿貿：同“眊眊”，目不明貌。此指蒙昧無知。
[3] 攄(shū 書)：抒發，表達。
[4] 窮源竟委：徹底地探究事物的始末。委，水之下游。
[5] 笥(sì 四)：竹箱子。
[6] 亟(jí 急)：急迫，趕快。
[7] 折揚皇荂：古代通俗樂曲名，卽里巷小曲。語出《莊子·天地》。荂，同“華”。
[8] 听(yín 銀)然：笑貌。
[9] 陽春白雪：古代楚國兩種高雅樂曲的名稱。語出宋玉《對楚王問》。
[10] 評騭(zhì 至)：評定，審定。騭，定。　　梓(zǐ 子)：雕刻書版的材料。此指刊印。
[11] 嘉慶十有七年：公元 1812 年。　壯月：農曆八月的別稱。
[12] 里：鄉。

【閱讀】

串 雅 序

周禮分醫爲四有食醫疾醫瘍醫獸醫後乃有十三科而未聞有走方之名也物原記岐黃以來有鍼灸厥後巫彭制藥丸伊尹創煎藥而未聞有禁截[1]諸法也晉王叔和纂脈經敘陰陽內外辨部候經絡藏府之病爲最詳金張子和以吐汗下三法風寒暑濕火燥六門爲醫之關鍵終未聞有頂串[2]諸名也有之自草澤醫始世所謂走方是也人每賤薄之謂其游食江湖貨藥吮舐[3]跡類丐挾技劫病貪利恣睢[4]心又類盜剽竊醫緒倡爲詭異敗草毒劑悉曰仙遺[5]剒滌魇迷[6]詫爲神授輕淺之證或可貪天沉痼之疾烏能起廢雖然誠有是焉亦不可概論也爲問今之乘華軒繁徒衛者胥[7]能識證知脈辨藥通其元妙者乎儼然峨高冠竊虛譽矣今之游權門食厚奉者胥能決死生達內外定方劑十全無失者乎儼然踞高座侈[8]功德矣是知笑之爲笑而不知非笑之爲笑也

予幼嗜岐黃家言讀書自靈素難經而下旁及道藏石室考穴自銅人內景圖而下更及太素奇經傷寒則仲景之外遍及金鞞木索本草則綱目而外遠及海錄丹房有得輒鈔撮忘倦不自知結習至此老而靡倦然聞走方醫中有頂串諸術操技最神而奏效甚捷其徒侶多動色相戒秘不輕授詰其所習大率知其所以而不知其所以然鮮有通貫者以故欲宏覽而無由嘗引以爲憾

有宗子柏雲者挾是術徧遊南北遠近震其名今且老矣戊寅航海歸過予譚藝質其道頗有奧理不悖於古而利於今與尋常搖鈴求售者迥異顧其方旁涉元禁瑣及游戲不免誇新鬭異爲國醫所不道因錄其所授重加芟訂存其可濟於世者部居別白都成一編名之曰串雅使後之習是術者不致爲庸俗所詆毀殆亦柏雲所心許焉昔歐陽子暴利幾絕乞藥於牛醫[9]李防禦治嗽得官傳方於下走[10]誰謂小道不有可觀者歟亦視其人善用斯術否也

乾隆己卯十月既望錢塘趙學敏恕軒譔（選自清代趙學敏《串雅》）

---

[1] 禁截：走方醫的治療方法。禁，用藥物和祈禱驅邪等方法。 截，用單方重劑截除病邪的治法。

[2] 頂串：走方醫的治療方法。頂，用湧吐藥的治法。 串，用瀉下藥的治法。

[3] 吮舐（shǔn shì 順世）：吮癰舐痔。

[4] 恣睢（suī 雖）：肆意放縱。睢，恣意。

[5] 遺（wèi 謂）：贈送。

[6] 剒滌魇迷：指剒割洗滌以及畫符噴水驅邪等方法。

[7] 胥：全，都。

[8] 侈（chǐ 齒）：誇大，誇耀。

[9] “昔歐陽子”二句：歐陽修患嚴重泄瀉，國醫不能治癒，後從走方醫處得到車前子末，用米湯飲服而愈。事見宋代張杲《醫說》卷六《車前止暴下》。牛醫，本指治牛病的獸醫，此指走方醫。

[10] “李防禦”二句：宋徽宗寵妃患咳嗽，徹夜不寐，面腫如盤，李防禦久治不愈，後從走方醫處購得蚌粉、青黛，寵妃服後，隨即嗽止腫消。事見《醫說》卷四《治痰嗽》。 防禦，官名。下走，原指供奔走役使的人，此指走方醫。

通論十五、修辭

　　修辭，就是調整語言，修飾文字詞句，亦即運用各種表現方式，以增強語言的表達效果。通過詞語的選擇，句式的調整，語音的和諧，使語言表達得準確、鮮明而生動有力。

（一）修辭的發展與研究

　　漢語的修辭與修辭學的發展源遠流長，是在悠久的歷史長河中逐步發展與豐富起來的。作爲其源的古代漢語修辭與作爲其流的現代漢語修辭，既有相同之點，又有不同之處，其辭格的運用各有側重，各有千秋。研究修辭的理論、著作，在每個時期都層出不窮。

　　先秦是修辭思想的萌芽時期。“修辭”一詞最早見於《易•乾•文言》“修辭立其誠，所以居業也”。但此處之修辭指人之修業，與後代所言修辭有所不同。《論語•憲問》曰：“子曰：爲命，裨諶草創之，世叔討論之，行人子羽修飾之，東里子産潤色之。”這裏所講，正是修辭之事。春秋战国，社會變革，先秦諸子，百家爭鳴，要想說服人君聽從自己的主張，辭命修飾之事是不可不下大工夫的。所以這是修辭技巧發展的沃土，當時比喻、諷喻、引用、排比、委婉等手法在諸多典籍中都可見到，在《周易》、《尚書》、《詩經》、《左傳》、《論語》中，也都散見有關修辭的論述。

　　西漢是修辭思想的發展時期。王充的《論衡》中，出現了我國最早的論述修辭手法的專篇《語增》、《儒增》、《藝增》，王氏從如何準確地把握表達形式的角度論述誇張，從此中國修辭學思想開始穩步發展。

　　魏晉南北朝直至宋金元，是中國修辭學的大發展期，也是修辭文體結合論的崛起期。曹丕的《典論•論文》第一次談論到各種文體有各種不同的修辭標準。繼而有陸機的《文賦》、劉勰的《文心雕龍》、任昉的《文章緣起》、鍾嶸的《詩品》等論著出現。其中《文心雕龍》論述了修辭的原則、修辭的手法、字句篇章修辭、修辭的音樂美等。南宋陳騤的《文則》，被譽爲修辭學專著。該書以經書中的修辭現象爲研究對象，總結了比喻、援引、倒語、對偶、避複等多種修辭手法的規律。在此時期，詩話修辭論大量湧現。宋以後，也是消極修辭論（辭達——合於語法、邏輯）與積極修辭（辭格）論的完成期，所論辭格已近四十個。

　　明清二代是修辭復古期。所謂復古，是指明清文人主文辭而輕語辭，其實他們所謂文辭也就是古代的語辭，其論辭格散見於詩話、隨筆，如顧炎武的《日知錄》、王船山的《薑齋詩話》等。

　　“五四”運動以後，是修辭學的革新期。一九三二年陳望道的《修辭學發凡》徹底將中國的修辭學加以革新，把各種修辭現象進行歸納，是第一部兼顧文言文和白話文的修辭學，標誌着我國現代修辭學的正式建立。新中國成立之後，修辭現象有顯著進展，內容形式兩全其美的修辭新例到處可見。呂叔湘、朱德熙的《語法修辭講話》開闢了修辭和語法的新路子，其後又有許多著作總結了幾十種修辭現象。從此，修辭作爲一門獨立的學科而躋身於我國語言學之林。

我們選擇古漢語中常用的用典、委婉、借代、比喻、避複、錯綜、分承、對偶八種修辭現象，略加分析，以提高閱讀古書的能力。

(二)修辭方法

1.用典

爲了說明某一問題或證實自己的論點，而援引前人的言論或事例，這種修辭手法叫用典。即引經據典。用典可分爲兩種：一種是用言，叫做"引經"；一種是用事，叫做"稽古"。

（1）引經

引經是援引古代經書上的語句或聖賢的言論，藉以幫助闡明自己的觀點，表達自己的思想感情。引經一律爲正面言論。例如：

① 稽首而對曰："人誰無過？過而能改，善莫大焉。詩曰：'靡不有初，鮮克有終。'夫如是則能補過者鮮矣！。"（《左傳·宣公二年》）

② 禹以治，桀以亂。治亂非地也。詩曰："天作高山，大王荒之。彼作矣，文王康之。"此之謂也。（《荀子·天論》）

③ 崇飾其末，忽棄其本，華其外而悴其內。皮之不存，毛將安附焉？（《傷寒論序》）

④ 雖然，他山之石，可以攻玉；斷流之水，可以鑒形。（《類經序》）

第一例引自《詩·蕩》，勸諫君王能"有終"，對江山社稷十分有利，以《詩經》之語表達臣民對國君的期待，增強說服力。第二例引《詩·天作》，以《詩經》的詩句爲補充，說明了自己觀點的正確。第三例中"皮之不存，毛將安附焉"，引自《左傳·僖公十四年》。張仲景套用此語，形象地說明只重名利，不精究醫學所造成的嚴重後果。第四例中"他山之石，可以攻玉"兩句，引用《詩·鶴鳴》，以此借指自己會接受他人的幫助，改正缺點錯誤。其中第一、二例的引經，直接標明出處，這種引經叫做"明引"。第三、四例是把需要引用的詞語融化到自己的文章中去，必須做一番分析，才能看出它們的來歷，這叫做"暗引"。

先秦所引的經主要只有《詩經》、《尚書》和《周易》三種，漢代以後，引經據典不只限於這三種書，《左傳》、《論語》、《老子》、《莊子》等都常被引用，這種引用一般著作的手法，是從"引經"發展來的。

（2）稽古

稽古是援引古人的事迹或歷史故事，來證明自己的論點，即"借古說今"。例如：

① 人生在世不稱意，明朝散髮弄扁舟。（李白《宣州謝朓樓餞別校書叔雲》）

② 當年萬里覓封侯，匹馬戍梁洲。（陸游《訴衷情》）

③ 言不能傳之於書，亦不能喻之於口。其精過於承蜩，其察甚於刻棘……此治疾之難，二也。（《良方自序》）

④ 厥後博物稱華，辨字稱康，析寶玉稱倚頓，亦僅僅晨星耳。（《本草綱目原序》）

第一例中："散髮弄扁舟"暗用范蠡"乘扁舟浮於江湖"的典故，說明自己寄身山水，避世隱居的心意。第二例中"當年萬里覓封侯"一句，出自東漢班超投筆從戎的故事。引用此典更增添了壯志難酬的悲憤情懷。第三例中"承蜩"出自《莊子·達生》，寫痀瘻老人全神貫注捕蟬之事。"刻棘"出自《韓非子·外儲說左上》，寫衛人在荊棘頂端刻獼猴，意在說明觀察精細。沈括借此兩例，以證實"治疾之難"的論點。第四例前三句，一句一典，分別引《晉書·張華傳》載張華博學多聞，晉人思想家稽康以辨別古字見長，春秋時富豪倚頓以能識別寶玉著稱。以此三人之事入文，既爲李時珍出場做鋪墊，又暗喻像李時珍這樣的人才稀少。

稽古有"明"有"暗"。明的稽古，作者說明了是誰的事迹，所以即使對援引的典故不熟悉，一般可據人查事。所舉第四例爲明的稽古。第一、二、三例爲暗的稽古，是假定讀者通曉古籍掌故，故不說明是誰的事迹。遇此情況，可借助所出現的詞語，查找辭書，以求出處。

2. 委婉

用委婉含蓄的語言曲折地表達本意，這種修辭方法叫做委婉。造成說話委婉的原因是多種多樣的，委婉手法在古書中運用的場合比較廣泛，常見的委婉又可以分爲婉轉、避諱、謙敬三類。

（1）婉轉

在封建社會裹，說話有所顧忌，唯恐得罪統治者，以致惹禍，不直說本意，而把話說得婉轉些。比如對尊長的行爲，古人往往不敢直接評說，而要採取轉彎抹角的說法；對於外交辭令，古人更要對語言進行一番修飾、潤色。例如：

① 君能補過，袞不廢矣。（《左傳·宣公二年》）

② 朱雀橋邊野草花，烏衣巷口夕陽斜。舊時王謝堂前燕，飛入尋常百姓家。（劉禹錫《烏衣巷》）

③ 若以越國之罪爲不可赦也，將焚宗廟，繫妻孥，沈金玉于江，有帶甲五千人，將以致死，乃必有偶，是以帶甲萬人事君也，無乃即傷君王之所愛乎！（《國語·越語上》）

其中第一例用"袞不廢矣"暗示晉靈公只要改錯就能保住君位。第二例"舊時王謝堂前燕，飛入尋常百姓家"兩句，要說的明明是世事變遷的急劇，卻不明說。第三例中"是以帶甲萬人事君也"，是用一萬人跟您作戰的委婉說法。

（2）避諱

因不便說該事該物，卻用旁的話語來回避掩蓋，或者裝飾美化本意。古人對自認爲是兇險、污穢的事物很忌諱，如對疾病、死亡、男女之事常採用紆回曲折的表現方法。例如：

① 有先生則活，無先生則棄捐填溝壑。（《扁鵲傳》）

② 劉子閒居，有負薪之憂。（劉禹錫《鑒藥》）

③ 乙曰："病本中熱，脾且傷，奈何以剛劑燥之？將不得前後溲。"（《錢仲陽傳》）

④ 故督郵頓子獻得病已差，詣佗視脈，曰："尚虛，未得復，勿爲勞事，御內即死。"（《華佗傳》）

第一例中"棄捐填溝壑"是"死"的婉言。第二例中"負薪之憂"是"病"的婉言。第三例中"前後溲"即指大小便。第四例中"勞事"、"御內"皆指夫妻性生活。

古人忌諱說死，因而有關死的忌諱之辭很多。如"萬年之後"、"不幸"、"不祿"、

"山陵崩"、"見背"、"歸寢"、"捐館舍"、"宮車晏駕"等均爲"死"之婉辭。《公羊傳·隱公三年》曰："天子曰'崩'，諸侯曰'薨，'大夫曰'卒'，士曰'不祿'。"不同人的死，婉言也不同，這也體現了古人森嚴的等級觀念。

（3）謙敬

古人在奏章、書信和對話中，表示對人尊敬或者自己的謙卑。常用的謙詞有"竊"、"敢"、"僕"等，常用的敬詞有"敬"、"謹"、"辱"、"伏"等。例如：

①聞與語曰："我有禁方，年老，欲傳與公，公毋泄。"扁鵲曰："敬諾。"（《扁鵲傳》）

② 伏念本草一書，關係頗重，繆誤實多。（顧景星《李時珍傳》）

③ 因敢忘陋效矄，勉圖蚊負。（《類經序》）

④ 而竊錄其醫之可傳者爲翁傳，庶使後之君子得以互考焉。（《丹溪翁傳》）

第一例中"敬"，是表扁鵲恭敬的態度，可不必譯出。第二例中"伏"是爲尊敬對方，大意爲低頭想，表示自己卑微。第三例中"敢"，是謙稱自己冒昧之舉，可譯爲"冒昧地"。第四例中"竊"，爲自稱謙詞，可譯爲"私下裏"。敬謙詞大多不必譯出。

3. 借代

不直接稱某一事物，而以同它有密切關係的另一事物來代替它，這種修辭方法叫借代。根據它們的特點，大致分以下幾小類。

（1）以事物的特徵標記來代替該事物。例如：

① 又曰："袞職有闕，惟仲山甫補之。"（《左傳·宣公二年》）

② 人有邪惡非正之問，則依蓍龜爲陳其利害。（《丹溪翁傳》）

③ 鉛翰昭章，定群言之得失；丹青綺煥，備庶物之形容。（《新修本草序》）

④ 深泉淨澄，鱗介咸分。（《黄帝内經素問注序》）

第一例中"袞"爲天子之服，此代稱天子。第二例"蓍龜"，古人以蓍草與龜占卜吉凶，此代指占卜之辭。第三例"鉛翰"原爲古人以鉛粉書字，翰爲毛筆，此句鉛翰指代所書之文字。"丹青"本爲丹砂、青臁兩種顏料，此句指所繪彩色藥物圖譜。第四例"鱗"指代有鱗片的水族，"介"指代有介殼的水族。

（2）以事物的所屬所在代事物。例如：

① 言耕者衆，執耒者寡也。（《五蠹》）

② 淩晨過驪山，御榻在嵽嵲。（杜甫《自京赴奉先縣詠懷五百字》）

③ 孫思邈，京兆華原人，通百家說，善言老子、莊周。（《孫思邈傳》）

④ 我朝治洽學明，名賢輩出，咸知溯源《靈》、《素》，問道長沙。（《溫病條辨敘》）

第一例"執耒者"指拿著農具幹活的人，"耒"古時指犁上的木把，此處代指農具。第二例"御榻"是皇帝的坐榻，這裏借指皇帝。第三例中"老子"、"莊周"分別指代老子、莊子的學說。第四例中"長沙"，因相傳張仲景曾任長沙太守，故以此代指張仲景。

（3）具體與抽象相代。例如：

① 又到病家，縱綺羅滿目，勿左右顧眄；絲竹湊耳，無得似有所娛。（《大醫精誠》）

② 與人忠，葬枯粟乏。（《徐靈胎先生傳》）

③ 試觀草木，菁英可掬，一乘金氣，忽焉改容，焦其上首，而燥氣先傷上焦華蓋，豈不明耶？（《秋燥論》）

第一例中"絲竹"本爲管弦樂器的重要製作原料，這裏代指管弦樂器的聲音，是以具體代抽象。第二例中"枯"和"乏"，"枯"指代骨；"乏"指代貧乏窮苦之人。這是以抽象代具體。第三例中"金氣"指代"秋氣"，是抽象代具體；而"華蓋"本爲古代車上的傘蓋，此指代"肺"。

（4）以部分代整體，以個別代一般。例如：

① 造修輿梁，見義必爲。（《徐靈胎先生傳》）

② 獨以應策多門，操觚隻手，一言一字，偷隙毫端。（《類經序》）

③ 若人無病，粱肉而已。（《汗下吐三法該盡治病詮》）

④ 病家既不識醫，則倏趙倏錢；醫家莫肯任怨，則惟芩惟梗。（《不失人情論》）。

第一例中"輿梁"本指架在橋上的木板，此指代橋。第二例"只手"是人體的一部分，用來代替人。第三例中"粱肉"代好的食物。第四例中，以"趙"、"錢"兩個姓氏，代一般醫生。以"芩"、"梗"兩藥代一般藥物。

4. 比喻

比喻，又稱譬喻，就是通常所說的"打比方"。用某一事物或情境來比另一事物或情境，這種方法叫比喻。之所以能構成比喻必須兩事物之間有類似點。比喻的構成有三種成分：正文（想說明的事物）、譬喻詞語、喻文（作比方的事物）。比喻的特點是用人們熟悉的事物比方人們不懂的事物，其作用則是使人們更深刻地認識原來不明白的事物。劉勰在《文心雕龍》中形象的說"物雖胡越，合則肝膽"。即本體和喻體雖像北方和南方那樣離得遠，但比喻後要像肝膽那樣密切。因此比喻貴在"切至"與"巧"。比喻的修辭手法在古今漢語中應用最廣泛。依據正文和喻詞的出現與否，比喻大體可分爲明喻、暗喻、借喻三種。

（1）明喻

即正文、喻文和喻詞都出現。常用的喻詞有"如"、"若"、"猶"、"似"等，喻詞結合本體、喻體，表明兩者比喻關係。例如：

① 不義而富且貴，於我如浮雲。（《論語·述而》）

② 君所謂可，據亦曰可。君所謂否，據亦曰否。若以水濟水，誰能食之？若琴瑟之專壹，誰能聽之？（《齊侯疥痁》）

③ 精神之於形骸，猶國之有君也。（《養生論》）

④ 嶺樹重遮千里目，江流曲似九迴腸。（柳宗元《登柳州城樓寄漳汀封連四刺史》）

這類比喻，往往用人們較熟悉的具體的事物作比，使人對於正文格外看得真切。"如"、"若"、"猶"、"似"為喻詞；喻詞前面的詞組或句子是想說明的事，爲正文；喻詞後面便是作比方的事物，爲喻文。

（2）暗喻

無喻詞而只出現正文和喻文，爲暗喻，又叫隱喻。它比明喻更進了一步，雖然在一般情況下，本體事物和喻體事物都同時出現，但是它們被說成是一體的，即"甲是乙"。例如：

① 此五者，邦之蠹也。人主不除此五蠹之民，不養耿介之士，則海內雖有破亡之國，

削滅之朝，亦勿怪矣。(《五蠹》)

　　② 幸遇真經，式爲龜鏡。(《黃帝内經素問注序》)

　　③ 靡曼皓齒，鄭衛之音，命之曰伐性之斧。(《本生》)

　　④ 茲豈僅以醫書覯哉？實性理之精微，格物之通典，帝王之秘錄，臣民之重寶也。(《本草綱目原序》)

第一例中"五蠹"將學者、言談者、帶劍者、患禦者、商工之民，直接稱爲蠹蟲，是國家的危害。第二例以"龜鏡"喻借鑒。第三例以"伐性之斧"比方女色、淫聲之害處。第四例以"精微"、"通典"、"秘錄"、"重寶"喻《本草綱目》之精深淵博寶貴實用。本體和喻體被說成"成為"、"是"一個事物。喻體多是名詞。

　　(3) 借喻

　　喻詞和正文都不出現，而只用喻文來表示含義者，爲借喻。它比暗喻更進一層。其本體事物和喻體事物的關係更爲密切，從句子形式上看，已看不出比喻的形迹，只是借喻體直接代替本體。例如：

　　① 昔三后之純粹兮，固衆芳之所在。(《離騷》)

　　② 或益之以畎澮，而泄之以尾閭。(《養生論》)

　　③ 因敢忘陋效矉，勉圖蚊負，固非敢弄斧班門，然不屑沿街持缽。(《類經序》)

　　④ 而不致朱紫混淆者之爲更難也。(《病家兩要說》)

第一例中以"衆芳"比喻衆多賢臣。第二例"畎澮"喻補益之少，"尾閭"喻消耗之多。第三例"效矉"喻摹仿前人。"蚊負"喻力不勝任的工作，"弄斧班門"喻在行家面前賣弄，"沿街持缽"喻低三下四地乞求。第四例以"朱紫"喻正邪、真僞。

　　5. 避複

　　爲避重複而變化其詞，即上下文用不同的詞句來表達相同的意義，這種修辭方式叫避複。爲了避免行文的呆板，使語句活澄多變，常用意義雖然基本相同，但彼此之間尚有細微差別的詞。有實詞避複，也有虛詞避複。

　　(1) 實詞避複。例如：

　　① 天命玄鳥，降而生商，宅殷土芒芒。(《玄鳥》)

　　② 左抱幼妾，右擁嬖女，與之馳騁乎高蔡之中，而不以國家爲事。(《莊辛說楚襄王》)

　　③ 其文意高古淵微，上極天文，下窮地紀，中悉人事。(《類經序》)

第一例中"商"與"殷"同義，均指商朝，這是變換名詞。第二例中"抱"與"擁"同義，均爲"摟抱"，這是變換動詞。第三例中"極"、"窮"、"悉"均有"窮盡"之義，這是變換形容詞。

　　(2) 虛詞避複。例如：

　　① 天之道，損有餘而補不足；人之道則不然，損不足以奉有餘。(《老子・七十七章》)

　　② 或問答未已，別樹篇題；或脫簡不書，而云世闕。(《黃帝内經素問注序》)

　　③ 或自外而入，或由内而生，皆邪氣也。(《汗下吐三法該盡治病詮》)

　　④ 而五味或爽，時昧甘辛之節；六氣斯沴，易惑寒燠之宜。(《新修本草序》)

第一例中"而"和"以"均爲連詞，可譯爲"用來"、"以便"。第二例中"未"和"不"均爲否定副詞，可譯爲"沒有"。第三例中"自"和"由"均爲介詞，可譯爲"從"。第四例中"或"和"斯"均爲句中語氣助詞，不必譯出。

6. 錯綜

交錯使用上下文的名稱，或把整齊勻稱的語言形式故意改變爲結構參差錯落，這種方法叫錯綜。例如：

① 謂其妻曰："我孰與城北徐公美？"其妻曰："君美甚，徐公何能及君也！"城北徐公，齊國之美麗者也。忌不自信，而複問其妾曰："吾孰與徐公美？"妾曰："徐公何能及君也！"旦日，客從外來，與坐談，問之："吾與徐公孰美？"客曰："徐公不若君之美也。"（《戰國策·齊策》）

② 其脈陽微關尺小緊。（王叔和《脈經·平帶下絕産無子亡血居經證》）

③ 刺針必肅，刺腫搖針，經刺勿搖。此刺之道也。（《素問·診要經終論》）

第一例中寫問妻、問妾、問客，同是寫問，表達的意思是相同的，却用三種不同的句式表達："我孰與城北徐公美"、"吾孰與徐公美"和"吾與徐公孰美"。疑問代詞"孰"的位置不斷變化，避免了語句的單調，三者回答意思相同，也是用三種不同的句式表達。第二例中"陽"指寸脈，同下文的"關"、"尺"錯舉，這是兩個詞錯舉。第三例中"刺腫"，是動賓結構；"經刺"即刺經脈，是動賓結構錯序。

錯綜是變易名稱或詞組，多用於文中重複或類似之處太多時，適當地運用可起到同中見異之效，避免詞句的單調、呆板。

7. 分承

下文數語（以兩語爲多）分別承接上文數語，組成幾套平行的結構，表示幾個不同的意思，這種修辭手法叫做分承。分承手法運用得當，就能使文字精簡，結構單純，對比強烈。分承是變易詞句的關係。

（1）順承：後者按前者的先後順序承接。例如：

① 繁啟蕃長於春夏，畜積收藏於秋冬。（《天論》）

② 普施行之，年九十餘，耳目聰明，齒牙完堅。（《華佗傳》）

③ 肌膚筋骨，有厚薄剛柔之異。（《大醫精誠》）

④ 所以春、夏、秋、冬孟月之脈，仍循冬、春、夏、秋季月之常，不改其度。（《秋燥論》）

第一例中"於春夏"是個介賓結構，依次承接"繁啟"、"蕃長"，分開說便是"繁啟於春"、"蕃長於夏"兩套平行的述補結構；介賓結構"於秋冬"，依次承接述語"畜積"、"收藏"，分開說便是"畜積於秋"、"收藏於冬"兩套平行的述補結構。這是述補並舉的分承。第二例中"耳目聰明"謂耳聰目明，"齒牙完堅"謂齒完牙堅，都是下文兩語依次承接上文兩語，分開說便是兩套平行的主謂結構。這是主謂並舉的分承。第三例中下文的"厚薄"承接上文的"肌膚"，"剛柔"承接上文的"筋骨"。分開說便是"肌膚有厚薄，筋骨有剛柔。"第四例中下句"冬、春、夏、秋季月"分別承接上文"春、夏、秋、冬孟月"，分開說便是"春孟月之脉仍循冬季月之常"、"夏孟月之脉仍循春季月之常"、"秋孟月之脉仍循夏季月之常"、"冬孟月之脉仍循秋季月之常"。

（2）錯承：後者不按前者順序交錯承接。例如：

①解惑者，盡知調陰陽補瀉有餘不足。（《靈樞·刺節真邪》）

②補水所以制火，益金所以平木，木平則風息，火降則熱除。（《本草綱目·菊》）

第一例中是兩套動賓並舉的錯承，即"補不足"、"瀉有餘"。 第二例是分句錯承，即"火降則熱除"上承"補水所以制火"， "木平則風息" 上承"益金所以平木"。

8. 對偶

用結構相同或相似的語句來表達兩個相關的意思的修辭方法，叫做對偶。對偶是漢語特有的修辭方法，借著形式的整齊和音節的和諧，突出所要表達的思想內容，增強感染力。在詩詞曲賦中稱爲對仗。對偶一般要求相對的兩個語言單位（詞組或句子）字數相等，平仄相對，形式勻整，音調和諧。散文的對仗要求比較寬，沒有律詩對仗那樣嚴格。例如：

① 抽刀斷水水更流，舉杯消愁愁更愁。（李白《宣州謝朓樓餞別校書叔雲》）

② 九層之臺，起於累土；千里之行，始於足下。（《老子·六十四章》）

③ 勤求古訓，博采衆方。（《傷寒論序》）

④ 抗志以希古人，虛心而師百氏。（《溫病條辨敘》）

第一例兩句詩的詞性、結構相同，從形式到內容及音調上，筆法自然和諧，讀來上口，也使兩句成爲千古名句。第二例由四句構成，第一句與第三句相對，由名詞性詞組構成，第二句與第四句相對，由動補結構組成。分別言其高其遠是由積累所致。第三例"勤求"言探究之深，"博采"言吸收之廣；"古訓"對"衆方"。第四例上下兩句詞性相對，虛詞"以"、"而"均爲連詞，含義相同，作用一樣，也體現了同中見異。

這四個對偶句從內容上看，意思相同，或者所比事物相近，形成上下兩句相映襯。因此也稱作"正對"。

⑤昔時人已沒，今日水猶寒。（駱賓王《易水送別》）

⑥在心易了，指下難明。（王熙《脈經序》）

這兩例中，上下兩句的意思相反或是相對的事物，因此也被稱作"反對"，這類句子中經常出現反義的詞或詞組。

通論十六、今譯

（一）今譯界說

1. 什麼是今譯

今譯就是把古代的文言文翻譯成現代的語體文。今譯屬於翻譯的一種。翻譯的涵義比較寬泛，既指把一種語言文字的意義用另一種語言文字表達出來，也指方言與民族共同語、方言與方言、古代語與現代語之間的對譯。古代語翻譯成現代語，包括口語和書面語言兩種。這裏講的今譯是指古代漢語翻譯成現代漢語的書面語言。

今譯與注釋作用相似，都可以用來解釋古書，消除閱讀障礙。但二者的側重點不同。注釋側重於解釋疑難字詞，解析語法修辭，有時也串講句子，甚至進行考證和校勘，詳略隨宜，形式靈活，但往往顯得零散，難以表現句段之間的邏輯關係和文意內容的連貫性。今譯正可彌補注釋的這一不足，通過對原作逐字逐句的翻譯，不但可以解釋疑難詞句，而且能全面地反映文章的思想內容、邏輯關係乃至風格特點等。可以這樣認爲：今譯與注釋關係密切，又各具特點，不能互相替代。

2. 今譯的意義

古文今譯在古籍整理工作中得到了廣泛應用，它對於繼承祖國豐富的文化遺産，弘揚中華文明，具有重大的實際意義。因爲今譯可以幫助讀者"擺脫古籍原著的文字煩難，直接從現代語言去瞭解一個歷史過程，一種哲學思想的活動，一篇文學著作的意境。"（李一氓《論古籍和古籍整理》）更重要的是可以使文化遺産一代一代地流傳下去，不因爲大部分人讀不懂古籍而導致文化中斷。今譯也是整理和研究中醫藥古籍的重要方法和手段。《素問》、《靈樞》、《傷寒論》、《金匱要略》等古醫籍現在已有各種今譯本，爲傳播中醫藥知識和信息，起到了積極作用。今譯在古漢語教學中同樣具有實際意義，是訓練和檢驗學習成果的重要手段。它要求學生綜合運用古漢語基礎知識和理論來全面理解文言文，真正讀懂文言文，再把文言文譯成規範通暢的現代漢語。重視古文今譯，堅持動手練習，對增強古文閱讀能力，提高現代漢語表達水平，都是大有裨益的。

從更廣泛的視野着眼，把古代語言翻譯成當代語言，在某種程度上說是適應社會進步和語言發展的一種必然趨勢。如司馬遷寫《史記》上古史部分，實際上便把《尚書》等古籍的有關文字譯成了漢代的通行語言。可以預見，我們的後代，將來大多數人也要靠現代譯文來瞭解祖國的文化遺産。

3. 今譯的歷史

要說今譯的歷史，必須先提一下翻譯。翻譯在我國有非常悠久的歷史。遠在周代便設有專門掌管翻譯的官員，叫做"象胥"。《周禮·秋官·象胥》："象胥掌蠻、夷、閩、貉、戎、狄之國，使掌傳王之言而論說焉，以和親之。”意思說象胥的職責是接待來自邊遠部族的使者，把周王的旨意翻譯傳達給他們，從而加強彼此之間的親密關係。當時對翻譯一事有不同的稱謂。《禮記·王制》：“五方之民，言語不通，嗜欲不同。達其志，通其欲，東方曰寄，南方曰象，西方曰狄鞮，北方曰譯。”寄、象、狄鞮、譯，這四種稱謂，後來逐步統一，稱爲“譯”。《說文解字》對“譯”的解釋是“傳譯四夷之言者”。孔穎達疏曰：“譯，陳也，謂陳說外內之言。”

翻譯見諸古代文獻，影響較大的主要有三個方面，即佛經翻譯、學術翻譯及文學翻譯。佛經翻譯始於東漢，盛於唐代，其代表人物是鳩摩羅什、真諦與玄奘法師。據統計，從印度、西域譯成漢文的佛教經、律、論、集、傳等有 1692 部 6241 卷，著名的中外譯師不下 200 人。漢譯佛經成爲中國古代文化遺產中的重要組成部分。學術翻譯主要是西方科學技術和人文社會科學書籍的漢譯。從明末清初始，著名譯者有利瑪竇（意大利人）、徐光啓、李之藻等，譯著有《幾何原理》、《測量法義》、《天學初函》等。清季影響最大的翻譯家則是嚴復（又陵），譯有赫胥黎的《天演論》、亞當·斯密的《原富》、孟德斯鳩的《法意》等。文學翻譯在佛經翻譯中就有，近代文學翻譯的巨匠是林紓（琴南）。他翻譯歐美等國小說一百七八十種，如《巴黎茶花女軼事》、《黑奴籲天錄》等，約一千二百萬字。

以上所說的翻譯皆指不同語言之間的翻譯。至於現代意義上的今譯，在古代幾乎可以說是沒有的。要說有的話，是指隨着語言的發展變化，變異積累的時間久了，後代人便不能完全看懂本民族古代的書籍，於是就産生了古語今譯的問題。古語今譯濫觴於春秋戰國時代，開始是對個別詞句的解釋，這也是訓詁學的一項內容，翻譯是詞語解釋的方法之一。例如：

三歲貫女，莫我肯顧。（《詩·魏風·碩鼠》）

我事女三歲矣，曾無赦令恩德來顧眷我。（東漢·鄭玄箋）

上例注解的話接近於翻譯，用漢代流行的詞彙和句式代替了《詩經》中比較艱深的詞彙和賓語前置句式。又有接近於成段的翻譯，例如：

朞三百有六旬有六日，以閏月定四時成歲，允釐百工，庶績咸熙。（《尚書·堯典》）

歲三百六十六日，以閏月正四時，信飭百官，衆功皆興。（司馬遷《史記·五帝本紀》）

此例中“三百有六旬有六日”翻譯爲“三百六十六日”，“允”換成“信”，即“誠信”義，“釐”換成“飭”，即“治理”義，尤其是末句四字並換，“衆功皆興”較之“庶績咸熙”便易解多了。這種古語今譯的情況在《史記》中並不少見。

中醫古籍的今譯則可追溯到《內經》産生的時代。《靈樞·小針解》逐句解釋了同書《九針十二原》的部分段落，《素問·針解》也逐句解釋了同書《寶命全形論》和《靈樞·九針十二原》的部分內容。此類逐句解釋往往蘊含着今譯的成分。例如：

凡用針者，虛則實之，滿則泄之，宛陳則除之，邪勝則虛之。《大要》曰：徐而疾則實，疾而徐則虛。言實與虛，若有若無；察後與先，若存若亡；爲虛爲實，若得若失。（《靈樞·九針十二原》）

所謂“虛則實之”者，氣口虛而當補之也。“滿則泄之”者，氣口盛而當瀉之也。“宛陳則除之”者，去血脈也。“邪勝則虛之”者，言諸經有盛者，皆瀉其邪也。“徐而疾則實”者，言徐內而疾出也。“疾而徐則虛”者，言疾內而徐出也。“言實與虛，若有若無"者，言實者有氣，虛者無氣也。"察後與先，若存若亡"者，言氣之虛實，補瀉之先後也，察其氣之已下與常存也。"爲虛爲實，若得若失"者，言補者佖然若有得也，瀉者恍然若有失也。（《靈樞·小針解》）

上例《小針解》一段文字中加引號的是《九針十二原》文。除"凡用針者"與"大要曰"七字外，《小針解》對《九針十二原》逐句加以解釋，實際上發揮了今譯的作用。

嗣後在中醫古籍的注釋中也往往可以發現今譯的端倪。例如：

又土地溫涼、高下不同，物性剛柔，餐居亦異，是黃帝興四方之問，岐伯舉四治之能，以訓後賢，開其未悟者。臨病之工宜須兩審也。（《傷寒論·傷寒例》第 88 條）

東方地氣溫，南方地氣熱，西方地氣涼，北方地氣寒，西北方高，東南方下，是土地溫涼、高下不同也。東方安居食魚，西方陵居華食，南方濕處而嗜酸，北方野處而食乳，是餐居之異也。東方治宜砭石，西方治宜毒藥，南方治宜微針，北方治宜灸焫，是四方醫治不同也。醫之治病，當審其土地所宜。（南宋·成無己《注解傷寒論》）

此段串講，通俗易明，頗具今譯的意味。

從以上數例可以看出，古書的正文與注文中業已蘊含着今譯，古文今譯應是在這一基礎上逐步發展形成的。但需要說明的是，古代的今譯一般只是在引錄前代史實或材料時使用，多爲片斷的翻譯，而沒有全篇整部的翻譯，注釋與翻譯、改編與翻譯往往混在一起，且用來翻譯的語言仍屬於古漢語的範疇，這與本篇所講的今譯有明顯的區別。現代意義上的今譯，萌芽於清末，其專門著作的出現，當是"五·四"以後的事，其盛行大概是在新中國成立之後，而其理論依據則基本上來自於外文翻譯成中文。

（二）今譯的標準類型與步驟

1.今譯的標準

關於今譯的標準，現在大家公認的還是清末著名翻譯家嚴復提出的"信"、"達"、"雅"三字。嚴復講的雖是外文的翻譯，但同樣適用於文言的今譯。嚴復在《天演論·譯例言》中指出："譯事三難：信、達、雅。求其信已大難矣。顧信矣不達，雖譯猶不譯也，則達尚焉。……信、達而外，求其爾雅。""信"、"達"、"雅"三者是互相聯繫的，而又各有側重。信，就是準確，着重講譯文與原著的關係，是指譯文要忠實於原文。達，就是通順，着重講譯文與讀者的關係，指譯文要暢通明白。雅，就是優美，着重講譯文本身的提煉，有規範、典雅、得體的意思。"信"、"達"、"雅"三者之間的關係是統一的，相輔相成的。三個標準中，"信"是第一位的、根本性的，是今譯的靈魂。"達"是建立在"信"的基礎之上的，是表達上的第一要求。"雅"是今譯的最高境界。如果原文的風格、韻味能夠通過譯文優美地再現出來，那麼譯文和原文就會並傳不朽，今譯的目的也就達到了。

2. 今譯的類型

今譯的類型一般可分爲直譯和意譯兩種。直譯和意譯的區分標準是譯文和原文語法單位（語素、詞、短語、句子、語段）間的等值關係。直譯要求忠實於原文的詞和句子，甚至可以與原文的語素構成等值關係；意譯則可以改變句子的單詞和句法結構，只要在語段之間構成等值關係，甚至可以統攝語段大意，自鑄新詞新句。直譯要求譯文和原文在詞性、詞義、語法結構以及邏輯關係上意義對應，不任意改動或增刪，因而有利於忠實地再現原文的思想內容和語言風格，便於讀者逐詞逐句對照，理解掌握原文。一般來說，散文體的作品適宜於直譯。意譯則以傳達原文的思想內容爲目的，可以不受原文詞序、語法結構的限制，亦即不要求與原文保持嚴格的對應關係。一般來說，韻文體的作品適宜於意譯。無論直譯還是意譯，"信"、"達"、"雅"的標準都應嚴格遵循。不可因爲直譯要求一一對應，而使譯文扞格不通、詰屈聱牙，變成失卻原文精神的死譯。也不應由於意譯要求傳達文意，便脫離原文任意發揮，結果背離"信"的標準，變成胡亂翻譯。所以，最好是將兩者結合起來。而從今譯的實際情況來看，可根據文體特點而有主次之分。具體而言，散文體作品宜以直譯爲主，意譯爲輔，韻文體作品宜以意譯爲主，直譯爲輔。古代醫書多爲散文作品，因而學習今譯應特別重視直譯。這裏所討論的今譯，也主要指直譯。

3. 今譯的步驟

要使譯文真正達到"信、達、雅"的標準，今譯時應遵循三個步驟：理解、表達、修訂。

（1）理解是今譯的基礎。動手今譯之前要作必要的準備，如盡可能地瞭解原文的寫作背景，包括作者生平、寫作動機等，以便加深對原文、原著的理解。然後是通過反復閱讀，弄懂原文的含義，從一詞一句一段，直到全篇、全書，同時仔細揣摩原文的寫作風格。其間須勤查各種工具書，重點解決文中的難詞、難句、特殊語法、古代名物及典章制度等，尤其要注意那些似是而非、古今意義微殊的詞，切忌望文生義、主觀推斷。這就是古人解書時所遵循的"明訓詁，審詞氣"的原則。

（2）表達就是在理解原文的基礎上進行今譯。表達的好壞取決於譯者古今漢語的修養與對原文的理解深度。譯文應忠實於原文，但無論直譯或意譯，都應該有一定的自由，如適當的增補、減削，甚至可以糾正原文中表達不當的地方等。表達和理解是互相促進的。表達以理解爲基礎，在表達的過程中又可以加深理解。郭沫若曾談過這種體會："我把《九章》整個翻譯了一遍，深深體會到屈原的才華和他沈痛的心境。原作是很鏗鏘的。單讀原作，就好像聽音樂一樣，雖然受着陶醉，但並沒有十分明確的認識。字斟句酌地翻譯了一遍，認識是更明確的了。"（《屈原賦今譯·九章解題》）

（3）修訂是對原文的再領會與對譯文的仔細推敲。譯畢之後，要對原文仔細核對，對譯文進行潤色。可分兩個小步驟：第一步逐詞、逐句、逐段對照閱讀，檢查內容上有無訛誤，特別是人名、地名、日期、數字等，還要檢查有無脫漏的語句和段落。第二步可拋開原文，推敲譯文本身是否規範、流暢，是否能準確表現原文的思想內容和藝術風格，要去掉生造的詞語與句式，要注意語段的組織與過渡，標點符號也得重視。

今譯是一種再創造，是一件非常嚴肅的工作。有很多著名的譯作一直爲人們所珍視，其影響不在原作之下。如郭沫若的《屈原賦今譯》、余冠英的《詩經今譯》、楊伯峻的《論語譯注》和《孟子譯注》等，都是質量很高的譯品。我們學習文言今譯，也要本着認真負責的態度，精益求精，切實掌握今譯的技巧和能力。

（三）今譯的方法

今譯的具體方法，大體可分爲"對"、"留"、"換"、"補"、"刪"、"移"六個方面。茲分述如次。

1. 對

對就是對應，有兩方面的含義：一是按原文的語序、結構、句式等對應翻譯，二是將原文中的單音詞對應翻譯爲以該單音詞爲詞素的現代漢語雙音詞。古今漢語儘管存在不少差異，但作爲一個民族內部的語言，在語序、結構、句式方面仍有許多相同之處適合對應翻譯。同時，古代漢語以單音詞爲主，往往一個字就是一個詞，而現代漢語以雙音詞爲主，一般是兩個字構成一個詞，其間的演變往往具有對應關係，因此可將原文中的單音詞在譯文內對譯成雙音詞。可以認爲，對譯在文言今譯中是最基本的方法，體現了文言今譯的特點。

例一：

〔原文〕初，軍吏李成苦欬嗽，晝夜不寐，時吐膿血，以問佗。（《華佗傳》）

〔譯文〕當初，軍吏李成患了咳嗽，晝夜不能入睡，時常吐膿血，因而請教華佗。

例二：

〔原文〕因錄其所授，重加芟訂，存其可濟於世者，部居別白，都成一編，名之曰《串雅》。（《串雅序》）

〔譯文〕於是記錄他傳授的內容，重新加以刪除訂正，保存其中對於社會有幫助的部分，按照類別排列，區別清楚，彙集成爲一部書，命名它叫做《串雅》。

在以上兩例中，譯文與原文不僅在語序、結構、句式等方面逐一對應，而且原文中的一些古代漢語單音詞也對應翻譯爲以該單音詞爲詞素的現代漢語雙音詞。其中"初"——當初，"錄"——記錄、"授"——傳授、"存"——保存、"於"——對於、"別"——區別、"名"——命名，都是在原文中的單音詞前加一字，從而構成譯文內的雙音詞，這屬於"前加"；"時"——時常、"重"——重新、"加"——加以、"訂"——訂正、"其"——其中、"成"——成爲，都是在原文中的單音詞後補上一個字，從而構成譯文內的雙音詞，這屬於"後補"。通過"前加"或"後補"，就使文言單音詞對換爲以該單音詞爲詞素的現代漢語雙音詞。

2. 留

留就是保留，即把原文中的某些詞語直接保留在譯文中。主要有兩方面的詞語可採取這種"留"的方法。

（1）專用名詞術語

專用名詞術語古今相同，可直接保留在譯文中。也可再分爲兩類，一類是普通專用名詞術語。例如：

書名——《論語》、《史記》、《漢書》、《素問》、《傷寒論》、《針灸甲乙經》等；

篇名——《扁鵲倉公列傳》、《上古天真論》、《辨少陽病脈證並治》、《大醫精誠》等；

人名——孔丘、孟軻、屈原、秦越人、華佗、張機等；

表字——叔夜（嵇康）、通明（陶弘景）、東璧（李時珍）、士材（李中梓）等；

別號——抱朴子（葛洪）、啓玄子（王冰）、東坡居士（蘇軾）、洄溪老人（徐大椿）等；

朝代名——夏、商、周、秦、漢、唐、宋、元、明、清等；

國名——齊、魯、燕、趙、衛、魏、宋、楚、蜀、吳等；

地名——邯鄲、咸陽、廣陵、彭城、義烏、浦江、天臺等；

官名——太尉、郡守、光祿大夫、朝議郎、太醫令、醫學提舉等；

年號——建元、甘露、貞觀、嘉祐、萬曆、康熙等；

謚號——忠武侯（諸葛亮）、文忠（歐陽修）、武穆王（岳飛）、文憲（宋濂）等；

度量衡名——仞、丈、尺（長度）、斛、斗、升（容積）、鈞、斤、兩（重量）等；

典章制度名——科舉、會試、鄉試、進士、舉人、生員等。

另一類是中醫藥名詞術語。它們本也屬於專用名詞術語的範疇，由於在古代醫書中此類名詞術語量多面廣，故單獨分類列出。例如：

身體部位名——頭、面、胸、腹、腰、背、手、足、膝、脛等；

藏器名——心、肺、脾、肝、腎、腸、胃、三焦等；

方劑名——桂枝湯、小柴胡湯、建中丸、腎氣丸、雙解散、防風通聖散等；

中藥名——人參、甘草、冬蟲夏草、當歸、白朮、芍藥、狗寶等；

腧穴名——承山、合谷、百會、氣海、曲池、湧泉、足三裏等；

病證名——傷寒、冬溫、中風、眩暈、痹證、消渴、陰陽交等；

經絡名——足少陰經、手陽明經、督脈、任脈、帶脈、陽絡等；

治法名——養心安神、健脾行水、溫陽補腎、平肝息風、止咳平喘等。

（2）古今意義相同的基本詞語

如天、地、風、雪、馬、牛、人、手、長、短、冷、熱、蟋蟀、逍遙、正直、忠誠、主張、調和等。此類基本詞一般具有繼承性和穩固性，因此我們在今譯時可以從原文中把它們直接植入譯文內。

此外，一些經常使用、意義明顯的成語典故，如車薪杯水、指鹿爲馬、班門弄斧、胸有成竹等，往往也不必對譯，而可直接保留在譯文中。

3. 換

換就是替換，即用現代漢語中意義相同或相當的詞語替換原文中的文言詞語。之所以要替換，是因爲原文中的文言詞語不能或不宜對譯。需要替換的情況很多，如字的通假、古今詞義的迥別、舊詞的消亡、詞的引申義、詞的修辭義、詞的活用、同形詞語、複用詞語、聯綿詞等。例如：

一撥見病之應，因五藏之輸，乃割皮解肌，訣脈結筋，搦髓腦，揲荒爪幕，湔浣腸胃，漱滌五藏，練精易形。（《扁鵲傳》）

其中“輸”、“訣”、“荒”、“幕”爲借字，它們的本字分別爲“腧”、“決”、“肓”、“膜”，應替換成“腧穴”、“疏通”、“膏肓”、“膈膜”，譯文才能準確。如果依然按借字來譯，讀者定會不知所云。

八月斷壺，九月叔苴。（《詩·豳風·七月》）

上例中的“叔”用的是本義。《說文·又部》：“叔，拾也。汝南名收芋爲叔。”對於此類古今詞義迥別的情況，當然只能替換。

用火一百斤煆，從巳至未。（《雷公炮炙論·白礬》）

上例中的“巳”、“未”在古代十二地支紀時法中分別指九至十一時、十三至十五時。

其意義和用法，在現代漢語中已基本消亡，因而今譯時應替換成相應的時間，讀者才能明白其意思。

　　複者芟之，闕者緝之，訛者繩之。（王士貞《本草綱目原序》）

　　上例中的"繩"本義爲"繩索"，用於譯文顯然不妥，而應替換爲引申義"糾正"。

　　刑法清，而狴犴空矣，則人無死於桎梏之憂。（楊用道《附廣肘後方•序》）

　　上例中的"狴犴"爲傳說中的獸名，形似虎，有威力，舊時獄門上繪其圖作爲標誌。此句今譯時應替換爲"牢獄"的借代義，方能明其文意。

　　陰絡傷則血內溢，血內溢則後血。（《靈樞•百病始生》）

　　上例中的"後"意爲"後竅"，但今譯時不能照搬。據上下文意，"後"應活用爲動詞，故可替換爲"瀉"。

　　少時留心經濟之學，於東南水利尤所洞悉。（袁枚《上倉山房詩文集•徐靈胎先生傳》）

　　上例中的"經濟"很容易誤解成現代漢語義，但於文中是指古義"經世濟民"（意爲"治理國家、濟助人民"），應予替換。此類雙音的古今形同義異的詞語現象，今譯時特別要注意，不要把它誤作現代漢語中的一個雙音詞，因而不譯，它實際上是兩個文言單音詞，因而應當替換爲現代漢語的兩個雙音詞。如陳實功《外科正宗•癰疽治法總論》："諸瘡原因氣血凝滯而成，切不可純用涼藥。"句中的"原因"並非現在意義上的一個雙音詞，而是兩個單音詞，"原"可對譯爲"原來"，"因"可對譯爲"由於"，同"氣血凝滯"構成介賓結構，"原"與"因"之間沒有結構關係。遇到具有結構關係的同形異義詞語，應按它們之間的結構關係，對譯爲兩個雙音詞語；如果屬於偏正關係，有時還需在它們之間加上適當的助詞。如《甲乙經序》"其論皆經理識本，非徒診病而已"中的"經理"，是兩個單音詞，"經"意爲"探究"，"理"釋作"原理"，它們構成動賓關係，應對譯爲"探究原理"；而在張介賓《類經圖翼序》"故欲希扁鵲之神，必須明理，欲明於理，必須求經。經理明而後博采名家，廣資意見，其有不通神入聖者，未之有也"中，"經"指《內經》，"理"是"道理"的意思，"經理"構成偏正關係，意爲"《內經》的道理"，在對譯成的兩個雙音詞之間加上個"的"字。

　　所傳異同，咸悉載錄。（王熙《脈經序》）

　　上例中的"咸悉"與"載錄"都屬於同義詞複用現象。對同義複用現象，不要分開對譯，即不要對譯成兩個雙音詞，而只需替換爲一個雙音詞。"咸悉"不要譯爲"全部完全"，而應譯爲"全部"或"完全"；"載錄"不要譯爲"記載記錄"，而應譯爲"記載"或"記錄"。

　　補者，以穀肉果菜養口體者也。（《汗下吐三法該盡治病詮》）

　　上例中的"口體"是個偏義複詞，意義偏在"體"上，可對譯爲"身體"。對複詞偏義現象，也不要把它對譯成兩個雙音詞，而應當根據上下文意，先斷定這個偏義複詞的意義偏於其中哪一個詞上，然後再把這個詞對譯爲雙音詞。如果把"口體"譯爲"嘴巴和身體"，顯然沒有理解"口體"是個偏義複詞。

　　愧情一集，渙然流離。（《養生論》）

上例中的"流離"是個聯綿詞。聯綿詞的特點之一就是二字不能拆開釋義，故"流離"不能拆開譯爲"流動分離"，而是"淋漓"義，可替換成"汗出不止"。

4. 補

補就是增補，即對原文中的省略現象在譯文內視情增補相應的詞句，以求文意的暢達完整和連貫。主要有成分省略和邏輯省略兩個方面。成分省略包括主語、謂語、賓語、定語、中心詞、介詞等因承前、蒙後或習慣而省略。對此類語法成分省略現象，今譯時都應補上適當的詞語。此類省略問題較爲容易理解，這裏從略。下面着重就因邏輯省略而補譯的問題予以分析，可大別爲兩類。

（1）因隱含省略而補譯

古人作文，對一些語氣往往不用詞語表達，而讓它們隱含在文句之內。我們應從上下文中細細體會，今譯時予以補入。例如：

寒傷形，熱傷氣。氣傷痛，形傷腫。（《素問·陰陽應象大論》）

這四句分別構成緊縮式的順承複句，今譯時應在"傷形"和"傷氣"前、"氣傷"和"形傷"後都補上表示順承的語氣"就"。

夫仲景，法之祖也。後人雖移易無窮，終莫能越其矩度。（王履《醫經溯洄集·張仲景傷寒立法考》）

"後人"兩句構成"即使⋯⋯，但是⋯⋯"的轉折複句，今譯時應在下一句前補上表示轉折的語氣。

疊進而驟，脾不及化，則未有不病者。（張介賓《類經·胎孕》）

此句構成"如果⋯⋯，就⋯⋯"的假設複句，今譯時應在"疊進而驟"前補上表示假設的語氣。

即使偶愈，亦不知其補之之力，攻之之功也；使其不愈，亦不知其補之爲害，消之爲害也。（張介賓《景岳全書·論治篇》）

"補之之力，攻之之功"和"補之爲害，消之爲害"分別構成選擇複句，今譯時應在"攻之之功"與"消之爲害"前都補上表示選擇的語氣"還是"。

上述數例都隱含了表示連接的語氣，也就是不用連詞來表示分句間的邏輯關係。

醫其可以不徑哉？不徑則滄海能不邁而涉？泰山可不卑而登？（程應旄《醫徑句測·自序》）

但方書原有古名，而取用宜乎通俗。若圖立異矜奇，致人眼生不解，危急之際，保無誤事？（《吳醫匯講·顧文烜〈書方宜人共識說〉》）

上一例的"而涉"、"而登"後，下一例的"誤事"後，都隱含了表示疑問的語氣。意思是不能渡過，不能攀登，必要誤事。今譯時都應在句末補上表疑問的語氣，不然，意義恰恰相反。

（2）因跳脫省略而補譯

跳脫省略即省略同上句意思相反的分句，致使文意不相連貫，給人以文句跳脫的感覺。今譯時應揣摩文意，理順邏輯關係，將跳脫的內容補入。例如：

此疾急宜治之，不過十日而亡也。（《中藏經·論心藏虛實寒熱生死逆順脈證之法》）

腦戶……不可灸，令人瘖。（《甲乙經・頭直鼻中入髮際一寸循督脈卻行至風府凡八穴》）

上一例既講"急宜治之"，下文又說"不過十日而亡"，那麼究竟要不要治呢？似乎令人無所適從。實際上在"不過十日而亡"前跳脫了"如果不急治之"的意思，今譯時應予增補。下一例既囑"不可灸"，又說會造成"令人瘖"的後果，文意顯然不相銜接。在"不可灸"後補上與之相反的"如果灸"的意思，也便文從意順了。

需補譯的情況還有很多，以上僅舉其大概而已。

5. 刪

刪就是刪削，即對原文中不具有實際意義而僅起語法作用的文言虛詞，今譯時可予以刪除。"刪"的對象主要是某些結構助詞和語氣助詞。例如：

泊疾之殺也，雖飲食是念，無滑甘之思。（《劉賓客文集・述病》）

故病之爲患也，小則耗精，大則傷命。（《用藥如用兵論》）

郭玉者，廣漢雒人也。（《郭玉傳》）

夷考其間，瑕疵不少。（顧景星《白茅堂集・李時珍傳》）

粵稽往古，則周有扁鵲之摘《難》。（《類經序》）

夫粗工之與謬工，非不誤人，惟庸工誤人最深。（《汗下吐三法該盡治病詮》）

上述例句中加點的虛詞，今譯時都可予以刪除。第一例"疾之殺"的"之"和第二例的"之"，都是取消句子獨立性的標誌，屬於結構助詞；第一例的"是"和"滑甘之思"的"之"皆爲賓語前置的標誌，也屬於結構助詞。其餘加點的虛詞都屬於語氣助詞，其中第一、二例的"也"用於句末，用以提起下文。第三例的"者"和"也"也用於句末，"者"表提頓，"也"表肯定。第二例的"故" 第四例的"夷"、第五例的"粵"和第六例的"夫"用於句首，表發言之端。第六例的"之"用於句中，起調整音節的作用。

6. 移

移就是調整，對古今漢語有差別的語序，今譯時應按現代漢語的語法要求加以調整。比如"賓語+動詞謂語"語序，應調整爲"動詞謂語+賓語"的結構，"謂語+主語"語序，應調整爲"主語+謂語"的結構，"中心語+定語"語序，應調整爲"定語+中心語"的結構。本書通論八已經介紹了這方面的內容，此處不再贅述。除此之外，今譯時需作語序調整的還有以下幾種現象。

（1）作補語的介賓結構應調整到謂語之前作狀語。即"謂語+介賓結構補語"語序應調整爲"介賓結構狀語+謂語"語序。例如：

羅遇翁亦甚懽，即授以劉、張、李諸書。（《丹溪翁傳》）

神躁於中，而形喪於外，猶君昏於上，國亂於下也。（《養生論》

上一例介賓結構"以劉、張、李諸書"在句中充當補語，今譯時應提到動詞謂語"授"的前面，譯爲"把劉完素、張從正、李杲的各種著作傳授給他"。下一例介賓結構"於中"、"於外"、"於上"、"於下"都充當補語，今譯時應分別提到謂語"躁"、"喪"、"昏"和"亂"的前面，"躁於中"譯爲"在內部躁動不安"，"喪於外"譯爲"在外部遭到損害"，"昏於上"譯爲"在上位昏庸"，"亂於下"譯爲"在下面作亂"。

（2）位於主語前的順承連詞"而"與"則"一般應調整到謂語之後，即"而/則＋主語"語序應調整爲"主語＋而／則"語序。例如：

　　世俗樂其淺近，相與宗之，而生民之禍亟矣。（《溫病條辨敍》）

　　田、種一也，至於樹養不同，則功效相懸。（《養生論》）

這兩例中的"而"、"則"都是表順承的連詞，分別出現在主語"生民之禍"和"功效"前，今譯時可把它們移到主語的後面，並都對譯爲"就"或"便"。"而生民之禍亟矣"譯爲"人民的禍患就頻繁了"，"則功效相懸"譯爲"功效便相差懸殊"。

（3）置於動詞前的數詞應調整到動詞之後，即"數詞+動詞"語序應調整爲"動詞+數詞"語序。例如：

　　歲歷三十稔，書考八百餘家，稿凡三易。（《本草綱目原序》）

　　三試於鄉，不售。（《李時珍傳》）

在上一例的"三易"中，數詞"三"出現在動詞"易"之前，在下一例的"三試"中，數詞"三"出現在動詞"試"之前，今譯時都要把它們調整到動詞之後。"三易"譯爲"修改三次"，"三試"譯爲"考了三次"。

（4）將具有某些特殊修辭手法的結構移譯。其一，遇有下文兩個詞句分別承受上文兩個詞句的分承現象時，應依據詞句間的意義聯繫來調整語序。其二，遇有前後詞語順序不一的錯序（錯綜修辭手法中的一類）現象時，應調整爲前後一致的正常語序。例如：

　　嗜酒之人，病腹脹如斗，前後溲便俱有血。（張璐《張氏醫通·諸氣門上》）

　　補水所以制火，益金所以平木；木平則風息，火降則熱除。（李時珍《本草綱目·菊》）

　　空青，味甘寒，主盲目耳聾。（《神農本草經·玉石部》）

　　刺針必肅，刺腫搖針，經刺勿搖。此刺之道也。（《素問·診要經終論》）

第一例的"前後溲便"是詞語分承。"溲"承受"前"，"便"承受"後"。應調整爲"前溲後便"，然後再加以今譯。第二例的"補水所以制火，益金所以平木；木平則風息，火降則熱除"爲句子分承。根據文意，可知"火降則熱除"承受"補水所以制火"，"木平則風息"承受"益金所以平木"。應調整爲"補水所以制火，火降則熱除；益金所以平木，木平則風息"，然後再進行今譯。第三例下文言"耳聾"，上文"盲目"應按"目盲"調整，然後再進行今譯。第四例上文言"刺腫"，下文"經刺"應按"刺經"調整，然後再進行今譯。

（四）誤譯舉例

分析他人誤譯的表現和原因，以爲借鑒，對於我們正確今譯具有警惕和啓迪作用。常見的誤譯，有錯譯、衍譯和漏譯三類。究其原因，主要是因爲不明詞語意義、不析語法結構、不察修辭現象、不辨邏輯關係，不諳文史知識，以及憑空添加、隨意刪減等。

1. 錯譯

錯譯是最常見的誤譯表現，就是指把原文中的字詞、詞組、句子、名物、典故等翻譯錯了，或者譯得晦澀不通或毫無美感。茲擇其要加以例析。

（1）不明詞語意義

累詞而成句，積句乃爲篇，句與篇都由詞語材料構造，錯誤理解句意與篇旨，往往是由於詞語問題，因而不明詞語意義是導致錯譯的最爲常見的原因。例如：

〔原文〕數月運腕，始成篇帙，計卷有六，僅字九萬。（蕭京《軒岐救正錄自序》）

〔譯文〕經過幾個月寫作，方才完成書稿，共計有六卷，只有九萬字。

上例對其中的"僅"字，譯文按照常義對譯爲"只有"，含義爲少，便與其含義爲多的對舉之詞"計"意義不合。《說文·人部》"僅"字條段玉裁注："唐人文字'僅'多訓'庶幾'之'幾'。"引例如杜甫《泊岳陽城下》詩："江國逾千里，山城僅百層。"故"僅"可釋爲"幾乎"、"將近"。"僅字九萬"即意爲將近九萬字，與"計卷有六"意義相類。

〔原文〕婦人乳，中虛，煩亂，嘔逆，安中益氣，竹皮大丸主之。《金匱要略·婦人產後病脈證治》

〔譯文〕婦女乳房中虛弱，心煩意亂，嘔吐呃逆，應當安中益氣，用竹皮大丸主治。

譯文把"乳"對譯爲其常用義"乳房"，顯然有誤。《脈經》卷九《平產後諸病鬱冒中風發熱煩嘔下利證》"乳"作"產"，是知"乳"即爲"生育"義，"婦人乳，中虛"意爲婦女生育後中氣虛弱。"乳"之爲"產"爲"生"，古人多有說解。如《呂氏春秋·音初》："主人方乳。"高誘注："乳，產也。"《史記·扁鵲倉公列傳》："菑川王美人懷子而不乳。"司馬貞《索隱》："乳，生也。"《說文·乙部》："人及鳥生子曰乳。"

從以上兩例可以看出，詞語意義隨着時代的推移而發生變化，今譯時必須注意詞義的古今差別，以免以今譯古而導致錯譯。

〔原文〕然其補，非今之所謂補也，文具於《補論》條下。（《汗下吐三法該盡治病詮》）

〔譯文〕但是古時的補法，不是今天所談論的補法，文字具體在《補論》條文內。

譯文將末句譯爲"文字具體在《補論》條文內"，成爲沒有謂語的句子，明顯不通。錯譯的原因在於不明"具"有"陳述"這一動詞義。

〔原文〕昔玉人獻寶，楚王誅之。（鄒陽《獄中上梁王書》）

〔譯文〕過去有個發現玉的人獻上寶玉，楚王卻殺了他。

"誅"雖有"殺"義，但還有"懲罰"等義，光從本句與本文，無法確定是哪一個義項。但如果翻檢一下《韓非子·和氏》、《史記·鄒陽列傳》，便可發現分別寫作"刖（斷足）其左足"、"刖其右足"、"楚王刖之。"可見此處"誅"應譯爲懲罰。

從以上兩例可以看出，應當選取最適宜於句意的義項對譯多義詞。一方面要根據上下文因文定義，另一方面遇到疑難義項要比勘、歸納。所謂比勘，就是在其他篇章中尋找證據。所謂歸納，就是用比較同例的用法來確定其意義。切不可隨文生義、拿來就用，以免錯譯。

（2）不析語法結構

語法是語言結構的規律，古今漢語在語法規律方面的時代差異，給今譯造成困難。不少譯文因不析古今不同的語法形式，如古代漢語的虛詞用法、詞類活用、特殊語序、特殊的短語結構及習慣格式，而造成錯譯。例如：

〔原文〕《九卷》是原本經脈，其義深奧，不易覽也。（《甲乙經序》）

〔譯文〕《九卷》是原本的經脈著作，它的含義深奧，不容易閱讀。

句中的"原本"活用爲動詞，與其後的"經脈"構成述賓結構，應譯爲"探討和研究經脈本源（的著作）"。譯文卻把"原本經脈"看作是偏正結構，以爲"原本"義同現代漢語"底本"或"初刻本"，而不作今譯。

〔原文〕帝奇之，仍試令嬖臣美手腕者，與女子雜處帷中。（《郭玉傳》）

〔譯文〕和帝認爲他的醫技奇異，於是下令近侍手腕嫩美的，同女子一起置身於帷幕之中。

"嬖臣美手腕者"爲古漢語的定語後置語序，今譯時應調整語序爲"美手腕的嬖臣"，譯爲"手腕嫩美的近侍"。其中的"者"是定語後置的標誌。譯文不明這一特殊語序，又把"者"當作代詞"……的"，隨文敷衍，因而錯譯。

〔原文〕咸知溯源《靈》、《素》，問道長沙。（《溫病條辨敘》）

〔譯文〕他們都感到應探求《靈樞》、《素問》的醫學淵源，請教張仲景的醫道。

"溯源《靈》、《素》"，即"溯源於《靈樞》、《素問》"，"問道長沙"即"問道於長沙（張仲景）"，都是述補結構，應譯爲"向《靈樞》、《素問》探求醫學的本源，向張仲景學習醫道，"而譯文沒有看出介詞"於"的習慣省略，錯誤地視作述賓結構。

〔原文〕使後之習是術者，不致爲庸俗所詆毀。（《串雅序》）

〔譯文〕使後來學習這種醫術的人，不至於成爲庸俗之人誹謗的對象。

"爲……所"是個凝固結構，相當於現代漢語的"被"或"被……所"。"爲庸俗所詆毀"應今譯爲"被庸俗之人誹謗"。譯文誤拆"爲……所"這一表被動的結構，把"爲"當作動詞"成爲"，而將"所"視爲特殊指示代詞，與"詆毀"一起構成"所"字結構。

(3) 不察修辭現象

修辭是修飾文辭的手法，可以增強語言表達效果。在文字載體中，修辭現象可說幾乎無處不在。但修辭的作用往往不被重視，常有這種現象：對古文中的詞語並不生疏，也能照字面解釋，而翻譯的結果卻是不知所云。所以，不察修辭也是造成錯譯的重要原因。例如：

〔原文〕吾侄子正潛心斯道之久，而常寤寐於丹溪之心，故於是書尤注意焉。（高賓《丹溪心要序》）

〔譯文〕我的侄兒子正對於醫道專心日久，常常在睡夢中想到朱丹溪的心思，所以對於這本書特別用心。

譯文將"寤寐"對譯爲"在睡夢中"，是把"寤寐"視作義偏於"寐"的複詞。其實"寤寐"在文中意爲探求。《詩·周南·關雎》有"窈窕淑女，寤寐求之"句，後人便截取"寤寐"表示"求"的意思。這是名爲割裂的一種修辭現象。

〔原文〕夫所謂不朽者，非必周孔而後不朽也。（《與薛壽魚書》）

〔譯文〕可以叫作不朽的，並不一定是周公、孔子然後才不朽啊。

譯文逕直把"周孔"對譯爲"周公、孔子"，不知文中的"周孔"乃是以專名代通名，亦即以特定代一般的借代手法，應譯爲"像周公、孔子那樣的聖賢"。

〔原文〕爲醫誤治，危在呼吸。（張介賓《景岳全書·腫脹》）

〔譯文〕行醫時錯誤治療，危險在於一呼一吸之間。

譯文照字面就事論事地把"呼吸"對譯爲一呼一吸，卻不知文中的"呼吸"具有比喻義，因一呼一吸的時間極其短暫，故"呼吸"意爲頃刻。"危在呼吸"應譯爲"危在頃刻"。

〔原文〕解惑者，盡知調陰陽，補瀉有餘不足。（《靈樞·刺節真邪》）

〔譯文〕解除惑亂，都知道調適陰陽，補益宣瀉邪氣有餘正氣不足。

譯文不知原文使用了分承的修辭手法，"有餘"、"不足"分別承受動詞"補"、"瀉"，從而構成"瀉有餘"、"補不足"兩個述賓短語，卻仍然按照原來的語序硬譯，使譯文意義不明。

(4)不辨邏輯語氣

古文講究簡約，句子之間的邏輯關係以及句子的語氣往往不明確表示，需要讀者自己玩味。在今譯時應適當增補相應的詞語，這樣譯文方能流暢易明，原文的意思才會準確反映。有些譯文卻對此不注意，因而導致錯譯。例如：

〔原文〕凡欲診病者，必問飲食居處，暴樂暴苦，始樂後苦，皆傷精氣，精氣竭絕，形體毀沮。（《素問·疏五過論》）

〔譯文〕凡要診治疾病的人，一定要詢問病人飲食起居的情況，以及突然出現的歡樂和痛苦，先後出現的歡樂和痛苦，都能傷害精氣，精氣衰竭，形體毀壞。

原文的意思是：醫生診病之所以必問飲食居處、暴樂暴苦、始樂後苦，是因爲飲食居處失當、暴樂暴苦、始樂後苦，都會傷害精氣，使精氣衰竭，形體毀壞。後三句說明"必問"的原因，因而譯文應補正爲：因爲這些都能傷害精氣，使精氣衰竭，形體毀壞。這樣，句子之間的邏輯關係才能明白無誤。

〔原文〕下利清穀，不可攻表，汗出必脹滿。（《傷寒論·辨厥陰病脈證並治》第364條）

〔譯文〕完穀不化的泄瀉，不可使用發表藥，汗出後必定引起腹中脹滿。

原文"汗出必脹滿"是從反面論述"下利清穀，不可攻表"，即說明攻表的後果，因此在"汗出必脹滿"前應有"如果攻表"之意。譯文沒有補上，致使句子間的邏輯關係不明。

以上爲因不辨邏輯關係而錯譯。

〔原文〕此五者，大概而已。其微至於言不能宣，其詳至於書不能載，豈庸庸之人而可以易言醫哉？（《良方自序》）

〔譯文〕這五方面的情況大概就是這些而已。它微妙到言語不能表達，它詳盡到文字不能記載，難道平庸之人可以輕易談論醫學嗎？

沈括此文首先提出治病有五難，接着逐一辨析，隨後加以歸納："此五者，大概而已"，意爲這五個方面只是大概罷了，說明治病之難還有很多，因而下文說"其微至於言不能宣，其詳至於書不能載"。而譯文"這五方面的情況大概就是這些而已"，意思變爲治病之難很少，不過這五個方面，語氣正好相反。正確的今譯應是"這五方面的情況，只是大略罷了"。

〔原文〕敢辱高位，以速官謗？（《左傳·莊公二十二年》）

〔譯文〕敢於受此高位，而招致大家的非議。

原文爲反詰句，意爲豈敢受此高位，而招致大家的非議，"敢"在句中表示"豈敢"的意思，而譯文卻視作陳述句，致使意義相反。

以上是因不辨語氣涵義而錯譯。

（5）不諳文史知識

文言文歷時好幾千年，其中各朝各代的典章制度、政事職官、品類名物、地理沿革、紀時方法、姓氏避諱、度量衡等，非常複雜。如果不熟悉古代文史知識，又不勤查細問，很容易錯譯。例如：

〔原文〕初，長公主女病泄利，將殆。（《小兒藥證直訣·錢仲陽傳》）

〔譯文〕當初，大公主的女兒患泄痢病，將有危險。

譯文將"長公主"對譯爲"大公主"，純屬望文生義，以爲"長"就是"排行第一"或"年長"。其實，古代稱皇帝的姊妹爲長公主，亦稱"長主"。

〔原文〕尋蒙國恩，除臣洗馬。（李密《陳情表》）

〔譯文〕不久又承蒙國恩，免除我洗馬匹的任務。

譯文把"除臣洗馬"譯爲免除我洗馬匹的任務，犯了兩個錯誤：其一，"除"在句中不是免除，而是拜官授職，意義正好相反；其二，"洗馬"在句中是官名，即太子洗馬，太子的侍從官，而不是什麼洗刷馬匹。若如此今譯，未免貽笑大方。

〔原文〕扁鵲曰："其死何如時？"曰："雞鳴至今。"（《扁鵲傳》）

〔譯文〕扁鵲說："太子死了多長時間？"（中庶子）說："從雞叫到現在。"

譯文把"雞鳴"譯爲雞叫，是不懂古代的紀時方法。古代將一晝夜分爲十二時辰，用十二地支作爲其名稱。又有所謂時段名，"雞鳴"是指丑時，相當於半夜 1--3 時。"雞鳴至今"的譯文應爲"從雞鳴時辰到現在"。

〔原文〕二十七歲試經義進士，犯廟諱下第，乃去學醫。（《金史·張元素傳》）

〔譯文〕二十七歲時去考經義進士，違犯寺廟裏的忌諱而落榜，於是去學醫。

譯文把"犯廟諱"說成"違犯寺廟裏的忌諱"，是缺乏有關避諱的知識。按皇帝的名諱，死後謂之廟諱。封建時代，臣民對於皇帝的名諱須避用，凡在考試或奏章中有誤犯者，均以大不敬論。

以上列舉容易造成錯譯的五種原因。其實錯譯原因遠不止於此，諸如不曉醫藥常識、不審版本校勘、不知古文音韻等，都可能導致錯譯。

2. 衍譯

今譯時，添加必要的文字是爲了表達得清楚流暢。但如果脫離原文，憑空臆造，隨意加進一些原文所沒有的、並不是非加不可的內容和文字，那就是"衍譯"了。例如：

〔原文〕昔者，共工與顓頊爭爲帝。（《淮南子·天文》）

〔譯文〕從前的時候，共工與顓頊兩個人相爭，競爭做帝王。

此段譯文意思是不錯的，但增加的詞語太多，如果刪削一下會簡潔明瞭得多。刪節後的譯文是："從前，共工與顓頊爭做帝王。"

〔原文〕不數載而天下大壞。（柳宗元《封建論》）

〔譯文〕沒有經過幾年而秦朝對天下的統治即告崩潰。

譯文中多了"經過"、"秦朝"、"統治"、"崩潰"等字眼，既累贅，又不準確。刪節後的譯文可爲"沒幾年而天下大亂"。

〔原文〕死生契闊，不可問天，賴有經方，僅得存者。（王燾《外臺秘要序》）

〔譯文〕死別生離聚合離散，不能也不必去問高高在上的老天爺，依賴早有準備的收藏了多年的古代經典醫方，方才得到繼續生存下去的可能與機會。

譯文意思大致正確，語句也算通順，但想象力過於豐富，杜撰的成分太多，不符合直譯的要求，倒像是擴寫的小作文。刪節後的譯文可爲：“死生離合，不可責問上天，依賴備有的經方，才算得以生存。”

〔原文〕咸日新其用，大濟蒸人，華葉遞榮，聲實相副。（《黃帝內經素問注序》）

〔譯文〕並且在實踐過程中都有所發明創造，從而推動了學術的不斷發展和進步。對于保障群衆的健康起了極大的作用，可以說是豐富多采，像鮮花和綠葉那樣不斷繁榮，而且像名聲與實際那樣互相符合。

原文短短十七字，譯文卻耗費整整八十字！其中“咸日新其用”五字，竟用了“並且……進步”計三十字來加以翻譯！錯譯、漏譯的地方信手可摘，如“新”的使動用法的意義未曾反映，“蒸人”的意思不準確等。這些姑且勿論，內中涉及衍譯的詞句又何其多：“實踐過程”、“發明創造”、“推動了學術的不斷發展和進步”、“保障群衆的健康”、“豐富多彩”等等，原文中根本沒有的詞句可以無中生有，今天才有的詞彙衍用於千餘年前的唐朝。洋洋灑灑的譯文不惟未能揭示原文蘊量豐富的內容，而且丟失了原文獨特比喻的風采。刪節整理後的譯文可爲：“（他們）都能使醫學的效用不斷更新，普遍地救助民衆，好像花葉遞相繁榮，名聲和實際相符。”

3. 漏譯

今譯時，有些詞語是不能不譯的，不譯出來，就不能明白原文的語意或語氣；有些成分是不能不補充的，不補出來，文句就顯得不完整、不流暢。這種當譯不譯、當補不補的的情況，就是漏譯。其表現主要有以下三種：

（1）照搬原文，當譯不譯。例如：

〔原文〕出而治疾，決死生，驗差劇，若燭照而龜卜，無爽也者，（《贈醫師葛某序》）

〔譯文〕學成後出來治病，決斷死生，驗證差劇，好像燭照和龜卜，沒有差錯。

譯文中有三處照搬原文，未加今譯，即“差劇”、“燭照”和“龜卜”。差劇，意爲（病情）好轉或加重。燭照，用蠟燭照明；龜卜，用龜甲占卜。“燭”與“龜”皆用作狀語。這三處不譯，讀者看了譯文仍然不明其意。

〔原文〕生成之道，兩儀主之，陰陽既立，三才位矣，故二曰陰陽類。（《類經序》）

〔譯文〕生成的道，兩儀主宰它，陰陽既已確立，三才就確定位置了，故第二爲陰陽類。

譯文中有多處應譯而不譯，如“生成”、“道”、“兩儀”、“三才”及“故”。“生成”即化育生長，“道”應譯爲規律。“兩儀”、“三才”都是關鍵字，更不能不譯，一指陰陽，一指天地人。“故”常常漏譯，造成譯文文白夾雜，應譯爲“所以”才是。

（2）遺漏原文，當譯未譯。例如：

〔原文〕曉養性之術，時人以爲年且百歲，而貌有壯容。（《華佗傳》）

〔譯文〕通曉養生，人們認爲他年紀百歲，卻有壯年人的容貌。

譯文中有三處漏譯:"養性之術"應譯爲"養生之道","術"字未譯。"時人"少了定語,應譯爲"當時的人"。尤其是"且"字未譯,意思就不同了。"且"意爲將近,"年將百歲"與"年紀百歲"不能劃等號。

〔原文〕怪當今居世之士,曾不留神醫藥,精究方術。(《傷寒論序》)

〔譯文〕驚怪當今社會上的讀書人,不重視醫藥,精心研究醫術。

此段譯文看似不錯,細究之下也祇少譯了一個"曾"字。文中的"曾"是個語氣副詞,意爲"竟然",起加強語氣的作用。沒譯出,就不是強調的語氣了。因此,關鍵字"曾"漏譯,可說是譯文一大錯誤。副詞、語氣詞往往被忽略,是今譯時需要特別留意的。

(3)苟簡費解,當補未補。例如:

〔原文〕子曰:"隱者也。"使子路反而見之,至,則行矣。(《論語·微子》)

〔譯文〕孔子說:"隱者呢。"叫子路返回見他,到了,就走了。

此段原文省略較多:"隱者也"是一個判斷句,"至"的主語是子路,"行"的主語是隱者。這三處譯文沒有補出,使人費解。應譯爲:孔子說:"他是一位隱士啊。"叫子路返回去見他,子路到了那裏,他卻走了。

〔原文〕楚人爲食,吳人及之,奔。食而從之。(《左傳·定公四年》)

〔譯文〕楚國人做了飯,吳國人趕上了,奔跑,吃了飯跟上去。

原文"奔"省略了主語"楚人","食而從之"省略了主語"吳人"。這種主語交叉省略的現象,在現代漢語中是不允許的,必須補出。同時,"楚人"應譯爲楚軍,"吳人"應譯爲吳軍,文意才明確。全句應譯爲:楚軍造了飯,吳軍趕上來了;楚軍逃走,吳軍吃了飯再追。

苟簡費解的原因是缺乏必要的補充。這雖是譯文問題,但往往是對原文不求甚解所致。要避免漏譯,應根據前後文仔細斟酌,確定其文意,補充一些必要的詞語,以求譯文順暢、完整。

(四)今譯實例分析

本節選擇兩段文字作爲實例,來分析今譯方法的具體運用。每個橫框內的上行是原文,下行爲譯文,在括弧內指明所採用的今譯方法。由於今譯時調整、變換了語序,因而上下兩行有的不能完全對應,特此說明。

1.《晉侯夢大厲》今譯實例

公　　疾　　病　　　,　求　醫　於秦　　　　　。秦伯　　　使
晉侯(換)病(換)重(換),向秦國聘請醫生(移、換、對)。秦伯(留)委派(換)

醫緩　　爲　　　之　。　　　未　　至　　,公　　夢
醫緩(留)診治(換)他(換)。醫緩還(補)沒有(換)到達(換),晉侯(換)夢見(對)

疾　　爲　　　二　　豎子　,　　　　曰　:"彼
疾病(對)變成(換)兩個(換)小孩(換),　其中一個(補)說(換):"他(換)

　　　良　醫　也　，懼　　　　傷　我　　，焉
是（補）高明的醫生（換）啊（換），恐怕（換）他（補）傷害（對）我們（對），怎麼（換）

逃　之　　　？”　其一　　曰　：“　　　居
躲避（換）他（換）呢（補）？”　　另一個（換）說（換）：“我們（補）隱藏（換）在（補）

肓　之　上　　、膏　之　下　　，　　　若我　何　？”
肓（留）的（換）上面（對）、膏（留）的（換）下面（對），他能（補）對我們怎麼樣？”

　　醫　　至　，　　　　　　　　　　曰　：“疾
醫緩（換）到達（換），　診察了晉侯的病情（補），說（換）：“疾病（對）

不可　爲　也　，　　在　肓　之　上　　、膏
不能（換）治（換）了（換），它（補）在（留）肓（留）的（換）上面（對）、膏（留）

之　下　　。攻　　之　不可　　，達　　之　不及　　，
的（換）下面（對）。灸法（換）（刪）不能用（換），針刺（換）（刪）達不到（換），

藥　　不至　　焉　，不可　　爲　也　。”公　曰　：
藥力（換）夠不着（換）（刪），不能（換）治（換）了（換）。”晉侯（換）說（換）：

“　　良　醫　也　！”厚爲之　　禮　　　　而
“真是（補）高明的醫生（換）啊（換）！”爲他備辦豐厚的禮物（移、補、對）　就（換）

歸　之　　　。
讓他回去　　（移、換）。

---

2. 王熙《脈經序》今譯實例

脈　　　　　理　精微　　，其　　體　難
脈診（留、補）的（補）道理（對）精深微妙（對），它的（換）形態（換）難以（對）

辨　　。　　弦　　　　緊　　浮
辨別（對）。例如（補）弦脈（留、補）和（補）緊脈（留、補）、浮脈（留、補）和（補）

芤　　，展轉　　相類　　。在　心

芤脈（留、補），來回反復（換）互有類似（換）。在（留）心中（留、補）雖然（補）

易　　　了，　　　　指下　　　　難　　明　　　。
容易（對）明白（換），在（補）指下（留）卻（補）難以（對）判別（換）。如（補）

謂　　沈　　　爲　（伏　　，則 方治　　　　　　　永
認爲（換）沈脈（留、補）是（換）伏脈（留、補），　治療（移、換）就（移、換）常（換）

乖　　　；以　　緩　　　　　爲　　　遲　　，則 危殆
出差錯（換）；把（換）緩脈（留、補）當作（換）遲脈（留、補），　危險（移、換）便

　　　　立　　　至　　　。況　　　有　　數　　候
（移、換）立即（對）到來（換）。何況（對）遷（補）有（留）幾種（換）脈象（換）

俱　　見，異　　病　　　　同
同時（換）呈現（換），不同（換）的（補）疾病（對）卻（補）有（補）相同（對）的（補）

脈　　　者乎　　！夫 醫藥　爲　用　　，
脈象（留、補）（刪）哩（換）！（刪）醫藥（留）的（換）功用（對），是與人們的（補）

性命　　　所　　繫　　。和　　鵲
生命（換）密切（補）相（移、換）聯繫（對）的（補）。醫和（補、留）、扁鵲（補、留）

　　　　至　妙　　　　　，　　猶或　　　　加思　　　；
的醫術（補）最（換）高明（換）了（補），他們（補）尚且（換）要（補）多方思考（換）；

仲景　　　　明審　　　，亦　　　候　形
張仲景（補、留）明於審證（留、補），也（換）要（補）診察（換）病形（補、留）和（補）

證　　。　　　　一毫 有 疑　　，則　　　　考
症狀（換）。發現（換、移）了（補）絲毫（換）疑點（換），就（換）深入（補）查考（對）

校　　以　求　　驗　。故　　　傷寒　　有
核對（對）以（留）求得（對）驗證（對）。所以（換）對（補）傷寒病（留、補）有（留）

　　　承氣　　　之　戒　　，　　嘔噦
審慎使用（補）承氣湯（留、補）的（換）告誡（對），對（補）嘔噦證（留、補）便（補）

發		下焦			之		問		。而			遺文	
提出（換）下焦情況（留、補）的（換）詢問（對）。何況（換）古代留下的文獻（換）

| 遠 | | | 旨 | | ，代 | | 寡 | | 能 | | | 用 | | ； |
含義（換、移）深遠（對、移），世人（換）很少（換）能（留）領悟（補）施用（對）；

| 舊經 | | 秘 | | | 述 | | ，奧 | | | | 而 | | 不 |
原有經文（換）論述（對、移）隱微（換、移），深奧難懂（對、補）而（留）不（留）

| | | 售 | | | 。遂 | | 令 | | 末學 | | | ， |
易（補）推廣施行（換）。於是（換）使得（對）膚淺的學習者（換），對（換、移）

| | 昧於 | | 原本 | | | | ，互 | | 滋 | | 偏見 | | ，各 |
脈理的（補）淵源（換）蒙昧不清（換），彼此（換）滋生（對）偏見（留），各自（對）

| 逞 | | 己 | | 能 | | 。致 | | 微痾 | | 成 | | 膏肓之變 | | ， |
炫耀（對）一己之能（留、補）。致使（對）輕病（換）釀成（對）嚴重的病變（換）（刪），

| 滯固 | | 絕 | | 振起 | | 之 | | 望 | | ，良 | | | 有 |
重病（換）失去（換）治癒（換）的（換）希望（對），確實（換）是（補）有（留）

| 以 | | | 也 | ！今 | | 撰集 | | | | 歧伯 | | 以來 | | ， |
原因（換）的（補）啊（換）！現在（換）編集（換）了（補）從（補）歧伯（留）以來（留），

| | | 逮於 | | 華佗 | | ， | | | | | 經論 | | | 要 |
直（補）到（換）華佗（留），有關（補）脈診的（補）經典理論（對）和（補）重要（對）

| 訣 | | ，合 | | 爲 | | 十卷 | | 。百 | | 病 | |
方法（換），綜合（對）成爲（對）十卷（留）。各種（換）疾病（對）的（補）

| 根原 | | | ，各 | | 以 | | | 類例 | | 相從 | | | ； |
病因病原（補、換、留），各（留）按（換）其（補）類別（換）遞相依次排列（換）；

| | | 聲 | | 色 | | 證 | | 候 | | ，靡 | | 不 |
有關（補）聲音（對）、面色（換）、症候（換）、脈象（換），無（換）不（留）

賅備　　　　。其　　　王、阮、傅、戴、　　　　吳、葛、呂、張　　　　　，
概括兼備（換）。其中（換）王、阮、傅、戴（留）和（補）吳、葛、呂、張（留）等（補），

　　　　所傳　　　　異同　　　，　　　咸悉　　　載錄　　　。
諸家（補）所述（換）的（補）不同之處（換），也（補）全部（換）加以記錄（換）。

誠　　能　　留心　　研　　窮　　，究　　其　　微
如果（換）能（留）注意（換）研究（對）透徹（換），探究（對）其中（對）精微（對）

賾　　　　　　　，則　　可以　　比蹤　　古　　賢　　，代
深奧（換）之處（補），就（換）可以（留）趕上（換）古代（對）名醫（換），世上（換）

　　　無　　　　　夭橫　　　　　　矣　　。
也（補）不會有（換）因爲不能正確診治而不幸早亡的情況（換、補）了（換）。

常 用 詞（八）

案 ①几案，桌子。《說文》：“案，几屬。”《三國志·吳志·周瑜傳》：“權拔刀斫前奏案。”②官府文書，案卷。劉禹錫《陋室銘》：“無案牘之勞形。”③根據，考察。《銅人腧穴針灸圖經序》：“著辭不若案形。”④醫案。《與薛壽魚書》：“慮此外必有異案良方。”⑤通“按”。《扁鵲傳》：“案扤毒熨。”

備 ①戒備，防備。《說文》：“備，慎也。”《書·說命》：“有備無患。”《本生》：“譬之若修兵者，以備寇也。”②具備，齊備。《天論》：“養備而動時。”《脈經序》：“聲色證候，靡不該備。”③準備，預備。《醫方集解序》：“各存所異，以備參稽。”④充當。柳宗元《與崔連州論石鐘乳書》：“雍之塊璞，皆可以備砥礪。”⑤備載。《漢書藝文志序》：“今刪其要，以備篇籍。”⑥全，盡。《本草綱目原序》：“凡有相關，靡不備採。”

本 ①草木之根。《說文》：“本，木下曰本。”《國語·晉語》：“伐木不自其本，必復生。”②根本。《大學》：“德者，本也。”《丹溪翁傳》：“夫行，本也；辭，從而生者也。”③事物起始，根源。《脈經序》：“遂令末學，昧于原本。”④根據。《漢書藝文志序》：“經方者，本草石之寒溫。”⑤主用。《用藥如用兵論》：“本和平之藥。”⑥本來，原來。《溫病條辨敘》：“以其書本論傷寒也。”⑦中醫術語，與“標”相對。指人體正氣、病因、主要治法等。《類經序》：“知所先後，握其要矣，故六曰標本類。”⑧版本，書本。顧景星《李時珍傳》：“今方所用，而古本則無。”

比 ①緻密。《說文》：“比，密也。”《呂氏春秋·達鬱》：“肌膚欲其比也。”②親近。《書·伊訓》：“原耆德，比頑童。”③並列。《脈經序》：“則可以比蹤古賢。”④朋比，勾結。《論語·爲政》：“君子周而不比，小人比而不周。”《荀子·不苟》：“交親而不比。”注：“親，謂仁恩；比，謂暱狎。”⑤接連。硯堅《東垣老人傳》：“比比至死。”⑥及，到。《論語二十章》：“比及三年，可使有勇。”《甲乙經序》：“比按《倉公傳》，其學皆出於《素問》。”⑦合。《莊子·逍遙遊》：“故夫知效一官，行比一鄉，德合一君，而征一國者。”⑧比較。《周禮·天官·內宰》：“比其大小與其粗良而賞罰之。”《秋水》：“此其比萬物也。”⑨類，比類。《類經序》：“且此非《十三經》之比。”

病 ①病重。《說文》：“病，疾加也。”《扁鵲傳》：“後五日，桓侯體病。”②泛指一般疾病。《扁鵲傳》：“故病有六不治。”③患，生病。《華佗傳》：“佗行道，見一人病咽塞。”④弊病。《溫病條辨·凡例》：“醫醫士之病，非爲獲利而然。”⑤害。《傷寒論·辨脈法》：“病人脈微而澀者，此爲醫所病也。”⑥擔心，憂慮。《扁鵲傳》：“人之所病，病疾多。”⑦痛恨，怨恨。《溫病條辨敘》：“病斯世之貿貿也。”

藏 ①隱藏。《說文》新附：“藏，匿也。”《本草綱目原序》：“茲集也，藏之深山石室無當。”②收藏，保存。《黃帝內經素問注序》：“兼舊藏之卷，合八十一篇二十四卷。”

③（zàng）儲藏東西的地方。《醫方集解序》：“使探寶者不止一藏。”④寶藏，財富。蘇軾《前赤壁賦》：“是造物者之無盡藏也。”⑤內臟。《良方自序》：“盛衰強弱，五藏異稟。”按：此義後作“臟”。⑥道藏：道教的經典。《串雅序》：“讀書自《靈》、《素》而下，旁及《道藏》、《石室》。”

次 ①第二，次一等。《說文》：“次，不前不精也。”《傷寒論序》：“知之次也。”②按順序排列，依次排列。《本草綱目原序》：“次以集解、辨疑、正誤。”③編次，編輯。《甲乙經序》：“近代太醫令王叔和撰次仲景選論甚精。”④臨，靠近。杜甫《宿江邊閣》：“高齋次水門。”⑤當，正值。《黃帝內經素問注序》：“時大唐寶應元年歲次壬寅序。”⑥住宿。《楚辭·離騷》：“夕歸次於窮石兮，朝濯髮乎洧盤。”

殆 ①危險。《說文》：“殆，危也。”《疏五過論》：“終身不殆。”②差錯，失誤。《素問·至眞要大論》：“知標與本，用之不殆。”③疑，疑惑。《論語·爲政》：“學而不思則罔，思而不學則殆。”④恐怕，大概。《良方自序》：“一睹其驗，即謂之良，殆不異乎刻舟以求遺劍者！”⑤通“怠”，懈怠。《詩·玄鳥》：“商之先后，受命不殆。”《淮南子·泰族》：“勾踐棲於會稽，修政不殆。”

第 ①次第，次序。《說文》：“第，次也。”《銅人腧穴針灸圖經序》：“使觀者爛然有第。”②序數詞的詞頭。《黃帝內經素問注序》：“故第七一卷，師氏藏之。”③科第，科舉考試及格等次。《名醫類案·孫東宿醫案·癆瘵》：“予仍落第，而同窗者中。”④貴族、官吏住宅。崔顥《長安道》：“長安甲第高入雲。”⑤但，不過。《本草綱目原序》：“第其中舛謬差訛遺漏，不可枚數。”⑥只，僅僅。《類經序》：“第以人心積習既久，訛以傳訛。”

度 ①法制。《說文》：“度，法制也。”《大同》：“以設制度。”②計量長度的標準。《丹溪翁傳》：“苟將起度量，立規矩，稱權衡。”③限度。袁枚《徐靈胎先生傳》：“任其顛撲號叫，不許放鬆，以汗出爲度。”④傳授。《醫方集解序》：“註方者不再見，豈金針不度歟？”⑤量詞。《晉侯有疾》：“茲心不爽，而昏亂百度。”⑥（duó）度量，揣度。《靈樞·骨度》：“先度其骨節之大小廣狹長短。”《病家兩要說》：“又若以己之心度人之心者，誠接物之要道。”

頓 ①以首叩地。《說文》：“頓，下首也。”段玉裁注：“當作‘頓首也’。”《周禮·春官·大祝》：“辨九拜，一曰稽首，二曰頓首。”②停頓，停留。《秋燥論》：“天道不幾頓乎。”③跺腳。杜甫《兵車行》：“牽衣頓足攔道哭。”④倒下。《肘後備急方·治卒發癲狂病方》：“此必因食飽而大促力，頓仆於地而然。”⑤困頓，疲憊。《名醫案類·瘧》：“乘馬勞頓亦作痛。”⑥驟然，立刻。《良方自序》：“色味頓殊。”⑦量詞，次。《肘後備急方·治服散卒發動困篤方》：“菰根和鯽魚煮作羹，食之，之兩頓，即便差矣。”

方 ①並船。《說文》：“方，並船也。”②四方形，與“圓”相對。《莊子·馬蹄》：“方者中矩。”《局方發揮》：“後之欲爲方圓平直者。”③平方，見方。《論語二十章》：“方六七十。”按：謂六七十里之平方。④方向，方域。《秋水》：“泛泛乎若四方之無窮。”《丹溪翁傳》：“四方以病來迎者，遂輻輳於道。”⑤古代書寫用的木板。《中庸》：“布在方策。”《師傳》：“弗著于方。”⑥原則，道理。《秋水》：“是所以語大義之方。”⑦方術，方法。《扁鵲傳》：“先生之方能若是。”《用藥如用兵論》：“必能知彼知己，多方以制之。”⑧

藥方,方劑。《新修本草序》:"雕琢經方。"⑨始,才。《黃帝內經素問注序》:"歷十二年,方臻理要。"⑩正在。《華佗傳》:"當得家書,方欲暫還耳。"《用藥如用兵論》:"病方進。"⑪就,於是。《新修本草序》:"范金揉木,逐欲之道方滋。"

奉 ①承受,捧。《說文》:"奉,承也。"《韓非子·和氏》:"楚人和氏得玉璞楚山中,奉而獻之厲王。"②供給,供養。《贈醫師何子才序》:"湯粥之奉不時。"③養。《黃帝內經素問注序》:"誠可謂至道之宗,奉生之始矣。"④供奉,祭祀。《丹溪翁傳》:"奉時祀也,訂其禮文而敬泣之。"⑤俸祿。《串雅序》:"今之遊權門、食厚奉者。"按:此義後作"俸"。⑥遵照,遵循。《黃帝內經素問注序》:"今之奉行,惟八卷耳。"

敷 ①布,施。《說文》:"敷,施也。"《許行章》:"舉舜而敷治焉。"②鋪開,開放。《夢溪筆溪·藥議》:"用花者,取其初敷時。"③塗上,搽上。《華佗傳》:"敷以神膏。"《冷廬醫話·醫須周察》:"以螃蟹數斤生搗,遍敷其身。"④陳述,鋪敍。《類經序》:"及乎近代諸家,尤不過順文敷演。"⑤闡述,闡發。《黃帝內經素問注序》:"庶厥昭章聖旨,敷暢玄言。"

府 ①儲藏文書或財物之處。《說文》:"府,文書藏也。"《漢書藝文志序》:"下及諸子傳說,皆充秘府。"②官署,官府。《局方發揮》:"自宋迄今,官府守之以爲法。"③聚集之處,居處。《素問·脈要精微論》:"膝者,筋之府。"④臟腑。《類經序》:"藏府經絡之曲折,靡不縷指而臚列焉。"此義後作"腑"。

該 ①軍中戒約。《說文》:"該,軍中約也。"②備。《離騷》:"甯戚之謳歌兮,齊桓聞以該輔。"③當,應當。白居易《洛下卜居》:"該知是勞費,其奈心愛惜。"④通"賅",包括,概括。《類經序》:"而言不能該者,不拾以圖,其精莫聚。"

過 ①走過,經過。《說文》:"過,度也。"《論語二十章》:"楚狂接輿,歌而過孔子。"《扁鵲傳》:"扁鵲過齊。"②渡過。《良方自序》:"橘過江而爲枳。"③超過。《論語二十章》:"由也好勇過我。"④太過,過度。《晉侯有疾》:"過則爲菑。"《不失人情論》:"此過慎之爲害也。"⑤過失,過錯。《晉靈公不君》:"人誰無過?過而能改,善莫大焉。"《汗下吐三法該盡治病詮》:"渠亦不自省其過。"⑥罪過。《汗下吐三法該盡治病詮》:"當先誅伐有過。"⑦探望,拜訪。《天瑞》:"過東郭先生問焉。"《串雅序》:"戊寅航海歸,過予譚藝。"

華 ①(huā)花。《說文》:"華,榮也。"《黃帝內經素問注序》:"華葉遞榮,聲實相符。"②(huá)光彩,光輝。《醫方集解序》:"謂當踵事增華。"③華麗,華美。《串雅序》:"爲問今之乘華軒,繁徒衛者。"④使……華麗。《傷寒論序》:"華其外而悴其內。"⑤精華。韓愈《進學解》:"沈浸醲鬱,含英咀華。"⑥鮮美。《異法方宜論》:"其民華食而脂肥。"⑦漢族的古稱。《大醫精誠》:"怨親善友,華夷愚智。"

會 ①聚合,會合。《說文》:"會,合也。"《傷寒論序》:"經絡府俞,陰陽會通。"《病家兩要說》:"能會精神於相與之際。"②諸侯會盟。《論語二十章》:"宗廟之事,如會同。"③時機,機會。《後漢書·周章傳論》:"將從反常之事,必資反常之會。"④領悟,理解。《黃帝內經素問注序》:"冀乎究尾明首,尋注會經。"⑤配製,合成。《醫師章》:"凡會膳食之宜。"⑥恰,正值。《漢書藝文志序》:"會向卒。"⑦應當。李白《行路難》:"長風破浪會有時。"

　　幾 ①微。《說文》："幾，微也，殆也。"《繫辭》："幾者，動之微。" ②徵兆。《繫辭上》："知幾其神乎。"《病家兩要說》："見幾者寧袖手自珍。" ③時機，機會。《良方自序》："投幾順變，間不容髮。"④接近，幾乎。《老子六章》："常於幾成而敗之。"《串雅序》："昔歐陽子暴利幾絕。" ⑤機要，機密。《繫辭上》："幾事不密則害成。"⑥危險。《書·顧命》："疾大漸，惟幾。"⑦希望。《五蠹》："必不幾也。"⑧（jǐ）多少。《邵公諫弭謗》："若壅其口，其與能幾何？"《丹溪翁傳》："其所治病凡幾。"

　　既 ①小食。《說文》："既，小食也。" ②盡，完。韓愈《進學解》："言未既，有笑於列者曰。"③已，已經。《論語二十章》："莫春者，春服既成。"《黃帝內經素問注序》："歲月既淹，襲以成弊。"④既然。《養生論》："夫悠悠者既以未效不求，而求者以不專喪業。"⑤不久，一會兒。《丹溪翁傳》："既而悟曰。"⑥既…且…：表兩種事物並列關係。顧景星《李時珍傳》："既智且仁。"

　　閒 ①（jiàn）間隙。也作"間"。《說文》曰："閒，陳（隙）也。"《良方自序》："投幾順變，間不容髮。"②間或，偶而。《類經序》："余誠以前代諸賢注有未備，間有舛錯。"③有差別，相遠。《天瑞》："方於少壯，間矣。"④悄悄地，秘密地。《扁鵲傳》："乃呼扁鵲私坐，閒與語曰。"⑤間諜。《虛實》："無形則深閒不能窺。"《用藥如用兵論》："此之謂行間之術。"⑥病癒。《扁鵲傳》："不出三日必閒。"⑦（jiān）中間，之間。《秋水》："兩涘渚崖之間不辯牛馬。"《論語二十章》："千乘之國，攝乎大國之間。"⑧一會兒，片刻。《扁鵲傳》："有閒，太子蘇。"⑨（xián）閒暇。⑩通"嫻"。熟悉。

　　鑒 ①古代盛水或冰的器皿，青銅制。《說文》："鑑，大盆也。"《周禮·天官·凌人》："春始治鑒。"②鏡子。《本草綱目原序》："如對冰壺玉鑒，毛髮可指數也。"③照。《類經序》："斷流之水，可以鑒形。"④借鑒。《詩·大雅·蕩》："殷鑒不遠，在夏后之世。"⑤觀察，對照。《類經序》："鑒此四君子而後意決。"

　　節 ①竹節，植物莖上分枝長葉處。《說文》："節，竹約也。"《傷寒論·大青龍湯方》："麻黃六兩去節。"②骨節，關節。《華佗傳》："引輓腰體，動諸關節。"③時令，季節。《新修本草序》："春秋節變，感氣殊功。"④符節。《江城子·密州出獵》："持節雲中。"⑤事物之階段。《晉侯有疾》："故有五節。"⑥準則，法度。《良方自序》："用之中節也。"⑦節制，節約。《晉侯有疾》："曰：節之。"又："先王之樂所以節百事也。"⑧氣節，節操。《丹溪翁傳》："史稱其風聲氣節，足以激貪而厲俗。"⑨截取。《黃帝內經素問注序》："節《皮部》爲《經絡》。"⑩鞭子。《楚辭·離騷》："吾令羲和弭節兮，望崦嵫而勿迫。"⑪山高峻貌。《大學》："《詩》云：節彼南山，維石巖巖。"

　　禁 ①禁忌。《說文》："禁，吉凶之忌也。"《丹溪翁傳》"是疾世號難治者，不守禁忌耳。"②禁止。《養生論》："非欲而彊禁也。"③制服，戰勝。《史記·李將軍列傳》："無以禁也。"④秘密。《扁鵲傳》："我有禁方。"⑤北方少數民族之樂曲名。鄭玄《周禮·春官》"掌四夷之樂"注："四夷之樂，北方曰禁。"⑥巫術符咒療法。《串雅序》："而未聞有禁截諸法也。"

　　竟 ①終，完。《說文》："竟，樂曲盡爲竟。"《類經序》："言之未竟，知必有闕余之謬而隨議其後者。"②窮究，根究。《溫病條辨敘》："窮源竟委。"③畢竟，終於。《華佗傳》："十年竟死。"④從頭至尾，全部。《續名醫案類・傷風》："竟日痰不絕口。"⑤居然，竟然。《類經序》："竟不知孰可摘而孰可遺。"

就 ①高。《說文》："就，高也。"②接近，靠近。《論語・學而》："就有道而正焉。"③趨向。《秋燥論》："水流濕，火就燥。"④到，往。《華佗傳》："家人車載欲往就醫。"⑤赴任，就職。《華佗傳》："沛相陳珪舉孝廉，太尉黃琬辟，皆不就。"⑥完成，成就。《類經序》："易稿者數四，方就其業。"李斯《諫逐客書》："河海不擇細流，故能就其深。"⑦達到。《類經序》："冀有以發隱就明，轉難爲易。"⑧連詞，即使。《三國志・荀彧傳》："就能破之，尚不可有也。"

厥 ①發石。《說文》："厥，發石也。"②其。代詞。《傷寒論序》："厥身已斃，神明消滅。"③副詞，乃。《史記・太史公自序》："左丘失明，厥有國語。"④通"橛"，木椿。《莊子・達生》："吾處身也，若厥株枸。"⑤通"瘚"。病名，症狀爲突然昏仆，手足逆冷。《金匱要略・臟腑經絡》："實氣相搏，血氣入臟卽死，入腑卽愈，以爲卒厥。"

絕 ①斷。《說文》："絕，斷絲也。"《脈經序》："滯固絕振起之望。"②盡，窮盡。《與薛壽魚書》："今天下醫絕矣。"③死。《串雅序》："昔歐陽子暴利幾絕。"④高超，絕妙。《華佗傳》"佗之絕技，凡此類也。"⑤極，非常。《史記・伍子胥列傳》："秦女絕美。"⑥完全，全部。宋廉《贈醫師葛某序》："他皆憒憒，絕弗之省。"⑦橫過，穿過。《史記・李將軍列傳》："南絕幕，遇前將軍、右將軍。"

刊 ①砍。《說文》："刊，剟也。"《書・益稷》："禹敷土，隨山刊木。"②刪改，改正。《新修本草序》："不刊之書。"③磨滅，失掉。《徐霞客遊記・遊黃山日記》："天趣未盡刊也。"④刻版，印刷。顧景星《李時珍傳》："發兩京、各省布政刊行。"

累 ①重疊，堆積。《說文》作"絫"，曰："絫，增也。"《老子六章》："九層之臺，起於累土。"《莊子・達生》："累丸二而不墜。"②接連，連續。《孔子世家》："累世不能殫其學。"《黃帝內經素問注序》："至道流行，徽音累屬。"③多次，屢次。《華佗傳》："太祖累書呼。"④同"絫"，古代重量單位。《說文》："十黍之重也。"⑤(léi)牽累，傷害。《養生論》："外物以累心而不存。"⑥家眷，妻兒。《贈醫師何子才序》："近僕自淮南攜累而東歸也。"

利 ①鋒利，銳利。《說文》："利，銛也。"《病家兩要說》："是以錯節盤根，必求利器。"②口齒伶俐，能言善辨。《不失人情論》："有信其利口而薦者。"③利益，好處。《汗下吐三法該盡治病詮》："不若順病人之心而獲利也。"④通"痢"，瀉痢。《良方自序》："巴豆善利也。"《串雅序》："昔歐陽子暴利幾絕。"

良 ①善良。《說文》："良，善也。"《丹溪翁傳》："翁簡愨貞良。"②良性，無毒。顧景星《李時珍傳》："自炎皇辨百穀，嘗衆草，分氣味之良毒。"③優良，良好。《左傳・成公十年》："彼良醫也。"《良方自序》："有方之良者，輒爲疏之。"④好，正確。《不失人情論》："有良言甫信，謬說更新。"⑤的確，確實。《脈經序》："良有以也。"《局方發揮》："良由局方多以治風之藥。"⑥很，甚。《靈樞・經筋》："目瞑良久乃得視。"

了 ①走路時足脛相交。《說文》："了，尥也。"段玉裁注："尥，行脛相交也。牛行腳相交爲㿉。凡物二股或一股結紏紾縛不直伸者曰了戾。"《金匱要略·婦人雜病脈證並治》:"轉胞不得溺,以胞系了戾,故致以病。"②了結,完結。《大醫精誠》:"而言醫道已了。"③完全。《秋燥論》:"燥病之機,了無餘義矣。"④同"瞭"。明白,清楚。《類經序》:"務俾後學了然。"⑤詞尾,表完成。《高祖還鄉》:"紅漆了又,銀錚了斧。"⑥了了:爽快,舒適。《傷寒論·辨太陽病脈證並治法上》:"風家表解而不了了者,十二日愈。"

率　①捕鳥網。《說文》:"率,捕鳥畢也。"②帶領,率領。袁枚《徐靈胎先生傳》:"乃率其子燨載楄柎以行。"③循。《中庸》:"率性之謂道。"④輕易,隨便。《大醫精誠》:"率爾自逞俊快。"⑤大約,大致。《串雅序》:"詰其所習,大率知其所以,而不知其所以然。"⑥(lù)計算。《汗下吐三法該盡治病詮》:"以十分率之,此三法居其八九。"⑦比例,比率。《華佗傳》:"漆葉屑一升,青黏屑十四兩,以是爲率。"⑧類。《莊子列傳》:"故其著書十餘萬言,大抵率寓言也。"《史記正義》:"率,音律。率猶類也。"

末　①樹梢。《說文》:"末,木上曰末。"《左傳·昭公十一年》:"末大必折,尾大不掉。"②肢體,四肢。《晉侯有疾》:"風淫末疾。"《丹溪翁傳》:"文懿得末疾。"③次要的,非根本的。《大學》:"德者,本也;財者,末也。"《傷寒論序》:"崇飾其末,忽棄其本。"④後來的。《黃帝內經素問注序》:"恐散於末學。"⑤末尾,結尾。《大學》:"物有本末,事有終始。"《甲乙經序》:"亦不能盡記其本末。"⑥無。《論語十則》:"雖欲從之,末由也已。"⑦粉末。《研經言》:"取寸半夏、貝母爲末,和薑汁服之即效。"

能　①熊類。《說文》:"能,熊屬。"②才能,能力。《天瑞》:"矜巧能。"《華佗傳》:"佗恃能厭食事。"③才能之人。《大同》:"選賢與能。"④勝任。《病家兩要說》:"夫天下事,我能之,人亦能之,非難事也。"⑤達到,做到。《贈醫師何子才序》:"非甚難能者,夫何足書?"⑥能夠。《天論》:"夫是之謂能參。"《大醫精誠》:"能不用者,斯爲大哲。"⑦乃,就。《鑒藥》:"過信而憊能輕。"⑧(nài)通"耐"。《素問·陰陽應象大論》:"能冬不能夏。"《局方發揮》:"能毒有可否。"⑨(tái)通"態"。《素問·風論》:"願聞其診及其病能。"⑩通"胎",開始。《素向·陰陽應象大論》:"陰陽者,萬物之能始也。"

期　①約會。《說文》:"期,會也。"《詩·桑中》:"期我乎桑中。"②時期,期限。《天瑞》:"先生往無反期。"《華佗傳》:"依期果發動。"③限。《秋水》:"期於有形者也。"《素問·至眞要大論》:"謹察陰陽所在而調之,以平爲期。"④一百歲。《禮記·曲禮上》:"百年曰期,頤。"⑤期望。《黃帝內經素問注序》:"君臣無夭枉之期,夷夏有延齡之望。"《陽曲傅先生事略》:"以不負故人之期。"⑥必定,務必。《新修本草序》:"漸固膏肓,期於夭折。"⑦預知。《天論》:"所志於天者,已其見象之可以期者矣。"⑧期求。《不失人情論》:"雖然,必期不失。"⑨(jī)周年。《華佗傳》:"此病後三期當發。"

切　①(qiē)用刀割,截。《說文》:"切,刌也。"《傷寒論·附子瀉心湯方》:"上四味,切三味。"②刻削加工珠玉骨器。《論語二十章》:"如切如磋,如琢如磨。"③(qiè)切合,符合。《甲乙經序》:"雖不切於近事,不甚删也。"④(qiè)關切。《類經序》:"即凡志切尊生者。"⑤緊要,急迫。《小兒則總論》:"然尤於小兒爲最切也。"⑥脈診曰切。《扁鵲傳》:"不待切脈、望色、聽聲、寫形,言病之所在。"

趣　①(qū)疾行。《說文》:"趣,疾也。"②進取,趨向。《秋水》:"吾辭受趣舍。"

《傷寒論·第三百五十七條》："腹中痛，若轉氣下趣少腹者，此欲自利也。"③（qù）旨意，旨趣。《黃帝内經素問注序》："然而其文簡，其意博，其理奧，其趣深。"④情趣，樂趣。《秋水》："以趣觀之。"陶淵明《歸去來兮辭》："園日涉以成趣。"⑤（cù）通"促"。《四時》："愼旅農，趣聚收。"《小兒藥證直訣·錢仲陽傳》。："王疑其怒，使人十數輩趣之至。"

全 ①完備，完整無失。《說文》："全，完也。"《墨子·非攻下》："小國城郭之不全也，必使修之。"②保全，健全。《天論》："天不能使之全。"《黃帝内經素問注序》："夫釋縛脫艱，全眞導氣。"③整個，全體。《黃帝内經素問注序》："則目牛無全。"④通"痊"，病癒。《醫師章》："十全爲上，十失一次之。"《良方自序》："授藥遂去，而希十全，不其難哉？"

詮 ①解釋。《說文》："詮，具也。"《醫方集解序》："詮證釋方，使觀者有所循入。"《汗下吐三法該盡治病詮》："今余著此吐汗下三法之詮。"②眞理。《本草綱目·錢刻小引》："斯誠弘濟之寶筏，久視之眞詮。"

闕 ①宮門左右兩觀之間，闕然爲道。《說文》："闕，門觀也。"《扁鵲傳》："虢君聞之大驚，出見扁鵲於中闕。"②面部兩眉之間。《傷寒論序》："明堂闕庭，盡不見察。"③宮殿。杜甫《自京赴奉先縣詠懷五百字》："鞭撻其夫家，聚斂貢城闕。"朱敦儒《鷓鴣天》："玉樓金闕慵歸去，且插梅花醉洛陽。"④（quē）空缺。《人情》："是以三五而盈，三五而闕。"《黃帝内經素問注序》："或脫簡不書，而云世闕。"⑤過失，過錯。《晉侯有疾》："晉國無亂，諸侯無闕。"⑥闕如：闕然不言。《論語二十章》："君子於其所不知，蓋闕如也。"《溫病條辨敘》："亡如世鮮知十之才士，以闕如爲恥。"⑦闕疑：對有懷疑之處闕而不言。《漢書藝文志序》："博學者不思多聞闕疑之義。"

讓 ①責問，責備。《說文》："讓，相責讓。"《明處士江民瑩墓誌銘》："民瑩過萬戶家，讓萬戶。"②謙讓，退讓。《論語二十章》："其言不讓，是故哂之。"《大學》："一家讓，一國興讓。"③推辭，辭讓。《五蠹》："夫古之讓天子者。"《銅人腧穴針灸圖經序》："固當讓德今辰，歸功聖域者矣。"

榮 ①桐樹。《說文》："榮，桐木。"②開花。沈括《夢溪筆談·藥議》："朔漠則桃李夏榮。"③茂盛，繁茂。《黃帝内經素問注序》："華葉遞榮。"④光榮，榮耀。《傷寒論序》"彼何榮勢之云哉？"⑤血氣旺盛。《銅人腧穴針穴圖經序》："眞氣不榮，則疢動於體。"⑥（yíng）通"營"，營氣。《大醫精誠》："血脈榮衛之通塞。"

勝 ①胜任，能承擔。《說文》："勝，任也。"《系辞》："言不勝其任也。"柳宗元《與崔連州論石鐘乳書》："皆可以勝百鈞，馳千里。"②盡。《黃帝内經素問注序》："諸如此流，不可勝數。"《溫病條辨序》："可勝慨哉！"③戰勝，打勝仗。《谋攻》："是故百戰百勝，非善之善也。"《用藥如用兵論》："一病而分治之，則用寡可以勝衆。"④勝過。《論語二十章》："質勝文則野，文勝質則史。"⑤耗傷，傷害。《異法方宜論》："鹽者勝血。"⑥盛。《汗下吐三法該盡治病詮》："眞氣未勝，而邪氣已交馳橫鶩而不可制矣。"《秋燥論》："春月地氣動而濕勝。"⑦偏勝，中醫運氣學說術語。《良方自序》："甘苦寒溫之節，後先勝復之用。"

識 ①認識，知道。《說文》："識，常也，一曰知也。"《甲乙經序》："其論皆經理識本，非徒診病而已。"《養生論》："薰辛害目，豚魚不養，常世所識也。"②知識，見解。《傷寒論序》："自非才高識妙，豈能探其理致哉！"③通"適"，剛才。《左傳·成公十六年》："識見不穀而趨。"④（zhì）記住。《傷寒論序》："多聞博識，知之次也。"⑤（zhì）標誌，標記。《漢書·郊祀志》："鼎細小，又有款識。"

始 ①初，開始。《說文》："始，女之初也。"《本生》："始生之者，天也。"《大學》："物有本末，事有終始。"②首創，創始。《與薛壽魚書》："神農始之，黃帝昌之。"③根本，基礎。《黃帝內經素問注序》："誠可謂至道之宗，奉生之始矣。"④才，方才。《丹溪翁傳》："於是諸醫之笑且排者，始皆心服口譽。"⑤嘗，曾經。《類經序》："有於義未始合者。"

式 ①法式，模式。《說文》："式，法也。"《疏五過論》："爲萬民式。"《銅人腧穴針灸圖經序》："復令創鑄銅人爲式。"②用。《子產論政寬猛》："式遏寇虐，慘不畏明。"《黃帝內經素問注序》："幸遇其經，式爲龜鏡。"③句首助詞，無義。《詩·斯干》："兄及弟矣，式相好矣。"④通"軾"，憑軾示敬。《檀弓》："夫子式而聽之。"⑤通"拭"。擦。《荀子·禮論》："不浴，則濡巾三式而止。"

是 ①對，正確。《說文》："是，直也。"《丹溪翁傳》："盡去而舊學，非是也。"②以爲……正確。《溫病條辨敘》："猶且各是師說。"③此，這。《類經序》："所謂業擅專門者，如是哉！"④賓語前置的標誌。《傷寒論序》："唯名利是務。"

適 ①往，到。《說文》："適，之也。"《天瑞》："孔子適衛。"《黃帝內經素問注序》："欲詣扶桑，無舟莫適。"②出嫁。《文選·寡婦賦》："適人而所夫又殞。"③適當，適宜。《天論》："其養曲適。"《師傳》："寒溫中適。"④舒適。方孝孺《鼻對》："猶且居不求適。"⑤調理。《扁鵲傳》："更適陰陽。"⑥測，診察。《素問·五藏別論》："凡治病必察其下，適其脈。"⑦恰好，正好。《華佗傳》："適值佗見收，匆匆不忍從求。"《雜氣論》："適有某氣專入某藏腑經絡。"⑧（dí）通"嫡"，正妻所生。《李時珍傳》："欲廢適子。"⑨厚重，親近。《論語·里仁》："君子之於天下也，無適也，無莫也。"邢昺疏："適，厚也；莫，薄也。"

疏 ①疏通。《說文》："疏，通也。"或作"疎"。《淮南子·主術訓》："禹決江疏河。"②通，暢達。《醫方集解序》："文義清疏。"③疏遠，與"親"相對。《曾子天圓》："制五衰而別親疏。"④稀疏，稀少。《溫病條辨敘》："其粗工又略知疏節。"⑤疏漏，粗疏。《溫病條辨敘》："裨補其疏。"⑥粗粮。《論語二十章》："飯疏食飲水。"⑦通"蔬"。《淮南子·主術訓》："秋畜疏食。"⑧分條記錄。《良方自序》："有方之良者，輒爲疏之。"⑨古書注釋的一種。疏通原文意義並對舊注加以說明發揮。如：《十三經註疏》。

庶 ①衆。《說文》："庶，屋下衆也。"《堯典》："庶績咸熙。"《新修本草序》："備庶物之形容。"②民衆，庶民。《大學》："自天子以至於庶人。"《新修本草序》："用之凡庶。"③庶子，與"嫡"相對。《左傳·文公十八年》："殺嫡立庶。"④庶慕，仰慕。亦作"庶幾"。嵇康《養生論》："雖少庶幾，莫知所由。"⑤或許。《傷寒論序》："庶可以見病知源。"⑥差不多，幾乎。嵇康《養生論》："庶可以與羲門比壽。"有時作"庶幾"。《系辭》："顏氏之子。其殆庶幾乎。"《溫病條辨敘》："庶幾幽室一鐙。"⑦希望。《黃帝內經素問注序》：“庶厥昭彰聖旨。” ⑧（zhù）庶氏：官名。《周禮·庶氏》：“庶氏掌除蠱毒。”

數 ①（shǔ）計算，點數。《說文》：“數，計也。”《秋水》：“此其過江河之流，不可爲量數。”《本草綱目原序》：“如對冰壺玉鑒，毛髮可指數也。”②述說。《禮記·儒行》：“孔子對曰：遽數之不能終其物，悉數之乃留，更僕未可盡也。”③（shù）數目。《黃帝內經素問注序》：“《素問》卽其經之九卷也，兼《靈樞》九卷，迺其數焉。”④幾，幾個。《華佗傳》：“遊學徐土，兼通數經。”⑤技藝，方術。《類經序》：“音律象數之肇端。”⑥氣數，命運。《史記·李將軍列傳》：“以爲李廣老，數奇。”⑦規律，法則。《疏五過論》：“循經守數。”⑧（shuò）屢次，頻頻。《局方發揮》：“又曰善行數變。”⑨中醫脈象之一，指脈來急促。《丹溪翁傳》：“翁診之，脈滑而數。”⑩（cù）細密。《孟子·梁惠王上》：“數罟不入洿池，魚鼈不可勝食也。”趙岐注：“數罟，密網也。”

爽 ①明，明朗。《說文》：“爽，明也。” ②清爽，明白。《吳醫彙講·書方宜人共識說》：“凡書方案，字期清爽。”③直爽，爽快。《新唐書·楊炎傳》：“豪爽尚氣。” ④差錯，失誤。《宋學士全集·贈醫師葛某序》：“若燭照而龜卜，無爽也者。”⑤不相符合。《新修本草序》：“名實既爽，寒溫多謬。”⑥傷，敗壞。《新修本草序》：“而五味或爽，時昧甘辛之節。”

順 ①和順，和協。《說文》：“順，理也。”《養生論》：“和理日濟，同乎大順。”②順從，順應。《汗下吐三法該盡治病詮》：“不若順病人之心而獲利也。”③沿着，順着。《類經序》：“尤不過順文敷演。”④順利。《冷廬醫活·醫須周察》：“不一二日，腫消痘現，則極順之症也。”⑤沿襲，因襲。《傷寒論序》：“各承家技，始終順舊。”

速 ①快，迅速。《說文》：“速，疾也。”《良方自序》：“宜溫宜寒，或緩或速。”②催促。袁枚《徐靈胎先生傳》：“巡撫司道，到門速駕。”③招，招致。《晉書·皇甫謐傳》：“致災速禍，久嬰篤疾。”④請，邀請。《周易·需卦》：“有不速之客三人來。”

宿 ①住宿，夜宿。《說文》：“宿，止也。”《華佗傳》：“從百餘里來省之，止宿交接。”②夜。《華佗傳》：“人扶將還，載歸家，中宿死。”③年長，老成。《小兒藥證直訣·錢仲陽傳》：“其論醫，諸老宿莫能持難。”④平素，向來。《傷寒論序》：“余宿尚方術，請事斯語。”⑤（xiù），星宿。《黃帝內經素問注序》：“有如列宿高懸，奎張不亂。”

遂 ①逃亡。《說文》：“遂，亡也。” ②順從。《荀卿列傳》：“不遂大道，而營於巫祝。”③達。《顏斶說齊王》：“非不尊遂也，然而形神不全。”④稱心，如意。《黃帝內經素問注序》：“詢謀得失，深遂夙心。”⑤安。《楚辭·離騷》：“夏桀之常違兮，乃遂焉而逢殃。”⑥就，成功。《墨子之齊》：“至淄水不遂而反焉。”《不失人情論》：“有境遇不偶，營求未遂。”⑦竟然，於是。《許行章》：“師死而遂倍之。”《良方自序》：“授藥遂去。”⑧田間小水溝。《考工記·匠人》：“廣二尺，深二尺，謂之遂。”⑨通“隧”，隧道。《荀子·大略》：“溺者不問遂。”⑩（zhuì）通“墜”，墜落。《法儀》：“使遂失國家。”

聽 ①以耳聞聲。《說文》：“聽，聆也。”《扁鵲傳》：“不待切脈、望色、聽聲、寫形。”②聽從，順從。《名醫類案·傷風》：“彼不得已而聽予。”③任憑，聽任。《古今醫案按·痢》：“乃以衽席及薦闕其中，而聽其自下焉。”④處理，治理。《晉侯有疾》：“君子有四時，朝以聽政，晝以訪問，夕以修令，夜以安身。”

徒 ①步行。《說文》：“徒，步行也。”《易·賁》：“舍車而徒。”②類，同類。《溫病條辨敘》：“而下士聞道若張景岳之徒。”③門人，弟子。《呂氏春秋·誣徒》：“師不能令於徒。”④官府中供差役的人。《串雅序》：“爲問今之乘華軒，繁徒衛者。”⑤空，白白地。《傷寒論序》“幽潛重泉，徒爲啼泣。”⑥只，僅僅。劉禹錫《鑒藥》：“徒爲美疢之囊橐耳。”⑦通“途”，道路。《老子》：“生之徒十有三。”

微 ①隱蔽，隱匿。《說文》：“微，隱行也。”②衰敗。《予豈好辯哉》：“世衰道微。”《漢書藝文志》：“皆起於王道既微。”③卑賤。《書·舜典》：“虞舜側微。”孔傳：“爲庶人，故微賤。”《史記·呂太后本紀》：“呂太后者，高祖微時妃也。”④幽深，微妙。《中庸》：“莫見乎隱，莫顯乎微。”《傷寒論序》：“玄冥幽微，變化難極。”⑤細小，輕微。《老子六章》：“其微易散。”《秋水》：“夫精，小之微也；”⑥無。《檀弓》：“微與，其嗟也可去。”注：“微，猶無也。無與，止其狂狷之辭”

委 ①隨其所如曰委。《說文》：“委，隨也。”②託付，委託。《傷寒論序》：“委付凡醫。”③棄置，丟棄。《離騷》：“委厥美以從俗兮。”④放置。《養生主》：“如土委地。”《齊民要術·作豉法》：“漉水盡，委之席上。”⑤江河下游，引申爲末尾。《丹溪翁傳》：“翁在婺得道學之源委。”《溫病條辨敘》：“窮源竟委，作爲是書。”⑥積聚。《天瑞》：“是天地之委形也。”張湛注：“是一氣之偏聚者也。”⑦順從。《本草綱目·陳藏器諸虛用藥凡例》：“且不委節氣早晚。”

聞 ①聽，聽到。《說文》：“聞，知聞也。”《大學》：“心不在焉，視而不見，聽而不聞。”《串雅序》：“然聞走方醫中有頂串諸術。”②知道，瞭解。《扁鵲傳》：“聞病之陽，論得其陰。”③見聞，知識。《傷寒論序》：“多聞博識，知之次也。”④聞名，著稱。《丹溪翁傳》：“翁之醫益聞。”⑤奏，使君王知曉。《倉公傳》：“書聞，上悲其意。”⑥用鼻子嗅。方孝孺《遜志齋集·鼻對》：“其氣苾芳，我聞我知。”《雜氣論》：“然此氣無象可見，況無聲無臭，何能得睹得聞？”

希 ①稀疏，稀少。《爾雅·釋詁》：“希，罕也。”《論語二十章》：“鼓瑟希。”《雜氣論》：“所患者希少耳。”按：罕見之義，後世作“稀”。②罕見。袁枚《徐靈胎先生傳》：“聞者皆驚且羨，以爲希世之榮。”③希望，企求。《良方自序》：“授藥遂去，而希其十全，不其難哉？”④仰慕。《溫病條辨敘》：“抗志以希古人。”⑤寂靜無聲。《老子》：“聽之不聞，名曰希。”《養生論》：“今以躁竟之心，涉希靜之塗。”

息 ①喘息，呼吸。《說文》：“息，喘也。”《傷寒論序》：“動數發息，不滿五十。”②歎息。《楚辭·哀郢》：“望長楸而太息兮”③繁殖，滋息。《天瑞》：“自消自息。”《原病》：“陽氣與時消息也。”④子孫。《說苑·辨物》：“先生幸而有之，則糞土之息得蒙天履地而長爲人矣。”⑤脈搏。《醫學心悟·寒熱虛實表裏》：“脈息浮，此表也。”⑥停止。《贈醫師何子才序》：“子才能存此心而不息。”⑦消息：斟酌。《丹溪翁傳》，“又當消息用之。”⑧通“熄”，滅，消滅。《孟子·滕文公上》：“楊墨之道不息，孔子之道不著。”

悉 ①詳盡。《說文》：“悉，詳盡也。”《類經序》“上極天文，下窮地記，中悉人事。”②全，都。《扁鵲傳》：“乃悉取其禁方書盡與扁鵲。”③知道，瞭解。《類經序》：“由堂入室，具悉本源。”④總計。《戰國策·韓策》：“料大王之卒，悉之不過三十萬。”

向 ①朝北的窗子。《說文》：“向，北出牖也。”《詩·七月》：“塞向墐戶。”②朝着，對着。《大醫精誠》：“夫壹人向隅，滿堂不樂。”③歸向，趨向。《溫病條辨敘》：“好學之士，咸知向方。”④從前，過去。《傷寒論序》：“余宗族素多，向餘二百。”⑤以前。《良方自序》：“如向所謂五難者。”

形 ①形體，身形。《說文》：“形，象也。”《養生論》：“是以君子知形恃神以立，神須形以存。”②形態，形狀。《新修本草序》：“竊以動植形生，因方舛性。”③形成。《楚辭·天問》“上下未形，何由考之？”④表現，顯露。《醫方集解序》：“有斯病必形斯候者也。”⑤對照，相形。《良方自序》：“不以此形彼，亦不以一人例衆人。”⑥通“型”。《左傳·昭公十二年》：“隨器而制形。”

修 ①修飾，整飭。《說文》：“修，飾也。”《齊侯疥痁》：“修德而後可。”《天論》：“禮儀不修。”②修建，整修。《四時》：“凍解修溝瀆。”③修訂，編輯。《晉侯有疾》：“夕以修令。”《新修本草序》：“遂表請修定。”④調整，矯正。《呂氏春秋·盡數》：“譬之若射者，射而不中，反修於招，何益於中？”⑤長，高。《冷廬醫活·醫鑒》：“蘇州曹某，狀修偉多髯。”⑥修養。《修身》：“志意修則驕富貴。”《養生論》：“故修性以保神。”⑦學習，研究。《迹府》：“先生修儒術而非仲尼之所取。”⑧修製，炮製。《局方發揮》：“不必修製。”⑨訓練。《本生》：“譬之若修兵者。”⑩賢人。《犀經古方論》：“非敢妄議前修也。”⑪修然：整飭貌。《修身》：“見善，修然必以自存也。”

許 ①允許，聽從。《說文》：“許，聽言也。”《串雅序》：“殆亦柏雲所心許焉。”②贊許。《大醫精誠》：“則昂頭戴面，而有自許之貌。”③左右。表示約數。《華佗傳》：“須臾吐出三升許蟲。”④地方，處所。《華佗傳》：“下針言‘當引某許，若至，語人’。”

尋 ①探究，探求。《說文》：“尋，繹理也。”《傷寒論序》：“若能尋余所集，思過半矣。”②古代長度單位。八尺爲尋。《說文》：“度人之兩臂爲尋，八尺也。”柳宗元《與崔連州論石鐘乳書》：“石之精粗疏密，尋尺特異。”③尋找，搜求。《本草綱目·白花蛇》：“多在石南藤上食其花葉，人以此尋獲。”④中醫一種診脈手法。《診家樞要》：“不輕不重，委曲求之曰尋。”⑤隨卽，不久。《華佗傳》：“佗遂下手，所患尋差。”

淹 ①淹水，古水名。《說文》：“淹，淹水，出越嶲徼外，東入若水。”②淹沒，埋沒。《北史·皇甫和傳》：“宅中水淹。”《理虛元鑒原序》：“大懼淹沒先生之德。”③深入，精深。《新唐書·王義方傳》：“淹究經術。”④久留，滯留。《離騷》：“日月忽其不淹兮，春與秋其代序。”⑤久，時間長。《黃帝內經素問注序》：“歲月旣淹，襲以成弊。”⑥腐敗，敗壞。柳宗元《與崔連州論石鐘乳書》：“或類死灰，淹顇不發。”

厭 ①吃飽，飽足。《說文》作“猒”，曰：“猒，飽也，足也。”按：後亦作“饜”。杜甫《醉時歌》：“甲第紛紛厭粱肉，廣文先生飯不足。”②滿足。《溫病條辨序》：“嗜學不厭。”按：後作“饜”。③嫌棄，嫌。《論語二十章》：“食不厭精，膾不厭細。”《華佗傳》：“佗恃能厭食事。”④（yǎn）通“魘”，惡夢，夢魘。《良方自序》：“鬼靈厭蠱。”

要 ①腰部。《說文》：“要，身中也。”《離騷》：“戶服艾以盈要兮，謂幽蘭其不可佩。”《倉公列傳》：“君要脅痛。”按：此義後作“腰”。②約束，控制。《素向·脈要精微論》：“倉廩不藏者，是門戶不要也。”③求，求取。《孟子·公孫丑上》：“非所以要譽於鄉黨朋友也。"《鑒藥》："遺患以要財。"④通"邀",邀請,約請。《離騷》："巫咸將夕降兮,懷椒糈而要之。"陶淵明《桃花源記》："便要還家,設酒殺雞作食。"⑤(yào)要領,關鍵。《黃帝內經素問注序》："歷十二年,方臻理要。"《病家兩要說》："又若病家之要。"⑥總之,總括。《大醫精誠》："雖曰病宜速救,要須臨事不惑。"⑦精要。《楚辭·離騷》："苟余情其信姱以練要兮,長顑頷亦何傷。"

業 ①大版。《說文》："業,大版也,所以飾縣鐘鼓。"②事業,功業。《繫辭上》："盛德大業至矣哉。"《類經序》："凡歷歲者三旬,易稿者數四,方就其業。"③學業。《孔子世家》："如顏濁鄒之徒頗受業者甚衆。"韓愈《進學解》："業精於勤,而荒於嬉。"④以…爲業。《類經序》："奈何今之業醫者,亦置《靈》、《素》於罔聞。"⑤繼承。《晉侯有疾》："臺駘能業其官。"⑥既,已經。《類經序》："宋臣高保衡等敘,業已辟之。"

一 ①數之始,太極,道,理。《說文》："一,惟初太極,道生於一,造分天地,化成萬物。"《養生論》："守之以一,養之以和。"《類經序》："苟無窮,協惟一。"②數目字。《論語二十章》："回也聞一以知十,賜也聞一以知二。"③第一。《本草綱目原序》："真北斗以南一人。"④相同,一樣。《大醫精誠》："至於愛命,人畜一也。"⑤全部,一概。《丹溪翁傳》："乃悉焚棄向所習舉子業,一於醫致力焉。"《溫病條辨敘》："知我罪我,一任當世。"⑥專一。《荀子·勸學》："用心一也。"《天瑞》："其在嬰孩,氣專志一,和之至也;"⑦一旦,一經。《溫病條辨敘》："是書一出,子雲其人必當旦暮遇之。"⑧何其,多麼。《自京赴奉先縣詠懷五百字》："許身一何愚,竊比稷與契。"

宜 ①適宜,合適。《說文》："宜,所安也。"《醫師章》："凡會膳食之宜,牛宜稌,羊宜黍,豕宜稷,犬宜粱,鴈宜麥,魚宜苽。"《良方自序》："有宜熾火者,有宜溫火者。"②應當,應該。《華佗傳》："尋外實,延內實,故治之宜殊。"③機宜,時機。《不失人情論》："坐失機宜,誰之咎乎?"④菜肴。《詩·女曰雞鳴》："與子宜之。"毛傳:"宜,肴也。"⑤殆,大概。柳宗元《與崔連州論石鐘乳書》："又聞子敬時憒悶動作,宜以爲未得其粹美。"

已 ①止,停止。《秋水》："不知何時已而不虛。"《冷廬醫話·周須周察》："反復診視,必得其因而後已。"②完,完畢。《漢書藝文志序》："每一書已,向輒條其篇目。"《黃帝內經素問注序》："或問答未已,別樹篇題。"③病癒。《扁鵲傳》："則疾可已,身可活也。"《丹溪翁傳》："其後服參膏盡數斤,病已。"④已經。《養生主》："謋然已解,如土委地。"⑤既。《本生》："已聽之則使人聾。"⑥已而,不久。《華佗傳》："已故到譙,適值佗見收。"⑦句尾語氣詞,同"矣"。《溫病條辨敘》："君相兩火無論已。"

詣 ①前往,到達。《說文》："詣,候至也。"《黃帝內經素問注序》："欲詣扶桑,無舟莫適。"②學問所達到的境地。《局方發揮》："以其傳授雖的,造詣雖深。"③符合。《劉賓客集·答饒州元史君書》："若執事之言政,詣理切情。"

藝 ①種植。《說文》作"埶",曰:"埶,穜也。"《良方自序》："予觀越人藝茶畦稻。"②技藝。《串雅序》："戊寅航海歸,過予譚藝。"③技術高超。《良方自序》："醫誠藝也,方誠善也。"④經典。《漢書藝文志序》："故有《輯略》,有《六藝略》。"⑤法度,準則。《國語·越語》："用人無藝。"

因 ①依靠,憑藉。《說文》："因,就也。"《素問·玉機真藏論》："藏氣者,不能自致於手太陰，必因於胃氣，乃至於手太陰也。"②根據。《良方自序》："因其情變，或治以天，或治以人。"③沿襲。《晉侯有疾》："商人是因。"《醫方集解序》："前人作法，後人因焉。"④順著。《扁鵲傳》："因五臟之輸，乃割皮解肌。"⑤於是，就。《扁鵲傳》："言未卒，因噓唏服臆。"⑥因爲，由於。《素問·生氣通天論》："因於濕，首如裹。"

隱 ①隱藏，隱蔽。《說文》："隱，蔽也。"《郭玉傳》："高亦隱跡不仕。"②隱瞞。《不失人情論》："甚而故隱病狀，試醫以脈。"③精深、微妙的道理。《黃帝內經素問注序》："然刻意研精，探微索隱。"④同情，憐憫。《大醫精誠》："先發大慈惻隱之心。"⑤嚴重貌。《用藥如用兵論》："小則耗精，大則傷命，隱然一敵國也。"

嬰 ①纏繞在頸上。《說文》："嬰，繞也。"段注："各本作'頸飾也'，今正。貝部：'賏，頸飾也。'嬰與賏非一字。"《荀子·富國》："辟之是猶使處女嬰寶珠。"②纏繞，遭受。《傷寒論序》："卒然遭邪風之氣，嬰非常之疾。"③約束。賈誼《陳政事疏》："嬰以兼恥，故人矜節行。"④初生小兒。《扁鵲傳》："曾不可以告咳嬰之兒。"

應 ①應當。《說文》："應，當也。"《羣經古方論》："謂此書應與《素問》同類。"②隨即。《華佗傳》："每處不過七八壯，病亦應除。"③（yìng）回答，回應。《白馬論》："而可以應有馬，而不可以應有白馬。"《扁鵲傳》："桓侯不應。"④響應，合。《馬蹄》："曲者中鉤，直者應繩。"《銅人腧穴針灸圖經序》："天之數十有二，人經絡以應之。"⑤應付，對付。《局方發揮》："應今人無限之病。"《溫病條辨敘》："然以天下至多之病，而竟無應病之方。"⑥反應，表現。《良方自序》："則五色爲之應。"

庸 ①用，任用。《說文》："庸，用也。"韓愈《進學解》："名一藝者無不庸。"《諸家得失策》："固無庸以贊助爲也。"②恒常之理。《中庸》："中庸其至矣乎？"③平庸，不高明。《修身》："庸衆駑散，則刦之以師友。"《汗下吐三法該盡治病詮》："唯庸工誤人最深。"④功，功勞。《左傳·昭公十三年》："君庸多矣。"⑤豈，難道。《天瑞》："若一身庸非盜乎？"《良方自序》："而古人所未言，人情所不測者，庸可盡哉？"⑥乃，於是。《書·益稷》："帝庸作歌。"⑦同"傭"，佣工。《五蠹》："買庸而決瀆。"

用 ①施行，使用。《說文》："用，可施行也。"《楚辭·離騷》："夫孰非義而可用兮。"《用藥如用兵論》："辨經絡而無泛用之藥。"②任用。《孔子世家》："君欲用之，以移齊俗。"③享用，享有。《楚辭·離騷》："苟得用此下土。"④功用，功效。《醫方集解序》："創始者難爲用，後起者易爲功。"⑤因，由。《大同》："故謀用是作，而兵由此起。"⑥以，用來。《黃帝內經素問注序》："因而撰注，用傳不朽。"⑦因而。《楚辭·離騷》："不顧難以圖後兮，五子用失乎家巷。"

預 ①安。《說文》新附："預，安也。"②預先，事先。《扁鵲傳》："使聖人預知微。"③預備，事前準備。《中庸》："凡事預則立，不預則廢。"④參與，列入。《良方自序》："聞不預也。"《汗下吐三法該盡治病詮》："別著《原補》一篇，使不預三法。"

載 ①乘載，運載。《說文》："載，乘也。"《周易·坤卦》："君子以厚德載物。"《華佗傳》："家人車載欲往就醫。"②充滿。如"怨聲載道"。③通"再"。《類經序》："此余之所以載思而不敢避也。"④（zǎi）歲，年。《黃帝內經素問注序》"千載之後，方知大聖之慈惠無窮。"⑤記載。《良方自序》："其詳至於書不能載。"

哲 ①聰明，有智慧。《說文》："哲，知（智）也。"《溫病條辨敍》："秉超悟之哲。"②哲人，才智超人的人。《類經序》："其是其非，此不在余，而在乎後之明哲矣。"

正 ①端正。《說文》："正，是也。"《論語二十章》："名不正則言不順。"蘇東坡《前赤壁賦》："蘇子愀然，正襟危坐。"②正直，公正。《丹溪翁傳》："執心以正，立身以誠。"③糾正，匡正。《論語·學而》："就有道而正焉。"④標準，正式。《本草綱目原序》："每藥標正名爲綱。"⑤長，統治。《玄鳥》："正域彼四方。"⑥中醫指的真氣，正氣。《類經序》："而遺人夭殃，致邪失正。"⑦恰好，正是。《類經序》："正以經文奧衍，研閱誠難。"⑧同"證"。《楚辭·離騷》："指九天以爲正兮。"

直 ①正視，直視。《說文》："直，正見也。"②直線形，與"曲"相對。《洪範》："木曰曲直。"《法儀》："直以繩，正以縣。"③豎立，伸直。《素問·玉機真藏論》："風寒客於人，使人毫毛畢直。"④公正，正直。《論語二十則》："友直，友諒，友多聞，益矣。"《丹溪翁傳》："若翁者，殆古所謂直諒多聞之益友。"⑤坦率，率直。《丹溪翁傳》："翁爲直陳治道，無所顧忌。"⑥直接，徑直。柳宗元《與崔連州論石鐘乳書》："又況鐘乳直産于石。"⑦只是，僅僅。《類經序》："豈直規規治疾方術已哉？"⑧理直。《五蠹》："以爲直于君而曲于父。"⑨通"值"。《甲乙經序》："若知直祭酒劉季琰病發於畏惡。"

治 ①（chí）古水名。《說文》："治，水。出東萊曲城陽丘山，南入海。"②（zhì）治理，管理。《大學》："欲治其國者，先齊其家。"《丹溪翁傳》："翁爲直陳治道。"③整理。《丹溪翁傳》："遂治裝出遊。"④主宰，統管。《天論》："以治五官。"《類經序》："藏府治內，經絡治外。"⑤製作，配製。《丹溪翁傳》："卽命人治人參膏。"⑥治療。《素向·五臟別致》："病不許治者，病必不治，治之無功矣。"⑦學習，研究。《良方自序》："予治方最久。"《丹溪翁傳》："從鄉先生治經。"⑧政治。《溫病條辨敍》："我朝治恰學明。"⑨安定，太平。《曾子天圓》："善否治亂之所由興作也。"⑩正常。《扁鵲傳》："血脈治也，而何怪？"《類經序》："五內洞然，三垣治矣。"

踵 ①腳後跟。《說文》作"歱"，曰："歱，跟也。"《傷寒論序》："但竟逐榮勢，企踵權豪。"②追隨，跟隨。《說文》："踵，追也。"《靈樞·玉版》："使能者踵而傳之後世。"③繼承，繼續。《醫方集解序》："謂當踵事增華。"④至，到。《醫學心悟·饒序》："踵門者無虛日。"

屬 ①（zhǔ）連接，接續。《說文》："屬，連也。"《類經序》："又若經文連屬，難以強分。"②注，酌。蘇軾《前赤壁賦》："舉酒屬客。"③同"囑"，叮囑，告誡。《華佗傳》："郡守子知之，屬使勿逐。"④（shǔ）類別，種類。《大醫精誠》："其虻蟲、水蛭之屬。"⑤歸屬。《黃帝內經素問注序》："葳謀雖屬乎生知。"

著 ①顯著。《中庸》："誠則形，形則著，著則明。"《汗下吐三法該盡治病詮》："其誤人之迹常著。"②顯現，發揚。《孟子·滕文公下》："孔子之道不著。"《本草綱目原序》："次以氣味、主治、附方，著其體用也。"③著述，記載。《良方自序》："必目睹其驗，始著于篇也。"《類經序》："此外復附著《圖翼》十五卷。"④（zhuó）附著，依附。《華佗傳》："必躁著母脊。"《雜氣論》："是知氣之所著無方也。"

撰 ①持。《楚辭·九歌·東君》："撰余轡兮高馳翔。"②才具，才干。《論語二十章》：

"異乎三子者之撰。"③編輯，編纂。《甲乙經序》："若必精要，俟其閒暇，當撰蘙以爲教經云爾。"④（xuǎn）通"選"，選擇，擇取。《文選・東征賦》："時孟春之吉日兮，撰良辰而將行。"

資 ①財物，錢財。《說文》："資，貨也。"《四時》："量民資以畜聚。"②助，幫助。《類經序》："嘗爲摘要，將以自資。"③憑藉。《諸家得失策》："大哉乾元，萬物資始。"《黃帝内經素問注序》："標格亦資於詁訓" ④資本。《五蠹》："此之謂王資。"⑤資歷，等級。韓愈《進學解》："計班資之崇庳。"⑥天資，稟賦。《漢書・彭宣傳》："臣資性淺薄。"

自 ①鼻子。《說文》："自，鼻也。"②從，由。《論語・學而》："有朋自遠方來。"③始，開始。方孝孺《鼻對》："夫壅蔽之禍，厥有攸自。"④自己。《溫病條辨序》："倖免則自謂己功。"⑤原來，本來。《扁鵲傳》："此自當生者。"⑥自然地。《華佗傳》："從取三升飲之，病自當去。"⑦如果，假如。《傷寒論序》："自非才高識妙，豈能探其理致哉？"

練 習（八）

一、單項選擇

1. "自非才高識妙,豈能探其理致哉"中"自"義爲　　　　　　　　（　　）
    A. 開始　　　　　B. 卽使　　　　　C. 本來　　　　　D. 如果

2. "若能尋余所集,思過半矣"中"尋"義爲　　　　　　　　　　（　　）
    A. 沿用,用　　　B. 旋卽,立卽　　C. 探究,研究　　D. 不久

3. "顧其方,旁涉元禁,瑣及遊戲"中"顧"義爲　　　　　　　　（　　）
    A. 只是　　　　　B. 察看　　　　　C. 回顧　　　　　D. 要求

4. "六氣斯沴,易愆寒燠之宜"中"愆"義爲　　　　　　　　　　（　　）
    A. 違反　　　　　B. 過錯　　　　　C. 傷害　　　　　D. 失去

5. 下列句中"方"的詞義爲"産地"的句子是　　　　　　　　　（　　）
    A. 范金揉木,逐欲之道方滋。
    B. 竊以動植形生,因方舛性。
    C. 然而時鍾鼎峙,聞見闕于殊方。
    D. 開滌耳目,盡醫方之妙極。

6. "所謂溫者,寒中之溫,以其書本論傷寒也"中"書本"義爲　　（　　）
    A. 著作　　　　　B. 本來　　　　　C. 著作本來　　　D. 書寫的本子

7. 未含有詞義爲"全""都"的詞彙的句子是　　　　　　　　　（　　）
    A. 胥能識證、知脈、辨藥,通其元妙者乎?
    B. 或兩論併吞,而都爲一目。
    C. 敗草毒劑,悉曰仙遺。
    D. 咸日新其用,大濟蒸人。

8. "予所以詳著其狀于方尾,疾有相似者,庶幾偶值云爾"中"庶幾"的詞義與下列句中"庶幾"或"庶"的意義相同的句子是　　　　　　　　　　（　　）
    A. 雖未能盡愈諸病,庶可以見病知源。
    B. 庶幾幽室一鐙,中流一柱。
    C. 庶以網羅今古,開滌耳目,盡醫方之妙極。
    D. 庶厥昭彰聖旨,敷暢玄言。

9. "洪惟我后,勤哀兆庶"中"惟"的用法與下列句中"惟"的用法不同的句子是（　　）
    A. 今之奉行,惟八卷耳。
    B. 在昔未臻,惟帝時憲。
    C. 苞無窮,協惟一。

  D. 今之視疾者，惟候氣口六脈而已。

10. "貪常習故之流，猶且各是師說"中"是"的用法和意義是   （　）

  A. 形容詞，正確   B. 判斷詞，是

  C. 意動用法，認爲正確   D. 助詞，賓語前置標誌

11. "以爲《本草經》者，神農之所作，不刊之書也"中"不刊"的意義是 （　）

  A. 不曾校定   B. 不同尋常   C. 不予刊行   D. 不能改動

12. 下列含有通假字的句子是   （　）

  A. 惜其年代浸遠，簡編殘蠹，與桐、雷衆記，頗有踳駁。

  B. 不謀而遐邇自同，勿約而幽明斯契 。

  C. 茲豈僅以醫書覯哉？實性理之精微，格物之通典，帝王之秘錄，臣民之重寶也。

  D. 並平脈辨證，爲《傷寒雜病論》，合十六卷。

13. 下列含有異體字的句子是   （　）

  A. 此余之所以載思而不敢避也。

  B. 大庇蒼生，普濟黔首，功侔造化，恩邁財成。

  C. 《素問》卽其經之九卷也，兼《靈樞》九卷，迺其數焉。

  D. 後世有子雲其憫余勞而錫之斤正焉，豈非幸中又幸？

14. 下列不含通假字的句子是   （　）

  A. 繇此言之，儒其可不盡心是書乎？

  B. 亡如世鮮知十之才士，以闕如爲恥。

  C. 秋采榆人，冬收雲實。

  D. 俾工徒勿誤，學者惟明，至道流行，徽音累屬。

15. 下列不含異體字的句子是   （　）

  A. 且將升岱嶽，非徑奚爲？

  B. 雖方技分鑣，名醫繼軌，更相祖述，罕能釐正。

  C. 至若天道茫茫，運行古今，苟無窮，協惟一。

  D. 遇災值禍，身居厄地，蒙蒙昧昧，惷若游魂。

16. 下列不含有聯綿詞的句子是   （　）

  A. 九侯曾無髣髴。

  B. 處判針藥，無得參差。

  C. 便飲其麻沸散，須臾便如醉死。

  D. 咄嗟嗚呼！厥身已斃，神明消滅。

17. "範金揉木，逐欲之道方滋"中"範"爲   （　）

  A. 名詞   B. 作動詞   C. 使動用法   D. 意動用法

18. 下列含有名詞作狀語的句子是   （　）

  A. 庶厥昭彰聖旨，敷暢玄言。

  B. 凡所加字，皆朱書其文，使今古必分，字不雜糅。

  C. 命百工以脩政令，敕大醫以謹方技。

D. 而欲冀夫通神運微，仰大聖上智於千古之邈，斷乎不能矣。

19. 與"若是輕生，<u>彼何榮勢之云哉</u>"中畫綫部分語序特點相同的句子是　　　（　　）

    A. 皮之不存，毛將安附焉？

    B. 而難者仍未能明，精處仍不能發，其何裨之與有？

    C. 默而識之，學而不厭，誨人不倦，何有於我哉？

    D. 其餘五氣，概未之及，是以後世無傳焉

20. 比喻方法不對，無濟於事的詞語是　　　　　　　　　　　　（　　）

    A. 禦風以絺　　　　B. 金針不度　　　C. 空谷足音　　　　D. 指鹿爲馬

二、多項選擇：

1. 含有使動用法的句子是　　　　　　　　　　　　　　　（　　　　）

    A. 咸日新其用，大濟蒸人。

    B. 崇飾其末，忽棄其本，華其外而悴其內。

    C. 若越人起死，華佗愈躄，王纂驅邪，秋夫療鬼。

    D. 分條索隱，血脈貫矣。

    E. 昧性命之玄要，盛盛虛虛，而遺人夭殃。

2. 含有名詞活用作動詞的句子是　　　　　　　　　　　　（　　　　）

    A. 知我罪我，一任當世。

    B. 然後附意闡發，庶晰其蘊。

    C. 陰陽既立，三才位矣。

    D. 量其意趣，加字以昭其義。

    E. 不翼以說，其奧難窺。

3. 含有通假字的句子是　　　　　　　　　　　　　　　　（　　　　）

    A. 卒然遭邪風之氣，嬰非常之疾。

    B. 風濕候隙，遘手足之災。

    C. 六氣之中，君相兩火無論已。

    D. 能葆其眞，合乎天矣。

    E. 竊以動植形生，因方舛性。

4. 下列"病"作動詞的句子是　　　　　　　　　　　　　（　　　　）

    A. 人之所病，病疾多；而醫之所病，病道少。

    B. 桓侯體病，使人召扁鵲，扁鵲已逃去。

    C. 故病有六不治。

    D. 病斯世之貿貿也，述先賢之格言，攄生平之心得。

    E. 佗行道，見一人病咽塞。

5. 下列含有"錯誤"義詞語的句子是　　　　　　　　　　（　　　　）

    A. 君臣無夭枉之期，夷夏有延齡之望。

    B. 稽其言有征，驗之事不忒。

    C. 而五味或爽，時昧甘辛之節。

    D. 世本紕繆，篇目重疊。

    E. 簡篇殘蠹，與桐、雷衆記，頗或踳駁。

6. 下列有同義複詞的句子是 （   ）

    A. 承疑行妄，曾無有覺，疾瘵多殆，良深慨歎。

    B. 宋臣高保衡等叙業已辟之。

    C. 文字昭晰，義理環周，一以參詳，群疑冰釋。

    D. 有如列宿高懸，奎張不亂。

    E. 且將有闡明其意，裨補其疏。

7. 下列有偏義複詞的句子是 （   ）

    A. 至道流行，徽音累屬。

    B. 詢謀得失，深遂夙心。

    C. 由此遍索兩經，先求難易，反復更秋，稍得其緒。

    D. 音律象數之肇端，藏府經絡之曲折。

    E. 含靈之所保曰命，資亭育以盡年。

8. 與“其餘五氣，概未之及”中畫綫部分語序特點相同的句子是 （   ）

    A. 乃命侍臣爲之序引，名曰《新鑄銅人腧穴鍼灸圖經》。

    B. 而相成之德，謂孰非後進之吾師云。

    C. 用之凡庶，其欺已甚。

    D. 下此以往，未之聞也。

    E. 專事乎大觀之方，他皆憒憒，絕弗之省。

9. 下列“一”作“一旦”義的句子是 （   ）

    A. 是書一出，子雲其人必當旦暮遇之。

    B. 知我罪我，一任當世。

    C. 苞無窮，協惟一。

    D. 真北斗以南一人。

    E. 文字昭晰，義理環周，一以參詳，群疑冰釋。

10. 下列含有表達表示自謙的成語典故的句子有 （   ）

    A. 因敢忘陋效矉，勉圖蚊負。

    B. 而下士聞道若張景岳之徒，方且怪而訾之。

    C. 他山之石，可以攻玉；斷流之水，可以鑒形。

    D. 所謂河海一流，泰山一壤，蓋亦欲共掖其高深耳。

    E. 固非敢弄斧班門，然不屑沿街持鉢。

三、詞語解釋（解釋帶著重號的詞語）

  1. 賚百年之壽命，持至貴之重器。

  2. 事非僉議，詮釋拘於獨學。

  3. 葳謀雖屬乎生知。

  4. 又有目醫爲小道，並是書且弁髦置之者。

5. 因敢忘陋效曝，勉圖蚊負。

6. 若夫《折楊》、《皇荂》，听然而笑，《陽春》、《白雪》，和僅數人。

7. 至道流行，徽音累屬。

8. 十全無失者乎？儼然居高座，侈功德矣。

9. 秉超悟之哲，嗜學不厭，研理務精。

10. 刻題於側，使觀者爛然而有第。

四、今譯

1. 但競逐榮勢，企踵權豪，孜孜汲汲，惟名利是務，崇飾其末，忽棄其本，華其外而悴其內。

2. 蓋聞天地之大德曰生，運陰陽以播物；含靈之所保曰命，資亭育以盡年。蟄穴棲巢，感物之情蓋寡；範金揉木，逐欲之道方滋。

3. 天地之象分，陰陽之候列，變化之由表，死生之兆彰。不謀而遐邇自同，勿約而幽明斯契。稽其言有征，驗之事不忒。誠可謂至道之宗，奉生之始矣。

4. 所謂河海一流，泰山一壤，蓋亦欲共掖其高深耳。後世有子雲其憫余勞而錫之斤正焉，豈非幸中又幸？而相成之德，謂孰非後進之吾師云。

5. 病斯世之貿貿也，述先賢之格言，攄生平之心得，窮源竟委，作爲是書。然猶未敢自信，且懼世之未信之也，藏諸笥者久之。

五、簡答

1. 什麼是用典的修辭方法？試舉兩例說明。

2. 什麼是委婉的修辭方法？試舉兩例說明。

3. 什麼是今譯？爲什麼今譯？

4. 今譯標準"信、達、雅"的含義是什麼？

六、填空

1. 對偶是漢語特有的修辭方法，借著____的整齊和____的和諧，突出所要表達的思想內容。

2. "耳目聰明，齒牙完堅"是____的修辭手法。

3. 避複的修辭方法主要是避免____，使語句活潑多變。

4. 常見的委婉修辭法又可分爲____、____、____三類。

5. 《文心雕龍》是____時期有影響的修辭著作，作者是____。

6. 古書的_____與_____中已經蘊含著語譯。

7. 今譯的類型可分爲_____和_____兩種。

8. 一般來說，散文體作品適宜於_____，韻文體作品適宜於_____。

9. 今譯的具體方法可歸納爲_____、_____、_____、_____、_____、_____。

10. 導致錯譯的較爲常見的原因有_____、_____、_____和_____等。

七、閲讀

針灸甲乙經序

　　夫醫道所興其來久矣上古神農始嘗草木而知百藥黄帝咨訪岐伯伯高少俞之徒內考五藏六府外綜經絡血氣色候參之天地驗之人物本性命窮神極變而針道生焉其論至妙雷公受業傳之於後伊尹以亞聖之才撰用神農本草以爲湯液

　　中古名醫有俞跗醫緩扁鵲秦有醫和漢有倉公其論皆經理識本非徒診病而已漢有華佗張仲景其他奇方異治施世者多亦不能盡記其本末若知直祭酒劉季琰病發於畏惡治之而瘥云後九年季琰病應發發當有感仍本於畏惡病動必死終如其言仲景見侍中王仲宣時年二十餘謂曰君有病四十當眉落眉落半年而死令服五石湯可免仲宣嫌其言忤受湯勿服居三日見仲宣謂曰服湯否曰已服仲景曰色候固非服湯之診君何輕命也仲宣猶不言後二十年果眉落後一百八十七日而死終如其言此二事雖扁鵲倉公無以加也華佗性惡矜技終以戮死仲景論廣伊尹湯液爲數十卷用之多驗近代太醫令王叔和撰次仲景選論甚精指事施用

　　按七略藝文志黄帝內經十八卷今有針經九卷素問九卷二九十八卷即內經也亦有所亡失其論遐遠然稱述多而切事少有不編次比按倉公傳其學皆出於素問論病精微九卷是原本經脈其義深奧不易覽也又有明堂孔穴針灸治要皆黄帝岐伯選事也三部同歸文多重複錯互非一甘露中吾病風加苦聾百日方治要皆淺近乃撰集三部使事類相從刪其浮辭除其重複論其精要至爲十二卷易曰觀其所聚而天地之情事見矣況物理乎事類相從聚之義也夫受先人之體有八尺之軀而不知醫事此所謂遊魂耳若不精通於醫道雖有忠孝之心仁慈之性君父危困赤子塗地無以濟之此固聖賢所以精思極論盡其理也由此言之焉可忽乎其本論其文有理雖不切於近事不甚刪也若必精要俟其閒暇當撰覈以爲教經云爾。（選自皇甫謐《針灸甲乙經》）

　　要求：

　　1.給上文加標點。

　　2.注釋文中加點號的詞語。

　　3.今譯文中加橫線的句子。

四十一、

養 生 論

　　世或有謂神仙可以學得，不死可以力致者；或云上壽百二十，古今所同，過此以往，莫非妖妄者。此皆兩失其情[1]。請試粗論之。

　　夫神仙雖不目見，然記籍所載，前史所傳，較而論之[2]，其有必矣。似特受異氣，稟之自然，非積學所能致也。至於導養得理[3]，以盡性命，上獲千餘歲，下可數百年，可有之耳。而世皆不精，故莫能得之。

　　何以言之？夫服藥求汗，或有弗獲；而愧情一集，渙然流離[4]。終朝未餐[5]，則囂然思食[6]；而曾子銜哀，七日不飢[7]。夜分而坐[8]，則低迷思寢[9]；內懷殷憂[10]，則達旦不瞑。勁刷理鬢[11]，醇醴發顔[12]，僅乃得之；壯士之怒，赫然殊觀[13]，植髮衝冠[14]。由此言之，精神之於形骸，猶國之有君也。神躁於中，而形喪於外，猶君昏於上，國亂於下也。

　　夫爲稼於湯之世[15]，偏有一溉之功者，雖終歸於燋爛[16]，必一溉者後枯。然則，一溉之益固不可誣也[17]。而世常謂一怒不足以侵性，一哀不足以傷身，輕而肆之，是猶不識一溉之益，而望嘉穀於旱苗者也。

---

[1] 兩：並。

[2] 較：通“皎”，明白。《廣雅·釋詁四》：“較，明也。”王念孫疏證：“較之言皎皎也。”

[3] 導養：導氣養性。道家的養生術。《論衡·道虛》：“道家或以導氣養性，度世而不死。”

[4] 渙然流離：大汗淋漓。渙，水盛貌。流離，猶“淋漓”。

[5] 終朝：整個早晨。李善注：“《毛詩》曰：‘終朝采綠。’終朝，謂從旦至食時。”

[6] 囂然：飢餓時腹中空虛貌。囂，通“枵”，空虛。《爾雅·釋天》：“枵，虛也。”

[7] “曾子”二句：《禮記·檀弓上》：“曾子謂子思曰：‘伋！吾執親之喪也，水漿不入於口者七日。’”曾子，即曾參，孔子弟子，以孝著稱。銜，含。此謂心懷。

[8] 夜分：半夜。

[9] 低迷：昏昏沉沉，模模糊糊。

[10] 殷：深。

[11] 勁刷：髮梳。

[12] 醇醴：味濃的酒。

[13] 赫然殊觀：指容貌大變。赫然，發怒貌。

[14] 植：竪立。《集韻》：“植，立也。”

[15] 湯：商代的開國國君。傳說商湯時曾連續七年大旱。

[16] 燋：同“焦”，乾枯。

[17] 誣：輕視。劉良注：“誣，輕也。”

是以君子知形恃神以立，神須形以存¹，悟生理之易失²，知一過之害生。故修性以保神，安心以全身，愛憎不棲於情，憂喜不留於意，泊然無感³，而體氣和平⁴，又呼吸吐納⁵，服食養身，使形神相親，表裏俱濟也。

夫田種者⁶，一畝十斛，謂之良田，此天下之通稱也。不知區種可百餘斛⁷。田、種一也，至於樹養不同⁸，則功收相懸⁹。謂商無十倍之價，農無百斛之望，此守常而不變者也。

且豆令人重¹⁰，榆令人瞑¹¹，合歡蠲忿¹²，萱草忘憂¹³，愚智所共知也。薰辛害目¹⁴，豚魚不養¹⁵，常世所識也。蝨處頭而黑¹⁶，麝食柏而香¹⁷，頸處險而癭¹⁸，齒居晉而黃¹⁹。推此而言，凡所食之氣，蒸性染身²⁰，莫不相應。豈惟蒸之使重而無使輕，害之使暗而無使明，薰之使黃而無使堅，芬之使香而無使延哉²¹？

---

¹ 須：待，依賴。與上文"恃"互文同義。

² 生理：生機。一說：養生之理。

³ 泊然：恬淡無欲。張銑注："泊然，無營欲貌。無感，謂哀樂不能在懷也。"

⁴ 體氣和平：即"體平氣和"。謂身體健康，氣血調和。

⁵ 吐納：古代的一種養生方法。從口內徐徐呼出濁氣，由鼻中緩緩吸入清氣。《莊子·刻意》："吹呴呼吸，吐故納新，熊經鳥伸，爲壽而已矣。"

⁶ 田種：散播漫種的耕作方法。

⁷ 區種：相傳商湯時伊尹創區種法，是比田種先進的種植方法。氾勝之《農書》："大區方深各六寸，相距七寸。一畝三千七百區，區三升，畝得百斛也。"

⁸ 樹養：種植管理。

⁹ 功收：功效、收穫。明嘉靖本、《文選》均作"功收"，別本作"功效"。

¹⁰ 且：句首語氣詞。　豆令人重：服大豆，令人身體遲重。《神農本草經》："黑大豆，久服令人身重。"

¹¹ 榆令人瞑：《神農本草經》言榆皮、葉皆能"療不眠"。李善注引《博物志》："啖榆則瞑，不欲覺也。"

¹² 合歡：《神農本草經》言"安五藏，和心志，令人歡樂無憂"。　蠲（juān 娟）：消除。

¹³ 萱草：同"諼草"，古人認爲它可以使人忘憂。

¹⁴ 薰辛：此指大蒜。薰，通"葷"。《文選》李善注引《養生要》曰："大蒜多食，葷辛害目。"

¹⁵ 豚魚：即河豚魚。李時珍說豚魚"不中食"。因其卵巢、血液和肝臟有劇毒。

¹⁶ "蝨處頭"句：李善注："《抱朴子》曰：今頭蝨著身，皆稍變白，身蝨處頭，皆漸化而黑，則是玄素無定質，移易存乎所漸。"蝨，"虱"的異體字。黑，變黑，用作動詞。下文"香"、"瘦"、"黃"亦用作動詞。

¹⁷ "麝食柏"句：《名醫別錄》言麝"常食柏葉，五月得香"。

¹⁸ "頸處險"句：生活在山區的人，頸部易生癭瘤。李善注："《淮南子》曰：險阻之氣多癭。"《呂氏春秋·盡數》："輕水所，多禿與癭人。"

¹⁹ "齒居晉"句：居住在晉地（今山西一帶），牙齒容易變黃。《本草綱目·果部》："啖棗多，令人齒黃生䘌。"

²⁰ 蒸性染身：熏陶性情，侵染形體。

²¹ 芬：猶"熏"，香氣侵襲。用作動詞。　延：延年。李善注："《方言》曰：延，年長也。"一說：延，當爲"脡"，生肉醬。泛指腥臭味。

故神農曰："上藥養命，中藥養性"者[1]，誠知性命之理，因輔養以通也。而世人不察，惟五穀是見，聲色是躭[2]，目惑玄黃[3]，耳務淫哇[4]。滋味煎其府藏，醴醪鬻其腸胃[5]，香芳腐其骨髓，喜怒悖其正氣，思慮銷其精神，哀樂殃其平粹[6]。夫以蕞爾之軀[7]，攻之者非一塗[8]；易竭之身，而外內受敵。身非木石，其能久乎？

其自用甚者[9]，飲食不節，以生百病，好色不倦，以致乏絕，風寒所災，百毒所傷，中道夭於衆難。世皆知笑悼，謂之不善持生也。至于措身失理，亡之於微，積微成損，積損成衰，從衰得白，從白得老，從老得終，悶若無端[10]。中智以下，謂之自然。縱少覺悟，咸歎恨於所遇之初，而不知慎衆險於未兆。是由桓侯抱將死之疾[11]，而怒扁鵲之先見，以覺痛之日，爲受病之始也。害成於微，而救之於著，故有無功之治；馳騁常人之域，故有一切之壽[12]。仰觀俯察，莫不皆然。以多自證，以同自慰，謂天地之理，盡此而已矣。縱聞養生之事，則斷以所見，謂之不然；其次狐疑雖少，庶幾莫知所由[13]；其次自力服藥，半年一年，勞而未驗，志以厭衰[14]，中路復廢。或益之以畎澮，而泄之以尾閭[15]，欲坐望顯報者；或抑情忍欲，割棄榮願，而嗜好常在耳目之前，所希在數十年之後，又恐兩失，內懷猶豫，心戰於內，

---

[1] "上藥"二句：《神農本草經》："上藥一百廿種爲君，主養命以應天，無毒，多服久服不傷人。欲輕身益氣，不老延年者，本上經。中藥一百廿種爲臣，主養性以應人。無毒有毒，斟酌其宜。欲遏病補虛羸者，本中經。"養命，延長壽命。養性，調養身體。

[2] 躭："耽"的異體字，沉溺。

[3] 玄黃：《易經》有"天玄而地黃"句，後用來指天地。此指自然界出產的美味。

[4] 淫哇：淫邪之聲。

[5] 醴醪：酒。醴，甜酒。醪，汁渣混合的酒。　鬻：當從《文選》作"鬻"，"煮"的異體字。原注："一作'煮'。"

[6] 殃：損害。　平粹：寧靜而純和的心境。

[7] 蕞（zuì 最）爾：小貌。爾，詞尾。

[8] 塗：通"途"，途徑。

[9] 自用：自行其是，不接受別人的意見。

[10] 悶若無端：迷迷糊糊不知道衰亡的原因。悶若，愚昧貌。若，詞尾。無端，無因，無端緒。

[11] 由：通"猶"，好像。

[12] 一切之壽：謂一樣的短壽。呂延濟注："一時苟且之壽。"

[13] "其次"二句：懷疑雖少，莫知所從。狐疑，懷疑，猶豫不決。庶幾，幾乎，差不多。張銑注："言狐疑之心雖少，近不知養生之所由何如。"一斷作："其次狐疑，雖少庶幾，莫知所由。"

[14] 以：通"已"，已經。

[15] "或益之"二句：意爲一方面用田間水溝的細流那樣補益身體，另一方面卻用大海傾泄之勢耗損正氣。畎澮（quǎn kuài 犬快），田間水溝。喻補益少。尾閭，古代傳說中大海泄水之處。喻消耗多。

物誘於外，交賒相傾¹，如此復敗者。

夫至物微妙，可以理知，難以目識。譬猶豫章生七年，然後可覺耳²。今以躁競之心，涉希靜之塗³，意速而事遲，望近而應遠，故莫能相終。

夫悠悠者既以未效不求⁴，而求者以不專喪業，偏恃者以不兼無功，追術者以小道自溺。凡若此類，故欲之者萬無一能成也。

善養生者則不然矣，清虛靜泰⁵，少私寡欲。知名位之傷德，故忽而不營，非欲而彊禁也；識厚味之害性，故棄而弗顧，非貪而後抑也。外物以累心不存⁶，神氣以醇白獨著⁷。曠然無憂患，寂然無思慮。又守之以一⁸，養之以和，和理日濟，同乎大順⁹。然後蒸以靈芝，潤以醴泉¹⁰，晞以朝陽¹¹，綏以五絃¹²，無爲自得¹³，體妙心玄，忘歡而後樂足，遺生而後身存¹⁴。若此以往，庶可與羨門比壽¹⁵，王喬爭年¹⁶，何爲其無有哉！

【題解】 本文選自《嵇中散集》卷三，據明嘉靖四年（公元 1525 年）黃省曾刻本，參校《昭明文選》本。作者嵇康（公元 223 年—263 年），字叔夜，譙郡銍（今安徽宿縣西南）人，三國魏文學家、思想家，"竹林七賢"之一。曾任魏中散大夫，世稱嵇中散。嵇康崇尚

---

¹ 交：近。指眼前的物質享受。　賒：遠。指養生的長遠效驗。　傾：傾軋，相互排擠。
² 豫章：釣樟與樟木。二木形似，初難分別。李善注："《淮南子》曰：'豫章之生，七年可知。'"《本草綱目·樟》："豫、章，乃二木名，一類二種也。豫，即釣樟。"
³ 希靜：無聲。指清心寡欲的修養。《老子》："聽之不聞，名曰希。"
⁴ 悠悠：衆多。
⁵ 清虛靜泰：心地清淨虛無，行動安和。
⁶ 累：使……受累。
⁷ 醇白：謂心神清虛。李善注："《莊子》曰：'虛室生白。'向秀曰：'虛其心則純白獨著。'"醇，通"純"。
⁸ 一：道，理。
⁹ 大順：指人與自然和諧統一的安定境界。《老子·六十五章》："玄德，深矣，遠矣，與物反矣，乃至於大順。"河上公曰："玄德與萬物反異，故能至大順，順天理也。"
¹⁰ 醴泉：甘甜的泉水。
¹¹ 晞（xī 西）：曬。
¹² 綏：安，安撫。　五絃：泛指音樂。絃，"弦"的異體字。
¹³ 無爲：清靜虛無，順應自然。　自得：恬然自得。
¹⁴ "忘歡"二句：李善注："《莊子》曰：'天下有至樂無有哉？曰：至樂無樂。'郭象曰：'忘歡而後樂足，樂足而後身存。'《莊子》曰：'棄事則形不勞，遺生則精不虧。夫形全精復，與天爲一。'"呂向注："忘其歡則形不勞，故樂足；不勞形則曰遺生，故身存也。"
¹⁵ 庶：差不多。　羨門：即羨門高，古代傳說中的神仙。《漢書·郊祀志》："而宋毋忌、正伯僑、元尚、羨門高、最後，皆燕人，爲方仙道，形解銷化，依於鬼神之事。"
¹⁶ 王喬：即王子喬，周靈王太子，名晉。浮丘公接以上嵩高山修煉三十餘年，成仙而去。見《列仙傳》。

老莊思想，信奉服食養生之道，主張回歸自然，厭惡煩瑣禮教。因對執政的司馬氏不滿，被司馬昭殺害。有《嵇中散集》十卷傳世。

　　本文提出了"導養得理"可以長壽的觀點，論述了精神與形體的互相關係，并通過飲食、環境、藥物等事例，論述了它們對養生的影響，指出只要"修性保神"與"服食養身"相結合，就可取得長壽的效果。

【閱讀】

老子養生要訣

　　一人之身。一國之象。脅臆之設。猶宮室也。支體之位。猶郊境也。骨節之分。猶百川也。腠理之間[1]。猶四衢也[2]。神猶君也。血猶臣也。氣猶民也。故志人能理其身。亦猶明君能治其國。夫愛其民。所以安其國。愛其氣。所以全其身。民弊卽國亡。氣衰卽身謝[3]。是以志人上士。當施醫藥於未病之間。不追修施於旣敗之後。故知國難保而易喪。氣難清而易濁。審機權可以安社稷[4]。制嗜慾可以保性命。若能攝生者。當先除六害。然後可以延駐[5]。何名六害。一曰薄名利。二曰禁聲色。三曰廉貨財。四曰損滋味。五曰屏虛妄。六曰除疽妬[6]。六者若存。則養生之道徒設耳。蓋未見其有益也。雖心希妙理。口念眞經。咀嚼英華。吸呼景象。不能補其促矣。誠者所以保和全眞。當須少思。少念。少笑。少言。少喜。少怒。少樂。少愁。少惡。少好。少事。少機[7]。夫多思則神散。多念則心勞。多笑則臟腑上翻。多言則氣海虛脫。多喜則膀胱納客風。多怒則腠理奔浮血。多樂則心神邪蕩。多愁則頭面燋枯。多好則氣智潰溢。多惡則精爽奔騰。多事則筋脉乾急。多機則智慮沉迷。茲乃伐人之生。甚於斤斧。蝕人之性。猛於豺狼。無久行。無久坐。無久立。無久臥。無久視。無久聽。不飢勿強食。不渴勿強飲[8]。不飢強食則脾勞。不渴強飲則胃脹。體欲常勞[9]。食欲常少。勞則勿過。少勿令虛。冬則朝勿虛。夏則夜勿飽。早起不在雞鳴前。晚起不過日出後。心內澄則眞神守其位[10]。氣內定則邪物去其身。行欺詐則神悲。行爭競則神沮。輕侮於人當減筭[11]。殺害於物必傷年。行一善則魂神歡。搆一惡則魄神喜。魂神欲人生。魄神欲人死。常欲寬泰自居。恬

---

[1] 腠理：肌膚紋理。

[2] 衢：四通八達的大路。

[3] 謝：凋謝，敗。

[4] 機權：機理權變。

[5] 延駐：延年駐壽。

[6] 疽妬：《抱朴子》作"沮嫉"。沮喪，嫉妒。

[7] 機：機巧。

[8] "不飢"二句：據《抱朴子》補。

[9] 常勞：原作"少勞"，據《抱朴子》改。

[10] 眞神：原作"眞人"，據《抱朴子》改。

[11] 減筭：減少壽算。筭，"算"的異體字。

淡自守。則身形安靜。災病不生。仙錄必書其名[1]。死籍必消其咎。養生之理。盡在此矣。至
於煉瓊丹而補腦。化金液以留神。此上眞之妙道。非食穀啗血越分而修之。萬人之中。得者
殊少。深可誡焉。（選自宋代李昉《太平御覽·方術部》，參校《抱朴子》）

---

[1] 仙錄：卽仙籙，仙家簿籍。

四十二、

大醫精誠

張湛曰[1]:"夫經方之難精[2],由來尚矣[3]。"今病有內同而外異,亦有內異而外同,故五藏六腑之盈虛,血脈榮衛之通塞[4],固非耳目之所察,必先診候以審之[5]。而寸口關尺,有浮沈絃緊之亂[6];俞穴流注[7],有高下淺深之差;肌膚筋骨,有厚薄剛柔之異。唯用心精微者,始可與言於茲矣。今以至精至微之事[8],求之於至麤至淺之思[9],其不殆哉[10]?若盈而益之,虛而損之,通而徹之,塞而壅之,寒而冷之,熱而溫之,是重加其疾。而望其生,吾見其死矣。故醫方卜筮[11],藝能之難精者也,既非神授,何以得其幽微?世有愚者,讀方三年,便謂天下無病可治[12];及治病三年,乃知天下無方可用。故學者必須博極醫源[13],精勤不倦,不得道聽途說,而言醫道已了,深自誤哉!

凡大醫治病,必當安神定志,無欲無求,先發大慈惻隱之心[14],誓願普救含靈之苦[15]。若有疾厄來求救者,不得問其貴賤貧富,長幼妍

---

[1] 張湛:字處度,東晉學者。曉養性之術,著有《養生要集》和《列子注》。

[2] 經方:經典醫方。《漢書·藝文志》載"經方十一家",失傳。今一般指《內經》、《傷寒論》等著作中的方劑。此處泛指醫道。

[3] 尚:久遠。《小爾雅·廣詁》:"尚,久也。"

[4] 榮,通"營",營氣。

[5] 候:外現的證候。此指脈候。

[6] 浮沈絃緊:四種脈象。《脉經》:"浮脈,舉之有餘,按之不足。""沈脈,舉之不足,按之有餘。""弦脈,舉之無有,按之如弓弦狀。""緊脈,數如切繩狀。"沈,同"沉"。絃,"弦"的異體字。

[7] 俞:通"腧",腧穴。　流注:指經絡氣血運行灌注。

[8] 今:若,如果。　以:猶"於",對於。

[9] 麤:"粗"的異體字。　於:猶"以",用。

[10] 殆:危險。

[11] 卜筮(shì誓):占卜筮卦。《尚書·洪範》:"擇建立卜筮人。"孔傳:"龜曰卜,蓍曰筮。"

[12] 可:值得。

[13] 極:窮究。

[14] 大慈:佛教用語。指心腸極其慈善。龍樹菩薩《大智度論》卷二七:"大慈與一切衆生樂,大悲拔一切衆生苦。"　惻隱:憐憫。《孟子·公孫丑上》:"惻隱之心,仁之端也。"

[15] 普救:佛教用語,猶"普度"。指廣施法力,使衆生皆得解脫。　含靈:古時認爲人是萬物之靈長,故稱人類爲"含靈"。

蚩[1]，怨親善友[2]，華夷愚智[3]，普同一等，皆如至親之想，亦不得瞻前顧後，自慮吉凶，護惜身命。見彼苦惱，若己有之，深心悽愴[4]，勿避嶮巇、晝夜[5]、寒暑、飢渴、疲勞，一心赴救，無作功夫形迹之心[6]。如此可爲蒼生大醫[7]，反此則是含靈巨賊。自古名賢治病，多用生命以濟危急[8]，雖曰賤畜貴人[9]，至於愛命，人畜一也。損彼益己，物情同患[10]，況於人乎[11]！夫殺生求生，去生更遠。吾今此方所以不用生命爲藥者，良由此也。其蝱蟲、水蛭之屬[12]，市有先死者，則市而用之[13]，不在此例。只如雞卵一物，以其混沌未分[14]，必有大段要急之處[15]，不得已隱忍而用之。能不用者，斯爲大哲，亦所不及也。其有患瘡痍、下痢[16]，臭穢不可瞻視，人所惡見者，但發慙愧悽憐憂恤之意[17]，不得起一念蒂芥之心[18]，是吾之志也。

　　夫大醫之體[19]，欲得澄神內視[20]，望之儼然[21]，寬裕汪汪[22]，不皎不昧[23]。省病診疾，至意深心；詳察形候，纖毫勿失；處判針藥，無得參差。雖曰病宜速救，要須臨事不惑，唯當審諦覃思[24]，不得於性命之上，

---

[1] 妍蚩：美醜。妍，美。蚩，通"媸"，醜。

[2] 怨：怨仇，仇人。

[3] 華夷：各族人民。華，指漢族。夷，古時對中原以外各異族的總稱。

[4] 悽愴（chuàng 創）：悲痛。悽，"淒"的異體字。

[5] 嶮巇（xiǎn xī 險西）：崎嶇險阻。嶮，"險"的異體字。　　晝夜：偏義複詞，義偏於"夜"。

[6] 功夫：即"工夫"。此指拖延時間。　　形迹：世故，客套。此指藉故推托。

[7] 蒼生：本指草木生長之處，借指百姓。

[8] 生命：指有生命的活物。

[9] 賤畜貴人：謂以牲畜爲低賤，以人類爲高貴。賤、貴，皆意動用法。

[10] 物情：物理人情，世情。

[11] 於人：《醫心方》引作"聖人"。

[12] 蝱："虻"的異體字。

[13] 市：購買。用作動詞。

[14] 混沌：古人想象中天地未分時的狀態。《周易乾鑿度》："太易者，未見氣也。太初者，氣之始也。太始者，形之始也。太素者，質之始也。氣形質具而未相離，謂之混沌。"此指雞雛成形前的狀態。

[15] 大段：重要。

[16] 瘡痍：瘡瘍。痍，創傷。

[17] 慙："慚"的異體字。　　悽憐：悲傷憐憫。　　憂恤：憂慮。

[18] 蒂芥：又作"芥蒂"，細小的梗塞物，比喻積在心裏的怨恨或不快。蒂，"蒂"的異體字。

[19] 體：風範，體統。

[20] 澄神：使精神清淨。　　內視：目不外視，排除雜念。

[21] 儼然：莊嚴貌。

[22] 寬裕汪汪：氣度寬宏貌。裕，寬宏，雍容不迫。汪汪，水寬廣貌。

[23] 不皎不昧：既不要顯露鋒芒，也不要態度曖昧。一說：謂不亢不卑。皎，明亮，引申爲突出、傲慢。昧，昏暗，此謂卑微。

[24] 審諦：周密審察。審，詳細，周密。　　覃思：深思。

率爾自逞俊快[1]，邀射名譽[2]，甚不仁矣！又到病家，縱綺羅滿目[3]，勿左右顧眄[4]；絲竹湊耳[5]，無得似有所娛；珍羞迭薦[6]，食如無味；醽醁兼陳[7]，看有若無。所以爾者[8]，夫壹人向隅，滿堂不樂[9]，而況病人苦楚，不離斯須。而醫者安然懽娛，傲然自得，茲乃人神之所共恥[10]，至人之所不爲[11]。斯蓋醫之本意也。

夫爲醫之法，不得多語調笑，談謔諠譁[12]，道說是非，議論人物，衒燿聲名[13]，訾毀諸醫，自矜己德[14]，偶然治差一病，則昂頭戴面[15]，而有自許之貌，謂天下無雙。此醫人之膏肓也[16]。

老君曰[17]："人行陽德[18]，人自報之；人行陰德[19]，鬼神報之。人行陽惡，人自報之；人行陰惡，鬼神害之。"尋此貳途[20]，陰陽報施，豈誣也哉[21]？所以醫人不得恃己所長，專心經略財物[22]，但作救苦之心，於冥運道中[23]，自感多福者耳。又不得以彼富貴，處以珍貴之藥，令彼

---

[1] 率爾：輕率貌。爾，詞尾。

[2] 邀射：追求，獵取。同義複用。

[3] 縱：即使。　綺（qǐ 啓）羅：綾羅綢緞。此指衣著綺羅的婦女。

[4] 顧眄（miǎn 免）：左顧右盼。顧，回視。眄，斜視。

[5] 絲竹：音樂。絲，謂弦樂；竹，謂管樂。

[6] 珍羞：珍美的食物。羞，同"饈"。　迭薦：交替進獻。《說文》："迭，更迭也。"《玉篇》："薦，進獻也。"

[7] 醽醁（líng lù 靈錄）：古代美酒名。

[8] 爾：如此，這樣。

[9] "一人"二句：謂一人向隅哭泣，會使滿堂人爲之不樂。劉向《說苑·貴德》："今有滿堂飲酒者，有一人獨索然向隅而泣，則一堂之人皆不樂矣。"此喻一人有病，全家不樂。

[10] 恥："耻"的異體字。

[11] 至人：道德高尚的人。此指大醫。

[12] 談謔（xuè 血）：談笑。謔，開玩笑。　諠："喧"的異體字。　譁："嘩"的異體字。

[13] 燿："耀"的異體字。

[14] 矜（jīn 今）：炫耀，自誇。

[15] 戴面：仰面。驕傲貌。

[16] 膏肓："病入膏肓"的略語。此喻醫生不可救藥的惡習。

[17] 老君：即老子。《初學記·道釋部》："太上老君，姓李，名耳，字伯陽。"爲道教祖師。唐高宗時尊老子爲"太上玄元皇帝"。武后時改称太上老君。

[18] 陽德：公開有德於人的行爲。

[19] 陰德：暗中有德於人的行爲。

[20] 尋：探求。

[21] 誣：欺騙。

[22] 經略：經營謀取。

[23] 冥：陰間。

難求，自衒功能，諒非忠恕之道[1]。志存救濟[2]，故亦曲碎論之[3]，學者不可恥言之鄙俚也[4]。

【題解】 本文選自《備急千金要方》卷一，據1955年人民衛生出版社影印宋刊本。作者孫思邈（約公元581年—682年，或541年—682年），京兆華原（今陝西耀縣）人，唐代著名醫藥學家。事迹見本書《孫思邈傳》。他精通諸子百家，善言老莊，兼通佛典，精於醫藥，著有《備急千金要方》和《千金翼方》各三十卷。《四庫全書總目》曰："思邈嘗謂人命至重，貴於千金，一方濟之，德踰於此。故所著方書以千金名。凡診治之訣，針灸之法，以至導引養生之術，無不周悉。猶慮有闕遺，更撰《翼方》輔之。"

本文以"精""誠"二字論述了醫德修養必須具備技術精湛、品德高尚兩個方面的內容，提出了爲醫的基本要求。

【閱讀】

贈醫師何子才序

余嘗與修元史考其故實見士之行義於鄉能濟人之急者皆俱錄焉或謂死喪疾病之相救助固鄉黨朋友之事非甚難能者夫何足書余則以爲自世教衰人於父子昆弟之恩猶或薄焉其視他人之危能援手投足以拯之者於世果多得乎不多則君子宜與之[5]不可使遂泯也乃采其尤卓卓者爲著於篇自逯[6]伏鄉里聞有斯人之風者猶復爲興慕焉一日趙子貞氏謁余城南言曰近僕自淮南攜累[7]而東歸也奔走水陸之艱觸冒霜露之慘既抵家而俱病焉蓋老稚數口無免者呻吟呀嚶[8]僵臥滿室湯粥之奉不時卹[9]問之友不至相視眄然爲溝壑矣[10]醫師何子才日來視之療治周勤藥裹成績[11]僕有慚心而子才無倦色既彌月而皆起焉今以衰暮之年與老婦幼孫復得相依以保其生者皆子才之賜也顧無以報願惠一言識區區之感[12]焉余以子貞家素貧固非常[13]有德於子才而子才亦非有

---

[1] 諒：實在。　　忠恕之道：儒家的倫理道德。《論語·里仁》："曾子曰：夫子之道，忠恕而已矣。"朱熹注："盡己之謂忠，推己之謂恕。"

[2] 救濟：救世濟民。

[3] 曲碎：瑣碎。

[4] 恥：認爲……恥辱。意動用法。　　鄙俚：粗俗。

[5] 與：通"舉"，選拔。

[6] 逯（tuì 蛻）："退"的異体字。

[7] 攜累：携帶妻子兒女。攜，"携"的異體字。

[8] 呀嚶：病痛的呻吟聲。象聲詞。呀，"呷"的異體字。

[9] 卹："恤"的異體字，體恤。

[10] 眄然：恨視貌。　　爲溝壑："死"的委婉語。

[11] 藥裹：藥包。此指藥。

[12] 識（zhì 志）：記。　　區區：用以自稱的謙詞。　　感：感激。

[13] 常：通"嘗"，曾經。

冀於子貞者乃活其闔門於瀕死豈非以濟人之急爲心而世無不多得者乎若是固不可使無聞也然余文思荒落不能張子才之賢姑序以復於子貞氏子才能存此心而不息義聲積著則固有當代之執筆者書矣（選自明代高啓《鳧藻集》卷三）

四十三、

諸家得失策

　　問：人之一身，猶之天地。天地之氣，不能以恆順[1]，而必待於範圍之功[2]；人身之氣，不能以恆平，而必待於調攝之技。故其致病也，既有不同；而其治之，亦不容一律。故藥與針灸，不可缺一者也。然針灸之技，昔之專門者固各有方書，若《素問》、《針灸圖》、《千金方》、《外臺秘要》，與夫補瀉灸刺諸法，以示來世矣。其果何者而爲之原歟？亦豈無得失去取於其間歟？諸生以是名家者，請詳言之。

　　對曰：天地之道，陰陽而已矣；夫人之身，亦陰陽而已矣。陰陽者，造化之樞紐[3]，人類之根柢也[4]。惟陰陽得其理則氣和，氣和則形亦以之和矣。如其拂而戾焉[5]，則贊助調攝之功自不容已矣。否則，在造化不能爲天地立心，而化工以之而息；在夫人不能爲生民立命，而何以臻壽考無疆之休哉[6]？此固聖人贊化育之一端也，而可以醫家者流而小之耶？

　　愚嘗觀之《易》曰："大哉乾元[7]！萬物資始。""至哉坤元[8]！萬物資生。"是一元之氣流行於天地之間，一闔一闢，往來不窮，行而爲陰陽，布而爲五行，流而爲四時，而萬物由之以化生。此則天地顯仁藏用之常[9]，固無庸以贊助爲也[10]。然陰陽之理也[11]，不能以無愆[12]，

---

[1] 恆："恒"的異體字，永久。
[2] 範圍：規範，裁成。《周易·繫辭上》："範圍天地之化而不過。"朱熹注："此聖人至命之事也。範，如鑄金之有模範；圍，匡郭也。天地之化無窮，而聖人爲之規範，不使過於中道，所謂裁成者也。"
[3] 造化：指自然界。因其創造化育萬物，故稱。　　樞紐：關鍵。
[4] 根柢（dǐ 底）：草木的根。比喻事物的根基。
[5] 拂而戾：違背常規。拂，逆，違背。戾，乖張，違逆。
[6] 臻：到，達到。　　壽考無疆：長壽沒有止境。考，老，長久。　　休：美善。
[7] 大哉乾元：《周易》"乾"卦彖辭。意爲天的始生之德偉大啊！乾，指天。元，始。
[8] 至哉坤元：《周易》"坤"卦彖辭。意爲地的化育之德偉大啊！至，大。坤，指地。
[9] "此則"句：意爲這就是天地自然之道從資生萬物的仁愛中顯現，在百姓不知的日用中隱藏的規律。顯仁藏用，語本《周易·繫辭上》"顯諸仁，藏諸用"。
[10] 無庸：不需要。庸，用，需要。　　爲：句末語氣詞。
[11] 理也：或作"施化"。
[12] 愆（qiān 千）：過失，失調。此指氣候寒溫失常。

而雨暘寒暑[1]，不能以時若[2]，則範圍之功，不能無待於聖人也。故《易》曰[3]："后以裁成天地之道，輔相天地之宜，以左右民。"此其所以人無夭札，物無疵癘[4]，而以之收立命之功矣。然而吾人同得天地之理以爲理，同得天地之氣以爲氣，則其元氣流行於一身之間，無異於一元之氣流行於天地之間也。夫何喜怒哀樂、心思嗜慾之汨於中[5]。寒暑風雨、溫涼燥濕之侵於外，於是有疾在腠理者焉，有疾在血脈者焉，有疾在腸胃者焉。然而疾在腸胃，非藥餌不能以濟；在血脈，非針刺不能以及；在腠理，非熨焫不能以達[6]。是針、灸、藥者，醫家之不可缺一者也。夫何諸家之術惟以藥，而於針、灸則併而棄之，斯何以保其元氣[7]，以收聖人壽民之仁心哉？

然是針與灸也，亦未易言也。孟子曰[8]："離婁之明，不以規矩，不能成方圓；師曠之聰，不以六律，不能正五音。"若古之方書，固離婁之規矩、師曠之六律也。故不遡其原[9]，則無以得古人立法之意；不窮其流，則何以知後世變法之弊？今以古之方書言之，有《素問》、《難經》焉，有《靈樞》、《銅人圖》焉，有《千金方》，有《外臺秘要》焉，有《金蘭循經》[10]，有《針灸雜集》焉[11]。然《靈樞》之《圖》[12]，或議其太繁而雜；於《金蘭循經》，或嫌其太簡而畧；於《千金方》，或詆其不盡《傷寒》之數；於《外臺秘要》，或議其爲醫之蔽；於《針灸雜集》，或論其未盡針灸之妙。遡而言之，則惟《素》、《難》爲最

---

[1] 暘（yáng 羊）：晴天。

[2] 時若：謂寒暑無過，風雨和順。若，順，順從。

[3] "易曰"三句：意爲帝王裁剪成就天地的運行，輔助天地之所宜，來扶助百姓。語出《周易》"泰"卦象辭。后，帝王。裁成，裁剪製成。輔相，輔助。左右，扶助。

[4] 疵（cī 刺平聲）癘：又作"疵癘"，災害疫病。

[5] 汨（gǔ 古）：擾亂。

[6] 熨（wèi 位）：熱敷。 焫（ruò 若）：艾灸，燒灼。

[7] 斯：則。連詞。

[8] "孟子曰"六句：語出《孟子·離婁上》。漢代趙岐注："離婁者，古之明目者，蓋以爲黃帝時人也。黃帝亡其玄珠，使離朱索之。離朱，即離婁也。能視，於百步之外，見秋毫之末。然必須規矩乃成方圓。""師曠，晉平公之樂大師也，其聽至聰，不用六律，不能正五音。六律：陽律太蔟、姑洗、蕤賓、夷則、無射、黃鍾也。五音：宮、商、角、徵、羽也。"

[9] 遡（sù 素）："溯"的異體字，追溯。

[10] 金蘭循經：全名《金蘭循經取穴圖解》，元代忽泰必烈著。

[11] 針灸雜集：一作《針灸雜說》，元代竇桂芳撰。

[12] 靈樞之圖：蓋當作"銅人之圖"，指《銅人針灸圖》。《針灸聚英·集用書目》："《銅人針灸圖》三卷……然其穴比之《内經》《本輸》、《骨空》等篇，頗亦繁雜也。"議其太繁而雜的正指《銅人針灸圖》。

要。蓋《素》、《難》者，醫家之鼻祖，濟生之心法，垂之萬世而無弊者也。

夫既由《素》、《難》以遡其原，又由諸家以窮其流。探脈絡，索榮衛，診表裏，虛則補之，實則瀉之，熱則涼之，寒則溫之，或通其氣血，或維其眞元。以律天時[1]，則春夏刺淺，秋冬刺深也；以襲水土[2]，則濕致高原，熱處風涼也；以取諸人，肥則刺深，瘠則刺淺也。又由是而施之以動搖、進退、搓彈、攝按之法[3]，示之以喜怒、憂懼、思勞、醉飽之忌，窮之以井榮俞經合之源[4]，究之以主客標本之道、迎隨開闔之機[5]。夫然後陰陽和，五氣順，榮衛固，脈絡綏[6]，而凡腠理血脈，四體百骸，一氣流行，而無壅滯痿痹之患矣。不猶聖人之裁成輔相，而一元之氣周流於天地之間乎？先儒曰[7]：“吾之心正，則天地之心亦正；吾之氣順，則天地之氣亦順。”此固贊化育之極功也，而愚於醫之灸刺也亦云。

【題解】 本文選自《針灸大成》，據1955年人民衛生出版社影印萬歷辛丑（公元1601年）刊本。作者楊濟時（公元1522年—1620年），字繼洲，三衢（今浙江衢縣）人，明代著名針灸學家。幼年習儒，後改業醫。治病針藥并舉，尤精於針灸。歷任世宗侍醫、太醫院醫官等，著有《針灸大成》。該書總結了明代以前針灸學理論和實踐經驗，集明以前針灸學之大成。

本文是從《針灸大成•楊氏考卷》中節選的一道策問與對策，卽朝廷考試的試題和楊氏答卷。對策論述了針灸的起源和各家醫書的得失。

---

[1] 律天時：取法四時。語出《禮記•中庸》“上律天時”。朱熹注：“律天時者，法其自然之運。”律，遵循，取法。

[2] 襲水土：依據地理環境。語出《禮記•中庸》“下襲水土”。朱熹注：“襲水土者，因其一定之理。”襲，因襲，依據。

[3] “動搖”句：指八種針刺方法。出自金代竇漢卿《針經指南》。

[4] “井榮”句：合稱五腧穴。《靈樞•九針十二原》：“所出爲井，所溜爲榮，所注爲腧，所行爲經，所入爲合。”

[5] 主客：卽主客配穴法。本經原穴爲主，與本經相表裏的絡穴爲客。 迎隨：進針時針尖迎着經氣來的方向刺入爲迎，屬瀉法；針尖隨着經氣去的方向刺入爲隨，屬補法。 開闔：出針時搖大針孔爲開，出針後迅速揉按針孔爲闔。開屬瀉法，闔屬補法。

[6] 綏：舒緩，平和。

[7] 先儒：指宋代理學家朱熹。引文見其《中庸章句》。

【閱讀】

贈賈思誠序

　　同里張君以書來謂濂曰："壬辰之秋，兵發中原，大江之南，所在皆繹騷，時惟伯嘉納公持部使者節來蒞浙東[1]，慎簡羣材[2]，官而任之，以保障乎一方。余雖不敏，公不以爲無似[3]，俾攝錄事判官。判官職在撫治一城生聚，凡其捍禦綏輯之策，不憚晝夜而勤行之，以酬公知遇之萬一。然節宣之功不加，日積月深，以勞而致疾。疾之初作，大熱發四體中，繼之以昏仆。迨其甦也，雙目運眩，耳中作秋蟬鳴，神思恍惚，若孑孑然離羣而獨立，若御驚飆而游行太空，若乘不繫之舟以簸蕩於三峽四溟之間，殊不能自禁。聞丹溪朱先生彥脩醫名徧四方，亟延治之。先生至，既脈，曰：'內搖其眞，外勞其形，以虧其陰，以耗其生，宜收視返聽於太虛之庭，不可專藉藥而已之也。'因屬其高第弟子賈君思誠留以護治之。賈君卽視余如手足之親，無所不致其意：慮余怒之過也，則治之以悲；悲之過也，則治之以喜；喜之過也，則治之以恐；恐之過也，則治之以思；思之過也，則治之以怒。左之右之，扶之掖之，又從而調柔之。不特此也，其逆厥也，則藥其湧泉以寤之[4]；其怔忡也，則按其心俞而定之。如是者數年，不可一朝夕離去。寧食不鮮羞，衣不褕裘[5]，何可一日以無賈君？寧士不魯鄒[6]，客不公侯，何可一日以無賈君？余疾於是乎告瘳，而賈君有功於余者甚大矣！子幸賜之一言，多賈君之善[7]，而昭之不敢忘德於賈君，不識可不可乎？"

　　余發張君之書[8]，重有感焉。世之爲民宰者，恆飽食以嬉，其視吾民之顚連，漠然若秦越肥瘠之不相維繫[9]，非惟不相維繫，又鹽其髓[10]，剔其膏而不知止，孰有如張君勤民成疾者乎？世之醫者，酬接之繁，不暇雍容[11]，未信宿輒謝去[12]，至有視不暇脈，脈不暇方，而不可挽留者，孰有如賈君調護數年之久而不生厭者乎？是皆可書。余方執筆以從文章家之後，此而不書，烏乎書？雖然，今之官政苛虐，敲扑椎擊，惟日不足，我民病此久矣。我瞻四方，何林

---

[1] 部使者：官名。　　節：符節。古時使臣執以示信之物。　　蒞："莅"的異體字。

[2] 簡：通"柬"，選擇。　　材：通"才"。

[3] 無似：不肖。謙詞。

[4] 湧："涌"的異體字。

[5] 褕裘：穿漂亮的衣服。用作動詞。褕，裘上所加外衣。

[6] 魯鄒：做孔孟那樣的聖人。用作動詞。因孔子是魯國人，孟子是鄒國人。

[7] 多：稱贊。

[8] 發：開啓。

[9] 秦越肥瘠：古代秦國地處西北，越國地處東南，相去甚遠，越人對秦人的生活好壞漠不關心。語出《昌黎集·爭臣論》："今陽子在位不爲久矣……而未嘗一方及於政，視政之得失，若越人視秦人之肥瘠，忽焉不加喜戚於其心。"比喻疏遠隔絕，毫不關心。

[10] 鹽（gǔ 古）：吸飲。

[11] 雍容：形容態度大方，從容不迫。

[12] 信宿：過兩夜。信，再宿。

林乎！州邑之間，其有賢牧宰能施刀圭之劑以振起之者乎[1]？設有是，余雖不敏，猶能研墨濡毫大書而不一書。是爲序。（選自明代宋濂《宋文憲公全集》）

---

[1] 牧宰：泛指州縣長官。古代州的長官稱牧，縣的長官稱宰。

四十四、

汗下吐三法該盡治病詮

人身不過表裏，氣血不過虛實。表實者裏必虛，裏實者表必虛，經實者絡必虛，絡實者經必虛，病之常也。良工之治病，先治其實，後治其虛，亦有不治其虛時。粗工之治病，或治其虛，或治其實，有時而幸中，有時而不中。謬工之治病，實實虛虛，其誤人之迹常著，故可得而罪也。惟庸工之治病，純補其虛，不敢治其實，舉世皆曰平穩，誤人而不見其迹。渠亦不自省其過[1]，雖終老而不悔，且曰：“吾用補藥也，何罪焉？”病人亦曰：“彼以補藥補我，彼何罪焉？”雖死而亦不知覺。夫粗工之與謬工，非不誤人，惟庸工誤人最深，如鯀湮洪水[2]，不知五行之道。

夫補者人所喜，攻者人所惡。醫者與其逆病人之心而不見用，不若順病人之心而獲利也，豈復計病者之死生乎？嗚呼！世無眞實，誰能別之？今予著此吐汗下三法之詮[3]，所以該治病之法也[4]，庶幾來者有所憑藉耳[5]。

夫病之一物，非人身素有之也。或自外而入，或由內而生，皆邪氣也。邪氣加諸身，速攻之可也，速去之可也，攬而留之，可乎？雖愚夫愚婦，皆知其不可也。及其聞攻則不悅，聞補則樂之。今之醫者曰：“當先固其元氣，元氣實，邪自去。”世間如此妄人，何其多也！

夫邪之中人，輕則傳久而自盡，頗甚則傳久而難已，更甚則暴死。若先論固其元氣，以補劑補之，眞氣未勝，而邪已交馳橫鶩而不可制矣[6]。惟脈脫、下虛、無邪、無積之人，始可議補；其餘有邪積之人而議補者，皆鯀湮洪水之徒也。

---

[1] 渠：他。

[2] 鯀（gǔn 滾）湮洪水：鯀用堵的辦法治理洪水。鯀，夏禹之父，奉唐堯之命治水，三年未平，被虞舜放逐，死於羽山。湮，通“堙”，填塞，堵塞。

[3] 詮：解釋，詮釋。此指解釋性文章。

[4] 該：包括。

[5] 庶幾：希望。

[6] 交馳橫鶩（wù 物）：（邪氣）盛實擴散之意。橫，交錯紛雜。鶩，亂跑。

今予論吐、汗、下三法，先論攻其邪，邪去而元氣自復也。況予所論之三法，識練日久，至精至熟，有得無失，所以敢爲來者言也。

天之六氣，風、暑、火、濕、燥、寒；地之六氣，霧、露、雨、雹、冰、泥；人之六味，酸、苦、甘、辛、鹹、淡。故天邪發病，多在乎上；地邪發病，多在乎下；人邪發病，多在乎中。此爲發病之三也。處之者三，出之者亦三也。諸風寒之邪，結搏皮膚之間，藏於經絡之內，留而不去，或發疼痛走注，麻痹不仁，及四肢腫癢拘攣，可汗而出之；風痰宿食，在膈或上脘，可涌而出之；寒濕固冷，熱客下焦，在下之病，可泄而出之。《內經》散論諸病[1]，非一狀也；流言治法[2]，非一階也。《至眞要大論》等數篇言運氣所生諸病，各斷以酸苦甘辛鹹淡，以總括之。其言補，時見一二；然其補，非今之所謂補也，文具於《補論》條下[3]。如辛補肝，鹹補心，甘補腎，酸補脾，苦補肺[4]。若此之補，乃所以發腠理，致津液，通血氣。至其統論諸藥，則曰：辛甘淡三味爲陽，酸苦鹹三味爲陰。辛甘發散，淡滲泄，酸苦鹹涌泄。發散者歸於汗，涌者歸於吐，泄者歸於下。滲爲解表，歸於汗；泄爲利小溲[5]，歸於下。殊不言補。乃知聖人止有三法，無第四法也。

然則，聖人不言補乎？曰：蓋汗下吐，以若草木治病者也[6]。補者，以穀肉果菜養口體者也[7]。夫穀肉果菜之屬，猶君之德教也[8]；汗下吐之屬，猶君之刑罰也。故曰：德教，興平之粱肉；刑罰，治亂之藥石。若人無病，粱肉而已；及其有病，當先誅伐有過[9]。病之去也，粱肉補之，如世已治矣，刑措而不用。豈可以藥石爲補哉？必欲去大病大瘵[10]，非吐汗下末由也已。

然今之醫者，不得盡汗下吐法，各立門墻，誰肯屈己之高而一問

---

[1] 散：分別。
[2] 流：分散，分別。　　　　階：途徑。
[3] 具：陳述，備載。
[4] "辛補肝"五句：《素問·至眞要大論》等篇作辛補肝，鹹補心，甘補脾，酸補肺，苦補腎。皆以五臟之所欲爲補。
[5] 小溲：小便。
[6] 若：此。代詞。
[7] 口體：義偏於"體"，身體。
[8] 德教：道德教化。
[9] 有過：有罪過。喻有病。《素問·五藏生成篇》："咳嗽上氣，厥在胸中，過在手陽明、太陰。"馬蒔注："過者，病也。凡《內經》以人之有病，如人之有過誤，故稱之爲過。"
[10] 瘵（zhài 寨）：病。

哉？且予之三法，能兼衆法，用藥之時，有按有蹻[1]，有揃有導[2]，有減有增，有續有止。今之醫者，不得予之法，皆仰面傲笑曰："吐者，瓜蒂而已矣；汗者，麻黃、升麻而已矣；下者，巴豆、牽牛、朴硝、大黃、甘遂、芫花而已矣。"既不得其術，從而誣之，予固難與之苦辯，故作此詮。

所謂三法可以兼衆法者，如引涎、漉涎、嚏氣、追淚[3]，凡上行者，皆吐法也；炙、蒸、熏、渫、洗、熨、烙、針刺、砭射、導引、按摩[4]，凡解表者，皆汗法也；催生下乳、磨積逐水、破經泄氣[5]，凡下行者，皆下法也。以余之法，所以該衆法也。然予亦未嘗以此三法，遂棄衆法，各相其病之所宜而用之[6]。以十分率之[7]，此三法居其八九，而衆法所當纔一二也。

或言《內經》多論鍼而少論藥者，蓋聖人欲明經絡。豈知鍼之理，即所謂藥之理。即今著吐汗下三篇，各條藥之輕重寒溫於左[8]。仍於三法之外，別著《原補》一篇，使不預三法。恐後之醫者泥於補，故置之三篇之末，使用藥者知吐中有汗，下中有補，止有三法。《內經》曰："知其要者，一言而終。"是之謂也。

【題解】 本文選自《儒門事親》卷二，据嘉靖辛丑（公元1541年）步月樓本，參校《四庫醫學叢書》本。作者張從正（約公元1156年—1228年），字子和，號戴人，睢州考城（今河南蘭考）人，金代著名醫學家，金元四大家之一，攻下派代表人物。金宣宗興定間（公元1217年—1221年）曾任太醫，不久辭去。著有《儒門事親》。《四庫全書總目》曰："從正與麻知幾、常仲明輩講求醫理，輯爲此書。劉祁《歸潛志》稱：麻知幾九疇與之善，使子和論說其術，因爲文之。則此書實知幾所記也。其例有說，有辨，有記，有解，有誡，有箋，有詮，有式，有斷，有論，有疏，有述，有衍，有訣，有十形三療，有六門三法，名目頗煩碎，而大旨主於用攻。其曰《儒門事親》者，以爲惟儒者能明其理，而事親者當知醫也。從正宗河間劉守眞，用藥多寒涼。其汗吐下三法，當時已多異議，故書中辨謗之處爲多。丹溪朱震亨

---

[1] 有按有蹻：指按摩。王冰《素問·異法方宜論》注："按，謂抑按皮肉；蹻，謂捷舉手足。"
[2] 揃：即揃搣。按摩頰旁的一種養生方法。　導：導引。古代養生方法。
[3] 漉（lù 鹿）涎：使唾液滲出。　嚏氣：把藥物吹入鼻孔取嚏，以通氣開竅。　追淚：把藥物嗅入鼻孔，取泪。
[4] 渫（xiè 謝）：除去污穢。　砭射：用砭石治療患處。
[5] 磨積：消除積滯。　逐水：瀉出積水。　破經：通經行血。
[6] 相（xiàng 象）：視，觀察。
[7] 以十分率之：把十作爲比率。率，用作動詞。
[8] 條：分條排列。用作動詞。　左：下面。

亦譏其偏，後人遂並其書置之。然病情萬狀，各有所宜。當攻不攻與當補不補，厥弊維均。偏執其法固非，竟斥其法亦非也。"此爲對《儒門事親》一書的形成及其內容的簡介與對其學術的評價。

本文卽是對汗吐下三法的解釋文章。他認爲外邪是致病之因，邪去正自安，因而治病强調以袪邪爲主，用汗下吐三法治療疾病。

【閱讀】

醫 案 三 則

（一）朱丹溪治痢

葉先生名儀。嘗與丹溪俱從白雲許先生學。其記病云。歲癸酉秋八月。予病滯下[1]。痛作。絕不食飲。旣而困憊。不能起床。乃以袵席及薦闕其中[2]。而聽其自下焉[3]。時朱彥修氏客城中。以友生之好。日過視予。飲予藥。但日服而病日增。朋游譁然議之。彥修弗顧也。浹旬病益甚[4]。痰窒咽如絮。呻吟亙晝夜[5]。私自虞。與二子訣。二子哭。道路相傳謂予死矣。彥修聞之。曰。吁。此必傳者之妄也。翌日天甫明[6]。來視予脈。煑小承氣湯飲予。藥下咽。覺所苦者自上下。凡一再行。意泠然[7]。越日遂進粥。漸愈。

朋游因問彥修治法。答曰。前診氣口脈虛。形雖實而面黃稍白。此由平素與人接言多。多言者中氣虛。又其人務竟已事。恆失之飢而傷於飽。傷於飽其流爲積。積之久爲此證。夫滯下之病。謂宜去其舊而新是圖[8]。而我顧投以參术陳皮芍藥等補劑十餘帖[9]。安得不日以劇。然非此浹旬之補。豈能當此兩帖承氣哉。故先補完胃氣之傷。而後去其積。則一旦霍然矣[10]。衆乃斂袵而服[11]。（選自清代俞震《古今醫案按》卷三）

（二） 誤補益疾

給諫姜如農長君勉中[12]。患衄不已。去血盈斗。一月後衄止。復患囊癰。六脈如絲。精

---

[1] 滯下：痢疾的古稱。

[2] 袵："袵"的異體字，床席。　薦：床墊。

[3] 聽：聽任。

[4] 浹（jiā 加）旬：滿十天。浹，周遍。

[5] 亙（gèn 艮）：連綿，持續不斷。

[6] 甫：始，剛。

[7] 泠（líng 零）然：清涼貌。

[8] 新是圖：卽圖新。賓語前置。

[9] 顧：反而。

[10] 一旦：很短時間。　霍然：疾速貌。謂霍然病愈。

[11] 斂袵：整理衣襟。表示恭敬。

[12] 長君：長子。

神困憊。始猶健飲。漸至饘粥不入[1]。先後醫友但云虛而當補。莫測病根所在。於是參蓍不效。桂附隨之。愈補而形愈虛。愈溫而氣愈弱。最後沈明生至。時屆冬至矣。據脈與症。亦謂當溫無疑。獨念桂附太熱。姑用補中益氣。嘗之毫無進退[2]。忽悟。吾亦踵其誤矣。夫食雖不入。而大便秘結。症類虛寒。而口渴喜飲。蓋衄血之來。本因邪火上熾。乃遽用血脫益氣之法。衄雖止而熱不下。發爲囊癰。既潰。瘍科又泥寒藥不能收口之戒。亦務溫補。周旋左右者。目擊病人尪羸[3]。又聞衆口稱虛。强令進食。以久臥牀蓐之體。恣噉肥甘[4]。不爲運化。是以藥食并壅。內熱外寒。此病中之病。初非衄與癰所致。宜其愈補而愈不靈也。先哲云。脈浮者穀不化。又云。大實有羸狀。誤補益疾。其斯之謂與。遂力主清潤疏解。以硝黃爲前矛。而大便立通。以芩芍爲後勁。而飲食漸進。如絲之脈。一綫添長。久冷之軀。一陽來復。不惟衄血不作。且令瘡口易收。孰謂從脈可以舍症。不思而得病情哉。向非翻然易轍。轉敗爲功。人惟知補之不效而已。又安知效之不在補也。此事難知如此。（選自清代魏之琇《續名醫類案》卷十二）

（三）豁痰流氣通經

張養之令侄女[5]。患汛愆而飲食漸減[6]。于某與通經藥。服之尤惡穀。請孟英診之。脈緩滑。曰。此痰氣凝滯。經隧不宣。病由安坐不勞。法以豁痰流氣。勿投血藥。經自流通。于某聞而笑曰。其人從不吐痰。血有病而妄治其氣。脹病可立待也。及服孟英藥。果漸吐痰而病遂愈。養之大爲折服。予謂世人頭痛治頭。腳疼療腳。偶中而愈。貪爲己功。誤藥而亡。冤將奚白。此寓意草之所以首列議病之訓也[7]。（選自清代周鑣編《王氏醫案》卷一）

---

[1] 饘（zhān 沾）粥：厚粥。厚曰饘，稀曰粥。

[2] 進退：指變化。

[3] 尪（wāng 汪）羸：瘦弱。

[4] 噉："啖"的異體字，吃。

[5] 令：對他人親屬的敬稱。

[6] 汛愆：月經失期。汛，定期的漲水。比喻月經。愆，延期。

[7] 寓意草：清代名醫喻嘉言的醫案集。其卷首有《先議病後議藥》和《議病式》兩文。

四十五、

病家兩要說

醫不貴於能愈病，而貴於能愈難病；病不貴於能延醫，而貴於能延眞醫。夫天下事，我能之，人亦能之，非難事也；天下病，我能愈之，人亦能愈之，非難病也。惟其事之難也，斯非常人之可知；病之難也，斯非常醫所能療。故必有非常之人，而後可爲非常之事；必有非常之醫，而後可療非常之病。第以醫之高下，殊有相懸。譬之升高者，上一層有一層之見，而下一層者不得而知之；行遠者，進一步有一步之聞，而近一步者不得而知之。是以錯節盤根，必求利器[1]，《陽春》《白雪》，和者爲誰？夫如是，是醫之於醫尚不能知，而矧夫非醫者！昧眞中之有假，執似是而實非。鼓事外之口吻[2]，發言非難；撓反掌之安危，惑亂最易。使其言而是[3]，則智者所見畧同，精切者已算無遺策，固無待其言矣；言而非，則大隳任事之心[4]，見幾者寧袖手自珍[5]，其爲害豈小哉！斯時也，使主者不有定見，能無不被其惑而致悮事者[6]？鮮矣！此浮言之當忌也。

又若病家之要，雖在擇醫，然而擇醫非難也，而難於任醫；任醫非難也，而難於臨事不惑，確有主持[7]，而不致朱紫混淆者之爲更難也[8]。倘不知此，而偏聽浮議，廣集羣醫，則騏驥不多得，何非冀北駑羣？帷幄有神籌[9]，幾見圯橋傑豎[10]？危急之際，奚堪庸妄之悮投？疑

---

[1] "錯節"二句：比喻要治療錯綜複雜的疾病，必須求助高明的醫生。
[2] 鼓：鼓動，鼓弄。　口吻：口舌。
[3] 使：假使，如果。假設連詞。
[4] 隳（huī 灰）：毀壞。
[5] 幾：細微的迹象。此指疾病的徵兆。
[6] 悮："誤"的異體字。
[7] 主持：主張，主意。
[8] 朱紫混淆：混淆眞假。語出《論語・陽貨》"惡紫之奪朱也"。朱色爲正色，紫色近朱而爲雜色。
[9] 帷幄：軍帳。　籌：計謀，謀劃。《史記・留侯世家》："運籌策帷幄中，決勝千里外，子房功也。"
[10] 圯（yí 移）橋傑豎：指張良。秦朝末年，張良在圯橋遇黃石公，得《太公兵法》。事見《史記・留侯世家》和《漢書・張良傳》。圯橋，故址在今江蘇睢寧北古下邳縣東南小沂水上。豎，孺子，小子。傑，"杰"的異體字。

似之秋，豈可紛紜之錯亂？一着之謬[1]，此生付之矣。以故議多者無成，醫多者必敗。多，何以敗也？君子不多也。欲辨此多，誠非易也。然而尤有不易者，則正在知醫一節耳。

夫任醫如任將，皆安危之所關。察之之方，豈無其道？第欲以慎重與否觀其仁，而怯懦者實似之；穎悟與否觀其智，而狡詐者實似之；果敢與否觀其勇，而猛浪者實似之[2]；淺深與否觀其博[3]，而強辯者實似之。執拗者若有定見[4]，誇大者若有奇謀。熟讀幾篇，便見滔滔不竭；道聞數語，謂非鑿鑿有憑？不反者，臨涯已晚；自是者，到老無能。執兩端者[5]，冀自然之天功；廢四診者，猶瞑行之瞎馬[6]。得穩當之名者，有躭閣之悞[7]；昧經權之玅者[8]，無格致之明[9]。有曰專門，決非通達，不明理性，何物聖神？又若以己之心度人之心者，誠接物之要道，其於醫也則不可，謂人己氣血之難符[10]；三人有疑從其二同者，爲決斷之玅方，其於醫也亦不可，謂愚智寡多之非類。凡此之法，何非徵醫之道？而徵醫之難，於斯益見。然必也小大方圓全其才[11]，仁聖工巧全其用[12]，能會精神於相與之際，燭幽隱於玄冥之間者，斯足謂之眞醫，而可以當性命之任矣。惟是皮質之難窺[13]，心口之難辨[14]，守中者無言[15]，懷玉者不衒，此知醫之所以爲難也。故非熟察於平時，不足以識其蘊蓄；不傾信於臨事，不足以盡其所長。使必待渴而穿井，鬭而鑄兵[16]，則倉卒之間，何

---

[1] 着：計策，手段。

[2] 猛浪：亦作"孟浪"，魯莽，草率。

[3] 淺深：義偏於"深"。

[4] 執拗：堅持己見，固執任性。拗，"拗"的異體字。

[5] 執兩端：抓住兩頭，或過或不及。此謂處方施治模棱兩可。

[6] 瞑：通"暝"，黑夜。

[7] 躭："耽"的異體字。閣：同"擱"。

[8] 經權：義偏於權，謂權變。　玅："妙"的異體字。

[9] 格致："格物致知"的略語。意爲研究事物道理而獲取知識。見本書《大學》。

[10] 謂：通"爲"，因爲。

[11] 小大方圓：謂心要細、膽要大、行爲要端正、智慧要周全。見本書《孫思邈傳》。

[12] 仁聖工巧：猶"神聖工巧"，指望、聞、問、切。語本《難經·六十一難》"望而知之謂之神，聞而知之謂之聖，問而知之謂之工，切而知之謂之巧"。

[13] 皮質：義偏於質，謂本質。

[14] 心口：義偏於"心"。

[15] 守中：篤守正道。

[16] "渴而"二句：《素問·四氣調神大論》："夫病已成而後藥之，亂已成而後治之，譬猶渴而穿井，鬭而鑄錐，不亦晚乎？"鬭，"鬥"的異體字。

所趨賴[1]？一旦有急，不得已而付之庸劣之手，最非計之得者。子之所慎，齋戰疾[2]。凡吾儕同有性命之慮者，其毋忽於是焉！噫！惟是伯牙常有也，而鍾期不常有[3]；夷吾常有也，而鮑叔不常有[4]。此所以相知之難，自古苦之，誠不足爲今日怪。倘亦有因予言而罶意於未然者[5]，又孰非不治已病治未病，不治已亂治未亂之明哲乎[6]！惟好生者畧察之！

【題解】 本文選自《景岳全書》，據1959年上海科技出版社影印岳峙樓本。作者張介賓，見《類經序》題解。《景岳全書》是一部綜合性醫書，成書於1624年，爲作者一生臨床經驗的總結。全書六十四卷，首爲《傳忠錄》三卷，次《脈神章》三卷，次爲《傷寒典》、《雜證謨》、《婦人規》、《小兒則》、《痘疹詮》、《外科鈐》，凡四十一卷。又《本草正》二卷，采藥味三百種，以人參、附子、熟地、大黃爲藥中四維，更推人參、地黃爲良相，大黃、附子爲良將。次《新方》二卷，《古方》九卷，皆分八陣：曰補，曰和，曰寒，曰熱，曰固，曰因，曰攻，曰散。又別輯《婦人小兒痘疹外科方》四卷。《四庫全書總目提要》云：“其持論則謂金元以來，河間劉守眞立‘諸病皆屬於火’之論，丹溪朱震亨立‘陽有餘陰不足’及‘陰虛火動’之論，後人拘守成方，不能審求虛實，寒涼攻伐，動輒貽害。是以力救其偏，謂人之生氣以陽爲主，難得而易失者唯陽，既失而難復者亦唯陽，因專以溫補爲宗。頗足以糾鹵莽滅裂之弊，於醫術不爲無功。至於沿其說者不察證候之標本，不究氣血之盛衰，概補概溫，謂之王道。不知誤施參桂，亦足戕人，則矯枉過直，其失與寒涼攻伐等矣。”這是對其學說的評價。

本文提出病家需要注意的兩件要事：一是忌浮言。二是知眞醫。分析了相信浮言的危害和延請眞醫的重要性，并提出了解眞醫的方法。

【閱讀】

小兒則總論

小兒之病古人謂之啞科以其言語不能通病情不易測故曰寧治十男子莫治一婦人寧治十婦人莫治一小兒此甚言小兒之難也然以余較之則三者之中又惟小兒爲最易何以見之蓋小兒之

---

[1] 何所趨賴：即“所趨賴何”。主謂倒裝。趨賴，依賴。

[2] “子之”句：意爲孔子慎重對待的事是齋戒、戰爭和疾病。語見《論語·述而》。

[3] 伯牙：即俞伯牙，春秋時人，善彈琴。　鍾期：即鍾子期，春秋時人，善於領會伯牙的琴聲，是伯牙的知音。

[4] 夷吾：管仲，名夷吾，字仲，春秋時政治家。曾任齊卿，輔助齊桓公成就霸業。　鮑叔：鮑叔牙，春秋時齊國大夫。以知人著稱，曾舉薦管仲爲齊卿。

[5] 罶：“留”的異體字。

[6] “不治”二句：《素問·四氣調神大論》：“是故聖人不治已病治未病，不治已亂治未亂，此之謂也。”

病非外感風寒則內傷飲食以至驚風吐瀉及寒熱疳癇之類不過數種且其臟氣清靈隨撥隨應但能確得其本而撮取之則一藥可愈非若男婦損傷積痼癥頑者之比余故謂其易也第人謂其難謂其難辨也余謂其易謂其易治也設或辨之不真[1]則誠然難矣然辨之之法亦不過辨其表裏寒熱虛實六者洞然又何難治之有故凡外感者必有表證而無裏證如發熱頭痛拘急無汗或因風搐搦之類是也[2]內傷者止有裏證而無表證如吐瀉腹痛脹滿驚疳積聚之類是也熱者必有熱證如熱渴躁煩秘結癰瘍之類是也寒者必有寒證如清冷吐瀉無熱無煩噁心喜熱者是也凡此四者即表裏寒熱之證極易辨也然於四者之中尤惟虛實二字最為緊要蓋有形色之虛實有聲音之虛實有脈息之虛實如體質強盛與柔弱者有異也形色紅赤與青白者有異也聲音雄壯與短怯者有異也脈息滑實與虛細者有異也故必內察其脈候外觀其形氣中審其病情參此數者而精察之又何虛實之難辨哉必其果有實邪[3]果有火證則不得不為治標然治標之法宜精簡輕銳適當其可及病則已毫毋犯其正氣斯為高手但見虛象便不可妄行攻擊任意消耗若見之不真不可謂姑去其邪諒亦無害[4]不知小兒以柔嫩之體氣血未堅臟腑甚脆略受傷殘萎謝極易一劑之謬尚不能堪而況其甚乎矧以方生之氣不思培植但知剝削近則為目下之害遠則遺終身之羸良可嘆也凡此者實求本之道誠幼科最要之肯綮[5]雖言之若無奇異而何知者之茫然也故余於篇端首以為言然非有冥冥之見者[6]固不足以語此此其所以不易也陰陽應象大論曰善診者察色按脈先別陰陽審清濁而知部分視喘息聽聲音而知所苦觀權衡規矩[7]而知病所主按此論雖通言診法之要然尤於小兒為最切也（選自《景岳全書》）

1　設或：如果。
2　搐搦：手足抽搐。
3　必：如果。
4　諒：料想。
5　肯綮（qìng 慶）：筋骨連接處。比喻關鍵。
6　冥冥：精誠專一。
7　權衡規矩：指常人與春夏秋冬四時相應的脈象。《素問・脈要精微論》："四變之動，脈與之上下。以春應中規，夏應中矩，秋應中衡，冬應中權。"

通論十七、古代文化常識（一）

姓氏 名號 避諱 稱謂

中國古代的稱謂變化繁複，意味深永。今且就有關古人的姓氏、名號、避諱及謙敬、年齡稱謂等方面的知識作一簡要介紹。

（一）姓氏

姓氏是标志社会结构中一种血缘关系的符号。在先秦时期，姓和氏有着明显的区别，它们各自承担着不同的社会功能。

1. 姓

中國古代的姓，可以追溯到母系氏族社會。在母系氏族社會，人們按照母系血緣分成若干個氏族，而不同氏族的族號便成爲遠古時代的“姓”。《說文》云：“姓，人所生也。古之神聖，母感天而生子，故稱天子，從女從生。”所謂“母感天而生子”，也就是指“只知其母，不知其父”的母系氏族社會。傳說中的遠古帝王，他們的姓都帶有女字旁，同樣也可說明這點。如炎帝姓姜，黃帝姓姬，少昊姓嬴，虞舜姓嬀，大禹姓姒等。顧炎武《日知錄》卷二十三曰：“言姓者本於五帝。見於春秋者，得二十有二。”這就是說，遠古時代的二十二個氏族，延續到春秋時期，便成了二十二個古姓。這二十二個古姓，分別是嬀、姒、子、姬、風、嬴、己、任、姞、芈、祁、曹、董、姜、偃、歸、曼、熊、隗、漆、妘、允。

姓的出現，有很深刻的社會原因。班固《白虎通義・姓名》云：“人所以有姓者何？所以崇恩愛，厚親親，遠禽獸，別婚姻也。故紀世別類，使生相愛，死相哀，同姓不得相娶者，皆爲重人倫也。”這段話的含義，就是說古人之所以要有姓，是爲了通過分別不同的身世來歷，使同姓的人能夠生時更加恩愛，死時互相哀悼，能夠讓同姓的人不會互相嫁娶，從而提升人間倫理，與禽獸區別開來。

2. 氏

“氏”，則是在姓出現之後才產生的。姓是古代氏族的族號，而氏則是同一氏族之後不同分支的稱號。同一母系氏族的子孫不斷繁衍，人口不斷增加，就會出現很多的分支。這些分支爲了互相區別，就需要另有稱號，於是便出現了“氏”。《左傳・隱公八年》：“因生以賜姓，胙之土而命之氏。”孔穎達疏：“姓者，生也，以此爲祖，令之相生，雖下及百世，而此姓不改。族者，屬也，與其子孫共相連屬。其旁支別屬，則各自立氏。”如周人以姬爲姓，據傳是從黃帝時連續下來，而姬姓下又分出孟氏、季氏、孫氏、遊氏等；齊人以姜爲姓，據傳可追溯到炎帝，而姜姓下又分出申氏、呂氏、許氏、紀氏、崔氏、馬氏等。因此可以說，姓和氏在最初階段的根本區別是：姓代表母系血統，氏代表氏族分支；姓始終不變，氏各不相同；姓區別血統，氏區別子孫。宋代史學家劉恕《通鑒外紀》論曰："姓者，統其祖考之所自出；氏者，別其子孫之所自分。"

氏的來源非常複雜，一般有以下幾種：

（1）以國邑爲氏。如趙氏，其祖爲造父，爲周穆王車夫，本姓嬴。相傳穆王西巡，造父趕車立下大功，穆王便以趙地（今山西洪洞縣）賜封造父，因而造父後裔即以趙爲氏。此外魯、衛、晉、滕、虞、齊、宋、陳、杞、焦、韓、魏等也爲此類。

（2）以官職爲氏。如司馬，其遠祖爲顓頊的曾孫重、黎。周代封重、黎之後于程（今河南洛陽東），於是就以程爲氏。周宣王時有程伯休父出任司馬，其後代即以司馬爲氏。另外司空、司寇、司徒、史、理、宗帥等也爲此類。

（3）以祖父或父親的名或字爲氏。這是宗法制度的一個顯著特點。根據宗法制度的規定，天子的兒子稱爲"王子"，王子的兒子稱爲"王孫"，而王孫的兒子即以其祖父的名或字爲氏；諸侯的兒子稱爲"公子"，公子的兒子稱爲"公孫"，而公孫的兒子即以其祖父的名或字爲氏。如周景王爲天子，其子名朝，稱爲王子朝，而王子朝的孫子就以朝爲氏，後寫作晁。屬於這一類的氏還有魚、牛、關、柯、豐、仇、樂、廖等。

（4）以排行次第爲氏。這類名氏的方法也是宗法制度的一種體現。周代以孟（伯）、仲、叔、季作爲子孫排行的次序，於是作爲其後裔即可稱孟氏、伯氏、仲氏、叔氏、季氏。如孟氏，其祖爲魯桓公的次子慶父，本稱"仲孫"，因其有弒君之罪，在庶子中又排行第一，於是改稱"孟孫"，其後以孟爲氏。

（5）以爵號、謚號爲氏。爵號以王、侯二氏最爲突出。特別是王氏，其來源各不相一，有姬姓王、子姓王、媯姓王等。謚號，則有文、武、穆、宣、閔、簡等。如宋武公之後以武爲氏，齊桓公之後以桓爲氏等。

（6）以居地爲氏。這一類人因沒有資格得到封賞的土地，便以居住之地爲氏。如住在傅岩以傅爲氏，住在池邊以池爲氏等。屬於這一類的氏還有西門、東郭、南宮、百里、東方等。

（7）以職業或技能爲氏。如以占卜爲職業的稱爲卜氏，以制陶爲職業的稱爲陶氏等。屬於這一類的氏還有屠、甄、巫、醫、弈、庖等。

（8）以事爲氏。如車氏，漢武帝時有丞相田千秋，年老而未退休，漢武帝特許他可以乘車入宮，當時人稱"車丞相"，於是其後人即以車爲氏。屬於這一類的氏還有李、林、戾等。

（9）避諱改氏和皇帝賜氏。如唐玄宗李隆基即位，遂改姬姓爲周氏；明代鄭成功收復臺灣有卓功，因而被賜姓朱氏。

（10）少數民族的稱呼轉化爲氏。這類氏所占比例不少，如宇文、鮮于、蔚遲、慕容、長孫、賀蘭等。事實上，現在的許多姓氏，如張、王、李、趙、劉、曹、吳、羅、包、何、葛、金、關、佟等，它們既是漢人的姓氏，也是少數民族的姓氏。

3．姓氏的意義

姓別婚姻，氏明貴賤，這是姓氏合一之前兩者最重要的社會功能。本書《晉侯有疾》："僑又聞之：內官不及同姓，其生不殖。" 晉侯姓姬，而宮中妻妾竟有四個姓姬，這便是大忌。所以，在戰國之前，男子只稱氏，女子須稱姓。而對於貴族女子來說，姓比名更爲重要，因爲同姓是不能婚娶的。即便是買妾，也是"不知其姓，則卜之"。待嫁的女子，如要加以區別，則在姓前加上孟（伯）、仲、叔、季等排行，如孟姜、伯姬、叔姬、季嬴等。出嫁的女子，則可在自己的姓前冠以出嫁前本國的國名。如周幽王的寵妃褒姒，其姓爲姒，而來自褒國。如果是嫁給別國的國君，則可以在自己的姓前加上所嫁國家的國名。如衛莊公的妻子姓姜，來自齊國，所以她既可稱作"齊姜"，也可稱爲"衛姜"，甚至還可以在衛莊公死後使用衛莊公的諡號而稱爲"莊姜"，或"衛莊姜"。周代的晉、魯兩國不能通婚，這是因爲兩國都姓姬；而秦、晉兩國卻可世代通婚，結爲"秦晉之好"，那是因爲秦國姓嬴，晉國姓姬，兩國不同姓。

大約到了秦漢時期，姓與氏便混合爲一，不再區分。如司馬遷撰寫《史記》，說秦始皇因生於趙，故稱"姓趙氏"；說扁鵲"姓秦氏"等等。這種情況表明，在進入封建大一統的社會以後，姓氏的原有區別已經不再那麼重要。

（二）名號

名號，是對社會上每一個體的特別稱謂。古人有名，有字，有的還有號。

1．名

古代嬰兒出生三個月後即由父親取名。《禮記·檀公上》曰："幼名，冠字。"孔穎達疏："生若無名，不可分別，故始生三月而加名，故云幼名也；冠字者，人年二十，有爲人父之道，朋友等類不可復呼其名，故冠而加字。"古人取名很有講究，並與當時的社會習尚密切相關。如商代社會盛行祭祀，社會生活較爲單純，人們往往以出生之日的天干地支來命名。由甲骨文可以考知，殷商三十代君王，幾乎全部用天干來取名，而其他人則以地支爲名。周代建立以後，各項禮制非常規範，而如何取名也有了許多專門的規定。如《左傳·桓公六年》有云："名有五，有信，有義，有象，有假，有類。"也就是說，當時正確的取名有五種方式：以出生時發生的事件爲依據來命名稱爲"信"，以道德品行來命名稱爲"義"，以某一物的形象來命名稱爲"象"，借用某一物品的名稱來命名稱爲"假"，借助嬰兒與父母的某點相同之處來命名稱爲"類"。如孔子的兒子出生時，魯昭公贈給孔子一條鯉魚，於是孔子就把自己的兒子取名爲鯉。春秋戰國以後，社會動蕩，禮制破壞，其時的取名則更多地反映了社會下層不拘禮制的情況，出現以賤、醜之字來取名的現象。如晉惠公的兒子取名"圉"，女兒取名"妾"，魯文公的兒子取名"惡"等。同時，人們還喜歡在姓氏和名之間加上毫無意義的助詞，如燭之武、介之推、呂不韋、申不害等，其中的"之"、"不"均爲不取意義的助詞。漢代國力強盛，人們希望安邦定國，延年長生，於是人們取名多用"安國"、"千秋"、"延年"、"去病"等。西漢末年，王莽篡位，禁止複名，於是人們多取單名。直至東漢、三國，單名依舊盛行，於是一部《三國志》，人物幾乎都是單名。到魏晉南北朝時期，因單名重復太多，雙名又開始興盛起來。此時，一方面受佛教影響，取名多用佛語，如取僧辯、僧智、僧護、僧習等；一方面受清談影響，取名多用"之"字，如取沖之、羲之、延之、謙之等。以後歷朝數代，人們取名亦可從當時的社會習尚中找到影響的痕迹。

2. 字

古人取名之後，在男子二十歲舉行冠禮、女子十五歲舉行笄禮的時候便要取字。《禮記·曲禮上》："男子二十，冠而字。"《白虎通義·姓名》："女子十五許嫁，笄禮之稱字。"從歷代取字的情況來看，字往往由名演化而來，"名、字相應"，所以統稱爲"名字"。名和字的這種相應關係，一般有以下幾種：

（1）名和字意義相同。如楚國大詩人屈原，名平，字原，平和原同義。

（2）名和字意義相關。如三國名將趙雲，字子龍，古人認爲"雲從龍，風從虎"，雲和龍意義相關。

（3）名和字意義相反。如鄭公孫黑，字子皙，皙義爲膚色白，與黑字意義相反。

（4）名和字意義取自五行相生。如楚公子壬夫，字子辛，壬屬水，辛屬金，五行中金生水，所以取名爲壬，取字爲辛。

（5）名和字源於古語。如茶聖陸羽，字鴻漸，取字源于《周易》"鴻漸于陸，其羽可用爲儀"一語。

古人尊卑分明，禮儀規範，所以稱名、稱字很有講究。一般來說，名用於謙稱、卑稱，或用於上稱下、長稱少；字用於敬稱、尊稱，或用於下稱上、少稱長。而當名和字連在一起稱呼時，先秦通常先稱字後稱名，漢代以後則先稱名後稱字。如先秦時稱孟明（字）視（名），漢代則稱王粲（名）仲宣（字）。

3. 號

古人除了名字以外，有的還有"號"。號的起源很早，但其盛行卻是在唐宋以後，並以明清爲最盛。章學誠《文史通義·繁稱》曰："號之原起，不始於宋也。春秋、戰國，蓋已兆其端矣。陶朱、鴟夷子皮，有所托而逃焉者也；鶡冠、鬼谷諸子，自隱姓名，人則因其所服、所居而加之號也。皆非無故而云然也。"一般來說，名和字由長輩來取，而號則往往是自己命取；名與字意義相關，而名和號則無這種關聯。號的含義，不外乎標立旨趣，祈求自勉，描述形貌，顯示才華等。如皇甫謐自號玄晏先生，王冰號啓玄子。號的字數，不拘定規，少則一字，如關羽號髯；大多爲二至四字，如張從正號戴人，朱震亨號丹溪翁等。自號最長的是清代的釋成呆，他模仿清代高級官員的頭銜，將自己取號爲萬里行腳僧小浮山長統理天下名山風月事兼理仙鶴糧餉不醒鄉侯。

（三）避諱

1. 避諱的源流

在中國古代，爲了表示對君王或尊長的敬畏，人們必須避免直接說出他們的名字，而採用其它的方式加以表達，這種規矩稱爲"避諱"。據文獻資料記載，早在殷商時期就開始講究避諱。司馬貞《史記·殷本紀·索隱》引《古史考》："譙周以爲死稱廟主曰甲也。"又引同書曰："譙周云：夏殷之禮，生稱王，死稱廟主，皆以帝名配之。天亦帝也，殷人尊湯，故曰天乙。"在殷卜辭所見的商王祀典中，祭祀各先王也都稱以日干廟號而不使用名。

而至遲在西周時期，避諱之習俗已法制化。《左傳·桓公六年》曰："周人以諱事神，名終將諱之。"孔穎達疏："自殷以往，未有諱法。諱始行于周。"《周禮·春官·小史》："則詔王之忌諱。"東漢鄭玄注曰："先王死日爲忌，名爲諱。"可以理解，所謂"則詔王之忌諱"，就是要"曉諭臣民知道忌日，不能作樂；知道名諱，不能稱說"。大概在秦以前，人們只避真名，不避嫌名。所謂嫌名，就是指與君王尊長名諱讀音相同或相近的別字。《禮記·曲禮上》曰："禮不諱嫌名。"鄭玄注曰："嫌名，謂音聲相近，若禹與雨，丘與區也。"自秦漢以後，諱法漸趨嚴格，有時連嫌名也得避諱。如唐代詩人李賀，因其父名李晉肅，"晉"與"進"同音，故諱"嫌名"而終生未能就舉"進士"。古書中存在眾多因避諱而改動的字句語辭，這點必須注意。

2. 避諱的範圍

古代避諱的範圍，歷來都無統一的規定，但一直都沿用《公羊傳·閔公元年》中的一句話："爲尊者諱，爲親者諱，爲賢者諱。"《公羊傳》中的這句話，原本是指《春秋》一書對尊者、親者、賢者的過失避而不談，但其旨意與後來的避諱習俗一致，所以後來就遵用這句話來概括避諱的範圍。尊者，主要指帝王（包括帝王的父、祖）及高官的名。這最爲多見。如漢宣帝名詢，所以荀卿避諱改稱孫卿。親者，主要指直系親屬的長輩，特別是父、祖的名。如司馬遷的父親名談，故《史記》中趙談避諱改稱爲趙同。賢者，主要指師長的名，其中最重要的人物就是大思想家、大教育家孔子孔丘。唐宋以後，爲避"丘"字之諱，一般讀"丘"爲"某"或"區"，筆下則定作"丘（缺第四筆）"或"邱"。

避諱以諱名爲主，但有時也諱字、諱姓，甚至諱陵名、諱諡號、諱年號等。《顏氏家訓·風操》云："古者名以正體，字以表德，名終則諱之，字乃可以爲孫氏……江南至今不諱字也。河北士人全不辨之，名亦呼爲字，字固呼爲字。尚書王元景兄弟，皆號名人，其父名雲，字羅漢，一皆諱之，其餘不足怪也。"這說的是南北朝時諱字的情況。明代因爲國姓朱，於是所有姓朱的内臣皆改姓諸，這是諱姓。南朝宋明帝時，因長寧郡之名與文帝陵相同，於是改長寧郡爲永寧郡，這是諱陵名。魏初曾諡司馬昭父懿爲文侯、兄師爲武侯，司馬昭認爲文、武乃魏高祖曹丕、太祖曹操的諡號，於是改文侯、武侯爲宣文、忠武，這是諱諡號。晉惠帝因用年號永康，於是改永康縣爲武康縣，這是諱年號。

3. 避諱的方法

古代避諱的方法，總體來講有以下三種：

（1）改字法。即凡是遇到需要避諱的字，就改用與其意義相同或相近的字代替。這是一種最常見的避諱方法。《顏氏家訓·風操》云："凡避諱者，皆須得其同訓以代換之。"所指就是這種方法。如秦始皇名政，故《史記》改稱"正月"爲"端月"，"正"與"端"義同。

（2）空字法。即凡是遇到需要避諱的字，就空缺不書，或空圍"口"，或作"某"，或直書"諱"、"上諱"字。如東漢許慎在撰寫《說文解字》時，對當世漢安帝劉祜及上至光武帝劉秀總共五代皇帝的名字，都採取空字的方法，只寫"上諱"二字，而且也不解釋這些字的形、音、義。

（3）缺筆法。即凡是遇到需要避諱的字，就將該字省去一筆。如康熙名玄燁，因此清代康熙時期及以後的著作，凡遇到"玄"字，常常缺最後一筆而寫作"玄（缺末筆）"。

　　當然，以上三種避諱方法除單獨使用外，也可以同時採用。如爲避玄燁"玄"字諱，既可採用缺筆法，也可採用改字法改爲"元"。

　　在古代避諱習俗中，有時甚至要回避名諱字結構的某個部分。如唐太宗名李世民，爲避"世民"之諱，"泄"字改爲"洩"，"昬"字寫成"昏"，而且後來"昏"倒成了通用的正字。

（四）謙敬稱謂

　　謙敬稱謂，即謙稱自己，敬稱別人，這是社會禮儀的一個重要原則。古人非常注重言語舉止中的禮儀規範，保留在文獻中的各類謙敬稱謂紛繁複雜，這需要我們在閱讀古籍中時常留意。

1．謙稱

　　古人的謙稱，主要通過以下幾種方式：

　　（1）以名自謙。古人稱謂自己，常常以自稱其名來表示自謙，而不用人稱代詞"余"、"吾"等表達方式。這種謙稱方式，早在周代就已經非常盛行。《禮記·曲禮下》有云："國君不名卿世老婦，大夫不名世臣姪娣，士不名家相長妾。"既然不呼人名表示對別人的尊敬，那麼對人自稱己名就是一種自謙。孔子爲春秋時期的大教育家，但他與門人說話也大多以名自稱，這就是一種謙稱。

　　（2）以身份地位自謙。此類稱謂，常用的有臣、僕、奴、妾、竊、侍、走、下走、牛馬走等。臣，一般是對君而言，但在漢代文景之前，一般庶人也可自稱爲臣。《孟子·萬章下》云："在國曰市井之臣，在野曰草莽之臣，皆謂庶人。"《史記·高祖記》："臣少好相人。"《集解》引張晏語曰："古人相與語，多自稱臣，自卑之道，若今人相與語皆自稱僕。"之後隨着封建集權制度的日益強化，"臣"這一稱謂一般就只在君臣之間使用。《日知錄》卷二十四《對人稱臣》曰："漢初人對人多稱臣，乃戰國之余習……至天下已定，則稍有差等，而臣之稱，唯施之諸侯王……至文景後，則此風漸衰，而賈誼《新書》有尊天子、避嫌疑、不敢稱臣之說。"

　　（3）以沒有才德自謙。此類稱謂，常用的有寡人、不穀、孤、不才、不佞、不肖、不文、鄙人、浮賤、劣丈、小子、小人、卑末、賤子、蒙、愚、下愚等。《老子》第四十二章："人之所惡，唯孤、寡、不穀，而王公以爲稱。"稱孤道寡，惟有帝王才能用以自謙。《禮記·玉藻》亦曰："凡自稱……其於敵以下曰寡人，小國之君曰孤。"

　　（4）以晚輩自謙。此類稱謂，多見於同僚、文士之間，常用的有學生、後學、末學、侍弟、同學弟、侍生、晚生、晚學、晚輩、眷生、眷晚、晚侍生、晚學生、小生等。

　　（5）以治下之人自謙。此類稱謂，多流行于宋明以後的士紳之間，常用的有百姓、部民、州民、治、治晚生、治生等。

2．敬稱

　　謙稱是對自己，對別人則要用敬稱。古人的敬稱，除稱呼對方的字、號之外，主要通過以下幾種方式：

（1）以敬詞加親屬稱謂敬稱。此類稱謂，常見的是用敬詞尊、賢、令、貴等字加上相應的親屬稱謂來敬稱對方。《顏氏家訓·風操》：「凡與人言，稱彼祖父母、世父母、父母及長姑，皆加尊字；自叔父母已下，則加賢字。」這說明在南北朝之時，敬詞尊、賢已廣泛使用。隋唐以後，這種敬詞的使用範圍更爲廣泛。如敬稱對方父親爲尊公、尊君、尊侯、尊大人等，稱其母親爲尊堂、尊上、尊夫人，稱其妻爲尊閫，稱其同輩長者爲尊兄、尊姐，稱丈夫父母爲尊章等等。賢字除用於敬稱叔父母以外，還可稱對方妻子爲賢閤、賢內助，對與己同輩的可稱賢弟、賢兄，長對幼稱呼賢侄、賢婿、賢親，老師對學生或長輩稱晚輩爲賢契等。

（2）以職官、爵位敬稱。以職官敬稱對方，多用於帝王及地位較高的人。如對帝王，則尊稱后、人君、人主、君王、皇上、官家、大家等；對宰相，則尊稱君侯、丞相、相公、中堂等；對將帥，則稱王帥、主將、將軍等。以爵號敬稱對方，一般常用君、公等敬詞，如主君、君侯、使君、府君、太公、明公、主公、寓公等。不過君、公在使用中有所區別。宋·洪邁《容齋隨筆》卷五《公爲尊稱》云：「凡人相與呼者，貴之則曰公，賢之則曰君。」還有一種則是泛稱，如官、官人等，由官員之義引申爲對男子的敬稱。

（3）以地望敬稱。此類稱謂，是以對方的出生地、族望、爲官之地等來敬稱對方。如張仲景，因其曾任長沙太守，所以後人敬稱其爲張長沙。

（4）以卑下之名敬稱。所謂以卑下之名敬稱，就是在稱謂尊貴者時，不敢直呼尊貴者的名號，而是以其左右地位較低的侍從、僚屬等卑下之名來稱謂。此類稱謂，常見的有陛下、殿下、閣下、節下、麾下、足下、轂下、執事、左右、從車等。明·陸容《菽園雜記》卷十三曰：「古人稱呼簡質。如足下之稱，率施於尊貴者，蓋不能自達，因其足下執事之人以上達耳。後世遂定以天子稱陛下，諸王稱殿下，宰相稱閣下。今平交相謂亦稱閣下，聞人稱足下則不喜矣。」

（5）以美德、尊長敬稱。此類稱謂，常用的有父、甫、子、卿、丈、叟、君子、公子、夫子、長者、先生、先達、老先、父老、儒先、高明、大雅、方家、大人、師傅、老師、老丈、丈人、長老、前輩、先輩、老先生等。父，是最古老的敬稱。在神話人物中，即有夸父、伯夷父、有杜父；《詩經》中有尚父、皇父、古公亶父等，都是敬稱。《穀梁傳·隱公元年》王肅注曰：「父，丈夫之顯稱也。」在古代，不僅一般人，就是有些君王，也對大臣中某些德高望重者敬稱爲「父」。如西周時的呂尚，春秋時的管仲等，都分別被當時的帝王國君敬稱爲「尚父」、「仲父」。

（五）年齡稱謂

年齡是對一個人經歷歲月的紀錄。對年齡的稱謂，一般均以數字表示，然而翻閱古書，可以發現古人稱謂年齡，除用數字以外，還常常採用其它格調豐富、意蘊深永的方式。認識這些稱謂，對閱讀古籍大有裨益。下面就對古書中常見的年齡稱謂，依照由小到大的次序作一簡要介紹。

初度　指出生的日子。屈原《離騷》：「皇覽揆余初度兮，肇錫余以嘉名。」東漢·王逸注：「言父伯庸觀我始生年時，度其日月，皆合天地之正中。」後來就稱人的生日爲「初度」。

湯餅之期　指嬰兒出生三日。湯餅，就如現今的切面。按照古代習俗，嬰兒出生第三日要舉辦備有湯餅的慶賀宴會。明·彭大翼《山堂肆考》："生子三朝會，曰湯餅會。"又稱湯餅筵、湯餅宴。

百晬　指嬰兒出生百日。按照舊俗，嬰兒出生百日時要舉行宴會慶賀，這個宴會就稱"百晬"。宋·孟元老《東京夢華錄·育子》："生子百日置會，謂之百晬；至來歲生日，謂之周晬。"又稱百祿。

周晬　指嬰兒周歲。周晬爲舊俗嬰兒出生一年舉辦的宴會。又稱晬日、晬盤日。按照習俗，到了嬰兒出生一周年這天，長輩要用盤子裝上紙筆、針線、錢幣等物品，讓嬰兒隨意抓取，以此來試探小孩將來的志趣、成就等。這一方式又稱爲試兒、試晬、抓周。

孩提　指二三歲的幼兒。《孟子·盡心上》："孩提之童，無不知愛其親者。"東漢·趙岐注："孩提，二三歲之間，在繦褓，知孩笑，可提抱者也。"又稱提孩、孩抱。

免懷　指三歲幼兒。《論語·陽貨》："子生三年，然後免于父母之懷。"又稱免懷之歲。

幼弱　指齠齔前，即七八歲以下。《周禮·司刺》："壹赦曰幼弱，再赦曰老旄，三赦曰蠢愚。"鄭玄注："幼弱、老旄，若今律令年未滿八歲、八十以上，非手殺人，他皆不坐。"唐·賈公彥疏："云未滿八歲，則未齔，是七年者；若八歲，已齔，則不免也。"

齠齔　指小兒七八歲。齠與齔均指兒童換齒，即脫去乳齒，開始長出恒齒。《韓詩外傳》卷一："男八月生齒，八歲而齠齒，十六而精化小通；女七月生齒，七歲而齔齒，十四而精化小通。"又稱毀齒、沖齔、童齔、笄齔等。

幼學　指十歲。《禮記·曲禮上》："人生十年曰幼，學。"鄭玄注："名曰幼時始可學也。"

總角　指童年。古代男女在未成年之前，總是將頭髮束爲兩結，形狀如同兩個頭角，故稱總角。《詩·齊風·甫田》："婉兮變兮，總角丱兮。"角，小髻；丱，兒童髮髻向上分開的樣子。《禮記·內則》："拂髦，總角。"鄭玄注："總角，收髮結之。"又稱總髮、總丱、丱角、丱日、丱齒、丱歲、羈角、羈丱、羈貫之年等。

垂髫　指童年。古時兒童不束髮，頭髮下垂，所以常以"垂髫"指稱童年或兒童。潘岳《藉田賦》："被褐振裾，垂髫總髮。"陶潛《桃花源記》："黃髮垂髫，並怡然自樂。"又稱垂齠、垂髮、髫髮、髫童、髫年、髫歲、髫齡、髫齔、髫鬌等。

黃口　指童年。《山堂肆考》："黃口，小兒也。"又稱黃吻、黃童、童丱、童齔等。

觿年　指童年。《詩·芄蘭》："芄蘭之支，童子佩觿。"後因稱童年爲觿年。又稱觿辰、觿歲。

豆蔻　指少女。豆，也作"荳"，爲多年生草木植物，花香襲人。杜牧《贈別》詩："娉娉嫋嫋十三餘，荳蔻梢頭二月初。"後來就以"豆蔻年華"稱謂十三四歲的少女，簡稱"豆蔻"。

志學　指十五歲。又稱志學之年。《論語·爲政》北宋·邢昺疏："吾十有五而志于學者，言成童之歲，識慮方明，於是乃志於學也。"

束脩　指十五歲。古代十五歲入學，入學必送老師束脩（一束乾肉），因指十五歲爲束脩。《後漢書·延篤傳》："且吾自束脩以來……"唐·李賢注"鄭玄注《論語》曰：'謂年十五以上也。'"一說指十三歲。西漢·桓寬《鹽鐵論·貧富》："余結髮束脩，年十三，幸得宿衛……"

成童 指長到一定年齡的兒童，通常指十五歲。《禮記·內則》："成童，舞象，學射御。"鄭玄注："成童，年十五也。"一說指八歲以上。《穀梁傳·昭公十九年》："羈貫成童，不就師傅，父之罪也。"范寧注："成童，八歲以上。"

束髮 一般指十五歲左右。古代男孩成童時將頭髮束成一髻，因而用"束髮"來代稱成童。《大戴禮記·保傅》："束髮而就大學，學大藝焉，履大節焉。"又稱結髮、結童。

及笄 指女子十五歲。《禮記·內則》："（女子）十有五年而笄。"鄭玄注："女子許嫁，笄而字；其未許嫁，二十則笄。"笄，猶如現今的髮簪，盤髮時用以插入固定。此爲古代女子成年之禮。又稱笄年、加笄、初笄、弱笄、笄丱等。

破瓜 指女子十六歲。因"瓜"字可剖分爲兩個"八"字，二八十六，故稱。說見清·翟灝《通俗編·婦女·破瓜》。又稱瓜字初分。

弱冠 指男子二十歲。《禮記·曲禮上》："人生十年曰幼，學；二十曰弱，冠。"又曰："男子二十冠而字。"鄭玄注："成人矣，敬其名。"加冠爲古代男子成人之禮。《釋名·釋長幼》："二十曰弱，言柔弱也。"又稱冠年、加冠、初冠、弱冠、弱齡、弱年、弱歲等。

花信 指女子二十四歲。花信，即"花信風"的簡稱，也就是指應花期而出現的風。江南自小寒至穀雨，共八個節氣，計一百二十日，每五日爲一番風候，應一種花信，總共二十四番，故稱。

而立 指三十歲。《論語·爲政》："三十而立。"朱熹注："有以自立。"又稱而立歲、而立之年。

有室 指男子三十歲。《禮記·曲禮上》："三十曰壯，有室。"鄭玄注："有室，有妻也。"古俗男子三十而娶，授以室，故稱。

壯 男子三十歲。《釋名·釋長幼》："三十曰壯，言丁壯也。"又稱壯室。

不惑 指四十歲。《論語·爲政》："四十而不惑。"又稱不惑之年。

強仕 指男子四十歲。《禮記·曲禮上》："四十曰強，而仕。"孔穎達疏："強有二義：一則四十不惑，是智慮強；二則氣力強也。"《釋名·釋長幼》："四十曰強，言堅強也。"又稱強、強仕之年。

知命 指五十歲。又稱知命之年。《論語·爲政》："五十而知天命。"

艾 指男子五十歲。"艾"有二義：《禮記·曲禮上》："五十曰艾，服官政。"孔穎達疏："年至五十，氣力已衰，髮蒼白，色如艾也。"說的是頭髮蒼白如艾。《釋名·釋長幼》："五十曰艾。艾，治也，治事能斷割，艾刈無所疑也。"說的是治事果敢決斷。又稱艾服、艾服之年。

杖家 指五十歲。《禮記·王制》："五十杖於家。"

知非 指五十歲。《淮南子·原道訓》："蘧伯玉年五十，而知四十九年非。"又稱知非之年。

艾耆 泛指五六十歲。又稱耆艾。《禮記·曲禮上》："五十曰艾，服官政。六十曰耆，指使。"

艾老 泛指五十歲以上。《鹽鐵論·未通》："五十以上曰艾老，杖於家，不從力役，所以扶不足而息高年也。"

耳順 指六十歲。《論語·爲政》邢昺疏："六十而耳順者，順，不逆也，耳聞其言，則知其微旨而不逆也。"又稱耳順之年。

耆 指六十歲。《釋名·釋長幼》："六十曰耆。耆，指也，不從力役，指事使人也。"又稱耆年、年耆。

杖鄉 指六十歲。《禮記·王制》："六十杖於鄉。"

花甲 指六十歲。天干地支錯綜相配，一個循環爲六十，故稱六十歲爲花甲。又稱花甲子、花甲周、周甲、花甲之年。

元命 指六十一歲。因重逢生年干支，故稱。

耆耄 泛指六十歲以上的老人。又稱耆眊、眊耆、耆耋、耆耉、耆壽、耄耆等。

從心 指七十歲。《論語·爲政》邢昺疏："七十而從心所欲，不逾矩者，矩，法也，言雖從心所欲，而不逾越法度也。"

老 指七十歲。《禮記·曲禮上》孔穎達疏："七十曰老而傳者，六十至老境而未全老，七十其老已至，故言老也。既年已老，則傳徙家事，付委子孫，不復指使也。"

杖國 指七十歲。《禮記·王制》："七十杖于國。"

古稀 指七十歲。杜甫《曲江》詩："酒債尋常行處有，人生七十古來稀。"後因稱七十歲爲古稀。又稱古希、稀年、古稀年、古希年。

杖朝 指八十歲。《禮記·王制》："八十杖於朝。"

耋 指八十歲。《釋名·釋長幼》："八十曰耋。耋，鐵也，皮膚變黑，色如鐵也。"

耄 指八、九十歲。《禮記·曲禮上》孔穎達疏："八十、九十曰耄，耄者，僻謬也。人或八十而耄，或九十而耄，故並言二時也。"又稱耄耋、耄齡等。

黃髮、齯齒、鮐背、耇老、黃耇、胡耇、凍梨 一說指九十歲。《釋名·釋長幼》："九十曰鮐背，背有鮐文也；或曰黃耇（或作"耇"），鬢髮變黃也；耇，垢也，皮色驪悴，恒如有垢者也；或曰胡耇，咽皮如雞胡也；或曰凍梨，皮有斑點，如凍梨色也；或曰齯齒，大齒落盡，更生細者，如小兒齒也。"一說泛指長壽老人。《爾雅·釋詁》："黃髮、齯齒、鮐背、耇老，壽也。"郭璞注："黃髮，髮落更生黃者；齯齒，齒墮更生細者；鮐背，背皮如鮐魚；耇，猶耆也。皆壽考之通稱。"黃髮或省稱黃，齯齒亦作兒齒，鮐背亦作台背、駘背，或省稱鮐，耇老等或省稱耇。其他用以泛指高齡的稱謂還有白首、皓首、埋年、桑榆、垂榆、垂年、垂暮、老壽、耄期等。

期頤 指一百歲。《禮記·曲禮上》："百年曰期，頤。"孔穎達疏："百年曰期頤者，期，要也，頤，養也。人年百歲，不復知衣服飲食寒暖氣味，故人子用心要求親之意而盡養道也。"又稱期。

通論十八、文化常識（二）

天干地支

甲、乙、丙、丁、戊、己、庚、辛、壬、癸十字，謂之天干，或稱十干；子、丑、寅、卯、辰、巳、午、未、申、酉、戌、亥十二字，謂之地支，或稱十二支。漢代以前古人稱十干爲十日，稱十二支爲十二辰，戰國時代五行生克之說出，日辰與五行相配，遂有母子之稱，《史記·律書》稱"十母，十二子"。又由母子之義變而爲幹枝。《白虎通》："甲乙者，幹也；子丑者，枝也。"由幹枝省而爲干支。干支這兩套字，却是由來已久，出土的殷代甲骨文幾乎無片不刻干支字，並列有干支表多種。干支的應用很廣，在醫學古籍中也隨處可見。這裏簡約講述天干地支這兩套字的意義與用法。

（一）干支釋義

關於十干、十二支，今人多有新解，大多是就字形以求其本義。作爲套字聯係解釋者，還是東漢許慎《說文解字》、劉熙《釋名》的解釋爲得其要領。此摘二家之說分別加以解釋。

1. 十干之義

《廣雅·釋天》："甲乙爲干。干者，日之神也。"是十干爲十日神之名。古代傳說，天有十日，他們在東海中湯谷之扶桑樹休息、沐浴。九日居下枝，一日居上枝。一日方至，一日方出，皆載于烏(見《山海經》)。十天輪一遍，故十日爲一旬。堯之時十日並出，焦禾稼，殺草木，而民無所食。堯乃使羿上射十日，中九烏(見《淮南子·本經訓》)。郭沫若認爲《山海經》載帝俊之妻名羲和，生十日，嘗浴日于甘淵。帝俊即帝嚳，是殷人之祖，傳說的產生當在殷代。這十個字或許早已造就，而配爲一套字，可能始在殷代。分別講述如下。

甲 《說文》："甲，東方之孟，陽氣萌動，从木戴孚甲之象。"《釋名》："甲，孚甲也，萬物解孚甲而生也。"按：甲於五行屬東方木，應春，主生。孟，始也。孚甲，種子外殼。春季之始，陽氣動而萬物萌，子芽生而孚甲解，皆發生之象。郭沫若曰："魚鱗謂之甲。"象魚鱗之形。

乙 《說文》："乙，象春草木冤曲而出，陰氣尚强，其出乙乙也。"《釋名》："乙，軋也，自抽軋而出也。"按：乙於五行亦屬東方木，應春，主生。冤，鬱也。乙乙，謂草木生芽曲折艱難貌。春陽雖萌動，而陰氣尚强，天寒地凍，故草木冒擠壓，艱難鬱曲而出。亦發生之象。甲曰"解孚甲而生"，初萌芽而已；乙曰"冤曲而出"，則較前有長進。《爾雅·釋魚》："魚腸謂之乙。"則乙象魚腸之形。

丙《説文》："丙，位南方，萬物成炳然。陰氣初起，陽氣將虧。"《釋名》："丙，炳也，物生炳然皆著見也。"按：丙於五行屬南方火，應夏，主長。炳然，顯明貌。萬物成形，品象顯明，長成之象。《爾雅·釋魚》："魚尾謂之丙。"則丙象魚尾之形。

丁《説文》："丁，夏時萬物皆丁實。"《釋名》："丁，壯也，物體皆丁壯也。"按：丁於五行亦屬南方火，應夏，主長。丁，壯實之義。也是長成之象。《爾雅·釋魚》："魚枕謂之丁。"郭璞注："枕在魚頭骨中，形似篆書丁字，可作印。"是魚枕謂魚腦石。郭沫若以爲丁當睛之訛。

戊《説文》："戊，中宮也，象六甲五龍相拘絞也。"《釋名》："戊，茂也，物皆茂盛也。"戊於五行屬中央土，應長夏，主化。土居中央而王四時之末各十八日，或者將四時分爲五時，來與五行相配，則將夏最後一個月分出長夏(指夏曆六月)，來與五行之土相配。戊字正由五畫組成，故許氏釋之爲五龍相交之形。十二支中辰爲龍，六十甲子中有五辰：戊辰爲中央黃龍，庚辰爲西方白龍，壬辰爲北方黑龍，甲辰爲東方青龍，丙辰爲南方赤龍，故曰六甲五龍。如此解字，固爲曲說，其意旨則在闡明五行之理。郭沫若云："戊象斧鉞之形，蓋即戚之古文。"

己《説文》："己，中宮也，象萬物辟藏詘形也。"《釋名》："己，紀也，皆有定形，可紀識也。"己於五行亦屬中央土，故云中宮。應長夏，主化，萬物長成，開花結實，化育後代，可藏可紀。郭沫若云："己者，絓之緐也。"

庚《説文》："庚，位西方，象秋時萬物庚庚有實也。"《釋名》："庚，猶更也。庚，堅强貌也。"庚於五行屬西方金，應秋，主收。當收穫之時，故萬物庚庚有實。庚庚，成實貌。曰更，曰堅强，言金秋季節，肅然改容，萬物堅成。郭沫若云："觀其形制當是有耳可搖之樂器，從聲類求之當即是鉦。"

辛《説文》："辛，秋時萬物成而熟，金剛味辛。"《釋名》："辛，新也。物初新者，皆收成也。"辛亦屬西方金，應秋，主收。金，其性剛，於五味應辛。郭沫若云：字乃象形，由其形制判之，當係古之剞劂。剞劂，刻鏤刀也。以剞劂刻題俘虜及有罪人而奴役之，引而申之而有罪義。

壬《説文》："壬，位北方也。陰極陽生。故《易》曰：龍戰於野。戰，接也。象人懷妊之形。"《釋名》："壬，妊也。陰陽交，物懷妊也。至子而萌也。"壬於五行屬北方水，應冬，主藏。冬至一陽生，故曰陰極生陽。陰中孕育着陽，故曰妊也，象人懷妊之形。十二支子當冬至之分，故曰至子而萌。郭沫若云："壬字，蓋即鑱之初文。"

癸《説文》："癸，冬時水土平，可揆度也。象水從四方流入地中之形。"《釋名》："癸，揆也。揆度而生，乃出之也。"癸亦屬北方水，應冬，主藏。郭沫若引羅振玉云："癸即戣之本字，後人加戈耳。"戣，三鋒之矛。

從以上解釋中可以看出，天干十字是有其內在聯繫的統一體。從甲至癸，首先表示陰陽消長的一個周期，其次表示春、夏、長夏、秋、冬五個時段。再次表示東、南、中、西、北五個方位。這正是十干這套字的要領。這是五行家之說，醫學經典中所使用的正是這一套意思。這是因爲《素問》、《靈樞》等醫學經典正是産生在五行學說盛行的戰國秦漢時代。至於許愼、劉熙對這套字的解釋，從字源角度來看，則多失之牽强，是不足取的。對於字之本義，有郭沫若的解釋可參考。作爲套字，文多假借，固不必强從字形以求其本義。其主旨在闡明十干十字分別代表一年中五個不同時段的不同特點。

2. 十二支之義

《廣雅·釋天》："寅卯爲支。支者，月之靈也。"十干爲十日之神，十二支則爲十二月之靈。神、靈義同。日爲陽，月爲陰，故十干爲陽，十二支爲陰。不說"子丑"而說"寅卯"者，這是因爲夏曆以寅月爲歲首，故從寅說起。我們按習慣從子始，分別講述如下。

子 《説文》："子，十一月，陽氣動，萬物滋，人以爲偁。"《釋名》："子，孳也，陽氣始萌，孳生於下也。於易爲坎。坎，險也。"子月當冬至之分。古代曆法，周曆以子月爲正月，殷曆以丑月爲正月，夏曆以寅月爲正月，這就是所說的三正。漢武帝元封七年(前104年)以後到我們今天用的陰曆都是夏正，故子月則爲十一月。寒極熱生，陰極陽生。《傷寒論》："冬至之後，一陽爻升。"故曰陽氣萌動，萬物孳生。醫學經典也是用的夏正。八卦坎爲水，位正北方，當子之位。

丑 《説文》："丑，紐也。十二月，萬物動用事。"《釋名》："丑，紐也，寒氣自屈紐也。於易爲艮。艮，限也，時未可聽物生，限止之也。"十二月，二陽爻升，陰氣尚强，萬物萌動，扭曲而生。八卦艮爲山，位東北方，當丑之位。郭沫若云：丑"實爲爪形"。

寅 《説文》："寅，髕也。正月陽氣動，去黄泉欲上出，陰尚彊也。象宀不達，髕寅於下也。"《釋名》："寅，演也，演生物也。"正月，三陽開泰，陽氣欲離開黄泉而上出地面，礙於陰氣，尚不能出。髕，《淮南子》作螾。《荀子·勸學篇》："螾無爪牙之利，筋骨之强，上食埃土，下飲黄泉，用心一也。"此謂陽氣之動如螾之由黄泉而上埃土。郭沫若云："寅字之最古者，爲矢形，弓矢形，或奉矢形，與引、射同意。"

卯 《説文》："卯，冒也。二月萬物冒地而出。象開門之形。故二月爲天門。"《釋名》："卯，冒也，載冒土而出也。於易爲震。二月之時，雷始震也。"二月卯，當春分，陽氣冒地而出，故稱天門。八卦震爲雷，位正東方，當卯之位。

辰 《説文》："辰，震也。三月陽氣動，雷電振，民農時也。物皆生。"《釋名》："辰，伸也，物皆伸舒而出也。"《月令》："是月也，生氣方盛，陽氣發泄，勾者畢出，萌者盡達。"都是講的春三月發生啟陳之象。郭沫若云："辰本耕器，故農、辱、蓐諸字均从辰。""辰爲耨。"

巳 《説文》："巳，已也。四月陽氣已出，陰氣已藏，萬物現，成文彰。"《釋名》："巳，已也，陽氣畢布已也。於易爲巽。巽，散也，物皆生布散也。"四月陽氣盛極而陰氣藏伏，故曰已出、已藏、畢布已。八卦巽爲風，位東南方，當巳之位。郭沫若引羅振玉云："卜辭中凡十二支之巳皆作子，與古金文同。"

午 《説文》："午，啎也。五月陰氣啎逆陽，冒地而出也。"《釋名》："午，仵也。陰氣從下上，與陽相仵逆。於易爲離。離，麗也，物皆附麗陽氣以茂也。"五月當夏至，熱極寒生，陽極陰生。夏至一陰生。《傷寒論》："夏至之後，一陰爻升。"故曰陰氣憜逆陽，冒地而出。八卦離爲火，位正南方，當午之位。郭沫若云："午字乃索形，而御字从之。"

未 《説文》："未，味也，六月滋味也。"《釋名》："未，昧也，日中則昃向幽昧也。"六月萬物皆成，有滋味。日中而昃，言一日中之未時，當下午兩點，日由正午而傾側，故又名日昃。郭沫若云："未字其朔實爲穗。"

申 《説文》："申，神也。七月陰氣成體自申束。"《釋名》："申，身也，物皆成其身體，各申束之，使備成也。"皆言七月收成之義。郭沫若云："申字乃象以一線聯結二物之形，而古有重義。"

酉 《説文》："酉，就也。八月黍成，可以酎酒。"《釋名》："酉，秀也。秀者，物皆成也。於易爲兑。兑者，説也，物得備足，皆喜説也。"八月中秋，萬物收成之義。八卦兑爲澤，位正西方，當酉之位。郭沫若云："酉字實象瓶尊之形，古金及卜辭每多假以爲酒字。"

戌 《説文》："戌，滅也。九月陽气微，萬物畢成，陽下入地也。"《釋名》："戌，恤也，物當收斂，矜恤之也。亦言脱也，落也。"九月深秋，陽氣微，萬物收藏之義。郭沫若云："戌字象戉形，與戉殆是一字。"

亥 《説文》："亥，荄也。十月微陽起接盛陰。"《釋名》："亥，核也。收藏百物，核取其好惡真僞也。亦言物成皆堅核也。"十月陰盛極，微陽自下起，而接于陰，至冬至而一陽生。冬主藏，故言收藏百物。郭沫若云："亥象異獸之形，但不知爲何物。"

從以上解釋中可以看出，地支十二字也是有其內在聯繫的統一體。從子到亥，首先是分別表示一年中之十二個月，其次是表示一個陰陽消長周期中的十二個時段，再次是表示一個圓周上的不同方位。這是十二地支的要領。醫學經典中常使用的也是這套意思。至於每字字源上的具體解釋，也多有曲説不足取者。對於字之本義，有郭沫若的解釋可參考。

(二)干支與陰陽五行的配合

1. 干支分陰陽。

干支之分陰陽，就干支而言，則天干爲陽，地支爲陰。單就十干而言，則甲丙戊庚壬五者爲陽，乙丁己辛癸五者爲陰。《廣雅·釋天》："甲剛，乙柔，丙剛，丁柔，戊剛，己柔，庚剛，辛柔，壬剛，癸柔。"剛柔，猶陰陽，陽剛陰柔。單就十二支而言，則子寅辰午申戌六者爲陽，丑卯巳未酉亥六者爲陰。總之，凡奇數者爲陽，凡偶數者爲陰。

2. 干支相配。

以十干與十二支依次相配，列表如下：

　　甲子、乙丑、丙寅、丁卯、戊辰、己巳、庚午、辛未、壬申、癸酉、
　　甲戌、乙亥、丙子、丁丑、戊寅、己卯、庚辰、辛巳、壬午、癸未、
　　甲申、乙酉、丙戌、丁亥、戊子、己丑、庚寅、辛卯、壬辰、癸巳、

甲午、乙未、丙申、丁酉、戊戌、己亥、庚子、辛丑、壬寅、癸卯、

甲辰、乙巳、丙午、丁未、戊申、己酉、庚戌、辛亥、壬子、癸丑、

甲寅、乙卯、丙辰、丁巳、戊午、己未、庚申、辛酉、壬戌、癸亥。

這樣排列的結果，始於甲子，終於癸亥，十干六周，十二支五周，共得六十個單元。這就是通常說的六十甲子，或稱六甲。古人用這六十個單元來紀日、紀年，六十日或六十年循環一周，周而復始。

3. 干支與五行五方四時的相配。

十干配五行：甲乙東方木，丙丁南方火，戊己中央土，庚辛西方金，壬癸北方水。

十二支配五行：寅卯配東方木，巳午配南方火，申酉配西方金，亥子配北方水，辰未戌丑配中央土。干支合而言之，張介賓有歌曰：“東方甲乙寅卯木，南方丙丁巳午火，西方庚辛申酉金，北方壬癸亥子水，辰戌丑未王四季，戊己中央皆屬土。”

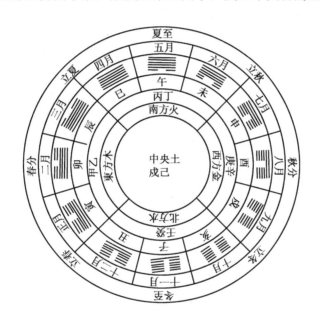

干支配五行五方四時八節十二月圖

(三)干支之應用

1. 十干之用

(1)紀日

十天干字本是十日之神名，用來紀日是理所當然的。甲值日的一天便稱甲日，乙值日的一天便稱乙日，如此十日輪流一周，謂之一旬。此舉例如下。

①《管子·四時》：“春三月以甲乙之日發五政。”又曰：“夏三月以丙丁之日發五政。”又曰：“秋三月以庚辛之日發五政。”又曰：“冬三月以壬癸之日發五政。”這些文字中天干字都是用來紀日的，謂甲日、乙日、丙日、丁日、庚日、辛日、壬日、

癸日。甲乙東方木，與四時之春相配；丙丁南方火，與夏相配；庚辛西方金，與秋相配；壬癸北方水，與冬相配。是講施政應當法四時，遵五行。

②《墨子·貴義》："且帝以甲乙殺青龍於東方，以丙丁殺赤龍於南方，以庚辛殺白龍於西方，以壬癸殺黑龍於北方。"這段文字中的天干字也是用來紀日的。是說於甲日、乙日這兩天，在東方殺青龍；於丙日、丁日這兩天，在南方殺赤龍；於庚日、辛日這兩天，在西方殺白龍；於壬日、癸日這兩天，在北方殺黑龍。

③《素問·藏氣法時論》："肝主春，足厥陰少陽主治，其日甲乙。"又曰："心主夏，手少陰太陽主治，其日丙丁。"又曰："脾主長夏，足太陰陽明主治，其日戊己。"又曰："肺主秋，手太陰陽明主治，其日庚辛。"又曰："腎主冬，足少陰太陽主治，其日壬癸。"這些文字中的天干字也是用來紀日的，說的是十干與五臟相配。其相配都是依據五行之理，例如：甲乙於五行屬東方木應春，肝也是屬東方木應春，所以拿甲乙兩日與肝相配。逢甲日、乙日，便是肝的王日。其餘可類推。

④《素問·藏氣法時論》："肝病者，愈在丙丁；丙丁不愈，加於庚辛；庚辛不死，持於壬癸，起於甲乙。"又曰："心病者，愈在戊己；戊己不愈，加於壬癸；壬癸不死，持於甲乙，起於丙丁。"又曰："脾病者，愈在庚辛；庚辛不愈，加於甲乙；甲乙不死，持於丙丁，起於戊己。"又曰："肺病者，愈在壬癸；壬癸不愈，加於丙丁；丙丁不死，持於戊己，起於庚辛。"又曰："腎病者，愈在甲乙；甲乙不愈，甚於戊己；戊己不死，持於庚辛，起於壬癸。"這些文字中的天干字也是用來紀日以配五臟的，說的是用五行生克之理測算五臟病的預後、間甚、生死之日期。以肝病爲例，肝，五行屬木，肝病愈在丙丁者，丙丁南方火，爲木之子，火能克金，而令母(木)實，故至其所生而愈。加於庚辛者，庚辛爲金，金能克木，故病加重。持於壬癸者，壬癸爲水，水生木，爲木之母，得母氣之養，故病能相持。起於甲乙者，甲乙爲木，自得其位，遇木王時，故得病愈。其餘可類推。

⑤《素問·風論》："以春甲乙傷於風者，爲肝風；以夏丙丁傷於風者，爲心風；以季夏戊己傷於風者，爲脾風；以秋庚辛傷於風者，爲肺風；以冬壬癸傷於風者，爲腎風。"這段文字中的天干字，也是用來紀日以配五臟的。說的是五臟各以其王日受邪。

⑥《靈樞·五禁》："甲乙日自乘，無刺頭，無發矇于耳內；丙丁日自乘，無振埃于肩喉廉泉；戊己日自乘四季，無刺腹去爪甲寫木；庚辛日自乘，無刺關節于股膝；壬癸日自乘無刺足脛。是謂五禁。"這段文字中的天干字，也是用來紀日的，說的是治療禁忌。張介賓《類經》注云："天干之合人身者，甲乙應頭，丙丁應肩喉，戊己及四季應腹及四支，庚辛應關節股膝，壬癸應足脛。日自乘者，言其日之所直也。"

(2)十干紀年

古人太歲紀年法有歲陽之名，共十個，正好與十干相當。《爾雅·釋天》："太歲在甲曰閼逢，在乙曰旃蒙，在丙曰柔兆，在丁曰強圉，在戊曰著雍，在己曰屠維，在庚曰上章，在辛曰重光，在壬曰玄黓，在癸曰昭陽。"十干本指太歲所在十個方位，因而表十個年份。例如：

《素問·天元紀大論》："甲己之歲，土運統之；乙庚之歲，金運統之；丙辛之歲，水運統之；丁壬之歲，木運統之；戊癸之歲，火運統之。”這段文字中的天干字，是用來紀年的。甲己之歲，土運統之者，說的是在甲至癸十年當中，逢甲年、己年兩個年份，則爲土運之年。天干紀年，十年一個周期，而五運則五年一個周期，故十年中五運有兩個周期。分開來說，則甲年是土運，乙年是金運，丙年是水運，丁年是木運，戊年是火運，己年又是土運，庚年又是金運，辛年又是水運，壬年又是木運，癸年又是火運。故甲年、己年同爲土運。其餘可類推。

(3) 十干表方位

十干表方位：甲乙東方木，丙丁南方火，戊己中央土而王四隅，庚辛西方金，癸亥北方水。如圖所示。例如：

《素問·五運行大論》：“丹天之氣經于牛女戊分，黅天之氣經于心尾己分，蒼天之氣經于危室柳鬼，素天之氣經于亢氐昴畢，玄天之氣經于張翼婁胃。所謂戊己分者，奎壁角軫，則天地之門戶也。”這段文字中的牛女心尾危室柳鬼亢氐昴畢張翼婁胃奎壁角軫等字，爲二十八宿的星宿名。戊己二字則爲天干字，戊己爲土，在時間上爲土主四季，在空間上則爲土主四隅。故王冰注云：“戊土屬乾，己土屬巽。”八卦方位，乾居西北，巽居東南。乾當二十八宿的奎壁二星之分，巽當二十八宿的角軫二星之分。故曰：“戊己分者，奎壁角軫。”戊分即西北，己分即東南。此爲以天干表方位。

2. 十二支之用

(1) 十二支紀月

十二支既是十二月之靈名，用來紀月是很自然的事。例如：

① 《靈樞·陰陽繫日月》：“寅者，正月之生陽也，主左足之少陽。未者，六月，主右足之少陽。卯者，二月，主左足之太陽。午者，五月，主右足之太陽。辰者，三月，主左足之陽明。巳者，四月，主右足之陽明。申者，七月之生陰也，主右足之少陰。丑者，十二月，主左足之少陰。酉者，八月，主右足之太陰。子者，十一月，主左足之太陰。戌者，九月，主右足之厥陰。亥者，十月，主左足之厥陰。”這段文字中的十二支字，是用來紀月的，以配足十二經。《類經》注云：“十二支爲陰，足亦爲陰，故足經以應十二月也。然一歲之中，又以上半年爲陽，故合於足之六陽；下半年爲陰，故合於足之六陰。”

② 《素問·脈解》：“正月太陽寅。寅，太陽也，正月陽氣出在上而陰氣盛，陽未得自次也。”又曰：“陽明者，午也，五月盛陽之陰也。”又曰：“太陰，子也，十一月，萬物氣皆藏於中。”又曰：“厥陰者辰也，三月，陽中之陰。”這些文字中的地支字，也是用來紀月的，表每月陰陽之盛衰。

(2) 十二支紀日

十二支用來紀日，當是在干支合用後的事。例如：

《靈樞·歲露》：“二月丑不風，民多心腹病。三月戌不溫，民多寒熱。四月巳不暑，民多痹病。十月申不寒，民多暴死。”《類經》注云：“二三四月以陽王之時，而丑日不風，戌日不溫，巳日不暑，陰氣盛而陽不達也，故民多病。十月以陰王之時，而申日不寒，陽氣盛而陰不藏也，故民多暴死。”這段文字中的地支字都是用來紀日的。

(3)十二支紀年

古人有歲名十二個。《爾雅·釋天》："太歲在寅曰攝提格，在卯曰單閼，在辰曰執徐，在巳曰大荒落，在午曰敦牂，在未曰協洽，在申曰涒灘，在酉曰作噩，在戌曰閹茂，在亥曰大淵獻，在子曰困敦，在丑曰赤奮若。"《離騷》："攝提貞於孟陬兮，惟庚寅吾以降。"攝提，即攝提格，也就是寅年。十二支本表太歲所在十二個方位，因而指十二個年份。例如：

《素問·天元紀大論》："子午之歲，上見少陰；丑未之歲，上見太陰；寅申之歲，上見少陽；卯酉之歲，上見陽明；辰戌之歲，上見太陽；巳亥之歲，上見厥陰。"這段文字中的地支字是用來紀年的，以配六氣。地支紀年十二年一個周期，而六氣則六年一個周期。十二年中六氣循環兩次。故逢子年、午年爲少陰司天之年。十二支紀年以配六氣，與十干紀年以配五運，其法同。

(4)十二支紀時

一年是一個陰陽消長的大周期，一日則是一個陰陽消長的小周期。一年有春夏秋冬，一日有晨昏晝夜。一年有十二月，一日有十二時。顧炎武《日知錄·古無一日分爲十二時》云："《左氏傳》卜楚丘曰：日之數十，故有十時。而杜元凱注則以爲十二時。雖不立十二支之目，然其曰夜半者，即今之所謂子時也；雞鳴者，丑也；平旦者，寅也；日出者，卯也；食時者，辰也；隅中者，巳也；日中者，午也；日昳者，未也；晡時者，申也；日入者，酉也；黃昏者，戌也；人定者，亥也。一日分爲十二時，始見於此。"至漢代便直接用十二支表十二時之名了。

(5)十二支表方位

十二支既與五行、五方相配，自然可以表方位。在表方位時，子位北方，午位南方，卯位東方，酉位西方，此爲四方之正。丑寅位東北，辰巳位東南，未申位西南，戌亥位西北，此爲四隅。例如：

《素問·六微旨大論》："木運臨卯，火運臨午，土運臨四季，金運臨酉，水運臨子，所謂歲會，氣之平也。"這段文字中的地支字，也是用來紀年的，同時也表方位。說的是五運六氣學說中歲會。卯位東方屬木，午位南方屬火，酉位西方屬金，子位北方屬水，丑寅、辰巳、未申、戌亥位四隅屬土。木運而合於木，火運而合於火，土運而合於土，金運而合於金，水運而合於水，這叫做歲會。

(6)十二支在手掌之位置

古人爲了運算方便，約定十二地支在手掌中的位置，這樣便可以掐着指頭運算了。其位置分別是：無名指本節橫紋處爲子，中指本節橫紋處爲丑，食指本節橫紋處爲寅，食指次節橫紋處爲卯，食指第三節橫紋處爲辰，食指頂端爲巳，中指頂端爲午，無名指頂端爲未，小指頂端爲申，小指第三節橫紋處爲酉，小指次節橫紋處爲戌，小指本節橫紋處爲亥。四指並攏，形成一個正方形，每個邊都是四數。唐代張守節《史記正義·發字例》曰："字或數音，觀義點發，皆依平上去入。若發平聲，每從寅起。"是說圈字之法，圈于字之左下角爲平聲，圈于左上角爲上聲，圈于右上角爲去聲，圈于右下角爲入聲。在此正方形中，左下角正當"寅"位，故曰發平聲，從寅起。張振鋆《釐正按摩要術》一書講到診指紋時曰："指紋起于宋人錢仲陽，以食指三節分爲三關，寅曰風關，卯曰氣關，辰曰命關。"寅、卯、辰即位於食指之一二三節橫紋處。

3. 干支合用

(1)干支合用以紀日

干支合用最先是用於紀日。出土的甲骨所載卜辭中，幾乎每條卜辭都有干支紀日。古籍文獻資料中干支合用紀日最早見於《春秋》魯隱公三年(公元前722年)"三年春，王二月己巳，日有食之"，直到現在的曆書之類，仍在使用，從未中斷。例如：

《左傳·成公十年》："六月丙午，晉侯欲麥。"注："周六月，今四月，麥始熟。"按《春秋經》："丙午晉侯獳卒。"注："六同盟據傳，丙午，六月七日。有日無月。"周曆以子月爲正月，夏曆以寅月爲正月，後世沿用夏曆，故周之六月，相當於今之四月。是晉侯卒於周歷六月七日。丙午是用來紀日的。

(2)干支合用紀日並表方位

干支與五行五方相配，都有固定的方位，所以可表方位。例如：

《靈樞·九鍼論》："請言身形應九野也：左足應立春，其日戊寅、己丑；左脇應春分，其日乙卯；左手應立夏，其日戊辰、己巳；膺喉首頭應夏至，其日丙丁；右手應立秋，其日戊申己未；右脇應秋分，其日辛酉；右足應立冬，其日戊戌己亥；腰尻下竅應冬至，其日壬子；六府膈下三藏應中州，其[日]大禁(大禁，太一所在之日)及諸戊己。"這段文字中的干支字，都是用來紀日，且表方位的。左足應立春，當東北方，四隅之一。土居中央而王四季，故四隅及中州其天干都是戊己。東北方地支爲寅、丑，故其日爲戊寅、己丑兩日。左脇應春分，當東方，爲四正之一，其天干爲甲乙，其地支爲卯，甲爲陽干，卯爲陰支，二者不相配，故其日爲乙卯。其餘可類推。

(3)干支合用紀年

顧炎武《日知錄》："古人不以甲子名歲。《爾雅疏》曰：甲至癸爲十日，日爲陽；寅至丑爲十二辰，辰爲陰。此二十二名，古人用以紀日，不以紀歲。歲則自有閼逢至昭陽十名爲歲陽，攝提格至赤奮若十二名爲歲名。後人謂甲子歲、癸亥歲，非古也。自漢以前，初不假借。《史記·曆書》：'太初元年年名焉(即閼字)逢攝提格，月名畢聚，日得甲子，夜半朔旦冬至。'其辨晰如此。若《呂氏春秋·序意篇》：'維秦八年，歲在涒灘秋甲子朔。'皆用歲陽、歲名，不與日同之證。自經學日衰，人趨簡便，乃以甲子至癸亥代之。"是干支紀年乃後世之事，一般認爲東漢元和二年(公元85年)正式使用干支紀年，而術數家蓋用之已久。例如：

《素問·六元正紀大論》："甲子、甲午歲，上少陰火，中太宮土運，下陽明金。"又曰："乙丑、乙未歲，上太陰土，中少商金運，下太陽水。"又曰："丙寅、丙申歲，上少陽相火，中太羽水運，下厥陰木。"又曰："丁卯、丁酉歲，上陽明金，中少角木運，下少陰火。"又曰："戊辰、戊戌歲，上太陽水，中太徵火運，下太陰土。"又曰："己巳、己亥歲，上厥陰木，中少宮土運，下少陽相火。"又曰："庚午、庚子歲，上少陰火，中太商金運，下陽明金。"又曰："辛未、辛丑歲，上太陰土，中少羽水運，下太陽水。"又曰："壬申、壬寅歲，上少陽相火，中太角木運，下厥陰木。"又曰：

“癸酉、癸卯歲，上陽明金，中少徵火運，下少陰火。”這些文字中的甲子、甲午等干支字，都是干支合用以紀年的。在這裏干支字除表年份之順序外，作爲套字，也保留着其他含義。如“甲己之歲，土運統之”、“子午之歲，上見少陰”等在這裏仍然有效。所以甲子之歲爲土運，上見少陰火。乙丑之歲爲金運，上見太陰土等。再者，十干、十二支又各分陰陽，相配時則陽干配陽支，陰干配陰支。在五運六氣學說中，干支的陰陽反映着該年份運氣的太過或不及。甲子，干支爲陽，甲子年則爲土運太過之年。土於五音爲宮，以其太過，故曰“太宮土運”。己巳，干支爲陰，己巳年則爲土運不及之年，故曰“少宮土運”。其他可以類推。

（四）干支的意義

從以上講述可以看出，天干地支這兩套字，不僅僅是表序數的字，它們有着豐富的内涵。它們表示一個陰陽消長周期中不同的時段，表示各個陰陽盛衰不同的方位。它們與五行、五方、四時等聯繫在一起，形成一個時間、空間體系。圖中我們用十二消息卦表示十二個月中陰陽消長的情況。子月一陽爻升，丑月二陽爻升，寅月三陽爻升，卯月四陽爻升，辰月五陽爻升，巳月六陽爻升。左邊這一半都是陽氣上升，陰氣下降，直升到陽氣全盛。夏至午月一陰爻升，未月二陰爻升，申月三陰爻升，酉月四陰爻升，戌月五陰爻升，亥月六陰爻升，右邊這一半都是陽氣下降，陰氣上升，直升陰氣全盛。所以《素問·陰陽應象大論》云：“左右者，陰陽之道路也。”

很多問題孤立起來看，不容易明白。如果把它納入這個體系中來看，便容易解決了。

如《素問·四氣調神大論》說：“夫四時陰陽者，萬物之根本也。所以聖人春夏養陽，秋冬養陰，以從其根，故與萬物沉浮於生長之門。”此“生長之門”在哪里呢？按：“四時陰陽”，即一年四季氣候之變化。《靈樞·刺節真邪》曰：“陰陽者，寒暑也。”一年十二月，即子、丑、寅、卯、辰、巳、午、未、申、酉、戌、亥十二月。冬至所在之月爲子月，夏至所在之月爲午月，春分所在之月爲卯月，秋分所在之月爲酉月。萬物隨天地四時寒暑之變化而變化，春生，夏長，秋收，冬藏。在此陰陽消長周期當中，春分爲萬物動出之門，秋分爲萬物收藏之門。故《說文》曰：“卯，冒也。二月萬物冒地而出。象開門之形。故二月爲天門。”又曰：“酉，就也。八月黍成，可以酎酒。丣，古文酉從卯。卯爲春門，萬物已出；丣爲秋門，萬物已入。一，閉門象也。”《素問》雖單曰“生長之門”，實概括“生長收藏之門”，此謂舉偏概全。“生長”謂萬物動出，即所謂“浮”；“收藏”謂萬物收斂閉藏，即所謂“沉”。聖人能春夏養陽，故能與萬物一起隨陽氣生長而浮出於春門；以其能秋冬養陰，故能與萬物一起隨陰氣之收藏而沉入於秋門。總之，以聖人能隨四時之陰陽消長而調其神，故能與天地萬物出入於生長收藏之門。

又如關於“肝生於左，肺藏於右”（見《素問·刺禁》）兩句經文，有人說中醫把肝的位置搞錯。從事中醫工作者發表文章論述“肝生於左”，也大都是說“指肝的功能系統”而言，是講的“純功能”。言外之意是說不是指解剖位置。實際上是回避問題。肝的位置錯不錯？我們只要根據前邊所引《靈樞·九鍼論》中“身形應九野”一段論述，將其左手、右手、左脇、右脇、左足、右足等擺到圖中，便不難看出：肝在左脇，應春分，其日乙卯。肺在右脇，應秋分，其日辛酉。一個正和我们面對面的人形，出現在紙上（如圖）。原來，這裏講的左右，是客體的左右，而非自身主觀之左右。肝居左，而主升；肺居右，而主降。非但功能一致，其解剖位置亦全然一致。如果我们從人體第九胸椎處做一個橫斷面解剖圖，背爲陽，居上；腹爲陰，居下。便可看出左邊是肝，右邊是肺。肝肺之外的"心布於表，腎治於裏，脾爲之使，胃爲之市"，也都是各得其所。王冰曰："肝象木，王於春，春陽發生，故生於左也。肺象金，王於秋，秋陰收殺，故藏於右也。"楊上善曰："肝爲少陽，陽長之始，故曰生。肺爲少陰，陰藏之初，故曰藏。"可見一個"生"字，一個"藏"字，都不是随便下的。由此可以看出中醫理論之嚴謹，同時也可看出，中醫不是孤立講人之形體，而是把人體放在自然界大背景下，從它與自然界陰陽升降之聯系上來觀察，從宏觀上來看每一個體。

綜上所述，天干地支這兩套字，也如同陰陽五行一樣，是古人的一種含義豐富的說理工具。它就好像坐標上之尺度、數字意義一樣。數是死的，理是活的。但是理而無數，則無以闡明；數而無理，則流於形式。讀古人書，不可不知其說理工具，然而更重要的是通過這些，進而了解其所說之理。如果停留於形式上，動輒以干支測算人之生死禍福，那就是只得古人糟粕，未得其精華了。

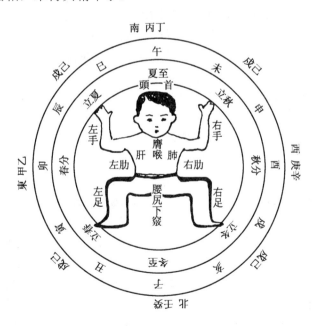

身形應九野圖

常 用 詞（九）

報 ①論罪。《說文》："報，當辠人也。"段注："報，論也。斷獄爲報。是則處分其罪以上聞曰奏當，亦曰報也。引申爲報白，爲報復。又假爲赴疾之赴。"《韓非子·五蠹》："聞死刑之報，君爲流涕。" ②報告，稟報。《扁鵲傳》："乃以扁鵲言入報虢君。"③報答，回報。《大醫精誠》："人行陽德，人自報之。"④報酬。《不失人情論》："有食其酬報而薦者。"⑤報復。《中庸》："寬柔以教，不報無道，南方之强也，君子居之。"

必 ①分極。《說文》："必，分極也。"段注："極，猶準也。凡高處謂之極，立表爲分判之準，故云分極。引申爲詞之必然。" ②一定。《論語二十章》："故君子名之必可言也，言之必可行也。" ③如果。《小兒則總論》："必其果有實邪，果有火證，則不得不爲治標。"④肯定，確定。《不失人情論》："如病在危疑，良醫難必。"

表 ①衣服之面。《說文》："表，上衣也。从衣从毛。古者衣裘，故以毛爲表。"劉向《九歎·湣命》："今反表以爲裏兮，顛裳以爲衣。" ②外表。《汗下吐三法該盡治病詮》："人身不過表裏。"③表明，表示。《黃帝内經素問注序》："變化之由表，死生之兆彰。"④上奏皇帝的奏章曰表。《新修本草序》："遂表請修定，深副聖懷。"

泊 ①（pō 坡）湖泊，水泊。《說文》作"洦"，曰："洦，淺水也。"段注："此字古泊字也。《說文》作洦，隸作泊，亦古今字也。"②（bó 伯）停泊，停船靠岸。段注："淺水易停，故泊又爲停泊。"《玉篇》："泊，止舟也。"《晉書·王濬傳》："風利不得泊也。"③淡泊，靜默。《老子·二十一章》："我獨泊兮其未兆。"④泊然：恬淡無欲。《養生論》："泊然無感。"

才 ①草木初生。《說文》："才，艸木之初也。"段注："引申爲凡始之稱。《釋詁》曰：'初、哉，始也。'哉，即才。凡才、材、財、裁、纔字，以同音通用。" ②才能，才幹。《論語十則》："既竭吾才。"《傷寒論序》："未嘗不慨然歎其才秀也。"③有才能者。《溫病條辨敘》："亡如世鮮知十之才士。"④三才：謂天、地、人。《類經序》："陰陽既立，三才位矣。"

誠 ①誠實。《說文》："誠，信也。"《大學》："所謂誠其意者，毋自欺也。"②眞實，眞誠。《扁鵲傳》："子以吾言爲不誠。"③的確，確實。《許行章》："滕君，則誠賢君也。"《病家兩要說》："自古苦之，誠不足爲今日怪。"④如果。表假設。《溫病條辨敘》："學者誠能究其文，通其義。"

慈 ①慈愛。《說文》："慈，愛也。"《兼愛》："雖父之不慈子。"賈誼《新書·道術》："親愛利子謂之慈。"②仁慈，同情。賈誼《新書·道術》："惻隱憐人謂之慈。"《大醫精誠》："先發大慈惻隱之心。"②通"磁"，磁石。《漢書藝文志序》："至齊之得，猶慈石取鐵。"

湊 ①水上人所會。《說文》：“湊，水上人所會也。” 或作“凑”。②聚集。《丹溪翁傳》：“四方以病來迎者，遂輻湊於道。”《大醫精誠》：“絲竹湊耳，無得似有所娛。”③通“腠”，肌膚紋理。《鹽鐵論·大論》：“扁鵲攻於湊理。”

麤 ①行超遠。《說文》：“麤，行超遠也。”按：文獻中其本義不見用，多借作“粗細”之粗。②粗疏，不精。《大醫精誠》：“求之於至麤至淺之思。”③粗大，粗壯。《史記·樂書》：“其怒心感者，其聲麤以厲。” ④粗暴。《韓非子·十過》：“知伯之爲人也，麤中而少親。” ⑤粗略，大略。《禮記·儒行》：“麤而翹之，又不急爲之。”

大 ①大的，與“小”相對。《說文》：“大，天大，地大，人亦大焉。象人形。”《贈賈思誠序》：“而賈君有功於余者甚大矣！” ②偉大。《許行章》：“大哉，堯之爲君！惟天爲大，唯堯則之。”《諸家得失策》：“大哉乾元！萬物資始。”③以爲大，重視。《秋水》：“然則吾大天地而小豪末，可乎？”《天論》：“大天而思之，孰與物畜而制之？”④指膽大。《病家兩要說》“必也小大方圓全其才。”⑤重《汗下吐三法該盡治病詮》“必欲去大病大瘵。”⑥表程度深，很，甚，非常。《醫案三則》：“獨念桂附大熱。”⑦大夫：古代官爵名。《齊侯疥痁》：“承嗣大夫，強易其賄。”⑧（dài 代）大夫：醫生。⑨（tài 太）同“太”。《晉侯有疾》：“當武王邑姜方震大叔。”《釋文》：“大，音泰。”《齊侯疥痁》：“而後大公因之。”

待 ①等待，等候。《說文》：“待，俟也。”《虛實》：“凡先處戰地而待敵者佚。”《不失人情論》：“使深危之病，坐而待亡。”②對待，接待。《儵忽與渾沌》：“渾沌待之甚善。”《孔子世家》：“奉子以季氏吾不能，以季孟之間待之。”③須要。《扁鵲傳》：“不待切脈、望色、聽聲、寫形，言病之所在。”

躭 ①耳大垂。《說文》作“耽”，曰：“耽，耳大垂也。”《玉篇》：“躭，俗耽也。”②玩樂。《文選·張翰雜詩》：“嘉卉亮有觀，顧此難久躭。”李善注：“《爾雅》曰：‘躭，樂也。’毛萇《詩》傳曰：‘躭，樂之久者也。’” ③沉溺。《養生論》：“聲色是躭。”

旦 ①天明，早晨。《說文》：“旦，明也。”《養生論》：“內懷殷憂，則達旦不瞑。”②天，日。《戰國策·趙策四》：“一旦山陵崩，長安君何以自托於趙。”③農曆每月初一。曹操《求賢令》：“常以月旦各言其失。” ④每年正月初一爲元旦。

得 ①獲得，得到，與“失”相對。《說文》：“得，行有所得也。”《黃帝內經素問注序》：“詢謀得失，深遂夙心。”②貪得。《論語二十章》：“及其老也，血氣既衰，戒之在得。”③掌握。《大醫精誠》：“何以得其幽微。”④適合，相合。《病家兩要說》：“最非計之得者。”⑤得意。《大醫精誠》：“傲然自得。”

調 ①調和。《說文》：“調，和也。”《五行》：“人與天調，然後天地之美生。”《曾子天圓》：“合五味之調以察民情。” ②調養。《諸家得失策》：“如其拂而戾焉，則贊助調攝之功自不容已矣。”③烹調。《莊辛説楚襄王》：“夕調乎酸醎。” ④調戲，挑逗。《大醫精誠》：“夫爲醫之法，不得多語調笑。”⑤（diào 掉）腔調，樂律。劉長卿《彈琴》：“古調雖自愛，今人多不彈。”

動 ①運動，活動。《說文》：“動，作也。”《論語二十章》：“知者動，仁者靜。”《不失人情論》：“動靜各有欣厭。”②使之動，擾動。《虛實》：“安能動之。”③行動，舉動。

《五蠹》："動作者歸之於功。"④觸動，激動。《漢書藝文志·序》："動之以仁義，行之以禮讓。"⑤動輒，常常。諸葛亮《後出師表》："論安言計，動引古人。"《不失人情論》："又若薦醫，動關生死。"

端 ①直立。《說文》："端，直也。"《庄子·山水》："顔回端拱还目而窺之。"②正直。《孟子·離婁下》："夫尹公之他，端人也，其取友必端矣。"③頂部，端頭。《病家兩要說》："執兩端者，冀自然之天功。"④端緒。《養生論》："悶若無端。"⑤發端，開始。《類經序》："音律象數之肇端。"⑥玄端，古代禮服。《論語二十章》："端章甫，願爲小相焉。"⑦平整。《四時》："端險阻。"⑧方面，事項。《人情》："故欲惡者，心之大端也。"《諸家得失策》："此固聖人贊化育之一端也。"

厄 ①險要的地方。《說文》作"厄"，曰："厄，隘也。"《孫子·地形》："料敵制勝，計險厄遠近，上將之道也。"②災難，困苦。《玉篇》："厄，困也，災也。亦作厄。"《大醫精誠》："若有疾厄來求救者。"

弗 ①矯正。《說文》："弗，矯也。"段注："矯者，揉箭箝也，引申爲矯拂之用。"李孝定《甲骨文集釋》："象矯箭使直之形。"後世用作否定副詞，本義遂失傳。②不。《廣雅·釋詁》："弗，不也。"《養生論》："夫服藥求汗，或有弗獲。"③通"祓"，除災驅邪的儀式。《詩經·生民》："克禋克祀，以弗無子。"鄭箋："弗之言，祓也。"

告 ①告訴。《說文》："告，牛觸人，角箸橫木，所以告人也。"《論語二十章》："告諸往而知來者。"《不失人情論》："有諱醫不言，有隱情難告。"②請求。《國語·魯語上》："國有饑饉，卿出告糴。"③宣告。《傷寒論序》："告窮歸天。"

攻 ①攻擊。《說文》："攻，擊也。"《虛實》："攻而必取者，攻其所不守也。"②加工，修治。《類經序》："他山之石，可以攻玉。"③攻治疾病。《兼愛》："譬之如醫之攻人之疾者然。"《汗下吐三法該盡治病詮》："邪氣加諸身，速攻之可也。"④攻法。中醫療法之一。《汗下吐三法該盡治病詮》："補者人所喜，攻者人所惡。"

鼓 ①擊鼓，彈奏。《說文》："鼓，擊鼓也。"《孫子列傳》："卽三令五申之，於是鼓之。"《論語二十章》："鼓瑟希。"②樂器名。《詩經·山有樞》："子有鐘鼓。"③鼓動。《周易·系辭上》："鼓之以雷霆。"《病家兩要說》："鼓事外之口吻。"④鼓脹，脹滿。《素問·痹論》："心痹者脈不通，煩則心下鼓。"

固 ①地勢險要，城防嚴密。《說文》："固，四塞也。"《論語·季氏》："今夫顓臾，固而近於費。"②穩固，鞏固。《汗下吐三法該盡治病詮》："當先固其元氣。"③固執，鄙陋。《列子·湯問》："汝心之固，固不可徹。"④本來。《白馬論》："馬固有色。"《大醫精誠》："固非耳目之所察。"

冠 ①（guān 官）古代一種帽子。《說文》："冠，絭也，所以絭髮。弁冕之總名也。"段注："析言之冕弁冠異制，渾言之則冕弁亦冠也。"《養生論》："壯士之怒，赫然殊觀，植髮衝冠。"②（guàn 貫）戴冠。《許行章》："許子冠乎？"③位居第一。《東垣老人傳》："校籍眞定河間，戶冠兩路。"④列在前面。《黃帝內經素問注序》："區分事類，別目以冠篇首。"

關 ①閂門。《說文》："關，以木橫持門也。"段注："引申之，《周禮》注：關，界上之門。又引申之，凡曰關閉，曰機關，曰關白，曰關藏皆是。"《呂氏春秋·慎大》："孔子之勁，舉國門之關，而不肯以力聞。"②關口，界上之門。《齊侯疥痁》："逼介之關，暴征其私。"張可久《賣花聲》："將軍空老玉門關。"③關閉。《淮南子·覽冥》："城郭不關，邑無盜賊。"④關涉，關係。《不失人情論》："動關生死。"⑤機關。《後漢書·張衡傳》："中有都柱，傍行八道，施關發機。"⑥關節。《華佗傳》："引挽腰體，動諸關節。"⑦診脈的部位。《大醫精誠》："而寸口關尺，有浮沈絃緊之亂。"⑧關關：鳥鳴聲。《關雎》："關關雎鳩，在河之洲。"

赫 ①火紅貌。《說文》："赫，火赤貌。"《詩·簡兮》："赫如渥赭。"②顯赫。《天論》："故日月不高，則光輝不赫。" ③赫然：盛怒貌。《養生論》："壯士之怒，赫然殊觀。"④通"嚇"，恐嚇，恫嚇。《詩·桑柔》："既之陰女，反予來赫。"鄭箋："口距人謂之赫。"

恨 ①怨恨。《說文》："恨，怨也。"《國語·周語下》："今財亡民罷，莫不怨恨。"②悔恨，遺憾。《韓非列傳》："嗟乎！寡人得見此人與之游，死不恨矣。"《養生論》："咸嘆恨於所遇之初，而不知慎衆險於未兆。"李之儀《卜算子》："此恨何時已。"

恆 ①永恒，永久。《說文》："恒，常也。"《諸家得失策》："天地之氣，不能以恆順。"②恒心。《論語·子路》："人而無恒，不可以爲巫醫。" ③經常，常常。《贈賈思誠序》："世之爲民宰者，恆飽食以嬉。"《醫案三則》："又其人務竟己事，恆失之飢而傷於飽。"④普通，平常。《論衡·恢國》："微病，恒醫皆巧；篤劇，扁鵲乃良。"

后 ①帝王之妻。《說文》："后，繼體君也。"《保傳》："王后腹之七月而就宴室。"②君主，帝王。《詩·玄鳥》："方命厥后，奄有九有。"《諸家得失策》："后以裁成天地之道。"③通"後"。《大學》："身脩而后家齊，家齊而后國治。"

懷 ①懷念，思念。《說文》："懷，思念也。"《詩·將仲子》："仲可懷也。"②胸前部位。《扁鵲傳》："乃出其懷中藥與扁鵲。"③懷藏，儲備。《離騷》："巫咸將夕降兮，懷椒糈而要之。"④心裏裝着，懷有。《養生論》："內懷殷憂，則達旦不瞑。"⑤懷孕。《華佗傳》："其母懷軀，陽氣內養。"⑥包圍。《書·堯典》："蕩蕩懷山襄陵。"⑦歸向。《書·大禹謨》："黎民懷之。"⑧安撫。《中庸》："懷諸侯則天下畏之。"

渙 ①消散，離散。《說文》："渙，流散也。"《荀子·議兵》："事大敵堅，則渙焉離耳。"《丹溪翁傳》："翁聞其言，渙焉無少凝滯於胸臆。"②水盛貌。《養生論》："而愧情一集，渙然流離。"

積 ①積聚。《說文》："積，聚也。"《天瑞》："天，積氣耳。" 《扁鵲傳》："邪氣畜積而不得泄。"②多。《郭玉傳》："弟子程高尋求積年。"③久，長期。《小兒則總論》："若非男婦損傷積痼癥頑者之比。"④積滯。《汗下吐三法該盡治病詮》："催生下乳，磨積逐水。"

計 ①計算。《說文》："計，會也，筭也。"《醫師章》："死則計其數以進退之。"②謀劃，考慮。《管子·權修》："一年之計，莫如樹穀；十年之計，莫如樹木；終身之計，莫如樹人。"《汗下吐三法該盡治病詮》："豈復計病者之死生乎！"③計策。《病家兩要說》："最非計之得者。"

較 ①（jué 決）古代車廂上兩旁的橫木。《說文》："較，車輢上曲鈎也。"《詩·淇

奧》："寬兮綽兮，猗重較兮。"毛傳："重較，卿士之車。"②（jiào 叫）比較，較量。《老
子》："長短相較，高下相傾。"③概略。《史記·貨殖列傳》："此其大較也。"④通"皎"，
明顯。《廣雅·釋詁》："較，明也。"王念孫疏證："較之言皎皎也。"《養生論》："較
而論之。"

　　矜　①（qín 勤）矛柄。《說文》："矜，矛柄也。"②（jīn 今）驕傲。《郭玉傳》："玉
仁愛不矜。"③誇耀。《大醫精誠》："訾毀諸醫，自矜己德。"④憐恤。《中庸》："嘉善而
矜不能。"⑤通"鰥"。《诗·烝民》："不悔矜寡。"

　　具　①供置，陳設。《說文》："具，共置也。"《書·盤庚》："具乃貝玉。"②具備。
《五行》："六畜犧牲具。"③準備，備辦。《丹溪翁傳》："卽自具藥療之。"④陳述，備載。
《汗下吐三法該盡治病詮》："文具於補論條下。"⑤工具。《漢書藝文志序》："方技者，皆
生生之具。"⑥全。《大學》："赫赫師尹，民具爾瞻。"

　　蠲　①蟲名，馬蠲，又名馬陸。《說文》："蠲，馬蠲。"②除去，免除。《養生論》："合
歡蠲忿。"③病癒。《方言》："南楚病癒者，或謂之蠲。"④清潔。《呂氏春秋·尊師》："臨
飲食，必蠲潔。"

　　覺　①覺悟，省悟。《說文》："覺，悟也。"《汗下吐三法該盡治病詮》："雖死而亦不
知覺。"②覺醒，睡醒。《晉侯夢大厲》："公覺，召桑田巫。"③發覺，覺察。《天瑞》："運
轉亡已，天地密移，疇覺之哉？"④感覺，感到。《養生論》："以覺痛之日，爲受病之始也。"

　　堪　①地面突起的地方。《說文》："堪，地突也。"段注："堪言地高處無不勝任也。
引申之，凡勝任皆曰堪。"②承受得起。《邵公諫厲王弭謗》："民不堪命矣。"《病家兩要
說》："奚堪庸妄之惧投？"③可能。《韓非子》："君令不二，除君之惡，惟恐不堪。"

　　抗　①捍衛。《說文》："抗，扞也。"《國語·晋語》："未報楚惠而抗宋，我曲楚直。"
②提高，樹立。《修身》："卑濕重遲貪利，則抗之以高志。"③違抗，不順從。《不失人情論》：
"尊貴執言難抗。"④抗詞：據理力爭。《陽曲傅先生事略》："以連染遭刑戮，抗詞不屈。"
⑤抗志：高尚其志。《溫病條辨敘》："抗志以希古人。"

　　考　①老，長壽。《說文》："考，老也。"《洪範》："五曰考終命。"《諸家得失策》：
"而何以臻壽考無疆之休哉？"②父親。《離騷》："朕皇考曰伯庸。"③成。《大同》："以
考其信。"《人情》："故事行有考也。"④研究，考究。《贈醫師何子才序》："考其故實。"
《羣經古方論》："唐李英公世勣與蘇恭參考得失又增一百一十四種。"

　　快　①喜欢，愉快。《說文》："快，喜也。"《莊子列傳》："我寧游戲污瀆之中自快。"
②暢快。《華佗傳》："快，自養，一月可小起。"③敏捷。《大醫精誠》："率爾自逞俊快。"

　　樂　①（yuè 越）音樂。《說文》："樂，五聲八音總名。"《晉侯有疾》："先王之樂，
所以節百事也。"②指聲色。《齊侯疥痁》："宮室日更，淫樂不違。"③（lè 勒）快樂。《養
生論》："思慮銷其精神，哀樂殃其平粹。"《大醫精誠》："一人向隅，滿堂不樂。"④喜
歡。《汗下吐三法該盡治病詮》："聞補則樂之。"

　　裏　①衣服的裏子，與"表"相對。《說文》："裏，衣內也。"《詩·綠衣》："綠兮衣
兮，綠衣黃裏。"②中，裏面。李煜《浪淘沙》："夢裏不知身是客。"《譏貪小利者》："鷦
鶹螣裏尋豌豆。"③人體之內部。《漢書藝文志序》："醫經者，原人血脈經絡骨髓陰陽表裏。"

《汗下吐三法該盡治病詮》："病在表而不在裏。"④中醫八綱辨證的證候之一，裏證。《小兒則總論》："凡外感者，必有表證，而無裏證。"

戾 ①身曲戾。《說文》："曲也。從犬出戶下。犬出戶下爲戾者，身曲戾也。"《素問·至真要大論》："諸轉反戾，水液渾濁，皆屬於熱。"②暴戾。《修身》："勇膽猛戾，則輔之以道順。"《大學》："一人貪戾，一國作亂。"③違背，違反。《諸家得失策》："如其拂而戾焉，則贊助調攝之功自不容已矣。"

兩 ①二。數詞。《說文》："兩，再也。"《繫辭上》："是故易有太極，是生兩儀。"②二者同樣地。作狀語。《五蠹》："故不相容之事，不兩立也。"《養生論》："此皆兩失其情。"③兩相對照。用作動詞。《醫師章》："兩之以九竅之變，參之以九藏之動。"④重量單位。《說文》："二十四銖爲一兩。"段注："《律曆志》曰：衡權本起於黃鍾之重，一龠容千二百黍，重十二銖，兩之爲兩，二十四銖爲兩。"《華佗傳》："青黏屑十四兩。"

諒 ①誠實可信。《說文》："諒，信也。"《離騷》："惟此黨人之不諒兮，恐嫉妒而折之。"《丹溪翁傳》："直諒多聞之益友。"②實在，誠然。《大醫精誠》："諒非忠恕之道。"《許胤宗傳》："所以難差，諒由於此。"③料想。《小兒則總論》："不可謂姑去其邪，諒亦無害。"

臨 ①居上視下。《說文》："臨，監也。"《郭玉傳》："夫貴者處尊高以臨臣。"②面臨，面對。《大醫精誠》："要須臨事不惑。"《不失人情論》："不反者，臨崖已晚。"③將近，臨近。《華佗傳》："佗臨死，出一卷書與獄吏。"

稟 ①（lǐn 凜）賜穀。《說文》："稟，賜穀也。"段注："凡賜穀曰稟，受賜亦曰稟，引而伸之，凡上所賦，下所受皆曰稟。"《中庸》："日省月試，既稟稱事，所以勸百工也。"②糧倉。《管子·輕重甲》："請使州有一稟。"③（bǐng 丙）同"稟"，稟承，稟受。《養生論》："似特受異氣，稟之自然。"《傷寒論序》："人稟五常，以有五藏。"④稟性，天賦。袁枚《徐靈胎先生傳》："先生生有異稟。"⑤敬告，稟告。

流 ①水流動。《說文》："流，水行也。"《許行章》："洪水橫流。"②流散。《繫辭上》："旁行而不流。"《四時》："禁遷徙，止流民。"③流放。《邵公諫厲王弭謗》："乃流王於彘。"④流亡。《莊辛說楚襄王》："襄王流揜於城陽。"⑤求取。《關雎》："參差荇菜，左右流之。"⑥流注。《大醫精誠》："經脈流注。"⑦分散，分別。《汗下吐三法該盡治病詮》："流言治法，非一階也。"⑧類，一類人。《不失人情論》："假托秘傳，此欺詐之流也。"

略 ①劃分地界。《說文》："略，經略土地也。"段注："凡經界曰略。"或作畧。②法度，策略。《漢書藝文志序》："觀此九家之言，舍短取長，則可以通萬方之略矣。"③掠取，謀取。《大醫精誠》："醫人不得恃已所長，專心經略財物。"④簡略，不充足。《天論》："養略而動罕，則天不能使之全。"⑤粗略，大略。《病家兩要說》："使其言而是，則智者所見畧同。"《墨子序》："楊子之書不傳，略見於列子之書。"

漫 ①水敗物。《方言》："濕敝爲漫。"②散漫。《漢書·藝文志》："漫羨而無所歸心。"③放縱，淫衍。《馬蹄》："澶漫爲樂，摘僻爲禮，而天下始分矣。"郭慶藩疏："澶漫，是縱逸之心。"④完全。《不失人情論》："有望聞問切，漫不關心。"⑤漫漫：曠遠貌。《四時》："五漫漫，六惛惛，孰知之哉？"

昧 ①昧爽，天將明未明。《說文》："昧，昧爽，且明也。一曰闇也。"②暗，昏暗。《楚辭·離騷》："路幽昧以險隘。"③目視不明。《左傳·僖公二十四年》："目不別五色之章爲昧。"④心中不明，愚昧。《病家兩要說》："昧真中之有假。"⑤冒昧，冒犯。《韓非子·初見秦》："臣昧死，願望見大王。"

妙 ①微妙。《說文》無"妙"字，"微"字注："微，妙也。"《老子六章》："故常無欲以觀其妙。" 王弼注："妙者，微之極也。"《養生論》："夫至物微妙，可以理知，難以目識。"②善，美好。《養生論》："無爲自得，體妙心玄。"

莫 ①（mù 木）日暮。《說文》："莫，日且冥也。"《禮記·聘義》："日莫人倦。"②晚。《論語二十章》："莫春者，春服既成。" ③（mò 墨）沒有誰，沒有什麼。《晉靈公不君》："諫而不入，則莫之繼也。"《養生論》："而世皆不精，故莫能得之。"④勿，不要。《華佗傳》："君有疾病見於面，莫多飲酒。"

目 ①眼睛。《說文》："目，人眼也。"《養生論》："目惑玄黃。"②視，看。用作動詞。《類經序》："又有目醫爲小道。"③品評。《世說新語·賞譽》："世目周侯嶷如斷山。"④網眼。《呂氏春秋·用民》："壹引其綱，萬目皆張。" ⑤條目，細目。《本草綱目原序》："每藥標正名爲綱，附釋名爲目。" ⑥標題，題目。《黃帝內經素問注序》："別目以冠篇首。"

偶 ①木偶。《說文》："偶，桐人也。"《戰國策·齊策》："有士偶人與桃梗相與語。"②對偶，相對。《荀子·修身》："偶視而先俯。"楊倞注："偶視，對視也。"③偶數，雙數，與"奇"相對。《靈樞·根結》："陰道偶，陽道奇。"④順利。《不失人情論》："有境遇不偶，營求未遂。"⑤碰巧，偶然。《大醫精誠》："偶然治差一病。"

判 ①分開。《說文》："判，分也。"《左傳·莊公三年》："紀，于是乎始判。" ②處理。《大醫精誠》："處判針藥，無得參差。"③判斷，區分。《離騷》："薋菉葹以盈室兮，判獨離而不服。"《類經序》："吉凶判矣。"

棲 ①鳥類棲息。《說文》作"西"，曰："西，鳥在巢上也。"其或體作"棲"。②栖止，稽留。《養生論》："愛憎不棲於情。"

奇 ①奇異，不尋常。《說文》："奇，異也。"《漢書藝文志序》："自春秋至於戰國，出奇設伏，變詐之兵並作。"《病家兩要說》："誇大者若有奇謀。"②出人意外，使人不測。《不失人情論》："有最畏出奇，惟求穩當。"③以之爲奇。《扁鵲傳》："扁鵲獨奇之。"④（jī 機）單數，與"偶"相對。《靈樞·根結》："陰道偶，陽道奇。"⑤數奇：不偶，命運不好。《史記·李將軍列傳》："以爲李廣老，數奇，毋令當單于。"⑥零數，餘數。《繫辭上》："歸奇於扐，以象閏。"

親 ①情意懇摯。《說文》："親，至也。"②父母。《傷寒論序》："上以療君親之疾。"③親人。《大醫精誠》："普同一等，皆如至親之想。"④親近，結合。《養生論》："使形神相親，表裏俱濟也。"⑤親自，親身。《華佗傳》："後太祖親理，得病篤重。"⑥通"新"。《大學》："大學之道，在明明德，再親民，在止於至善。"程子曰："親，當作新。"

傾 ①傾斜，不正。《說文》："傾，仄也。"《老子六章》："高下相傾。"②傾覆。《天論》："權謀傾覆幽險而盡亡矣。" ③傾軋，排斥。《養生論》："心戰於內，物誘於外，交賒相傾。"④傾向。《自京赴奉先縣詠懷五百字》："葵藿傾太陽，物性固莫奪。" ⑤竭盡，完全。《病家兩要說》："不傾信於臨事，不足以盡其所長。"

渠 ①人工開鑿的水渠。《說文》："渠，水所居。"王筠《說文解字句讀》："河者，天生之；渠者，人鑿之。"《史記·滑稽列傳》："西門豹卽發民鑿十二渠，引河水灌民田。"②他。人稱代詞。《汗下吐三法該盡治病詮》："渠亦不自省其過。"

忍 ①容忍，忍耐。《說文》："忍，能也。"段注："'能''耐'本一字。"《論語·八佾》："是可忍也，孰不可忍也？"《離騷》："懷朕情而不發兮，余焉能忍而與此終古。"②抑制，克制。《養生論》："或抑情忍欲，割棄榮願。"③忍心，殘忍。《華佗傳》："何忍無急去藥。"賈誼《新書·道術》："惻隱憐人謂之慈，反慈爲忍。"

任 ①保，抱。《說文》："任，保也。"《詩·生民》："是任是負。"毛傳："任，猶抱也。"②承擔，擔當。《晉侯有疾》："國之大臣，榮其寵祿，任其大節。"《不失人情論》："醫家莫肯任怨。"③任用。《病家兩要說》："夫任醫如任將，皆安危之所關。"《不失人情論》："此由知醫不眞，而任醫不專也。"④放縱，任憑。《不失人情論》："富者多任性而禁戒勿遵。"《溫病條辨敘》："知我罪我，一任當世，豈不善乎？"

設 ①陳設，設置。《說文》："設，施陳也。"《大同》："以設制度。"《用藥如用兵論》："藥之設也以攻疾。"②設置器械以捕捉禽獸。《四時》："令禁置設禽獸，毋殺飛鳥。"③假設，假如。《小兒則總論》："設或辨之不眞，則誠然難矣。"

矧 ①何況。《說文》作"矤"，曰："矤，況詞也。"段注："《尚書》多用矤字，俗作矧。"《病家兩要說》："是醫之於醫尚不能知，而矧夫非醫者！"②齒齦。《禮記·曲禮》："笑不至矧。"鄭玄注："齒本曰矧，大笑則見。"

審 ①詳知，知悉。《說文》作"宷"，曰："宷，悉也，知宷諦也。"或體作"審"。《中庸》："博學之，審問之。"《大醫精誠》："唯當審諦覃思。"②果眞，確實。《白馬論》："是白馬之非馬，審矣。"③審定，審察。《小兒則總論》："審清濁而知部分。"

滲 ①滲漏，滲出。《說文》："滲，下漉也。"《汗下吐三法該盡治病詮》："淡滲泄。"②乾涸，枯竭。《南史·到彥之傳》："自淮入泗，泗水滲，日裁行十里。"③（qīn 侵）滲淫：小水。《文選·海賦》："滴瀝滲淫，薈蔚雲霧。"李善注："滲淫，小水津液也。"

聖 ①無所不通曰聖。《說文》："聖，通也。"《四時》："地曰信聖。"②道德、學問最高的人。《汗下吐三法該盡治病詮》："乃知聖人止有三法。"③聞診。《難經·六十一難》："聞而知之謂之聖。"《病家兩要說》："仁聖工巧全其用。"

市 ①買賣場所。《說文》："市，買賣所之也。"《齊侯疥痁》："內寵之妾，肆奪於市。"《許行章》："雖使五尺之童適市，莫之或欺。"②購買。用作動詞。《論語二十章》："沽酒，市肉，不食。"《大醫精誠》："其虻蟲、水蛭之屬，市有先死者，則市而用之。"③買賣。《修身》："良賈不爲折閱不市。"

倏 ①犬走疾。《說文》："倏，犬走疾也。"②忽然，迅速。《莊辛說楚襄王》："倏忽之間，墜於公子之手。"《不失人情論》："病家既不識醫，則倏趙倏錢。"

肆 ①陳設，陳列。《說文》："肆，極陳也。"《詩·行葦》："肆筵設席。" ②作坊。《論語·子張》："百工居肆，以成其事。"③市場，店鋪。《莊子·外物》："曾不如早索我於枯魚之肆。”④肆意，不受拘束。段注：“經傳有專取極意者，凡言縱恣者，皆是也。”《養生論》：“一哀不足以傷身，輕而肆之。”⑤“四”的大寫。數目字。

塗 ①泥。《說文》新附：“塗，泥也。”《秋水》：“寧其死爲留骨而貴乎？寧其生而曳尾於塗中乎？”張可久《賣花聲》：“傷心秦漢，生民塗炭。”②道路。《秋水》：“明乎坦塗，故生而不說，死而不禍。”《養生論》：“攻之者非一塗。”

圖 ①謀畫，圖謀。《說文》：“圖，畫計難也。”《晉侯有疾》：“將不能圖恤社稷。”《類經序》：“勉圖蚊負。”②貪圖。《不失人情論》：“有素所相知，苟且圖功。”③河圖。《繫辭上》：“河出圖，洛出書，聖人則之。”④地圖。《五蠹》：“則舉圖而委。”⑤圖畫，圖表。《漢書藝文志序》：“圖四十三卷。”《類經序》：“不拾以圖，其精莫聚。”

退 ①退卻，後退。《說文》：“退，卻也。”《虛實》：“退而不可追者，速而不可及也。”《扁鵲傳》：“望見桓侯而退走。”②退縮。《論語·先進》：“求也退，故進之。”③降低。《醫師》：“死則計其數以進退之。”④辭官，隱居。《傷寒論序》：“進不能愛人知人，退不能愛身知己。”⑤後移。《黃帝內經素問注序》：“退《至教》以先《針》。”⑥免除。《五蠹》：“盡貨賂，而用重人之謁，退汗馬之勞。”

妄 ①胡亂。《說文》：“妄，亂也。”《天論》：“倍道而妄行，則天不能使之吉。”《不失人情論》：“妄輕投劑。”②虛妄，不實。《法言·問神》：“無驗而言之謂妄。”③荒謬。《汗下吐三法該盡治病詮》：“世間如此妄人，何其多也。”《羣經古方論》：“至宋祕閣林億等始考証謬妄。”④通“亡”，無。《禮記·儒行》：“今衆人之命儒也妄常。”

危 ①危險。《說文》：“危，在高而懼也。”《繫辭》：“是故君子安而不忘危。”《大醫精誠》：“多用生命以濟危急。”②高。辛棄疾《摸魚兒》：“休去倚危欄。”③危言：直言。《不失人情論》：“性好吉者，危言見非。”④危言：驚懼之言。《不失人情論》：“或危言相恐。”

悟 ①醒悟，覺悟。《丹溪翁傳》：“既而悟曰：操古方以治今病，其勢不能以盡合。”《醫案三則》：“忽悟，吾亦踵其誤矣。”②領會，明白。《養生論》：“悟生理之易失。”

奚 ①大腹。《說文》：“奚，大腹也。”②古代的奴隸。《周禮·冢宰》：“奚三百人。”③何，怎麼，什麼。疑問代詞。《法儀》：“然則奚以爲治法而可？”《病家兩要說》：“奚堪庸妄之惧投？”

下 ①下面，與“上”相對。《說文》：“下，底也。”《病家兩要說》：“而下一層者不得而知之。”②低。《大醫精誠》：“俞穴流注，有高下淺深之差。”③臣下，百姓。《齊侯疥痁》：“上下怨疾，動作辟違。”④退下。《晉靈公不君》：“遂扶以下。”⑤降落，掉下。《莊辛說楚襄王》：“加已乎四仞之上，而下爲螻蟻食也。”⑥下法，中醫八法之一。《汗下吐三法該盡治病詮》：“今予論吐汗下三法。”⑦下焦。《汗下吐三法該盡治病詮》：“下虛無積無邪之人，始可議補。”

銜 ①馬嚼子。《說文》：“銜，馬勒口中也。從金行。銜者，所以行馬者也。”②心懷。《養生論》：“而曾子銜哀，七日不飢。”③怨恨。《漢書·外戚傳上》：“景帝心銜之而未發也。”④官階，頭銜。白居易《聞行簡恩賜章服》：“官銜俱是客曹郎。”

囂 ①喧嘩。《說文》：“囂，聲也。”《王孫圉論楚寶》：“若夫譁囂之美。”②通“枵”，空虚。嚻然，飢餓時腹中空虛貌。《養生論》：“終朝未餐，則嚻然思食。”③（áo 熬）嚻嚻：衆聲盛貌。《詩·車攻》：“之子於苗，選徒嚻嚻。”④衆多。《詩·十月之交》：“無罪無辜，讒口嚻嚻。”

幸 ①逢凶化吉。《說文》：“幸，吉而免凶也。”《左傳·昭公十八年》：“幸而不亡，猶可說也。不幸而亡，君猶憂之，亦無及也。”②幸運。《論語·述而》：“丘也幸，苟有過人必知之。”《扁鵲傳》：“偏國寡臣幸甚。”③幸而，幸虧。《溫病條辨敍》：“幸而得之。”④寵倖。《莊辛說楚襄王》：“君卒幸四子者不衰，楚國必亡矣！”⑤僥倖。《汗下吐三法該盡治病詮》：“有時而幸中，有時而不中。”⑥希望。《溫病條辨敍》：“亦吳子之幸也。”

休 ①息止。《說文》：“休，息止也。”《修身》：“故蹞步而不休，跛鼈千里。”《孫子列傳》：“將軍罷休就舍。”②休息。《天瑞》：“體將休焉。”③莫，不要。范仲淹《蘇幕遮》：“明月樓高休獨倚。”④美善，吉祥。《洪範》：“曰休徵。”《諸家得失策》：“而何以臻壽考無疆之休哉？”⑤休休：氣量大貌。《大學》：“其心休休焉，其如有容焉。”

延 ①延長，伸长。《說文》：“延，長行也。”《韓非子·十過》：“延頸而鳴，舒翼而舞。”②長久。《離騷》：“延佇乎吾將反。”③延請，迎接。《不失人情論》：“有素不相識，遇延辨症。”

養 ①供養。《說文》：“養，供養也。”《齊侯疥痁》：“私欲養求，不給則應。”②養育。《大學》：“未有學養子而後嫁者也。”③保養，養護。《本生》：“能養天之所生而勿攖之，謂之天子。”《養生論》：“善養生者則不然也。”④治療，調理。《醫師章》：“觀其所發而養之。”⑤貢獻，服務。《晏子不死君難》：“臣君者，豈爲其口實。社稷是養。”⑥蓄養，拖延。《華佗傳》：“小人養吾病，欲以自重。”

由 ①隨，從。《說文》作“繇”，曰：“繇，隨從也。”或體作“由”。《論語·雍也》：“行不由徑。”《論語十則》：“雖欲從之末由也已。”②依從，遵循。《扁鵲傳》：“至今天下言脈者，由扁鵲也。”③因，由于。《本生》：“故古之人有不肯貴富者矣，由重生故也。”《諸家得失策》：“而萬物由之以化生。”④自。《孔子世家》：“由中都宰爲司空，由司空爲大司寇。”《汗下吐三法該盡治病詮》：“或自外而入，或由內而生。”⑤通“猶”。《養生論》：“是由桓侯抱將死之疾。”

俞 ①（yú）獨木舟。《說文》：“俞，空中木爲舟也。”②應答之辭。《書·堯典》：“俞！予聞，如何？”③姓。《扁鵲傳》：“醫有俞跗。”④（yù 愈）更加。《國語·越語》：“辭俞卑，禮俞尊。”⑤（shù 樹）通“腧”，腧穴。《大醫精誠》：“俞穴流注，有高下淺深之差。”⑥五腧穴之一。《諸家得失策》：“窮之以井滎俞經合之源。”

躁 ①急躁，浮躁。《說文》作“趮”，曰：“趮，疾也。”徐鉉曰：“今俗另作躁。”《廣雅·釋詁一》：“躁，疾也。”《論語·季氏》：“言未及之而言，謂之躁。”②躁動，擾動。《養生論》：“神躁於中，而形喪於外。”

瞻 ①往前望或往上望。《說文》：“瞻，臨視也。”《爾雅》：“瞻，視也。”《大醫精誠》：“亦不得瞻前顧後。”②通“贍”，供給。《詩·良耜》：“或來瞻汝，載筐及筥。”馬瑞辰《通釋》：“瞻，當讀贍給之贍。”

臻 ①到，達到。《說文》：“臻，至也。”《黃帝內經素問注序》：“歷十二年，方臻理要。”《諸家得失策》：“而何以臻壽考無疆之休哉？”②完備。《銅人腧穴針灸圖經序》：“在昔未臻，惟帝時憲。”

執 ①逮捕罪人。《說文》：“執，捕辠人也。”段注：“捕，取也。引伸之爲凡持守之稱。”《齊侯疥痁》：“公使執之。”②執掌，手持。《論語二十章》：“夫執輿者爲誰？”《老子六章》：“執者失之。”③持。《不失人情論》：“或執有據之論。”④好友，至交。《禮記·曲禮上》：“見父之執，不謂之進，不敢進。”⑤執拗：固執。《病家兩要說》：“執拗者若有定見。”

植 ①關門用的直木。《說文》：“植，戶植也。”②木柱。《墨子·備城門》：“城上百步一樓，樓四植。”③樹立，豎直。《論語二十章》：“植其杖而芸。”《養生論》：“植髮衝冠。”④種植，栽種。⑤培養。《類經序》：“豈殺於《十三經》之啟植民心。”《小兒則總論》：“矧以方生之氣不思培植。”⑥植物。《新修本草序》：“竊以動植形生，因方舛性。”《雜氣論》：“昆蟲草木，動植之物可見。”

至 ①到，到達。《說文》：“至，鳥飛從高下至地也。”《傷寒論序》：“患及禍至，而方震栗。”②最高的，到達極點。《黃帝内經素問注序》：“宣揚至理而已。”《諸家得失策》：“至哉坤元！”③夏至、冬至。《秋燥論》：“俟二分二至以後，始轉而從本令之王氣。”④最。《大醫精誠》：“今以至精至微之事。”又曰：“皆如至親之想。”

致 ①送達。《說文》：“致，送詣也。”《繫辭》：“謙也者。致恭以存其位者也。”《丹溪翁傳》：“寧歉於己，而必致豐於兄弟。”②使之至，使到來。《養生論》：“不死可以力致者。”《汗下吐三法該盡治病詮》：“致津液，通血氣。”③招徠，致使。《本生》：“三患者，貴富之所致也。”④通“至”。《修身》：“一進一退，一左一右，六驥不致。”《修身》：“致不肖，而欲人之賢己也。”

終 ①絿絲。《說文》：“終，絿絲也。”段注：“《廣韻》：‘終，極也，窮也，竟也。’其義皆當作冬。冬者，四時盡也。故其引申之義如此。”②終止，結束。《醫師章》：“歲終則稽其醫事，以制其食。”③生命完結，死。《養生論》：“從白得老，從老得終。”④自始至終。《傷寒論序》：“各承家技，始終順舊。”

燭 ①火炬。《說文》：“燭，庭燎，火燭也。”《禮記·曲禮上》：“燭不見跋。”疏：“跋，本也。本，把處也。古時未有蠟燭，惟呼火炬爲燭。”②燈燭，蠟燭。《史記·樗裏子甘茂列傳》：“我無以買燭，而子之燭光幸有餘，子可分我餘光。”③照亮。《莊子·天運》：“燭之以日月之明。”《病家兩要說》：“燭幽隱於玄冥之間者”④洞察。《韓非子·難三》：“明不能燭遠奸。”

主 ①油燈中火燭。《說文》：“主，鐙中火主也。”段注：“其形甚微，而明照一室，引申假借爲臣主賓主之主。”②君主。《外臺秘要序》“主上尊賢重道。”③對大夫之稱。《晉侯有疾》：“主相晉國，於今八年。”《扁鵲傳》：“今主君之病與之同。”④主人。《病家兩要說》：“使主者不有定見。”⑤主持。《晉侯有疾》：“遷閼伯於商丘，主辰。”⑥主見，主張。《不失人情論》：“此無主之爲害也。”⑦主氣。《諸家得失策》：“究之以主客標本之道。”⑧根本。《晏子不死君難》：“君民者，豈以陵民，社稷是主。”

蕞 ①（zuì 最）蕞爾：小貌。《玉篇》：“蕞，蕞爾，小皃。”《養生論》：“夫以蕞爾之軀。” ②（zhuó 茁）聚集貌。《文選·西征賦》：“蕞芮於城隅者，百不處一。”李善注：“《字林》曰：蕞，聚貌也。” ③（jué 絕）通“蕝”，古代演習朝會禮儀時以束茅作爲位次的標誌。《集韻》：“蕝，《說文》：‘朝會束茅表位曰蕝。’或作蕞。”《史記·劉敬叔孫通列傳》：“（叔孫通）與其弟子百余人爲綿蕞野外，習之月餘。”

練　習（九）

一、單項選擇

1. "斯何以保其元氣"中"斯"爲　　　　　　　　　　　　（　　）
   A. 代詞，這　　B. 連詞，則　　C. 副詞，才　　D. 語氣助詞，表示感嘆

2. "最非計之得者"語序屬於　　　　　　　　　　　　　　（　　）
   A. 介詞賓語前置　　B. 定語後置　　C. 主謂倒裝　　D. 動詞賓語前置

3. "以襲水土"的"襲"義爲　　　　　　　　　　　　　　（　　）
   A. 依據　　　　B. 沿襲　　　　C. 承襲　　　　D. 襲擊

4. "后以裁成天地之道"的"后"義爲　　　　　　　　　　（　　）
   A. 皇后　　　　B. 帝王　　　　C. 後人　　　　D. 后土

5. "騏驥不多得，何非冀北駑羣"的修辭格屬　　　　　　（　　）
   A. 比喻　　　　B. 借代　　　　C. 互備　　　　D. 分承

6. "上獲千餘歲，下可數百年"的"可"義爲　　　　　　（　　）
   A. 可以　　　　B. 能够　　　　C. 大約　　　　D. 獲得

7. "半年一年，勞而未驗，志以厭衰"的"以"義爲　　　（　　）
   A. 因此　　　　B. 通"已"，已經　　C. 而且　　　D. 因而

8. "是以君子知形恃神以立，神須形以存"的"須"義爲　（　　）
   A. 需要　　　　B. 必須　　　　C. 等待　　　　D. 依靠

9. "一溉之益固不可誣也"的"誣"義爲　　　　　　　　（　　）
   A. 誣告　　　　B. 輕視　　　　C. 欺騙　　　　D. 欺詐

10. "馳騁常人之域，故有一切之壽"的"一切"義爲　　　（　　）
    A. 長時　　　　B. 短時　　　　C. 應有的　　　D. 一般的

11. "而世常謂一怒不足以侵性……輕而肆之"的"肆"義爲（　　）
    A. 再三再四　　B. 集市　　　　C. 店铺　　　　D. 放纵

12. "不得道聽途說，而言醫道已了"的"了"義爲　　　　（　　）
    A. 了解　　　　B. 完全　　　　C. 掌握　　　　D. 窮盡

13. "志存救濟，故亦曲碎論之"的"救濟"義爲　　　　　（　　）
    A. 救世濟民　　B. 幫助　　　　C. 救治　　　　D. 經濟上的幫助

14. "子之所慎，齋戰疾"的"子"指的是　　　　　　　　（　　）
    A. 孔子　　　　B. 孟子　　　　C. 老子　　　　D. 莊子

15. "使其言而是，則智者所見畧同"的"而"義爲　　　　（　　）
    A. 尚且　　　　B. 如果　　　　C. 然而　　　　D. 而且

16. "使其言而是，則智者所見畧同"的"是"義爲 （　　）

    A.這樣　　　　B.這些　　　　C.是這樣　　　D.正確

17. "其於醫也則不可，謂人己氣血之難符"的"謂"義爲 （　　）

    A.認爲　　　　B.所說　　　　C.叫做　　　　D.通"爲"，因爲

18. "粗工之治病，或治其虛，或治其實，有時而幸中，有時而不中"句中
的修辭方法是 （　　）

    A.借代　　　　B.分承　　　　C.錯綜　　　　D.比喻

19. "以十分率之"的"率"義爲 （　　）

    A.统率　　　　B.表率　　　　C.比例　　　　D.按一定的标准计算

20. "如其拂而戾焉，則贊助調攝之功自不容已矣"的"已"義爲 （　　）

    A.已經　　　　B.罷了　　　　C.停止　　　　D.以

二、多項選擇

1. "相"用作指代性副詞用的句子是 （　　）

    A.第以醫之高下，殊有相懸

    B.此所以相知之難

    C.使形神相親，表裏俱濟也

    D.各相其病之所宜而用之

    E.而相成之德，謂孰非後進之吾師云

2. 含有名詞活用作動詞的句子是 （　　）

    A.又有目醫爲小道

    B.夫神仙雖不目見

    C.或識契眞要，則目牛無全

    D.目惑玄黃

    E.可以理知，難以目識

3. 含有詞尾，表示"……的樣子"的句子是 （　　）

    A.悶若無端　　　　　　　B.夫以蕞爾之軀，攻之者非一塗

    C.率爾自逞俊快　　　　　D.若此以往

    E.寂然無思慮

4. 含有偏義複詞的句子是 （　　）

    A.淺深與否觀其博　　　　B.昧經權之妙者

    C.詢謀得失，深遂夙心　　D.心口之難辨

    E.由是徧索兩經，先求難易

5. 含有古今字的句子是 （　　）

    A.囂然思食　　　　　　　B.偶然治差一病

    C.果敢與否觀其勇，而猛浪者實似之

    D.使不預三法　　　　　　E.不反者，臨涯已晚

6. 下列句中"惟"作"只"、"只是"解的是 （　　）

A.俾工徒勿誤，學者惟明　　　B.惟是皮質之難窺

C.今之奉行，惟八卷耳　　　　D.惟好生者曷察之

E.惟其事之難也，斯非常人之可知

7. 含有賓語前置的句子是　　　　　　　　　　　（　　　　　）

A.凡此之法，何非徵醫之道　　B.六者洞然，又何難治之有

C.惟是皮質之難窺　　　　　　D.大哉乾元，至哉坤元

E.其果何者而爲之原歟

8. 含有"幫助"義的詞是　　　　　　　　　　　　（　　　　　）

A."輔相天地之宜"的"輔相"　B."固無庸以贊助也"的"贊助"

C."志存救濟"的"濟"　　　　D."以左右民"的"左右"

E."此固聖人贊化育之一端也"的"贊"

9. 含有借代修辭格的句子是　　　　　　　　　　（　　　　　）

A. 絲竹湊耳　　　　　　　　　B. 一人向隅，滿堂不樂

C.見幾者寧袖手自珍　　　　　D. 秦越肥瘠

E.刑罰，治亂之藥石

10. 含有實詞活用的句子是　　　　　　　　　　　（　　　　　）

A.故可得而罪也　　　　　　　B.熱客下焦

C.各條藥之輕重寒溫於左　　　D.雖曰賤畜貴人

E.道說是非，議論人物

三、注釋

1. 夜分而坐，則低迷思寢。

2. 壯士之怒，赫然殊觀，植髮衝冠。

3. 且豆令人重，榆令人瞑，合歡蠲忿，萱草忘憂。

4. 喜怒悖其正氣，哀樂殃其平粹。

5. 今以躁競之心，涉希靜之塗。

6. 一心赴救，無作功夫形迹之心。

7. 必有大段要急之處，不得已隱忍而用之。

8. 唯當審諦覃思，不得於性命之上，率爾自逞俊快。

9. 訾毀諸醫，自矜己德。

10. 尋此貳途，陰陽報施，豈誣也哉？

11. 陰陽者，造化之樞紐。

12. 雨暘寒暑，不能以時若。

13. 何喜怒哀樂、心思嗜慾之泊於中。

14. 今以至精至微之事，求之於至麤至淺之思。

15. 今余著此吐汗下三法之詮，所以該治病之法也。

16. 《内經》散論諸病，非一狀也；流言治法，非一階也。

17. 蓋汗下吐，以若草木治病者也。

18. 是醫之於醫尚不能知，而矧夫非醫者。

19. 而難於臨事不惑，確有主持。

20. 吾儕同有性命之慮者，其毋忽於是焉！

四、今譯

1. 然必也小大方圓全其才，仁聖工巧全其用，能會精神於相與之際，燭幽隱於玄冥之間者，斯足謂之真醫，而可以當性命之任矣。

2. 又到病家，縱綺羅滿目，勿左右顧眄，絲竹湊耳，無得似有所娛，珍羞迭薦，食如無味，醽醁兼陳，看有若無。

3. 故神農曰"上藥養命，中藥養性"者，誠知性命之理，因輔養以通也。而世人不察，惟五穀是見，聲色是躭，目惑玄黃，耳務淫哇。

4. 粗工之治病，或治其虛，或治其實，有時而幸中，有時而不中。謬工之治病，實實虛虛，其誤人之迹常著，故可得而罪也。

五、簡答

1. 氏的來源主要有哪幾種？

2. 古代的尊稱主要有哪幾種方式？

3. 何谓天干？

4. 何谓地支？

六、填空

1. 宋代史學家劉恕《通鑒外紀》曰："姓者，＿＿＿＿＿＿＿＿＿＿＿＿；氏者，＿＿＿＿＿＿＿＿＿。"

2. 上古時期，嬰兒在＿＿＿＿＿＿＿＿時由父親取名，在＿＿＿＿＿＿＿＿＿時舉行冠禮而取字。

3. 古代避諱的方法主要有三種，即改字法、＿＿＿＿＿＿＿、＿＿＿＿＿＿＿。

4 古人的謙稱方式，有以名自謙，以晚輩自謙，以治下之人自稱、＿＿＿＿＿＿＿、＿＿＿＿＿＿＿。

5. 在年齡稱謂中，湯餅之期指＿＿＿＿＿＿＿＿，志學指＿＿＿＿＿＿＿＿。

6. 與"東方"相配的天干是＿＿＿＿，於春夏秋冬四時屬＿＿＿＿。

7. 與"西方"相配的天干是＿＿＿＿，地支是＿＿＿＿。

8. 夏曆(陰曆)正月相應的地支是＿＿＿＿，與其相應的東西南北四方屬＿＿＿。

9. 用地支表十二時，正午是＿＿時，夜半是＿＿時。

10. 古代一日兩餐，早餐在食時，相當地支紀時的＿＿時；晚餐在晡時，相當地支紀時的＿＿時。

七、閱讀

不失人情論

　　嘗讀內經至方盛衰論而殿之曰不失人情未曾不瞿然起喟然嘆軒岐之入人深也夫不失人情醫家所甚亟然憂憂乎難之矣大約人情之類有三一曰病人之情二曰旁人之情三曰醫人之情所謂病人之情者五藏各有所偏七情各有所勝陽藏者宜涼陰藏者宜熱耐毒者緩劑無功不耐毒者峻劑有害此藏氣之不同也動靜各有欣厭飲食各有愛憎性好吉者危言見非意多憂者慰安云偽未信者忠告難行善疑者深言則忌此好惡之不同也富者多任性而禁戒勿遵貴者多自尊而驕恣悖理此交際之不同也貧者衣食不周況乎藥餌賤者焦勞不適懷抱可知此調治之不同也有良言甫信謬說更新多岐亡羊終成畫餅此無主之爲害也有最畏出奇惟求穩當車薪杯水難免敗亡此過愼之爲害也有境緣不偶營求未遂深情牽掛良藥難醫此得失之爲害也有急性者遭遲病更醫而致雜投有性緩者遭急病濡滯而成難挽此緩急之爲害也有參术沾唇懼補心先痞塞硝黃入口畏攻神卽飄揚此成心之爲害也有諱疾不言有隱情難告甚而故隱病狀試醫以脈不知自古神聖未有捨望聞問而獨憑一脈者且如氣口脈盛則知傷食至於何日受傷所傷何物豈能以脈知哉此皆病人之情不可不察者也所謂旁人之情者或執有據之論而病情未必相符或興無本之言而醫理何曾夢見<u>或操是非之柄同我者是之異己者非之而眞是眞非莫辨</u>或執膚淺之見頭痛者救頭脚痛者救脚而孰標孰本誰知或尊貴執言難抗或密戚偏見難回又若薦醫動關生死有意氣之私厚而薦者有庸淺之偶效而薦者有信其利口而薦者有食其酬報而薦者甚至熏蕕不辨妄肆品評譽之則跖可爲舜毀之則鳳可作鴞致懷奇之士拂衣而去使深危之病坐而待亡此皆旁人之情不可不察者也所謂醫人之情者或巧語誑人或甘言悅聽或强辯相欺或危言相恐此便佞之流也或結納親知或修好僮僕或求營上薦或不邀自赴此阿諂之流也有腹無藏墨詭言神授目不識丁假托秘傳此欺詐之流也有望聞問切漫不關心枳朴歸芩到手便撮妄謂人愚我明人生我熟此孟浪之流也有嫉妒性成排擠爲事陽若同心陰爲浸潤是非顛倒朱紫混淆此讒妒之流也有貪得無知輕忽人命如病在危疑良醫難必極其詳愼猶冀回春若輩貪功妄輕投劑至於敗壞嫁謗自文此貪倖之流也有意見各持異同不決曲高者和寡道高者謗多<u>一齊之傅幾何衆楚之咻易亂</u>此庸淺之流也有素所相知苟且圖功有素不相識遇延辨症病家旣不識醫則倐趙倐錢醫家莫肯任怨則惟苓惟梗或延醫衆多互爲觀望或利害攸繫彼此避嫌惟求免怨誠然得矣坐失機宜誰之咎乎此由知醫不眞任醫不專也凡若此者孰非人情而人情之詳尚多難盡聖人以不失人情爲戒欲令學者思之愼之勿爲陋習所中耳雖然必期不失未免遷就但遷就卽礙於病情不遷就又礙於人情有必不可遷就之病情而復有不得不遷就之人情且奈之何哉故曰憂憂乎難之矣（选自李中梓《醫宗必讀》）

　　要求：

1. 给上文加標點。

2. 注釋文中加點号的詞語。

3. 今譯文中加橫綫的句子。

4. 填空

①"不失人情"的"人情"具體包括_____。

②作者用"多岐亡羊終成畫餅"比喻_____。

③"曲高者和寡"在文中具體比喻_____。

四十六、

局方發揮

　　《和劑局方》之爲書也，可以據證檢方，即方用藥[1]，不必求醫，不必脩製，尋贖見成丸散[2]，病痛便可安痊。仁民之意[3]，可謂至矣！自宋迄今，官府守之以爲法，醫門傳之以爲業，病者恃之以立命，世人習之以成俗。然予竊有疑焉。何者？古人以神聖工巧言醫[4]。又曰："醫者，意也[5]。"以其傳授雖的[6]，造詣雖深，臨機應變，如對敵之將，操舟之工。自非盡君子隨時反中之妙[7]，寧無愧於醫乎？今乃集前人已效之方，應今人無限之病，何異刻舟求劍、按圖索驥？冀其偶中也難矣。

　　或曰：仲景治傷寒，著一百一十三方；治雜病，著《金匱要畧》二十有三門。歷代名方，汗牛充棟[9]，流傳至今，明效大驗，顯然耳目。今吾子致疑於《局方》，無乃失之謬妄乎？

　　予曰：醫之視病問證，已得病之情矣。然病者一身，血氣有淺深，體段有上下，臟腑有内外，時月有久近，形志有苦樂[10]，肌膚有厚薄[11]，能毒有可否[12]，標本有先後[13]，年有老弱[14]，治有五方[15]，令有四時；某藥

---

[1] 即：就，據。

[2] 贖(shù 述)：購買。　　見：同"現"。

[3] 仁：仁愛。

[4] 神聖工巧：指望聞問切四診。《難經·六十一難》："望而知之謂之神，聞而知之謂之聖，問而知之謂之工，切脈而知之謂之巧。"

[5] 醫者意也："醫"就是"意"之義。謂醫生診治疾病要深入思考。語本《後漢書·郭玉傳》。

[6] 的（dí 笛）：準確。

[7] 隨時反中：意爲因時制宜。四庫本作"隨時取中"。

[8] 刻舟求劍：喻拘泥成法，不知變通。典出《呂氏春秋·察今》。

[9] 汗牛充棟：形容書籍數量之巨。柳宗元《陸文通先生墓表》："其爲書，處則充棟宇，出則汗牛馬。"

[10] "形志"句：語本《素問·血氣形志篇》。形，謂身形；志，謂心志。各有苦樂之不同，其治各異。

[11] 肌膚：四庫本作"資稟"。

[12] 能：通"耐"，耐受。

[13] 標本：此指疾病的新與舊，原發與繼發。《素問·標本病傳論》："病有標本，刺有逆從。"馬蒔注："標者，病之後生；本者，病之先成。"

[14] 弱：年少。

[15] 五方：五方不同，各有所宜。參見本書《異法方宜論》。

治某病，某經用某藥，孰爲正治反治，孰爲君臣佐使。合是數者，計較分毫，議方治療，貴乎適中。今觀《局方》，別無病源議論，止於各方條述證候[1]，繼以藥石之分兩、脩製藥餌之法度，而又勉其多服、常服、久服。殊不知一方通治諸病，似乎立法簡便，廣絡原野，冀獲一二[2]，甯免許學士之誚乎[3]？仲景諸方，實萬世醫門之規矩準繩也[4]。後之欲爲方圓平直者，必於是而取則焉。然猶設爲問難，藥作何應，處以何法。許學士亦曰：“我善讀仲景書而知其意，然未嘗全用其方。”《局方》製作將擬仲景耶[5]？故不揣荒陋[6]，敢陳管見，倘蒙改而正諸[7]，實爲醫道之幸。

今世所謂風病，大率與諸痿證混同論治，良由《局方》多以治風之藥通治諸痿也。古聖論風、論痿[8]，各有篇目，源流不同，治法亦異，不得不辨。按《風論》[9]：“風者，百病之長，至其變化，乃爲他病。”又曰“善行數變”，曰“因於露風”，曰“先受邪”，曰“在腠理”，曰“客”，曰“入”，曰“傷”，曰“中”。歷陳五臟與胃之傷，皆多汗而惡風。其發明風邪係外感之病，有臟腑、內外、虛實、寒熱之不同，若是之明且盡也。別無癱瘓、痿弱、卒中不省、僵仆、喎斜[10]、攣縮、眩運[11]、語澀、不語之文。新舊所錄治風之方凡十道，且卽至寶丹、靈寶丹論之[12]，曰治中風不語，治中風語澀。夫不語與語澀，其可

---

[1] 止：僅，祇。

[2] 一二：四庫本作“一兔”。

[3] “廣絡原野”三句：言處方採用如同在原野打圍獵兔的辦法，希望偶然取效，怎麼能避免許學士的譏誚呢？許學士，宋代醫家許叔微，字知可，曾任集賢院學士，故後人稱他爲許學士。誚（qiào 俏），譏諷，譏誚。許叔微《類證普濟本事方》：“若用群隊之藥分其勢則難取效。許嗣宗所謂譬猶獵不知兔，廣絡原野，冀一二獲之，術亦疏矣。”

[4] 規矩準繩：畫圓形、畫方形、測水平、打直線的工具。此指法度、規則。語見《孟子·離婁上》。

[5] 將：想要，打算。　擬：比擬，自比。

[6] 荒陋：指才學淺薄。

[7] 諸：之。

[8] 古聖：指《黃帝內經》中的黃帝、岐伯等人。

[9] 風論：《素問》中篇目名。

[10] 喎（wāi 歪）：口歪斜不正。

[11] 眩運：四庫本作“眩暈”。義同。

[12] 至寶丹：方名。見《蘇沈良方》卷五。功用清熱開竅，化濁解毒。　靈寶丹：方名。見《聖惠方》。功用祛風通竅，強筋健骨。

一例看乎？有失音不語，有舌強不語[1]，有神昏不語，有口禁不語[2]，有舌縱語澀[3]，有舌麻語澀。治大腸風祕[4]，祕有風熱，有風虛，曾謂一方可通治乎[5]？

已上諸疑[6]，特舉其顯者耳，若毫分縷析，更僕未易盡也[7]。

【題解】 本文節選自《局方發揮》，據1956年人民衛生出版社影印新安吳中珩校本。作者朱震亨（公元1281年—1358年），字彥修，婺州義烏（今屬浙江）人，元代著名醫家。家居義烏丹溪，故人稱丹溪翁。自幼習儒，從許謙學理學，中年受業於杭州名醫羅知悌門下。他潛心研究《黃帝內經》等醫經，並受劉完素、張從正、李杲諸家學說的影響，創造性地提出了"陽常有餘，陰常不足"及"相火易動"等學說，爲滋陰學派的代表人物。著有《格致餘論》、《局方發揮》、《本草衍義補遺》等。

《局方發揮》是針對宋代官修《太平惠民和劑局方》的弊端而撰寫的醫學論著，全書一卷。作者直陳《局方》忽視辨證，濫用溫燥之品的偏向，強調辨證論治的重要，力倡滋陰降火。書以問答形式展開討論，共論述三十一條，每條先設"或問"提出問題，而後闡發作者見解，分析利害，闡明醫理。《四庫全書簡明目錄》云："考震亨之學出於宋內官羅知悌，知悌之學距河間劉完素僅隔一傳。完素主於瀉火，震亨則主於滋陰。雖一攻其有餘，其劑峻利，一補其不足，其劑和平，而大旨不離其淵源。故於《局方》香竄燥烈諸藥，諄諄致辨。明以來沿其波者，往往以黃檗、知母戕傷元氣。介賓鑒其末流，故惟以益火爲宗，搒擊劉、朱不遺力。其以冰雪凜冽爲不和，以天晴日暖爲和，取譬固是；然清風涼雨亦不能謂之不和，鑠石流金亦不能強謂之和。各明一義而忘其各執一偏，其病實相等也。故介賓之說不可不知，而震亨是編亦未可竟廢焉。"

本文在肯定《局方》具有使用方便特點的同時，著重抨擊人們迷信拘泥《局方》的流俗和《局方》"一方通治諸病"的突出弊端。

---

[1] 舌強：舌體僵硬，運動不靈活。

[2] 口禁：牙關緊閉，口不能張。禁，通"噤"，口閉。

[3] 舌縱：舌體伸長，吐出口外，回縮困難。

[4] 風祕：風燥之邪侵入大腸所致便秘。祕，"秘"的異體字。

[5] 曾：豈。

[6] 已：同"以"。

[7] "更僕"句：形容事物繁多，數不勝數。《禮記·儒行》："遽數之不能終其物，悉數之乃留，更僕未可終也。"後成語作"更僕難數"。

【閱讀】

與薛壽魚書[1]

談何容易[2]天生一不朽之人而其子若[3]孫必欲推而納之於必朽之處此吾所爲怏怏而悲也夫所謂不朽者非必周孔而後不朽也羿之射秋之弈俞跗之醫皆可以不朽也使必待周孔而後可以不朽則宇宙間安得有此紛紛之周孔哉子之大父[4]一瓢先生醫之不朽者也高年不祿[5]僕方思輯其梗概以永其人而不意寄來墓誌無一字及醫反託於陳文恭[6]公講學云云嗚呼自是而一瓢先生不傳矣朽矣夫學在躬行不在講也聖學莫如仁先生能以術仁其民使無夭札是即孔子老安少懷[7]之學也素位[8]而行學孰大於是而何必捨之以他求陽明[9]勳業爛然胡世寧[10]笑其多一講學文恭公亦復爲之於余心猶以爲非然而文恭相公也子之大父布衣也相公借布衣以自重則名高而布衣挾相公以自尊則甚陋今[11]執途之人而問之曰一瓢先生非名醫乎雖子之仇無異詞也又問之曰一瓢先生其理學乎雖子之戚有異詞也子不以人所共信者傳先人而以人所共疑者傳先人得毋以藝成而下[12]之說爲斤斤乎不知藝即道之有形者也精求之何藝非道貌襲之道藝兩失燕噲[13]子之何嘗不託堯舜以鳴高而卒爲梓匠輪輿所笑醫之爲藝尤非易言神農始之黃帝昌之周公使冢宰領之其道通於神聖今天下醫絕矣惟講學一流轉未絕者何也醫之效立見故名醫百無一人學之講無稽故村儒[14]舉目皆是子不尊先人於百無一人之上而反賤之於舉目皆是之中過矣即或衰年無俚[15]有此附會則亦當牽連書之而不可盡沒有所由來僕昔疾病性命危篤爾時雖十周程張朱[16]何益而先生獨能

---

[1] 薛壽魚：清代著名溫病學家薛雪（字生白，晚號一瓢）之孫。

[2] 談何容易：謂談說議論並非易事。語出《漢書·東方朔傳》。何容，猶言"豈可"。

[3] 若：或。一說：其。

[4] 大父：祖父。

[5] 不祿：死的婉辭。《禮記·曲禮下》："天子死曰崩……士曰不祿。"

[6] 陳文恭：陳宏謀，字汝咨，清代廣西臨桂人。官至東閣大學士兼工部尚書，卒謚文恭。早年治程、朱理學，著有《培遠堂文集》。

[7] 老安少懷：語本《論語·公冶長》"老者安之，朋友信之，少者懷之"。朱熹注："老者養之以安，朋友與之以信，少者懷之以恩。"

[8] 素位：謂不在官位。

[9] 陽明：王守仁，字伯安，明代哲學家、教育家。官至南京兵部尚書。曾築室於故鄉餘姚（今屬浙江）陽明洞中，世稱陽明先生。

[10] 胡世寧：字永清，明代仁和（今浙江余杭）人。官至南京兵部尚書。

[11] 今：猶"若"，如果。

[12] 藝成而下：謂技藝成而居下位。語出《禮記·樂記》。

[13] 燕噲（yān kuài 煙快）：戰國時燕王噲（公元前320—前318年在位）。法堯舜，行禪讓，在位第三年將君位讓給相國子之，導致內訌外侵，他和子之皆遭殺戮。

[14] 村儒：指才學淺陋的文人。村，粗俗。

[15] 無俚：無聊。《說文》："俚，聊也。"

[16] 周程張朱：指宋代理學家周敦頤、程顥、程頤、張載、朱熹。

以一刀圭活之僕所以心折而信以爲不朽之人也慮此外必有異案良方可以拯人可以壽世者輯而傳焉當高出語錄[1]陳言萬萬而乃諱而不宣甘捨神奇以就臭腐在理學中未必增一偏席而方伎中轉失一眞人矣豈不悖哉豈不惜哉（選自袁枚《小倉山房文集》）

---

[1] 語錄：指二程與朱熹等人講理學的《語錄》。

四十七、

雜 氣 論

　　日月星辰，天之有象可睹；水火土石，地之有形可求；昆蟲草木[1]，動植之物可見；寒熱溫涼，四時之氣往來可覺。至於山嵐瘴氣[2]，嶺南毒霧[3]，咸得地之濁氣，猶或可察。而惟天地之雜氣，種種不一，亦猶天之有日月星辰，地之有水火土石，氣交之中[4]，有昆蟲草木之不一也。草木有野葛[5]、巴豆，星辰有羅、計、熒惑[6]，昆蟲有毒蛇、猛獸，土石有雄、硫、碯、信[7]，萬物各有善惡不等，是知雜氣之毒，亦有優劣也。然氣無形可求，無象可見，況無聲，復無臭[8]，何能得睹得聞？人惡得而知其氣[9]？又惡得而知其氣之不一也？是氣也，其來無時，其著無方[10]，衆人有觸之者，各隨其氣而爲諸病焉。

　　其爲病也：或時衆人發頤[11]，或時衆人頭面浮腫，俗名爲大頭瘟是也[12]；或時衆人咽痛，或時聲啞，俗名爲蝦蟆瘟是也[13]；或時衆人瘧利；或爲痹氣[14]，或爲痘瘡[15]，或爲斑疹，或爲瘡疥疔腫[16]；或時衆人目赤腫

---

[1] 昆蟲：猶言衆蟲，泛指一切動物。昆，衆。蟲，動物的通稱。

[2] 山嵐（lán 藍）：山林中的霧氣。　瘴氣：南方山林間隨濕熱蒸鬱而產生的致人疾病的毒氣。

[3] 嶺南：指五嶺以南地區。

[4] 氣交：原謂天地兩氣交合。此指天地之間。

[5] 野葛：卽鉤吻，又名斷腸草，有大毒。

[6] 羅計熒惑：指羅睺、計都和火星。古印度天文學將黃道和白道的降交點稱作羅睺，昇交點稱作計都。熒惑，火星的古名。

[7] 雄硫碯（lǔ 魯）信：指雄黃、硫黃、碯砂、信石，皆有毒。

[8] 臭（xiù 秀）：氣味。

[9] 惡（wū 烏）：猶“何”，怎麼。

[10] 著：同“着”，下落，着落。

[11] 發頤：指發生於面頰頤頷部位的一種化膿性感染，與化膿性腮腺炎相類似。

[12] 大頭瘟：以頭面紅腫、咽喉腫痛爲特徵的疾病。又稱“大頭風”、“大頭傷寒”、“抱頭火丹”。

[13] 蝦蟆瘟：以腮項赤腫，狀如蛤蟆之頸爲特徵的疾病。又稱“痄腮”、“含腮瘡”，卽流行性腮腺炎。

[14] 痹氣：陽虛內寒所致之氣血閉阻。《聖濟總錄》：“痹氣內寒者，以氣閉而血不能運，陽虛而陰自勝也。故血凝泣而脈不通，其證身寒如從水中出也。”痹，“痹”的異體字。

[15] 痘瘡：卽俗稱爲“天花”的烈性傳染病。

[16] 腫（zhǒng 種）：足腫。這裏泛指癰腫。下同。

痛；或時衆人嘔血暴亡，俗名爲瓜瓤瘟、探頭瘟是也[1]；或時衆人瘰疬[2]，俗名爲疙瘩瘟是也[3]。爲病種種，難以枚舉。大約病偏於一方[4]，延門合戶[5]，衆人相同者，皆時行之氣，卽雜氣爲病也。爲病種種，是知氣之不一也。蓋當時適有某氣，專入某臟腑、某經絡，專發爲某病，故衆人之病相同。是知氣之不一，非關臟腑經絡或爲之證也[6]。夫病不可以年歲四時爲拘，蓋非五運六氣所印定者[7]，是知氣之所至無時也。或發於城市，或發於邨落[8]，他處截然無有，是知氣之所著無方也。

疫氣者，亦雜氣中之一，但有甚於他氣，故爲病頗重，因名之癘氣。雖有多寡不同，然無歲不有。至於瓜瓤瘟、疙瘩瘟，緩者朝發夕死，急者頃刻而亡，此在諸疫之最重者。幸而幾百年來罕有之證，不可以常疫並論也。至於發頤、咽痛、目赤、斑疹之類，其時邨落中偶有一二人，所患者雖不與衆人等，然考其症，甚合某年某處衆人所患之病，纖悉相同，治法無異。此卽當年之雜氣，但目今所鍾不厚[9]，所患者希少耳[10]。此又不可以衆人無有，斷爲非雜氣也。況雜氣爲病最多，而舉世皆誤認爲六氣。假如誤認爲風者，如大麻風[11]、鶴膝風[12]、痛風[13]、歷節風[14]、老人中風、腸風[15]、厲風[16]、癇風之類，概用風藥，未常一效[17]，實非風也，皆雜氣爲病耳。至又誤認爲火者，如疔瘡發背[18]、癰

---

[1] 瓜瓤瘟：以"胸高脅突，嘔血如瓜汁"爲特徵的急性傳染病。　　探頭瘟：以頸項強硬，不便屈伸爲特徵的急性傳染病。

[2] 瘰疬：脖頸腫大，出現硬塊，包括甲狀腺和淋巴腺腫大之類疾患。

[3] 疙瘩瘟：以全身發塊如疙瘩、遍體流走爲特徵的急性傳染病。

[4] 偏：一本作"遍"。

[5] 延門合戶：家家戶戶。延門，一作"沿門"，一家挨一家。合，全。

[6] "非關臟腑"句：光緒森記書局刊本作"豈關臟腑經絡而爲之症哉"。

[7] 印定：驗定。印，驗，相合。

[8] 邨："村"的異體字。

[9] 鍾：匯聚，凝聚。

[10] 希：同"稀"。

[11] 大麻風：卽麻風病。是由麻風桿菌引起而以眉落、目損、鼻崩、唇裂爲特徵的慢性傳染病。

[12] 鶴膝風：以膝關節腫大而股脛細小，形如鶴膝爲特徵的疾病。

[13] 痛風：以全身關節劇痛，痛有定處爲特徵的痹病。

[14] 歷節風：以關節腫痛，遊走不定爲特徵的痹病。

[15] 腸風：以大便前出血如注，血色鮮紅爲特徵的肛腸疾患。

[16] 厲風：卽麻風。

[17] 常：通"嘗"，曾。

[18] 發背：特指生於脊背部位的癰疽。

疽瘟毒、氣毒流注[1]、流火丹毒[2]，與夫發斑、痘疹之類，以爲諸痛瘡瘍，皆屬心火，投芩、連、梔、柏，未嘗一效，實非火也，亦雜氣之所爲耳。至於誤認爲暑者，如霍亂吐瀉[3]、瘧痢暴注、腹痛絞腸痧之類[4]，皆誤認爲暑，因作暑證治之，未嘗一效，與暑何與焉[5]？

　　至於一切雜證，無因而生者，並皆雜氣所成。從古未聞者何耶？蓋因諸氣來而不知，感而不覺，惟向風、寒、暑、濕所見之氣求之，是令無聲無臭、不睹不聞之氣，推察既錯認病原，未免誤投他藥。大《易》所謂"或繫之牛，行人之得，邑人之災"也[6]。劉河間作《原病式》[7]，蓋視五運六氣[8]，百病皆原於風、寒、暑、濕、燥、火，謂無出此六氣爲病。而不知雜氣爲病，更多於六氣爲病者百倍。良以六氣有限，現在可測[9]；雜氣無窮，茫然不可測也。專務六氣，不言雜氣，焉能包括天下之病歟？

　　【題解】　本文選自《瘟疫論》卷下，據1990年上海科技出版社《中國醫學大成》本。作者吳有性，字又可，姑蘇（今江蘇吳縣）人，居太湖洞庭山，明末清初著名醫學家。崇禎十四年（公元1641年），南北各省瘟疫流行，他經過細心觀察研究，發現瘟疫的病因是一種與"時氣"、"伏邪"有別的"厲氣"，乃破除舊說，詳加論述，著成《瘟疫論》一書。全書二卷，詳論溫疫病因，創立了"厲氣"學說，並就傷寒同瘟疫在病因、侵入途徑、證候、傳變、治療等方面的特點進行了比較和區別，提出了一些較有實用價值的治療措施。是一部傳染病學專著。《四庫全書簡明目錄》云："古人以瘟疫爲雜證，醫書往往附見，不立專門，又或誤解《素問》'冬傷於寒，春必病溫'之文，妄施治療。有性因崇禎辛巳南北直隸、山東、浙江大疫，以傷寒法治之不效，乃推究病源，參稽醫案，著爲此書。瘟疫一證，始有繩墨之可守，亦可謂有功於世矣。"該書1642年撰成後，各種刊本多達數十種，大致可分爲三大系統，卽石楷校本系統、張以增評本系統、劉敝校本系統。爲之作注者有清代洪天錫的《補注

---

[1] 流注：毒邪隨血流竄，結積於肌肉深部而發生的膿腫。

[2] 流火：下肢丹毒的俗稱。　丹毒：以皮膚呈大片紅腫灼痛，伴有患處局部淋巴結腫大和寒戰高熱等全身症狀爲特徵的皮膚炎症。

[3] 霍亂：以突發大吐大瀉、煩悶不舒爲特徵的疾患。

[4] 絞腸痧：卽乾霍亂。以突然腹中絞痛，欲吐不吐，欲瀉不瀉，煩悶不安爲特徵的疾患。

[5] 與（yù 玉）：相干，關係。

[6] "或繫之牛"三句：謂有人無故遭殃。語見《易·無妄》六三爻辭。朱熹《周易本義》注："如行人牽牛以去，而居者反遭詰捕之擾也。"

[7] 原病式：卽金劉完素《素問玄機原病式》。

[8] 視：效法，依照。一本作"祖"。

[9] 現在：現實存在。

溫疫論》、鄭重光的《溫疫論補注》及孔毓禮等據吳氏原著加評而成的《醫門普度溫疫論》。

本文從病原學、流行病學的角度，探討了雜氣致病的特點，客觀上揭示了病原微生物的某些特性，因而具有較大的臨床意義。

【閱讀】

原　病

病疫之由。昔以爲非其時有其氣。春應溫而反大寒。夏應熱而反大涼。秋應涼而反大熱。冬應寒而反大溫。得非時之氣。長幼之病相似。以爲疫。余論則不然。夫寒熱溫涼。乃四時之常。因風雨陰晴。稍爲損益。假令秋熱必多晴。春寒因多雨。較之亦天地之常事。未必多疫也。傷寒與中暑。感天地之常氣。疫者感天地之屬氣。在歲有多寡。在方隅有厚薄。在四時有盛衰。此氣之來。無論老少強弱。觸之者卽病。邪自口鼻而入。所客內不在藏府。外不在經絡。舍於伏脊[1]之內。去表不遠。附近于胃。乃表裏之分界。是爲半表半裏。卽針經所謂橫連膜原是也[2]。胃爲十二經之海。十二經皆都會於胃。故胃氣能敷布於十二經中。而榮養百骸。毫髮之間。靡所不貫。凡邪在經爲表。在胃爲裏。今邪在膜原者。正當經胃交關之所。故爲半表半裏。其熱淫之氣。浮越於某經。卽能顯某經之證。如浮越於太陽。則有頭項痛。腰痛如折。如浮越於陽明。則有目痛。眉稜骨痛。鼻乾。如浮越於少陽。則有脇痛。耳聾。寒熱。嘔而舌苦[3]。大概觀之。邪越太陽居多。陽明次之。少陽又其次也。邪之所著。有天受。有傳染。所感雖殊。其病則一。凡人口鼻之氣。通乎天氣。本氣充滿。邪不易入。本氣適逢虧欠。呼吸之氣。亦自不及[4]。外邪因而乘之。昔有三人冒霧早行[5]。空腹者死。飲酒者病。飽食者不病。疫邪所著。又何異耶。若其年氣來屬。不論強弱。觸之卽病。則又不拘於此矣。其感之深者。中而卽發。感之淺者。邪不勝正。未能頓發。或遇飢飽勞碌。憂思氣怒。正氣被傷。邪氣張溢。榮衛運行之機。乃爲之阻。吾身之陽氣。因而屈曲。故爲病熱。其始也格陽於內。不及於表。故先凜凜惡寒。甚則四肢厥逆。陽氣漸積。鬱極而通。故厥回而中外皆熱。至是但熱而不惡寒者。因其陽氣之週也[6]。此際或有汗。或反無汗者。在乎邪結之輕重也。卽使有汗。乃肌表之汗。若外感在經之邪。一汗而解。今邪在半表半裏。表雖有汗。

---

[1] 伏脊：一本作“伏膂”、“夾脊”。《素問·瘧論》：“二十六日入於脊內，注於伏膂之脈。”王冰注：“伏膂之脈者，謂膂筋之間，腎脈之伏行者也……以其貫脊，又不正應行穴，但循膂伏行，故謂之伏膂脈。”膂，脊骨。

[2] 膜原：同“募原”。《素問·瘧論》：“其間日發者，由邪氣內薄於五藏，橫連募原也。”《靈樞·百病始生》：“留而不去，傳舍於腸胃之外，募原之間。”馬蒔注：“募原之間者，卽皮裏膜外也。”

[3] 舌苦：一本作“口苦”。

[4] “呼吸之氣”二句：一本作“呼吸之間”。

[5] “昔有三人”三句：晉代張華《博物志》卷十：“王爾、張衡、馬均昔冒重霧行，一人無恙，一人病，一人死。問其故，無恙人曰：‘我飲酒，病者食，死者空腹。’”

[6] 週：《玉篇》：“週，迴也。”一本作“通”。

徒損眞氣。邪氣深伏。何能得解。必俟其伏邪已潰[1]。表氣潛行於內。乃作大戰。精氣自內由膜原以達表。振戰止而後熱。此時表裏相通。故大汗淋漓。衣被濕透。邪從汗解。此名戰汗。當卽脈靜身涼。神清氣爽。霍然而愈[2]。然有自汗而解者。但出表爲順。卽不藥亦自愈也。伏邪未潰。所有之汗。止得衛氣暫通。熱雖暫減。逾時復熱。午後潮熱者。至是鬱甚。陽氣與時消息也。自後加熱而不惡寒者。陽氣之積也。其惡寒或微或甚。因其人之陽氣盛衰也。其發熱或短或長。或晝夜純熱。或黎明稍減。因其感邪之輕重也。疫邪與瘧彷彿。但瘧不傳胃。惟疫乃傳胃。始則皆先凜凜惡寒。既而發熱。又非若傷寒發熱而兼惡寒也。至於伏邪動作。方有變證。其變或從外解。或從內陷。從外解者順。從內陷者逆。更有表裏先後不同。有先表而後裏者。有先裏而後表者。有但表而不裏者。有但裏而不表者。有表裏偏勝者。有表裏分傳者。有表而再表者。有裏而再裏者。從外解者。或發斑。或戰汗。狂汗[3]。白汗。盜汗。從內陷者。胸膈痞悶。心下脹滿。或腹中痛。或燥結便秘。或熱結旁流。或協熱下痢[4]。或嘔吐。噁心。譫語。舌黃。舌黑。胎刺等證。因證而知變。因變而知治。此言其大略。詳見脈證治法諸條。（選自《瘟疫論》）

---

[1] 已潰：一本作"漸退"。

[2] 霍然：《玉篇》："霍，鳥飛急疾貌也。"一本作"劃然"。

[3] 狂汗：《溫疫論·狂汗》："狂汗者……忽然坐臥不安，且狂且躁，少頃大汗淋漓。"

[4] 協熱下利：指一種伴有惡寒發熱表證的腹瀉。

四十八、

秋 燥 論

　　喻昌曰：燥之與濕，有霄壤之殊。燥者，天之氣也；濕者，地之氣也。水流濕，火就燥[1]，各從其類，此勝彼負，兩不相謀[2]。春月地氣動而濕勝，斯草木暢茂[3]；秋月天氣肅而燥勝[4]，斯草木黃落。故春分以後之濕，秋分以後之燥，各司其政。今指秋月之燥爲濕，是必指夏月之熱爲寒然後可。奈何《內經》病機一十九條獨遺燥氣[5]？他凡秋傷於燥，皆謂秋傷於濕[6]。歷代諸賢，隨文作解，弗察其訛。昌特正之。

　　大意謂春傷於風，夏傷於暑，長夏傷於濕，秋傷於燥，冬傷於寒，覺六氣配四時之旨，與五運不相背戾，而千古之大疑始一抉也[7]。然則，秋燥可無論乎？夫秋不遽燥也，大熱之後，繼以涼生，涼生而熱解，漸至大涼，而燥令乃行焉。《經》謂“陽明所至，始爲燥，終爲涼”者[8]，亦誤文也。豈有新秋月華露湛[9]，星潤淵澄[10]，天香遍野[11]，萬寶垂實[12]，歸之燥政，迨至山空月小，水落石出[13]，天降繁霜，地凝白鹵[14]，一往堅急勁切之化[15]，反謂涼生，不謂燥乎？或者疑燥從火化，故先燥

---

[1] “水流濕”二句：語出《易·乾·文言》。就，趨向，靠近。

[2] 謀：合。

[3] 斯：猶“則”、“乃”。

[4] 肅：肅殺，蕭瑟。《素問·五運行大論》：“其在天爲燥……其變肅殺。”王冰注：“天地慘悽，人所不喜，則其氣也。”

[5] “病機”句：語本《素問·至眞要大論》。是前人將某些具有同類證候的疾病所作的一種粗略分類歸納。

[6] 秋傷於濕：語出《素問》之《生氣通天論》、《陰陽應象大論》。

[7] 抉：揭示。

[8] “陽明”三句：語本《素問·六元正紀大論》。

[9] 月華露湛（zhàn 占）：月明露濃。湛，露濃重貌。

[10] 星潤淵澄：星空清朗，潭水明澈。

[11] 天香：指秋天花草的芳香。

[12] 萬寶垂實：各種植物果實累累。

[13] “山空”二句：語本蘇軾《後赤壁賦》。山空，言樹木凋零。月小，言天高氣爽。

[14] 白鹵：鹽碱地上凝結的白色鹵碱。

[15] 一往：一派，一片。

而後涼，此非理也。深乎！深乎！上古《脈要》曰[1]："春不沈，夏不弦，秋不數，冬不濇，是謂四塞[2]。"謂脈之從四時者，不循序漸進，則四塞而不通也。所以春、夏、秋、冬孟月之脈[3]，仍循冬、春、夏、秋季月之常[4]，不改其度。俟二分二至以後[5]，始轉而從本令之王氣[6]，乃爲平人順脈也。故天道春不"分"不溫，夏不"至"不熱，自然之運，悠久無疆。使在人之脈，方春卽以弦應，方夏卽以數應，躁促所加[7]，不三時而歲度終矣[8]，其能長世乎？卽是推之，秋月之所以忌數脈者，以其新秋爲燥所勝，故忌之也。若不病之人，新秋而脈帶微數，乃天眞之脈[9]，何反忌之耶？且夫始爲燥，終爲涼，涼已卽當寒矣，何至十月而反溫耶？涼已反溫，失時之序，天道不幾頓乎[10]？不知十月之溫，不從涼轉，正從燥生。蓋金位之下，火氣承之[11]，以故初冬常溫，其脈之應，仍從乎金之濇耳。由濇而沈，其濇也，爲生水之金[12]，其沈也，卽爲水中之金矣[13]，珠輝玉映，傷燥云乎哉？

然新秋之涼，方以卻暑也[14]，而夏月所受暑邪，卽從涼發。《經》云："當暑汗不出者，秋成風瘧[15]。"舉一瘧，而凡當風取涼，以水灌汗，遞至不復汗而傷其內者，病發皆當如瘧之例治之矣。其內傷生冷成滯下者，並可從瘧而比例矣[16]。以其原來皆暑濕之邪，外內所主雖不

---

[1] 脈要：古書名，已佚。《素問•至眞要大論》中有引用。

[2] "春不沈"五句：語見《素問•至眞要大論》。沈，同"沉"。濇，"澀"之異體字。四塞，王冰注："天地四時之氣，閉塞而無所運行也。"

[3] 孟：每季度三個月中第一個月。

[4] 季：每季度三個月中第三個月。

[5] 二分：春分、秋分。　　二至：夏至、冬至。

[6] 王（wàng 旺）氣：主氣。

[7] 躁促：急促。

[8] 時：季節。

[9] 天眞：謂自然，正常。《莊子•漁父》："眞者，所以受於天也，自然不可易也。"

[10] 幾：幾乎，近于。　　頓：止息。

[11] "金位"二句：語見《素問•六微旨大論》。承，承接。王履《醫經溯洄集•亢則害承乃制論》："承，猶隨也。"

[12] "其濇"二句：謂孟冬所見的澀脈是秋之燥金向冬之寒水過渡的表現。

[13] "其沈"二句：謂冬至後所見的沉脈是燥金潛消後由寒水主令的表現。

[14] 卻：退。

[15] "當暑"二句：語見《素問•金匱眞言論》。風瘧，一種由夏秋貪涼受風又感瘧邪引起，臨床以先寒後熱、寒少熱多、頭疼、發熱、時自汗出爲主要表現的病證。

[16] 比例：比照，類推。

同，同從秋風發之耳。若夫深秋燥金主病，則大異焉。《經》曰："燥勝則乾[1]。"夫乾之爲害，非遽赤地千里也[2]。有乾於外而皮膚皺揭者[3]，有乾於內而精血枯涸者，有乾於津液而榮衛氣衰、肉爍而皮著於骨者[4]，隨其大經小絡所屬上下中外前後，各爲病所。燥之所勝，亦云熯矣[5]。至所傷則更厲。燥金所傷，本摧肝木，甚則自戕肺金。蓋肺金主氣，而治節行焉[6]。此惟土生之金[7]，堅剛不撓，故能生殺自由，紀綱不紊。若病起於秋而傷其燥，金受火刑，化剛爲柔，方圓且隨型埴[8]，欲仍清肅之舊[9]，其可得耶？《經》謂"欬不止而出白血者死[10]"。白血，謂色淺紅而似肉似肺者。非肺金自削，何以有此？試觀草木菁英可掬[11]，一乘金氣，忽焉改容，焦其上首，而燥氣先傷上焦華蓋[12]，豈不明耶？詳此，則病機之"諸氣膹鬱，皆屬於肺"、"諸痿喘嘔，皆屬於上"二條[13]，明指燥病言矣。《生氣通天論》謂"秋傷於燥[14]，上逆而欬，發爲痿厥"，燥病之要，一言而終，與病機二條適相脗合[15]。祇以誤傳"傷燥"爲"傷濕"，解者競指燥病爲濕病，遂至經旨不明。今一論之，而燥病之機，了無餘義矣。其"左胠脅痛，不能轉側，嗌乾面塵，身無膏澤，足外反熱，腰痛，驚駭，筋攣，丈夫㿗疝，婦人少

---

[1] 燥勝則乾：語見《素問·陰陽應象大論》。

[2] 赤地：寸草不生的光赤地面。

[3] 皺（cūn 村）揭：皮膚粗糙如麩。語本《素問·六元正紀大論》："陽明所至爲皺揭。"王冰注："身皮麩象。"高士宗注："皮皺曰皺，掀起曰揭。"

[4] 爍：通"鑠"，消。

[5] 熯（hàn 旱）：同"暵"，燥烈。

[6] 治節：治理調節。《素問·靈蘭秘典論》："肺者，相傅之官，治節出焉。"

[7] 惟：惟獨，只有。

[8] 型埴（zhí 直）：鑄造器物所用的土模。埴，粘土。

[9] 仍：因襲，保持。

[10] "欬不止"句：《素問·至眞要大論》："陽明司天……欬不止而白血出者死"。王冰注："白血，謂欬出淺紅色血，似肉似肺者。"白血，指肺血，因肺金色白。一說：當斷作"欬不止，面白，血出者死"。"而"字疑"面"字之壞文。見于鬯《香草續校書》

[11] 菁（jīng 京）英：精華。 掬（jū 居）：兩手捧取。形容豐茂。

[12] 華蓋：車上的傘蓋。此指肺。《素問·經脈別論》："肺朝百脈。"王冰注："肺爲華蓋。"

[13] "諸氣"四句：語出《素問·至眞要大論》。膹（fèn 憤）鬱，胸滿痞悶，氣急喘促。王冰注："膹，謂膹滿。鬱，謂奔迫也。" 膹，通"憤"，積。

[14] 秋傷於燥：原作"秋傷於濕"，喻氏以爲當作"秋傷於燥"，故云。

[15] 脗："吻"的異體字。

腹痛，目昧眥瘍[1]”，則燥病之本於肝，而散見不一者也。

《内經》燥淫所勝，其主治“必以苦溫”者，用火之氣味而制其勝也[2]。其“佐以或酸或辛”者[3]，臨病制宜，宜補則佐酸，宜瀉則佐辛也[4]。其“下之亦以苦溫”者[5]，如清甚生寒，留而不去，則不當用寒下，宜以苦溫下之。即氣有餘，亦但以辛瀉之[6]，不以寒也。要知金性畏熱，燥復畏寒[7]。有“宜用平寒而佐以苦甘”者[8]，必以冷熱和平爲方制[9]，乃盡善也。又六氣凡見下承之氣，方制即宜少變。如金位之下，火氣承之，則苦溫之屬宜減，恐其以火濟火也。即用下，亦當變苦溫而從寒下也。此《内經》治燥淫之旨，可贊一辭者也[10]。至於肺氣膹鬱，痿喘嘔欬，皆傷燥之劇病，又非制勝一法所能理也。茲併入燥門，細商良治，學者精心求之，罔不獲矣。若但以潤治燥，不求病情，不適病所，猶未免涉於麤疎耳[11]。”

【題解】 本文選自《醫門法律》卷四，據明崇禎十六年刊本，校以《四庫醫學叢書》本。作者喻昌（公元1585年—1664年），字嘉言，晚號西昌老人，新建（今屬江西）人，明末清初醫學家。青年時以貢生選入京城，清軍入關後隱居江蘇常熟行醫。著有《尚論篇》、《尚論後篇》、《寓意草》、《醫門法律》等。

《醫門法律》是一部綜合性醫書。全書六卷，以風、寒、暑、濕、燥、火六氣和雜證爲綱，分析闡述每一病證的病因、病機及其病變轉歸，確立辨證論治的法則（即所謂“法”），提示治療易犯的錯誤及應注意的禁例（即所謂“律”）。《四庫全書簡明目錄》云：“蓋古來醫書，惟著病源治法，而多不及施治之失。即有辨明舛誤者，亦僅偶然附論，而不能條條備

---

[1] “左胠（qū 區）”十一句：語本《素問·至眞要大論》。胠，腋下脅上部分。嗌，咽喉。面塵，面色灰暗，如蒙塵灰。癏（tuí 頹）疝，以睪丸腫大堅硬光亮爲主症的疾病。眥，“眦”的異體字，上下眼瞼的結合處，俗稱眼角。

[2] “其主治”二句：語本《素問·至眞要大論》王冰注“制燥之勝，必以苦溫，是以火之氣味也”。

[3] “佐以”句：語本《素問·至眞要大論》。

[4] “宜補”二句：語本《素問·至眞要大論》王冰注“宜補必以酸，宜瀉必以辛”。

[5] “下之”句：語本《素問·至眞要大論》。

[6] “如清”六句：語本《素問·至眞要大論》王冰注“清甚生寒，留而不去，則以苦溫下之。氣有餘，則以辛瀉之”。

[7] 燥復畏寒：語本《素問·至眞要大論》王冰注“燥之性，惡熱亦畏寒”。

[8] “宜用”句：語本《素問·至眞要大論》。

[9] “必以”句：語出《素問·至眞要大論》王冰注“故以冷熱和平爲方制也”。方制，組方法度。

[10] 贊：參與。《史記·孔子世家》：“至於爲《春秋》，筆則筆，削則削，子夏之徒不能贊一辭。”意爲不可以參與一句話。

[11] 麤：“粗”的異體字。

摘其咎。昌此書乃專爲庸醫誤人而作。其分別疑似，既深明毫釐千里之謬，使臨證者不敢輕嘗。其抉摘瑕疵，並使執不寒不熱不補不瀉之方，苟且依違遷延致變者，皆無所遁其情狀。亦可謂思患預防，深得利人之術者矣。"

　　本文從中國醫學的理論體系出發，闡明了燥爲秋令主氣的觀點，指出"秋傷於濕"的訛誤，系統地論述了燥氣的性質、致病特點及治療方法等。體現出作者獨立思考，不拘泥舊說的治學精神。

　　【閱讀】

用藥如用兵論

　　聖人之所以全民生也五穀爲養五果爲助五畜爲益五菜爲充而毒藥則以之攻邪[1]故雖甘草人參誤用致害皆毒藥之類也古人好服食者必有奇疾猶之好戰勝者必有奇殃是故兵之設也以除暴不得已而後興藥之設也以攻疾亦不得已而後用其道同也故病之爲患也小則耗精大則傷命隱然一敵國[2]也以草木之偏性攻藏府之偏勝必能知彼知己多方以制之而後無喪身殞命之憂是故傳經之邪而先奪其未至則所以斷敵之要道也橫暴之疾而急保其未病則所以守我之巖[3]疆也挾宿食而病者先除其食則敵之資糧已焚合舊疾而發者必防其併則敵之內應既絕辨經絡而無泛用之藥此之謂嚮導之師因寒熱而有反用之方此之謂行間之術一病而分治之則用寡可以勝眾使前後不相救而勢自衰數病而合治之則併力搗其中堅使離散無所統而衆悉潰病方進則不治其太甚固守元氣所以老[4]其師病方衰則必窮其所之[5]更益精銳所以搗其穴若夫虛邪之體攻不可過本和平之藥而以峻藥補之衰敝之日不可窮民力也實邪之傷攻不可緩用峻厲之藥而以常藥和之富強之國可以振威武也然而選材必當器械必良尅[6]期不愆[7]布陣有方[8]此又不可更僕數也孫武子十三篇[9]治病之法盡之矣（選自清代徐大椿《醫學源流論》）

---

[1] "五穀"至"攻邪"：語本《素問·藏氣法時論》。

[2] 隱然敵國：語本《後漢書·吳漢傳》"隱若一敵國矣"。李賢注："隱，威重之貌。"

[3] 巖："岩"的異體字，險要。

[4] 老：疲憊，衰弱。使動用法。

[5] 之：到，往。

[6] 尅："克"的異體字，嚴格限定。

[7] 愆（qiān 謙）：失誤。《說文》："愆，過也。"

[8] 方：定規，法度。

[9] "孫武子"句：即《孫子兵法》。

四十九、

異法方宜論

　　黃帝問曰：醫之治病也，一病而治各不同，皆愈，何也？歧伯對曰：地勢使然也[1]。

　　故東方之域，天地之所始生也[2]。魚鹽之地，海濱傍水，其民食魚而嗜鹹，皆安其處，美其食。魚者使人熱中[3]，鹽者勝血[4]，故其民皆黑色疎理，其病皆爲癰瘍，其治宜砭石。故砭石者，亦從東方來。

　　西方者，金玉之域，沙石之處，天地之所收引也[5]。其民陵居而多風[6]，水土剛強，其民不衣而褐薦[7]，其民華食而脂肥[8]。故邪不能傷其形體，其病生於內[9]，其治宜毒藥[10]。故毒藥者，亦從西方來。

　　北方者，天地所閉藏之域也[11]。其地高，陵居，風寒冰冽。其民樂野處而乳食，藏寒生滿病[12]，其治宜灸焫[13]。故灸焫者，亦從北方來。

　　南方者，天地所長養[14]，陽之所盛處也。其地下，水土弱，霧露之所聚也。其民嗜酸而食胕[15]，故其民皆緻理而赤色[16]，其病攣痹，其治宜微鍼。故九鍼者[17]，亦從南方來。

---

[1] 地勢：地理形勢。王冰注："謂法天地生長收藏及高下燥濕之勢"。

[2] 始生：東方與春相應，春主生，故云始生。王冰注："法春氣也。"

[3] 熱中：熱積於中。王冰注："魚發瘡，則熱中之信。"

[4] 勝血：耗傷陰血。王冰注："鹽發渴，則勝血之徵。"

[5] 收引：西方与秋相应，秋主收，故云收引。王冰注："法秋氣也。引，謂牽引，使收斂也。"

[6] 陵居：依山陵而居。姚止庵注："西民穴居，至今猶然，以陵爲居，故曰陵居，詩言陶穴是矣。"

[7] "不衣"句：不穿中原衣服而披毛布，睡草席。王冰注："不衣絲綿，故曰不衣。褐，謂毛布也。薦，謂細草也。"衣、褐、薦，皆用作動詞。

[8] 華食：進食鮮美的食品。王冰注："華謂鮮美，酥酪骨肉之類也。"

[9] 內：內傷。王冰注："內，謂喜怒悲憂恐及飲食男女之過甚也。"

[10] 毒藥：泛指藥物。王冰注："能攻其病，則謂之毒藥。"

[11] 閉藏：北方與冬相應，冬主藏，故云閉藏。王冰注："法冬氣也。"

[12] 滿：脹滿。張景岳注："藏寒多滯，故生脹滿等病。"

[13] 灸焫（ruò 若，又音rè 熱）：指各種灸法。王冰注："火艾燒灼，謂之灸焫。"

[14] 長養：南方與夏相應，夏主長，故云長養。王冰注："法夏氣也。"

[15] 胕（fǔ 府）：通"腐"。張景岳注："胕，腐也。物之腐者如豉鮓麴醬之屬是也。"

[16] 緻（zhì 至）：緻密，細緻。張景岳注"緻，密也。"

[17] 九針：古代醫療所用的九種針具，即鑱針、圓針、鍉針、鋒針、鈹針、圓利針、毫針、長針、大針。見《靈樞·九針十二原》。

中央者，其地平以濕[1]，天地所以生萬物也衆[2]。其民食雜而不勞，故其病多痿厥寒熱，其治宜導引按蹻[3]。故導引按蹻者，亦從中央出也。

故聖人雜合以治，各得其所宜。故治所以異而病皆愈者，得病之情，知治之大體也。

【題解】 本文選自《黃帝内經素問》卷四，據1956年人民衛生出版社影印明代顧從德翻刻宋本。《素問》和《靈樞經》合稱《黃帝内經》。《四庫全書簡明目錄》曰："原本殘闕，(王)冰采《陰陽大論》以補之。其書出上古，固未必然；然亦必周秦間人，傳述舊聞，著之竹帛。故通貫三才，包括萬變，雖張、李、劉、朱諸人，終身鑽仰，竟無能罄其蘊奧焉。"一般認爲此書非出於一個時代，亦非出於一人之手，而是由戰國至秦漢間衆多醫家編撰而成，是我國現存最早的中醫理論奠基之作。《素問》著重闡述了陰陽、藏象、經絡、病因、病機、診法、治則等基礎理論。原書九卷，第七卷早佚，唐·王冰據"舊藏之卷"（實卽《陰陽大論》）將其補足，益以注釋，分編爲二十四卷。

本文論述由於受自然環境的影響，不同地方的人生活習慣各有差異，因而在其體質、生理及疾病發生上各具特點，治療方面也相應產生了不同的治法。因此，治病必須因地、因人制宜。不同方法，各有所宜。

【閱讀】

疏 五 過 論

黃帝曰。嗚呼遠哉。閔閔乎[4]若視深淵。若迎浮雲。視深淵尚可測。迎浮雲莫知其際。聖人之術。爲萬民式。論裁志意[5]。必有法則。循經守數[6]。按循醫事。爲萬民副[7]。故事有五過四德。汝知之乎。雷公避席再拜曰。臣年幼小。蒙愚以惑。不聞五過與四德。比類形名。虛引其經。心無所對。帝曰。凡未診病者。必問嘗貴後賤[8]。雖不中邪。病從内生。名曰

---

[1] 地平以濕：王冰注："東方海，南方下，西方北方高，中央之地平以濕，則地形斯異，生病殊焉。"以，而。

[2] "生萬物"句：王冰注："法土德之用，故生物衆。"《太素·知方地》作"天地所生物色者衆"。

[3] 導引按蹻（qiāo 敲）：古代用來保健和治病的方法，類似現代的氣功、按摩、健身操等。王冰注："導引，謂搖筋骨，動支節。按，謂抑按皮肉。蹻，謂捷舉手足。"

[4] 閔閔：玄遠無窮貌。王冰注："閔閔乎，言妙用之不窮也。"

[5] 裁：度。

[6] 數（shù 術）：法則，準則。《靈樞·邪客》："余願聞持針之數，内針之理。"

[7] 副：助。新校正云："爲萬民副。楊上善云：'副，助也。'"一說："副"通"福"。于鬯《香草續校書·内經素問》："副，當讀爲'福'。福副同聲通借。"

[8] 嘗："嘗"的異体字，曾。

脫營[1]。嘗富後貧。名曰失精。五氣留連。病有所并。醫工診之。不在藏府。不變軀形。診之而疑。不知病名。身體日減。氣虛無精。病深無氣。洒洒然時驚。病深者。以其外耗於衛。內奪于榮。良工所失。不知病情。此亦治之一過也。凡欲診病者。必問飲食居處。暴樂暴苦。始樂後苦。皆傷精氣。精氣竭絕。形體毀沮。暴怒傷陰。暴喜傷陽。厥氣上行。滿脈去形[2]。愚醫治之。不知補寫。不知病情。精華日脫。邪氣乃并。此治之二過也。善爲脈者。必以比類奇恒[3]。從容知之。爲工而不知道。此診之不足貴。此治之三過也。診有三常。必問貴賤。封君敗傷[4]。及欲侯王[5]。故貴脫勢。雖不中邪。精神內傷。身必敗亡。始富後貧。雖不傷邪。皮焦筋屈。痿躄爲攣[6]。醫不能嚴[7]。不能動神。外爲柔弱。亂至失常。病不能移。則醫事不行。此治之四過也。凡診者。必知終始。有知餘緒。切脈問名。當合男女。離絕菀結[8]。憂恐喜怒。五藏空虛。血氣離守。工不能知。何術之語。嘗富大傷。斬筋絕脈。身體復行。令澤不息[9]。故傷敗結。留薄歸陽。膿積寒炅[10]。粗工治之。亟刺陰陽。身體解散。四支轉筋。死日有期。醫不能明。不問所發。唯言死日。亦爲粗工。此治之五過也。凡此五者。皆受術不通。人事不明也。故曰。聖人之治病也。必知天地陰陽。四時經紀。五藏六府。雌雄表裏。刺灸砭石。毒藥所主。從容人事。以明經道。貴賤貧富。各異品理。問年少長。勇怯之理。審於分部。知病本始。八正九候。診必副矣。治病之道。氣內爲寶。循求其理。求之不得。過在表裏。守數據治。無失俞理。能行此術。終身不殆。不知俞理。五藏菀熟[11]。癰發六府。診病不審。是謂失常。謹守此治。與經相明。上經下經。揆度陰陽。奇恒五中。決以明堂。審於終始。可以橫行。（選自《黃帝內經素問》）

---

[1] 脫營：病名。爲情志抑鬱憂思而致血少脈虛的病症。王冰注："血脈虛減，故曰脫營。"
[2] 去：離開。王冰注："逆氣上行，滿於經絡，則神氣憚散，去離形骸矣。"
[3] 比類奇恒：意爲分析比較脈象的奇異之候與恒常之候。比類，比物連類，指對相類的事物進行比較。
[4] 封君：領受封邑的貴族。《漢書·食貨志下》顏師古注："封君，受封邑者，謂公主及列侯之屬也。"張景岳曰："封君敗傷者，追悔以往。"
[5] 欲侯王：王冰注："謂情慕尊貴，而妄爲不已也。"
[6] 痿躄（bì 壁）：肢體萎弱廢用的一類病證。《素問·痿論》王冰注："痿，謂痿弱無力以運動。躄，謂攣躄，足不得伸以行也。"
[7] 嚴：警戒。王冰注："嚴，謂戒，所以禁非也。"
[8] 菀（yùn 运，又读yù 遇）結：鬱結。《詩·都人士》："我不見兮，我心菀結。"菀，通"蘊"。
[9] 令澤不息：王冰注："且令津液不爲滋息也。"澤，津液。息，滋生。
[10] 炅（jiǒng 窘）：熱。
[11] 熟：熱。

五十、

師　傳

　　黃帝曰：余聞先師，有所心藏，弗著于方[1]，余願聞而藏之，則而行之[2]，上以治民，下以治身，使百姓無病，上下和親[3]，德澤下流[4]，子孫無憂，傳于後世，無有終時，可得聞乎？歧伯曰[5]：遠乎哉，問也。夫治民與自治[6]，治彼與治此，治小與治大，治國與治家，未有逆而能治之也，夫惟順而已矣。順者，非獨陰陽脈論氣之逆順也，百姓人民，皆欲順其志也。黃帝曰：順之奈何？歧伯曰：入國問俗[7]，入家問諱，上堂問禮，臨病人問所便[8]。黃帝曰：便病人奈何？歧伯曰：夫中熱消癉[9]，則便寒；寒中之屬，則便熱。胃中熱，則消穀，令人縣心善饑[10]。臍以上皮熱，腸中熱，則出黃如糜。臍以下皮寒，胃中寒，則腹脹。腸中寒，則腸鳴飧泄。胃中寒，腸中熱，則脹而且泄。胃中熱，腸中寒，則疾饑，小腹痛脹。黃帝曰：胃欲寒飲[11]，腸欲熱飲，兩者相逆，便之奈何？且夫王公大人，血食之君，驕恣從欲輕人[12]，而無能禁之，禁之則逆其志，順之則加其病，便之奈何？治之何先？歧伯曰：人之情，莫不惡死而樂生，告之以其敗，語之以其善，導之以其所便，開之以其所苦，雖有無道之人，惡有不聽者乎？黃帝曰：治之奈何？歧伯曰：春夏先治其標，後治其本；秋冬先治其本，後治其標。黃帝曰：

---

[1] 方：古代書寫用的木板。此泛指書。《儀禮・聘禮》：「百名以上書於策，不及百名書于方。」鄭玄注：「策，簡也；方，板也。」

[2] 則：效法，依照。

[3] 和親：和睦親愛。《禮記・樂記》「是故樂……父子兄弟同聽之，則莫不和親。」

[4] 德澤：恩惠。《韓非子・解老》：「有道之君，外無怨讎於鄰敵，而內有德澤於人民。」

[5] 歧伯：校點本作「岐伯」。

[6] 自治：《太素・順養》作「治自」，據上文當作「治身」。

[7] 入國問俗：意爲進入別國的國都先要詢問當地的風俗習慣，以免抵牾。《禮記・曲禮上》：「入竟（境）而問禁，入國而問俗，入門而問諱。」

[8] 便：合宜。張景岳注：「便者，相宜也。」

[9] 消癉（dàn 旦）：即消渴病。一種以口渴多飲，多食而瘦，尿多而甜爲主要表現的疾病。

[10] 縣：同「懸」。　　饑：通「飢」，飢餓。

[11] 胃欲寒飲：原作「胃欲寒饑」。據《甲乙經》、《太素》改。

[12] 從：同「縱」。

便其相逆者奈何？歧伯曰：便此者，食飲衣服，亦欲適寒溫，寒無凄愴[1]，暑無出汗。食飲者，熱無灼灼[2]，寒無滄滄[3]。寒溫中適，故氣將持，乃不致邪僻也。

　　黃帝曰：《本藏》以身形支節䐃肉[4]，候五藏六府之小大焉[5]。今夫王公大人、臨朝卽位之君而問焉，誰可捫循之而後荅乎[6]？歧伯曰：身形支節者，藏府之蓋也[7]，非面部之閱也。黃帝曰：五藏之氣，閱於面者，余已知之矣；以肢節知而閱之，奈何？歧伯曰：五藏六府者，肺爲之蓋[8]，巨肩陷咽[9]，候見其外。黃帝曰：善。歧伯曰：五藏六府，心爲之主，缺盆爲之道，骭骨有餘[10]，以候䯏骬[11]。黃帝曰：善。歧伯曰：肝者，主爲將，使之候外[12]，欲知堅固，視目小大。黃帝曰：善。歧伯曰：脾者，主爲衛，使之迎糧，視脣舌好惡，以知吉凶。黃帝曰：善。歧伯曰：腎者，主爲外，使之遠聽，視耳好惡，以知其性。黃帝曰：善。願聞六府之候。歧伯曰：六府者，胃爲之海，廣骸、大頸、張胷，五穀乃容。鼻隧以長，以候大腸。脣厚、人中長，以候小腸。目下果大[13]，其膽乃橫。鼻孔在外，膀胱漏泄。鼻柱中央起，三焦乃約。此所以候六府者也。上下三等[14]，藏安且良矣。

　　【題解】　本文選自《靈樞經》，據1956年人民衛生出版社影印明代趙府居敬堂刊本。《靈樞經》是《黃帝內經》的一個組成部分，一名《針經》，古時又稱《九卷》、《九靈》。《四庫全書簡明目錄》云：“是書論鍼灸之道，與《素問》通號《內經》。然至南宋史崧，始傳於世，

---

[1] 凄愴：寒冷貌。亦作淒滄。《素問·五常政大論》：“淒滄數至，木伐草萎。”王冰注：“淒滄，大涼也。”
[2] 灼灼：火燒貌。形容食物太熱。
[3] 滄滄：涼貌。形容食物太涼。
[4] 䐃（jùn 郡）肉：突起的肌肉。
[5] 候：占驗，測知。
[6] 循：通“揗”，撫摸。　荅：同“答”。
[7] 蓋：覆蓋物。喻形體有保護內臟的作用。
[8] 蓋：肺居上部，遮蔽心肝等臟，故謂之蓋。《素問·痿論》：“肺者，藏之長也，爲心之蓋也。”
[9] 巨肩陷咽：兩肩高突，咽喉內陷。《靈樞·本藏》：“巨肩反膺陷喉者，肺高。”張景岳注：“胸突而向外者，是爲反膺。肩高胸突，其喉必縮，是爲陷喉。”
[10] 骭（kū 枯）：肩端骨。卽胸骨上方鎖骨內側端。清·沈彤《釋骨》：“此骭骨乃謂缺盆骨兩旁之端，卽肩端骨也。”《類經·藏象類》音枯。謂膝骨之名。
[11] 䯏骬（hé yú 合于）：同“䯏骭”，胸骨劍突。卽胸下蔽骨，又稱蔽心骨。
[12] 候：守護。《釋名·釋言語》：“候，護也，司護諸事也。”
[13] 果：通“裹”，眼胞。張景岳注：“果、裹同，目下囊裹也。”
[14] 上下三等：全身和面部的上、中、下三部分勻稱。三等，三停。頭、腰、足爲身之三停。自髮際至印堂、山根至準頭、人中至地閣爲面之三停。

最爲晚出。或以爲王冰所依託。然所言俞穴脈絡之曲折，醫者亦終莫能外。蓋其書雖僞，其法則古所傳也。”該書在內容上不但論述藏腑功能、病因病機，而且著重介紹了經絡腧穴的分佈和營衛氣血的運行規律以及針具、刺法、治療原則。原書九卷，現存最早的版本是南宋史崧以家藏舊本校勘出版的二十四卷本。

　　本文主要論述了問診、望診對於診治疾病、瞭解藏腑功能的重要意義。以其內容重要，被認爲是先師傳授的寶貴心得，故冠名“師傳”。

【閱讀】

外　揣

　　黃帝曰。余聞九針九篇。余親授其調[1]。頗得其意。夫九鍼者。始於一而終于九。然未得其要道也。夫九鍼者。小之則無內。大之則無外。深不可爲下。高不可爲蓋。恍惚無窮。流溢無極。余知其合于天道人事四時之變也。然余願雜之毫毛。渾束爲一。可乎。歧伯曰。朙乎哉問也[2]。非獨鍼道焉。夫治國亦然。黃帝曰。余願聞鍼道。非國事也。歧伯曰。夫治國者。夫惟道焉。非道。何可小大深淺雜合而爲一乎。黃帝曰。願卒聞之。歧伯曰。日與月焉。水與鏡焉。鼓與響焉。夫日月之朙。不失其影。水鏡之察。不失其形。鼓響之應。不後其聲。動搖則應和。盡得其情。黃帝曰。窘乎哉。昭昭之朙不可蔽。其不可蔽。不失陰陽也。合而察之。切而驗之。見而得之。若清水朙鏡之不失其形也。五音不彰。五色不朙。五藏波蕩。若是則內外相襲[3]。若鼓之應桴。響之應聲。影之似形。故遠者。司外揣內[4]。近者。司內揣外。是謂陰陽之極。天地之蓋。請藏之靈蘭之室[5]。弗敢使泄也。（選自《靈樞經》）

---

[1] 授：通“受”。　調：言辭。《文選·顏延年〈秋胡〉》：“義心多苦調，密比金玉聲。”李善注：“調，猶辭也。”

[2] 朙：“明”的異體字。

[3] 襲：合。《小爾雅·廣言》：“襲，合也。”

[4] 司：通“伺”，窺察。

[5] 靈蘭之室：傳說中黃帝藏書之所。《素問·氣交變大論》　王冰注：“靈室，謂靈蘭室，黃帝之書府也。”

通論十九、 古代文化常識（三）

天文 曆法

日有寒熱溫涼，月有陰晴圓缺。我國古代的先民，很早就注意到了天象的變化，季節的交替，於是仰視天文，俯察物候，逐漸創立起較爲完備的天文曆法體系。從現有資料可以發現，早在殷商時代的甲骨卜辭中，就已經有了某些星名及日食、月食、干支記日的記載。而在《尚書》中，更有系統化的天文曆法記載。《尚書·堯典》曰：“乃命羲和，欽若昊天，曆象日月星辰，敬授民時。”又曰：“日中星鳥，以殷仲春……日永星火，以正仲夏……宵中星虛，以殷仲秋……日短星昴，以正仲冬……朞三百有六旬有六日，以閏月定四時成歲。”後經歷代的補充完善，特別是經過南北朝祖沖之、唐代僧一行、元代郭守敬等天文曆算學家的修訂，到了清代，我國的天文曆法體系已發展到相當精確的程度。

我國古代的天文曆法知識非常豐富，下面擇要介紹一些基本常識。

（一）七曜

七曜又稱七政，是對日、月及金、木、水、火、土五星的合稱，七者都是行星。由於日、月的隱現是人們最爲習常的天象，而金、木、水、火、土在古代又被借爲闡釋五行學說，因此在古籍中常常會遇到有關七曜的叙述。

1. 日月

日、月是天文曆法中兩個最重要的天體。中國古代很早就對日、月有了比較正確的認識。在西漢中期，人們就已認識到月球本身並不發光，而只是對太陽光的反射。《周髀算經》明確記載：“日照月，月光乃生，故成明月。”而在三國時期楊泉所著的《物理論》中，更是詳盡地闡釋了月亮的盈虧原理：“月陰之精，其形也圓，其質也清，稟日之光而見其體。日不照則謂之魄。故月望之日，日月相望，人居其間，盡睹其明，故形圓也；二弦之日，日照其側，人觀其傍，故半照半魄也；晦朔之日，日照其表，人在其裏，故不見也。”對於日食、月食這種非常特殊而又極爲鮮明的天文現象，中國古代也有極爲豐富的記錄。《尚書》中記載的一次日食，被公認爲世界上最古的日食記錄。《尚書·胤征》言：“乃季秋月朔，辰弗集于房……瞽奏鼓，嗇夫馳，遮人走……”在《宋書·天文志》中，則詳細地記載了發生于劉宋元嘉十三年十二月十六日的一次月食：“月食加時於酉，亥初始食，至一更三唱食既，於鬼四度。”

2. 金木水火土五星

（1）金星在五星中最爲明亮白耀，所以又稱明星、太白。《詩經·鄭風·女曰雞鳴》云：“子興視夜，明星有爛。”詩中的明星即指金星。《素問·金匱真言論》：“西方白色……上應太白。”王冰注：“金之精氣，上應太白星，三百六十五日（按：今云 225 日）一周天。”

金星在黎明出現于東方稱啓明，在黃昏出現于西方稱長庚，所以《詩經·小雅·大東》有謂"東有啓明，西有長庚"。

（2）木星古稱歲星，又簡稱爲歲。《素問·金匱真言論》："東方青色……上爲歲星。"王冰注："木之精氣，上爲歲星，十二年（按：今云 11.86 年）一周天。"古人認爲木星大約每十二年繞天一周，正好每年行經周天十二次的一次，所以古人就以木星來紀年。《左傳·襄公二十八年》所云"歲在星紀"，《國語·晉語四》所云"歲在大火"，就都以歲星來紀年。

（3）水星距太陽最近，從地面上觀測，水星仿佛總在太陽兩邊擺動，偏離太陽不超過一辰，所以又稱爲辰星。《素問·金匱真言論》："北方黑色……上爲辰星。"王冰注："水之精氣，上爲辰星，三百六十五日（按：今云 88 日）一周天。"

（4）火星亮度變化最大，運行的蹤迹也是錯綜複雜，熒惑人眼，所以又稱爲熒惑星。《素問·金匱真言論》："南方赤色……上爲熒惑星。"王冰注："火之精氣，上爲熒惑星，七百四十日（按：今云 687 日）一周天。"

（5）土星約略每二十八年運行一周天，正好每年鎮填二十八宿的一宿，所以又稱爲鎮星、填星。《素問·金匱真言論》："中央黃色……上爲鎮星。"王冰注："土之精氣，上爲鎮星，二十八年（按：今云 29.46 年）一周天。"

需要指出的是，先秦古籍在提到天象時所說的水，並不是指行星中的水星，而是指恒星中的定星（即二十八宿中的室宿）；所說的火，也並不是指行星中的火星，而是指恒星中的大火（即二十八宿中的心宿）。

（二）二十八宿

二十八宿，又稱二十八舍或二十八星，最初是爲說明日、月、五星運行中所處位置而劃分的周天二十八個星區。二十八星之說，最早見於《周禮》。《周禮·春官》曰："（馮相氏）掌十有二歲、十有二月、十有二辰、二十八星位，辨其敍事，以會天位。冬夏致日，春秋致月，以辨四時之敍。"一九七八年湖北省隨縣發掘的戰國早期（公元前四三三年左右）曾侯乙墓中的出土文物，也明確而完整地記載了二十八宿的名稱和方位。

二十八宿按四方排列，每一方各含七宿。自西而東排列，這四方二十八宿依次爲

東方蒼龍七宿：角、亢、氐、房、心、尾、箕

北方玄武七宿：斗、牛、女、虛、危、室、壁

西方白虎七宿：奎、婁、胃、昴、畢、觜、參

南方朱雀七宿：井、鬼、柳、星、張、翼、軫

所謂蒼龍、玄武、白虎、朱雀，這是古人對每一方七宿所組成圖像的一種想象，習稱"四象"。以東方蒼龍爲例，角宿、亢宿等七宿組合成一個統一的圖像，"角"就像是龍角，"亢"就像是龍頸，"氐"、"房"就像是龍身，"心"就像是龍的心臟，"尾"就像是龍的尾巴，"箕"就像是龍的腳爪。而以四方配五色，東方屬青色，北方屬黑色，西方屬白色，南方屬紅色，所以東方七宿稱蒼龍，北方七宿稱玄武，西方七宿稱白虎，南方七宿稱朱雀。

當然，"宿"的概念並非只是表示一顆恒星，而是表示鄰近若干恒星的一個集合。如心

宿有三顆恒星，斗宿有六顆恒星等等。二十八宿中，集合恒星最多的爲翼宿，達二十二顆；最少的爲角、虛、室、壁四宿，各含兩顆。

掌握了二十八宿的知識，那麼對於古書中所謂"熒惑守心"、"月離于畢"等一類有關天象的記載，就非常容易理解。所謂"熒惑守心"，就是指火星出現於心宿的位置。《黃帝內經》在推算運氣學說時，也經常使用二十八宿定位之法。《素問·五運行大論》有曰："丹天之氣經於牛女戊分，黅天之氣經於心尾己分，蒼天之氣經於危室柳鬼，素天之氣經於亢氐昴畢，玄天之氣經於張翼婁胃。所謂戊己分者，奎壁角軫，則天地之門戶也。"這段話的含義就是：天空中紅色的精氣流經牛女二宿區域和西北方戊位（奎壁二宿），黃色的精氣流經心尾二宿和東南方己位（角軫二宿），青色的精氣流經北方危室二宿和南方柳鬼二宿，白色的精氣流經東方亢氐二宿和西方昴畢二宿，黑色的精氣流經南方張冀二宿和西方婁胃二宿。所謂戊位、己位，分別是指西北奎壁和東南角軫四宿所在的方位。星在奎壁，象徵閉合；星在角軫，象徵開啓，這就好比是天地的門戶。

除二十八宿之外，我國古代天文學對星空的分區，還有"三垣"之說。所謂"三垣"，即紫微垣、太微垣、天市垣。紫微垣是北極星周圍約36度的星區，即我國黃河流域夜見恒星常現不沒的北方天區部分；太微垣則是紫微垣西南方的天區部分，天市垣則是紫微垣東南方的天區部分。

（三）十二次

十二次又稱十二宮，是古人對周天的一種劃分方式。在古代天文學中，按照由西向東的方向將日月運行的一個周天均等地分成十二部分，這十二部分就稱爲十二次。十二次的名稱，依次爲星紀、玄枵、諏訾、降婁、大梁、實沈、鶉首、鶉火、鶉尾、壽星、大火、析木。借助于十二次，古人對日月五星的運行和節氣的變換就容易解說。如木星每年經行一個次位，十二年完成一個周天的循行，於是就出現了歲星紀年法。《國語·晉語四》所說的"歲在大火"，《左傳·襄公三十年》所說的 "歲在降婁"等，就是這種紀年法。還有就是通過一年四季太陽所在的次位，來說明節氣的變換交替，如說太陽在星紀中交冬至，在玄枵中交大寒等等。

十二次的每一次位，都由二十八宿中的某些星宿來標誌，如星紀有斗牛兩宿，玄枵有女虛危三宿等。然而由於十二次是均等劃分，而二十八宿的每宿區位大小不等，所以十二次各次的起訖界限與星宿的分界並不完全一致。兩者的基本對應關係，可如下表所示：

十二次	二十八宿
星紀	斗、牛、女
玄枵	女、虛、危
諏訾	危、室、壁、奎
降婁	奎、婁、胃
大梁	胃、昴、畢

续表

十二次	二十八宿
實沈	畢、觜、參、井
鶉首	井、鬼、柳
鶉火	柳、星、張
鶉尾	張、翼、軫
壽星	軫、角、亢、氐
大火	氐、房、心、尾
析木	尾、箕、斗

（注：加着重號星宿表示其爲本次中的標誌星宿）

（四）分野

分野是將天上的星宿和地上的州國互相配對的一個概念。《史記·天官》曰："天則有列宿，地則有州域。"早在春秋戰國時代，人們就根據地上的區域來劃分天上的星宿，並將天上的星宿分別指配於地上的州國，認爲某某星宿是某某州國的分星，某某州國是某某星宿的分野。星宿與州國的分野，其基本對應關係如下兩表所示：

星宿與列國分野對應表

宿	國
角亢	鄭
氐房心	宋
尾箕	燕
斗牛	越
女	吳
虛危	齊
室壁	衛
奎婁	魯
胃昴畢	魏
觜參	趙
井鬼	秦
柳星張	周
翼軫	楚

星宿與各州分野對應表

宿	州
角亢氐	兗州
房心	豫州
尾箕	幽州
斗	江湖
牛女	揚州
虛危	青州
室壁	並州
奎婁胃	徐州
昴畢	冀州
觜參	益州
井鬼	雍州
柳星張	三河
翼軫	荊州

（五）北斗

北斗位於天球北極，由天樞、天璇、天璣、天權、玉衡、開陽、搖光七星組成。古人將天樞、天璇、天璣、天權四星組合想像成一個斗身，稱爲魁，將玉衡、開陽、搖光三星組合想像成一個斗柄，稱爲杓、罡，二者相合組成一個酒斗，故稱其爲北斗。

古人非常重視北斗的運行規律，不僅用它來辨別方向，而且更是用它來決定季節。北斗星在不同的季節和夜晚不同的時間會出現於天空不同的方位，所以古人常根據初昏時北斗星斗柄所指的方向來決定季節。《鶡冠子·環流》曰："斗柄指東，天下爲春；斗柄指南，天下爲夏；斗柄指西，天下爲秋；斗柄指北，天下爲冬。"

（六）年歲

在古代天文曆法中，年和歲是兩個不同內涵的概念。

年以月相變化周期即朔望月爲曆法單位來確定，十二個朔望月爲一年，閏年則爲十三個朔望月。平年 354 日，閏年 383 日。

歲以太陽一周天爲曆法單位來確定。所謂太陽一周天，就是設想太陽過春分點循黃道東行，然後又回到春分點的時間。這實際上也就是地球繞太陽公轉一周的時間。所以古人所說的歲，實際上也就是現代天文學所謂的回歸年，又叫太陽年。這樣，一歲的時間就等於365.24199 日。《尚書·堯典》所說"朞三百有六旬有六日"，"朞"就是一周歲的含義，即古人所稱的"歲實"。365.24199 日取其整數，即可說成三百有六旬有六日。

以朔望月爲單位的曆法屬於太陰曆，簡稱陰曆；以太陽年爲單位的曆法屬於太陽曆，簡稱陽曆。我國古代的曆法既以朔望月爲單位，同時又通過置閏的方式調和了年與歲的矛盾，即所謂"朞三百有六旬有六日，以閏月定四時成歲"，因此我國古代的曆法屬於陰陽合曆。我們通常所說的"陰曆"、"農曆"、"夏曆"，其實都屬陰陽合曆。太陰曆平年十二個月，六個大月每月三十日，六個小月每月二十九日，總共三百五十四日；太陽曆每歲 365.24199日。太陰、太陽曆兩者每年相差 11.24199 日，每積三年相差三十餘日，較一個朔望月還多好幾日，於是古人就採用設置閏月的方法將兩者協調起來。起初是三年一閏，後來又改爲五年二閏，最後確定爲十九年閏七次。至此，太陰、太陽兩曆就相當和諧了。

歲的意義源於歲星。依前文介紹，歲星約十二年運行一周天，每年行經一個星次，於是就出現了以歲星紀年的方法。但由於歲星是逆時針由西向東運行，因而歲星紀年法在實際應用中並不方便。爲此，古人設想了一個假歲星，叫做太歲，讓它由東向西順時針運行，從而與十二辰（即子、丑、寅、卯、辰、巳、午、未、申、酉、戌、亥）的方向順序一致。以這個假歲星來紀年的方法就叫太歲紀年法。歲星紀年與太歲紀年之間的關係可如下圖所示：

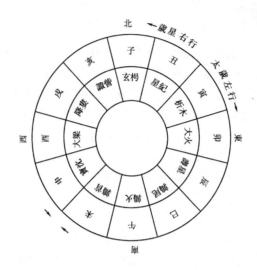

歲星與太歲運行圖

　　根據上圖所示，並依據《漢書·天文志》所載戰國時代天象記錄，可知某年歲星在星紀，那麼太歲便在析木（寅），這一年就是“太歲在寅”；第二年歲星運行到玄枵，那麼太歲便運行到大火（卯），這一年就是“太歲在卯”。其餘由此類推。大約到了西漢年代，又採用了歲陰歲陽相配的紀年方法。天文曆法學家爲十二辰取了另外的名稱，即攝提格、單閼等，稱爲歲陰；爲十干取了另外的名稱，即閼逢，游蒙等，稱爲歲陽。把歲陽名與歲陰名依次相配（方法與六十甲子相同），就組成六十個年名，即第一年爲閼逢攝提格，第二年爲游蒙單閼。依次類推，六十年周而復始，無有窮盡。據《爾雅·釋天》所載，歲陽與十干、歲陰與十二辰的對應關係如下表所列：

歲　陽　表	
閼（yān）逢	甲
游（zhān）蒙	乙
柔兆	丙
強圉（yǔ）	丁
著雍	戊
屠維	己
上章	庚
重光	辛
玄黓（yì）	壬
昭陽	癸

歲　陰　表	
攝提格	寅
單閼	卯
執徐	辰
大荒落	巳
敦牂（qiáng）	午
協洽	未
涒（jūn）灘	申
作噩	酉
閹茂	戌
大淵獻	亥
困敦	子
赤奮若	丑

古人創制這些年名，原本是爲了反映歲星每年所在的方位，但後來發現歲星並不是每年完整地運行一個星次（實際每 11.86 年運行十二星次一周天），用它們紀年並不能反映實際天象，於是就改用甲子紀年，並一直延續至今。

（七）月

1. 每月日數

月球運行到太陽和地球之間，跟太陽同時出現，古人認爲這是日月相會，所以叫做合朔，也稱辰。月球自合朔繞地球一周再回到合朔，運行的時間是 29.53059 日，叫做一個月。這個數目多於 29 日，又少於 30 日，所以陰曆有月大月小之分。陰曆大月 30 日，小月 29 日，大月、小月相間，或有時連續兩個月都是大月，這樣其所記的日月就跟真實的月象盈虧基本一致。

2. 月建

古人紀月有一種稱爲月建的方法，即把一年十二個月和天上的十二辰聯繫起來記錄月份。依照夏曆，黃昏時北斗斗柄指寅，稱爲正月（即一月），斗柄指卯，稱爲二月，依次類推。不過在春秋時期，曾同時採用三種不同的曆法，即夏曆、殷曆、周曆。因爲它們對正月的月建各不相同，所以歷史上被稱爲"三正"。"三正"的"正"，就是正月歲首的含義。夏曆以建寅之月（即冬至後兩月）爲正，殷曆以建丑之月（即冬至後一個月）爲正，周曆以建子之月（即冬至所在之月）爲正。由於三種曆法歲首的月建不同，四季的劃分也隨之不同。"三正"之間具體的關係，有如下表所示：

月	建	子	丑	寅	卯	辰	巳	午	未	申	酉	戌	亥
夏曆	月份	十一月	十二月	正月	二月	三月	四月	五月	六月	七月	八月	九月	十月
	季節	冬		春			夏			秋			冬
殷曆	月份	十二月	正月	二月	三月	四月	五月	六月	七月	八月	九月	十月	十一月
	季節	冬	春			夏			秋			冬	
周曆	月份	正月	二月	三月	四月	五月	六月	七月	八月	九月	十月	十一月	十二月
	季節	春			夏			秋			冬		

漢武帝太初元年（即公元前 104 年），朝廷起用太初曆，以夏正建寅之月爲歲首。其後除王莽和魏明帝時曾一度改用殷正，武則天和唐肅宗時曾一度改用周正外，全都採用夏正建寅紀月。因此我們平常習稱的農曆、陰曆，即指夏曆而言。

3. 朔望晦朏弦旬

一個月中的某些日子，除了用一般的數字來表示以外，還有一些特定的稱呼。如每月的最初一日稱做"朔"，朔就是日月合朔的時日；每月最後一日稱做"晦"，晦就是月晦不見的含義。另外每月十五日稱爲"望"，十六日稱爲"既望"，每月初三稱爲"朏"，初七、初八稱爲"上弦"，二十二、二十三稱爲"下弦"。在商周時代，一個月又分成四個部分：第一部分稱"初吉"，指初一到初七、初八，即朔日到上弦的一段時間，初二、初三稱爲"哉生魄"（魄也寫作霸）；第二部分稱"既生魄"，指初八、初九到十四、十五日，即上弦到望日的一段時間；第三部分稱"既望"，指十五、十六日到二十二、二十三日，即望日到下弦的一段時間；第四部分稱"既死魄"，指二十三到二十九、三十日，即下弦到晦日的一段時間，二十五日稱爲"旁死魄"。還有將一個月分成三部分的，即一月三旬。在甲骨文中，就已經有了"旬"字。一旬爲十天，正好十干輪回一次，所以一旬又稱"浹日"。

（八）日

地球自轉一周的時間稱爲一日。古人以一晝夜爲一日。根據一日內天色變化的不同情況，古人把一日分成若干個時段，每個時段又給予一個特別的名稱。最簡單的是如同一年分四時一樣把一日分成朝、夕、晝、夜四時。如本書《晉侯有疾》："君子有四時：朝以聽政，晝以訪問，夕以修令，夜以安身。"朝又稱爲"旦"、"早"、"晨"；夕又稱爲"暮"、"晚"、"昏"。再分細些，就是如同一年分十二個月一樣把一日分或十二時。如把太陽升起時稱爲"日出"，或稱"平旦"、"平明"、"大采"；太陽下山時則稱爲"日入"，或稱"日夕"、"日暮"、"小采"。太陽正中時稱爲"日中"，半夜時稱爲"夜半"。將近日中時稱爲"隅中"，太陽開始西斜則稱爲"日昃"，或稱"日西"、"日昳"。"日入"之後，接着便是"黃昏"、"人定"；"夜半"之后，隨之即爲"雞鳴"、"昧旦"（也稱"昧爽"）。此外，古人一日兩餐，第一餐在日出之後，隅中之前，稱爲"朝食"或"蚤食"，這段時間便稱爲"食時"；第二餐在日昃之後，日入之前，稱爲"晡食"或"晏食"，這段時間便稱爲"晡時"。漢武帝時頒行《太初曆》，將一晝夜均分爲十二時段，使用十二地支作爲十二時辰的名稱，這樣其每個時辰就恰好等於現代的兩個小時（小時，即小時辰之意）。到了宋代，又把每個時辰細分爲初、正兩節，一日二十四節，等同於現在的一日二十四小時。以上各種表示方法之間的互相關係可詳見下表：

夜半	雞鳴	昧旦	平旦	食時	隅中	日中	日昃	晡時	日入	黃昏	人定
子	丑	寅	卯	辰	巳	午	未	申	酉	戌	亥
初 正	初 正	初 正	初 正	初 正	初 正	初 正	初 正	初 正	初 正	初 正	初 正
23、24	1、2	3、4	5、6	7、8	9、10	11、12	13、14	15、16	17、18	19、20	21、22

（九）四時節氣

一個太陽年實際上就是四時陰陽之氣寒暑變化的一個周期。古人爲了測度陰陽之氣的變化，將這一周期分成若干時段來觀察。《素問·六節藏象論》曰：“五日謂之候，三候謂之氣，六氣謂之時，四時謂之歲，各從其主治焉。”按此文所述，則一歲分爲四時、二十四氣、七十二候、三百六十日（爲了便於論述，這裏只取其整數，是一種近似值的歲）。五日爲候，候即徵候。陰陽之氣無形可見，可借助隨陰陽之氣變化的萬物來測知，今謂之物候。在歲、時、氣、候、日這個系列中，沒有“月”這一級，也沒有“節”這一概念。加上“月”這一級，在這個近似值歲中，也沒有抵牾之處，正好每時三個月，每月二氣、三十日。另外，古人有四時八節之說。《尚書·堯典》分別有仲春、仲夏、仲秋、仲冬四節，後來增加到八節，即《左傳·僖公五年》所謂的“分至啓閉”。分，指春分、秋分；至，指夏至、冬至；啓，指立春、立夏；閉，指立秋、立冬。每時包含兩個節，一個在每時的開始，一個在每時的正中。然而由於八節與十二月的配合不便安排，於是後來又規定爲十二節。這樣，原來是每時之開始與中間爲節，現在成了每月之前一氣爲節。原來是每三氣有一節，現在成了每兩氣有一節。至於節和氣，它們在實際上並沒有什麽區別意義。今依王冰《素問·四氣調神大論》之注，將其所論四時二十四節氣七十二候之對應關係，列表如下：

時	月	節氣	初五日（一候）	次五日（二候）	後五日（三候）
春	孟春	**立春**之節	東風解凍	蟄蟲始振	魚上冰
		次雨水氣	獺祭魚	鴻雁來	草木萌動
	仲春	**驚蟄**之節	小桃華	倉庚鳴	鷹化爲鳩
		次春分氣	玄鳥至	雷乃發聲，芍藥榮	始電
	季春	**清明**之節	桐始華	田鼠化爲駕，牡丹華	虹始見
		次穀雨氣	萍始生	鳴鳩拂其羽	戴勝降于桑
夏	孟夏	**立夏**之節	螻蟈鳴	蚯蚓出	赤箭生
		次小滿氣	吳葵華	靡草死	小暑至
	仲夏	**芒種**之節	螳螂生	鵙始鳴	反舌無聲
		次夏至氣	鹿角解	蜩始鳴	半夏生，木堇榮
	季夏	**小暑**之節	溫風至	蟋蟀居壁	鷹乃學習
		次大暑氣	腐草化爲螢	土潤溽暑	大雨時行
秋	孟秋	**立秋**之節	涼風至	白露降	寒蟬鳴
		次處暑氣	鷹乃祭鳥	天地始肅	禾乃登
	仲秋	**白露**之節	盲風至，鴻雁來	玄鳥歸	群鳥養羞
		次秋分氣	雷乃收聲	蟄蟲坏戶，景天華	水始涸
	季秋	**寒露**之節	鴻雁來賓	雀入大水爲蛤	菊有黃華
		次霜降氣	豺乃祭獸	草木黃落	蟄蟲咸俯

续表

時	月	節氣	初五日（一候）	次五日（二候）	後五日（三候）
冬	孟冬	**立冬**之節	水始冰	地始凍	雉入大水爲蜃
		次**小雪**氣	虹藏不見	天氣上騰，地氣下降	閉塞而成冬
	仲冬	**大雪**之節	冰益壯，地始坼，鶡鳥不鳴	虎始交	芸始生，荔挺出
		次**冬至**氣	蚯蚓結	麋角解	水泉動
	季冬	**小寒**之節	雁北鄉	鵲始巢	雉雊
		次**大寒**氣	雞乳	鷙鳥厲疾	水澤腹堅

二十四節氣實際上是一個太陽年的二十四等分。一個太陽年爲 365.24199 日，則每一個節氣約 15.2 日。如前所述，夏曆平年每年十二個朔望月爲一年，閏年則爲十三個朔望月爲一年；平年全年 354 日，閏年全年 383 日。這樣，夏历的月份與二十四節氣的时间很难固定一致。諺語曰："三月清明榆不老，二月清明老了榆。"就是說有的年份清明節會趕到夏曆三月，有的年份則趕到夏曆二月，而物候亦有了差异。其他的節氣，同樣也會出現類似的情況。

現在實行陽曆，陽曆年是太陽年，因此其十二個月和二十四節氣的步調基本是一致。每月有兩氣，在前的稱爲節氣，在後的稱爲中氣。一般陽曆上半年每月六日前後是節氣，二十一日前後是中氣；下半年每月八日前後是節氣，二十三日前後是中氣。二十四節氣与陽曆十二月日期的相互對應關系，可如下表所示：

春	節氣	立春 （正月節）	雨水 （正月中）	驚蟄 （二月節）	春分 （二月中）	清明 （三月中）	穀雨 （三月中）
	月日	2月4日 或5日	2月19日 或20日	3月5日 或6日	3月20日 或21日	4月4日 或5日	4月20日 或21日
夏	節氣	立夏 （四月節）	小滿 （四月中）	芒種 （五月節）	夏至 （五月中）	小暑 （六月節）	大暑 （六月中）
	月日	5月5日 或6日	5月21日 或22日	6月5日 或6日	6月21日 或22日	7月7日 或8日	7月23日 或24日
秋	節氣	立秋 （七月節）	處暑 （七月中）	白露 （八月節）	秋分 （八月中）	寒露 （九月節）	霜降 （九月中）
	月日	8月7日 或8日	8月23日 或24日	9月7日 或8日	9月23日 或24日	10月8日 或9日	10月23日 或24日
冬	節氣	立冬 （十月節）	小雪 （十月中）	大雪 （十一月節）	冬至 （十一月中）	小寒 （十二月節）	大寒 （十二月中）
	月日	11月7日 或8日	11月22日 或23日	12月7日 或8日	12月21日 或22日	1月5日 或6日	1月20日 或21日

通論十八　古代文化常識（四）

律　度　量　衡

　　大小高低，輕重長短，這些自然界萬千事物的天然屬性，在人類改造自然和自我發展的過程中逐漸浮現清晰，並一步步地被人們度量和規定。據文獻記載，在虞舜時代就已經作过統一律、度、量、衡四種計量器具工作。《尚書・虞書・舜典》曰："歲二月，東巡守，至于岱宗，柴，望秩于東川，肆覲東后，協時月，正日，同律度量衡。"到周代，又一次統一度量標準。《周禮・夏官・合方氏》："同其數器，壹其度量。"鄭玄注："尺丈釜鍾，不得有大小。"而隨著社會的進步和人類智慧的提升，律度量衡的器具和標準也不斷地變得越來越精密，越來越準確。明代著名樂律學家、算學家朱載堉，在世界上首創"新法密率"，徹底解決了十二律生成過程中不能周而復始的難題，爲近現代音樂技術提供了理論依據和律制基礎。清朝廷在確定營造尺庫平制時，其銅尺與砝碼不但與萬國權度局（即國際計量局）的原器精校，而且還向萬國權度局定制了鉑銥合金營造尺和庫平砝碼，並以此作爲營造尺庫平兩的最高基準，爲我國度量衡制度融入國際米制奠定了基礎。

　　下文就我國古代律度量衡的一些基本知識作簡要介紹。

（一）律

　　律是用來測定音階的儀器和標準。在古代，人們以管的長度來確定音階的高低和各種標準音。《禮記・月令》："律中大簇。"蔡邕注："律，截竹爲管謂之律。律者，清濁之率法也。聲之清濁，以律長短爲制。"律的基準之音爲黃鍾之宮。相傳黃帝曾派泠綸從大夏的西面、昆侖的北部，采得生於解谷的竹子，截取兩節之間均長九寸的竹管，把以此竹管吹奏發出的音高確定爲黃鍾之宮。《漢書・律曆志》曰："黃帝使泠綸自大夏之西，昆侖之陰，取竹之解谷生，其竅厚均者，斷兩節間而吹之，以爲黃鍾之宮。制十二箭以聽鳳之鳴，其雄鳴爲六，雌鳴亦六，比黃鍾之宮，而皆可以生之，是爲律本。"而蔡邕《月令章句》云："黃鍾之宮長九寸，孔徑三分，圍九分。其餘皆稍短，但大小不增減。"黃鍾之音確定以後，通過"三分損益法"便可生成五音、七聲和六律、六呂。

1. 五音七聲

　　五音七聲，是中國古代樂律學上的音階理論。五音，又稱五聲，是指宮、商、角（jué）、徵（zhǐ）、羽五個音階；七聲，又稱七音、七律，是指在五音基礎上再加上變徵、變宮而組成的七個音階。五音的確定，可以追溯到公元前三世紀之前。《管子・地員》曰："凡將起五音凡首，先主一而三之，四開以合九九，以是生黃鍾小素之首，以成宮。三分而益之以一，爲百有八，爲徵。不無有三分而去其乘，適足，以是生商。有三分而復於其所，以是生羽。有三分而去其乘，適足，以是生角。"據此文意，依其算式，可得五種長度不同的弦，每弦發一音，於是得其五音：

宮音："先主一而三之，四開以合九九……以成宮。"其算式爲：$(1 \times 3)^4 = 9 \times 9 = 81$。所得弦長相對比例數爲 81，定爲宮音。

徵音："三分而益之以一，爲百有八，爲徵。"其算式爲：$81 \times (1+1/3) = 108$。即增加前弦長比例數 81 的 1/3，得弦長相對比例數爲 108，定爲徵音。

商音："不無有三分而去其乘，適足，以是生商。"其算式爲：$108 \times (1-1/3) = 72$。即減少前弦長比例數 108 的 1/3，得弦長相對比例數爲 72，定爲商音。

羽音："有三分而復於其所，以是生羽。"其算式爲：$72 \times (1+1/3) = 96$。即再增加前弦長比例數 72 的 1/3，得弦長相對比例數爲 96，定爲羽音。

角音："有三分而去其乘，適足，以是生角。"其算式爲：$96 \times (1-1/3) = 64$。即減少前弦長比例數 96 的 1/3，得弦長相對比例數爲 64，定爲角音。

以上確定五音的論述，即爲樂律學上著名的"三分損益法"。按照其音階由低到高的次序，並對應現代簡譜，即可得如下排表：

計算順序	（2）	（4）	（1）	（3）	（5）
現代簡譜	5̇	6̇	1	2	3
音階名稱	徵	羽	宮	商	角
弦長比例	108	96	81	72	64

在五音的基礎上，加上變宮、變徵兩個變化音階，便組成七聲音階，謂之七音。《左傳·昭公二十年》"七音" 杜預注曰："周武王伐紂，自午及子凡七日。王因此以數合之，以聲昭之，故以七同其數，以律和其聲，謂之七音。"《釋文》曰："七音，宮、商、角、徵、羽、變宮、變徵也。"變宮、變徵兩個音階，大致相當於現代簡譜中的 7、#4。在先秦文獻中，五聲音階稱爲"正聲"，變化音階稱爲"變聲"。

作爲音階，它只規定各音階之間音高的固定差異等級，而並未規定各音階的音高程度。也就是說，五音、七聲只有相對音高，而沒有絕對音高，當某一音階音高確定以後，其餘各音階音高便隨之得到確定。古人通常以宮音作爲音階序列結構中居首位的主音，宮音音高確定以後，其餘五音、七聲的音高便也同時確定，即如《淮南子·原道訓》所云："故音者，宮立而五音形矣。"

以五音比附五行，則宮配土，商配金，角配木，徵配火，羽配水。《靈樞·陰陽二十五人》："木形之人，比於上角，似於蒼帝……火形之人，比於上徵，似於赤帝……土形之人，比於上宮，似於上古黃帝……金形之人，比於上商，似於白帝……水形之人，比於上羽，似於黑帝……"

2. 六律六呂

六律、六呂合稱十二律，指的是我國古代樂律學上確定的以黃鍾爲起始的十二個標準音。十二律中，六陽律稱爲六律，六陰律稱爲六呂。《漢書·律曆志》云：“律十有二，陽六爲律，陰六爲呂。律以統氣類物，一曰黃鍾，二曰太簇，三曰姑洗（xiǎn），四曰蕤賓，五曰夷則，六曰無射（yì）；呂以旅陽宣氣，一曰林鍾，二曰南呂，三曰應鍾，四曰大呂，五曰夾鍾，六曰仲呂。”十二律呂各有其固定不變的音高。古書中也常常使用“六律”這一術語來代稱十二律，並與前述五音並稱爲五音六律。六律六呂以黃鍾爲首位，黃鍾之音確定以後，再通過“三分損益法”而生成其餘十一律。《禮記·月令》記曰：“黃鍾，律之始，九寸；林鍾，黃鍾之所生，三分損一；太簇，林鍾所生，三分益一；南呂，太簇所生，三分損一；姑洗，南呂所生，三分益一；應鍾，姑洗所生，三分損一；蕤賓，應鍾所生，三分益一；大呂，蕤賓所生，三分益一；夷則，大呂所生，三分損一；夾鍾，夷則所生，三分益一；無射，夾鍾所生，三分損一；仲呂，無射所生，三分益一。”據此文意，便可得所有十二律的竹管長度及相對應的音高。以黃鍾比擬現代樂律學上的 C 大調，十二律由低到高可依次排列爲下表：

十二律名	計算順序	現代音調	律管長度
黃鍾（陽律）　（宮）	（1）	C	9
大呂（陰呂）	（8）	$^{\#}$C	$6\frac{26}{81} \times \frac{4}{3} = 8\frac{104}{243}$
太簇（陽律）（商）	（3）	D	$6 \times \frac{4}{3} = 8$
夾鍾（陰呂）	（10）	$^{\#}$D	$5\frac{450}{729} \times \frac{4}{3} = 7\frac{1075}{2187}$
姑洗（陽律）（角）	（5）	E	$5\frac{1}{3} \times \frac{4}{3} = 7\frac{1}{9}$
仲呂（陰呂）	（12）	F	$4\frac{6524}{6561} \times \frac{4}{3} = 6\frac{12974}{19683}$
蕤賓（陽律）	（7）	$^{\#}$F	$4\frac{20}{27} \times \frac{4}{3} = 6\frac{26}{81}$
林鍾（陰呂）（徵）	（2）	G	$9 \times \frac{2}{3} = 6$
夷則（陽律）	（9）	$^{\#}$G	$8\frac{104}{243} \times \frac{2}{3} = 5\frac{450}{729}$
南呂（陰呂）（羽）	（4）	A	$8 \times \frac{2}{3} = 5\frac{1}{3}$

续表

十二律名	計算順序	現代音調	律管長度
無射（陽律）	（11）	#A	$7\dfrac{1075}{2187}\times\dfrac{2}{3}=4\dfrac{6524}{6561}$
應鍾（陰呂）	（6）	B	$7\dfrac{1}{9}\times\dfrac{2}{3}=4\dfrac{20}{27}$

但是，以"三分損益法"生成十二律的計算方式，並不能讓黃鍾律經過十二次的五度生律後，再重新返回到原位。這一缺陷，成了自周代以來一直困撓古代樂律學家的最難解的問題。明代著名樂律學家、算學家朱載堉，創造性地採用等比數列來作爲平均律的計算方式，以其"新法密律"圓滿地解決了這一問題，從而在理論上實現了旋宮轉調，使得十二律能夠周而復始地生成。"新法密律"的計算方式及計算結果，在其所著之《律呂精義》中得到了詳細的論述。《律呂精義·內篇》卷一《不用三分損益法》記曰："度本起于黃鍾之長，則黃鍾之長，即度法一尺。命平方一尺爲黃鍾之率。東西十寸爲句，自乘得百寸爲句冪；南北十寸爲股，自乘得百寸爲股冪。相並，共得二百寸爲弦冪。乃置弦冪爲實，開平方法除之，得股一尺四寸一分四厘二毫一絲三忽五微六纖……爲方之斜，即圓之徑，亦即蕤賓倍律之率。以句十寸乘之，得平方積一百四十一寸四十二分一十三厘五十六毫二十三絲七十三忽……爲實，開平方法除之，得一尺一寸八分九厘二毫零七忽一微一纖……即南呂倍律之率。仍以句十寸乘之，又以股十寸乘之，得立方積一千一百八十九寸二百零七分一百一十五厘零零二毫七百二十一絲零六十六忽七一七五，爲實，開立方法除之，得一尺零五分九厘四毫六絲三忽零九纖……即應鍾倍律之率。蓋十二律黃鍾爲始，應鍾爲終，終而復始，循環無端。此自然真理，猶貞後元生，坤盡復來也。是故各律皆以黃鍾正數十寸乘之，爲實，皆以應鍾倍數十寸零五分九厘四毫六絲三忽零九纖……爲法，除之，即得其次律也。安有往而不返之理哉？"

十二律除代表十二標準音之外，古人還通過"候氣之法"以之判斷節氣時日。《後漢書·律曆志》曰："候氣之法，爲室三重，戶閉，塗畔必周，密布緹緱。室中以木爲案，每律各一，內庳外高，從其方位，加律其上，以葭莩抑其內端，案曆而候之，氣至者灰去。其爲氣所動者其灰散，人及風所動者，其灰聚。殿中候，用玉律十二。"文中的葭莩，即蘆葦莖中的薄膜。候氣之時，將其燒成灰末，並置於十二律管內端，灰動之時，即可斷爲氣至之時辰。

古人还通過十二律測定每年氣候的變異。《素問遺篇·刺法論》："假令丙寅，剛柔失守，上剛干失守，下柔不可獨主之，中水運非太過，不可執法而定之，布天有餘，而失守上正，天地不合，即律呂音異，如此即天運失序，後三年變疫……假令庚辰，剛柔失守，上位失守，下位無合，乙庚金運，故非相招，布天未退，中運勝來，上下相錯，謂之失守，姑洗林鍾，商音不應也，如此則天運化易，三年變大疫……"

（二）度

度是測量物體長短的器具和標準。《玉篇》："度，尺曰度。"在人類早期，其最初的長度測量往往借助於人體。所謂"布手知尺"，也是源於遠古時代的原始測量方式，即以成年男子一前手臂的長度來統一規定尺的量值。中醫謂腕後高骨謂之關，關前曰寸，關後曰尺，說的也是這個意思。《說文》"尺"下曰："周制：寸、尺、咫、尋、常、仞，諸度量，皆以人之體爲法。"他如："人手卻十分動脈爲寸口，十寸爲尺，所以指尺規矩事也。""中婦人手長八寸謂之咫，周制也。""度人之兩臂爲尋，八尺也。""仞，伸臂一尋，八尺。"這都說明很多長度單位最初是以人體爲法的。上世紀初葉，在河南殷墟先後出土了三支這樣的尺子，其中一支爲骨尺，兩支爲牙尺。骨尺，用一根獸骨磨制而成，尺面中間留有骨溝的痕迹，尺的兩邊刻十等分，全長 16.95 釐米；牙尺，兩支長分別爲 15.87 釐米和 15.80 釐米，尺面刻 10 寸，每寸刻 10 分。從這三支尺上可以知道當時測量長度的單位制度。

兩漢時期，度的器具得到了進一步的完善，而其標準和單位也得到了更準確的規定。《漢書•律曆志》曰："度者，分、寸、尺、丈、引也，所以度長短也。本起黃鍾之長。以子穀秬黍中者，一黍之廣度之，九十分黃鍾之長。一爲一分，十分爲寸，十寸爲尺，十尺爲丈，十丈爲引，而五度審矣。其法用銅，高一寸，廣二寸，長一丈，而分、寸、尺、丈存焉。用竹爲引，高一分，廣六分，長十丈。"目前全國各地共保存兩漢之尺近一百支，有銅尺、鐵尺、骨尺、牙尺、竹木尺等，尺上或以各種紋飾分成 10 個寸格，或以線紋分割成 10 寸，每寸刻 10 分。經現代實際測量，兩漢尺度基本沿用秦制，每尺約長 23 釐米，東漢後期略有增長，約爲 23.5 釐米。

除用來測量一般長度的直尺以外，漢代還出現了可用來測量軸經和深度的卡尺。卡尺的出現，是我國古代計量技術上的一次重大突破。現存的兩支漢代卡尺，正面刻有銘文"始建國元年正月癸酉朔日制"，表明兩尺均製作於新莽始建國元年。卡尺由固定尺和滑動尺兩部分組成，兩端均有成矩形的量爪。固定尺正面刻 40 分格（即 4 寸），上部有一魚鱗形持柄，中間開一導槽。滑動尺下面刻有 5 格，未刻分格。量爪與尺身相聯處有環狀拉手，引環可使滑動尺移動。當兩尺的量爪靠攏時，固定尺與滑動尺等長，兩尺刻線大體相對。

魏晉之後，尺度量值出現了逐漸增長的趨勢。特別是到了北朝時期，其量值更是急劇增長。正如近代學者王國維在其《觀堂集林•記現存歷代尺度》中所云："嘗考尺度之制，由短而長，殆成定制。而其增長率之甚，莫劇于東晉後魏之間，三百年間，幾增十分之三。求其原因，實由魏晉以後，以絹、布爲調……官吏懼其短耗，又欲多取於民，故尺度代有增益。北朝尤盛。"

隋唐之時，尺度量值出現了大、小兩制雙水分流的態勢。隋文帝統一度量衡時，以秦漢古尺爲小尺測日影，以北周大尺爲官民日常用尺。唐朝在制定典章制度時，則用法律的形式將度量衡之大小制確定了下來。《唐六典》卷三《尚書戶部》記曰："凡度，以北方秬黍中者，一黍之廣爲分，十分爲寸，十寸爲尺，一尺二寸爲大尺，十尺爲丈……凡積秬黍爲度量權衡，調鍾律，測晷影，合湯及冠冕之制用之；內外官悉用大者。"

明代尺度之計量，則皆與洪武年間所制寶鈔相照對，並確定了三種尺度：（1）鈔尺，即裁衣尺，與寶鈔紙邊外齊；（2）曲尺，即營造尺，與寶鈔墨邊外齊；（3）寶源局銅尺，即量地尺，比寶鈔墨邊長，比寶鈔紙邊短，當裁衣尺之九寸六分。經實測現存完整明代寶鈔，得其墨邊平均長 31.9 釐米，紙邊平均長 34 釐米。由此可知，明代各尺度之量值爲：營造尺 32

釐米，量地尺 32.6 釐米，裁衣尺 34 釐米。

清代尺度的計量基本沿用舊制，但已與國際米制相校準。現藏北京故宮博物院的一支銅尺，與一件砝碼同裝一朱色匣內，匣蓋上楷書"高宗純皇帝欽定權度尺"和"戶部庫平，工部營造尺均遂舊制，與萬國權度原器精校鑄造"字樣。尺的一邊刻營造尺 10 個寸格，另一邊則刻 32 釐米。另外，清政府還從萬國權度局定制了鉑銥合金營造尺一支，以之作爲營造尺的最高基準，並同時定制了鎳鋼合金副原器以及精密檢驗儀器等。這種種措施顯示，到了清代，我國的計量尺度已至爲精密、準確。

長度的古代計量單位，除常用的寸、尺、丈外，還有毫、厘、分等。《孫子算經》卷上云："度之所起，起於忽。欲知其忽，蠶吐絲爲忽。十忽爲一絲，十絲爲一毫，十毫爲一釐，十釐爲一分，十分爲一寸，十寸爲一尺，十尺爲一丈，十丈爲一引。五十尺爲一端，四十尺爲一匹。六尺爲一步，二百四十步爲一畝，三百步爲一里。"

（三）量

量是測定物體容積多少的器具和標準。《書·舜典》曰："協時月，正日，同律度量衡。"陸德明《釋文》："量，力尚反，斗斛也。"《左傳·昭公三年》云："齊舊四量，豆、區、釜、鍾。四升爲豆，各自其四，以登於釜，釜十則鍾。"

在人類早期，人們往往借助於人體來計量物體的容積。《小爾雅·廣量》有云："一手之盛謂之溢，兩手謂之掬。"葛其仁疏注："考古量二斗七升，當今五升四合。溢爲米一升二十四分升之一，不過當今二合稍贏，一手所盛，理或然也。"

戰國時期齊國出現了當時的標準量器栗氏量。此種量器現雖已不存，但《周禮·考工記》對其作了詳細的記述。《考工記》曰："栗氏爲量，改煎金錫則不耗，不耗然後權之。權之然後準之，準之然後量之。量之以爲鬴，深尺，內方尺而圜其外，其實一鬴。其臀一寸，其實一豆。其耳三寸，其實一升。重一鈞。其聲中黃鍾之宮。概而不稅。其銘曰：'時文思索，允臻其極。嘉量既成，以觀四國。永啓厥後，茲器維則。'"從文中記載可知，栗氏量包括鬴、豆、升三量：鬴是主體，呈圓筒形，深一尺，底面是邊長爲一尺的正方形外接圓；圈足深一寸，容一豆；兩側有耳，深三寸，容一升。這種計量方式，即所謂"以度審容"。"以度審容"的標準量器，現存最早的是公元前 344 年設計製造的"商鞅方升"。經實測，此方升的內口長 12.4774 釐米，寬 6.9742 釐米，深 2.323 釐米，可得計量容積 202.15 立方釐米。方升自銘 16.2 立方寸爲一升，故可求得方升單位容積 12.478 立方釐米，折算其時一寸長 2.32 釐米，一尺長 23.2 釐米。同理，若長度確定，則容積也可同時得到計量。因此，這種"以度審容"的方法，非常有利於標準容量的復現，從而有利於統一量值的推廣。

秦代除了以先前的"商鞅方升"統一量器標準以外，還建立了嚴格的檢定制度。秦律竹簡《工律》中規定："縣及土室，聽官爲正，衡、石、贏、斗、桶、升，毋過歲壹。有工者勿爲正。假試爲正。"此文之大意即爲：在縣和工室裏使用的度量器具，要由官府來校正。所用的各種權衡器和各種量器，包括斗、桶、升等，至少每年要校正一次。如果本縣及土室設有專門的檢定人員，則不必再送到官府校正。所有度量衡器在領用之前，都必須經過校正才能使用。

在漢代，各種量的標準和單位得到了進一步的規範。《漢書·律曆志》云："量者，龠、合、升、斗、斛也，所以量多少也。本起于黃鍾之龠，用度數審其容。以子穀秬黍中者千有二百實其龠，以井水準其概。合龠爲合，十合爲升，十升爲斗，十斗爲斛，而五量嘉矣。其法用銅，方尺而圜其外，旁有庣焉，其上爲斛，其下爲斗，左耳爲升，右耳爲合、龠。"今藏臺北故宮博物院的"新莽嘉量"，是一件五量合一的銅制標準量器。此量器主體部分爲一大圓柱體，近下端有底，底上方是斛量，下方是斗量；右側爲一小圓柱體，是升量；器底在下沿，右側也是一小圓柱體，底上爲合量，底下爲龠量。經實測推算，可知新莽時一尺長 23.1 釐米，一升容 200 毫升，一斤重 226.7 克。

隋唐時期，依同尺度計量的大小制，容積的計量也出現了大小制的形勢。《唐六典》卷三《尚書戶部》記曰："凡量，以秬黍中者，容一千二百黍爲龠，二龠爲合，十合爲升，十升爲斗，三斗爲大斗，十斗爲斛。"同時，唐代還以法律條文的形式嚴厲規定了違法使用各種度量衡器行爲的罪責。我國現存最早、最完整的唐代法律著作《唐律疏議》，在其《雜律門》中記曰：

"諸校斛斗秤度不平，杖七十。監校者不覺，減一等。知情與同罪。

"諸私作斛斗秤度不平，而在市執用者，笞五十。因增減者，計所增減，準盜論。

"卻用斛斗秤度出入官物不平，令有增減者，坐贓論，入己者以盜論。其在市，用斛斗秤度雖平，而不經官司印者，笞四十。"

宋代的容積計量單位和器物，均有所改進。南北朝以後，容積的單位量值大幅增長，至隋唐之時已三倍於漢，以至一斛所盛穀物甚重，極不便於日常使用。另外，古史所記斛、石兩個單位往往混淆，於是宋代改制時將十斗爲一斛（漢時亦稱一石）改爲五斗爲一斛，十斗（二斛）爲一石，並且明確規定"凡歲賦，穀以石計"（《宋史·食貨志》）。秦漢之斛多爲圓柱形，而宋斛容量甚大，若仍爲圓柱形，則上口大而不易平準，故改爲口狹底廣之形，歷代沿用不改。《農田餘話》卷上曰："今之官斛規制，起于宋相賈似道。前元至元間，中丞崔或上言其式，口狹底廣，出入之間，盈虧不甚相遠。遂行於世，至今不改。"

清代對容積的計量，則以營造尺之寸法確定。據《數理精蘊》記載："鐵升、斗、斛，以寸法定容積之準。升方三十一寸六分，斗方三百一十六寸，斛方一千五百八十寸。兩斛爲石，方三千一百六十寸。"

古代容積的計量單位，除常用的升、斗、斛外，還有合、勺、撮等。《孫子算經》卷上記曰："量之所起，起於粟。六粟爲一圭，十圭爲一撮，十撮爲一抄，十抄爲一勺，十勺爲一合，十合爲一升，十升爲一斗，十斗爲一斛。"

至于藥用量名，則又有一些專用名稱，如刀圭、方寸匕、錢五匕、藥升等。《證類本草·序例上》："凡散藥有云刀圭者，十分方寸匕之一，準如梧子大也。方寸匕者，作匕正方一寸，抄散，取不落爲度。錢五匕者，今五銖錢邊五字者以抄之，亦令不落爲度。一撮者，四刀圭也。十撮爲一勺，十勺爲一合。以藥升分之者，謂藥有虛實，輕重不得用斤兩，則以升平之。藥升方作，上徑一寸，下徑六分，深八分，內散藥，勿按抑之，正爾微動，令平調爾。"

（四）衡

衡與權同用，衡謂秤杆，權謂秤砣，是測量物體輕重的器具和標準。《國語·周語下》曰："先王之制鍾也，大不出鈞，重不過石，律度量衡，於是乎生。"韋昭注："衡，秤上衡，衡有斤兩之數。"《論語·堯曰》云："百姓有過，在予一人。謹權量，審法度，修廢官，四方之政行焉。"何晏集解："包曰：'權，稱也；量，斗、斛。'"

從考古出土的情況看，在春秋戰國時期，各種衡權器已被廣泛使用。上世紀九十年代，在長沙一地就有99座春秋至戰國中期的墓葬出土了390餘枚銅環權。其中有一套完整的權衡器，包括一根木質衡杆，兩個銅盤，以及九枚銅環權。九枚銅環權中，最大的一枚合125克，折合當時楚國的半斤（八兩）；其餘的八枚重量依次減半，分別爲四兩、二兩、一兩、半兩（十二銖）、六銖、三銖、二銖、一銖。

秦代建立以後，秦始皇特別制定詔書來統一度量衡。其文曰："廿六年，皇帝盡並兼天下諸侯，黔首大安，立號爲皇帝。乃詔丞相狀、綰，法度量，則不壹嫌疑者，皆明壹之。"秦二世亦有詔書重申之，其文曰："元年制詔，丞相斯去疾，法度量，盡始皇帝爲之，皆有刻辭焉。今襲號，而刻辭不稱始皇帝。其於久遠也，如後世嗣爲之者，不稱成功盛德。刻此詔故刻左，使毋疑。"現今所見之秦代量器和權衡器共100餘件，大多刻此兩篇詔書。秦代權器形制，大都爲半球形，頂部具鼻紐，以之繫繩。權的量值，分石、鈞（三十斤）、二十四斤、十六斤、九斤、八斤、五斤、一斤和半兩，有的則鑄有"禾石"、"廿四斤"、"十六斤"、"八斤"、"半兩"等自重銘文。據研究，秦權皆作砝碼使用，即提紐在衡標的中間部位，一端挂權，另一端挂稱物，衡平則稱準而量明。

兩漢時期，衡的計量標準和單位得到了進一步的統一和規範。《漢書·律曆志》云："權者，銖、兩、斤、鈞、石也，所以稱物平施，知輕重也。本起於黃鍾之重。一龠容千二百黍，重十二銖，兩之爲兩。二十四銖爲兩，十六兩爲斤，三十斤爲鈞，四鈞爲石……五權之制，以義立之，以物平之，其餘小大之差，以輕重爲宜。"1927年，在甘肅定西縣秤鈞驛出土了新莽時製造的銅衡杆和多件銅環權，衡杆中間爲提紐，兩端各有扁平長方體懸紐，衡杆中部刻新莽統一度量衡時之詔文。衡杆重量合新莽衡制十斤。與其同時出土的還有石銅權、二鈞銅權、九斤銅權、六斤銅權、三斤銅權各一件。各銅權均爲扁平環狀，斷面呈橢圓形，外經約爲孔徑的三倍，即所謂"肉倍好"（體爲肉，孔爲好）。有的權上還刻有詔文及自重，或刻有製造的日期。按各權的自銘折算，當時每斤重約238克左右。

隋唐之時，權衡之制亦出現了大小共存的形勢。據《唐六典》卷三《尚書戶部》記載："凡權衡，以秬黍中者，百黍之重爲銖，二十四銖爲兩，三兩爲大兩，十六兩爲斤。凡積秬黍爲度量權衡，調鍾律，測晷影，合湯及冠冕之制用之；內外官悉用大者。"另外，唐代出現了以"錢"爲計重單位的用法。秦漢以來，長度與容積的計量皆爲十進制，唯有重量不是。唐初鑄"開元通寶"錢，重二銖四累，恰合一兩的十分之一，即十枚"開元通寶"錢重一兩，於是後人約定俗成，遂以"錢"爲重量的計算單位。至宋時，又將十進位的分、厘代替了錢以下的計量單位累、黍，從而使重量單位除仍用十六兩爲一斤、一百二十斤爲一石外，其餘都採用了十進位制。

　　宋太宗時，內藏庫崇使劉承珪，通過對歷代度量衡制度和度量衡器具、標準的深入研究，同時經過反復校驗，創制了兩種小型精密的戥子，並成爲國家的標準權衡器。這兩種戥子，一種採用秦漢古制，即採用兩、銖、累、黍等非十進位制，最大稱重爲一兩，分度值爲一累；另一種採用唐以後以十進位制的錢、分、厘、毫等單位，其最大稱量爲一錢半，分度值爲一厘。兩種戥稱互相參校，便可確定兩、錢、分、厘和兩、銖、累、黍等單位量值，然後再用一兩戥子稱量淳化時製造的銅錢，選每枚重量合二錢四累者，積 2400 枚制訂 15 斤之標準。爾後根據所制稱量分別爲一錢半、一兩的兩種戥秤和最大稱量爲十五斤的標準秤，鑄造一批成套的砝碼作爲衡重的標準，將其頒行於全國。同時規定，在使用一百斤的大秤時，必須懸以絲繩，稱重量時，不能抑按。由於劉承珪創制的戥秤稱量精確，實行之初便深受行市、商賈歡迎，從而成爲此後稱量金銀藥物等貴重物品的專用工具，並一直沿用達千年。

　　在明代，隨著資本主義的萌芽，社會生活中商品經濟的意識逐漸增強，權衡器上的銘文也出現了明顯的變化。前代的權衡器，一般均鑄刻朝廷頒佈度量衡制的詔文，而此時則更多地刻上了“公平交易”、“金玉富貴”等體現資本主義經營思想的字眼。現藏天津市文物公司的一件萬曆年間製造的瓷權，白底青花，具有典型的明代青花瓷風格。此權權頂有不等邊六面體鼻紐，用以系繩；有兩面分別書寫“金玉”、“富貴”，頂端臺面書寫“萬曆肆拾柒年孟冬月吉□制”；權身呈六面體，每面書寫一字，連成“公平交易正直”六字。另外，在明代，儘管度量衡制度、標準仍由官方制定，但對於度量衡的校驗，除由官方執行外，還出現了商會、商人相互校準的情況。1977 年河南榮陽汜水虎牢關出土的一件明代砝碼，其四面刻有“貳拾伍兩，巨玉圜，崇禎丁丑年置。校準一樣三個，與皇柏亭、段清宇、衛奉樓相同”的字樣。此字樣說明，本砝碼乃是由皇柏亭、段清宇、衛奉樓三家商號共同校驗的標準砝碼。

　　清代的權衡計量除沿用舊制、“以寸法定輕重之準”外，還與國際米制相校準。今藏北京故宮博物院的一件砝碼，與一支銅尺同裝一匣內，匣爲朱色，蓋上有燙金楷書“戶部庫平、工部營造尺均遂舊制，與萬國權度原器精校鑄造”字樣。砝碼重 37.3 克，正合當時庫平一兩。另外，清政府還向萬國權度局定制了兩個鉑銥合金庫平砝碼，鎳鋼合金副原器和精密檢驗儀器，以作爲庫平兩的最高基準。

附：歷代度量衡之量值

　　以《漢書·律曆志》所載爲標準，我國自漢代確立統一的度量衡制度以後，雖經千年歷史變遷，其基本體制則終始未變。不過，在歷次改朝換代過程中，各度量衡之量值卻是多有變化。爲明確各時代之準確量值，今以列表形式敘述於下：

時代	度制量值 1尺/釐米	量制量值 1升/毫升	衡制量值	
			1斤/克	1兩/克
秦	23.1	200	253	15.8
西漢	23.1	200	248	15.5
東漢	23.8	200	220	13.8
三國	24.2	204.5	220	13.8
西晉	24.2	204.5	220	13.8
東晉	24.5	204.5	220	13.8
南朝	24.5	梁陳 200 南齊 300	梁陳 220 南齊 330 北魏 440	梁陳 13.8 南齊 20.6 北魏 27.5
北朝	29.6	北周 600	北齊 440 北周 660	北齊 27.5 北周 41.3
隋	29.6	（開皇）大 600 （大業）小 200	（開皇）大 661 （大業）小 220	（開皇）大 41.3 （大業）小 13.8
唐	大尺 36 小尺 30	大升 600 小升 200	661	41.3
宋	31.2	670	633	40
元	31.2	950	633	40
明	裁衣尺 34 量地尺 32.7 營造尺 32	1000 1000	590 590	36.9 36.9
清	裁衣尺 35.5 量地尺 34.5 營造尺 32	1000	590.8	37.3

注：表中量值源自《漢語大詞典·附錄》

常 用 词（十）

傍 ①靠近，临近。《說文》："傍，近也。"《異法方宜論》："魚鹽之地，海濱傍水。"②（páng）通"旁"，旁邊。《靈樞·官針》："直刺傍刺各一，以治留痹久居者也。"

便 ①安。《說文》："便，安也。"②便利，合宜。《師傳》："臨病人問所便。"《本生》："以便一生，生無不長。"③方便。《秋水》："大精，小之微也；郛，大之殷也；故異便。"④便捷。《修身》："齊給便利，則節之以動止。"⑤就，卽。《傷寒論101條》："但見一證便是。"⑥尿。《本草求眞·童便》："若救陰卻瘀，必以童便爲優。"⑦大便，排便。《素問·氣厥論》："膀胱移熱於小腸，鬲腸不便。"⑧（pián）言辯，有口才。《論語二十章》："友便辟，友善柔，友便佞，損矣。"《漢書藝文志》："便辭巧說。"

並 ①相從。《說文》："並，相從也。"②齊，並列。《類經序》："與日月並。"③一齊，一起。《雜氣論》："不可以常疫並論也。"④連同。《類經序》："並是書且弁髦置之者。"⑤合併。《黃帝內經素問注序》："並《方宜》而為《欬篇》。"《用藥如用兵論》："必防其並。"

臣 ①牽。《說文》："臣，牽也。"②奴隸，戰俘。《五蠹》："雖臣虜之勞，不苦於此矣。"③臣下。《論語二十章》："君臣之義，如之何其廢之？"《老子養生要訣》："神猶君也，血猶臣也，氣猶民也。"③臣民，民衆。《書·泰誓上》："予有臣三千，唯一心。"④自稱，對君稱自己。《養生主》："庖丁釋刀對曰：'臣之所好者，道也。'"⑤協助主藥治病的藥爲臣藥。《局方發揮》："孰爲君臣佐使。"

陳 ①地名。《說文》："陳，宛丘。"②古國名。在今河南淮陽縣。《莊辛說楚襄王》："秦果舉鄢、郢、巫、上蔡、陳之地。"③陳列。《繫辭上》："卑高以陳，貴賤位矣。"《洪範》："鯀陻洪水，汩陳其五行。"④擺設，布列。《大醫精誠》："醯醢兼陳，看有若無。"⑤陳述，述說。《局方發揮》："故不揣荒陋，敢陳管見。"《離騷》："濟沅、湘以南征兮，就重華而陳詞。"⑥陳舊，與"新"相對。《素問·湯液醪醴論》："平治於權衡，去菀陳莝。"⑦堂下至庭院大門的過道。《爾雅·釋宮》："堂途謂之陳。"⑧姓氏。《漢書藝文志序》："使謁者陳農求遺書於天下。"⑨（zhèn）通"陣"，陣式，戰鬥隊列。《醫方集解序》："善師者不陳，得魚者忘筌。"

承 ①奉，受。《說文》："承，奉也，受也。"《莊辛說楚襄王》："仰承甘露而飲之。"《大同》："夫禮，先王以承天之道。"②繼承。《予豈好辯哉》："丕承哉武王烈。"《齊侯疥痁》："承嗣大夫，強易其賄。"③在下承接。《郭玉傳》："臣懷怖懾以承之。"《秋燥論》："蓋金位之下，火氣承之。"④舉。《易·艮卦》："不承其隨。"⑤奉持。《離騷》："鳳皇翼其承斾兮，高翱翔之翼翼。"⑥抵禦。《予豈好辯哉》："荊舒是懲，則莫我敢承。"⑦通"乘"。《五蠹》："既畜王資而承敵國之釁。"

揣 ①（chuǎi）量度。《說文》："揣，量也。"②揣測，忖度。《局方發揮》："故不揣荒陋。"《外揣》："故遠者，司外揣內。近者，司內揣外。"③觸摸。指觸診。《巢氏病源·魚瘕候》："結成魚瘕，揣之有形，狀如魚是也。"④(tuán) 積聚貌。《文選·長笛賦》："秋潦漱其下趾兮，冬雪揣封乎其枝。"⑤(chuāi) 懷，懷藏。《元曲選·救風塵四》："馬揣駒了。"

傳 ①傳遞。《說文》："傳，遽也。"②傳授。《論語十則》："傳不習乎？"《漢書藝文志序》："易有數家之傳。"③傳位。《五蠹》："古傳天下而不足多也。"④傳達。《召公諫弭謗》："庶人傳語。"⑤留傳。《養生主》："指窮於薪，火傳也。"⑥遞解，押送。《倉公列傳》："以刑罪當傳。"《華佗傳》："於是傳付許獄。"⑦疾病傳變。《汗下吐三法該盡治病詮》："輕則傳久而自盡，頗甚則傳久而難已。"⑧（zhuàn）符信。《漢書·文帝紀》："除關無用傳。"⑨解釋經典的文字。《漢書藝文志序》："詔光祿大夫劉向校經傳諸子詩賦。"⑩諸子之文。《修身》："傳曰：'君子役物，小人役於物。'"⑪傳記。《史記·太史公自序》："作七十列傳。"⑫爲……立傳。《與薛壽魚書》："子不以人所共信者傳先人。"

從 ①隨行。《說文》："從，隨行也。"《論語二十章》："子路從而後。"②順從，依從。《論語二十章》："其身不正，雖令不從。"《素問·四氣調神大論》："從陰陽則生，逆之則死。"③追隨。《離騷》："吾將從彭咸之所居。"④因，由。《類經序》："從類分門。"《秋燥論》："卽從涼發。"⑤使者。《左傳·僖公三十三年》："敢犒從者。"⑥正當合理，可以聽從。《洪範》："貌曰恭，言曰從。"⑦從事。《論語二十章》："今之從政者殆而！"⑧（zòng）通"縱"，直。《詩·南山》："衡從其畝。"⑨通"縱"，放縱。《師傳》："驕恣從欲輕人。"⑩通"縱"，謂南北聯合以拒秦曰從。《五蠹》："非有分於從衡之黨。"

皴 ①皮膚起皺摺。《說文》新附："皴，皮細起也。"②皴裂。《秋燥論》："有乾於外而皮膚皴揭者。"《素問·六元正紀大論》："陽明所至爲皴揭。"高士宗注："皮皺曰皴，掀起曰揭。"

導 ①導引。《說文》："導，導引也"《異法方宜論》："其治宜導引按蹻。"王冰注："導引，謂搖筋骨，動支節。"②宣導。《曾子天圓》："制五衰以別親疏，和五聲之樂以導民氣。"③開導，疏導。《師傳》："導之以其所便，開之以其所苦。"④引導。《養生論》："至於導養得理，以盡性命。"⑤通導。《黃帝內經素問注序》："夫釋縛脫艱，全眞導氣。"

的 ①（dì）明，光明。《說文》作"旳"，從"日"，曰："旳，明也。"《文選·左思賦》："丹藕凌波而的皪。"②白。《易·說卦》："爲的顙。"孔穎達疏："白額爲的顙。"③靶心。《詩·賓之初宴》："發彼有的。"④蓮子。《爾雅·釋草》："其實蓮，其根藕，其中的。"⑤婦人面飾。《釋名·釋首飾》："以丹注面曰的，的，灼也。"⑥（dí）正確，準確。《局方發揮》："以其傳授雖的。"⑦的確。白居易《集出齋日喜皇甫十早訪》："除卻朗之攜榼，的應不是別人來。"

等 ①使竹簡齊等。《說文》："等，齊簡也。"②相同。《保傳》："兩者不等，各以其母。"《雜氣論》："萬物各有善惡不等。"③等分，均停。《師傳》："上下三等。"④等級，級別。《左傳·昭公七年》："天有十日，人有十等。"⑤衡量。《孟子·公孫丑》："由百世之後，等百世之王，莫之能違也。"⑥等待。范成大《州橋》："父老年年等駕回。"⑦表複數，或列舉未盡。《新修本草序》："乃詔太尉揚州都督監修國史上柱國趙國公臣無忌、太中大夫行尚藥奉御臣許孝崇等二十二人，與蘇敬詳撰。”

都 ①京都，國都。《說文》：“都，有先君之舊宗廟曰都。”②總。《黃帝内經素問注序》：“或兩論併吞，而都爲一目。”《原病》：“十二經皆都會於胃。”③居，處在。漢·東方朔《答客難》：“蘇秦張儀，一當萬乘之主，而身都卿相之位。”④美好嫺習，漂亮。《詩·有女同車》：“彼美孟薑，洵美且都。”《顔斶說齊王》：“妻子衣服麗都。”⑤（dōu）全，皆。杜甫《喜雨》：“農事都已休。”

發 ①發射。《說文》：“發，射發也。”《靈樞·九針十二原》：“不知機道，叩而不發。”②發生，興起。《四時》：“星者掌發。”《雜氣論》：“或發於城市。”③闡明，發掘。《類經序》：“精處仍不能發。”④啓發。《素問·六節藏象論》：“請夫子發蒙解惑焉。”⑤發散，散除。《素問·陰陽應象大論》：“其在皮者，汗而發之。”⑥遣送。《華佗傳》：“又敕郡縣發遣。”

胕 ①同“腑”。《集韻》：“胕，人之六腑也。”②通“腐”。《異法方宜論》：“其民嗜酸而食胕。”③（fú）浮腫。《素問·五常政大論》：“寒熱胕腫。”《本草綱目·香薷》：“一士妻自腰以下胕腫。”④同“跗”，足。《集韻》：“跗，足也。同胕。”

副 ①（pì）剖開，分判。《說文》：“副，判也。”《禮記·曲禮上》：“爲天子削瓜者副之。”②（fù）相稱，符合。《疏五過論》：“診必副矣。”《黃帝内經素問注序》：“花葉遞榮，聲實相副。”③位居第二，與“正”相對。《史記·留侯世家》：“良與客狙擊秦始皇博浪沙中，誤中副車。”④助。《疏五過論》：“按循醫事，爲萬民副。”一說：通“福”。

蓋 ①苫，白茅編成的覆蓋物。《說文》：“蓋，苫也。”②車蓋。《管子列傳》：“擁大蓋，策駟馬。”③遮蓋，掩蓋。《齊侯疥痁》：“其蓋失數美，是矯誣也。”《外揣》：“深不可爲下，高不可爲蓋。”④外表遮蓋物。《師傳》：“身形支節者，藏府之蓋也。”⑤華蓋：指肺。《秋燥論》：“而燥氣先傷上焦華蓋。”⑥大概。《黃帝内經素問注序》：“蓋教之著矣。”⑦句首語氣詞。《新修本草序》：“蓋聞天地之大德曰生。”⑧（hé）通“盍”，何不。《禮記·檀弓上》：“子蓋言子之志於公乎？”⑨通“闔”，門扇。《荀子·宥坐》：“九蓋皆繼。”

敢 ①進取。《說文》：“敢，進取也。”②膽敢。《論語二十章》：“賜也何敢望回。”《予豈好辯哉》：“荊舒是懲。則莫我敢承。”③果決。《荀子·性惡》：“天下有中敢直其身。”④謙詞，冒昧。《局方發揮》：“敢陳管見。”

感 ①感動。《說文》：“感，動人心也。”②感染。《雜氣論》：“感而不覺。”③觸。《莊子·山木》：“感周之顙。”④動。《詩·野有死麕》：“無感我帨兮。”⑤通“憾”，恨。《左傳·成公二年》：“大國朝夕釋感於敝邑之地。”

躬 ①本作“躳”，身體。《說文》：“躳，身也。”《傷寒論·平脈法》：“營衛氣血，在人體躬。”②親自，親身。《與薛壽魚書》：“夫學在躬行，不在講也。”③通“窮”，窮盡，窮迫。《大戴禮記·哀公問五義》：“躬爲匹夫而不願富，貴爲諸侯而無財。”

和 ①（hè）聲相應和。《說文》：“和，相應也。”《老子六章》：“音聲相和。”②跟着唱。《病家兩要說》：“和者爲誰。”③（hé）中和，和諧。《中庸》：“發而皆中節，謂之和。”④和順，和睦。《異法方宜論》：“上下和親。”《大同》：“以和夫婦。”⑤調和。《齊侯疥痁》：“和如羹焉。”《用藥如用兵論》：“而以常藥和之。”⑥和平。《戰國策·趙策》：

"故不若亟割地求和。"⑦和解，痊愈。《鑒藥》："過信而儌能輕，痹能和。" ⑧棺材兩頭的木版。《呂氏春秋·開春》："見棺之前和。"

候 ①伺望。《說文》："候，伺望也。"②探測，測知。《師傳》："候五藏六府之大小焉。"③守護。《師傳》："肝者，主爲將，使之候外。"④氣候，節氣。《素問·六節藏象論》："五日謂之候，三候謂之氣。"《素問·六元正紀大論》："終之氣，陽氣布，候反溫。"⑤外現之證候，脈候。《大醫精誠》："必先診候以審之。"《黃帝內經素問注序》："陰陽之候列。"⑥脈候。《傷寒論序》："九候曾無髣髴。"⑦等待，等候。《針灸大成》："用針之法，候氣爲先。"⑧訪問，拜訪。《華佗傳》："鹽瀆嚴昕與數人共候佗。"

戶 ①單扇之門。《說文》："戶，護也。半門曰戶。"②泛指門戶。《老子六章》："鑿戶牖以爲室。"③把守門戶。《左傳·宣公十二年》："屈蕩戶之。"④人家，住戶。《雜氣論》："沿門合戶。"⑤門第。《西廂記》："門當戶對。"⑥指酒量。白居易《久不見韓侍郎詩》："戶大嫌甜酒，才高笑小詩。"

黃 ①黃色。《說文》："黃，地之色也。"《素問·風論》："其色黃。"②黃帝的簡稱。《串雅序》："予幼嗜岐黃家言。"③黃色糞便。《師傳》："腸中熱則出黃如糜。"④幼兒。隋代以三歲以下的幼兒爲黃，唐代以初生嬰兒爲黃。見《文獻通考·戶口考》。

諱 ①忌諱。《說文》："諱，誋也。"《保傳》："是故君子名難知而易諱也。"②所隱諱的或避諱的事物。《師傳》："入家問諱。"東方朔《謬諫》："恐犯忌而干諱。"③隱諱，隱瞞。《不失人情論》："有諱疾不言。"④帝王之名。《禮記·王制》："奉諱惡。"《羣經古方論》："薯蕷以避后陵偏諱，而始名山藥。"⑤名諱。《丹溪翁傳》："諱震亨。"

渾 ①水奔流聲。《說文》："渾，混流聲。"②污濁不清。《素問·至眞要大論》："諸轉反戾，水液渾濁，皆屬於熱。"③全部。《外揣》："渾束爲一。"④（hùn）同"混"。《漢書·董仲舒傳》："賢不肖渾淆。"⑤（gǔn）通"滾"。《素問·瘧論》："無刺渾渾之脈。"

或 ①邦域。《說文》："或，邦也。"②有。《新修本草序》："與桐、雷衆記，頗或踳駁。"《雜氣論》："或時衆人發頤。"③有人。《漢書藝文志序》："然而或者專以爲務。"④有的。《羣經古方論》："或同名異質而主療互見。"《良方自序》："或藥，或火，或刺，或砭，或湯，或液。"⑤語氣副詞。《繫辭》："故曰：易不可見，則乾坤或幾乎息矣。"⑥也許。《左傳·宣公三年》："天或啓之，必將爲君。"⑦通"惑"，迷惑。《孟子·告子上》："無或乎王之不智也。"

卽 ①就食。《說文》："卽，卽食也。"②就，據。《局方發揮》："可以據證檢方，卽方用藥。"《秋燥論》："卽是推之。"③登上，就任。《師傳》："臨朝卽位之君。"④近。《公羊傳·宣公元年》："不卽人心。"⑤就是。《與薛壽魚書》："是卽孔子老安少懷之學也。"⑥當卽，立卽。《原病》："觸之者卽病。"⑦就，便。《秋燥論》："涼已卽當寒矣。"⑧卽使，儘管。《秋燥論》："卽用下，亦當變苦溫而從寒下也。"

亟 ①敏疾。《說文》："亟，敏疾也。"②急。《詩·七月》："亟其乘屋。"③（qì）屢次，頻繁。《疏五過論》："亟刺陰陽。"④愛。《方言》："東齊海岱之間曰亟。"

濟 ①（jǐ）水名。《說文》："濟，濟水，出常山房子贊皇山，東入泜。"又："泲，沇也，東入於海。"此泲水古與江、淮、河並稱"四瀆"，古"泲水"亦寫作"濟水"。《許行章》："禹疏九河，瀹濟漯而注諸海"②（jì）渡水。《離騷》："濟沅湘以南征兮，就重華而陳辭。"③通，流通。《繫辭上》："知周乎萬物，而道濟天下，故不過。"④成就。《齊侯疥痁》："先王之濟五味，和五聲也。"杜預注："濟，成也。"⑤救助。《子産論政寬猛》："寬以濟猛，猛以濟寬，政是以和。"《齊侯疥痁》："濟其不及，以洩其過。"

薦 ①獸畜所吃的草。《說文》："薦，獸之所食艸。"②草墊。《異法方宜論》："其民不衣而褐薦。"《醫案三則》："乃以苫席及薦闕其中。"③進，進獻。《齊侯疥痁》："其祝史薦信，無愧心矣。"《大醫精誠》："珍羞疊薦，食如無味。"④推薦。《不失人情論》："又若薦醫，動關生死。"⑤（jìn）通"搢"。《五蠹》："堅甲厲兵以備難，而美薦紳之飾。"⑥通"進"。《偃師獻技》："穆王薦之。"

將 ①（jiàng）將帥，將領。《說文》："將，帥也。"《局方發揮》："如對敵之將。"②統率。《史記·李將軍列傳》"中貴人將騎數十縱。"③（jiāng）將養。《華佗傳》："好自將愛，一年便健。"④扶持。《華佗傳》："人扶將還。"⑤將要。《晉侯有疾》："將不能圖恤社稷。"《扁鵲傳》："君有疾在腠理，不治將深。"⑥抑或，還是。《莊辛說楚襄王》："先生老悖乎？將以爲楚國祅祥乎？"《楚辭·卜居》："甯與黃鵠比翼乎？將與雞鶩爭食乎？"⑦欲，想要。《局方發揮》："局方製作將擬仲景耶？"⑧以。《荀子·王霸》："安之者必將道也。"⑨（qiāng 槍）願，請。《將仲子》："將仲子兮，無踰我裏。"

揭 ①高舉。《說文》："揭，高舉也。"②掀起曰揭。《秋燥論》："有乾於外而皮膚皴揭者。"③掀起，蹶起。《戰國策·韓策》："唇揭者甚齒寒。"④標識。郭璞《文選·江賦》："峨嵋爲泉陽之揭。"⑤揭揭：長貌，高貌。《詩·碩人》："葭菼揭揭。"

沮 ①水名。《說文》："沮，沮水，出漢中房陵，東入江。"②阻止。《墨子·尚同》："賞譽不足以勸善，而刑罰不足以沮暴。"③敗壞。《疏五過論》："形體毀沮。"④（jù）濕潤。《素問·生氣通天論》："汗出偏沮。"

君 ①君主。《說文》："君，尊也。"《中庸》："君臣也。"②統治。《天論》："君人者，隆禮尊賢而王。"③對人的尊稱。《華佗傳》："君病根深。"④指人心。《天論》："暗其天君。"⑤指治病的主藥。《局方發揮》："孰爲君臣佐使。"

客 ①寄居。《說文》："客，寄也。"《古今醫案按·朱丹溪治痢》："時朱彥修氏客城中。"②來賓，客人。《五蠹》："非疏骨肉愛過客也。"《扁鵲列傳》："舍客長桑君過。"③門客，食客。《戰國策·齊策四》："問門下諸客。"④停留。《汗下吐三法該盡治病詮》："熱客下焦。"《原病》："所客內不在藏府。"⑤外來邪氣。《老子養生要訣》："多喜則膀胱納客氣。"

老 ①年歲大。《說文》："老，考也。"《四時》："恤長老。"②尊敬。《大學》："上老老而民興孝。"③衰，疲憊。《用藥如用兵論》："固守元氣，所以老其師。"④老練，閱歷多。《國語·晉語》："旣無老謀，而又無壯事。"⑤古時臣僚的稱謂。尊稱他人或自稱。《左傳·昭公十三年》："天子之老，請帥王賦。"孔穎達疏："老者，是大夫之總名也。"《禮記·曲禮下》："諸侯使人使于諸侯，使者自稱曰寡君之老。"⑦壽終。子蘭《城上吟》："城外無閒地，城中人又老。"

理 ①加工玉石。《說文》："理，治玉也。"②紋理。《異法方宜論》："故其民皆緻理而赤色。"③道，道理。《四時》："是故陰陽者，天地之大理也。"《呂覽·慎行》："則可與言理矣。"④治理。《天論》："孰與理物而勿失之也?"⑤醫治。《秋燥論》："又非制勝一法所能理也。"⑥獄官。《禮記·月令》："命理瞻傷。"⑦媒人，使者。《離騷》："吾令蹇脩以爲理。"

陵 ①土山，高陵。《說文》："陵，大阜也。"《異法方宜論》："其民陵居而多風。"新校正云："大抵西方地高，民居高陵，故多風也。"②升，登上。《莊辛說楚襄王》："南遊乎高坡，北陵乎巫山。"③通"淩"，侵侮。《晏子不死君難》："君民者，豈以陵民，社稷是主。"

令 ①發出命令。《說文》："令，發號也。"②法令。《書·囧命》："發號施令。"③官名。秦漢時縣官轄萬戶以上稱令。④善，好。《書·太甲》："今王嗣有令緒。"⑤詞調，曲調名。如"調笑令"。⑥使。《疏五過論》："令澤不息。"《大醫精誠》："處以珍貴之藥，令彼難求。"⑦時令，季節。《局方發揮》："令有四時。"⑧敬詞。多用於稱對方的親屬。《醫案三則》："張養之令姪女，患汛愆而飲食漸減。"

絡 ①棉絮。《說文》："絡，絮也。"段注："今人聯絡之言，蓋本此。包絡字，漢人多假落爲之，其實絡之引申也。"②聯結。《靈樞·經脈》："肺手太陰之脈，起於中焦，下絡大腸。"③經脈的支別。《難經·第二十六難》："經有十二，絡有十五。"④網羅。《局方發揮》："廣絡原野。"⑤通"落"，墜落，落下。《素問·病能論》："使之服以生鐵絡爲飲。"

美 ①味美。《說文》："美，甘也。"《異法方宜論》："美其食。"②形貌美。《左傳·昭公二十八年》："取妻而美。"③善，好，與"惡"相對。《公羊傳·莊公十二年》："魯侯之美也。"《老子六章》："天下皆知美之爲美。"④嘉美，稱讚。《戰國策·齊策一》："吾妻之美我者，私我也。"

眛 ①目不明。《說文》："眛，目不明也。"《秋燥論》："目眛眥瘍。"②"眯"字之誤，夢魘。《淮南子·精神》："故覺而若眛，生而若死。"

捫 ①持，握。《說文》："捫，撫持也。"②撫摸。《師傳》："誰可捫循之而後答乎?"《素問·舉痛論》："視而可見，捫而可得。"

蒙 ①草名，卽女蘿，俗稱"菟絲"。《說文》："蒙，王女也。"《本草綱目·草部·菟絲子》："孫炎釋《爾雅》云：'唐也，蒙也，女蘿也，菟絲也。'"②覆蓋，包裹。《左傳·昭公十三年》："晉人執季孫意如，以幕蒙之。"《檀弓》："有餓者蒙袂輯屨，貿貿然來。"③愚昧，無知。《傷寒論序》："蒙蒙昧昧，惷若游魂。"④承蒙。《局方發揮》："倘蒙改而正諸，實爲醫道之幸。"⑤龜兆名。《洪範》："曰雨，曰霽，曰蒙，曰驛，曰克，曰貞，曰悔，凡七。"⑥卦名。《易·蒙》："蒙，亨。匪我求蒙童，蒙童求我。"⑦童蒙：童幼無知之人。此指初學醫的人。《黃帝內經素問注序》："冀乎究尾明首，尋注會經，開發童蒙，宣揚至理而已。"⑧宋國邑名，在今河南商丘東北。《莊子列傳》："莊子者，蒙人也，名周。"

糜 ①粥。《說文》："糜，糝也。"徐鍇注："糜，卽粥也。"《師傳》："腸中熱則出黃如糜。"②潰爛。《醫徹·口病》："謀慮不決，上爲口糜。"③穀食不消化。《靈樞·百病始生》："多熱則溏出糜。"④草名。《呂氏春秋·孟夏》："糜草死。"⑤通"眉"，眉毛。《漢書·王莽傳》："赤糜聞之，不敢入界。"⑥通"靡"，耗費。《梁書·王神念傳》："遠近祈禱，糜費極多。"

勉 ①勉強。《說文》："勉，彊也。"②鼓勵，勸勉。《局方發揮》："而又勉其多服常服久服。"③努力。《公羊傳·宣公十五年》："勉之矣。" ③盡力。《論語·子罕》："喪事不敢不勉。"

謬 ①荒謬。《說文》："謬，狂者之妄言也。"②謬誤，差錯。《黃帝內經素問注序》："而世本紕謬。"《羣經古方論》："至宋祕閣林億等始考証謬妄。"③假裝。王安石《雜詠》："薄俗謬爲恭，獨在勢權尤。"

乃 ①虛詞。《說文》："乃，曳詞之難也。"②你。《漢書·項籍傳》："必欲烹乃翁，幸分我一杯羹。"顏師古注："乃，亦汝也。"③於是。《齊侯疥痁》："乃舍之。"④才。《原病》："惟疫乃傳胃。"⑤卻。《局方發揮》："今乃集前人已效之方，應今人無限之病。"⑥是。《白馬論》："使白馬乃馬也，是所求一也。"⑦竟然。《後漢書·華佗傳》："巨闕、胸藏乃五六寸。"

擬 ①揣度，估量。《說文》："擬，度也。"《繫辭上》："聖人有以現天下之賾，而擬諸其形容，象其物宜，是故謂之象。"②考慮，打算。杜甫《自京赴奉先縣詠懷五百字》："胡爲慕大鯨，輒擬偃溟渤？"③比擬。《局方發揮》："《局方》製作將擬仲景耶？"

寧 ①安寧。《說文》作"甯"，曰："甯，安也。"《易·乾》："萬國咸寧。" ②息。《國語·晉語》："聞子與蘇末寧。"③（nìng）豈，難道。《局方發揮》："寧無愧於醫乎。"④寧可，寧願。張介賓《小兒則總論》："寧治十婦人，莫治一小兒。"

頗 ①頭偏。《說文》："頗，頭偏也。"②偏頗。《齊侯疥痁》："外內頗邪。"③傾斜。《離騷》："修繩墨而不頗。"④很，甚。《雜氣論》："故爲病頗重。"⑤稍微。《汗下吐三法該盡治病詮》："頗甚則傳久而難已。"

仆 ①頓首，以首叩地。《說文》："仆，頓也。"②身倒，前倒曰仆。《素問·經脈別論》："度水跌仆。"《丹溪翁傳》："一夕忽昏仆，目上視。"

僕 ①臣僕。《說文》："僕，給事者。"《局方發揮》："更僕未可盡也。"②僕人，受雇用的人。《不失人情論》："或修好僮僕。"③我。謙詞。《贈醫師何子才序》："僕自淮南攜累而東歸也。"《與薛壽魚書》："僕方思輯其梗概，以永其人。"④駕車的人。《論語·子路》："子適衛，冉有僕。"

氣 ①雲氣。《說文》作"气"，曰："气，雲气也。"段玉裁注："气、氣，古今字。自以氣爲雲气字，乃又作'餼'爲廩氣字矣。气本雲气，引伸爲凡气之偁。"按："氣"本古"餼"字，假借作雲气字。②氣候。《雜氣論》："四時之氣。"③五方之氣。《史記·五帝記》："炎帝修德鎮兵。治五氣。" ④氣質。《扁鵲換心》："汝志彊而氣弱。" ⑤精氣。《繫辭上》："精氣爲物。" ⑥節氣。《素問·六節藏象論》："五日爲之候，三候爲之氣。"⑦藥性。《素問·陰陽應象大論》："氣厚者爲陽，薄爲陽之陰。"⑧屁。《素問·脈解》："得後與氣則快然如衰。"

誚 ①（qiào 俏），誚讓，責備。"誚"古字。《說文》："誚，古文譙，從肖。《周書》曰：亦未敢誚公。"②譏諷，譏誚。孔稚珪《北山移文》："列壑爭譏，攢峯竦誚。"《局方發揮》："甯免許學士之誚乎？"

且 ①而且。《丹溪翁傳》："於是諸醫之笑且排者，始皆心服口譽。"②尚且。《秋燥論》："方圓且隨型埴。"③姑且。《局方發揮》："且卽至寶丹、靈寶丹論之。"④將，將要。《華佗傳》："時人以爲年且百歲而貌有壯容。"

清 ①水澄澈。《說文》："清，朖也，澂水之貌。"段注："朖者，明也。澂而後明，故云澂水之貌。引伸之，凡潔曰清，凡人潔之亦曰清。"《漁父》："滄浪之水清兮，可以濯吾纓。"②純淨清虛。《天瑞》："清輕者上爲天，濁重者下爲地。"③清新。李白《宣州謝朓樓餞別校書叔雲》："蓬萊文章建安骨，中間小謝又清發。"④清靜。《養生論》："清虛靜泰，少私寡欲。"⑤清涼。《秋燥論》："如清甚生寒。"⑥清廉，清高。《離騷》："伏清白以死直兮，固前聖之所厚。"⑦清楚，明晰。《吳醫匯講·方書宜人共識說》："凡書方案，字期清爽。"

去 ①離開。《說文》："去，人相違也。"《老子六章》："夫惟弗居，是以不去。"《莊辛說楚襄王》："莊辛去，之趙。"②距離。《原病》："去表不遠。"③除掉。《老子列傳》："去子之驕氣與多欲。"《論語·鄉黨》："去喪，無所不佩。"④(jǔ)通"弆"，藏。《華佗傳》："何忍無急去藥，以待不祥？"

卻 ①節欲。《說文》："卻，節欲也。"段注："節制而卻退也。"②退。《素問·气穴论》："帝捧手逡巡而卻。"《秋燥論》："方以卻暑也。"③推遲，延緩。《素問·上古天眞論》："夫道者，能卻老而全形。"④推辭不受。《孟子·萬章》："卻之爲不恭。"⑤不用。《呂覽·知接》："無由接固卻其忠言。"⑥再。《炮炙論·白礬》："卻以紙裹。"⑦反而。《夢溪筆談·采藥》："如仙靈脾，本草用葉，南人卻用根。"

仁 ①仁愛，古代一種道德觀念。《說文》："仁，親也。"《檀弓》："喪人無寶，仁親以爲寶。"②愛。《局方發揮》："仁民之意，可謂至矣！"《與薛壽魚書》："先生能以術仁其民。"③果核的種子部分。《神農本草經·下品》："桃核仁，味苦，平，主淤血。"④仁壽：長壽。語本《論語·雍也》"仁者壽"。《黃帝內經素問注序》："拯黎元於仁壽。"⑤不仁：麻痹無知覺。《汗下吐三法該盡治病詮》："麻痹不仁。"

仍 ①因襲，保持。《說文》："仍，因也。"《秋燥論》："欲仍清肅之舊。"②依然。《秋燥論》："仍從乎金之濇耳。"

焫 ①(ruò 若)焚，燒灼。《素問·氣交變大論》："火燔焫，水泉涸。"②灸法。《異法方宜論》："其治宜灸焫。"王冰注："火艾燒灼，謂之灸焫。"《諸家得失策》："在腠理，非熨焫不能以達。"

少 ①數量小，不多。《說文》："少，不多也。"《類經序》："而遺漏亦復不少。"②輕視。《丹溪翁傳》："又可以醫師少之哉。"③稍，略微。《養生論》："縱少覺悟，咸歎恨於所遇之初。"《秋燥論》："方制卽宜少變。"④少傾，不多時。《孟子·萬章》："少則詳詳焉。"⑤(shào)年幼，年輕。《扁鵲傳》："少時爲人舍長。"⑥小。《素問·脈要精微論》："病名心疝，少腹當有形也。"

涉 ①徒步渡水。《說文》："涉，徒行厲水也。"《離騷》："麾蛟龍使梁津兮，詔西皇使涉予。"②陷於。《秋燥論》："猶未免涉於籠疎耳。"③到，經歷。劉禹錫《鑒藥》："涉旬而苛癢絕焉。"④涉及，牽涉。《黃帝內經素問注序》："篇論吞併，義不相涉。"⑤進入。

《左傳·僖公四年》："不虞君之涉吾地也。"⑥閱覽。《溫病條辨蘇序》："獨是聰明者予智自雄，涉獵者穿鑿爲智。"

視 ①看。《說文》："視，瞻也。"②看待。宋濂《贈賈思誠序》："其視吾民之顛連，漠然若秦越肥瘠之不相維繫。"③診候，診察。《華佗傳》："呼佗視脈。"④比照，參照。《醫師章》："凡食齊視春時。"⑤活，生存。《靈樞·本神》："長生久視。"⑥分別，辨別。《傷寒論序》："夫欲視死別生，實爲難矣。"

收 ①逮捕，拘押。《說文》："收，捕也。"《華佗傳》："便收送之。"②收斂。《異法方宜論》："天地之所收引也。"③收成，取。《國語·鄭語》："收以奔襄。"④收殮。《扁鵲列傳》："曰：收乎？"⑤止息，結束。《禮記·月令》："雷始收聲。"

守 ①（shòu）官職，職責。《說文》："守，守官也。"《漢書藝文志序》："王官之一守。"②郡守，太守。《華佗傳》："守瞋恚既甚。"③（shǒu）防守，與"攻"相對。《虛實》："攻而必取者，攻其所不守也。"《用藥如用兵論》："固守元氣。"④掌管。《齊侯疥痁》："山林之木，衡鹿守之。"⑤遵守。《局方發揮》："官府守之以爲法。"⑥保持。《中庸》："擇乎中庸而不能期月守也。"⑦操守，節操。《東垣老人傳》："府尹聞其妙齡有守也，諷妓強之酒。"

壽 ①長久。《說文》："壽，久也。"《詩·天保》："如南山之壽，不騫不崩。"②長壽。《論語十則》："知者樂，仁者壽。"③向人敬酒或用財物贈人，祝他長壽。《史記·聶政傳》："嚴仲子奉黃金百鎰，前爲聶政母壽。"④物之久存。揚雄《法言·君子》："或問：'龍龜鴻鵠，不亦壽乎？'曰：'壽'"⑤鐫刻。《醫史·李杲傳》："制一方與服之，乃效，特壽之於木。"

司 ①古代稱有職事之臣。《說文》："司，臣司事於外者。"②主管，管理。《詩·羔裘》："邦之司直。"③官府，官署。《本草綱目·白花蛇》："市肆所貨，官司所取者，皆自江南興國州諸山中來。"④有司：官吏。《齊侯疥痁》："使有司寬政。"⑤（sì）通"伺"，察，窺察。《師傳》："司外揣內。"

飧 ①晚飯，夕食。《說文》："飧，餔也。"②熟食。《許行章》："賢者與民並耕而食，饔飧而治。"朱熹注："饔飧，熟食也。朝曰饔，夕曰飧。"③水泡飯。《玉篇》："飧，水和飯也。"④飧泄：完穀不化的泄瀉。《師傳》："腸中寒，則腸鳴飧泄。"

條 ①枝條。《說文》："條，小枝也。"②樹名，山楸。《詩·終南》："終南有何？有條有梅。"③長。《書·禹貢》："厥草惟繇，厥木惟條。"④通達。《淮南子·俶真》："心無所載，通洞條達，恬漠無事。"⑤條理。《素問·六元正紀大論》："天地之綱紀，有條不紊。"⑥分條列出。《漢書藝文志序》："每一書已，向輒條其篇目，撮其指意，錄而奏之。"《局方發揮》："止於各方條述證候。"⑦量詞。《金匱要略·臟腑經絡先後病脈證》："千般疢難，不越三條。"

通 ①通達。《說文》："通，達也。"《傷寒論序》："經絡府俞，陰陽會通。"②通暢。《汗下吐三法該盡治病詮》："致津液，通血氣。"《原病》："鬱極而通。"③普遍，全部。《局方發揮》："曾謂一方可通治乎。"《類經序》："巨細通融。"④流通，交往。《漢書·季布傳》："非長者勿與通。"⑤通曉。《疏五過論》："皆受術不通。"《黃帝內經素問注序》：

"假若天機迅發，妙識玄通。"《類經序》："相爲表裏，通其義也。"⑥通常的，共同的。《本草綱目原序》："格物之通典。"⑦至。《國語·晉語》："道遠難通。"⑧私通。《晏子不死君難》："莊公通焉。"

菀 ①（wǎn）草名，茈菀。《說文》："菀，茈菀也。"②（yù）通"鬱"，茂盛貌。《詩·正月》："瞻彼阪田，有菀其特。"朱熹注："菀，茂盛之貌。"③（yuàn）通"苑"，苑囿。《管子·水地》："地者，萬物之本原，諸生之根菀也。"④（yùn）通"蘊"，鬱結。《疏五過論》："離絕菀結。"

罔 ①編結成的漁獵工具。《說文》作"网"曰："网，庖犧氏所結以田以漁也。"或體作"罔"。《易·繫辭下》："作結繩而罔罟。"②張網獲取。《老子列傳》："走者可以爲罔。"③欺騙。《三國志·魏書·武帝記》："此皆以白爲黑，欺天罔君者也。"④迷惑，失意。《論語·爲政》："學而不思則罔。"⑤無，沒有。《秋燥論》："學者精心求之，罔不獲矣。"⑥不要。《書·大禹謨》："罔遊於逸，罔淫於樂。"⑦不。《類經序》："亦置《靈》、《素》於罔聞。"

習 ①鳥練習飛。《說文》："習，數飛也。"②學習，復習。《論語·學而》："學而時習之，不亦說乎。"《局方發揮》："世人習之以成俗。"③教習，訓練。晁錯《募民實塞疏》："居則習民與射法。"④習慣。《溫病條辨蘇序》："積習之難革者，雖未必一時盡革。"

襲 ①衣襟在左的衣服，古代多給死者穿。《說文》："襲，左衽袍也。"②加穿衣服。《禮記·內則》："寒不敢襲，癢不敢搔。"③一套。量詞。《史記·趙世家》："賜相國衣二襲。"④合。《師傳》："若是則外內相襲。"⑤因循，沿襲。《黃帝內經素問注序》："歲月旣淹，襲以成弊。"《犀經古方論》："亦每蹈襲前說。"⑥依據。《諸家得失策》："以襲水土，則濕致高原，熱處風涼也。"⑦進入，侵襲。《淮南子·覽冥》："襲穴而不敢咆。"⑧觸及，侵害。《靈樞·百病始生》："風雨襲虛，則病起於上。"

係 ①束縛，捆綁。《說文》："係，絜束也。"②是，系屬。《局方發揮》："其發明風邪係外感之病。"

顯 ①頭飾。《說文》："顯，頭明飾也。"②明顯，顯著。《局方發揮》："明效大驗，顯然耳目。"③顯赫，顯貴。《予豈好辯哉》："書曰：丕顯哉文王謨，丕承哉武王烈。"④顯露。《中庸》："莫見乎隱，莫顯乎微。"⑤顯揚，傳揚。《五蠹》："其帶劍者，聚徒屬，立節操，以顯其名。"⑥子孫尊先人之稱。《書·康誥》："惟乃丕顯考文王克明德慎罰。"

現 ①顯露。《廣韻》："見，露也。現，俗。"《楞嚴經》卷六："我子彼前，皆現其身。"②現今，此刻。梁武帝《立神明成佛義記》："善惡交謝，生乎現境。"③現實存在。《雜氣論》："六氣有限，現在可測。"

削 ①鞘，刀劍的套。《說文》："削，鞞也。"②用刀削。《魯問·墨子》："公輸子削竹以爲鵲。"③國土削減。《五蠹》："獻圖則地削。"④刪除。《黃帝內經素問注序》："削去繁雜，以存其要。"⑤損傷。《秋燥論》："非肺金自削。"

挾 ①夾持。《說文》："挾，俾持也。"②依恃，倚仗。《與薛壽魚書》："而布衣挾相公以自尊。"③夾雜，夾帶。《用藥如用兵論》："挾宿食而病者。"④（jiá）通"夾"。《靈樞·五色》："五臟次於中央，六府挾其兩側。"

寫　①移置，以此注彼。《說文》：“寫，置物也。”②排除。《詩·泉水》：“以寫我憂。”③描繪，謂訴說。《扁鵲傳》：“不待切脈、望色、聴聲、寫形。”《晉書·顧愷之傳》：“傳神寫照。”④抄錄，謄抄。《漢書藝文志序》：“於是建藏書之策，置寫書之官。”⑤（xiè）同“瀉”。《疏五過論》：“不知補寫。”

興　①起。《說文》：“興，起也。”《晏子不死君難》：“枕尸股而哭，興，三踊而出。”②生。《晉侯有疾》：“有菑禍興。”③發動，動用。《子産論政寬猛》：“興徒兵以攻萑苻之盜。”《用藥如用兵論》：“不得已而後興。”④興旺，興盛。《五代史·伶官傳序》：“憂勞可以興國。”⑤（xìng）詩歌的一種表現手法，由景襯托感情。《詩·關雎序》：“故詩有六義焉：一曰風，二曰賦，三曰比，四曰興，五曰雅，六曰頌。”朱熹《詩集傳》：“興者，先言他物以引起所詠之詞也。”⑥興致。《宣州謝朓樓餞別校書叔雲》：“俱懷逸興壯思飛，欲上青天覽日月。”

永　①長。《說文》：“永，長也。”《詩·漢廣》：“江之永矣，不可方思。”②時間長久。《銅人腧穴針灸圖經序》：“思革其謬，永濟於民。”③距離長遠。阮籍《詠懷詩》之一七：“出門臨永路，不見行車馬。”④使……長久，使……不朽。《與薛壽魚書》：“僕方思輯其梗概，以永其人。”

予　①給予。《說文》：“予，推予也。”《扁鵲列傳》：“乃出其懷中藥予扁鵲。”《東垣老人傳》：“嘉其久而不倦也，予之白金二十兩。”②贊許。《漢書·外戚傳》：“《春秋》予之。”③代詞，我。《論語·述而》：“天生德於予。”

欲　①貪欲。《說文》：“欲，貪欲也。”②欲望，愛好。《論語二十章》：“己所不欲，勿施於人。”《人情》：“何謂人情？喜、怒、哀、懼、愛、惡、欲。”③想。《論語二十章》：“七十而從心所欲，不踰矩。”④淫邪，嗜欲。《師傳》：“驕恣從欲輕人。”⑤要，需要。《師傳》：“亦欲適寒溫。”⑥將，快要。《傷寒論·第327條》：“厥陰中風，脈微浮爲欲愈。”⑦性欲。《醫門補要·醫案》：“凡久病體虧，戒欲爲要。”

約　①纏束。《說文》：“約，纏束也。”②約束。《論語二十章》：“博學於文，約之以禮。”《師傳》：“三焦乃約。”③少。《虛實》：“能以衆擊寡者，則吾之所與戰者約矣。”④要領，關鍵。《孟子·公孫丑》：“又不如曾子之守約也。”⑤儉嗇。《論語·裏仁》：“以約失之者鮮矣。”⑥約定，協約。《禮記·學記》：“大信不約。”⑦大約。《華佗傳》：“見佗北壁縣此蚘輩約以十數。”

贊　①見。《說文》：“贊，見也。”段注：“疑當作‘所以見也’。謂彼此相見，必資贊者。”②輔助，輔佐。《書·大禹謨》：“益贊於禹。”《諸家得失策》：“此固聖人贊化育之一端也。”③稱讚，讚美。《魏書·許褚傳》：“帝思褚忠孝，下詔褒贊。”④贊禮。古代司儀的人宣讀行禮項目叫“贊”。⑤古代一種文體。以讚美爲主。《文心雕龍·頌贊》：“贊之義兼美惡，亦由頌之變耳。”⑥引導。《國語·周語上》：“囚史贊之。”⑦贊刺。古刺法之一。《靈樞·官針》：“贊刺者，直入直出，數發針而淺之出血，是謂治癰腫也。”

澤　①光潤，光澤。《說文》：“澤，光澤也。”②聚水的窪地。《素問·氣交變大論》：“泉湧河衍，涸澤生魚。”③雨露。《漢書·揚雄傳》：“澤滲灕而下降。”④津液。《疏五過論》：“令澤不息。”⑤兌卦之象。《易·說卦》：“兌爲澤。”⑥恩澤，恩惠。《師傳》：“德澤下流。”

⑦滋養，濡潤。《靈樞·決氣》："上焦開發，宣五穀味，熏膚，充身，澤毛，若霧露之溉。"

　　曾　①虛詞。《說文》："曾，詞之舒也。"②祖之父爲曾祖，孫之子爲曾孫。③竟，簡直。《扁鵲傳》："曾不可以告咳嬰之兒。"《局方發揮》："曾謂一方可通治乎？"④同"增"，增加。《孟子·告子下》："所以動心忍性，曾益其所不能。"⑤屢次。《離騷》："曾歔欷余鬱邑兮，哀朕時之不當。"⑥（céng）曾經。《類經序》："竹頭木屑，曾利兵家。"

　　湛　①沒。《說文》："湛，沒也。"②（zhàn）露濃重貌。《秋燥論》："豈有新秋月華露湛。"③厚重貌。屈原《九歌·哀郢》："忠湛湛而願進兮，妬被離而鄣之。"④水深貌。宋玉《招魂》："湛湛江水兮上有楓，目極千里兮傷春心。"⑤水清澈貌。《文選·遊西池》："水木湛清華。"⑥（dān）通"媅"，歡樂。《詩·賓之初筵》："錫爾純嘏，子孫其湛。"⑦（chén）通"沉"，沉滯，沉積。《呂氏春秋·古樂》："昔陶氏之始，陰多滯伏而湛積……故作爲舞以宣導之。"⑧（jiān）通"漸"，漬，浸。《禮記·內則》："漬，取牛肉必新殺者，薄切之，必絕其理，湛諸美酒。"

　　緻　①細密。《說文》："緻，密也。"《異法方宜論》："其民皆緻理而赤色。"②一種質地細密的絲織品。《廣雅·釋器》："緻，練也。"

　　鍾　①酒器。《說文》："鍾，酒器也。"②容量單位。《左傳·昭公三年》："釜十則鍾。"杜預注："六斛四斗。"③聚集。《左傳·昭公二十一年》："器以鍾之。"《雜氣論》："此時行疫氣，卽雜氣所鍾。"④當。《新修本草序》："然而時鍾鼎峙，聞見闕於殊方。"⑤通"鐘"，樂器。《關雎》："窈窕淑女，鍾鼓樂之。"⑥通"重"。《天瑞》："又有人鍾賢世，矜巧能。"

　　諸　①辨詞。《說文》："諸，辯也。"段注：當作"辨詞也"。②衆，各。《局方發揮》："大率與諸痿證混同論治。"③猶"庶"，非嫡系者。《中庸》："親親則諸父昆弟不怨。"《韓非列傳》："韓非者，韓之諸公子也。"④之。《局方發揮》："倘蒙改而正諸。"⑤之於。兼詞。《繫辭上》："顯諸仁。"《大學》："是故君子有諸己而後求諸人。"⑥之乎。兼詞。《孟子·梁惠王》："方七十里有諸？"⑦乎。語氣詞。《詩·日月》："日居月諸。"

　　准　①取平的工具。《呂氏春秋·君守》："有准不以平。"②准許。《高祖還鄉》："欠我的粟，稅糧中私准除。"③鼻子。《戰國策·中山策》："若乃其眉目准頰權衡。"

　　恣　①放縱。《說文》："恣，縱也。"《誤補益疾》："恣噉肥甘，不爲運化。"②聽憑，聽任。《傷寒論序》："委付凡醫，恣其所措。"③任意，任性。《師傳》："驕恣從欲輕人。"《串雅序》："貪利恣睢。"

　　佐　①輔佐。《素問·至眞要大論》："主病之謂君，佐君之謂臣。"②輔助的人。《孔子世家》："今孔丘得據土壤賢弟子爲佐，非楚之福也。"③猶"勸"。《國語·晉語》："召之使佐食。"④中醫藥物配伍中協助君臣之藥治療疾病的藥。《局方發揮》："孰爲君臣佐使。"

練　習（十）

一、單項選擇

1. "腸中熱，則出黃如糜"中"黃"義爲 （ ）
   A. 糞便　　　　　B. 膿汁　　　　C. 黃汗　　　　D. 嘔吐物

2. "是即孔子老安少懷之學也"中"懷"義爲 （ ）
   A. 懷念　　　　　B. 懷抱　　　　C. 歸附　　　　D. 愛慕

3. "尅期不愆，布陣有方"中"方"義爲 （ ）
   A. 區域　　　　　B. 法度　　　　C. 方向　　　　D. 方劑

4. "如金位之下，火氣承之"中"承"義爲 （ ）
   A. 蒙受　　　　　B. 承載　　　　C. 承接　　　　D. 克制

5. "試觀草木菁英可掬，一乘金氣，忽焉改容"中"乘"義爲 （ ）
   A. 順應　　　　　B. 依仗　　　　C. 欺淩　　　　D. 戰勝

6. "余聞九針九篇，余親授其調"中"調"義爲 （ ）
   A. 調養　　　　　B. 調濟　　　　C. 曲調　　　　D. 言辭

7. "願卒聞之"中"卒"義爲 （ ）
   A. 突然　　　　　B. 全部　　　　C. 最終　　　　D. 急速

8. "腸中寒，則腸鳴飧泄"中"飧泄"義爲 （ ）
   A. 瀉利清水　　　B. 完穀而泄　　C. 泄出稠粘　　D. 痢下膿血

9. "廣絡原野，冀獲一二"中"絡"義爲 （ ）
   A. 纏繞　　　　　B. 環繞　　　　C. 網羅　　　　D. 飼養

10. "倘蒙改而正諸，實爲醫道之幸"中"諸"義爲 （ ）
    A. 之　　　　　　　　　　　B. 乎
    C. 之於　　　　　　　　　　D. 之乎

11. "喎"的正確讀音應是 （ ）
    A. wō　　　　　　B. wāi　　　　C. guō　　　D. è

12. "星辰有羅、計、熒惑"中"熒惑"是指 （ ）
    A. 金星　　　　　B. 木星　　　　C. 水星　　　　D. 火星

13. "欲仍清肅之舊"中"仍"的詞性爲 （ ）
    A. 副詞　　　　　B. 動詞　　　　C. 介詞　　　　D. 形容詞

14. "天道不幾頓乎"中"幾"義爲 （ ）
    A. 數次　　　　　B. 何等　　　　C. 將近　　　　D. 難道

15. "而千古之大疑始一抉也"中"抉"義爲 （ ）

    A. 挑選   B. 分開   C. 揭示   D. 挖出

16. "而先生獨能以一刀圭活之"中"刀圭"本義是指 （ ）

    A. 古代錢幣   B. 手術器械   C. 量藥器具   D. 書寫工具

17. "高年不祿"中"不祿"義爲 （ ）

    A. 辭官   B. 隱居   C. 患病   D. 死亡

18. "此又不可更仆數也"中"數"義爲 （ ）

    A. 責備   B. 考察   C. 計算   D. 述說

19. "若是則內外相襲，若鼓之應桴"中"襲"義爲 （ ）

    A. 沿襲   B. 襲擊   C. 重複   D. 吻合

20. "鹽者勝血，故其民皆黑色疏理"中"勝"義爲 （ ）

    A. 疏通   B. 補益   C. 耗傷   D. 固攝

二、多項選擇

1. 在下列句子中表示"難道"、"怎麼"等反詰語氣的詞是 （   ）

    A. "寧無愧於醫乎"中的"寧"

    B. "無乃失之謬妄乎"中的"無乃"

    C. "局方製作將擬仲景耶"中的"將"

    D. "其可一例看乎"中的"其"

    E. "曾謂一方可通治乎"中的"曾"

2. 在下列句子中表示"僅僅"、"祇是"義的詞是 （   ）

    A. "陽明勳業爛然，胡世寧笑其多一講學"中的"多"

    B. "若但以潤治燥，不求病情……猶未免涉於麁疏耳"中的"但"

    C. "已上諸疑，特舉其顯者耳"中的"特"

    D. "今觀局方，別無病源議論，止于各方條述證候"中的"止"

    E. "順者，非獨陰陽脈論氣之逆順也"中的"獨"

3. 在下列句子中表示"損害"義的詞是 （   ）

    A. "非肺金自削，何以有此"中的"削"

    B. "燥金所傷，本摧肝木，甚則自戕肺金"中的"戕"

    C. "則苦溫之屬亦減，恐其以火濟火也"中的"濟"

    D. "金受火刑，化剛爲柔"中的"刑"

    E. "今乃集前人已效之方，應今人無限之病，何異刻舟求劍"中的"刻"

4. 在下列句子中表示"熱"義的詞是 （   ）

    A. "留薄歸陽，膿積寒炅"中的"炅"

    B. "五藏菀熟，癰發六府"中的"熟"

    C. "有乾於津液而榮衛氣衰、肉爍而皮著於骨者"中的"爍"

    D. "六氣斯沴，易恣寒燠之宜"中的"燠"

    E. "昔秦政煨燔，茲經不預"中的"煨燔"

5. 下列可以用來表示"花"義的詞是 （   ）

　　　A.菁　　　　B.英　　　　C.華　　　　D.榮　　　　E.秀

6.在下列句子中"候"具有"測知"義的是　　　　　　　　（　　　　）

　　　A.肝者，主爲將，使之候外

　　　B.《本藏》以身形支節䐃肉，候五藏六府之小大焉

　　　C.唇厚、人中長以候小腸

　　　D.此所以候六府者也

　　　E.五藏六府者，肺爲之蓋，巨肩陷咽，候見其外

7.在下列句子中"惟"具有"祇有"、"祇是"義的是　　　　（　　　　）

　　　A.蓋因諸氣來而不知，感而不覺，惟向風寒暑濕所見之氣求之

　　　B.此惟土生之金，堅剛不撓，故能生殺自由，紀綱不紊

　　　C.至於山嵐瘴氣……猶或可察；而惟天地之雜氣，種種不一

　　　D.夫治民與自治……未有逆而能治之也，夫惟順而已矣

　　　E.今天下醫絕矣，惟講學一流轉未絕者，何也

8.在下列句子中"一"具有"一旦"義的是　　　　　　　　（　　　　）

　　　A.試觀草木之菁英可掬，一乘金氣，忽焉改容

　　　B.燥病之要，一言而終

　　　C.今一論之，而燥病之機，了無餘義矣

　　　D.醫之治病也，一病而治各不同，皆愈，何也

　　　E.天降繁霜，地凝白鹵，一往堅急勁切之化

9.下列含有通假字的句子是　　　　　　　　　　　　　（　　　　）

　　　A.概用風藥，未常一效

　　　B.或發於城市，或發於邨落

　　　C.資稟有厚薄，能毒有可否

　　　D.有乾於津液而榮衛氣衰、肉爍而皮著於骨者

　　　E.其民嗜酸而食胕。

10.下列含有"定語後置"語序的句子是　　　　　　　　（　　　　）

　　　A.不知藝即道之有形者也

　　　B.子之大父一瓢先生，醫之不朽者也

　　　C.子不以人所共信者傳先人

　　　D.古人好服食者，必有奇疾

　　　E.慮此外必有異案良方，可以拯人，可以壽世者

三、詞語解釋（解釋下列句中帶着重号的词语）

　1.土石有雄、硫、碙、信。

　2.仲景諸方，實萬世醫門之規矩準繩也。

　3.其民不衣而褐薦。

　4.珍羞迭薦，食如無味。

　5.此即當年之雜氣，但目今所鍾不厚。

6. 然而時鍾鼎峙，聞見闕于殊方。

7. 魚鹽之地，海濱傍水，其民食魚而嗜鹹，皆安其處，美其食。魚者使人熱中，鹽者勝血。（從語法角度分析）

8. 更僕未可盡也。

四、今譯

1. 今觀局方，別無病源義論，止於各方條述證候，繼以藥石之分兩、修制藥餌之法度，而又勉其多服常服久服。殊不知一方通治諸病，似乎立法簡便，廣絡原野，冀獲一二，甯免許學士之誚乎？

2. 夫學在躬行不在講也聖學莫如仁先生能以術仁其民使無夭札是即孔子老安少懷之學也。

3. 然氣無形可求，無象可見，況無聲，復無臭，何能得睹得聞？人惡得而知其氣？又惡得而知其氣之不一也。

4. 豈有新秋月華露湛，星潤淵澄，天香遍野，萬寶垂實，歸之燥政，迨至山空月小，水落石出，天降繁霜，地凝白鹵，一往堅急勁切之化，反謂涼生，不謂燥乎？

5. 病方進則不治其太甚固守元氣所以老其師病方衰則必窮其所之更益精銳所以搗其穴。

6. 西方者，金玉之域，沙石之處，天地之所收引也。其民陵居而多風，水土剛強，其民不衣而褐薦，其民華食而脂肥。

7. 人之情，莫不惡死而樂生，告之以其敗，語之以其善，導之以其所便，開之以其所苦，雖有無道之人，惡有不聽者乎？

五、簡答

1. 何謂七曜？

2. 何謂太歲紀年法？

3. 何謂五音七聲？

4. 何謂六律？

六、填空題

1. 金星在黎明出現於東方稱爲_____，在黃昏出現於西方稱爲_____。

2. 通過一年四季太陽所在的十二次次位，可以說明節氣的變換，如太陽在_____交冬至，在_____交大寒。

3. 以朔望月爲單位的曆法屬於_____，以太陽年爲單位的曆法屬於_____。

4. 古人紀月有用月建的方法，夏曆以_____爲正，周曆以_____爲正。

5. 在二十四節氣中，立春之後的第一個節氣是_____，清明之後的第一個節氣是_____。

6. 以宮音弦長爲81，則商音的弦長爲_____，羽音的弦長爲_____。

7. 相對于現代簡譜，變宮、變徵兩個音階大致分別相當於_____、_____。

8. 在先秦文獻中，五聲音階稱爲_____，變化音階稱爲_____。

9. 依《漢書·律曆志》，律十有二，陽六爲＿＿＿＿＿＿＿＿，陰六爲＿＿＿＿＿＿＿。

10. 以十二律來代稱十二個月，則黃鍾指＿＿＿＿＿＿＿，蕤賓指＿＿＿＿＿＿＿。

六、閱讀

（一）夫四時陰陽者萬物之根本也所以聖人春夏養陽秋冬養陰以從其根故與萬物沈浮於生長之門逆其根則伐其本壞其真矣故陰陽四時者萬物之終始也死生之本也逆之則災害生從之則苛疾不起是謂得道道者聖人行之愚者佩之從陰陽則生逆之則死從之則治逆之則亂反順爲逆是謂內格是故聖人不治已病治未病不治已亂治未亂此之謂也夫病已成而後藥之亂已成而後治之譬猶渴而穿井鬭而鑄錐不亦晚乎　（節選自《素問·四氣調神大論》）

（二）凡治病必察其下適其脈觀其志意與其病也拘於鬼神者不可與言至德惡於針石者不可與言至巧病不許治者病必不治治之無功矣　（節選自《素問·五藏別論》）

（三）五藏者中之守也中盛藏滿氣勝傷恐者聲如從室中言是中氣之濕也言而微終日乃復言者此奪氣也衣被不歛言語善惡不避親疎者此神明之亂也倉廩不藏者是門戶不要也水泉不止者是膀胱不藏也得守者生失守者死夫五藏者身之強也頭者精明之府頭傾視深精神將奪矣背者胸中之府背曲肩隨府將壞矣腰者腎之府轉搖不能腎將憊矣膝者筋之府屈伸不能行則僂附筋將憊矣骨者髓之府不能久立行則振掉骨將憊矣得強則生失強則死　（節選自《素問·脈要精微論》）

　　要求：1. 注釋文中加點號的詞語

　　　　　2. 今譯文中加橫線的句子

　　　　　3. 文意理解

　　　　　　①第一則提出了祖國醫學的一個什麼重要思想？

　　　　　　②第二則在論述醫生診察疾病要全面的同時，更強調了治療疾病中應注意的一個什麼問題？

　　　　　　③第三則的內容如果用《外揣》中的一句原文來概括，這句原文是什麼？

附錄1　常用詞索引

附錄2　　繁簡字對照表

7 笔	〔庫〕库	〔陘〕陉	〔覘〕觇	〔脅〕胁	〔納〕纳
〔車〕车*	〔頁〕页*	〔飛〕飞	〔閃〕闪	〔狹〕狭	〔紆〕纡
〔夾〕夹*	〔郟〕郏	〔紆〕纡	〔唄〕呗	〔狽〕狈	〔紛〕纷
〔貝〕贝*	〔剄〕刭	〔紅〕红	〔員〕员	〔芻〕刍*	〔紙〕纸
〔見〕见*	〔勁〕劲	〔紂〕纣	〔豈〕岂*	【丶】	〔紋〕纹
〔壯〕壮	【丨】	〔紈〕纨	〔峽〕峡	〔訐〕讦	〔紡〕纺
〔妝〕妆	〔貞〕贞	〔級〕级	〔峴〕岘	〔訌〕讧	〔紖〕纼
8 笔	〔則〕则	〔約〕约	〔剛〕刚	〔討〕讨	〔紐〕纽
【一】	〔閂〕闩	〔紇〕纥	〔剮〕剐	〔訕〕讪	〔紓〕纾
〔長〕长*[1]	〔迴〕回	〔紀〕纪	【丿】	〔訖〕讫	**11 笔**
〔亞〕亚*	【丿】	〔紉〕纫	〔氣〕气*	〔訓〕训	【一】
〔軋〕轧	〔俠〕侠	**10 笔**	〔郵〕邮	〔這〕这	〔責〕责
〔東〕东*	〔係〕系	【一】	〔倀〕伥	〔訊〕讯	〔現〕现
〔兩〕两*	〔鳧〕凫	〔馬〕马*[2]	〔倆〕俩	〔記〕记	〔匭〕匦
〔協〕协	〔帥〕帅	〔挾〕挟	〔條〕条*[4]	〔凍〕冻	〔規〕规
〔來〕来*	〔後〕后	〔貢〕贡	〔們〕们	〔畝〕亩	〔殼〕壳*[6]
〔戔〕戋*	〔釓〕钆	〔華〕华*	〔個〕个	〔庫〕库	〔埡〕垭
【丨】	〔釔〕钇	〔莢〕荚	〔倫〕伦	〔浹〕浃	〔掗〕挜
〔門〕门*	〔負〕负	〔莖〕茎	〔隻〕只	〔涇〕泾	〔捨〕舍
〔岡〕冈*	〔風〕风*	〔莧〕苋	〔島〕岛	【一】	〔捫〕扪
【丿】	【丶】	〔莊〕庄[3]	〔烏〕乌*[5]	〔書〕书	〔摑〕掴
〔侖〕仑*	〔訂〕订	〔軒〕轩	〔師〕师*	〔陸〕陆	〔堝〕埚
〔兒〕儿	〔計〕计	〔連〕连	〔徑〕径	〔陳〕陈	〔頂〕顶
【一】	〔訃〕讣	〔軔〕轫	〔釘〕钉	〔孫〕孙*	〔掄〕抡
〔狀〕状	〔軍〕军	〔鏟〕铲	〔針〕针	〔陰〕阴*	〔執〕执*
〔糾〕纠	〔祇〕只	【丨】	〔釗〕钊	〔務〕务	〔捲〕卷
9 笔	【一】	〔鬥〕斗	〔釙〕钋	〔紜〕纭	〔掃〕扫
【一】	〔陣〕阵	〔時〕时*	〔釕〕钌	〔純〕纯	〔堊〕垩
〔剋〕克	〔韋〕韦*	〔畢〕毕*	〔殺〕杀*	〔紕〕纰	〔萊〕莱
〔軌〕轨	〔陜〕陕	〔財〕财	〔倉〕仓*	〔紗〕纱	〔萵〕莴

〔乾〕干[7]	〔偵〕侦	〔訣〕诀	〔紹〕绍	〔軻〕轲	〔幀〕帧
〔梘〕枧	〔側〕侧	〔産〕产*	〔紿〕绐	〔軸〕轴	〔嵐〕岚
〔軛〕轭	〔貨〕货	〔牽〕牵	〔貫〕贯	〔軼〕轶	〔幃〕帏
〔斬〕斩	〔進〕进*	〔烴〕烃	〔鄉〕乡*	〔軤〕轷	〔圍〕围
〔軟〕软	〔梟〕枭	〔淶〕涞	**12 笔**	〔軫〕轸	【丿】
〔專〕专*	〔鳥〕鸟*[9]	〔淺〕浅	【一】	〔軺〕轺	〔無〕无*[14]
〔區〕区*[8]	〔偉〕伟	〔渦〕涡	〔貳〕贰	〔畫〕画*	〔氬〕氩
〔堅〕坚	〔徠〕徕	〔淪〕沦	〔頇〕顸	〔腎〕肾	〔喬〕乔*
〔帶〕带*	〔術〕术[10]	〔悵〕怅	〔堯〕尧*[12]	〔棗〕枣	〔筆〕笔*
〔厠〕厕	〔從〕从*	〔鄆〕郓	〔揀〕拣	〔硨〕砗	〔備〕备*
〔硃〕朱	〔釷〕钍	〔啓〕启	〔馭〕驭	〔硤〕硖	〔貸〕贷
〔麥〕麦*	〔釬〕钎	〔視〕视	〔項〕项	〔硯〕砚	〔順〕顺
〔頃〕顷	〔釧〕钏	【一】	〔貢〕贡	〔殘〕残	〔傖〕伧
【丨】	〔釤〕钐	〔將〕将*[11]	〔場〕场	〔雲〕云*	〔傯〕偬
〔鹵〕卤*	〔釣〕钓	〔晝〕昼	〔揚〕扬	【丨】	〔傢〕家
〔處〕处*	〔釩〕钒	〔張〕张	〔塊〕块	〔覘〕觇	〔鄔〕邬
〔敗〕败	〔釹〕钕	〔階〕阶	〔達〕达*	〔睏〕困	〔衆〕众
〔販〕贩	〔釵〕钗	〔陽〕阳	〔報〕报	〔貼〕贴	〔復〕复
〔貶〕贬	〔貪〕贪	〔隊〕队*	〔揮〕挥	〔貺〕贶	〔須〕须
〔啞〕哑	〔覓〕觅	〔婭〕娅	〔壺〕壶	〔貯〕贮	〔鉶〕铏
〔閉〕闭	〔飥〕饦	〔媧〕娲	〔惡〕恶	〔貽〕贻	〔鈣〕钙
〔問〕问	〔貧〕贫	〔婦〕妇	〔葉〕叶[13]	〔閏〕闰	〔鈈〕钚
〔婁〕娄*	〔脛〕胫	〔習〕习	〔賁〕贲	〔開〕开	〔鈦〕钛
〔唰〕唰	〔魚〕鱼*	〔參〕参*	〔萬〕万*	〔閑〕闲	〔鈄〕钭
〔國〕国*	【丶】	〔紺〕绀	〔葷〕荤	〔間〕间	〔鈍〕钝
〔喎〕㖞	〔詎〕讵	〔紲〕绁	〔喪〕丧	〔閔〕闵	〔鈔〕钞
〔帳〕帐	〔訝〕讶	〔綏〕绥	〔葦〕苇	〔悶〕闷	〔鈉〕钠
〔崬〕崬	〔訥〕讷	〔組〕组	〔葒〕荭	〔貴〕贵	〔鈴〕铃
〔峽〕峡	〔許〕许	〔紳〕绅	〔葤〕荮	〔鄖〕郧	〔欽〕钦
〔崗〕岗	〔訛〕讹	〔紬〕绌	〔棖〕枨	〔勛〕勋	〔鈞〕钧
〔圇〕囵	〔訢〕䜣	〔細〕细	〔棟〕栋	〔單〕单*	〔鈎〕钩
〔過〕过*	〔訩〕讻	〔終〕终	〔棧〕栈	〔喲〕哟	〔鈧〕钪
【丿】	〔訟〕讼	〔絆〕绊	〔楓〕枫	〔買〕买*	〔鈁〕钫
〔氫〕氢	〔設〕设	〔絀〕绌	〔極〕极	〔剴〕剀	〔鈥〕钬
〔動〕动*	〔訪〕访	〔紼〕绋	〔軲〕轱	〔凱〕凯	〔鈄〕钭

〔鈕〕钮	〔湞〕浈	**13 笔**	〔輕〕轻	〔骯〕肮	〔鉈〕铊
〔鈀〕钯	〔測〕测	**【一】**	〔輅〕辂	**【丿】**	〔鉍〕铋
〔傘〕伞	〔湯〕汤	〔項〕项	〔較〕较	〔筧〕笕	〔鈮〕铌
〔爺〕爷	〔淵〕渊	〔瑒〕玚	〔豎〕竖	〔節〕节*	〔鈹〕铍
〔創〕创	〔渢〕沨	〔瑋〕玮	〔賈〕贾	〔與〕与*	〔僉〕佥*
〔飩〕饨	〔渾〕浑	〔頑〕顽	〔匯〕汇*	〔債〕债	〔會〕会*
〔飪〕饪	〔愜〕惬	〔載〕载	〔電〕电	〔僅〕仅	〔亂〕乱
〔飫〕饫	〔惻〕恻	〔馱〕驮	〔頓〕顿	〔傳〕传	〔愛〕爱*
〔飭〕饬	〔惲〕恽	〔馴〕驯	〔盞〕盏	〔傴〕伛	〔飾〕饰
〔飯〕饭	〔惱〕恼	〔馳〕驰	**【丨】**	〔傾〕倾	〔飽〕饱
〔飲〕饮	〔運〕运	〔塒〕埘	〔歲〕岁*	〔僂〕偻	〔飼〕饲
〔爲〕为*	〔補〕补	〔塤〕埙	〔虜〕虏*	〔賃〕赁	〔飿〕饳
〔脹〕胀	〔禍〕祸	〔損〕损	〔業〕业*	〔傷〕伤	〔飴〕饴
〔腖〕胨	**【一】**	〔遠〕远	〔當〕当*	〔傭〕佣	〔頒〕颁
〔腡〕脶	〔尋〕寻*	〔墕〕埵	〔睞〕睐	〔裊〕袅	〔頌〕颂
〔勝〕胜	〔費〕费	〔勢〕势	〔賊〕贼	〔頎〕颀	〔腸〕肠
〔猶〕犹*	〔違〕违	〔搶〕抢	〔賄〕贿	〔鈺〕钰	〔腫〕肿
〔貿〕贸	〔靭〕韧	〔搗〕捣	〔賂〕赂	〔鉦〕钲	〔腦〕脑
〔鄒〕邹	〔隕〕陨	〔塢〕坞	〔賅〕赅	〔鉗〕钳	〔魛〕鱽
【丶】	〔賀〕贺	〔壼〕壸	〔嗎〕吗	〔鈷〕钴	〔猻〕犸
〔詁〕诂	〔發〕发*	〔聖〕圣*	〔嘩〕哗	〔鉢〕钵	〔鳩〕鸠
〔詞〕诃	〔綁〕绑	〔蓋〕盖	〔嗊〕唝	〔鉅〕钜	〔獅〕狮
〔評〕评	〔絨〕绒	〔蓮〕莲	〔暘〕旸	〔鈳〕钶	〔猻〕狲
〔詛〕诅	〔結〕结	〔蒔〕莳	〔閘〕闸	〔鈸〕钹	**【丶】**
〔詗〕诇	〔綺〕绮	〔蓳〕堇	〔黿〕鼋*[15]	〔鉞〕钺	〔誆〕诓
〔詐〕诈	〔經〕经	〔夢〕梦	〔暈〕晕	〔鉬〕钼	〔誄〕诔
〔訴〕诉	〔絎〕绗	〔蒼〕苍	〔號〕号	〔鉭〕钽	〔試〕试
〔診〕诊	〔給〕给	〔幹〕干	〔園〕园	〔鉀〕钾	〔註〕诖
〔詆〕诋	〔絢〕绚	〔蓀〕荪	〔蛺〕蛱	〔鈾〕铀	〔詩〕诗
〔詞〕词	〔絳〕绛	〔蔭〕荫	〔蜆〕蚬	〔鈿〕钿	〔詰〕诘
〔詘〕诎	〔絡〕络	〔蒓〕莼	〔農〕农*	〔鉑〕铂	〔誇〕夸
〔詔〕诏	〔絞〕绞	〔楨〕桢	〔噴〕喷	〔鈴〕铃	〔詼〕诙
〔詒〕诒	〔統〕统	〔楊〕杨	〔嗶〕哔	〔鉛〕铅	〔誠〕诚
〔馮〕冯	〔絕〕绝	〔嗇〕啬*	〔鳴〕鸣	〔鉚〕铆	〔誅〕诛
〔痙〕痉	〔絲〕丝	〔楓〕枫	〔嗆〕呛	〔鈰〕铈	〔話〕话
〔勞〕劳	〔幾〕几*	〔軾〕轼	〔圓〕圆	〔鉉〕铉	〔誕〕诞

〔詬〕诟	〔窩〕窝	〔摺〕折[18]	〔幣〕币	〔種〕种	〔鍘〕铡
〔詮〕诠	〔禎〕祯	〔摻〕掺	〔彆〕别	〔稱〕称	〔餞〕饯
〔詭〕诡	〔褘〕祎	〔摜〕掼	〔嘗〕尝*[19]	〔箋〕笺	〔餌〕饵
〔詢〕询	【一】	〔勩〕勚	〔嘖〕啧	〔僥〕侥	〔蝕〕蚀
〔詣〕诣	〔肅〕肃*[17]	〔蔞〕蒌	〔曄〕晔	〔債〕债	〔餉〕饷
〔諍〕诤	〔裝〕装	〔蔦〕茑	〔夥〕伙*[20]	〔僕〕仆[21]	〔餄〕饸
〔該〕该	〔遜〕逊	〔蓯〕苁	〔賑〕赈	〔僑〕侨	〔餎〕饹
〔詳〕详	〔際〕际	〔蔔〕卜	〔賒〕赊	〔僞〕伪	〔餃〕饺
〔詫〕诧	〔媽〕妈	〔蔣〕蒋	〔嘆〕叹	〔銜〕衔	〔餏〕饻
〔詡〕诩	〔預〕预	〔薌〕芗	〔暢〕畅	〔鉶〕铏	〔餅〕饼
〔裏〕里	〔綆〕绠	〔構〕构	〔嘜〕唛	〔鉸〕铰	〔領〕领
〔準〕准	〔經〕经	〔樺〕桦	〔閨〕闺	〔銬〕铐	〔鳳〕凤
〔頑〕顽	〔綃〕绡	〔橙〕桤	〔聞〕闻	〔銠〕铑	〔颱〕台
〔資〕资	〔絹〕绢	〔覡〕觋	〔閩〕闽	〔鉺〕铒	〔獄〕狱
〔羥〕羟	〔綉〕绣	〔槍〕枪	〔閭〕闾	〔銼〕锉	
〔義〕义*[16]	〔綏〕绥	〔輒〕辄	〔閥〕阀	〔銪〕铕	【丶】
〔煉〕炼	〔綈〕绨	〔輔〕辅	〔閤〕合	〔鋁〕铝	〔誠〕诚
〔煩〕烦	〔彙〕汇	〔輕〕轻	〔閣〕阁	〔銅〕铜	〔誣〕诬
〔煬〕炀		〔塹〕堑	〔閡〕阂	〔錦〕锦	〔語〕语
〔塋〕茔	**14 笔**	〔匱〕匮	〔閩〕阃	〔銦〕铟	〔誚〕诮
〔熒〕荧	【一】	〔監〕监*	〔閱〕阅	〔銖〕铢	〔誤〕误
〔煒〕炜	〔瑪〕玛	〔緊〕紧	〔嘔〕呕	〔銑〕铣	〔誥〕诰
〔遞〕递	〔璉〕琏	〔厲〕厉	〔蝸〕蜗	〔銩〕铥	〔誘〕诱
〔溝〕沟	〔瑣〕琐	〔厭〕厌*	〔團〕团	〔鋌〕铤	〔誨〕诲
〔漣〕涟	〔瑲〕玱	〔碩〕硕	〔嘍〕喽	〔銓〕铨	〔誑〕诳
〔滅〕灭	〔駁〕驳	〔碭〕砀	〔鄲〕郸	〔鉿〕铪	〔説〕说
〔湞〕浈	〔摶〕抟	〔碸〕砜	〔鳴〕鸣	〔銚〕铫	〔認〕认
〔滌〕涤	〔摳〕抠	〔餐〕飱	〔幘〕帻	〔銘〕铭	〔誦〕诵
〔溮〕浉	〔趙〕赵	〔爾〕尔*	〔嶄〕崭	〔鉻〕铬	〔誒〕诶
〔塗〕涂	〔趕〕赶	〔奪〕夺	〔嶇〕岖	〔錚〕铮	〔廣〕广*
〔滄〕沧	〔摟〕搂	〔殞〕殒	〔罰〕罚	〔鉋〕铇	〔麼〕么[22]
〔愷〕恺	〔摑〕掴	〔鳶〕鸢	〔嶁〕嵝	〔鉸〕铰	〔廎〕顷
〔愾〕忾	〔臺〕台	〔幗〕帼	〔嶙〕嵘	〔銥〕铱	〔瘧〕疟
〔愴〕怆	〔摣〕揸	〔甀〕甋	〔嶝〕帼	〔銃〕铳	〔瘍〕疡
〔慥〕	〔墊〕垫	【丨】	〔圖〕图	〔銨〕铵	〔瘋〕疯
〔憫〕悯	〔壽〕寿*	〔對〕对*	【丿】	〔銀〕银	〔塵〕尘

〔颯〕飒	〔寢〕寝	〔縮〕缩	〔撥〕拨	〔碼〕码	〔遺〕遗
〔適〕适²³	〔實〕实	〔綠〕绿	〔蕘〕荛	〔磴〕磴	〔蝦〕虾
〔齊〕齐*	〔皸〕皲	〔綴〕缀	〔蔵〕葳	〔確〕确	〔嘸〕呒
〔養〕养	〔複〕复	〔緇〕缁	〔蕓〕芸	〔賚〕赉	〔嘮〕唠
〔鄰〕邻	**【一】**	**15 笔**	〔邁〕迈	〔遼〕辽	〔嘰〕叽
〔鄭〕郑*	〔劃〕划	**【一】**	〔賣〕荬	〔殤〕殇	〔嶢〕峣
〔燁〕烨	〔盡〕尽*	〔鬧〕闹²⁶	〔賈〕荬	〔鴉〕鸦	〔罷〕罢*
〔熗〕炝	〔屨〕屦	〔璉〕琏	〔蕪〕芜	**【丨】**	〔嶠〕峤
〔榮〕荣	〔獎〕奖²⁵	〔靚〕靓	〔蕎〕荞	〔輩〕辈	〔嶔〕嵚
〔榮〕荥	〔墮〕堕	〔輦〕辇	〔蕕〕莸	〔劌〕刿	〔幟〕帜
〔犖〕荦	〔隨〕随	〔髮〕发	〔蕩〕荡	〔齒〕齿*	〔嶗〕崂
〔熒〕荧	〔輚〕轵	〔撓〕挠	〔蕁〕荨	〔劇〕剧	**【丿】**
〔漬〕渍	〔墜〕坠	〔墳〕坟	〔椿〕桩	〔膚〕肤	〔頲〕颋
〔漢〕汉	〔嫗〕妪	〔撻〕挞	〔樞〕枢	〔慮〕虑*	〔篋〕箧
〔滿〕满	〔頗〕颇	〔駔〕驵	〔標〕标	〔鄲〕郸	〔範〕范
〔漸〕渐	〔態〕态	〔駛〕驶	〔樓〕楼	〔輝〕辉	〔價〕价
〔漚〕沤	〔鄧〕邓	〔駉〕驹	〔樅〕枞	〔賞〕赏²⁸	〔儂〕侬
〔滯〕滞	〔緒〕绪	〔駙〕驸	〔麩〕麸	〔賦〕赋	〔儉〕俭
〔滷〕卤	〔綾〕绫	〔駒〕驹	〔賚〕赉	〔賵〕赗	〔儈〕侩
〔漊〕溇	〔綺〕绮	〔駐〕驻	〔樣〕样	〔賭〕赌	〔億〕亿
〔漁〕渔	〔綫〕线	〔駝〕驼	〔橢〕椭	〔賤〕贱	〔儀〕仪
〔滸〕浒	〔緋〕绯	〔駘〕骀	〔輥〕辊	〔賜〕赐	〔皚〕皑
〔滻〕浐	〔綽〕绰	〔撲〕扑	〔輞〕辋	〔賙〕赒	〔樂〕乐*
〔滬〕沪	〔緄〕绲	〔頡〕颉	〔槧〕椠	〔賠〕赔	〔質〕质*
〔漲〕涨	〔綱〕纲	〔撣〕掸	〔暫〕暂	〔賧〕赕	〔徵〕征²⁹
〔滲〕渗	〔網〕网	〔賣〕卖*²⁷	〔輪〕轮	〔曉〕晓	〔衝〕冲
〔慚〕惭	〔維〕维	〔撫〕抚	〔輟〕辍	〔噴〕喷	〔慫〕怂
〔慪〕怄	〔綿〕绵	〔撟〕挢	〔輜〕辎	〔噠〕哒	〔徹〕彻
〔慳〕悭	〔綸〕纶	〔撳〕揿	〔甌〕瓯	〔噁〕恶	〔衛〕卫
〔慟〕恸	〔綬〕绶	〔熱〕热	〔歐〕欧	〔閫〕阃	〔盤〕盘
〔慘〕惨	〔綳〕绷	〔鞏〕巩	〔毆〕殴	〔闈〕闱	〔鋪〕铺
〔慣〕惯	〔綢〕绸	〔摯〕挚	〔賢〕贤	〔閲〕阅	〔鋏〕铗
〔寬〕宽	〔綯〕绹	〔撈〕捞	〔遷〕迁*	〔閬〕阆	〔鋣〕铘
〔賓〕宾*	〔綣〕绻	〔穀〕谷	〔鴇〕鸨	〔數〕数	〔銷〕销
〔窪〕洼	〔綜〕综	〔慭〕慭	〔憂〕忧	〔踐〕践	〔鋥〕锃
〔寧〕宁*²⁴	〔綻〕绽	〔撏〕挦			

〔鋰〕锂
〔鋇〕钡
〔鋤〕锄
〔鋯〕锆
〔鋨〕锇
〔銹〕锈
〔銼〕锉
〔鋒〕锋
〔鋅〕锌
〔鋭〕锐
〔銻〕锑
〔鋃〕锒
〔鋟〕锓
〔錒〕锕
〔鋦〕锔
〔頜〕颌
〔劍〕剑
〔劊〕刽
〔鄶〕郐
〔餑〕饽
〔餓〕饿
〔餘〕余[30]
〔餒〕馁
〔膞〕䏝
〔膕〕腘
〔膠〕胶
〔鴝〕鸲
〔魷〕鱿
〔魯〕鲁
〔魴〕鲂
〔潁〕颍
〔颳〕刮
〔劉〕刘*
〔皺〕皱
【丶】
〔請〕请
〔諸〕诸
〔諏〕诹
〔諾〕诺
〔諑〕诼
〔誹〕诽
〔課〕课
〔諉〕诿
〔諛〕谀
〔誰〕谁
〔論〕论
〔諗〕谂
〔調〕调
〔諂〕谄
〔諒〕谅
〔諄〕谆
〔誶〕谇
〔談〕谈
〔誼〕谊
〔廟〕庙
〔廠〕厂
〔廡〕庑
〔瘞〕瘗
〔瘡〕疮
〔賡〕赓
〔慶〕庆[31]
〔廢〕废
〔敵〕敌
〔頦〕颏
〔導〕导
〔瑩〕莹
〔潔〕洁
〔澆〕浇
〔澾〕㳠
〔潤〕润
〔澗〕涧
〔潰〕溃
〔潿〕涠
〔潷〕滗
〔潙〕沩
〔澇〕涝
〔潯〕浔
〔潑〕泼
〔憤〕愤
〔憫〕悯
〔憒〕愦
〔憚〕惮
〔憮〕怃
〔憐〕怜
〔寫〕写*[32]
〔審〕审*
〔窮〕穷*
〔褳〕裢
〔褲〕裤
〔鴆〕鸩
【乛】
〔遲〕迟
〔層〕层
〔彈〕弹
〔選〕选
〔槳〕桨[33]
〔漿〕浆[34]
〔險〕险
〔嬈〕娆
〔嫻〕娴
〔駕〕驾
〔嬋〕婵
〔嫵〕妩
〔嬌〕娇
〔嬀〕妫
〔嫿〕婳
〔駑〕驽
〔翬〕翚
〔毿〕毵
〔緙〕缂
〔緗〕缃
〔練〕练
〔緘〕缄
〔緬〕缅
〔緹〕缇
〔緲〕缈
〔緝〕缉
〔緼〕缊
〔緦〕缌
〔緞〕缎
〔緱〕缑
〔縋〕缒
〔緩〕缓
〔締〕缔
〔編〕编
〔緡〕缗
〔緯〕纬
〔緣〕缘

16笔

【一】
〔璣〕玑
〔墻〕墙
〔駱〕骆
〔駭〕骇
〔駢〕骈
〔擓〕㧟
〔擄〕掳
〔擋〕挡
〔擇〕择
〔赬〕赪
〔撿〕捡
〔擔〕担
〔壇〕坛
〔擁〕拥
〔據〕据
〔薔〕蔷
〔薑〕姜
〔薈〕荟
〔薊〕蓟
〔薦〕荐*
〔蕭〕萧
〔頤〕颐
〔鴣〕鸪
〔薩〕萨
〔蕷〕蓣
〔橈〕桡
〔樹〕树
〔樸〕朴
〔橋〕桥
〔機〕机
〔輳〕辏
〔輻〕辐
〔輯〕辑
〔輸〕输
〔賴〕赖
〔頭〕头
〔醞〕酝
〔醜〕丑
〔勵〕励
〔磧〕碛
〔磚〕砖
〔磣〕碜
〔歷〕历*
〔曆〕历
〔奮〕奋
〔頰〕颊
〔殨〕殨
〔殫〕殚
〔頸〕颈
【丨】
〔頻〕频
〔盧〕卢*
〔曉〕晓
〔瞞〕瞒
〔縣〕县[35]
〔瞘〕眍
〔瞜〕䁖
〔賵〕赗
〔鴨〕鸭
〔閾〕阈
〔閹〕阉
〔閶〕阊
〔閿〕阌
〔閽〕阍
〔閻〕阎
〔閼〕阏
〔曇〕昙
〔噸〕吨
〔鴞〕鸮
〔噦〕哕
〔踴〕踊
〔螞〕蚂
〔螄〕蛳
〔噹〕当
〔罵〕骂
〔噥〕哝
〔戰〕战
〔噲〕哙
〔鴦〕鸯
〔噯〕嗳
〔嘯〕啸
〔還〕还
〔嶧〕峄
〔嶼〕屿
【丿】
〔積〕积

〔頹〕颓	〔鍬〕锹	【丶】	〔縈〕萦	〔縊〕缢	〔檉〕柽
〔穆〕穆	〔錇〕锫	〔謀〕谋	〔燈〕灯	**17笔**	〔檣〕樯
〔篤〕笃	〔錠〕锭	〔諶〕谌	〔濛〕蒙	【一】	〔櫃〕柜
〔築〕筑	〔鍵〕键	〔諜〕谍	〔燙〕烫	〔耬〕耧	〔檔〕档
〔篁〕筸	〔錄〕录*	〔謊〕谎	〔澠〕渑	〔環〕环	〔櫛〕栉
〔篩〕筛	〔鋸〕锯	〔諫〕谏	〔濃〕浓	〔贅〕赘	〔檢〕检
〔舉〕举*	〔錳〕锰	〔諧〕谐	〔澤〕泽	〔璦〕瑷	〔檜〕桧
〔興〕兴	〔錙〕锱	〔謔〕谑	〔濁〕浊	〔覯〕觏	〔麯〕曲
〔嶨〕峃	〔覦〕觎	〔謁〕谒	〔澮〕浍	〔黿〕鼋	〔轅〕辕
〔學〕学	〔墾〕垦	〔謂〕谓	〔澱〕淀	〔幫〕帮	〔轄〕辖
〔儔〕俦	〔餞〕饯	〔諤〕谔	〔澦〕滪	〔騁〕骋	〔輾〕辗
〔憊〕惫	〔餜〕馃	〔諭〕谕	〔懞〕蒙	〔駸〕骎	〔擊〕击
〔儕〕侪	〔餛〕馄	〔諼〕谖	〔懌〕怿	〔駿〕骏	〔臨〕临[37]
〔儐〕傧	〔餡〕馅	〔諷〕讽	〔憶〕忆	〔趨〕趋	〔磽〕硗
〔儘〕尽	〔館〕馆	〔諮〕谘	〔憲〕宪	〔擱〕搁	〔壓〕压[38]
〔鴕〕鸵	〔頷〕颔	〔諳〕谙	〔窺〕窥	〔擬〕拟	〔礄〕硚
〔艙〕舱	〔鴒〕鸰	〔諺〕谚	〔窶〕窭	〔擴〕扩	〔磯〕矶
〔錶〕表	〔膩〕腻	〔諦〕谛	〔寫〕写	〔壙〕圹	〔鵐〕鹀
〔鍺〕锗	〔鷗〕鸥	〔謎〕谜	〔褸〕褛	〔擠〕挤	〔邇〕迩
〔錯〕错	〔鮁〕鲅	〔諢〕诨	〔禪〕禅	〔蟄〕蛰	〔尷〕尴
〔鍩〕锘	〔鮃〕鲆	〔諞〕谝	【乛】	〔縶〕絷	〔鴛〕鸳
〔錨〕锚	〔鮎〕鲇	〔諱〕讳	〔隱〕隐*	〔擲〕掷	〔殮〕殓
〔錛〕锛	〔鮓〕鲊	〔諝〕谞	〔嬙〕嫱	〔擯〕摈	【丨】
〔錸〕铼	〔穌〕稣	〔憑〕凭	〔嬡〕媛	〔擰〕拧	〔齔〕龀
〔錢〕钱	〔鮒〕鲋	〔廩〕廪	〔縉〕缙	〔轂〕毂	〔戲〕戏
〔鍀〕锝	〔卿〕卿	〔瘻〕瘘	〔縝〕缜	〔聲〕声	〔虧〕亏
〔錁〕锞	〔鮑〕鲍	〔瘮〕瘆	〔縛〕缚	〔藉〕借[36]	〔斃〕毙
〔錕〕锟	〔鮍〕鲏	〔親〕亲*	〔縟〕缛	〔聰〕聪	〔瞭〕了[39]
〔鍆〕钔	〔鮐〕鲐	〔辦〕办	〔緻〕致	〔聯〕联	〔顆〕颗
〔錫〕锡	〔鴝〕鸲	〔龍〕龙*	〔縧〕绦	〔艱〕艰	〔購〕购
〔錮〕锢	〔獲〕获	〔劑〕剂	〔縫〕缝	〔藍〕蓝	〔賻〕赙
〔鋼〕钢	〔穎〕颖	〔燒〕烧	〔縐〕绉	〔舊〕旧	〔嬰〕婴
〔鍋〕锅	〔獨〕独	〔燜〕焖	〔縗〕缞	〔薺〕荠	〔賺〕赚
〔錘〕锤	〔獫〕猃	〔熾〕炽	〔縞〕缟	〔薑〕姜	〔嚇〕吓[40]
〔錐〕锥	〔獪〕狯	〔螢〕萤	〔縭〕缡	〔藎〕荩	〔闌〕阑
〔錦〕锦	〔鴛〕鸳	〔營〕营	〔縑〕缣	〔韓〕韩	〔闃〕阒
				〔隸〕隶	〔闈〕闱

〔闆〕板　〔闊〕阔　〔闈〕闱　〔闞〕阚　〔曖〕暧　〔蹕〕跸　〔蹌〕跄　〔蟎〕螨　〔螻〕蝼　〔蟈〕蝈　〔雖〕虽　〔嚀〕咛　〔覬〕觊　〔嶺〕岭[41]　〔嶸〕嵘　〔點〕点

【丿】

〔矯〕矫　〔鵠〕鹄　〔簀〕箦　〔簍〕篓　〔輿〕舆　〔歟〕欤　〔鵂〕鸺　〔龜〕龟*　〔優〕优　〔償〕偿　〔儲〕储　〔魈〕魈　〔鴰〕鸹　〔禦〕御　〔聳〕耸　〔鵃〕鸼　〔鍥〕锲　〔鍇〕锴　〔鍘〕铡

〔錫〕锡　〔鍶〕锶　〔鍔〕锷　〔鍤〕锸　〔鍾〕钟　〔鍛〕锻　〔鎪〕锼　〔鍬〕锹　〔鍰〕锾　〔鎄〕锿　〔鍍〕镀　〔鎂〕镁　〔鎡〕镃　〔鎇〕镅　〔懇〕恳　〔餷〕馇　〔餳〕饧　〔餶〕馉　〔餿〕馊　〔斂〕敛　〔鴿〕鸽　〔膿〕脓　〔臉〕脸　〔膾〕脍　〔膽〕胆　〔謄〕誊　〔鮭〕鲑　〔鮚〕鲒　〔鮪〕鲔　〔鮦〕鲖　〔鮫〕鲛　〔鮮〕鲜　〔颶〕飓　〔獷〕犷　〔獮〕狝

【丶】

〔講〕讲　〔謨〕谟　〔謖〕谡　〔謝〕谢　〔謠〕谣　〔謅〕诌　〔謗〕谤　〔謚〕谥　〔謙〕谦　〔謐〕谧　〔褻〕亵　〔氈〕毡　〔氊〕毡　〔應〕应　〔癘〕疠　〔療〕疗　〔癇〕痫　〔癉〕瘅　〔癆〕痨　〔雞〕鸡　〔齋〕斋　〔鮺〕鲝　〔鯗〕鲞　〔糞〕粪　〔糝〕糁　〔燦〕灿　〔燭〕烛　〔燴〕烩　〔鴻〕鸿　〔濤〕涛　〔濫〕滥　〔濕〕湿　〔濟〕济　〔濱〕滨　〔濘〕泞

〔澀〕涩　〔濰〕潍　〔懨〕恹　〔賽〕赛　〔襇〕裥　〔襠〕裆　〔襖〕袄　〔禮〕礼

【一】

〔屨〕屦　〔彌〕弥　〔嬪〕嫔　〔績〕绩　〔縹〕缥　〔縷〕缕　〔縵〕缦　〔縲〕缧　〔總〕总　〔縱〕纵　〔縴〕纤　〔縮〕缩　〔繆〕缪　〔繅〕缫　〔嚮〕向

18 笔

【一】

〔耮〕耢　〔閼〕阏[42]　〔瓊〕琼　〔攆〕撵　〔鬆〕松　〔翹〕翘　〔擷〕撷　〔擾〕扰　〔騏〕骐　〔騎〕骑

〔騍〕骒　〔騅〕骓　〔攄〕摅　〔擻〕擞　〔鼕〕冬　〔擺〕摆　〔贅〕赘　〔燾〕焘　〔聶〕聂*　〔藝〕艺*　〔覲〕觐　〔鞦〕秋　〔藪〕薮　〔薑〕姜　〔繭〕茧　〔藥〕药　〔藭〕芎　〔頤〕颐　〔藴〕蕴　〔檯〕台　〔櫃〕柜　〔檻〕槛　〔櫚〕榈　〔檳〕槟　〔檸〕柠　〔鵓〕鹁　〔轉〕转　〔轆〕辘　〔醫〕医　〔礎〕础　〔殯〕殡　〔霧〕雾

【丨】

〔豐〕丰*[43]

〔覷〕觑　〔懟〕怼　〔叢〕丛　〔矇〕蒙　〔題〕题　〔臏〕膑　〔瞼〕睑　〔闖〕闯　〔闔〕阖　〔闐〕阗　〔闓〕闿　〔闕〕阙　〔顒〕颙　〔曠〕旷　〔蹣〕蹒　〔嚙〕啮　〔壘〕垒　〔蟯〕蛲　〔蟲〕虫*　〔蟬〕蝉　〔蟣〕虮　〔鵑〕鹃　〔嚕〕噜　〔顓〕颛

【丿】

〔鵠〕鹄　〔鵝〕鹅　〔穫〕获　〔穡〕穑　〔穢〕秽　〔簡〕简　〔簣〕篑　〔簞〕箪　〔雙〕双*　〔軀〕躯　〔邊〕边*

〔歸〕归*	【丶】	〔繚〕缭	〔轎〕轿	〔簽〕签	〔鶴〕鸹
〔鏵〕铧	〔謹〕谨	〔織〕织	〔鏨〕錾	〔簾〕帘	〔颼〕飔
〔鎮〕镇	〔謳〕讴	〔繕〕缮	〔轍〕辙	〔簫〕箫	【丶】
〔鏈〕链	〔謾〕谩	〔繒〕缯	〔轔〕辚	〔牘〕牍	〔譚〕谭
〔鎘〕镉	〔謫〕谪	〔斷〕断*	〔繫〕系46	〔懲〕惩	〔譖〕谮
〔鎖〕锁	〔謭〕谫	**19 笔**	〔鶇〕鸫	〔鐯〕锗	〔譙〕谯
〔鎧〕铠	〔謬〕谬	【一】	〔麗〕丽*47	〔鏗〕铿	〔識〕识
〔鎸〕镌	〔癤〕疖	〔鵲〕鹈	〔厴〕厣	〔鏢〕镖	〔譜〕谱
〔鎳〕镍	〔雜〕杂	〔鵑〕鹃	〔礪〕砺	〔鏜〕镗	〔證〕证
〔鎢〕钨	〔離〕离*	〔鬍〕胡	〔礙〕碍	〔鏤〕镂	〔譎〕谲
〔鍛〕锻	〔顏〕颜	〔騙〕骗	〔礦〕矿	〔鏝〕镘	〔譏〕讥
〔鎊〕镑	〔糧〕粮	〔騷〕骚	〔贋〕赝	〔鏰〕镚	〔鶉〕鹑
〔鎦〕镏	〔燼〕烬	〔壢〕坜	〔願〕愿	〔鏞〕镛	〔廬〕庐
〔鎬〕镐	〔鵜〕鹈	〔壚〕垆	〔鶊〕鹒	〔鏡〕镜	〔瘻〕瘘
〔鎊〕镑	〔瀆〕渎	〔壞〕坏45	〔璽〕玺	〔鏟〕铲	〔癢〕痒
〔鎰〕镒	〔懣〕懑	〔攏〕拢	〔獷〕犷	〔鏑〕镝	〔龐〕庞
〔鎵〕镓	〔濾〕滤	〔擇〕择	【丨】	〔鏃〕镞	〔壟〕垄
〔鎇〕镅	〔鯊〕鲨	〔難〕难*	〔贈〕赠	〔鏇〕旋	〔鷓〕鹧
〔鵒〕鹆	〔濺〕溅	〔鵲〕鹊	〔闔〕阖	〔鏘〕锵	〔類〕类48
〔饃〕馍	〔瀏〕浏	〔蕷〕蓣	〔關〕关	〔辭〕辞	〔爍〕烁
〔餼〕饩	〔濼〕泺	〔蘋〕苹	〔嚦〕呖	〔饉〕馑	〔瀟〕潇
〔餾〕馏	〔瀉〕泻	〔蘆〕芦	〔疇〕畴	〔饅〕馒	〔瀨〕濑
〔饈〕馐	〔瀋〕沈	〔鵓〕鹁	〔蹺〕跷	〔鵬〕鹏	〔瀝〕沥
〔臍〕脐	〔竄〕窜*	〔藺〕蔺	〔蠅〕蛏	〔臘〕腊	〔瀕〕濒
〔鯁〕鲠	〔竅〕窍	〔薑〕芰	〔蠅〕蝇	〔鯖〕鲭	〔瀘〕泸
〔鯉〕鲤	〔額〕额	〔蘄〕蕲	〔蟻〕蚁	〔鯪〕鲮	〔瀧〕泷
〔鯀〕鲧	〔禰〕祢	〔勸〕劝	〔嚴〕严*	〔鰍〕鳅	〔懶〕懒
〔鯇〕鲩	〔襠〕裆	〔蘇〕苏	〔獸〕兽	〔鯡〕鲱	〔懷〕怀
〔卿〕卿	〔襝〕裣	〔藹〕蔼	〔嚨〕咙	〔鯤〕鲲	〔寵〕宠
〔颺〕飏	〔禱〕祷	〔蘢〕茏	〔羅〕罗*	〔鯧〕鲳	〔襪〕袜49
〔颼〕飕	【一】	〔顛〕颠	【丿】	〔鯢〕鲵	〔襤〕褴
〔觴〕觞	〔醬〕酱44	〔櫝〕椟	〔犢〕犊	〔鯰〕鲶	【一】
〔獷〕猎	〔韞〕韫	〔櫟〕栎	〔犢〕犊	〔鯛〕鲷	〔韜〕韬
〔雛〕雏	〔隴〕陇	〔櫓〕橹	〔贊〕赞	〔鯨〕鲸	〔騖〕骛
〔臏〕膑	〔嬸〕婶	〔櫧〕槠	〔穩〕稳	〔鯔〕鲻	〔鶩〕鹜
	〔繞〕绕	〔櫞〕橼		〔獺〕獭	〔穎〕颖

〔繮〕缰
〔繩〕绳
〔繾〕缱
〔繰〕缲
〔繹〕绎
〔繯〕缳
〔繳〕缴
〔繪〕绘

20笔

【一】

〔瓏〕珑
〔驁〕骜
〔驊〕骅
〔騮〕骝
〔騶〕驺
〔騙〕骗
〔攖〕撄
〔攔〕拦
〔攙〕搀
〔聹〕聍
〔顢〕颟
〔驀〕蓦
〔蘭〕兰
〔蘞〕蔹
〔蘚〕藓
〔鶘〕鹕
〔飄〕飘
〔櫪〕枥
〔櫨〕栌
〔櫸〕榉
〔礬〕矾
〔麵〕面
〔櫬〕榇
〔櫳〕栊
〔礫〕砾

【丨】

〔鹹〕咸
〔鹺〕鹾
〔齟〕龃
〔齡〕龄
〔齣〕出
〔齙〕龅
〔齠〕龆
〔獻〕献*
〔黨〕党*
〔懸〕悬
〔鶪〕䴗
〔罌〕罂
〔贍〕赡
〔闥〕闼
〔闡〕阐
〔鶡〕鹖
〔曨〕昽
〔蠣〕蛎
〔蠐〕蛴
〔蠑〕蝾
〔嚶〕嘤
〔鶚〕鹗
〔髏〕髅
〔鶻〕鹘

【丿】

〔犧〕牺
〔鶖〕鹙
〔籌〕筹
〔籃〕篮
〔譽〕誉
〔覺〕觉
〔嚳〕喾
〔衊〕蔑
〔艦〕舰
〔鐃〕铙
〔鐝〕镢
〔鐐〕镣
〔鏷〕镤
〔鐦〕锎
〔鐧〕锏
〔鐓〕镦
〔鐘〕钟
〔鐥〕镨
〔鐠〕镨
〔鐒〕铹
〔鏹〕镪
〔鐨〕镄
〔鐙〕镫
〔鏺〕钹
〔釋〕释
〔饒〕饶
〔饊〕馓
〔饋〕馈
〔饌〕馔
〔饑〕饥
〔臚〕胪
〔朧〕胧
〔騰〕腾
〔鰆〕䲠
〔鰈〕鲽
〔鰂〕鲗
〔鰛〕鳁
〔鰓〕鳃
〔鰐〕鳄
〔鰍〕鳅
〔鰒〕鳆
〔鰉〕鳇
〔鰌〕䲡
〔鯿〕鳊
〔獼〕猕
〔觸〕触

【丶】

〔護〕护
〔譴〕谴
〔譯〕译
〔譫〕谵
〔議〕议
〔癥〕症
〔辮〕辫
〔龑〕䶮
〔競〕竞
〔贏〕赢
〔糲〕粝
〔糰〕团
〔鷀〕鹚
〔爐〕炉
〔瀾〕澜
〔瀲〕潋
〔瀰〕弥
〔懺〕忏
〔寶〕宝
〔騫〕骞
〔竇〕窦
〔襬〕摆

【乛】

〔鶥〕鹛
〔鶩〕鹜
〔纊〕纩
〔繽〕缤
〔繼〕继
〔饗〕飨
〔響〕响

21笔

【一】

〔耀〕耀
〔瓔〕璎
〔鼇〕鳌
〔攝〕摄
〔騾〕骡
〔驅〕驱
〔驃〕骠
〔驄〕骢
〔驂〕骖
〔㩳〕𪭢
〔攛〕撺
〔韃〕鞑
〔鞽〕鞒
〔歡〕欢
〔權〕权
〔櫻〕樱
〔欄〕栏
〔轟〕轰
〔覽〕览
〔酈〕郦
〔飆〕飙
〔殲〕歼

【丨】

〔齜〕龇
〔齦〕龈
〔䶑〕䶑
〔贐〕赆
〔囁〕嗫
〔囈〕呓
〔闢〕辟
〔囀〕啭
〔顥〕颢
〔躊〕踌
〔躋〕跻
〔躑〕踯
〔躍〕跃
〔纍〕累
〔蠟〕蜡
〔囂〕嚣
〔巋〕岿
〔髒〕脏

【丿】

〔儺〕傩
〔儷〕俪
〔儼〕俨
〔鷉〕䴘
〔鐵〕铁
〔鑊〕镬
〔鐳〕镭
〔鐺〕铛
〔鐸〕铎
〔鐶〕镮
〔鐲〕镯
〔鐮〕镰
〔鐿〕镱
〔鶺〕鹡
〔鷂〕鹞
〔鷄〕鸡
〔鶬〕鸧
〔臟〕脏
〔臢〕臜
〔鰭〕鳍
〔鰱〕鲢
〔鰣〕鲥
〔鰨〕鳎
〔鰥〕鳏
〔鰷〕鲦
〔鰟〕鳑
〔鰜〕鳒

【丶】

〔癩〕癞
〔癧〕疬
〔癮〕瘾
〔斕〕斓
〔辯〕辩
〔礱〕砻

〔鶼〕鹣
〔爛〕烂
〔鶯〕莺
〔灄〕滠
〔灃〕沣
〔灕〕漓
〔懾〕慑
〔懼〕惧
〔竈〕灶
〔顧〕顾
〔襯〕衬
〔鶴〕鹤
【一】
〔屬〕属*
〔纈〕缬
〔續〕续
〔纏〕缠[50]

22 笔
【一】
〔鬚〕须
〔驍〕骁
〔驕〕骄
〔攤〕摊
〔覿〕觌
〔攢〕攒
〔鷙〕鸷
〔聽〕听
〔蘿〕萝
〔驚〕惊
〔轢〕轹
〔鷗〕鸥
〔鑒〕鉴
〔邐〕逦
〔霽〕霁
【丨】

〔齬〕龉
〔齪〕龊
〔鰲〕鳌
〔贖〕赎
〔躑〕踯
〔躓〕踬
〔蠨〕蟏
〔囌〕苏
〔囉〕啰
〔囁〕嗫
〔轡〕辔
〔巔〕巅
〔邏〕逻
〔體〕体
【丿】
〔罎〕坛
〔籜〕箨
〔籟〕籁
〔籙〕箓
〔籠〕笼
〔鷯〕鹩
〔儻〕傥
〔艫〕舻
〔鑄〕铸
〔鑌〕镔
〔鑔〕镲
〔龕〕龛
〔糴〕籴
〔鰳〕鳓
〔鰹〕鲣
〔鰾〕鳔
〔鱈〕鳕
〔鰻〕鳗
〔鱅〕鳙
〔鰼〕鳛
〔玀〕猡

【丶】
〔讀〕读
〔讅〕谉
〔巒〕峦
〔彎〕弯
〔孿〕孪
〔孌〕娈
〔顫〕颤
〔鷓〕鹧
〔癭〕瘿
〔癬〕癣
〔聾〕聋
〔龔〕龚
〔襲〕袭
〔灘〕滩
〔灑〕洒
〔竊〕窃
【乛】
〔鷚〕鹨

23 笔
【一】
〔瓚〕瓒
〔驛〕驿
〔驗〕验
〔攪〕搅
〔欏〕椤
〔轤〕轳
〔厴〕厣
〔魘〕魇
〔饜〕餍
〔隸〕隶
〔顥〕颢
【丨】
〔曬〕晒

〔鷳〕鹇
〔顯〕显
〔蠱〕蛊
〔髖〕髋
〔髕〕髌
【丿】
〔籤〕签
〔讎〕雠[51]
〔鷦〕鹪
〔黴〕霉
〔鑠〕铄
〔鑕〕锧
〔鑥〕镥
〔鑣〕镳
〔鑞〕镴
〔臟〕脏
〔鰜〕鳒
〔鱗〕鳞
〔鱒〕鳟
〔鱘〕鲟
【丶】
〔欒〕栾
〔攣〕挛
〔變〕变
〔戀〕恋
〔鷟〕鸑
〔癰〕痈
〔齏〕齑
〔讋〕詟
【一】
〔鷸〕鹬
〔纖〕纤[52]
〔纔〕才

〔鷥〕鸶
24 笔
【一】
〔鬢〕鬓
〔攬〕揽
〔驟〕骤
〔壩〕坝
〔韆〕千
〔觀〕观
〔鹽〕盐
〔釀〕酿
〔靂〕雳
〔靈〕灵*
〔靄〕霭
〔蠶〕蚕[53]
【丨】
〔艷〕艳
〔矚〕瞩
〔齷〕龌
〔贓〕赃
〔鷺〕鹭
〔囑〕嘱
〔羈〕羁
【丿】
〔籩〕笾
〔籬〕篱
〔籪〕簖
〔黌〕黉
〔鱟〕鲎
〔鱧〕鳢
〔鱠〕鲙
〔鱣〕鳣
【丶】
〔讕〕谰

〔讖〕谶
〔讒〕谗
〔讓〕让
〔鸇〕鹯
〔鷹〕鹰
〔癱〕瘫
〔癲〕癫
〔贛〕赣
〔灝〕灏
【乛】
〔鸊〕䴙

25 笔
【一】
〔韉〕鞯
〔欖〕榄
〔靉〕叆
【丨】
〔顱〕颅
〔躡〕蹑
〔躥〕蹿
〔鼉〕鼍
【丿】
〔籮〕箩
〔鑭〕镧
〔鑰〕钥
〔鑲〕镶
〔饞〕馋
〔鱨〕鲿
〔鱭〕鲚
【丶】
〔蠻〕蛮
〔臠〕脔
〔廳〕厅[54]
〔灣〕湾
【一】
〔糶〕粜

〔纘〕缵	【丨】	27笔	〔鑽〕钻	〔鸛〕鹳	30笔
26笔	〔矚〕瞩	【一】	〔鱸〕鲈	〔欞〕棂	〔鸝〕鹂
【一】	〔躚〕跹	〔鬮〕阄⁵⁵	【丶】	〔鑿〕凿	〔饢〕馕
〔驥〕骥	〔躦〕躜	〔驤〕骧	〔讜〕谠	〔鸚〕鹦	〔鱺〕鲡
〔驢〕驴	【丿】	〔顳〕颞	〔讞〕谳	〔鑷〕镊	〔鸞〕鸾
〔趲〕趱	〔釁〕衅	【丨】	〔鑾〕銮	〔钁〕镢	**32笔**
〔顴〕颧	〔鑷〕镊	〔鸕〕鸬	〔灨〕灨	〔戇〕戆	〔籲〕吁⁵⁶
〔黶〕黡	〔鑭〕镧	〔黷〕黩	【一】	**29笔**	
〔釅〕酽	【丶】	【丿】	〔纜〕缆	〔驪〕骊	
〔釀〕酿	〔灤〕滦	〔鑼〕锣	**28笔**	〔鬱〕郁	

说明：本表据《简化字总表》中《从繁体查简体》表。带*号的字《简化字总表》规定可作偏旁用的简化字。《简化字总表》中14个简化偏旁（讠 饣 纟 钅 等），一般不能独立成字，这里未收。

注释：

1. 长：四画。笔顺是：ノ一ヒ长。
2. 马：三画。笔顺是：フ马马。上部向左倾斜，左上角开口，末笔作左偏旁时改作平挑。
3. 庄：六画。土的右旁无点。
4. 条：上从夂，三画，不从夊。
5. 乌：四画。
6. 壳：几上没有一个小横。
7. 乾坤、乾隆的乾读 qián（前），不简化。
8. 区：不作区。
9. 鸟：五画。
10. 中药苍术、白术的术读 zhú（竹）。
11. 将、浆、桨、奖、酱：右上角从夕，不从夕或⺌。
12. 尧：六画。右上角无点，不可误作尧。
13. 叶韵的叶读 xié（协）。
14. 无：四笔。上从二，不可误作无。
15. 龟：从口从电。
16. 义：从乂（读 yì）加点。
17. 肃：中间一竖下面的两边从八，下半中间不从米。
18. 在折和摺意义可能混淆时，摺仍用摺。
19. 尝：不是赏的简化字。赏的简化字是赏（shǎng）。
20. 作多解的夥不简化。
21. 前仆后继的仆读 pū（扑）。
22. 读 me 轻声。读 yāo（夭）的么应作幺（么本字）。吆应作吆。麽读 mó（摩）时不简化，如幺麽小丑。
23. 古人南宫适、洪适的适（古字罕用）读 kuò（括）。此字本作适，为了避免混淆，可恢复本字适。
24. 作门屏之间解的宁（古字罕用）读 zhù（柱）。为避免此宁字与宁的简化字混淆，原读 zhù 的宁作㝉。
25. 见注11。

26 門字头的字，一般也写作門字头，如鬧、闡、閱写作鬧、闡、閱。因此，这些門字头的字可简化作门字头。但門争的門应简作斗。

27 卖：从十从买，上不从士或土。

28 赏：不可误作尝。尝是嘗的简化字。

29 宫商角徵羽的徵读 zhǐ（止），不简化。

30 在余和馀意义可能混淆时，仍用馀。如文言句"馀年无多"。

31 庆：从大，不从犬。

32 写：上从冖，不从宀。

33 见注 11。

34 见注 11。

35 县：七笔。上从且。

36 藉口、凭藉的藉简化作借，慰藉、狼藉等的藉仍用藉。

37 临：左从一短竖一长竖，不从リ。

38 压：六笔。土的右旁有一点。

39 瞭：读 liǎo（了解）时，仍简作了，读 liào（瞭望）时作瞭，不简作了。

40 恐吓的吓读 hè（赫）。

41 岭：不作岑，免与岑混。

42 见注 26。

43 四川省酆都县已改丰都县。姓酆的酆不简化作邦。

44 见注 11。

45 不作坯。坯是砖坯的坯，读 pī（批），坏坯二字不可互混。

46 系带子的系读 jì（计）。

47 丽：七笔。上边一横，不作两小横。

48 类：下从大，不从犬。

49 袜：从末，不从未。

50 缠：右从㢆，不从厘。

51 雠：由于校雠、雠定、仇雠等。表示仇恨、仇敌义时用仇。

52 纤维的纤读 xiān（先）。

53 蚕：上从天，不从夭。

54 厅：从厂，不从广。

55 见注 26。

56 喘吁吁，长吁短叹的吁读 xū（虚）。